Herausgeber und Herausgeberin

Univ.-Prof. Dr. Rudolf Likar
Abteilungsvorstand der Abteilung für Anästhesiologie, allgemeine Intensivmedizin, Notfallmedizin, interdisziplinäre Schmerztherapie und Palliativmedizin am Klinikum in Klagenfurt am Wörthersee.

FH-Prof.in Mag.a Dr.in Olivia Kada
Lectur/Senior Researcher im Studiengang Gesundheits- und Pflegemanagement an der Fachhochschule Kärnten.

Dr. Georg Pinter
Abteilungsvorstand Zentrum für Altersmedizin am Klinikum Klagenfurt am Wörthersee (Akutgeriatrie/Remobilisation mit geriatrischer Tagesklinik, Abteilung für chronisch Kranke).

Univ.-Prof. Dr. Herbert Janig
Klinischer und Gesundheitspsychologe.

Priv.-Doz. Dr. Walter Schippinger
Ärztlicher Leiter der Albert Schweitzer Klinik, Leitung der Abteilung für Innere Medizin, Geriatrische Gesundheitszentren der Stadt Graz.

Mag. Dr. Karl Cernic
Geschäftsführer Kärntner Gesundheitsfonds in Klagenfurt am Wörthersee.

Prof. Dr. Cornel C. Sieber
Chefarzt Innere Medizin, Geriatrie, Gastroenterologie, Lehrstuhl für Innere Medizin – Geriatrie an der FAU Erlangen-Nürnberg, Krankenhaus Barmherzige Brüder Regensburg.

Rudolf Likar, Olivia Kada,
Georg Pinter, Herbert Janig,
Walter Schippinger, Karl Cernic,
Cornel Sieber (Hrsg.)

Ethische Herausforderungen des Alters

Ein interdisziplinäres, fallorientiertes Praxisbuch für Medizin, Pflege und Gesundheitsberufe

Verlag W. Kohlhammer

Dieses Werk einschließlich aller seiner Teile ist urheberrechtlich geschützt. Jede Verwendung außerhalb der engen Grenzen des Urheberrechts ist ohne Zustimmung des Verlags unzulässig und strafbar. Das gilt insbesondere für Vervielfältigungen, Übersetzungen und für die Einspeicherung und Verarbeitung in elektronischen Systemen.

Pharmakologische Daten verändern sich ständig. Verlag und Autoren tragen dafür Sorge, dass alle gemachten Angaben dem derzeitigen Wissensstand entsprechen. Eine Haftung hierfür kann jedoch nicht übernommen werden. Es empfiehlt sich, die Angaben anhand des Beipackzettels und der entsprechenden Fachinformationen zu überprüfen. Aufgrund der Auswahl häufig angewendeter Arzneimittel besteht kein Anspruch auf Vollständigkeit.

Die Wiedergabe von Warenbezeichnungen, Handelsnamen und sonstigen Kennzeichen berechtigt nicht zu der Annahme, dass diese frei benutzt werden dürfen. Vielmehr kann es sich auch dann um eingetragene Warenzeichen oder sonstige geschützte Kennzeichen handeln, wenn sie nicht eigens als solche gekennzeichnet sind.

Es konnten nicht alle Rechtsinhaber von Abbildungen ermittelt werden. Sollte dem Verlag gegenüber der Nachweis der Rechtsinhaberschaft geführt werden, wird das branchenübliche Honorar nachträglich gezahlt.

Dieses Werk enthält Hinweise/Links zu externen Websites Dritter, auf deren Inhalt der Verlag keinen Einfluss hat und die der Haftung der jeweiligen Seitenanbieter oder -betreiber unterliegen. Zum Zeitpunkt der Verlinkung wurden die externen Websites auf mögliche Rechtsverstöße überprüft und dabei keine Rechtsverletzung festgestellt. Ohne konkrete Hinweise auf eine solche Rechtsverletzung ist eine permanente inhaltliche Kontrolle der verlinkten Seiten nicht zumutbar. Sollten jedoch Rechtsverletzungen bekannt werden, werden die betroffenen externen Links soweit möglich unverzüglich entfernt.

1. Auflage 2019

Alle Rechte vorbehalten
© W. Kohlhammer GmbH, Stuttgart
Gesamtherstellung: W. Kohlhammer GmbH, Stuttgart

Print:
ISBN 978-3-17-034226-2

E-Book-Formate:
pdf: ISBN 978-3-17-034227-9
epub: ISBN 978-3-17-034228-6
mobi: ISBN 978-3-17-034229-3

Inhaltsverzeichnis

Vorwort 17

Teil I – Fallbezogener Einstieg

1 **Fallvignette** 23
  Georg Pinter und Rudolf Likar

    1.1   Notaufnahme 23
    1.2   Akutgeriatrie 23
    1.3   Diagnosen 25
    1.4   Verlauf 25
    1.5   Interviewleitfaden aus Sicht der Herausgeber 26

2 **Hat sich die Medizin verselbstständigt und vom alten kranken Menschen entfernt?** 27
  Dieter Hubmann

    2.1   Wer soll entscheiden: Die kaufmännisch Verantwortlichen? Die Ärzte? Die Politik? 33
    2.2   Immer nur die Ärzte? 35
    2.3   Ethische Entscheidungen als Belastung? 36
    2.4   Werden solche Fälle je zur Routine? 37
    2.5   Ab wann ist das System überfordert? 38
    2.6   Wie weit können Sie sich als Seelsorger in die Rolle des Arztes versetzen? 39
    2.7   Wie gehen Ärzte mit diesen vielen Herausforderungen heute um? 40

Teil II – Allgemeiner Teil

3 **Rechtliche und ethische Betrachtungen zur palliativmedizinischen Betreuung in der Sterbephase** 45
  Gerhard Aigner

    3.1   Einleitung 45
    3.2   Die Relativität des Altersbegriffes 45
    3.3   (Verfassungs-)rechtliche Eckpunkte 46
    3.4   Strafrecht versus ärztliches Berufsrecht 47
    3.5   Resümee – gesetzlicher Handlungsbedarf? 48

4 Zentrale theoretische Grundlagen von Ethik und Patientenwohl in der Medizin bezogen auf die Lebensphase Alter ... 50
Manfred Kanatschnig

4.1	Einleitung	50
4.2	Zum Begriff der Ethik	51
4.3	Zum Begriff einer »Geronto-Ethik«	52
4.4	Geriatrische Medizin und Ethik	54
4.5	Organisation und Ethik am Beispiel des Ethikboards Klagenfurt	56
4.6	Schlussbetrachtung	57
	Literatur	58

5 Ethik in der Altenpflege – zentrale Grundlagen aus pflegerischer Sicht... 59
Monique Weissenberger-Leduc und Michaela Zmaritz-Kukla

5.1	Einleitung	59
5.2	Gesundheits- und Krankenpflegegesetz GuKG	59
5.3	North American Nursing Diagnosis Association International (NANDA-I)	60
5.4	Persönliche Definition	60
5.5	Allgemeine Ethik – Angewandte Ethik	63
5.6	Medizin- und Pflegeethik	64
5.7	Braucht die Pflege eine eigene Ethik?	67
5.8	Prinzipienorientierte Ethik von Beauchamp und Childress	70
5.9	Zusammenfassung	74
	Literatur	75

6 Ethik und Alter(n) aus gesundheitspolitischer Perspektive ... 77
Andreas Klein

6.1	Einleitung	77
6.2	Verschobene Selbstverständnisse	79
6.3	Adhärenz und Eigenverantwortung	80
6.4	Neue Technologien in der Gesundheitsversorgung	82
	Literatur	85

7 Grundlagen der Ethik am Lebensende ... 86
Ulrich H.J. Körtner

7.1	Einleitung	86
7.2	Die Debatte über ein gutes und menschenwürdiges Sterben	86
7.3	Zumutbarkeit und Unzumutbarkeit von Leiden	90
7.4	Tun und Unterlassen	90
7.5	Würde und Autonomie am Lebensende	91
7.6	Zusammenfassung	94
	Literatur	94

8	Der Patient und seine Vertretung in medizinischen Angelegenheiten: Rechtsethische Grundlagen	96
	Jürgen Wallner	
	8.1 Einleitung	96
	8.2 Zentrale Begriffe	96
	8.3 Rechtsethische Rahmenbedingungen	97
	8.4 Fallvignetten	108
	8.5 Zusammenfassung	111
	Literatur	112
9	Ethische Vereinbarkeit von Ökonomie und Medizin insbesondere für ältere Patienten	114
	Karl Cernic	
	9.1 Ökonomie und Medizin	114
	9.2 Versorgungsforschung und Rationierung	115
	9.3 Ethik und Evidenz	115
	9.4 Schlussfolgerung	118
	Literatur	119
10	Die andere Seite: Entwicklungspotentiale Gesundheitskompetenz und Gerotranszendenz	120
	Herbert Janig	
	10.1 Einleitung	120
	10.2 Arzt-Patient-Beziehung	120
	10.3 Chancen des Älterwerdens	123
	10.4 Gesundheitskompetenz	125
	10.5 Gerotranszendenz	127
	10.6 Resümee	128
	Literatur	128
11	Die Frage nach dem »guten Sterben« in Österreich	131
	Klaus Wegleitner, Katharina Heimerl, Patrick Schuchter und Alexander Lang	
	11.1 Einleitung	131
	11.2 Sterben als sozialer Prozess – die soziale Organisation des Sterbens	132
	11.3 Sterben in Österreich	134
	11.4 Bedürfnisse der Betroffenen	136
	11.5 Sorgenetze am Lebensende	139
	11.6 Ausblickende Zusammenfassung	140
	Literatur	141
12	Endlichkeit und Vulnerabilität in der psychologischen Alternsberatung	143
	Frieder R. Lang und Roland Rupprecht	
	12.1 Einleitung	143

	12.2	Abgrenzung von Altern und Krankheit	144
	12.3	Die Morbiditätskompression ist eine gesellschaftliche Aufgabe	144
	12.4	Die Medikalisierung des Alters fördert die Altersdiskriminierung	146
	12.5	Die Kompensationsthese gesunden Alterns verweist auf mögliche Lösungen	147
	12.6	Der Lebenswille und Wunsch nach einem langen Leben	148
	12.7	Zusammenfassung und Ausblick	151
		Literatur	153
13	**Institutionelles Wissensmanagement in der Versorgung am Lebensende: Potentiale aus Sicht der Experten**		**154**

Kristin Attems und Willibald J. Stronegger

	13.1	Einleitung	154
	13.2	Definitionen zentraler Begriffe	154
	13.3	Darstellung wesentlicher Theoriebezüge: Institutionen und Lebensende	155
	13.4	Aktuelle wissenschaftliche Erkenntnisse: Österreichische Expertenbefragung	156
	13.5	Methode	156
	13.6	Ergebnisse und Analyse	157
	13.7	Diskussion	162
	13.8	Zusammenfassung	163
		Literatur	163
14	**Sterbehilfe – Situation in Österreich**		**165**

Herbert Watzke

	14.1	Einleitung	165
	14.2	Gesetzliche Regelungen der Sterbehilfe in Österreich	165
	14.3	Wahrung der Patientenautonomie	166
	14.4	Sterben zulassen	167
	14.5	Fallbezug	168
	14.6	Zusammenfassung	170
		Literatur	170
15	**Kulturgerontologie, medizinische Geisteswissenschaften und Ethik**		**171**

Desmond O'Neill

	15.1	Einleitung	171
	15.2	Ethik und ältere Menschen	172
	15.3	Die Entstehung der Kulturgerontologie	173
	15.4	Kulturgerontologie und Personalität bei Demenz	174
	15.5	Forschung und Wissenschaft	175
		Literatur	176

16	**Gedanken und Erlebnisse eines Krankenseelsorgers**	178
	P. Anton Wanner	
	16.1 Das Leid des Menschen – ein Mysterium	178
	16.2 Aus der Sicht der Philosophen und Literaten	178
	16.3 Aus christlicher Sicht	179
	16.4 Denkwege aus Religion und Kultur	181
	16.5 Gott im Dialog mit dem Menschen	181
	16.6 Der Mensch von Gott veranlagt	183
	16.7 Lebenskrisen im Wandel der Lebensphasen	183
	16.8 Im Leid gereifte Geschenke	185
	16.9 Noch ein Erleben	188
	16.10 Sehnsucht nach Befreiung	189
	16.11 In Würde getragen	191
	16.12 Ein Gesprächserlebnis	191
	16.13 Abschlussgedanken	192
	Literatur	193
17	**Einfluss kultureller und religiöser Zugänge auf das Altern und Sterben**	195
	Michael Peintinger	
	17.1 Einleitung	195
	17.2 Alter	196
	17.3 Gesundheit und Krankheit im Alter	199
	17.4 Schmerzbekämpfung	200
	17.5 Sterben	202
	17.6 Todesverständnis in den Religionen	203
	17.7 Kommunikation über den bevorstehenden Tod	204
	17.8 Therapiezieländerungen	205
	17.9 Todesverständnis	207
	17.10 Organtransplantation	208
	17.11 Conclusio	209
	Literatur	210
18	**Moral Distress in der Arbeit mit geriatrischen Patienten**	212
	Olivia Kada	
	18.1 Einleitung	212
	18.2 Zur Definition von Moral Distress	212
	18.3 Theoretische Einbettung und Forschungsstand	214
	18.4 Moral Distress im Kontext Geriatrie	215
	18.5 Moral Distress im Kontext Pflegeheim	216
	18.6 Ein Blick auf die Interventionsebene	218
	18.7 Zusammenfassung	220
	Literatur	220

19 Persönliche Betrachtungen eines Spitalsarztes in einem österreichischen Krankenhaus 222
Mario Molnar

    19.1 Einleitung 222
    19.2 Vom Landeskrankenhaus zum Klinikum 222
    19.3 Zusammenfassung 227
    Literatur 227

20 Psychiatrieethik – Ethik in der Psychiatrie 228
Herwig Oberlerchner

    20.1 Einleitung 228
    20.2 Das Recht auf Selbstbestimmung 230
    20.3 Überprüfung der Selbstbestimmungsfähigkeit 231
    20.4 Zwangsmaßnahmen im Kontext Psychiatrie 232
    20.5 Würde 233
    20.6 Freiheit und Suizid 235
    20.7 Präventive Ethik im Kontext Psychiatrie 237
    20.8 Zusammenfassung 238
    Literatur 239

21 Das Thema Sterben und Tod in Dokumenten der Bioethikkommission ... 240
Alois Birklbauer

    21.1 Einleitung 240
    21.2 Definition zentraler Begriffe 240
    21.3 Wesentliche Theoriebezüge 243
    21.4 Empfehlungen der Bioethikkommission 247
    21.5 Zusammenfassung 249
    Literatur 250

22 Ethische Aspekte der Altersprolongierung 251
Johannes Huber

    22.1 Gibt es einen siebenten Schöpfungstag? 251
    22.2 Zentrale Fragen der heutigen Medizin 252
    22.3 Ausblick auf die ethischen Fragen der Zukunft 258
    Literatur 260

23 Social Egg Freezing – Auswirkungen auf die Gesellschaft und der damit verbundenen Sicht des Alters 261
Bernhard Svejda

    23.1 Einleitung 261
    23.2 Medizinischer Hintergrund 262
    23.3 Rechtslage 265
    23.4 Gesellschaftspolitische Rahmenbedingungen 265
    23.5 Auswirkungen auf die Gesellschaft 266

	23.6	Auswirkungen auf das Altern	267
	23.7	Latest News	268
	23.8	Zusammenfassung	269
	Literatur		269

24 Schwierige Entscheidungsfindungen an der Schwelle zum Leben — 271
Robert Birnbacher

	24.1	Einleitung	271
	24.2	Zwillingsschwangerschaft und selektiver Fetozid	272
	24.3	Das »best interest concept« in der täglichen Praxis	276
	Literatur		279

25 Wie intelligent ist künstliche Intelligenz …? — 281
Rüdiger Stix

	25.1	Einleitung	281
	25.2	Definitionen zentraler Begriffe	282
	25.3	Darstellung wesentlicher Theoriebezüge	285
	25.4	Zusammenfassung	289
	Literatur		290

26 Forschung an nicht einwilligungsfähigen Menschen — 292
Gerald Pichler

	26.1	Einleitung	292
	26.2	Allgemeines zur »Forschung an Einwilligungsunfähigen«	292
	26.3	Betroffene Patientengruppen	293
	26.4	Dauerhaft nicht einwilligungsfähige Personen	294
	26.5	Blick und Ziele und Formen der Forschung	295
	26.6	Schutz des Menschen	296
	26.7	Schutz des Menschen bei Forschungsprojekten	298
	26.8	Rechtliche Aspekte	298
	26.9	Zusammenfassung	299
	Literatur		300

27 Intensivmedizin für alte Patienten – klinischer Kontext und ethische Fragestellungen — 301
Andreas Valentin

	27.1	Einleitung	301
	27.2	Die Relativität des Altersbegriffes	302
	27.3	Beeinflusst ein hohes Alter die Prognose eines Intensivpatienten	302
	27.4	Kriterien für die Aufnahme an die Intensivstation	303
	27.5	Intensivmedizin und Therapielimitation	305
	27.6	Die individuelle Situation ist wesentlich	306
	27.7	Zusammenfassung	307
	Literatur		307

Teil III – Spezifische Kapitel mit Fallbezug

28 Leitlinien in der Geriatrie aus ethischer Sicht 311
Walter Schippinger

    28.1 Einleitung 311
    28.2 Medizinische Leitlinien 311
    28.3 Der geriatrische Patient 312
    28.4 Fallvignette 316
    28.5 Ethische Beratung des Falls 318
    28.6 Fazit 320
    Literatur 321

29 Die PEG-Sonde bei Patienten mit fortgeschrittener Demenz – macht sie Sinn? 322
Thomas Frühwald

    29.1 Einleitung 322
    29.2 Zusammenfassung 325
    Literatur 326

30 Ethische Betrachtung der geriatrischen Aus-, Fort- und Weiterbildung ... 328
Peter Dovjak und Georg Pinter

    30.1 Wie geht es weiter mit der Geriatrie? 328
    30.2 Behandlungsschritte 331
    30.3 Auflösung des ethischen Dilemmas 333
    30.4 Zusammenfassung 334
    Literatur 335

31 Ethikkonsile als Entscheidungshilfen 336
Walter Müller

    31.1 Einführung 336
    31.2 Kasuistik 336
    31.3 Vorgeschichte 336
    31.4 Fazit 340
    Literatur 340

32 Ethische Aspekte der Kommunikation mit geriatrischen Patienten 341
Marina Kojer

    32.1 Einleitung 341
    32.2 Die Rolle der Ethik in der Kommunikation 342
    32.3 Kommunikation mit Menschen mit Demenz als ethische Herausforderung 345
    32.4 Leistungsverständnis und Teamarbeit 347
    32.5 Fazit 348
    Literatur 349

33	**Demenzdiagnostik und Ethik**	**350**
	Dan Verdes	
	33.1 Einleitende Problembeschreibung	350
	33.2 Fallbeschreibung 1	351
	33.3 Behandlungsschritte	352
	33.4 Fallbeschreibung 2	354
	33.5 Beschreibung und mögliche Auflösung des ethischen Dilemmas	354
	33.6 Botschaften	356
	33.7 Fazit	356
	Literatur	356
34	**Übertherapie in der Intensivmedizin – weniger ist manchmal mehr!**	**357**
	Barbara Friesenecker	
	34.1 Einleitende Problembeschreibung	357
	34.2 Fallbeispiel 1	358
	34.3 Fallbeispiel 2	361
	34.4 Übertherapie – ein häufiges Problem »moderner« Medizin	362
	34.5 Fazit	364
	Literatur	364
35	**Therapiezieländerung und Therapiebegrenzung in der Notfallmedizin** ...	**366**
	Dietmar Weixler	
	35.1 Einleitung	366
	35.2 Wegfall der Indikation	367
	35.3 (Mutmaßliche) Ablehnung einer medizinischen Therapie	370
	35.4 Vorausverfügte Abwehr einer lebensverlängernden Therapie im Rettungs- und Notarztdienst – die Rolle der Patientenverfügung	372
	35.5 Fazit	373
	Literatur	374
36	**Therapiezieländerung/Palliative Sedierungstherapie**	**376**
	Rudolf Likar, Markus Egger	
	36.1 Fallvignette: P., 80-jähriger Patient	376
	36.2 Therapiezieländerungen	380
	36.3 ARGE Ethik (ÖGARI)	382
	36.4 Was umfassen die Therapiezieländerungen?	382
	36.5 Opioide am Lebensende	383
	36.6 Zusammenfassung	386
	36.7 Palliative Sedierungstherapie	387
	36.8 Empfehlungen zur Begleitung und Betreuung von Menschen am Lebensende und damit verbundenen Fragestellungen Stellungnahme der Bioethikkommission vom 9.2.2015	388
	36.9 Zusammenfassung	393
	Literatur	394

37 Ethische Fragestellungen in der Allgemeinmedizinischen Praxis 396
Dieter Michael Schmidt

37.1	Einleitung	396
37.2	Fallvignette	396
37.3	Ethik im Pflegeheim	397
37.4	Ethik im Gesundheitssystem	398
37.5	Fazit	399
	Literatur	399

38 Placebo, Nocebo und keine Behandlung 400
Wolfgang Grisold

38.1	Einleitung	400
38.2	Geschichte	401
38.3	Was ist Placebo?	402
38.4	Wissenschaftliche Überlegungen zum Placebo-Effekt	404
38.5	Nocebo	407
38.6	Ethische Überlegungen	408
38.7	Zusammenfassung	411
	Literatur	412

39 Ethische Überlegungen und das Management von neuromuskulären Erkrankungen im Alter 414
Stefan Quasthoff

39.1	Einleitung	414
39.2	Heimbeatmung	416
39.3	Schmerztherapie	417
39.4	Genetik	417
39.5	Drei Beispiele aus dem Bereich der cpNME	418
39.6	Spinale Muskelatrophie (SMA)	422
39.7	Morbus Pompe (chronisch progrediente Muskelatrophie)	424
39.8	Fazit	428
	Literatur	431

40 Freiwilliger Verzicht auf Nahrung und Flüssigkeit im hohen Alter – Fallreflexion 434
Elisabeth Medicus und Markus Mader

40.1	Einleitende Problembeschreibung	434
40.2	Darstellung des Falls	434
40.3	Darstellung der Vorgehensweise	435
40.4	Weiterer Verlauf	440
40.5	Fazit	441
	Literatur	441

| 41 | Ethische Aspekte der An- und Zugehörigenarbeit in Pflege- und Reha-Einrichtungen | 443 |

Susanne Dungs

	41.1	Problembeschreibung	443
	41.2	Darstellung der Fallskizze: Herr Grün und seine Angehörigen	444
	41.3	Das ethische Dilemma im Fall des Herrn Grün	446
	41.4	Ethik vom Anderen her	447
	Literatur		450

| 42 | Ethische Entscheidungen am Lebensende – ein interdisziplinärer medizinrechtlicher Dialog | 451 |

Rudolf Likar, Gernot Murko und Georg Pinter

	42.1	Falldarstellung	451
	42.2	Die rechtliche Dimension	456
	42.3	Strafrechtliche Komponenten	459
	42.4	Rechtliche Beurteilung des vorliegenden Sachverhalts	460
	42.5	Ethische Betrachtungen	461
	Literatur		465

Autorinnen und Autoren **467**

Vorwort

Das Jahrbuch der Diözese Gurk stand 2012 unter dem Motto »Was uns im Alter trägt«. In diesem Jahrbuch bezeichnete ich mit dem Wort des Propheten Jesaia »… bis ihr grau werdet, will ich euch tragen« – ein Zuspruch Gottes, auch im Alter und besonders dort bei den Menschen zu sein – Alter als ein Lebensprogramm mit Zukunft. Dabei ging es mir besonders darum, den Menschen aus einer Instrumentalisierung für die Arbeitswelt oder für die Freizeitindustrie herauszuhalten, einer Instrumentalisierung, die der Würde des Menschen widerspricht. In diesem Sinne ist der Mensch nicht mit seinem Alter – als Alter – zu umschreiben, sondern stets in erster Linie als Mensch zu sehen und das Alter in die Herausforderung der Gestaltung dieses Menschseins zu stellen. Würde ist unverrechenbar – negativ wie positiv auch mit der Zahl von Jahren. Würde ist nicht gebunden an Gesundheit oder Krankheit, sondern diese sind in Achtung der unverrechenbaren Würde so zu gestalten und zu behandeln, dass sie ihre Förderung erfahren können.

Auf diesem Hintergrund will ich einige Bemerkungen in Bezug auf den sehr wertvollen Sammelband über Medizin im Blick auf Alter einbringen.

Ein erster Punkt: Alter wird in einer Zeit, die unter der Perspektive der Jugendlichkeit steht – bisweilen gesteigert zum Jugendwahn –, manchmal mit Krankheit gleichgesetzt. Dies hat zur Folge, dass sich manche Mediziner und Medizinsparten in die Richtung der Anti-Aging-Medizin einordnen lassen.

Es ist erstrebenswert, dass einengende Folgen des Alterns erforscht, behandelt und dann vielleicht in Jugendlichkeit gewandelt werden, aber Alter stellt keine Krankheit dar, die bekämpft werden muss. Altern ist ein natürlicher Vorgang, der das Leben prägt und mit dem Leben gegeben ist. Deswegen ist es gerade der Entwicklung des Menschen abträglich, das Altern bekämpfen zu wollen. Vielmehr geht es aus meiner Sicht für die Gerontologie darum, Krankheit und Gesundheit unter den Bedingungen des Alters zu betrachten und nach Möglichkeiten zu suchen, das Wohlbefinden der Menschen unter diesen Bedingungen zu fördern.

Das kann nicht von Erfolg gekrönt sein, wenn man das Alter und das Altern bekämpft, sondern es soll bei der Anti-Aging-Medizin um die Frage gehen, wie Hilfe und Unterstützung in der Gestaltung des Alterns gewonnen werden können. Nach einem bekannten Spruch geht es auch in der Medizin nicht nur darum, Jahre ins Leben zu bringen, sondern ebenso auch darum, Leben in die Jahre.

Dazu eine zweite Bemerkung, diese den Gesundheitsbegriff betreffend. Gesundheit wird oft über Abwesenheit von Krankheit oder krankmachenden Faktoren definiert. Eine solche Sicht reicht dann bis in die Definition von Gesundheit in der Weltgesundheitsorganisation, nach der Gesundheit als die Abwesenheit von körperlichen, geistigen, seelischen und sozialen Beeinträchtigungen gefasst wird. In einem solchen Zugang ist es wichtig und richtig, dass nicht nur körperliche Beeinträchtigungen, sprich Krankheiten, gesehen werden, sondern auch seelische oder soziale Begegnungen. Aber ein vollständiges Freisein von solchen Beeinträchtigungen ist illusorisch, nicht nur bei alten Menschen. Gesundheit darf also nicht nur über die Abwesenheit von Krankheit definiert werden, sondern wesentlich auch positiv als Ausrichtung auf Wohlbefinden in den Ermöglichungen und Behinderungen durch das Alter. So ist es zum Beispiel wichtig, in einem positiven Lebenskonzept die Bedrohungen und Chancen durch das Alter positiv miteinzubeziehen, etwas, wenn man den Blick nur auf Krankheiten richtet, was nur zu leicht versäumt wird: Nicht nur die Vermeidung und Heilung von Krankheiten und Beeinträchtigungen, sondern, wenn sie unvermeidbar sind, der gelungene Umgang mit ihnen soll ein Ziel ärztlicher Anregungen sein.

Daraus ergibt sich eine dritte Bemerkung: Medizinische Behandlung besonders im Alter muss eingebaut sein in eine umfassende Strategie, zusammen mit pflegerischer, physiotherapeutischer, psychischer, psychosozialer, aber auch seelsorglicher Betreuung. Aus ethischer Sicht ist ein ganzheitlicher Zugang zum Menschen notwendig. Der Platz der seelsorglichen Betreuung wird von den anderen Zugängen mitbestimmt, wie der seelsorgliche Zugang integrierend auf die anderen Zugänge wirken soll. Dabei geht es vor allem um die Sinnfrage, die Frage nach Zusammenhängen, die auch über den Glauben gefunden werden können. Das Leben des Menschen, das besonders im Alter auseinanderzudriften droht, bedarf eines seelsorglichen Zugangs, der zur ganzmenschlichen Betreuung führt.

Nun zu einer vierten Bemerkung: Vermehrt finden wir uns heute in der Situation, dass Leben gerade im Alter auf nacktes Überleben reduziert wird. Mit den Möglichkeiten der Lebensverlängerung und Lebensbewahrung, aber nicht nur mit diesen, sind auch vermehrt Situationen verbunden, in denen der Mensch nicht mehr autonom entscheiden kann, weil beispielsweise Denkfähigkeiten reduziert bis ausgeschaltet sind, wo »nur« noch das biologische Überleben im Mittelpunkt steht. In diesem Zusammenhang bricht dann die lange zurecht als Tabu ausgegrenzte Frage des »lebenswerten Lebens« auf und die weitere Frage, ob denn die Würde es nicht erfordert, diesem »lebensunwerten Leben« ein Ende zu setzen. Hier gilt am grundsätzlichen Ausgangspunkt: »Das Leben des Menschen ist unantastbar« festzuhalten. Dieser verbietet eine verrechnende Sicht auf lebenswert und lebensunwert.

Mit Würde ist nach Immanuel Kant das angesprochen, was nicht verrechenbar ist, was nicht in Konkurrenz zu anderen Werten gesetzt werden kann, auch wenn eine solche Konkurrenzsituation immer wieder in der alltäglichen Wirklichkeit geltend gemacht wird. Immanuel Kant schreibt wörtlich: »… der Mensch und überhaupt jedes vernünftige Wesen *existiert als Zweck an sich selbst, nicht bloß als Mittel* zum beliebigen Gebrauche für diesen oder jenen Willen…«[1] Und an einer anderen Stelle schreibt er: »Was einen Preis hat, an dessen Stelle kann auch etwas anderes als Äquivalent gesetzt werden; was dagegen über allen Preis erhaben ist, mithin kein *Äquivalent* verstattet, das hat eine Würde.«[2] Mit der Figur der Menschenwürde wird der Mensch also der verrechnenden Konkurrenz entzogen, was besonders im Hinblick auf die Schwachen, viele alte Menschen und die, die keinen Anwalt haben, der ihnen in der Verrechnung beistehen könnte, wichtig ist. Im Hinblick auf die Formulierung »Die Würde des Menschen ist unantastbar«, wie sie sich im Bonner Grundgesetz in Artikel 1 findet, bemerkt Hermann J. Pottmeyer: »Es besteht die Neigung, überall in Gesellschaft und Geschichte zu beobachten, den Kreis der Würdeträger auf die Tatkräftigen und Leistungsfähigen einzuschränken. Dieser Neigung wehrt das Grundgesetz, wenn sein Artikel 1 die Würde des Menschen unantast-

---

1 Kant, I., Grundlegung zur Metaphysik der Sitten, in: Kants gesammelte Schriften hrsg. v. d. Königlich Preußischen Akademie der Wissenschaft. Erste Abteilung, Werke. Bd. IV, Berlin 1911, 385-463, 428.
2 Ebenda 434.

bar nennt.«[3] Und Pottmeyer zitiert dann Arno Baruzzi: »Die Würde ist deshalb unantastbar, weil es Unmündige, Kranke, Kinder, Gebrechliche überhaupt gibt. Das Fragile des menschlichen Daseins ist vor allem mit Art. 1 benannt.«[4]

Hier kommt auch die Lehre von der Gottesebenbildlichkeit des Menschen zu tragen. Wenn die Würde auf dem Prüfstand steht, so kann die Lehre von der Gottesebenbildlichkeit des Menschen zum Tragen kommen, wenn die Würde am Prüfstand steht, kann die Lehre der Ebenbildlichkeit des Menschen mit Gott ein Moment sein, das die Würde schützt. Dies gilt besonders in den verletzlichen Phasen des Alters und des Sterbens.

Eine fünfte Bemerkung: Mit der Formel der Weisheit des Alters wird oft der Punkt angesprochen, dass der Überblick, den der Mensch in einem langen Leben gewonnen hat, nun in die Bewertung der Zusammenhänge einmündet. Damit kommt vermehrt auch die Autonomie in den Blickpunkt. Der Mensch, der für sich selbst verantwortlich ist, der selbstbestimmt sein Leben in die Hand nimmt, soll das auch und gerade im Alter tun. Mit Patientenverfügungen und ähnlichen Institutionen versuchen wir der Patientenautonomie gerecht zu werden. Mit dem Begriffsbestandteil »Verfügung« wird aber ein problematischer Gesichtspunkt angesprochen: Wer kann über Leben verfügen? Kann ich selbst über mein Leben verfügen? Verfügen kann man nur über Sachen: Ist das Leben eine Sache?

Somit zeigt sich angesichts des Alters die Wichtigkeit von Autonomie wie auch ihre Grenze. Erkenntnis heißt in unserem Zusammenhang auch Erkenntnis zur Anerkenntnis. Wir müssen, und auch der alte Mensch selbst, anerkennen, dass Leben unverfügbar ist, dies als Konsequenz der Würde. Weisheit wird damit auch eine Einordnungsgröße, der Mensch eingeordnet in die Weite des Lebens überhaupt.

In diesem Zusammenhang eine letzte Bemerkung: Medizin hat ein wichtiges Ziel in der Bekämpfung des Todes. Medizin bedeutet aber auch Anerkenntnis des Todes, um aus dieser Einordnung heraus die Mitverantwortung für die Gestaltung des Sterbens ableiten zu können. Die Entwicklung zeigt, dass in einer weitgehenden Bindung der Ressourcen an die Bekämpfung des Todes zu wenig in die Begleitung des Sterbens investiert wurde. In palliativmedizinischen Zugängen, in der Hospizarbeit haben sich wichtige Bewegungen zur Begleitung im Sterben entwickelt.

Das Bedenken dieser und anderer Punkte kann einen Beitrag bedeuten, dass Alter verstärkt ein Lebensprogramm mit Zukunft werden kann. Ich danke allen, die mit ihren Beiträgen zu diesem Programm beitragen.

Dr. Alois Schwarz

---

3   Pottmeyer, H.J., Das kirchliche Krankenhaus – Zeugnis kirchlicher Diakonie, in: Essener Gespräche zum Thema Staat und Kirche, hrsg. von Marre H./Stubing, J., Bd. 17, Münster 1983, 62-82, 64.
4   Baruzzi, A., Europäisches »Menschenbild« und das Grundgesetz für die Bundesrepublik Deutschland, Freiburg/Br. 1979, 109, zit. von Pottmeyer H.J., Das kirchliche Krankenhaus 64.

Teil I – Fallbezogener Einstieg

1 Fallvignette

Georg Pinter und Rudolf Likar

1.1 Notaufnahme

Frau Z. verspürt seit zwei Tagen rezidivierend Palpitationen (unregelmäßigen Herzschlag) und ein Beklemmungsgefühl in der Brust. Zusätzlich hat sie das Gefühl, nicht durchatmen zu können. Im Herbst des Vorjahres bestand bereits eine ähnliche Symptomatik. Damals erfolgte eine umfassende stationäre Abklärung. Zusätzlich gibt sie Polyurie (vermehrtes Harnlassen) an.

Die Patientin wird aufgrund dieser Anamnese von ihrer Hausärztin in die Notaufnahme geschickt.

Im Labor zeigt sich eine mäßiggradige, normochrome, normozytäre Anämie (Blutarmut) bei einem Hb von 9,3 g/dl, sowie ein Kreatinin von 1,86, BUN 53 mg/dl, eine GFR von 23 ml/min (deutliche Einschränkung der Nierenfunktion), sowie eine Hyponatriämie von 120 mmol/l (Salzmangel).

In der Notfallambulanz gibt die Patientin Übelkeit an und erbricht daraufhin. Sie erhält eine Kurzinfusion mit einem entsprechenden Medikament und des Weiteren eine Kochsalzinfusion.

Das Medikament Candesartan HCT wird in der Notaufnahme aufgrund der Hyponatriämie abgesetzt (Nebenwirkung).

Aufgrund der Beschwerden, als auch Bradykardie (langsame Herzfrequenz von 47/Minute) wird die Patientin zur Beobachtung an der Aufnahmestation aufgenommen.

Die Patientin ist tags darauf Herz-Kreislaufmäßig stabil, gibt leichte Übelkeit an und wird in weiterer Folge auf eine Akutgeriatrie verlegt.

1.2 Akutgeriatrie

Bei der Übernahme von der Notaufnahme berichtet die Patientin, dass sie schon zu Hause in den letzten Wochen immer wieder Übelkeit, Erbrechen sowie rezidivierend dünnbreiige Stühle gehabt hat. Es bestand kein Fieber und kein Kontakt mit Menschen mit einer Durchfallsymptomatik.

Die Patientin kommt zu Hause öfter zu Sturz. Sofern aus der Anamnese erhebbar, handelt es hierbei am ehesten um Stolperstürze (lokomotorische Genese der Stürze).

Die Patientin ist zu Hause mit einem Rollator mobil, bei Einkäufen unterstützt sie die Tochter, die in derselben Stadt wohnt.

Frau Z. beschreibt eine Kurzzeitgedächtnisstörung, die sie im Alltag gelegentlich belastet. Sie kann mit Brille noch die Zeitung lesen, hat beim Hören trotz Hörgerätversorgung größere Probleme, vor allem wenn mehrere Menschen gleichzeitig mit ihr sprechen. Die Zahnprothese passt nicht mehr richtig, wodurch sie beim Essen in letzter Zeit beeinträchtigt ist.

Es besteht eine leichtgradige Stressharninkontinenz, die die Patientin unter Nutzung einer Vorlage gut beherrschen und kompensieren kann.

Die Patientin lebte bisher allein in ihrer Wohnung. Im Bedarfsfall erhält sie Unterstützung durch die in der Nähe lebende Tochter. Zusätzlich zur Pension erhält sie Pflegegeld der Pflegestufe 1.

Bisherige Medikamente

- Candesartan HCT 16/12,5 mg   1-0-0-0
- Furosemid 40 mg   0,5-0-0-0

Körperlicher Status

- Alter: 96 Jahre
- Geschlecht: weiblich
- Allgemeinzustand: leicht reduziert
- Ernährungszustand: reduziert
- Größe: 154 cm
- Gewicht: 46 kg
- BMI: 19,4
- Blutdruck: 200/80 mmHg
- Pulsfrequenz: 47/Minute
- Lunge: Eupnoe, diskretes Entfaltungsknistern, sonst unauffällig
- Herz: 2/6 Systolikum über der Aortenklappe, rhythmisch unauffällig
- Abdomen: die Bauchdecke ist weich, es besteht kein Druckschmerz, es sind keine Resistenzen palpabel, die Darmgeräusche sind in allen vier Quadranten lebhaft, es besteht keine Abwehrspannung, kein Meteorismus
- Extremitäten: keine wesentlichen Einschränkungen in der Beweglichkeit, keine Ödeme

Untersuchungsergebnisse

Aufnahmelabor

- Hämoglobin: 9,5 g/dl (normochrome, normozytäre Erythrozyten)
- Creatinin: 1,22 mg/dl
- GFR-Cockcroft/Gault: 22 ml/min.
- CRP: 7 mg/dl
- Natrium: 128 mmol/l
- Kalium: 3,9 mmol/l

Labor im weiteren Verlauf des stationären Aufenthaltes:

- Leukozyten   20.790/µl
- Hämoglobin: 9,1 g/dl
- Creatinin: 1,43 mg/dl
- Natrium: 143 mmol/l
- hs Troponin   438 pg/ml

EKG bei Aufnahme:

Sinusrhythmus 47/min., LT, ST-Senkungen horizontal bis descendierend in II, III, aVF, V3-V6, QTc-Zeit 440 msec.

Röntgen Thorax bei Aufnahme

Gering verbreiterter Herzschatten.

Röntgenkontrolle während des Aufenthaltes

- Im Vergleich dazu zunehmend fleckige Verdichtungen über der rechten Lunge sowie links apikal – in erster Linie im Rahmen von Infiltraten.
- Incipiente Stauungszeichen bei grenzwertig großem Herz.

- Geringer Pleuraerguss linksssseitig.
- Ausgeprägte Atheromatose der Aorta.
- Unverändert die Residuen links medio-basal.

Weitere Röntgenkontrolle

Deutliche Zunahme der Infiltrate beidseits.

Fallrelevante Ausschnitte aus dem Basisassessment an der geriatrischen Fachabteilung

- Barthel-Index bei Aufnahme: 85 von 100 Punkten,
- Hilfsmittel bei stationärer Aufnahme: Rollator
- MMSE (Mini Mental State Examination): 27 von 30 Punkten
- MNA (Mini Nutritionl Assessment): 10 Punkte (Malnutritionsrisiko)

1.3 Diagnosen

- Hypertensives Lungenödem (Wasseransammlung in der Lunge)
- Respiratorische Insuffizienz (starke Beeinträchtigung der Atmung)
- Pneumonie bds. (Lungenentzündung beidseits)
- Dysphagie für Flüssigkeiten (Schluckstörung)
- Hyponatriämie (Salzmangel)
- prim. art. Hypertonie (Bluthochdruck)
- Sinusbradykardie (langsame Herzfrequenz)
- chronische Niereninsuffizienz IV (chronisches höhergradiges Nierenversagen)
- renale Anämie (Blutarmut wegen der Nierenschwäche)
- Osteoporose
- Vitamin D-Mangel
- Hypoalbuminämie (Verminderung des Eiweißgehaltes im Blut)
- Brustdrüsenkrebs Operation links + Bestrahlung vor Jahren

1.4 Verlauf

Bereits am Abend des Überstellungstages an die Akutgeriatrie zeigte die Patientin ein hypertensives Lungenödem (Wasseransammlung in der Lunge) mit einer respiratorischen Insuffizienz (starke Beeinträchtigung der Atmung). Nach Akutversorgung wurde die Patientin kurzzeitig an der Intensivstation zur CPAP-Atemtherapie übernommen. Nach der stationären Rückübernahme am Folgetag präsentierte sich die Patientin mit ausgelenkten herzspezifischen Biomarkern (Hinweis auf Unterdurchblutung des Herzmuskels), mit einer Anämie (Blutarmut) und deutlich ausgelenkten Nierenretentionsparametern (Nierenschwäche). In Folge sind die Entzündungswerte im Blut deutlich ansteigend, klinisch und radiologisch findet sich eine Pneumonie (Lungenentzündung) beidseits. Es erfolgt eine antibiotische Therapie und es wird eine logopädische Begleitung mit Dysphagieprophylaxe-Maßnahmen veranlasst. Eine Rollatormobilität ist schon kurz darauf wiedergegeben.

Einige Tage später kommt es in den Morgenstunden neuerlich zu einer respiratorischen Verschlechterung mit akutem Sättigungsabfall (starke Beeinträchtigung der Atmung). Unter Anforderung des Notfallteams wird die Patientin zur weiteren Versorgung an die Intensivstation des Hauses transferiert.

Übernahme der Patientin zur Atemtherapie an der Intensivstation: Beginn mit einer nicht-invasiven Beatmung. Die nicht-invasive Beatmung war nicht erfolgreich, deswegen wurde bei der Patientin tags darauf eine Intubation (Einführen eines Beatmungsschlauchs in die Lunge) durchgeführt. Die Patientin hatte eine Lungenentzündung, die zu einer massiven Beeinträchtigung der Lungenfunktion führte, und auch deutlich erhöhte Entzündungswerte. Bei der Patientin mussten eine invasive Beatmung zur besseren Belüftung der Lunge sowie eine kinetische Therapie (d. h. Bauchlage) durchgeführt werden.

Es konnte durch invasive kardiorespiratorische und antibiotische Therapie nach fünf Tagen eine Besserung erzielt werden. Die Patientin konnte extubiert werden (Entfernung des Beatmungsschlauchs). Die Patientin konnte in deutlich gebessertem Zustand auf die Akutgeriatrie rückverlegt werden.

1.5 Interviewleitfaden aus Sicht der Herausgeber

Mit der Patientin wird besprochen:

- dass bei einer Verschlechterung keine weitere Intensivtherapie durchgeführt wird, weiters:
  - keine weitere Intubation (Einführen eines Beatmungsschlauchs)
  - keine Tracheotomie (Luftröhrenschnitt)
  - keine Dialyse (Ersatz der Nieren)
  - keine kardiopulmonale Reanimation (Wiederbelebung)
- Es wird ein dementsprechendes Gespräch mit der Patientin geführt und auch dokumentiert
- Dies wird auch der Tochter mitgeteilt

> Wie ist Ihre Einschätzung aus ethischer Sicht?
> Wenn Sie aus dem Blickwinkel Ihrer Forschung bzw. praktischen Tätigkeit auf die Vignette blicken, welche Assoziationen haben Sie?
> Wie steht Ihr Buchkapitel mit der Vignette in Verbindung bzw. was kann aus dem Kapitel für die Arbeit mit vergleichbaren Patienten und/oder die Forschung abgeleitet werden?

2 Hat sich die Medizin verselbstständigt und vom alten kranken Menschen entfernt?

Dieter Hubmann

Warum ist dieses Buch gerade jetzt so wichtig für Patienten[5], deren Angehörige, Pflege und Ärzte?

Rudolf Likar: Das Projekt ist vor zwei Jahren entstanden, es war ein Wunsch von mir. Georg Pinter ist gleich aufgesprungen. Der Grund ist einfach: Die ethischen Fragen stellen eine immer größere Herausforderung in der Medizin dar. Wir können heute schon so viel leisten, sogar Organe ersetzen. Aber es bleibt die Frage: Tust du dem Menschen dabei etwas Gutes? Gibst du ihm noch Lebensqualität? Oder ziehst du dich zurück in Therapieentscheidungen aufgrund von Leitlinien? Die Menschen werden immer älter, die 80-Jährigen sind eine der am stärksten wachsenden Altersgruppe. Die Herausforderung an die Intensivmedizin lautet nicht mehr, was wir tun können – weil wir fast alles tun können –, sondern wo die Grenzen liegen und wo wir uns zurücknehmen, weil wir praktisch keine Selbstbestimmtheit und keine Verbesserung der Lebensqualität mehr erlangen können.

Georg Pinter: Der entscheidende Punkt war, dass wir heute wissen, dass die Zahl der Maßnahmen, die man unternimmt, oft nicht notwendig ist. Sie führen nicht wirklich zu einer Verlängerung des Lebens, sondern eher zum Dahinsiechen und zur Verlängerung des Leids. Was wir heute wissen, ist, dass die Ärzte die Überlebenszeit ihrer Patienten oft viel zu lange ansetzen. Das geschieht aufgrund der emotionalen Bindung zu den Patienten auf der einen Seite und aus dem, was wir nicht gelernt haben, auf der anderen: Zu erkennen und zu akzeptieren, dass der Weg unweigerlich an das Ende führt. Das ist für einen Arzt, der so sozialisiert wurde, dass er zur Heilung beitragen soll, oft nur schwer zu akzeptieren. Da gibt es Versagensängste, das Nicht-loslassen-können – und das Nichtbeschäftigen mit der eigenen Endlichkeit. Das führt zu diesem Konfliktpotential. Diese Entscheidungen sind für einen einzelnen Arzt gar nicht möglich. Was wir seit vielen Jahren auf unserer Palliativstation beobachtet haben: Das Wissen um diese Umstände kommt nur langsam in Umlauf, obwohl wir an der Quelle sitzen. Das Lernen über diese Grenzsituationen findet nur sehr verzögert statt. Das ist ein emotionales, psychologisches und soziales Thema, mit dem wir uns beschäftigen müssen.

Wie kann man gegensteuern?

Pinter: Den Kollegen müssen wir vermitteln, dass in der Palliativmedizin auch eine Systematik dahintersteht, die man lernen kann, wie man eine Chemotherapie lernen und sich das Wissen aneignen muss. Auch Haltung ist erlernbar. Bei unseren Ethiktreffen sind oft nur die älteren Mediziner dabei – auch das müssen wir ändern.

Likar: Wir haben früher, im Studium, noch mit nächtelangen Diskussionen unseren Charakter formen können. Das Studium ist heute aber verschult, keiner lernt mehr, Entscheidungen zu treffen. Das, was auf die Ärzte zukommt, ist nichts, was man nach den Leitlinien herunterbeten könnte. Etwas nicht nach Leitlinien zu machen, sondern eine humane Entscheidung zu treffen, eine pati-

---

[5] Aus Gründen der besseren Lesbarkeit wird im Folgenden die männliche Schreibweise verwendet, es sind jedoch immer beide Geschlechter gemeint. Wir danken für Ihr Verständnis.

entenspezifische, wie den Abbruch einer medizinischen Behandlung. Also eine radikale Patientenorientiertheit, wenn ich zum Beispiel merke, dass es schwerste Lungenprobleme gibt, und ich trotzdem noch den Atemschlauch einsetze – da muss ich innehalten. Da geht es um Entscheidungen, für die ich schon im Vorfeld die Kraft hätte aufbringen müssen, sie mit dem Patienten abzusprechen. Etwas nicht zu tun ist auch eine medizinische Leistung, es ist eine Haltung, aber die müssen wir erst lernen. Und dabei gibt es eine große Kluft zwischen denen, die immer etwas tun wollen, und jenen, die das nicht wollen. Ich brauche dafür zuerst eine medizinische Indikation und dann ein Therapieziel. Ich muss eine Prognose haben, es müsste eine Verbesserung der Lebensqualität geben und auch der Patient muss sich äußern, wenn er kann. Das ist die große Herausforderung: Kann ich eine Verbesserung der Lebensqualität erreichen, habe ich eine Prognose, dass es besser wird? Und da ist der Kernpunkt: Viele Ärzte denken nicht daran, dass sich die Lebensqualität verschlechtert.

Pinter: Weil das ganze System Leitliniengetriggert ist. Und es immer mehr Spezialisierung gibt. Damit glaubt jeder, dass er alleine in der Schuld und in der Haftung ist. So sichert man sich auch ab. Wahrscheinlich müssen wir unser ganzes Ausbildungssystem überdenken. Auch hinsichtlich der neuen Arbeitszeitenregelung, weil weniger Zeit in der Ausbildung da ist. Und es ist immer schwieriger, etwas nicht zu tun als es zu tun. Nehmen wir die PEG-Sonde her, für einen dementen Menschen, in seiner letzten Lebensphase: Eine PEG-Sonde zu legen, das wissen wir, ist oft falsch. Oft ist die Prognose mit der Sonde sogar schlechter, weil er früher stirbt.

Likar: Wenn es darum geht, Ernährung über den künstlichen Weg zuzuführen, dann ist das ist eine medizinische Indikation, das gehört nicht zu den Grundbedürfnissen. Das heißt, ein Grundbedürfnis wäre, wenn ich dem Patienten einen Löffel gebe, und er kann selbst noch die Nahrung vom Löffel nehmen und schlucken. Aber wenn er das nicht mehr kann, und ich die Ernährung künstlich zuführe, dann brauche ich eine Indikation. Auch für die Flüssigkeitstherapie brauche ich eine Indikation, das wissen viele nicht. Aber wenn ich nur sehe, dass ich mit einer künstlichen Essenszufuhr den Sterbeprozess verlängere, dann darf ich den Menschen nicht mehr ernähren. Ich muss natürlich Mundpflege und so weiter machen, weil das spürt er – aber nicht, wie viel Ernährung ich ihm zuführe. Da sind viele Fragen, die auf uns zukommen. Jetzt diskutieren wir, ob der Patient noch eine Dialyse bekommt oder ob er beatmet wird – aber wir werden auch darüber diskutieren, ob die künstlich zugeführte Ernährung überhaupt indiziert ist.

Hat sich die Medizin verselbstständigt und vom alten, kranken Menschen entfernt? Hat sich die Medizin auch deshalb verselbstständigt, weil anscheinend mit der Reparaturmedizin – wenn schon nicht alles – immerhin vieles möglich ist?

Likar: Viele kommen auch durch die Angehörigen unter Druck. Dr. Google lässt grüßen. Aber wir sollten vor den Angehörigen und dem Internet-Wissen keine Angst haben, wenn es das erweiterte Erwachsenenschutzrecht gibt, dann müssen wir aufpassen. Denn Nichtmediziner haben von der Tragweite der Entscheidungen keine Ahnung. Unsere Aufgabe ist es, die Angehörigen dorthin zu führen. Der Betroffene spürt, auf welchem Lebensweg er ist. Wenn ich zu einem schwer Lungenkranken sage, dass wir darauf schauen, wenn es zu schwerer Atemnot kommt, dass er schlafen kann, dann ist er froh, dass wir das ansprechen. Oder wenn wir darüber reden, ob er noch einen Atemschlauch oder ein Beatmungsgerät haben möchte, wenn es dem Ende zugeht. Wir sollten uns nicht entmündigen lassen und die Entscheidung auf die Angehörigen abwälzen. Ein Angehöriger hat vielleicht mit der Krankheit Erfahrung, aber nicht die Expertise über 30 Jahre.

Müsste man das Medizin-Studium ändern, das in seiner jetzigen Form vieles nicht leisten kann?

Pinter: Es gibt zum Beispiel ganz neue Therapien bei Tumorerkrankungen, die die Lebenszeit verlängern. Aber das, was der Arzt erkennen muss, lautet: Was ist der Effekt davon? Auf das bereitet das Studium niemanden vor. Ein Fall aus meinem Freundeskreis erklärt vielleicht das ganze Dilemma: Bei einem Patienten ist mit 88 Lungenkrebs diagnostiziert worden, und weil er robust war, hat man sich zu einer Chemotherapie entschieden. Der Sohn berichtet heute, dass die Entscheidung, wenn er gewusst hätte, was passiert, wie massiv die Nebenwirkungen sind, vielleicht anders ausgefallen wäre. Die Lebensqualität war nicht tumorbedingt, sondern therapiebedingt schlecht. Natürlich kann man das nie voraussehen. Es geht letztlich darum: Wie geht es dem Patienten nach der Therapie? Und dafür braucht es extrem viel Erfahrung und dass man den Weg gemeinsam geht. Aber ich habe oft das Gefühl, dass man diesen Weg nicht gemeinsam mit den Patienten geht. »Gutes wollen, schlechtes Tun«, das ist das Thema, in dem wir uns immer wieder bewegen. Der Effekt für den Patienten ist oft schlechter als das, was wir erreichen wollten.

Likar: Pramstaller hat das Buch »Rettet die Medizin« geschrieben. Er hat gesagt, wir sollen von der Ökonomie wieder zur wertebasierten Medizin kommen, vom Spezialisten zum Generalisten und allgemein zum Partner für Verwaltung, vom Heiler der alten zur neuen Welt usw. Im Studium wird ja immer das virtuelle Thema gebracht, wir können Teleradiologie bis zu Telediagnostik und Televisite. Aber eine Hand zu halten, dem Patienten in die Augen zu schauen und ihn zu fragen: Du, geht's dir schlecht? Es ist ein großer Unterschied, ob ich – überspitzt formuliert – übers iPad alles Gute wünsche. Alles geht Richtung tele, tele, tele, und wir schalten uns selber aus – und das ist die teure Medizin, denn wenn die Parameter des Patienten laut Telemedizin stimmen, aber es eine schwerste Lungenkrankheit gibt, sehe ich die tele nicht. Wenn wir in Zukunft Entscheidungen treffen, ohne den Patienten zu sehen, dann ist das der falsche Weg. Menschen kommunizieren anders, wenn ich neben ihnen sitze, als wenn ich sie über den Bildschirm anschaue.

Pinter: Wir haben eine Untersuchung über unnötige Pflegetransporte ins Krankenhaus gemacht. Da werden Menschen zum Sterben in das Krankenhaus geflogen. Eine zutiefst inhumane Medizin. Wir haben analysiert, warum das passiert: Aus dem Beweggrund, dem Patienten zu helfen. Aber es hat keiner mit ihm geredet, ob er da überhaupt hin will. Oder ob er in seiner gewohnten Umgebung bleiben will. Der Notarzt kann das akut nicht entscheiden, weil er vorher nicht mit dem Patienten geredet hat.

Likar: Es ist immer wichtig, dass man die Entscheidungen in der Phase der Krankheit trifft, weil man als Gesunder keine Vorstellung hat, was da letztlich vorgeht. Man überfordert jeden, wenn man das vorher macht. Der Lebenswille ist ja sowieso der stärkste, da ändert sich nichts. All diese Entscheidungen, die man dem Gesunden im Erwachsenenschutzrecht aufbürdet, gehen zu weit. Wir geben damit die Kompetenz ab, aber die Situation wird dadurch nicht besser beherrschbar. Wir delegieren die Verantwortung – etwa, ob ein Luftröhrenschnitt gemacht wird. Aber der Patient, der kein Mediziner ist, hat ja keine Ahnung, welche Auswirkungen das auf die Lebensqualität hat.

Pinter: Im Buch wird ein Kapitel über die Verantwortung des Menschen selbst behandelt (▶ Kap. 10). Der sich darauf verlässt, dass, wenn etwas passiert, die Medizin sowieso alles reparieren kann, wie beim Auto. Das funktioniert ja auch zum Teil ganz gut. Es wird aber ganz wichtig sein, dass der Mensch für sich selbst Verantwortung übernimmt, auch in seinem Lebensstil. Etwa beim Rauchen.

Likar: Wir haben den Tod letztlich zu einer Diagnose gemacht. Menschen, die sterben, können auch ohne Arzt sterben, alles versuchen wir zu therapieren, und wenn wir es nicht therapieren können, dann wollen wir es erfassen. Aber wenn ich das den Angehörigen nicht erkläre und die Verantwortung übernehme, dann kann ich nicht erwarten, dass das verstanden wird.

Pinter: Der Tod ist der Todfeind der Gesundheitsreligion, schreibt Lutz in einem Essay. Aber der Tod ist nicht der Todfeind, der Tod ist da. Mit der Geburt ist auch der Tod impliziert, das ist in der Medizin aber ausgeblendet. Aber den Weg muss jeder gehen. Das ist der Weg, den die Palliativmedizin aufgezeigt hat.

Likar: Ich glaube, was wichtig ist: Zum Hinterfragen solcher komplexen Entscheidungen in den letzten Tagen eines Menschen brauche ich Freunde im medizinischen Team. Da hilft mir keine perfekte Work-Life-Balance, da hilft mir kein Berg, den ich besteige. Da hilft mir nur ein perfektes Team in der Medizin, das ich aufbauen muss. Ich brauche über mein Tun und Handeln Menschen, mit denen ich auch in meiner Freizeit rede.

Pinter: Das geht sich in den aktuellen 48 Stunden Arbeitszeit und bei dem Arbeitsdruck, den die Ärzte haben, nicht aus.

Likar: Genauso ist es. Aber wenn ich nicht reflektiere, und es nicht als Haltung sehe, sondern als Job, dann komme ich nicht weiter.

Pinter: Es braucht einen Systemwandel, wir haben so viele erfahrene tolle Leute in den Häusern, die aber in die Praxis abwandern, weil sie den Druck oder anderes nicht ertragen. Es braucht einen Systemwandel, auch mit uns selber. Dass die Jungen andere Lebensentwürfe haben, das ist so. Wir haben ja noch Prüfungen gehabt, die wir mit und am Patienten präsentieren und beantworten mussten. Stattdessen gibt es heute Multiple Choice-Tests, die der medizinischen Realität nicht entsprechen. Etwa wenn ich heute einen alten, multimorbiden Menschen hernehme, der zuerst einmal 15 Medikamente bekommt – dann ist er erst richtig krank. Es braucht ein Team, ohne Teamwork funktioniert es nicht.

Ist das nicht alles zu viel Verantwortung für den Menschen Mediziner?

Likar: Jungärzte sollte man in der Ausbildung keine ethischen Entscheidungen treffen lassen. Erst, wenn sie Oberärzte sind. Solche Entscheidungen kann man aber nur zu zweit, in einem erfahrenen Team, treffen. Entscheidungen müssen auch mit der Pflege kommuniziert und vom Team getragen werden.

Pinter: Jeder, der in dem Zusammenhang etwas beiträgt, ist wichtig. Die Struktur ist in den Abteilungen da, aber das muss auch inhaltlich von Ärzten und Pflege so getragen und gelebt werden. Der Arzt muss aber den Lead haben. Er ist der, der die Fäden zusammenführt, und er kann sich auch beraten lassen. Etwa von einem Ethikboard.

Likar: Jedes große Haus sollte so ein Ethikboard haben. Nach dem Gesetz steht auch fest: Wir Ärzte müssen entscheiden, weil wir verantwortlich sind. Ich kann die Entscheidung nicht abwälzen. Abzuwarten sind die Auswirkungen zum erweiterten Erwachsenschutzrecht. Ein Angehöriger, der gewählte Erwachsenenvertreter, der den Patienten vertritt, weiß ja nicht, was eine Herzinsuffizienz ist, und warum wir uns so entscheiden.

Pinter: Das neue Erwachsenenschutzrecht bedeutet, dass ich den Willen des Patienten ergründen muss. Im Falle einer Erkrankung wählt man jemanden, der mich vertritt, wenn ich nicht reden, kommunizieren kann.

Likar: Nur als Beispiel: Wenn der gewählte Erwachsenenvertreter sagt, ich darf den Luftröhrenschnitt nicht machen, dann darf ich ihn nicht machen, auch wenn er medizinisch indiziert ist.

Pinter: Quasi jede invasive medizinische Entscheidung wäre abzuklären. Jetzt ist es so, dass man den Willen erkunden muss. Bis jetzt haben Angehörige de facto kein Recht gehabt. Bis jetzt war der Angehörige etc. Auskunftsperson, jetzt muss ich als Arzt im Register nachschauen, wer das ist. Der Erwachsenenvertreter kann zwar nichts einfordern, …

Likar: … aber er kann gewisse medizinische Dinge unterbinden, die ich machen möchte.

Als junger Arzt, der mit der ganzen Technik aufgewachsen ist und jetzt mit immer häufiger werdenden Klagedrohungen gegen Mediziner oder Beeinflussungen der Erwachsenenvertreter befasst ist, würde ich mich ausschließlich auf Leitlinien und technische Hilfsmittel verlassen. Alles andere wäre fahrlässig, denn sobald ich mich von diesem Pfad wegbewege, werde ich angreifbar. Hier ist doch längst der Point of no return erreicht. Es gibt schon auch eine gesellschaftliche Entwicklung, die die Ärzte zu dem macht, was sie sind.

Likar: Damit werden – wenn man dieser Ansicht folgt – automatisch der menschliche Faktor und die Reflexion des jungen Arztes ausgeschlossen. Ich hatte einmal einen Patienten, der hat in einem langen Behandlungszeitraum nie Danke gesagt. Als es zu Ende ging, bin ich bei ihm gesessen. Wir haben längere Zeit nichts gesprochen, dann hat er plötzlich Danke gesagt. Da habe ich gewusst, er wird gehen. Aber dieses Danke hören, diese menschliche Begegnung, das ist alles vorbei, wenn ich mich ausschließlich auf die Absicherungsmedizin verlasse. Das Danke, von dem wir leben und aus dem wir für unseren Beruf Kraft schöpfen, werden wir dann nicht mehr erleben. Und es wird mich in meiner Entwicklung auch nicht mehr weiterbringen.

Pinter: Das was wir gelernt haben, ist etwas anderes: Mit dem Patienten zu reden, ihn anzufassen, das erwartet er sich auch. Die Anamnese zu machen, weil der Arzt der einzige ist, der Menschen schnell anfassen darf. Kommt er mit Bauchweh, dann muss man den Bauch einmal anschauen, befühlen. Aber was heute viel zu oft passiert: Ab geht's ins CT, schon aus dem, was wir gesagt haben, aus der Angst heraus, dass man angreifbar wird. Dann stellt sich heraus, dass ohnehin nur die Blase voll war und diese entleert werden muss. Das ist der Klassiker. Aber der menschliche Faktor, das ist das, was zählt. Die Diagnosen werden zu 60 % aus der Anamnese, aus der Geschichte des Patienten und der Erfahrung des Arztes heraus gemacht. Und nicht von einer Maschine.

Likar: Karl Kraus hat gesagt: Keiner ist gesund, man ist nur unterdiagnostiziert. Man kann heute ja schon bei jedem von uns irgendeine Diagnose finden. Was Junge machen ist, nach bildgebenden Verfahren und Laborwerten zu entscheiden, ohne auf Signale zu achten, die Haut, die Augen.

Pinter: Klar gesagt werden muss: Die Zeitabläufe sind heute schon anders in der Ausbildung. Die Ausbildung auf den einzelnen Gebieten ist auf Tage geschrumpft. Damals war die Medizin ja noch viel langsamer, heute muss man noch schneller entscheiden. Es hat schon mit den Strukturen zu tun, die Anforderungen haben sich massiv verändert. Und das Anspruchsverhalten der Patienten genauso. Heute geht einer mit einem Schnupfen in die Notaufnahme, wenn er draußen beim niedergelassenen Arzt keinen Termin findet. Und blockiert so wichtige Ressourcen – auch in den Köpfen der Ärzte.

Likar: Das neue Arbeitszeitgesetz mit den kürzeren Arbeitszeiten bedingt, dass der junge Arzt, der heute anfängt, gar nicht mehr die Komplikationen sieht, weil der Patient schon wieder weg ist, wenn er seinen nächsten Dienst antritt. Wenn er nicht nachfragt, dann bekommt er das nicht mit. Auch aufpassen muss man aufs Konkurrenzdenken mit der Pflege, die sich akademisiert, und der Ärzteschaft. Man kann das Ganze ja nur im Team bewältigen. Ich werde nur respektiert, wenn ich die Skills kann. Wenn die Pflegekraft die Skills besser kann, werde ich keinen Respekt bekommen. Da müssen die Ärzte genauso wie die Pflege umdenken – und nur gemeinsam wird es gehen.

Pinter: Es geht um den Respekt füreinander. Die Zeitabläufe werden ja noch schneller, es werden Betten reduziert, die Landärzte werden weniger, und auch für ältere Menschen heißt das, die Medizin wird noch schneller. Das wird eine riesige Herausforderung an die Führungskräfte, die Arbeitsplätze so zu gestalten, dass sich alle noch verwirklichen können. Auch diese Seite wird in der Ethik-Diskussion zu wenig beachtet.

Likar: In der ganzen Spezialisierung schaut es so aus: Jetzt liegt eine alte Patientin bei einem, sagen wir Schulterspezialisten. Sie hat einen Oberschenkelhalsbruch, dazu Hypertonus, schweren Diabetes etc. Das kann einer, der hauptsächlich Schulter-Operationen macht, gar nicht mehr alles therapieren. Weil er es nie gelernt hat. Wir brauchen auch im Krankenhaus neben den Spezialisten die Generalisten. Wenn es so weitergeht, werden wir zwar Superspezialisten haben, aber ohne Generalisten, die die einzelnen Fachgebiete verbinden und einen großen Überblick haben, wird sich die Mortalitätsrate wahrscheinlich erhöhen. Weil das Allgemeinwissen fehlt. Deshalb muss ich schauen, dass ich Allgemeinmediziner im Krankenhaus habe, die Stationsärzte sind.

Pinter: Die Krankenhäuser werden sich neu orientieren müssen. Sozialisiert sind wir mit diesem Pavillon-Denken, jedes Fach hat sein eigenes Haus, aber jetzt mit einem Alterstraumazentrum haben wir zum Beispiel mehrere Fächer zusammengebracht. Da geht es nicht mehr um Grenzen zwischen Anästhesie und Unfallchirurgie und Geriatrie, sondern es geht um einen Prozess, der für den Patienten läuft. Und er bekommt, was er braucht. Das erfordert viel Kommunikation.

Likar: Wir haben uns im Klinikum Klagenfurt als Alterstraumzentrum zertifizieren lassen. So haben wir diesen Prozess aufgebaut. Dinge, die früher vielleicht normal waren, müssen wir heute in einem Zertifizierungsprozess neu aufsetzen, damit das funktioniert.

Pinter: Damit sind wir das erste in Österreich. Wir haben gesehen, dass die Zusammenarbeit zwischen den Disziplinen neu strukturiert werden muss, weil der alte, multimorbide Patient, unterschiedlichste Behandlungen braucht. Zu viele Spezialisten können sogar wieder schaden, weil da Medikamente etc. für jedes einzelne Fachgebiet aufgebaut werden. Der alte, multimorbide Patient, braucht eine breite Behandlungsbasis. Das kann ich nur in einem Prozessdenken realisieren. Sonst passiert das, was Rudolf Likar sagt – die Mortalitätsrate wird steigen, wenn man sich nicht für die alten Patienten spezielle Prozesse in der Zusammenarbeit zwischen den Disziplinen aneignet. Die Gruppe der 85 plus steigt am stärksten. Diese Bevölkerungsgruppe ist vulnerabel und braucht spezielle Zugänge.

Likar: Von einem müssen wir uns auch verabschieden: Wir können nicht alles reparieren. In der Intensivstation sage ich immer: Wenn einer als alter rostiger VW reinkommt, der geht nicht als Porsche raus. Die Menschen glauben aber, wenn er auf Intensiv war, dann kriegen wir ihn besser hin als je zuvor. Wir schaffen aber maximal, den Letztzustand wiederherzustellen. Es gibt eine massive Fehlerwartung an die Medizin. Wir müssen in die Vorsorgemedizin investieren. Wenn es keine Konsequenz hat, dann macht es keiner. Ich kann ja genießen, ich muss aber auch mit Sport gegensteuern. Wir haben ja eine Krankheitsmedizin. Wenn du einen Arzt triffst, bist du krank. Wenn ich 80 bin und ich komme mit einer Gelenksabnützung zum Arzt, dann habe ich eine Arthrose. Wieso kann ich nicht wieder mit einer Gelenksabnützung, die in dem Alter normal ist, wieder rausgehen – ohne Diagnose zur Abrechnung?

Pinter: Weil man das sonst nicht abrechnen kann.

Likar: Klar, auch hier liegt der Hund begraben. Das ist pervers.

Pinter: Wir machen die Menschen krank, weil das System es erfordert.

Likar: Da müssen wir ebenso anfangen umzudenken.

Pinter: Ja, was ist normal im fortgeschrittenen Alter und was nicht? Es braucht viel mehr als ein System. Es braucht jemanden, der nachdenkt, der sich mit dem Patienten befasst. Wir brauchen in der Medizin das Comeback des menschlichen Faktors, den wir schon erwähnt haben. Ohne den wird es nicht mehr gehen. Das war auch die Motivation, dieses Buch zu schreiben, um das Bewusstsein für das Thema zu schaffen – und zu schärfen.

Wie hätten Sie die Fallvignette entschieden?

Likar: Ich hätte mit ihr im Vorfeld in einer Patientenverfügung alles niedergeschrieben. Um nicht wieder einen Intensivaufenthalt zu haben, bei dem alles noch schlechter und schlimmer wird. Sie war ja multimorbid und eingeschränkt. Wenn man es niedergeschrieben hat, nimmt man den Druck heraus – auch die Patientin hat etwas Zeit zu reflektieren. Dann kann man den Weg gemeinsam gehen.

Pinter: Da kann ich nichts hinzufügen, nur ein Beispiel von einem Kongress, auf dem ich war. Ein Arzt hat dort einen Fall präsentiert: Die Patientin schreit, sie hat starke Bauchschmerzen, keine Kommunikation ist mehr möglich. Auf dem Kongress haben dann die Ärzte abgestimmt, was man in diesem Fall tun solle. Die meisten haben entschieden, nichts mehr zu tun, die Schmerzen zu lindern etc. Dann hat der vortragende Arzt das Bild der Patientin hergezeigt. Es war seine eineinhalbjährige Tochter. Das ist das Bild, was ich dazu habe: Es gibt kein Regelwerk, ich muss mir immer wieder von Neuem ein Bild machen, und wenn ich es selber nicht machen kann, dann muss ich andere dazu holen. Primär haben wir die Aufgabe, Leben zu erhalten. Jeder Mensch lebt gerne. Er lebt aber dann nicht gerne, wenn die Lebensqualität nicht das bringt, was er sich vorstellt. Und wenn es keine Hilfe gibt, sind viele dankbar, wenn man sie auf dem letzten Weg auch entsprechend begleitet. Das ist der Zugang. Man schaut hin, was ist das Bessere vom Schlechten, oft gibt es keine andere Wahl. Dieser menschliche Faktor und das Nachdenken sind entscheidend.

Likar: Wir Österreicher sind ja Weltmeister im Fremdbeurteilen. Das ist aber nicht unsere Aufgabe. Unsere Aufgabe ist, den Menschen zu fragen, was sein Lebensziel ist, was will er. Wenn es ihm reicht, mit dem Rollator zum Tisch zu fahren, dann machen wir das. Schaffen wir das nicht, dann muss ich den Patienten als Arzt auch darauf aufmerksam machen. Aber das Therapieziel Lebensqualität bestimmt der Betroffene. Das muss nicht Mauritius sein. Sondern vom Bett raus und mit dem Rollator zum Tisch zu fahren. Das »Wie« bestimmt immer der Patient. Reinhören, sich zurücknehmen, nachdenken. Darum geht es.

2.1   Wer soll entscheiden: Die kaufmännisch Verantwortlichen? Die Ärzte? Die Politik?

In Österreichs Spitälern wird gespart, österreichweit gibt es Bestrebungen, bestimmte Medikamente/Therapien nicht mehr zur Verfügung zu stellen: Nach welchen Kriterien finden Sie als kaufmännisch Verantwortlicher den Frieden mit dieser Entscheidung/Fallvignette, wenn es darum geht, einem Menschen zu sagen: »Man sollte nicht mehr therapieren, sondern die Frau in Würde sterben lassen?«

Karl Cernic: Es gibt aus meiner Sicht keine Kriterien, die einen als kaufmännisch Verantwortlichen sogenannten »Frieden« finden lassen. Es ist zudem nicht eine Frage des »Sparens«, sondern eine Frage des Ressourceneinsatzes. Sicherlich sind wir mit steigenden Kosten konfrontiert. Fragen, die mehr und mehr an Bedeutung gewinnen, sind in diesem Zusammenhang:

- Welche Leistungen werden an welchem Standort angeboten?
- Welche Struktur/Zentren für eine bestmögliche Versorgung sind zu bilden?
- Welche Kooperationen sind notwendig, um notwendiger Zentralisierung und Regionalisierung Rechnung zu tragen?
- Welche Organisationsformen bieten eine bestmögliche Akutversorgung?
- Welche Versorgungsstufen benötigen wir in welchem Ausmaß?

Dies ist ein kleiner Fragenauszug, der in Wirklichkeit viel umfangreicher ist, jedoch zeigen soll, dass die kaufmännisch Verantwortlichen die Pflicht haben, die Infrastruktur und Bedingungen für Medizin und Pflege bereitzustellen, damit diese ihre Leistung erbringen können. Im Grunde genommen ist die Frage nur fachlich-medizinisch und ethisch zu beantworten und nicht kaufmännisch, wichtiger ist der Ressourceneinsatz.

Eine Ärztin hat mir unlängst erklärt, sie sei nicht dafür ausgebildet worden, Menschen zu erklären, dass es keine Therapie mehr gebe, sondern alles zu tun, um Menschen zu helfen, selbst wenn es aussichtslos ist. Wer soll die grundsätzliche Entscheidung tragen, ob Therapien dieser Art eingesetzt werden oder nicht? Die kaufmännisch Verantwortlichen? Doch die Ärzte? Die Politik?

Cernic: Hierbei ist das Rollenbild und Verständnis des Arztseins sicherlich zu hinterfragen, denn wir haben heute, insbesondere bei älteren Menschen in der Versorgung, das Phänomen der Über- und Unterversorgung. Diese multimorbiden Patienten sind oftmals nicht in der Lage, ihre Beschwerden, Schmerzen und Wünsche zu kommunizieren. Die Frage der Angemessenheit und deren Abwägung der weiteren Behandlungsentscheidung kann Ärzten nicht abgenommen werden, es handelt sich hierbei nicht um das Einfordern von Rationierungsentscheidungen, sondern um ethische Entscheidungskompetenz. Aus diesem Grund werden mittlerweile zudem in einigen Krankenhäusern eigene Ethik-Konsile oder Ethik-Boards eingerichtet, sodass Behandlungsentscheidungen gemeinsam (von mehreren Schulten) getragen werden, ob eine Therapiefortführung bzw. ein Therapieende durchgeführt wird. Es wäre zu begrüßen, dass hierbei der Handlungsrahmen seitens der Politik in manchen medizinischen Segmenten stärker definiert wird. Es stellt sich die Frage, ob sozusagen die Behandlung entsprechend Leitlinien und State of the art zukünftig ausreichen wird.

Wie weit spielt der Kostenfaktor in der Entscheidungsfindung in diesem Fall eine Rolle? Aus internen Klinikinformationen und aus internen Akten von Beraterfirmen wird ein Bild gezeichnet, dass solche Entscheidungen sehr wohl durchleuchtet auf den Prüfstand gestellt werden. Welche Rolle spielt der in vielen Ländern gewachsene politische Druck, mehr Einsparungen zu erzielen?

Cernic: Die Kostenfrage ist aus meiner Sicht insofern zu beantworten, dass die Kosten bzw. das Budget immer in der Betriebsführung eines Krankenhauses ein wesentliches Thema ist. Die Erfahrung zeigt, dass in Krankenhäusern, bzw. Abteilungen, welche qualitativ in der Leistungserbringung hochstehend sind (Blutverbrauch, Infektionen, Komplikationsrate, ...) und zudem ihre Prozesse, d. h. die Ablauforganisation klar strukturiert (von der Terminvergabe, Aufnahme, Diagnostik, Therapie bis zur Entlassung) und mit eindeutigen Regeln versehen, das Kostenthema nicht das beherrschende Thema ist. Die Wichtigkeit der Qualität und Effizienz stehen hier vor der Kostensituation eher an erster Stelle. Sind zudem Maßnahmen zur Aus- und Fortbildung über das notwendige Maß hinaus wahrgenommen und Interdisziplinarität (Zusammenarbeit der Berufsgruppen und innerhalb der Berufsgruppen) mehr als ein Lippenbekenntnis, sind diese Abteilungen oftmals hocheffizient und halten ihre Budgets ein, bzw. liegen für Steigerungen klare Argumente vor.

Aktuell zwingen natürlich Kostensteigerungen die Abteilungen zunehmend, ihre Abläufe und Qualität der Leistungserbringung zu hinterfragen und diese zu verändern, dass die Effektivität und Effizienz gesteigert wird, sodass eine Steigerung der Ergebnisqualität erzielt werden kann.

Kennen Zahlen in diesen Fällen überhaupt Ethik? Oder muss man erst recht Zahlen einsetzen, weil man angesichts des menschlichen Leids sonst keine Entscheidung treffen kann?

Cernic: Zahlen kennen keine Ethik. Jedoch die Wissenschaft, welche auf Zahlen basiert, gibt uns eine Leitplanke. Bernhard

Naunyn tätigte folgende Aussage: »Die Heilkunde wird eine Wissenschaft sein, oder sie wird nicht sein! Mir ist es sonnenklar, dass da, wo die Wissenschaft aufhört, nicht die Kunst anfängt, sondern rohe Empiri und das Handwerk.«[6]

2.2 Immer nur die Ärzte?

Welches Verhalten und welche vorausschauenden Maßnahmen von Ärzten und Patienten wären sinnvoll und hilfreich, um Entscheidungen zum Lebensende auch zum Wohl des Patienten treffen zu können?

Herbert Janig: Die Fallvignette bietet eine ausführliche Dokumentation des physischen Gesundheitszustandes von Frau Z. aus rein medizinischer Sicht. Die Beschreibung dieses Gesundheitszustandes umfasst – zeitlich gesehen – nicht einmal ein Promille ihres bisherigen Lebens. Was aus der Vignette nicht hervorgeht, welche sonstigen psychischen, sozialen u. a. Umstände ihr Leben charakterisieren: Angehörige außer der erwähnten Tochter? Beziehungen zu diesen? Ökonomische Situation? Hoffnungen, Wünsche, Enttäuschungen etc. ihres bisherigen Lebens? Vorstellungen in Bezug auf das Sterben und den Tod, diesbezügliche Vorsorgemaßnahmen? Pflegerelevante Informationen?

Optimal wäre es, wenn es eine gemeinsame Entscheidung zwischen Ärzten, Pflege, der Patientin und ihrer Angehörigen gäbe und nicht nur eine diesbezügliche »Mitteilung«. Das aber hängt sehr und unmittelbar davon ab, ob und wie die Patientin sich in ihrem bisherigen Leben auf das Sterben und den Tod vorbereitet hat und – vor allem – ob und wie sie diese ihre Entscheidungen, Gefühle wie Ängste und Sorgen, Enttäuschungen und Hoffnungen auch anderen mitzuteilen imstande war. Sofern es Patienten, Ärzten, anderen Behandlern und Angehörigen gelungen ist, schon vor kritischen Entscheidungen gemeinsam festzulegen, was unter bestimmten Umständen zu tun oder zu unterlassen ist – im Sinne des Advance Care Planning – wird es verhältnismäßig leichtfallen, im Sinne des Patienten kritische Entscheidungen zu treffen und zu vermitteln. Im vorliegenden Fall scheint es eine solche vorausschauende Planung nicht gegeben zu haben. Hier können sich Ärzte als Hilfestellung für ihre Entscheidungen am Lebensende von Patienten nur an allgemeinen ethischen Grundprinzipien orientieren. Die vier ethischen Grundprinzipien von Beauchamp und Childress sind als Georgetown-Mantra bekannt geworden: Zu berücksichtigen sind das Selbstbestimmungsrecht des Patienten (respect for autonomy), das Prinzip der Schadensvermeidung (nonmaleficence), das Patientenwohl (beneficence) und die soziale Gerechtigkeit (justice).

So »rückenstärkend« für die ärztliche Entscheidungsfindung das Vorhandensein von und die Orientierung an ethischen Grundprinzipien sein mögen, so schwierig ist es auch in der Umsetzung, und so enttäuschend mag es auch für Patienten und Angehörige sein, denn: wie soll ein Arzt wissen, was der Patient tatsächlich als »Wohl« empfindet, was »Schaden« verursacht, der vermieden werden soll? Ohne, dass der Arzt die näheren Lebensumstände des Patienten kennt, kann er sich nur an seinen eigenen Normen und an Leitlinien oder ähnlichen Vorgaben medizinischer Behandlung orientieren. Will der Pati-

---

6 Quelle: Raspe H.: Evidenz-basierte Medizin – eine Einführung für klinisch Tätige; S. 78–81 in: Zeitschrift für Gerontologie und Geriatrie; Steinkopff Verlag; Nr. 33; 2000.

ent mehr Autonomie, Selbstbestimmung über sein Leben und Sterben erhalten, steht er in der Pflicht, dies auch zu kommunizieren. Im Wesentlichen geht es auch darum, dass Ärzte zwar die Verpflichtung haben, aber oft einfach keine Zeit, sich wirklich mit den Patienten oder den Angehörigen zu beschäftigen, um die Situation des Patienten zu erfassen. Ich glaube auch, viele Patienten geben sich und ihren Körper beim Arzt ab, gleich wie ein Auto in die Reparaturwerkstatt. Das kann nicht zielführend sein, eine Änderung kann aber auch nicht von außen verordnet werden.

2.3 Ethische Entscheidungen als Belastung?

Ist die ethische Entscheidungsfindung auch eine Belastung? Wie bewerten Sie die Vignette vor dem Hintergrund des Gesundheits- und Pflegemanagements?

Olivia Kada: Die Vignette ist aus medizinischer Perspektive verfasst und enthält eine Vielzahl an behandlungsrelevanten Parametern. Für mich ist an der Vignette aber gerade das interessant, was keine Erwähnung findet. So erfahren wir nichts über die Empfindungen, Hoffnungen und Wünsche der Patientin oder ihrer nahen Angehörigen. Es werden medizinische Details und Diagnosen detailliert beschrieben ganz im Sinne von Vulnerabilitäten, ein Blick auf die Ressourcen fehlt.

Der Gerontologe Andreas Kruse verweist nachdrücklich auf die große Bedeutsamkeit rehabilitativer Elemente in der Behandlung hochaltriger Menschen und die damit einhergehende ethische Verantwortung, Autonomie bis zum Lebensende zu erhalten und zu fördern.

Ebenfalls sind keine Informationen vonseiten der nicht-medizinischen Gesundheitsberufe enthalten. Das Thema Sturzprävention – in der Vignette wird von wiederholten Stürzen im häuslichen Umfeld berichtet – als klar interdisziplinäres Arbeitsfeld sei hier nur beispielhaft erwähnt. Das Thema der interdisziplinären Zusammenarbeit stellt auch gleich die Brücke zum jenem Thema dar, mit dem ich mich in diesem Buch auseinandersetzte: Moral Distress.

Das Konzept, das seinen Ursprung in der Pflegeethik hat, mittlerweile aber auf viele andere Berufsgruppen angewendet wird, v.a. auch auf Mediziner, zeigt auf, dass moralisch herausfordernde Situationen im klinischen Alltag eine spezifische Belastungsquelle darstellen. Häufig thematisiert werden dabei Therapieentscheide am Lebensende. Ein Schlüssel zur erfolgreichen Bewältigung ist der interdisziplinäre Austausch; die Pflege kann durch ihre Nähe zum Patienten hier wesentliche Informationen einbringen, die für Therapieentscheidungen im Sinne des Patienten bzw. der Patientin von zentraler Bedeutung sind. Spezifisch für den Kontext Geriatrie entwickelte Maßnahmen zur Förderung des interdisziplinären Austauschs über moralische Fragestellungen und somit auch zur Bewältigung von Moral Distress werden in meinem Kapitel skizziert. Die Etablierung von Prozessen des Advance Care Planning (gesundheitliche Vorausplanung), die eine gemeinsame Klärung von Behandlungswünschen am Lebensende, unter Einbeziehung von Patient, Angehörigen, Ärzten, Pflegenden vorsehen, haben großes Potenzial, moralischen Konflikten und damit verbundenem moralischen Stress vorzubeugen.

2.4 Werden solche Fälle je zur Routine?

Wie oft müssen Sie als Leiter der Albert-Schweitzer-Klinik solche Entscheidungen – wie in der Fallvignette ausgeführt – treffen?

Walter Schippinger: Entscheidungen zur Therapiereduktion sind in der Geriatrie täglich notwendig. Hochbetagte Patienten mit unheilbaren, chronischen Erkrankungen und mannigfaltigen Einschränkungen in ihrer Alltagsfunktionalität können vielfach nicht mehr von intensiven diagnostischen und therapeutischen Interventionen profitieren. Diese werden oft zu einer zusätzlichen Belastung für geriatrische, multimorbide Menschen, ohne dass eine anhaltende Verbesserung von Gesundheit und Lebensqualität erzielt werden. Die sinnvolle Priorisierung von Therapiezielen mit der Schwerpunktsetzung auf Erhaltung und Verbesserung der Lebensqualität und die Beschränkung auf wenige, nebenwirkungsarme medizinische Interventionen, die auf das Ziel der Lebensqualitätsverbesserung und Vermeidung von zusätzlichen Belastungen fokussieren, gehört zu den Prinzipien der palliativen Geriatrie.

Wie sehr kommen die geriatrischen Zentren an ihre Grenzen, wenn es um solche Fälle geht?

Schippinger: Zur verantwortungsvollen und tragfähigen Planung der Betreuung von hochaltrigen, multimorbiden Menschen bedarf es erfahrener, multiprofessioneller und gut ausgebildeter Teams in der Geriatrie, wie sie in einem spezialisierten Zentrum für Altersmedizin wie der Albert Schweitzer Klinik zur Versorgung der Patienten zur Verfügung stehen. So wie Beschwerden und Leid alter, chronisch kranker Menschen körperliche, seelische, soziale und auch spirituelle Dimensionen haben, so ist zur Betreuung dieser leidenden Menschen ein gut aufeinander abgestimmtes und zusammenwirkendes Team von ausgebildeten Geriatern, Pflegenden, Sozialarbeitern und Mitarbeitern auch anderer Berufsgruppen notwendig. Geriatrie und palliative Versorgung multimorbider betagter Menschen bedarf einer besonderen Expertise. Diese ist in den Geriatrischen Gesundheitszentren der Stadt Graz, einem Zentrum für Altersmedizin und Pflege, das auch in der geriatrischen Forschung und Entwicklung von Betreuungskonzepten durchaus führend ist, in hohem Maße vorhanden.

Werden solche Fälle je zur Routine?

Schippinger: Die Betreuung schwer kranker und betagter Menschen ist nur dann gut für die Patienten und erfüllend für die Betreuenden, wenn sie von einer Haltung der Zuwendung, der Menschlichkeit und des wirklich helfen Wollens getragen wird. Zuwendung und Menschlichkeit wird nie zur Routine, sondern bleibt immer eine kraftspendende Quelle für die betreute und die betreuende Person.

Woraus schöpfen Sie Hoffnung, wenn Sie wie im gegenständlichen Fall entscheiden, dass man bei einer Verschlechterung keine weitere Intensivtherapie durchführt?

Schippinger: Die Entscheidung für einen betagten, unheilbar kranken Patienten nicht das Maximum an therapeutischen Möglichkeiten – ohne Aussicht auf anhaltenden Erfolg – einzusetzen, sondern das für ihn in seiner konkreten Situation Verträgliche und dem realistischen Therapieziel Angemessene vorzusehen, ist Ausdruck verantwortungsvollen ärztlichen Handelns. Ich bin überzeugt, dass das sorgsame Erwägen des Angemessenen als Grundelement ärztlichen Handelns in unserer Zeit rasch zunehmender medizinisch-technischer Möglichkeiten eine künftig noch wichtigere Stellung einnehmen wird. Und ich hoffe, dass die Medizin sich dadurch insgesamt wieder stärker dem Menschen in seiner körperlichen, seelischen und sozialen Ganzheit zuwendet.

2.5 Ab wann ist das System überfordert?

In der vorliegenden Fallvignette wirkt die Entscheidungsfindung logisch, auch der Tochter wurde die Vorgehensweise mitgeteilt: Wie gehen Sie in solchen Verwandtengesprächen vor, um Menschen davon zu überzeugen, ihre Mütter und Väter gehen zu lassen?

Peter Mrak: Wichtig erscheint dabei die jeweils schwierige und immer individuell zu treffende Entscheidung am Lebensende so zu kommunizieren, dass die Angehörigen möglichst entlastet werden. Häufig bestehen in dieser Situation Ängste, nicht alles Menschenmögliche zu tun, um als Sohn oder Tochter »richtig« zu handeln. Es ist daher für »die Zeit danach« sehr wertvoll, zwischen sinnvoll lebensverlängernden und aussichtslos leidensverlängernden Maßnahmen in der Beratung unterschieden zu haben. Das hilft den belasteten Angehörigen und stärkt sie, entlastet sie von unbegründeter »Schuld« und erleichtert das Loslassen.

Was kann die Akutgeriatrie in so einem Fall noch ausrichten, ab wann ist das System überfordert?

Mrak: Die Akutgeriatrie ist selten überfordert, da sie neben der Erhaltung und Förderung von Funktionalität im medizinisch/pflegerisch/therapeutischen Auftrag auch immer den psychologischen und sozialen Handlungsbedarf abdeckt. Geriatrietypische und multimorbide Patienten profitieren besonders durch das Geriatrische Assessment in ihrer gesamtheitlichen Dimension und sind daher vor Fehleinschätzungen besser geschützt. Auch die Entscheidungsfindung am Lebensende sollte nicht ohne geriatrische Bewertung erfolgen.

Wie weit müssen akutgeriatrische Zentren in Österreich ausgebaut werden, um der Behandlung/Betreuung einer älter werdenden Bevölkerung gerecht zu werden?

Mrak: Ältere Menschen sind vulnerabler und haben, wenn sie krank werden und Gefahr laufen, in ihrer Selbstständigkeit nachhaltige Einbußen zu erleiden, sei es durch Akuterkrankungen, Operationen oder Zunahme von chronischen Leiden, ein Recht auf diese Angebote des Geriatrischen Assessments und der geriatrischen Frührehabilitation, um nicht vorzeitig zum Pflegefall zu werden oder ein schlechteres Outcome zu erleiden. Daher müssen diese Abteilungen und deren vielfältigen Angebote im Spitälerkanon flächendeckend zur Verfügung stehen. Wir sprechen hier von Altersmedizin, als normalen Teil der Spitzenmedizin.

Wie weit verändern sich die Entscheidungsprozesse, wenn der Mensch, um den es geht, dement ist? Lassen Verwandte dann leichter los? Wie beeinflusst eine Demenzerkrankung ärztliche Entscheidungen?

Mrak: Der verantwortungsvolle, ärztliche Umgang mit Demenzkranken entbindet uns nie davon, den Patientenwunsch gründlich zu erforschen, auch wenn er nicht mehr artikuliert werden kann. Dann sind es eben die Angehörigen und die Nahestehenden, mit denen es gilt, möglichst richtige Entscheidungen gemeinsam zu treffen. Kognitive Fähigkeiten sind ja nicht alles, die gesamte Gefühlsebene der Betroffenen bleibt den Betreuenden und den Angehörigen ein steter Auftrag. Das ist auch die große Herausforderung, an der unser Gesundheitswesen in den nächsten Jahrzehnten wird wachsen müssen. Jeden Tag sind neue und adäquate Bewertungen des im Augenblick Notwendigen zu treffen.

2.6 Wie weit können Sie sich als Seelsorger in die Rolle des Arztes versetzen?

Was würden Sie einem Arzt sagen, der gerade – nach den in der Fallvignette geschilderten Parametern – die Entscheidung getroffen hat, bei einer Verschlechterung des Zustands der Patientin keine intensivmedizinischen Maßnahmen zu setzen. Würden Sie ihn nach Kenntnis des Falls bestärken?

Anton Wanner: Das Wesen des Menschen besteht in seiner Vergänglichkeit. Die Sehnsucht nach dem Lebenserhalt bleibt Begleiter auf der Wegstrecke menschlichen Daseins. In diesem Spannungsfeld zwischen Sein und Nichtsein bewegt sich unser Leben. Die sich durch die Entdeckungen und die moderne Wissenschaft immer weiter entwickelnde Medizin ist das Instrumentarium der Ärzte, die täglich in ihrer Professionalität lebenserhaltende Entscheidungen treffen müssen. Indiskutabel aber bleibt auch das Recht des Menschen auf einen menschenwürdigen Abgang. In dieser Ambivalenz erfährt sich der Patient. Das seelische wie auch körperliche Leid darf nicht experimentell verlängert werden. In die ärztliche Aufklärung auch im Beisein mit den Angehörigen kann, darf und muss der Patient nach einer Beratungs- und Bedenkpause seinen Willen kundtun, den er vielleicht auch schon in einer Patientenverfügung niedergeschrieben hat. Wenn nun, wie bei den in der Fallvignette geschilderten Parametern, eine intensivmedizinische Maßnahme für den Patienten nur Stress und erfolglose Belastung bedeutet, scheint mir der Schritt zum Abbruch einer weiteren Intensivbehandlung ethisch durchaus gerechtfertigt. Was aber weiterhin beachtet werden muss, bleibt die Betreuung durch die Schmerztherapie.

Ärzte müssen Entscheidungen treffen, die sie zu einer Art Richter über Leben und Tod machen. Wo sehen Sie die ethischen Grenzen solcher Entscheidungen?

Wanner: Einiges habe ich bereits im Vortext eingebracht. Für den Arzt wird es immer auch eine Entscheidungsbelastung bleiben, wenn das Diagnoseverfahren noch nicht abgeschlossen ist und Spontanentscheidungen anstehen. Dabei werden die lebenserhaltenden Maßnahmen vorrangig bleiben müssen. Ethische Grenzen können für einen Nichtmediziner schwer benannt werden. Wenn jedoch das Patientenbild erkennen lässt, dass nach ärztlichem Ermessen – ohne von Wundern zu sprechen – die lebenstragenden Organe den Organismus nicht mehr versorgen können, wird wohl auch die Grenze erreicht sein, wo eine weitere Reanimation wie auch immer abgebrochen werden muss. In diesen Entscheidungen sind die Ärzte nicht Richter, sondern Anwälte, also Verteidiger des Lebens.

Können Ihrer Ansicht nach ausschließlich medizinische Parameter – wie im gegenständlichen Fall – tatsächlich die Entscheidungsgrundlage für so eine Vorgehensweise (keine weiteren intensivmedizinischen Maßnahmen bei Verschlechterung) sein? Wie weit können Sie sich als Seelsorger in die Rolle des Arztes versetzen, der genau danach entscheiden muss?

Wanner: Heute betrachtet man den Menschen naturwissenschaftlich und verwendet die wachsenden Naturerkenntnisse dazu, die natürlichen Abläufe im menschlichen Dasein zur Verlängerung des Lebens zu manipulieren. Zuständig hierfür sind die Ärzte. Sie untersuchen die Ursachen des Krankheitsgeschehens und versuchen, diesen ihre schmerzerregende Wirkung zu nehmen. Die in der Fallvignette beschriebenen Parameter dokumentieren das Krankheitsbild der Patientin und lassen erkennen, dass alle Möglichkeiten bereits ausgelotet worden sind. Es gibt einen Punkt im menschlichen Dasein, wo der Körper als verbraucht jegliche Therapieansätze verweigert. Vor dieser Erkenntnis steht der Arzt und wird gezwungen, die medizinischen Möglichkeiten abzusetzen. Leid darf nicht unnötig verlängert werden.

Was sollte Ihrer Ansicht nach der Patient entscheiden, was der Mediziner? Wer hat letztlich die Entscheidungshoheit, wenn es um diese existenziellen Fragen geht?
Wanner: Im Wachzustand liegt die Entscheidungshoheit immer bei dem Patienten, der vielleicht auch schon eine Patientenverfügung in der Krankenanstalt oder bei seinem Rechtsanwalt hinterlegt hat. Sollten solche Entscheidungsvorkehrungen fehlen, wird man bei einem Komapatienten alle medizinischen Möglichkeiten ausschöpfen. Aber Letztentscheidungen wird wohl der Arzt zu setzen haben. Es bleibt jedoch die Frage: Wie hält man es aus, angesichts des Todes der eigenen Ohnmacht ins Auge zu schauen?

2.7 Wie gehen Ärzte mit diesen vielen Herausforderungen heute um?

Die Patientin in der Fallvignette hatte Brustdrüsenkrebs/Operation links und Bestrahlung vor vielen Jahren. Krebs ist zu einer chronischen Erkrankung geworden, wie Mediziner erklären: Wie schwierig ist es beim heutigen Kostendruck bei einem alten Patienten, der grundsätzlich keine guten Überlebenschancen hat, noch eine Therapie einzusetzen, die zwar eine Verbesserung der Lebensqualität für einige Wochen/Monate bringt, aber nicht das Überleben?
Manfred Kanatschnig: Das Alter sollte nicht der entscheidende Faktor für oder gegen eine bestimmte Therapie sein. Eine gesunde 85–90-jährige Patientin hat noch einige Jahre Lebenserwartung. Somit geht es primär um den Allgemeinzustand der Patientin, um Begleiterkrankungen, aber auch um Wünsche, Werte. Aber nicht nur kurative, auch palliative Therapien (inklusive palliativer Chemotherapien) haben auch im höheren Alter eine Berechtigung mit dem Ziel einer Verbesserung der Lebensqualität. Im angloamerikanischen Raum wurde versucht, objektive Formeln zur Einschätzung von Gewinn an Lebenszeit und Lebensqualität zu entwickeln, sogenannte QUALY´s (»quality adjusted life years gained«). Dies mag im einen oder anderen Fall eine Hilfe dabei sein, ob eine bestimmte Therapie in einer Gesellschaft von der Allgemeinheit bezahlt wird. Sehr alten Menschen sehr teure Therapien allein aufgrund des Alters zu verweigern, ist meiner Ansicht nach abzulehnen, auch wenn es solche Ansätze auch in reichen Gesellschaften gibt. Aber man muss immer abwägen, wie hoch das Risiko der Therapie ist. Das beratende Tumorboard in der Entscheidungsfindung ist die eine Seite. Je älter jemand ist, je mehr Krankheiten vorhanden sind - da ist das Tumorboard wichtig. Ganz wichtig ist, dass auch jemand dabei ist, der den Patienten und dessen Lebenseinstellungen gut kennt. Wichtig ist eine spezielle Bewertung der Leitlinien für die Behandlung: Diese sind im Endeffekt schon wichtig. Ich habe jedoch mehr Angst davor, dass man den Fokus zu stark auf Leitlinien richtet, als dass man auf den Patienten und seine Bedürfnisse eingeht. Ein Ethikboard gibt in schwierigen Entscheidungen Hilfestellungen, die andere Seite ist, dass wir eine Beratung auf unserer Station anbieten. Dabei geht es um Antworten auf schwierige Fragen in der Behandlung. Das ist auch so eine Art Moderation. In der gemeinsamen

Besprechung ergibt sich ein Weg, mit dem dann alle einverstanden sind.

Es gibt neue Therapien auf dem Markt, die vielversprechend sind, wie die Immuntherapie. Sie wirken bei manchen Personen gut, bei manchen nicht. Dadurch ergeben sich auch unterschiedliche Überlebensraten etc., die in Diskussionen angegebenen durchschnittlichen Werte spiegeln die individuellen Erfolge nicht wieder. Länder handhaben Therapien heute schon unterschiedlich, wie geht man als Mediziner damit um? Reichen so genannte Tumorboards für die Entscheidungsfindung - und wie frei können diese entscheiden?

Kanatschnig: Tumorboards erstellen einen Vorschlag für eine Therapie. Die Vorschläge erfolgen meist auf Basis von großen Studien bzw. deren statistischen Ergebnissen. Es ist allerdings immer zu fordern, dass der Arzt dabei ist, der den Patienten gut kennt, sowohl was seine körperliche Konstitution betrifft als auch seine Wünsche und Wertvorstellungen. Nur dadurch kann abgeschätzt werden, welche Therapie wirklich für den individuellen Patienten möglich ist. Und dann erfolgt schließlich das Gespräch mit dem Patienten. Erst in dieser therapeutischen Beziehung erfolgt der gemeinsame Beschluss für die Therapie. Dieser erfolgt meines Erachtens nicht als autonome Entscheidung des Patienten, wie es oft in der Theorie falsch verstanden wird, sondern aus der Dualität Arzt-Patient heraus, aus einem ICH-DU im Sinne von gegenseitigem Vertrauen, wie es Martin Buber beschrieben hat.

Wie weit spielt das Alter des Menschen heute beim Einsatz kostenintensiver Therapien eine Rolle – und wie wird sich das mit dem steigenden Kostendruck weiter verändern?

Kanatschnig: Dass die Präparate zu teuer werden, hat man immer schon gesagt. Mittel, die noch vor einigen Jahren als unleistbar galten, haben heute einen Preis, der leistbar ist. Als Arzt möchte man im Moment alles, was man zur Verfügung hat und möglich ist, einsetzen. Ich glaube, dass unsere Gesellschaft das zahlen kann. Man kann alles ja nicht nur an den Kosten festmachen. Wenn ein Medikament einen großen Benefit bringt, dann wird es zumeist bezahlt – doch ich glaube, im Gesundheitswesen wird viel Geld für Dinge ausgegeben, die viel weniger bringen. Etwa, wenn man das ganze System mit den Kuren näher beleuchtet. Man muss aber schon Druck auf die Pharmaindustrie ausüben. Eine Möglichkeit mit den Diskussionen um Krebstherapien besser umzugehen: Man kann bei den Zulassungsstudien ruhig strenger sein.

Wie analysieren Sie aus Ihrer Sicht das Fallbeispiel?

Kanatschnig: Im Sinne der Autonomie lag auch keine Willensäußerung vor, dass die Patientin keine Intensivtherapie hätte haben wollen. Für mich besteht somit kein Zweifel an der Berechtigung des Ressourceneinsatzes im Sinne von Patientenwohl und Gerechtigkeit, auch wenn der Ausgang negativ gewesen wäre. Nach Besserung der Notsituation ergibt sich jetzt aber die Möglichkeit, ja eigentlich die Verpflichtung, das Gespräch mit der Patientin zu suchen betreffend ihrer Werte und Vorstellungen, um Informationen über die Wünsche der Patientin zu haben, falls es zu einer Verschlechterung der Situation kommt mit neuerlicher Notwendigkeit einer Intensivtherapie. Aus medizinischer Perspektive muss jetzt im Falle einer neuerlichen Intensivtherapie doch zumindest mit bleibenden Folgen gerechnet werden, eine Wiederherstellung des Zustandes von vor Beginn der akuten Erkrankung wird unwahrscheinlicher. Somit wäre ein Verzicht auf intensivmedizinische Maßnahmen vertretbar, was auch so der Patientin kommuniziert wurde. Nachdem mit der Patientin offensichtlich Einverständnis erzielt wurde, erfolgte auch die Kommunikation mit der Tochter. Was wäre aber im Falle des Wunsches, unbedingt nochmals alles zu versuchen bei großem Überlebenswillen? Hier zeigen sich dann die Komplexität, Widersprüchlichkeit, Unsicherheit. Der Grat ist oft schmal zwischen sinnvoller Intensivtherapie und lediglich einer Verlängerung des Sterbeprozesses, der im ethischen Sinn zu vermeiden ist.

Interviewliste

Univ.-Prof. Dr. Rudolf Likar, MSc
Abteilungsvorstand der Anästhesiologie und Allgem. Intensivmedizin und
Zentrum für interdisziplinäre Schmerztherapie, Onkologie und Palliativmedizin (ZISOP),
Klinikum Klagenfurt am Wörthersee
Feschnigstraße 11
A – 9020 Klagenfurt am Wörthersee
E-Mail: rudolf.likar@kabeg.at

Dr. Georg Pinter
Abteilungsvorstand Zentrum für Altersmedizin am Klinikum Klagenfurt am Wörthersee (Akutgeriatrie/Remobilisation mit geriatrischer Tagesklinik, Abteilung für chronisch Kranke)
Vorstandsmitglied der Österreichischen Gesellschaft für Geriatrie und Gerontologie (ÖGGG)
Feschnigstrasse 11
A – 9020 Klagenfurt am Wörthersee
E-Mail: georg.pinter@kabeg.at

Mag. Dr. Karl Cernic, MAS
Kaufmännischer Direktor Klinikum Klagenfurt am Wörthersee
Feschnigstraße 11
A – 9020 Klagenfurt am Wörthersee
E-Mail: karl.cernic@kabeg.at

Univ.-Prof. Dr. Herbert Janig
Klinischer und Gesundheitspsychologe
E-Mail: herbert.janig@aau.at

FH-Prof.in Mag.a Dr.in Olivia Kada
Senior Researcher, Studiengang Gesundheits- und Pflegemanagement, FH Kärnten
Hauptplatz 12
A – 9560 Feldkirchen
E-Mail: o.kada@fh-kaernten.at

Priv.-Doz. Dr. Walter Schippinger, MBA
Ärztlicher Leiter der Albert Schweitzer Klinik
Leitung der Abteilung für Innere Medizin, Albert Schweitzer Klinik
Albert-Schweitzer-Gasse 36
A – 8020 Graz
E-Mail: walter.schippinger@stadt.graz.at

Dr. Peter Mrak
Abteilungsvorstand der Abteilung Innere Medizin MED2, LKH Weststeiermark, Standort Voitsberg
Steiermärkische Krankenanstaltengesellschaft m.b.H.
Conrad-von-Hötzendorf-Straße 31
A – 8570 Voitsberg
E-Mail: peter.mrak@kages.at

Rektor OStR Prof. Kons. Rat P. Mag. Anton Wanner, OFMCap
Katholische Seelsorge, Klinikum Klagenfurt am Wörthersee
Feschnigstraße 11
A – 9020 Klagenfurt
E-Mail: anton.wanner@kabeg.at

Dr. Manfred Kanatschnig
Erster Oberarzt Hämatologie und Internistische Onkologie, Klinikum Klagenfurt am Wörthersee
Feschnigstrasse 11
A – 9020 Klagenfurt am Wörthersee
E-Mail: manfred.kanatschnig@kabeg.at

Teil II – Allgemeiner Teil

3 Rechtliche und ethische Betrachtungen zur palliativmedizinischen Betreuung in der Sterbephase

Gerhard Aigner

3.1 Einleitung

»Die Bewegungen der Kranken hatten zugenommen [...]. Ihre Augen, diese armen, flehenden, wehklagenden und suchenden Augen schlossen sich bei den röchelnden Drehungen des Kopfes manchmal mit brechendem Ausdruck oder erweiterten sich so sehr, daß die kleinen Adern des Augapfels blutrot hervortraten. [...] War es noch ein Kampf mit dem Tode? Nein, sie rang jetzt mit dem Leben um den Tod. [...] Meine Herren, aus Barmherzigkeit! was zu schlafen [...]!
Aber die Ärzte kannten ihre Pflicht. [...] Ärzte waren nicht auf der Welt, den Tod herbeizuführen, sondern das Leben um jeden Preis zu konservieren.

[...] Sie stärkten [...] mit verschiedenen Mitteln das Herz und brachten durch Brechreiz mehrere Male eine momentane Erleichterung hervor.«[7]

Ärztliche Kunst im 19. Jahrhundert, geprägt nicht bloß von rechtlichen, sondern auch von religiösen und moralischen Vorgaben. Wäre der rechtliche und moralisch/ethische Rahmen für den Todeskampf der Konsulin Buddenbrook im 19. Jahrhundert auch in der Gegenwart ein unveränderter?[8]

3.2 Die Relativität des Altersbegriffes

Gespräche zwischen Ärzten und Juristen führen zumeist rasch zur ärztlicherseits getroffenen Feststellung, bei der Ausübung ihres Berufes ohnedies »mit einem Fuß im Kriminal« zu stehen. Dies ist – aus der Sicht des Juristen – bei Einhaltung der gebotenen Sorgfalt deutlich zu relativieren, jedenfalls dann aber verständlich und umso mehr nachvollziehbar, wenn die Sorge mitschwingt, vom Vorwurf der Tötung eines Menschen getroffen werden zu können. Eben dies widerfuhr einem Arzt in Salzburg dem zur Last gelegt wurde, einer 79-jährigen Patientin so viel Morphin verabreicht zu haben, dass sie daran starb.[9] Wenngleich nach dem zunächst erhobenen Mordvorwurf schlussendlich auch ein Freispruch vom Vorwurf der fahrlässigen Tötung erfolgte, blieben gerade auf dem Gebiet der Palliativmedizin Unbehagen und große Verunsicherung zurück, was an den Autor in zahlreichen Gesprächen, darunter auch mit Verfassern von Beiträgen in diesem Buch, herangetragen wurde.

---

7 Thomas Mann, Buddenbrooks, Neunter Teil, Erstes Kapitel. Siehe auch FN 8.
8 Siehe zur Fortentwicklung des Meinungsstandes *Bernat*, Der Tod der Konsulin Buddenbrook, RdM 2014/158.
9 Vgl. z. B. derStandard.at, 16.3.2016 »Drohende Mordanklage .... vom Tisch«.

3.3 (Verfassungs-)rechtliche Eckpunkte

Klarheit besteht dann, wenn der Patient in Ausübung seines Selbstbestimmungsrechts eine oder auch mehrere medizinische Maßnahmen ablehnt. Neben dem strafrechtlichen Verbot der »eigenmächtigen Heilbehandlung«[10] ist in diesem Zusammenhang auch auf Art. 8 der Europäischen Menschenrechtskonvention (EMRK) und dem damit garantierten Recht jedes Menschen auf Selbstbestimmung zu verweisen, sodass Verletzungen des Körpers, die nicht vom Willen des Betroffenen getragen sind, sich als Verstoß gegen die genannte Grundrechtsnorm erweisen.[11] Nach der Rechtsprechung des Europäischen Gerichtshofes für Menschenrechte (EGMR) wird die von Art. 8 EMRK geschützte physische Integrität durch Eingriffe in den Körper ohne Rücksicht darauf berührt, ob es sich um therapeutische oder diagnostische, invasive oder nicht invasive Eingriffe handelt.[12] Dies ist kein Widerspruch zu Art. 2 EMRK und dem dort statuierten Recht auf Leben, da aus diesem eine grundrechtliche Lebenspflicht nicht abzuleiten ist.[13] Ebenso sollten Klarheit und damit Rechtssicherheit auch beim Vorliegen einer Patientenverfügung bestehen, durch die der Patient noch im Zustand von Willensbildungs- und Handlungsfähigkeit für den Fall des Verlusts dieser Fähigkeiten einen derart ablehnenden Willen zum Ausdruck gebracht hat.[14,15] Gleiches gilt bei entsprechenden Erklärungen des Patienten in einer Vorsorgevollmacht[16] oder einer Dokumentation im Rahmen eines sogenannten Vorsorgedialogs.[17] Mangels Vorliegen jeglicher Äußerung des Patienten, auch bei Fehlen eines für medizinische Entscheidungen bestellten Sachwalters, ist schließlich der mutmaßliche Wille des Patienten[18] zu ermitteln.

Diese Regelungen erfassen jedoch – wenn überhaupt – nur einen Teil des gestellten Themas, zielen sie doch auf einen vom Patienten ausdrücklich bzw. nach dem ermittelten (auch mutmaßlichen) Willen gewünschten Therapierückzug ab (Ablehnung einer Behandlung), wobei freilich die Entscheidung für palliative Maßnahmen kurative Maßnahmen nicht ausschließt. Willensbildungs- und Handlungsfähigkeit des Patienten vorausgesetzt, ist mit dessen Einwilligung[19] in Maßnahmen der Palliativmedizin als Alternative zur

---

10 Siehe § 110 StGB und überdies auch § 8 Abs. 3 KAKuG (»Behandlungen dürfen an einem Pflegling nur mit dessen Einwilligung vorgenommen werden«).
11 *Kneihs*, Schutz von Leib und Leben sowie Achtung der Menschenwürde, in: Merten/Papier/Kucsko-Stadlmayer (Hrsg.), Handbuch der Grundrechte VII/1, 2. Aufl., § 9 RN 31 f.
12 Siehe *Wiederin*, Schutz der Privatsphäre, in: Merten/Papier/Kucsko-Stadlmayer (Hrsg.), Handbuch der Grundrechte VII/1, 2. Aufl., § 10 RN 42.
13 *Kneihs*, aaO, RN 11.
14 Siehe das Patientenverfügungsgesetz, BGBl I 2006/55.
15 *Körtner/Kopetzki/Kletečka-Pulker [Hrsg]*, Das österreichische Patientenverfügungsgesetz – ethische und rechtliche Aspekte.
16 Siehe § 284 f ABGB.
17 Siehe M. Kletečka-Pulker/K. Leitner, Der Vorsorgedialog (VSD), RdM 2017/154.
18 Zur Bedeutung einer bloß mutmaßlichen Einwilligung des Patienten in einen Behandlungsabbruch siehe schon *Bernat*, Behandlungsabbruch und (mutmaßlicher) Patientenwille, RdM 1995, 51 ff, sowie *Decker*, Der Abbruch intensivmedizinischer Maßnahmen in den Ländern Österreich und Deutschland, 51 ff, zu OGH vom 7.7.2008, 6 Ob 286/07p; dazu ebenso die Entscheidungsbesprechung von *Bernat*, JBl 2009, S 129 ff.
19 Fragen der notwendigen Aufklärung für eine rechtmäßige Einwilligung bleiben in dieser Darstellung ausgeklammert.

bisherigen Behandlung oder zu dieser hinzutretend auch die gebotene Rechtssicherheit für die Behandler gegeben.

Nicht angesprochen sind mit diesem Regime hingegen jene Fallgruppen, in denen eine Entscheidungsfähigkeit des Patienten nicht mehr gegeben ist, auch ein (mutmaßlicher) Wille sich nicht ermitteln lässt und – siehe die Einleitung – bei einer Therapiezieländerung eine Lebensverkürzung nicht auszuschließen ist. Dem soll nun auf dem Boden des einschlägigen Strafrechts und der berufsrechtlichen Vorgaben für Ärzte weiter nachgegangen werden.

3.4 Strafrecht versus ärztliches Berufsrecht

Aktive Sterbehilfe ist in Österreich jedenfalls strafbar und fällt entweder unter den Tatbestand des Mordes (§ 75 StGB), der Tötung auf Verlangen (§ 77 StGB) oder der Mitwirkung am Selbstmord (§ 78 StGB).[20] Im Hinblick auf den bereits erwähnten Tatbestand der eigenmächtigen Heilbehandlung kommen die §§ 75, 77 und 78 StGB bei einem Therapieabbruch bzw. Therapierückzug hingegen nicht zum Tragen, wenn das Absetzen von Behandlungsmaßnahmen dem Willen des Patienten entspricht, mit anderen Worten ihre Fortsetzung als eigenmächtige Heilbehandlung zu werten wäre. Auch ist die einverständliche Unterlassung von Maßnahmen, die den Sterbevorgang erschweren, zulässig, wenn dabei nicht in erster Linie eine Verkürzung des Lebens bezweckt, sondern diese lediglich als Nebenwirkung zum primär verfolgten Zweck einer Leidensmilderung in Kauf genommen wird.[21] Für das gebotene Vorgehen bei den zuletzt angesprochenen Fallgruppen eines nicht vorliegenden bzw. auch nicht ermittelbaren Willens des Patienten bietet es sich an, auf das ärztliche Berufsrecht zuzugreifen.

§ 49 Abs. 1 Ärztegesetz 1998[22] verpflichtet den Arzt unter anderem dazu, jeden von ihm in ärztliche Beratung oder Behandlung übernommenen Gesunden und Kranken ohne Unterschied der Person gewissenhaft zu betreuen [......] und nach Maßgabe der ärztlichen Wissenschaft und Erfahrung sowie unter Einhaltung der bestehenden Vorschriften und der fachspezifischen Qualitätsstandards [......] das Wohl der Kranken [......] zu wahren. Wird die Medizin diesen Vorgaben wirklich gerecht, wenn 33–38 % der Patienten noch kurz vor ihrem Tod übertherapiert werden und 10 % der Patienten zuletzt in eine Intensivstation verlegt werden, obwohl naheliegt, dass dadurch das Sterben nur verlängert wird? Dies führte jüngst zur Forderung nach einer neuen Humanisierung der Intensivmedizin.[23]

> Es sollte Konsens zwischen Medizin und Rechtswissenschaft bestehen, dass Maßnahmen, die allein den Sterbeprozess verlängern, weder den Vorgaben einer gewissenhaften Betreuung noch der Wahrung des Wohls des Patienten entsprechen.

---

20 Dazu und zum Freiraum für unterschiedliche nationale Regelungen der Mitgliedstaaten des Europarats nach der Rechtsprechung des EGMR siehe Salzburger Nachrichten, 30.10.2017, S 15.
21 Siehe *Kneihs*, Grundrechte und Sterbehilfe, S 516.
22 BGBl I 1998/169 idgF.
23 Siehe Austria Presseagentur vom 12.10.2017, https://science.apa.at/rubrik/medizin_und_biotech/Experten_Neue_Humanisierung_der_Intensivmedizin_gefordert/SCI_20171012_SCI39371351238635658.

So hat zum Beispiel auch Kopetzki schon vor Jahren darauf hingewiesen, dass eine Behandlung dann nicht begonnen oder fortgesetzt werden muss, wenn sie aus medizinischer Sicht nicht indiziert oder – was auf dasselbe hinausläuft – mangels Wirksamkeit nicht mehr erfolgversprechend oder sogar aussichtslos ist. Dazu zählen gerade auch Konstellationen eines bereits unaufhaltsam eingetretenen Sterbeprozesses, der durch weitere medizinische Interventionen nur in die Länge gezogen werden würde.[24]

Ganz in diesem Sinne stellt auch die österreichische Bioethikkommission in ihren Empfehlungen zum Sterben in Würde fest, dass medizinische Interventionen, die keinen Nutzen für den Patienten erbringen oder deren Belastung für den Patienten größer ist als ein eventueller Nutzen und die am Lebensende zu einer Verlängerung des Sterbeprozesses führen können, im Hinblick auf die Unverhältnismäßigkeit weder aus ethischer noch aus medizinischer Sicht zu rechtfertigen sind.[25] Bei einem möglichen hypothetischen, zukünftigen Nutzen wird das Kriterium der Verhältnismäßigkeit anzuwenden sein, das heißt, es ist die aktuelle Belastung gegen den hypothetischen, wahrscheinlich zukünftigen Nutzen abzuwägen. Diese Abwägung ist Aufgabe des Arztes.[26]

3.5 Resümee – gesetzlicher Handlungsbedarf?

»Wenn es nicht notwendig ist, ein Gesetz zu machen, dann ist es notwendig, kein Gesetz zu machen.« Diese weise Erkenntnis des französischen Philosophen Charles Baron de Montesquieu hat auch in der Gegenwart nichts an Bedeutung verloren. Somit könnte nach den vorstehenden Ausführungen der Schluss zu ziehen sein, dass Grundrechte, Strafrecht und ärztliches Berufsrecht ohnehin eine eindeutige Antwort geben und für eine ausreichende Rechtssicherheit bei ärztlichen Entscheidungen am Lebensende eines Patienten sorgen. Vor dem Hintergrund des eingangs geschilderten Strafverfahrens und der daraus resultierenden Verunsicherung palliativmedizinisch tätiger Ärzte stellt sich freilich doch die Frage nach einem allfälligen Handlungsbedarf des Gesetzgebers dahin, nicht erst durch juristische Interpretation, sondern bereits durch den Wortlaut des Gesetzes selbst für Klarheit zu sorgen.[27] Dies insbesondere dann, wenn sich Patienten in einem nicht mehr aufhaltbaren Sterbeprozess befinden und aus diesem Grund ärztliche Maßnahmen zur Reduzierung von Schmerzen und Qualen in den Mittelpunkt rücken.

---

24 Siehe *Kopetzki*, Einleitung und Abbruch der medizinischen Behandlung beim einwilligungsunfähigen Patienten, iFamZ 2007, 197 (201), mit weiteren Nachweisen.
25 Stellungnahme der Bioethikkommission vom 9.2.2015, Sterben in Würde, Empfehlungen zur Begleitung und Betreuung von Menschen am Lebensende und damit verbundene Fragestellungen, S. 30.
26 Siehe *Prat*, Der Fall Charlie Gard, Imago Hominis, Band 24, Heft 3, 2017, S. 174 (179 f).
27 So betont auch der Bericht der parlamentarischen Enquete-Kommission, 491 BlgNR 25. GP, die Bedeutung der Palliativversorgung (siehe insbesondere die Empfehlungen 23 und 50).

> In diesem Sinne böte sich beispielsweise im Zusammenhang mit der zuvor erwähnten Pflicht des Arztes, das Wohl des Patienten zu wahren, eine ergänzende Präzisierung an, wonach es insbesondere auch zulässig ist, im Rahmen qualitätsgesicherter palliativmedizinischer Indikationen Maßnahmen zu setzen, deren Nutzen zur Linderung irreversibler schwerster Schmerzen und Qualen das Risiko überwiegt, dass dadurch eine Beschleunigung des Verlusts vitaler Lebensfunktionen bewirkt[28] werden kann.[29]

Unabhängig davon, ob sich der Gesetzgeber dieser Thematik annimmt oder nicht, ist es aber Aufgabe der Juristen und der Vertreter der Ethik, auch auf dem Boden der geltenden Rechtslage den ohnehin bestehenden Rahmen für ärztliche Entscheidungen am Lebensende und für palliativmedizinische Behandlungsmaßnahmen aufzuzeigen und klarzustellen. Überdies ist auf die Bedeutung von Leitlinien[30] zu verweisen, denen zwar formal nicht der Stellenwert einer rechtlichen Norm zukommt, die jedoch den Stand der medizinischen Wissenschaft wiedergeben und damit rechtlich doch von erheblichem Wert sind.[31]

---

28 Durch die Worte »Beschleunigung des Verlusts vitaler Lebensfunktionen« sollte hinlänglich klargestellt sein, dass keinesfalls eine Rechtsgrundlage für Euthanasie geschaffen wird, es sich vielmehr um eine indizierte ärztliche Maßnahme bei einem laufenden Sterbeprozess handelt.
29 Kein Handlungsbedarf des Gesetzgebers ist jedenfalls für das Unterlassen medizinisch aussichtsloser Maßnahmen zu erblicken, siehe FN 21 und 24.
30 Siehe z.B die Leitlinie »Erstversorgung von Frühgeborenen an der Grenze der Lebensfähigkeit«, Monatsschrift Kinderheilkunde, Published online 16.8.2016; Leitlinie zur Palliativen Sedierungstherapie, Wiener Medizinische Wochenschrift (2017), 167:31-48.
31 Siehe § 8 Abs. 2 KAKuG, wonach Pfleglinge nur nach den Grundsätzen und anerkannten Methoden der medizinischen […] Wissenschaft ärztlich […] behandelt werden dürfen.

4 Zentrale theoretische Grundlagen von Ethik und Patientenwohl in der Medizin bezogen auf die Lebensphase Alter

Manfred Kanatschnig

4.1 Einleitung

In der Ethik geht es ums Ganze, um die Frage nach dem Guten, bzw. überhaupt um das »In-Frage-Stellen«, damit letztendlich um Freiheit: Alles, was ist, könnte auch anders sein, anders gestaltet werden. Der Mensch hat einen Möglichkeitssinn, neben dem Wirklichkeitssinn, frei nach Robert Musil.

Die Medizin im stößt angesichts des technologischen Fortschritts und zunehmender Spezialisierung immer häufiger an Grenzen, Widersprüche. Ist alles, was machbar ist, auch sinnvoll?

Denken wir dabei speziell in unserem Zusammenhang der Geriatrie an Fragen am Lebensende, betreffend alte, multimorbide Menschen, manchmal auch Sterbende: Ist diese oder jene Therapie noch sinnvoll? Trägt die Therapie bei zu dem, was Aristoteles mit »Eudaimonie« (Aristoteles), »guter Dämon«, benannt hat, und was frei übersetzt ein gelungenes Leben bedeutet, also Glück im speziell aristotelischen Sinn. Fragen der Ethik sind mit der für die Neuzeit typischen (natur-)wissenschaftlichen Methodik, also der klassischen Logik, nicht zu beantworten. »Sollen-Fragen« weisen über das Sein hinaus, die Vernunft über den logischen Verstand.

Der endgültige Durchbruch der naturwissenschaftlichen Medizin gelang angesichts zunehmender Erfolge in der Diagnostik und Therapie zwar erst im 20. Jahrhundert, hat aber durchaus ältere Wurzeln. Ich nenne als Beispiel den in der Zeit der Renaissance wirkenden Forscher Galileo Galilei, der den Weg für die Zukunft vorgab und dem, passend zu seinem Schaffen, folgendes Zitat in den Mund gelegt wird: »Man muss messen, was messbar ist und messbar machen, was noch nicht messbar ist.«(zitiert nach Thomas Henri Martin 1868) Und man könnte ergänzen: »Was machbar ist, machen.«

Im Rahmen der Erfolge dieser naturwissenschaftlich-objektivierenden Medizin droht allerdings der Mensch vom Subjekt zum Objekt zu werden, vom Individuum zum »Fall«.

Ein weiteres ethisches Problemfeld eröffnet sich in den letzten Jahren auf dem Gebiet der Finanzierung des Gesundheitssystems. Die zunehmenden Möglichkeiten führen nämlich zu einer Explosion der Kosten, die man durch Ökonomisierung und Bürokratisierung in den Griff zu bekommen versucht. Der individuelle Patient gerät in diesem Dickicht der Bürokratie immer mehr aus dem Blickfeld, der Computer wird mehr bedient als die Bedürfnisse des Patienten.

Neben der Subjekt-Objekt-Konversion wird ein neuer Wechsel suggeriert im Sinne einer falsch verstandenen Autonomie: Vom Patienten zum Klienten eines Dienstleistungsunternehmens. Autonomie bedeutet zwar Selbstbestimmung und hat einen hohen Wert in der Moderne, es kann aber auch bedeuten, dass der Patient in seiner Autonomie alleine gelassen wird.

Bedenken und hinterfragen wir dies alles, befinden wir uns mitten im Gebiet der angewandten (Medizin-)Ethik, mit der wir uns im Weiteren beschäftigen wollen.

4.2 Zum Begriff der Ethik

In der Ethik geht es ums Ganze, um die Frage nach dem Guten, bzw. überhaupt um das »In-Frage-Stellen«, damit letztendlich um Freiheit: Alles, was ist, könnte auch anders sein, anders gestaltet.

Es besteht hier nicht die Absicht, eine komplette theoretische Grundlegung der Ethik zu bieten, sondern wir wollen uns von Beginn an mit »Praxis«, also dem konkreten Handeln von Menschen, die in der Medizin tätig sind, beschäftigen.

Die systematische Beschäftigung mit Ethik geht auf den griechischen Philosophen Aristoteles zurück, vor allem in seinem Werk »Nikomachische Ethik«. Gerade sein Ethikbegriff ist für die Medizin von zentraler Bedeutung durch die Klarstellung der Wichtigkeit des rechten Maßes, der »Mitte« (»mesotes«). »Mitte« bedeutet für Aristoteles das Vermeiden eines Zuviel und eines Zuwenig, was abhängig ist von der konkreten und wirklichen Situation, also nicht das arithmetische Mittel, sondern einmal mehr auf dieser, dann mehr auf jener Seite.

Wir können dies auch durch die Einführung des Begriffs der Grenze umschreiben, wo das Gute plötzlich in das Schlechte (Böse?) umschlägt. Der Volksmund spricht von einem »Zuviel des Guten«. Die Medizin war früh zum Maßhalten aufgefordert, denken wir an Paracelsus: »Nur die Dosis macht das Gift«.

> Ethik heißt also Beschäftigung mit der Grenze, mit dem rechten Maß.

Dieser Prozess beginnt mit dem Fragen, dem »fragwürdig Machen«: Ist es gut so, wie es bei uns läuft, wie mit dem Patienten umgegangen wird, wie wir selbst mit uns als in der Medizin Tätige umgehen? Ist diese oder jene Therapie nicht nur möglich, sondern auch sinnvoll? Was können wir besser machen? Diese Fragen lassen sich nicht mit Verstand im klassisch-logischen Sinn beantworten – es geht um Fragen der praktischen Vernunft, um Sinnfragen, die manchmal auch über die unmittelbare Organisation/Institution hinausgehen, um »Systemtranszendenz« im Sinne des Überschreitens von Systemgrenzen.

Hat dieses Fragen bei uns eine ausreichende Bedeutung im medizinischen Alltag bzw. besteht dafür Zeit?

Wo kann es stattfinden? Wer darf überhaupt Fragen stellen, »in Frage stellen«? Oder ist unser System zu autoritär und hierarchisch strukturiert, um überhaupt hinterfragt werden zu dürfen?

Wir bewegen uns damit bereits in einen Sonderfall von Ethik, nämlich der Organisationsethik.

Organisationsethik ist deshalb wichtig, weil Ethik oft zu theoretisch und »organisationsblind« ist, Organisationen wiederum oft »ethikblind«. Gerade in Organisationen ist die individuelle Ethik, das Gewissen, oft unwirksam. Organisationen sind hauptsächlich funktionalistisch aufgebaut, haben also eine bestimmte Funktion zu erfüllen. Für Widersprüche bzw. deren Bearbeitung bleiben weder Raum noch Zeit.

Beispiele für solche Widersprüche sind z. B. der von »jung« und »alt« (▶ Kap. 5), die Grundwidersprüche der Medizin, nämlich »gesund/krank« und »Leben/Tod« und von »Freiheit« und »Notwendigkeit/Determiniertheit«. All diese Widersprüche sind zwar Thema der Medizin, in der Organisation aber nicht ausreichend abgebildet.

Um konkreter zu werden: Gerade in der Altersmedizin spielt der Widerspruch Leben-Tod eine große Rolle. Die Medizin hat sich über Jahrhunderte einseitig der Bekämpfung von Krankheit und Tod gewidmet, seit der Mitte des vorigen Jahrhunderts mit dem Aufkommen der modernen Naturwissenschaften und Technologien mit immer größerem Erfolg, der Tod wurde als Niederlage empfunden. Durch diese (scheinbaren und teilweise auch wirklichen) Erfolge wurde die Medizin immer mehr zu einem willkommenen Mittel der gesellschaftlichen Todesverdrängung. Auch die Massenmedien spielen hier durch das Favorisieren von Sensationsmeldungen aus dem Bereich der Medizin eine große Rolle.

Auch für diese Allmachtsillusion gibt es ältere Vorbilder. René Descartes erwartete von der Medizin, dass sie den Menschen mittels einer konsequenten Ursachenforschung »von unendlichen vielen Krankheiten sowohl des Körpers als auch des Geistes, vielleicht sogar auch von der Altersschwäche befreien könne« (R. Descartes, zit. in Höffe 2002, S. 128 f).

Dies erzeugt eine kaum erfüllbare Erwartungshaltung an die Medizin, was zu großem Druck auf Ärzte und Pflege führt. Andererseits werden die Medien auch gerne benutzt, um Prestige und letztendlich auch Forschungsgelder und Posten und damit Macht zu gewinnen.

Aber gerade Menschen, die bereits dem Tod nahe sind, Sterbende in ihrer Angst und Not, chronisch Kranke wie z. B. Menschen mit chronischen Schmerzen, bekommen dadurch oft nicht die ausreichende Aufmerksamkeit der Medizin, deren Hauptaugenmerk auf Heilung und Reparatur gerichtet ist. Sie werden mit ihrem Leid häufig allein gelassen.

Organisationsethisch wäre in diesem Zusammenhang die Frage zu stellen: Ist es gut so, wie die Abläufe im Krankenhaus im Hinblick auf die verschiedenen Aspekte menschlichen Lebens, auch auf alte und pflegebedürftige Menschen, letztendlich auch im Hinblick auf den Tod, organisiert sind? Ist das Krankenhaus altersgerecht eingerichtet? Wie ist der Umgang mit Menschen, die dem Tod nahe sind und, weil sie Schmerzen oder Atemnot haben, die Notfallaufnahme aufsuchen müssen?

Eine Antwort im organisationsethischen Sinn war schon die Einrichtung der Sonderfächer Palliativmedizin und Geriatrie. Auch hier wäre die Frage zu stellen: Haben Geriatrie und Palliativmedizin in unserer Medizin einen ausreichenden Stellenwert? Haben sie tatsächlich Eingang in das Denken der in anderen Sonderfächern tätigen Spezialisten (z. B. Chirurgen, Kardiologen, Onkologen etc.) gefunden, oder sind sie selbst wieder nur ein Sonderfach von vielen geblieben, wiederum an Spezialisten ausgelagert?

Eine weitere gesellschaftlich bedeutende Frage ist: Wie geht unsere Gesellschaft bzw. unsere Medizin mit der zunehmenden Zahl an alten und pflegebedürftigen Menschen um?

4.3 Zum Begriff einer »Geronto-Ethik«

Im Begriff »Geronto-Ethik« stecken »Ethik«, womit wir uns im vorigen Kapitel auseinandergesetzt haben, und »Geronto«, also den alten Menschen betreffend. In diesem Zusammenhang gilt es auch, den Begriff des Alter(n)s zu bedenken.

Soziodemografische Daten zeigen für moderne Gesellschaften derzeit eindeutig eine Zunahme der alten Menschen aus zwei Gründen: Einerseits die Abnahme der Geburtenrate, andererseits die sozialpolitisch (Verbesserung der Hygienebedingungen, gesündere Ernährung, gesündere Lebensführung, ...) und medizinisch bedingte Verlängerung der Lebenserwartung. Die Alten werden also bald absolut in der Mehrheit sein, und das in einer Zeit, in der Jugendlichkeit als Ideal zählt.

Die Bedeutung des Alters erfuhr gesellschaftspolitisch über die Jahrhunderte einen ständigen Wandel. Es seien beispielhaft einige philosophische Positionen erwähnt.

Bei uns scheint es durch zunehmenden Druck auf ältere Menschen in unserer Gesellschaft in Richtung Jugendlichkeit als Ideal nur mehr »jung« (bis ins höhere Alter) oder »alt« zu geben. Das war nicht immer so.

Der Prediger *Abraham a Santa Clara* teilte das Altern in seiner für ihn typischen markanten Sprache in Siebenerstufen ein.

Nach Auftreten des Verstandes im siebenten Jahr gehe es in Siebenerschritten weiter zur vollen körperlichen Stärke mit 28 Jahren, zum besten Verstand mit 42, befähigt zu den besten Ratschlägen sei man mit 56. Ab dem 63. Jahr nähmen die Kräfte ab, im 70. Jahr sei meistens das Ende erreicht (K.P. Liessmann 2012, S. 182).

Das Leben wurde als großer Bogen beschrieben, mit langsamen Auf- und Abstieg. Beispielhaft für die negative Seite des Alters seien Michel de Montaigne und Jean Amery erwähnt.

Montaigne sieht den Alterungsprozess mehr als Krankheit: »Welche Veränderungen sehe ich Tag für Tag das Altern in vielen meiner Bekannten anrichten. Es ist eine gewaltige Krankheit, die sich jedoch auf ganz natürlichem Wege einschleicht, und unmerklich.« (Liessmann 2012, S. 185)

Jean Amery beschreibt in seinem Essay »Über das Altern« das Altern als Weltverlust, als Negation unserer selbst. »Der Alternde kommt aber immer mehr zu einem weltlosen Ich. Teils wird er Zeit, durch die von Erinnerungen des Geistes und des Körpers aufgesammelte Vergangenheit, teils wird er mehr und mehr zu seinem eigenen Körper (…) Was früher Welt als Teil und Anteil unseres Ichs war, schrumpft mit dem welkenden Körper und durch ihn; schlimmer: es wird die klare Negation unserer selbst« (Liessmann 2012, S 185 f.). Darin ist die Isolation des alten Menschen beschrieben, der nicht mehr Anteil an einer sich rasch verändernden Welt hat, im Sinne eines »Weltverlusts«.

Es gibt aber auch Beispiele für eine optimistischere Sichtweise des Alters:

So verweist Cicero in seiner Schrift »De senectute« darauf, dass alte Menschen abseits körperlicher Stärke viel in eine Gesellschaft einzubringen vermögen. Er kontert dem Argument abnehmender Tüchtigkeit der alten Menschen. Er nimmt als Beispiel den Steuermann. Dieser arbeitet nicht wie die Jungen, klettert nicht auf die Masten. Der Steuermann aber sitzt auf dem Achterdeck und haltet das Steuer. Betreffend große Leistung komme es nicht auf Kraft und Schnelligkeit an, sondern auf Klugheit und ›Ansehen, Vorteile, die im Alter sogar zunehmen würden (zit. in Liessmann 2012, S. 187 f.).

Es gelte also, die dem Alter entsprechenden Fähigkeiten zu erkennen und entsprechend einzusetzen.

Den großen Vorteil sieht Cicero auch im Abnehmen von sinnlichen Begierden: »… Denn die Lust hindert vernünftiges Denken, sie ist eine Feindin des Verstandes, sie bindet sozusagen dem Geist die Augen zu und hat keinerlei Berührungspunkte mit der Tugend.« Der Weg sei sozusagen geebnet für »das Abenteuer des Geistes«, vorausgesetzt natürlich, man leidet nicht an einer mit Demenz verbundenen Erkrankung (Liessmann 2012, S. 187 f.).

Was stellt dies doch für einen Kontrast zu unserer heutigen Zeit dar. Der Schein von Jugendlichkeit muss mit allen Mitteln erhalten werden, um in der Gesellschaft nicht abzusteigen. Erfahrung spielt offensichtlich eine immer geringere Rolle, das Wissen ist in riesigen digitalen Datenspeichern ständig abrufbar, lebenslanges Lernen ist die Devise – wir werden quasi in einen kindlichen Dauerzustand versetzt. Alles dient dazu, zuerst fit zu bleiben für die Anforderungen der Wirtschaft an die Arbeitgeber, und später fit für eine immer mehr auf alte Menschen abgestimmte Freizeitindustrie, die das Alter bis zur Lächerlichkeit pervertiert, wie uns die Bilder der Werbung zeigen.

So steht einerseits alles unter der Prämisse von Jugendlichkeit, andererseits gerät mit der Zunahme alter Menschen und der abnehmenden Geburtenrate die *intergenerationale Gerechtigkeit* in eine Schieflage. Ohne Einrechnung von Gesundheitskosten sorgten zuletzt Pensionen für 60 % des Anstiegs der Staatsausgaben innerhalb der EU. Damit stieg das Realeinkommen der über 65-Jährigen, das der übrigen Bürger stagnierte (Gaulhofer 2018, S 15). Intergenerationale Gerechtigkeit in diesem Zusammenhang bedeutet eine gerechte Verteilung des Bruttosozialprodukts zwischen Jung und Alt, also von Einkommen, Ausgaben für Bildung, Pensionen, Altenbetreuung etc. Aber es geht nicht nur um monetäre bzw. budgetäre Gerechtigkeit, sondern auch um Tauschgerechtigkeit im Zusammenleben. Sowohl Anfang des Lebens als auch Ende sind von einer längeren Phase der Hilflosigkeit geprägt. Beide Phasen gilt es gesellschaftlich auszugleichen, entweder durch persönlichen Einsatz oder, wenn dies nicht möglich ist, durch einen höheren finanziellen Beitrag.

4.4 Geriatrische Medizin und Ethik

Im vorigen Kapitel ist es um das normale Altern bzw. den alten, aber weitgehend gesunden Menschen gegangen. Nun wollen wir uns dem alten und kranken Menschen widmen.

Vergleichen wir einmal Lebenserwartung und Gesundheit am Beispiel Österreichs in den letzten Lebensjahren. In Österreich beträgt die Lebenserwartung für jetzt geborene Frauen ca. 84 Jahre, für Männer 79 Jahre. Schaut man sich die gesunden Lebensjahre an, so liegt das Ergebnis bei Männern und Frauen in etwa gleich bei ca. 58 Jahren, also im Vergleich zu anderen EU-Ländern ziemlich schlecht. Im Vergleich dazu betrugen die gesunden Lebensjahre in Schweden 2015 74 Jahre.

Im Schnitt fühlen sich also in Österreich Männer und Frauen also die letzten 21 bzw. 26 Jahre krank, in Schweden nur die letzten 6–10 Jahre (Eurostat).

Die Medizin alleine ist dafür wohl nicht allein verantwortlich. Wir kennen den Zusammenhang von sozialem Status, Einkommen und Bildung mit der Lebenserwartung. So verlangte George Bernard Shaw in »Des Doktors Dilemma« für viele Arme seiner Zeit »nicht Medizin, sondern mehr Ruhe, bessere Kleider, bessere Kost und ein besser kanalisiertes und besser gelüftetes Haus« (Höffe 2002, S. 131).

Wie zuvor berichtet, hat die naturwissenschaftlich orientierte Medizin dennoch in den letzten Jahren große Fortschritte erzielt, die natürlich auch den zunehmend älter werdenden Patienten zu Gute kommen sollten. Ist das auch so?

Jedes Teilgebiet der Medizin hat viele neue, immer spezifischer wirkende Medikamente (Beispiel Onkologie) und viele neue Methoden (Beispiel Kardiologie) hervorgebracht mit in randomisierten Studien gezeigter Besserung gegenüber dem vorherigen Standard.

Diese Studien werden aber zumeist an relativ gesunden Menschen mit einer isolierten Krankheit durchgeführt. Menschen mit vielen Krankheiten, aber auch alte Patienten über 70 Jahre bleiben oft aus Studien ausgeschlossen. Gelten die Studienergebnisse also auch für sehr alte Patienten bzw. Patienten mit vielen Begleiterkrankungen bzw. vorgeschädigten Organen wie z. B. einer eingeschränkten Leber- und Nierenfunktion?

Dies lässt sich kaum seriös beantworten. Als zusätzliches Problem kommt hinzu, dass Spezialisten verschiedenster Teilgebiete »ihre« Medikamente dem Patienten verschreiben. Passt dies alles überhaupt zusammen? Wie schaut es mit Interaktionen und damit (potentiell tödlichen) Nebenwirkungen aus?

»Ein Spezialist ist einer, der immer mehr von immer weniger weiß, bis er alles über nichts weiß«, sagte der Physiker Viktor Weisskopf, und traf damit wohl den Nagel auf den Kopf.

Wer ist der Arzt, der das Wissen aller Spezialisten für den geriatrischen Patienten zusammenführt? Die Medizin muss zumindest zugeben, dass sie sich hier oft in einem Graubereich bewegt. Weniger kann hier durchaus mehr bedeuten im Sinne des *Nichtschadensprinzips*, zumindest ist Vorsicht angebracht, auch die Tugend der Bescheidenheit.

Eine weitere ethische Frage betrifft die Betreuung chronisch kranker und dadurch häufig pflegebedürftiger geriatrischer Patienten. Viele kommen in einer Zeit, in der eine familiäre Betreuung aus welchen Gründen auch immer meist nicht mehr möglich ist, in ein Pflegeheim. Wie ist die Gesundheitsversorgung dort organisiert? Wie intensiv ist die Betreuung? Wie viel darf es kosten? Wer bezahlt?

Wie könnte eine gerechte Gestaltung von Pflegeheimen aussehen?

Gerade in Pflegeheimen prallen gesellschaftliche Widersprüche aufeinander. Viele Patienten sind wohl dem Tod schon sehr nahe. Wie möchten sie selbst ihr Lebensende gestaltet sehen, d. h. wie sieht es mit dem *Prinzip der Autonomie* aus? Wurde jemals mit ihnen darüber gesprochen? Möchten sie noch mit Notarztwagen oder Hubschrauber in eine Notfallaufnahme eines Krankenhauses transportiert werden, evtl. auf eine Intensivstation ohne Aussicht auf Besserung im Sinne eines noch irgendwie selbstbestimmten Lebens?

Hier geht es wieder um Ethik und Organisation. Mag noch so sehr »der Mensch im Mittelpunkt« plakativ im Vordergrund stehen – wir stehen in erster Linie vor großen organisatorischen und finanziellen Herausforderungen. Wobei durch gute Organisation auch viel Geld gespart werden kann. Gut geführte Pflegeheime mit ausreichender medizinischer, physiotherapeutischer, ergotherapeutischer, psychologischer Versorgung vermeiden Kosten in der Akutmedizin. Dazu gehört auch eine gute Kommunikation zwischen Krankenhaus, niedergelassenen Ärzten bzw. auch eigenen Ärzten in Pflegeheimen, dem Patienten und den Angehörigen.

Hier zeigt sich besonders deutlich, dass Ethik Organisationsarbeit bedeutet. Eine immer besser funktionierende Akutmedizin steht in einem Gegensatz zu Mängeln in der Geriatrie, in der Betreuung von chronisch Kranken, aber auch einem zunehmenden Sprachverlust.

»Die Medizin der Zukunft wird eine hörende sein, oder sie wird nicht mehr sein!« Dieser Satz stammt von G. D. Borasio, einem Palliativmediziner, und er hat Recht (Barosio 2014, S. 125). Das empathische Zuhören, das »Behandeln« (die drei »T«s: »talk, touch, time«) wird immer ein Gut bleiben, das auch im Zeitalter der Digitalisierung nicht ersetzbar ist. Das *Ich-Du*, wie es Martin Buber in seinem Werk »Ich und Du« als Grundform menschlichen Seins beschreibt, muss wesentlicher Bestandteil der Medizin bleiben. Der Rückzug auf das bloße *Ich-Es*, also das Handeln nach Algorithmen auf Basis von Studien, werden Computer bald besser erledigen können.

Organisation wird aber oft auch falsch verstanden. Mit einem Seitenblick auf industrielle Abläufe wird auch die Medizin nach diesem Vorbild organisiert. In abstrakten Organigrammen werden die Abläufe dargestellt, der Patient wie ein Werkstück der Industrie durchgeschleust, genau beobachtet von einem Qualitätsmanagement, das den seltsamen Widerspruch zu lösen versucht, Qualität in eine Quantität überzuführen, also zu messen. Immer wieder kommt bei Zertifizierungen die Frage: »Wie messen sie das?« Ist dies dann mit irgendeinem simplen Fragebogen ohne jede Signifikanz dann »ausreichend« beantwortet, erhält das System schließlich ein Zertifikat von einer Zertifizierungsorganisation.

4.5 Organisation und Ethik am Beispiel des Ethikboards Klagenfurt

Wir haben inzwischen viel von industriellen Abläufen, Betriebswirtschaft etc. gelernt bzw. lernen müssen. Auch die Medizinethik hat in ihren Teilbereichen (Gentechnik, Autonomie, Reproduktionsmedizin, Sterbehilfe, etc.), wenn es um die Würde des Menschen geht, viel zu sagen, viele theoretische Beiträge geliefert. Es beschleicht einen aber das Gefühl, dass die konkrete Ethik im Medizinsystem immer noch anfänglich ist, am persönlichen Gewissen der Beteiligten haftet, was oft zu einem Ohnmachtsgefühl führt und einem Rückzug in die innere Emigration.

Wir haben als Gegensteuerung im Klinikum Klagenfurt einen Ansatz gewählt, der vielleicht einen bescheidenen Beitrag leisten kann zur Etablierung von Medizinethik in der täglichen Routine:

Ein *Ethikboard* wurde gegründet, das dem Thema Ethik und Medizin Zeit und einen Ort geben soll, wo Fragen gestellt werden dürfen und sollen.

Das Ethikboard ist interdisziplinär gestaltet und trifft sich einmal im Monat zur Behandlung ethischer Fragen der Medizin. Beispiele der dort diskutierten Themen sind die zunehmende Problematik der ungezielten Anlage von PEG-Sonden zur Ernährung, Therapierückzug in fraglich aussichtslosen Situationen im Sinne von AND (»allow natural death«) und DNR (»do not resuscitate«) Protokollen, wunscherfüllende Medizin (z. B. Mastektomie ohne eindeutige Indikation auf Patientenwunsch), die Situation von pflegebedürftigen Patienten in der überstrapazierten Notfallaufnahme und vieles andere.

Wir bieten auch eine *Ethikberatung* für den stationären Bereich an. Zwei Personen aus dem Ethikteam treffen sich nach Anforderung auf der Station mit dem Betreuerteam, dem Patienten und bei Bedarf den Angehörigen zu einer moderierten Ethikberatung. Die Betonung liegt auf *Moderation* durch das Beraterteam. Entscheidungen fallen vor Ort, durch Behandlungsteam bzw. dem letztendlich verantwortlichen Facharzt und dem Patienten, falls er dazu in der Lage ist, wann immer möglich im Konsens mit den Angehörigen.

Hier geht es häufig um Gespräche über Grenzen des Sinnvollen in der Medizin, um Therapierückzug, aber durchaus auch um Fortsetzung der Therapie, wenn es für sinnvoll erachtet wird. Niemand darf z. B. allein aufgrund des Alters von medizinisch indizierten Maßnahmen ausgeschlossen werden.

Die Fragen, die in der Beratung erörtert werden, drehen sich um die Grundprinzipien der Medizinethik, die von Beauchamp und Childress in ihren »Prinzipien einer modernen Medizinethik« (Beauchamp and Childress 1979) beschrieben wurden, in ihren Grundzügen allerdings bereits im hippokratischen Eid angelegt sind. Lediglich die Autonomie trat erst später in den Vordergrund, die Medizin war bis ins 20. Jahrhundert paternalistisch orientiert.

> Die Prinzipien einer modernen Medizinethik lauten:
>
> - Wohltun (Benefizienz)
> - Nichtschaden
> - Autonomie
> - Gerechtigkeit

Diese Prinzipien dienen als Orientierungshilfe in der konkreten Situation: Ist das Nichtschadensprinzip erfüllt? Wird die Autonomie des Patienten respektiert? Inwieweit ist der Patient noch entscheidungsfähig? Falls nein, wissen wir etwas über den mutmaßlichen Patientenwillen?

Die moderierte Beratung dient auch dazu, Konflikte im Team, zwischen Angehörigen und Team, etc. zu lösen. Das Darstellen der Widersprüche und das Suchen nach einem gemeinsamen Weg (Konsens) gelingt oft nach anfänglichem Stillstand durch die kommunikative Situation erstaunlich gut.

Könnte Organisationsethik mehr sein, im Sinne eines infrage stellen des gesamten Systems? Wie schon anfänglich dargestellt setzen Institutionen hier besonderen Widerstand entgegen.

Aber es gehört zum Wesentlichen einer aufgeklärten Gesellschaft, dass sie sich auf Basis der Vernunft weiterentwickelt, innerhalb des Individuums und auf der Ebene der Organisation. Hier geht es viel um Lernprozesse, speziell auch Lernen von gruppendynamischen Zusammenhängen.

Oft reagieren an sich sehr vernünftige Individuen in der Gruppe (Paar, Dreieck, größere Gruppe) seltsam steinzeitlich, so als ob das Jahrhundert der Aufklärung an uns spurlos vorübergegangen wäre. Frei nach Nestroy: »Der Mensch ist gut, nur die Leut sind a Gsindl!«

Hier braucht es quasi eine zweite Aufklärung über den Umgang mit Emotionen als Ergänzung zur rationalen Vernunft des Individuums. Beiträge dazu lieferten bereits die Psychoanalyse mit ihrer Aufklärung des Unbewussten und der Gefühle sowie die Gruppendynamik. Dies gilt es zunehmend wirkmächtig zu machen.

Es existieren dafür auch schon Modelle, Methoden. Ich nenne Balintgruppen, Supervision, Intervision.

Weiter auf Organisationsebene gilt es kreative Modelle zu schaffen. Gerade die drei Ebenen der medizinischen Organisation, Medizin, Pflege und Verwaltung, leben traditionell nebeneinander, klar abgegrenzt in ihrer Zuständigkeit mit häufig wenigen Berührungspunkten. War früher die Medizin tonangebend so wurde sie im vorigen Jahrhundert durch die Ökonomisierung von der Verwaltung abgelöst. Wir müssen lernen: Alle Pfeiler der Organisation sind wichtig, haben innerhalb ihrer Logik recht, sind aber oft untereinander widersprüchlich und sollten deshalb ständig kommunizieren, um einen Konsens, zumindest aber einen Kompromiss zu erzielen. Medizin und Pflege haben unterschiedliche Sichtweisen, beide sind gleich wichtig. Die Verwaltung schafft die wirtschaftliche Verbindung zu den Ressourcen der Gesellschaft, wo es um eine gerechte Verteilung geht.

Und alle diese Teile sind wiederum Teile eines größeren Ganzen, wie ich es vorhin am Beispiel der Pflegeheime geschildert habe. In der Vernetzung mit Systemen außerhalb des Krankenhauses, aber auch umgekehrt, sind wir noch anfänglich. Erste Ansätze existieren: Mobile Palliativteams fahren zu den Patienten, erste Ansätze einer geriatrischen Beratung beginnt in Alters- und Pflegeheimen. Neue Ansätze sind gefragt, z. B. heuristische Methoden, wo es um den ganzen Patienten geht, seine Wünsche, Werte, natürlich auch seine körperliche und seelische Gesundheit in Form von Patientenbesprechungen.

4.6   Schlussbetrachtung

Dies alles läuft natürlich quer zu einer Tendenz in unserer Gesellschaft: Zeit ist Geld, und beides ist ein knappes Gut. Wie passt die vermehrte Beschäftigung mit dem Patienten als Person und mit medizinethischen Themen zu einem zunehmenden Kostendruck, wo vor allem beim Personal eingespart werden soll und damit bei der Zeit für den Patienten. Was bedeutet in diesem Zusammenhang die viel beschworene Optimierung?

Hier gilt der Spruch von Mark Twain: »Nachdem wir das Ziel endgültig aus den Augen verloren hatten, verdoppelten wir unsere Anstrengungen.« Also rudern wir immer schneller, weil wir das Ziel aus den Augen verloren haben?

Was ist das Ziel der Medizin? Die Gesundheit ist sicher nur ein Teilaspekt. Die Medizin muss auch das Ende im Auge haben. Was ist ein Theaterstück ohne gutes Finale, ohne würdigen Abschluss? Und was bedeutet Gesundheit für die vielen alten und chronisch kranken Menschen? Hier geht es um Begleiten, Zuhören, Ernstnehmen. Und wechselseitiges Lernen von Medizin und Gesellschaft.

»Bedenke, dass du sterblich bist«, wiederholte im alten Rom ein hinter dem siegreichen Feldherrn im Triumphzug gehender Sklave, um die Hybris in Form von Allmachtsgefühlen zu verhindern. Auch die Medizin sollte sich das vergegenwärtigen, wenn sie in Kooperation mit einer auf Sensationen schielenden Medienlandschaft von immer neuen Sensationen berichtet. Wir sollten dabei wieder an den Dichter Nestroy denken: »Der Fortschritt hat es an sich, dass er größer ausschaut als er ist.«

Ein Fortschritt in der Vernunft ist wahrscheinlich zumindest ebenso wichtig wie der technische Fortschritt.

Literatur

Aristoteles, Nikomachische Ethik, Reclam 1983
Barosio GD (2014) »Selbstbestimmt sterben«, C.H. Beck
Beauchamp und Childress, »Principles of biomedical ethics« (1979), Oxford University Press
Martin Buber (1995) »Ich und Du«, Reclam
Eurostat: http://ec.europa.eu/eurostat/statistics-explained/index.php/Healthy_life_years_statistics/de, (Zugriff am 10.03.2018)
Descartes R, Discours de la methode, 6. Kap., zit. In Höffe O (2002) »Medizin ohne Ethik«. Suhrkamp, S 128 f.
Gaulhofer K, Die Presse vom 26.1.2018, S. 15
Galileo Galilei: Zitiert von Thomas Henri Martin 1868, von Wilhelm Dilthey und Hermann Weyl aufgegriffen und verbreitet. (Beleg: Andreas Kleinert: Der messende Luchs, Zwei verbreitete Fehler in der Galilei-Literatur, NTM Zeitschrift für Geschichte der Wissenschaften, Technik und Medizin Bd. 17 (2009) 199–206, DOI 10.1007/s00048-009-0335-4) (Wikipedia: Galileo Galilei, Zugriff am 8.4.2019: https://de.wikiquote.org/wiki/Galileo_Galilei
Liessmann KP (2012) Lob der Grenze, Paul Zolnay Verlag
Musil R (1990) Der Mann ohne Eigenschaften, Rowohlt

5 Ethik in der Altenpflege – zentrale Grundlagen aus pflegerischer Sicht

Monique Weissenberger-Leduc und Michaela Zmaritz-Kukla

5.1 Einleitung

5.1.1 Was ist Pflege?

Der Begriff Pflege wird heute sehr vielseitig verwendet: Denkmalpflege, Tierpflege, Landschaftspflege, Wohlfahrtspflege, Imagepflege, Pflegeversicherung, Gepflogenheit, Verpflegung, Rechtspfleger…

Etymologisch bedeutet das aus dem mittelhochdeutsch stammende Verbum phlegen (pflegen) so viel wie: »sich für etwas einsetzen, sorgen für, Verantwortung tragen für, Aufsicht führen, ausüben, betreiben, leiten« (Etymologisches Wörterbuch des Deutschen, 1999, S. 998).

5.2 Gesundheits- und Krankenpflegegesetz GuKG

Betrachtet man die gültige Fassung des Gesundheits- und Krankenpflegegesetzes – GuKG, ausgegeben am 1. August 2016 – so gibt uns die Definition des Berufsbildes wenig Aufschluss. Es ist nur die Rede von »Kompetenzen« oder von »unmittelbarer und mittelbarer Pflege von Menschen«. Sogar die Beschreibung »Pflegerische Kernkompetenzen« im §14 spricht von »Kompetenzen; Kompetenzen bei Notfällen, Kompetenzen bei medizinischer Diagnostik und Therapie«. Aber was ist genau bedeuten diese Kompetenzen für die Rolle der Pflege im Gesundheitswesen?

Wo ist ihr Platz im Rahmen der Gesundheitsberufe?

Die Pflege selber scheint sich nicht einig zu sein, denn sonst würde sie sich nicht immer mehr zur Assistentin für Tätigkeiten aus dem §15 entwickeln bzw. würde sie nicht ihre genuinen Aufgaben vernachlässigen. Was ist die fachliche Identität der Pflege? Was zeichnet die professionelle Pflege aus?

Die nordamerikanische Pflegeorganisation NANDA hat eine anerkannte Definition verfasst, welche als Basis für verschiedenste Pflegekonzepte herangezogen wird.

5.3 North American Nursing Diagnosis Association International (NANDA-I)

Die internationale Klassifikation der Pflegediagnosen NANDA beschäftigt sich der Vereinheitlichung der Formulierung, Entwicklung und Prüfung von Pflegediagnosen. In der Fassung 2012–2014 wird Pflege so definiert:

»Pflege ist das *Erkennen und Behandeln von menschlichen Reaktionen* auf bestehende und potentielle Gesundheitsprobleme« (NANDA-International, 2013, S. 6).

Aber was genau sagen uns diese zwei Definitionen für das alltägliche Handeln in der Pflege? Welche Klärung können wir daraus ableiten, vor allem für die geriatrische Pflege?

Die Autorinnen würden gerne versuchen, die allgemeinen Definitionen zu vertiefen.

5.4 Persönliche Definition

Pflege ist die Kunst …

- *des Anerkennens:* Du bist mit deinen kognitiven und physischen Beeinträchtigungen vollgültiges Mitglied der Gesellschaft und sollst voll teilhaben/teilnehmen können.
- *des Beobachtens:* Ich beobachte, wie du mit einer Gabel versuchst, deine Suppe zu essen. Wertfrei, ohne Vorurteil, biete ich dir einen Löffel an.
- *des Zuhörens:* Du schämst dich, da du gerade eine sehr belastende Delirepisode erlebt hast. Als Pflegeperson bin ich bereit, wertfrei aktiv zuzuhören.
- *des Wahrnehmens:* Ich nehme wahr, dass du mit deinem »herausforderndes Verhalten« zeigen willst, dass dein Bedürfnis nach Geborgenheit nicht gedeckt ist. Ich möchte dir zu deiner sozialen Präsenz verhelfen.
- *des Erkennens:* Ich erkenne den allumfassenden Schmerz in deinem Gesichtsausdruck.
- *des Verstehens:* Ich versuche, deine existenzielle Angst vor einem Routineeingriff zu verstehen, denn für dich ist er keine Routine. Ich gebe dir die Informationen, die du gerade benötigst und so, dass du sie auch verstehen kannst.

Pflege basiert auf …

…profundem Fachwissen und Handlungskompetenzen. Wir dürfen nicht vergessen, dass Unwohlsein und das daraus entstehende »herausfordernde Verhalten« meistens entscheidend durch die Grundhaltung der Pflegepersonen und durch die konkrete negative Pflegeumgebung beeinflusst werden. Damit ist Wohlbefinden nur im Kontext von konkreten sozialen Handlungen beurteilbar. Grundvoraussetzung guter Pflege ist eine humanistische person-orientierte Grundhaltung. Aber was bedeutet eine humanistische person-orientierte Pflege? Die humanistische person-orientierte Pflege orientiert sich nicht an den medizinischen und pflegerischen Diagnosen oder an den chronischen Erkrankungen. Der Mensch als Person steht im Zentrum des Pflegeinteresses. Für Heike Baranzke impliziert dies, dass der Patient mit Demenz mehr als ein Symptomträger seines erkrankten Gehirns ist (Baranzke 2017).

Pflege-Verantwortung

Hans Jonas dreht im »Das Prinzip der Verantwortung« (2003) das kantische »du kannst, denn du sollst« um. Das Können ist Wurzel des Sollens, der Verantwortung. Das Sollen ist ein Sollen des Unterlassens, der Selbstkontrolle, der Ehrfurcht vor dem menschlichen Leben. Die Unantastbarkeit des Menschen bedarf für Jonas keiner Rechtfertigung. Es ist ein absolut verpflichtender Grundsatz. Dies bedeutet unter anderem, im Zweifel für die Vermutung menschlichen Lebens einzutreten. Wir kennen die genaue Grenzlinie zwischen Leben und Tod nicht und die aktuellen medizinischen Erkenntnisse sind keine letztgültigen, denken sie z. B. an das Bild des »Apallischen Syndroms« vor 30 Jahren, dessen Definition sich seitdem aufgrund des medizinischen Fortschritts verändert hat. Ein weiteres Beispiel ist die Hirntod-Definition. Sie basiert auf festgelegten Kriterien, aber nicht auf »Wissen«. Eine Grenzlinie zwischen Leben und Tod ist jedoch stringent notwendig, wenn es sich um Forschungs- oder Transplantationszwecke handelt.

Die Übertragung der Verantwortung auf die Pflegeperson findet auf mehreren Ebenen statt:

- Die *rechtliche juridische Verantwortung* auf Basis der GuKG vom 19.08.1997 und seine Novellierungen. Die Verantwortung besteht in der kausalen Zurechnung begangener Taten sowie Unterlassungen.
- Die *moralische Verantwortung* stellt die persönlichste und die letzte Verantwortungsinstanz menschlicher Existenz dar. Sie ist nicht übertragbar. Der »Täter« ist allein für sein Handeln, Tun und Unterlassen verantwortlich.
- Die *fachliche Verantwortung* ist einerseits die Verpflichtung, nach bestem Wissen und Gewissen zu handeln und andererseits der beruflichen Position entsprechend zu handeln.
- Die *christliche Verantwortung* bezieht sich auf einen göttlichen Willen als dem Urheber moralischer Normen. Da für den Christen der Mensch die Schöpfung Gottes ist, trägt er Verantwortung für sich selbst und für die Anderen. Die christliche Verantwortung besteht zum Beispiel im »Beistand«.
- Die *Fürsprecher-Verantwortung* übernimmt eine Pflegeperson, wenn die eigene Sprache eines Patienten verstummt ist. Ziel ist die Selbstzweckhaftigkeit der Person als Patienten zu sichern.
- Die *Forschungs-Verantwortung* basiert im Jonas'schen Sinn auf drei Begriffen:
  - Furcht: Was könnte dem Patienten als »Objekt« zustoßen?
  - Hoffnung: etwas ausrichten zu können, zum Besseren wenden
  - Kontemplation: Die Fähigkeit, auch im Forschungsvorhaben inne zu halten, Abstand zu gewinnen,
    - um das eigenes Tun und Unterlassen kritisch zu hinterfragen,
    - um reflexiv den Willen Gutes zu bewirken und das Wollen - oftmals auch Forschungsergebnisse erzielen zu müssen – ausdrücklich zu trennen,
    - um ein eigenes Menschenbild zu entwickeln und sich der eigenen Handlungswerkzeuge bewusst zu werden.
- Die *Totale Verantwortung* verfährt geschichtlich. Der Pflegeprozess ist in eine einmalige Biographie eingebettet. Die Totale Verantwortung beinhaltet Pflichten gegenüber anderen, wie die Pflicht der Achtung. Hier handelt es sich um eine negative Pflicht, nämlich Handlungen zu unterlassen, die der eigenen oder einer anderen Person Schaden zufügen würden.

Aus diesen Aspekten der Pflege-Verantwortungen ergeben sich verschiedene Ziele für die Pflege bei geriatrischen Patienten.

Ziele der Pflege bei geriatrischen Patienten im Krankenhaus sollte es unter anderem sein,

- geriatrische Risikopatienten bei der Aufnahme im Krankenhaus zu *erkennen*,
- die Versorgung geriatrischer Patienten im Akutkrankenhaus zu *verbessern*,
- bei der Reduktion von Komplikationen *mitzuwirken*
- und die Senkung der Institutionalisierungen zu *unterstützen*.

Dadurch können pflegerische Prioritäten gesetzt werden, damit der Patient

- so weit wie nur denkbar seinen prämorbiden funktionalen Status *wiedererlangt*,
- die Aktivitäten des täglichen Lebens (AEDL´s) im Rahmen seiner Möglichkeiten *bewältigen kann*,
- neue Bewältigungsstrategien *ausprobiert* und seine Ressourcen adäquat *anwendet*.

Um diese Ziele erreichen zu können, muss die Pflege im Allgemeinen, aber besonders in der Geriatrie drei Grundsätzen folgen (Palecek, 2010):

»*Connect with me*«. Dies bedeutet erstens die Herstellung und Wahrung einer Vertrauensbasis zum Patienten. Zweitens setzt dieser Grundsatz den Willen zur Kommunikation, Empathie und Achtsamkeit voraus. Drittens fördert diese Haltung die Einbeziehung und Information der Angehörigen bzw. Bezugspersonen und gewährleistet viertens die Kontinuität in der Betreuung und Begleitung.

»*See who I am*« kann nur im Rahmen einer Bezugspflege bestehen, wo eine grundlegende *personzentrierte* Vertrauensarbeit stattfindet. Hier geht es nicht nur um Biografiearbeit, sondern vielmehr um die »*kleine Ethik des Betreuungsalltags*«, um eine *Grundhaltung*, eine unser Verhalten maßgeblich mitbestimmende innere Einstellung. Sie wurzelt im Herzen und handelt aus dem Herzen heraus (*Achtsamkeit*). Ohne die »kleine Ethik« im Pflegealltag (zum Beispiel, wenn eine Pflegeperson im Stehen zwei Patienten gleichzeitig das Essen eingibt) sind Pflegepersonen nicht bei den Patienten, sind blind und taub für die gegenwärtige Situation und können unter anderem die winzige ablehnende Kopfbewegung beim Esseneingeben nicht wahrnehmen.

»*Include me*«. Hier ist das Ziel klar definiert: die Unversehrtheit des Patienten im Pflegealltag zu gewährleisten. »The good physician treats the disease; the great physician treats the patient who has the disease« (William Osler; 1849–1919). Diese Aussage gilt genauso für die Pflege. Der Weg dorthin ist oftmals steinig und mit vielen Hürden versehen. Sehr schnell wird – oft unbewusst – der Patient im Rahmen der Grundpflege zum Objekt degradiert. Das primäre Lebensqualitäts-Kriterium bedeutet in diesem Zusammenhang, dass der Patient der sein darf, der er

- mit allen seinen Charakterzügen,
- mit seiner einmaligen Lebensgeschichte,
- mit seinen Defiziten und Bewältigungsstrategien,
- mit seinen kostbaren Ressourcen ist.

5.5 Allgemeine Ethik – Angewandte Ethik

Die Allgemeine Ethik versucht einen Rahmen für ein letztes Moralprinzip, das eine Beurteilungsgrundlage für moralisch richtiges bzw. falsches Handeln bieten soll, zu geben. Mit Annemarie Pieper und Urs Thurnherr ist festzuhalten, dass die Ethik »keine Weltanschauungslehre im Sinne einer Ideologie oder Dogmatik (ist)« (Pieper und Thurnherr 1998, S. 8), sondern:

Die Ethik betrachtet es als ihre Aufgabe,

- Geltungsansprüche hinsichtlich ihrer moralischen Berechtigung zu problematisieren,
- Handlungsstrukturen über Ziel-Mittel-Relationen aufzudecken,
- das Sprachspiel der Moral am Beispiel der Norm- und Wertwörter zu analysieren,
- das moralische Bewusstsein über sich selbst aufzuklären,
- zur argumentativen Begründung und Rechtfertigung von Handlungen und Verhaltensweisen anzuleiten [...] (Pieper und Thurnherr 1998).

Die Angewandte Ethik ist ein Teilbereich der Allgemeinen Ethik. Es ist der Bereich der ethischen Theoriebildung, der die abstrakten Prinzipien und Kriterien der Allgemeinen Ethik für moralisch richtiges oder falsches Handeln konkreter gestaltet. Pieper und Thurnherr beschreiben die Angewandte Ethik als eine »praktische Grundlagenwissenschaft«, deren Ziel in einer »Bereitstellung eines Begriffs- und Methodeninstrumentariums« liegt, »mit dessen Hilfe sie in grundsätzlicher Weise die fundamentalen Probleme der Moral erörtert« (ebd., S. 10).

Die hauptsächlichen Unterscheidungskriterien zwischen Allgemeiner und Angewandter Ethik sind nicht Entweder-oder-Kriterien, sondern es geht darum, die Prioritäten der Untersuchung. festzumachen:

Tab. 5.1: Allgemeine Ethik - Angewandte Ethik, eigene Darstellung

	Allgemeine Ethik	Angewandte Ethik
Fokus	Theoretische Begründung	Praktische Orientierung
Untersuchungsgegenstand	Abstrakte Begründungen und Normen	Konkrete Fragestellungen und Problemfelder
Arbeitsgebiet	Philosophen	Grundsätzlich interdisziplinär
Ziele	Qualität und Stringenz der Argumente	Suche nach Konfliktlösung und Konsensbildung für die konkrete Situation

Vor dem Hintergrund des Aufschwungs des Rufs nach Ethik, der sich hinsichtlich verschiedenster Fragestellungen in unterschiedlichen Disziplinen ausgebreitet hat, werden in der Literatur im Rahmen der Angewandten Ethik zahlreiche Bereichsethiken unterschieden, analog zu den Disziplinen bzw. Wissenschaften, in denen sich ethische Fragen stellen. So versammeln sich unter dem Stichwort der Angewandten Ethik mittlerweile eine stattliche Zahl von sog. Bindestrich-Ethiken: Die Bioethik, die üblicherweise als Oberbegriff für Medizin- und Pflegeethik, Tierethik und Umweltethik verwendet wird und die es nach Pieper und Thurnherr »mit dem Wert organischen Lebens und dessen Gefährdungen durch manipulative Eingriffe seitens des Menschen (z. B. mittels Gentechnologien) zu tun« hat (ebd.).

5.6 Medizin- und Pflegeethik

Der zeitliche Beginn dieser Bereichsethik liegt in den 1960er Jahren des vergangenen Jahrhunderts. Sie fügt sich in eine weitaus breitere gesellschaftliche Neuorientierung ein, ist Ausdruck eines kulturellen Umbruchs, der Individualrechte und soziale Gerechtigkeit einfordert. Man denke an die amerikanische Bürgerrechtsbewegung, die Frauen-, die Studenten- oder die ökologische Bewegung. Die Patientenrechtsbewegung ist hier nur die unmittelbare Fortsetzung.

Inhaltlicher Ausgangspunkt war hierbei die medizinische Forschung. Zum einen wurde nach und nach bekannt, welche Grausamkeiten Ärzte im Nationalsozialismus begangen hatten. Zum anderen stellte sich heraus, dass auch lange nach dem 2. Weltkrieg medizinische Forschung an Menschen zum Teil ohne Einwilligung und mit großem Risiko für ihr Leben vorgenommen wurde (Belmont-Report 1979).

Der erste thematische Fokus lag also auf der Forschungsethik. Die große Errungenschaft der Debatten war die Verankerung des *Informed Consent*, also die durch ärztliche Aufklärung unterstützte, aber selbstbestimmte Einwilligung des Studienteilnehmers zu einer an ihm vorgenommenen Behandlung (Deklaration von Helsinki 1964). Im weiteren Verlauf wurde diese Forderung nach einem Informed Consent auch auf die »normale« ärztliche und pflegerische Behandlung ausgeweitet.

Im Folgenden nun eine Beschreibung einiger wichtigen Themenfelder der Medizin- und Pflegeethik, die Altenpflege betreffend:

5.6.1 Arzt-Patient-Verhältnis/ Pflegeperson-Patient-Verhältnis

Die Entscheidung für oder gegen eine Behandlung ist nicht mehr ausschließlich Sache des Arztes, sondern muss gemeinsam mit dem Patienten gefällt werden, ganz im Sinne des Informed Consent. Hauptaufgabe des Arztes ist die Heilung der Krankheit, und im Rahmen der Krankheit bemüht sich der Arzt, ein Informed Consent zu erzielen.

Die Aufgabe der Pflegeperson ist, im Rahmen des Krankseins nicht nur ein Informed Consent zu erzielen (gemeinsame Erarbeitung der notwendigen Pflegemaßnahmen), sondern vielmehr darauf zu achten, wo der Patient seine Selbstbestimmungsrechte im Alltag leben kann.

> Beispiel: Wir würden gerne die Inkontinenz bzw. Harninkontinenz betrachten, um zu zeigen wie Medizin und Pflege zwei sehr verschiedene Zugänge zu einem Thema, hier der Harninkontinenz, haben: Das Problem der Harninkontinenz wurde in der Medizin schon circa 1500 v. Christus beschrieben und wurde dann Jahrhunderte lang tabuisiert. Erst Anfang des 19. Jh. wurde sie zum Beispiel durch Hahnemann, dem Begründer der Homöopathie, wieder thematisiert. Harninkontinenz kann altersunabhängig jeden treffen.
> Suchen wir im Pschyrembel (2015), dem klinischen Wörterbuch, finden wir unter Harninkontinenz folgendes: »... *gestörte Reservoirfunktion der Harnblase mit unwillkürlichem Harnabgang; Formen: 1. Stressinkontinenz* 2. Dranginkontinenz** ...«. Die Aufgabe der Medizin ist es, Ursache, Schweregrad, Diagnosen festzustellen und medizinische Therapien zu empfehlen und durchzuführen. Diese Definition benötigt im Pschyrembel exakt elf Spaltenzeilen. Sie ist kurz, bündig und rational.
> Was bedeutet aber das Pflegekonzept bei Harninkontinenz für die Pflegeperson? Die Pflegeperson wird sich für das Verhalten, das Erleben und die Bedeutung der Harninkontinenz für den Betroffenen interessieren. Harninkontinenz löst meistens zuerst einen Schock

aus: ich verliere die Kontrolle über meinen Körper. Ich bin nichts mehr wert. Ich werde ein Pflegefall. Ich will nicht zur Last fallen. Einige Betroffene entwickeln Wut/Zorn gegen ihren Körper und fühlen sich in ihrer Körperintegrität verletzt. Andere wiederum entwickeln Bewältigungsstrategien, um trotz Harninkontinenz ihre Lebensqualität zu erhalten. Der Alltag der Betroffenen ist so oder so stark beeinträchtigt. Die Einstellungen variieren von Aggression, Depression, Herunterspielen, Leugnen bis hin zur Annahme. Die Einstellung des Patienten bestimmt das Handeln der Pflegeperson. Das Ziel der Pflege bei jeder Inkontinenz ist eine Steigerung der Lebensqualität des jeweilig Betroffenen.

Wie man am Beispiel der Harninkontinenz sehen kann, kann die Pflegeperson ihre Aufgabe nicht wie der Mediziner rational, logisch, kurz und bündig beschreiben, da die Harninkontinenz bzw. Pflegekonzepte immer mit Erleben und Subjektivität zu tun haben.

Die Aufgaben der Pflege sind immer eingebettet in einer Patient-Umwelt-Beziehung, die auf Kommunikation basiert. Gleichzeitig ist die Reflexion über das eigene pflegerische Verhalten Grundvoraussetzung, um eine professionelle gute Pflege anbieten zu können. Das Verstehen des Patienten in seiner Welt, die Toleranz, die Empathie und die vertrauensvolle Beziehung sind Voraussetzung für den Erfolg einer pflegerischen Intervention.

5.6.2 Therapiebegrenzung

Zum Lebensende beschäftigt uns vor allem die Frage, welche Behandlungen bei einem Sterbenden noch legitim sind und welche nicht. Probleme ergeben sich hierbei daraus,

- dass die Frage der Nützlichkeit einer Intensivbehandlung oftmals alles andere als gewiss ist,
- dass der Patient selbst oftmals nicht mehr gefragt werden kann und sein Wille nicht bekannt ist, bzw.
- ob ein früher geäußerter oder aber mutmaßlicher Wille dem aktuellen Willen entspricht.

Eine Therapiebegrenzung kann sowohl durch Unterlassen (der Arzt fängt eine medizinische Therapie nicht an) als auch durch aktives Tun (der Arzt beendet eine angefangene medizinische Therapie) vorgenommen werden. Der Arzt muss die medizinische Indikation zur Fortsetzung der medizinischen Maßnahme stets überprüfen und, je nachdem, für indiziert oder nicht mehr indiziert deklarieren. Selbstverständlich leitet der Wille des Patienten alle Entscheidungen auch am Lebensende, aber es darf nicht übersehen werden, dass die Frage des Informed Consent oder des mutmaßlichen Patientenwillens nur relevant ist, wenn eine Maßnahme indiziert ist. Ist eine Maßnahme wie die Setzung oder Weiterbenützung einer PEG-Sonde nicht medizinisch indiziert, darf sie nicht stattfinden – alternative Maßnahmen müssen gesucht, evaluiert, diskutiert und präsentiert werden.

Der Pflegeperson geht es nicht anders. Sie muss genauso stets überlegen, ob eine pflegerische Maßnahme indiziert ist. Diese kann zum Beispiel unterlassen werden. Hat der Patient Einsichtsfähigkeit, Urteilsfähigkeit und Entscheidungsfähigkeit, wird es wohl eine gemeinsame Entscheidung sein.

Beispiel: Der Patient ist heute z. B. aufgrund einer Chemotherapie sehr erschöpft, die Pflegeperson kann im Einklang mit dem Patienten die Ganzkörperpflege unterlassen.

Eine pflegerische Maßnahme kann anderseits unterbrochen werden, da sie mehr Schaden als Nutzen für das Wohlbefinden des Patienten bedeutet. Dies ist oft der Fall in der Palliativpflege, wo ein Wechsel von Prävention zur Komfortpflege stattfindet.

> Beispiel Lagerung: Muss bis zum Tod eine Lagerung durchgeführt werden, die für den sterbenden Patienten sehr schmerzhaft und unbequem ist?

Wobei hier nicht vergessen werden darf, dass wir heute in einer pluralistischen Gesellschaft leben. So kann es sein, dass aufgrund von religiösen Ritualen bestimmte medizinische oder pflegerische Maßnahmen durchgeführt werden, obwohl sie nicht indiziert sind.

Selten wird nur eine Position innerhalb ein und derselben Religion/Kultur vertreten. Die Realität zeigt eine Vielfalt von Positionen.

Zum Beispiel weichen innerhalb der unterschiedlichen buddhistischen Richtungen und Kulturen die Fragen des Therapieverzichts und -abbruchs deutlich voneinander ab. Der Theravada-Buddhismus lehnt weitgehend der Abbruch lebenserhaltender medizinischer Maßnahmen ab. Der tibetisch-buddhistische Lehrer Sogyal Rinpoche (2003), der in Europa sehr bekannt ist, meint dagegen, dass der Verzicht auf lebensverlängernde Maßnahmen knapp vor dem Tod statthaft ist.

Birgid Heller meint, dass viele Rabbiner zwischen »der direkten Behandlung der terminalen Krankheit, die abgebrochen werden kann (beispielsweise eine Chemotherapie, Dialyse etc.), und der »natürlichen« Behandlung, die sich auf die Lebensbedingungen des Patienten bezieht und bis zuletzt erhalten werden muss, [unterscheiden]. Unter den natürlichen Behandlungsformen ist vor allem die Versorgung des Patienten mit den fundamentalen Lebensgütern Nahrung, Flüssigkeit und Sauerstoff zu verstehen« (Heller 2012, S. 288).

5.6.3 Mittelverteilung im Gesundheitswesen

»Vor allem der medizinisch-technische Fortschritt mit neuen, häufig kostspieligen Diagnose- und Therapieverfahren führt zu einer steigenden Nachfrage nach Gesundheitsleistungen, der jedoch grundsätzlich begrenzte Ressourcen gegenüberstehen« (Wiesing und Marckmann 2002, S. 272).

Wer soll was bekommen? Eine Frage, die in der letzten Zeit mit zunehmender Häufigkeit gestellt wird und immer häufiger auch von Aufforderungen zur Selbstvorsorge flankiert wird.

Führungskräfte in der Pflege müssen oft einen Weg vertreten, der ein Gleichgewicht zwischen den Interessen des Patienten, des Mitarbeiters, der Organisation und der Gesetzgebung ist. Einige Fragen stellen sich:

- Wo liegen die Prioritäten in der Pflege bei begrenztem Personalschlüssel?

> Beispiel geteilte Dienste: Im Haus Paul ist das besonders in der Dienstplangestaltung sichtbar: »Wie können wir mit dem vorhandenen Personal am besten den Erfordernissen der Station gerecht werden?« Gemeinsam wurden Dienstplanformen gesucht, ausprobiert und evaluiert. Der Tagdienst im Haus Paul ist zwischen 6 Uhr und 20.30 Uhr präsent. Einige Mitarbeiterinnen, die in der Nähe wohnen, haben sich bewusst für einen geteilten Dienst entschieden. Zum Beispiel: 6.45 bis 12.45 Uhr oder 7.30 bis 12.45 Uhr und dann 15.15 bis 19.45 Uhr oder 16.00 bis 20.30 Uhr. Hier liegt der Fokus nicht ausschließlich auf der Deckung der Bedürfnisse der Bewohner, sondern genauso auf der Deckung der Bedürfnisse der Pflegeperson, zum Beispiel als Mutter, die ihre Tochter oder ihren Sohn nicht in der Rolle eines Schlüsselkindes alleine lassen möchte.

- Wo kann Ressourcenoptimierung (Rationalisierung, nicht Rationierung) bei gleichzeitiger Entwicklung der Selbstverantwortung des Pflegepersonals stattfinden?
- Welche Pflegequalität kann realistisch im Alltag angeboten werden? Bieten wir Maßnahmen an, obwohl wir genau wis-

sen, dass wir sie nicht einhalten werden können, nur um im Angesicht der Konkurrenzsituation präsent zu sein (Snoezelen, Oase, Urlaub vom Heim, ...)?
- Wie können Respekt und Achtsamkeit im vorhandenen Rahmen der Alltagspflege tatsächlich gelebt werden?
- Welche Prioritäten setzen wir im Pflegebudget? Stationsleitungen, die ihr Budget kennen, können dadurch Prioritäten setzen. Das Wissen um das eigene Budget ermöglicht die Suche nach dem optimalen Einsatz der vorhandenen materiellen, finanziellen und vor allem personellen Ressourcen und führt zu Kreativität. Kunst in der Pflege ist ein Zeichen der Qualität.

Die größte Gefahr ist, wenn die Ökonomie nicht mehr im Dienst der Pflege steht, sondern die Pflege überlagert. Die Pflege wird sukzessive in ihrer sozialen Praxis ausgehöhlt. In Anlehnung an Pierre Bourdieu wird Ökonomisierung als das Eindringen einer kapitalistischen Wirtschaftslogik in Teilsysteme – hier die Pflege – verstanden, die bis dahin eine eigene Logik hatte. Dann wird nicht mehr allein der Bedarf des Patienten reflektiert. Der Blick auf den Patienten als Mensch geht verloren und der Patient läuft Gefahr funktionalisiert, ja in gewisser Weise verwertet zu werden. Alles wird kontrolliert, alles muss gemessen und belegt werden. Aber das ethisch qualifizierte Handeln der Pflegeperson besteht nicht allein in der Anwendung von Regeln, nicht nur im Messbaren, sondern vor allem in »der Qualität des Zuhörens, des In-Beziehung-Tretens, des Sich-Einlassen-Könnens, der Qualität der Begegnung mit dem kranken Menschen als Menschen« (Maio 2016, S. 80).

5.7 Braucht die Pflege eine eigene Ethik?

5.7.1 Pflegeethik und Ethik in der Pflege

War bis vor einigen Jahren die Verwendung des Begriffs »Pflegeethik« noch durchaus üblich, setzt sich nun zunehmend die Meinung durch, es sei besser, von einer »Ethik in der Pflege« zu sprechen. Gleichzeitig muss man sagen, dass ein Konsens noch nicht vorhanden ist.

Hintergrund hierfür ist, dass sich das Verständnis, worum es bei ethischen Überlegungen im Rahmen der Pflege geht, bis zu einem gewissen Grad gewandelt hat. Wohl vor dem Hintergrund, dass der Startpunkt für Debatten über spezifische ethische Probleme in der Pflege der Abgrenzung von der Ärzteschaft und anderer Gesundheitsberufe sowie dem gesellschaftlichen Wandel des Frauen- und Berufsbildes geschuldet ist.

5.7.2 Pflegeethik

Dieser Begriff wird verwendet, um eine spezielle *Berufsethik*, in unserem Fall jene der Pflege, zu bezeichnen. Hier geht es also zum einen um Werte und Normen eines Berufsstandes im Allgemeinen, und zum anderen aber auch um die persönliche Haltung eines Menschen zu seinem Beruf: Welche Werte halte ich als Pflegeperson für vorrangig im Rahmen der Tätigkeit in meinem Beruf? Welches Menschenbild vertrete ich als Pflegeperson (denn dieses beeinflusst meinen Umgang mit den Patienten wesentlich)?

Mit Marianne Arndt (2007, S. 17) kann man festhalten, dass mit dem Begriff der Pflegeethik die »berufs- und standespolitischen Anteile von Ethik« im Bereich der Pflege gemeint sind, dass hierdurch also ein durchaus enges Verständnis von ethischen Fragen in der Pflege transportiert wird.

> Beispiele für verschiedene Handlungsfelder der Pflege, in denen eine so verstandene Berufsethik zum Tragen kommt:
>
> - Pflegemanagement: die Frage nach gerechter Verteilung bei geringen Personalressourcen, sowohl in Bezug auf die Arbeit auf Pflegepersonen als auch auf die Arbeitszeit auf einzelne Patienten
> - Pflegepädagogik: Frage nach der Auswahl der Pflegemodelle, die Bestandteil des Unterrichts sind: Welche Werte, welches Menschenbild werden dabei transportiert? Was ist guter Unterricht für die Generation Z?
> - Pflegewissenschaft: wertfreie Diskussion über die Paradigmen der Pflege
> - Pflegeforschung: systematische Herstellung eines Vulnerabilitätsprofils der Probanden, Entwicklung von Evidence Based Nursing, von Ethikkommissionen etc.

Darüber hinaus wird im Rahmen einer solchen Berufsethik natürlich besonderes Augenmerk auf die Entwicklung von Berufskodizes gelegt (also die Sammlung von Normen und Regeln, die für den Berufsstand als relevant angesehen werden, so z. B. der International Code of Nursing (1953)).

Und schließlich ist auch die Befassung mit berufsspezifischen Gesetzen und deren Konsequenzen für den Berufsstand zu nennen, wie etwa mit dem Gesundheits- und Krankenpflege-Gesetz von 1997 und seiner Novellierung 2016.

5.7.3 Ethik in der Pflege

Hier ist der Bereich der ethischen Reflexion weitergedacht, indem ethische Probleme im Pflegealltag inkludiert sind, wie

- die Begleitung eines sterbenden Patienten,
- das Spannungsverhältnis zwischen Respekt vor der Selbstbestimmung und Fürsorge in bestimmten Situationen bzw. in Bezug auf bestimmte Patientengruppen, die nicht mehr als einwilligungsfähig gelten usw.

Des Weiteren wird mit dem Begriff der Ethik in der Pflege darauf abgezielt, diese als eine eigenständige »*angewandte (Bereichs-)Ethik* im Handlungskontext der Pflege« zu etablieren (Neumann 2006, S. 312).

So verstanden, umfasst eine Ethik in der Pflege zum einen die berufsethischen Fragen, zum anderen beansprucht sie als Bereichsethik, als Teil der Angewandten Ethik, keine neue ethische Theorie. Sie kann auf bereits entwickelte Theorien zurückgreifen und diese für spezifische ethische Probleme der Pflege anwenden bzw. adaptieren.

5.7.4 Gründe für eine eigenständige Ethik in der Pflege

Das Gesundheits- und Krankenpflegegesetz von 1997 (in seiner Novellierung 2016) sieht eigenverantwortliche pflegerische Kernkompetenzen vor. Hier übernimmt die diplomierte Pflegeperson die Anordnungs- und die Durchführungsverantwortung. In dem Moment, in dem der Beruf der Pflege einen eigenverantwortlichen Bereich beinhaltet, muss die Pflege auch allein die Verantwortung übernehmen für ihr Handeln – sowohl rechtlich als auch ethisch. Es sind Handlungsfelder beruflicher Pflege, die einer begründeten Reflexion moralischer Aspekte bedürfen. Die ist Ziel der Pflegeethik als Teil der Ethik in der Pflege. Doris Pfabigan weist darauf hin, dass durch das GuKG der Pflege »ein eigenständiger Tätigkeitsbereich zugesprochen wurde«, weshalb »dieser neue Aufgaben- und Verantwortungsbereich von der Pflege unter Offenlegung ihrer Wertmaßstäbe selbst definiert werden muss« (Pfabigan 2008, S. 17).

Das Gesetz beinhaltet aber auch eine Durchführungsverantwortung in §15 »Kompetenzen bei medizinischer Diagnostik und Therapie«. Hier trägt der Arzt die Anordnungsverantwortung und die diplomierte Pflegeperson die Durchführungsverantwortung. Dieser »mitverantwortliche Tätigkeitsbereich« ist nicht selten Anlass für Konflikte zwischen Arzt und Pflegeperson: Wenn etwa die Bedürfnisse des Patienten verschieden interpretiert werden, was zum Wohl des Patienten unternommen werden soll. Dieser Aspekt wird auch in dem Textausschnitt von Arie van der Arend und Chris Gastmans in allgemeiner Form aufgegriffen, indem sie darauf hinweisen, dass »der Status, [die] Position und [die] Rolle« der Pflegeperson im Vergleich zu anderen Berufsgruppen eine besondere sei, und nennen hierbei als Beispiel »Abhängigkeitsbeziehungen« (Van der Arend und Gastmans 1996, S. 55). Wie treffe ich als diplomierte Gesundheits- und Krankenpflegeperson eine ethische Entscheidung, wenn ich nicht nur dem Wohl des Patienten verpflichtet bin, sondern in meinem Handeln auch dem Arzt?

> Pflege ist »im Gesundheitswesen in ein spezielles Beziehungsgeflecht eingebunden«. Diese Rolle verlangt »eine besondere moralische Einstellung« (Arend 1998, S. 25)

Zumindest gelegentlich unterscheiden sich die Ziele der Medizin von den Zielen der Pflege, da der Fokus im Rahmen der Medizin häufig auf dem *Krankheitsbild* liegt und im Rahmen der Pflege auf dem Krank*sein*.

Beispiel 1: Medizinische Diagnose: Aspirationspneumonie bei Patient mit »Delirium superimposed on Dementia«.

Pflegerische Fachkompetenz: Es muss bedacht werden, dass ein Delir bei Patienten mit Schluckstörungen das Risiko für Aspirationspneumonie erhöht, andererseits können plötzlich auftretende Schluckstörungen ein Delirsymptom sein (Affoo 2012). Mögliche Erklärung: Der Patient kann sich aufgrund des Delirs nicht auf den Schluckakt konzentrieren und deswegen aspiriert er.

Beispiel 2: Medizinische Zielsetzung beim Delirium: Behandlung des anticholinergen Zustandes.

Patientenbezogenes Pflegeziel könnte sein: Der Patient kann im Rahmen seiner normalerweise vorhandenen kognitiven Möglichkeiten seine veränderte momentane Situation erkennen, annehmen und einen Sinnzusammenhang herstellen; *Maßnahmen*: Information so geben, dass der Patient sie verstehen kann, klare Kommunikation, Realitätsbezug. Eine nicht-wertende Nachbesprechung einer Delirepisode ist notwendig, um das Sinn-Erleben begreifen und um Ressourcen-orientiert pflegen zu können.

Eines der am häufigsten genannten Argumente für eine eigene Pflege-Ethik ist, dass gravierende Unterschiede in der Beziehung zwischen Arzt und Patient auf der einen Seite und Pflegeperson und Patient auf der anderen Seite bestehen. Die Pflege ist in ihrem Tätigkeitsbereich viel häufiger mit Eingriffen in die Intimsphäre des Patienten befasst. Sie muss oft mehrmals täglich eine Gratwanderung zwischen Nähe und Distanz ausloten, etwa im Bereich der Körperpflege, Mundpflege, beim Toilettengang, bei der Unterstützung beim Essen usw. Lay schreibt im Lehrbuch für die Aus-, Fort- und Weiterbildung folgendes: »Patienten bauen zu Ärzten häufig eine Beziehung wie zu fachlich-technischen Behandlungsexperten auf, zu Pflegekräften hingegen häufiger eine Beziehung des Vertrauens, mehr noch, der persönlichen Vertraulichkeit« (Lay 2004, S. 90).

> Der Unterschied zwischen Vertrauen und Vertraulichkeit erscheint als ein wichtiges Merkmal der Pflege. »Ich vertraue, ich verlasse mich darauf, dass Du mich fachlich, persönlich und besonders menschlich pflegen wirst. Da ich sicher bin, dass Du die Dir anvertraute Intimität vertraulich behandeln wirst, kann ich meine Ängste, Nöte und Hoffnungen erzählen.«

Im weitesten Sinne zusammengefasst wird hier die Abgrenzung der Pflege von der Medizin von Doris Pfabigan so zusammengefasst: »Pflegerisches Handeln geht nicht in der Logik wissenschaftlicher Rationalität auf, im Mittelpunkt der Pflege stehen Beziehungen« (Pfabigan 2008, S. 23).

Damit zusammenhängend wird eine eigenständige Ethik der Pflege oftmals auch mit der Begründung gefordert, dass man sich als Pflegeperson mit der spezifischen Situation und den spezifischen Problemen im Rahmen der medizinethischen Debatten gar nicht bzw. nicht angemessen berücksichtigt findet (Neumann 2006). Gelegentlich geht diese Abgrenzung aber auch in eine andere Richtung – nämlich dahin, dass man es explizit für falsch hält, medizinethische Prinzipien auch für eine Ethik in der Pflege zu übernehmen oder zu adaptieren.

Das letzte hier genannte Argument bezieht sich gewissermaßen auf die Veränderung des »Patientenguts«. Die zunehmende Lebenserwartung verknüpft mit den Fortschritten der Medizin führt dazu, dass die Zahl an Menschen, die in geriatrischen Institutionen leben, ständig zunimmt – Menschen mit chronischen palliativen Erkrankungen, Menschen, die pflegebedürftig sind, Menschen mit Demenz. Hier wird besonders die Pflege vor neue Herausforderungen gestellt und weniger die Ärzteschaft.

5.8 Prinzipienorientierte Ethik von Beauchamp und Childress

5.8.1 Vorbemerkungen

Dieses Modell ist noch relativ jung – erstmals veröffentlicht wurde es 1977 (die Entwicklung ist bei Rauprich (2005) nachzulesen); d. h. es handelt sich nach wie vor um ein »work in progress«. Regelmäßig erscheinen neue Auflagen, in denen zum einen das Modell weiterentwickelt wird, zum anderen die Kritik aufgegriffen und verarbeitet wird. 2013 ist die mittlerweile siebente, wiederum stark überarbeitete Auflage erschienen.

Das Modell wurde mit Fokus auf Anwendungsfragen entwickelt. Der Fokus lag ursprünglich nicht auf der Begründung, auch wenn diese Frage bei den Autoren zunehmend mehr Berücksichtigung findet.

Ausgangsdisziplin war die Medizinethik – konkreter die Feststellung, dass es in diesem Feld Probleme bei der Anwendung der klassischen ethischen Theorien auf konkrete Probleme der Medizinethik gibt. Oliver Rauprich hat in seinem Einleitungsaufsatz die Problematik treffend dargestellt:

Die Lösungsansätze der Metaethik lassen sich nicht eins zu eins auf die Fragestellung der Medizin oder der Pflege anwenden. »Es gibt eine Reihe konkurrierender allgemeiner ethischer Theorien, so dass es stets unklar beziehungsweise strittig ist, welche Theorie ʼanzuwendenʼ ist. Jede dieser Theorien führt in bestimmten Fällen zu intuitiv fragwürdigen Konsequenzen, sodass eine durchgängige Anwendung bei keiner von ihnen plausibel erscheint« (Rauprich, 2005, S. 14).

D. h., wenn man etwa versucht, den Utilitarismus oder die Ethik Kants auf die Praxis des medizinischen oder pflegerischen Alltags umzulegen, wird man oftmals keine zufriedenstellenden Lösungen finden, sondern auch Probleme heraufbeschwören.

> **Beispiel der medizinischen Forschung im Fall von Demenz**
>
> Der größte Nutzen entstünde sicherlich, wenn man die Forschung immer direkt an jenen Menschen durchführt, die bereits an Demenz erkrankt sind. Nun können Menschen aber zumindest in einem späteren Stadium der Demenz keine gültige Einwilligung mehr abgeben. Und selbst wenn sie sich in früheren Zeiten zu einer Teilnahme an klinischer Forschung bereit erklärt hätten, wäre ein solches Vorgehen äußerst problematisch. D. h., man würde Menschen ohne ihre Einwilligung oder sogar gegen ihren Willen zu Studienteilnehmern machen – ein wohl eindeutig als unmoralisch zu bezeichnendes Vorgehen.

5.8.2 Merkmale des Modells

Vier Prinzipien

Prinzip des Respekts vor der Selbstbestimmung: Respekt vor der Selbstbestimmung bedeutet so viel wie Anerkennung der Entscheidungsfähigkeit von Patienten. Die Konzeptualisierung der Selbstbestimmung nach Beauchamp und Childress als *Kontinuum* schließt Menschen ein, denen zwar die rechtliche Entscheidungsfähigkeit abgesprochen wurde, die aber in Bezug auf ihren Lebensalltag sehr wohl selbstbestimmte Entscheidungen treffen können. Konkreter bedeutet es, mittels Minimalbestimmung das Recht dieser Person anzuerkennen, Ansichten/Meinungen zu vertreten, Entscheidungen zu treffen (d. h. zwischen Alternativen zu wählen) und Handlungen aufgrund von persönlichen Werten und Überzeugungen zu tätigen. Man muss genau trennen zwischen der Selbstbestimmung und dem Respekt vor dieser. Denn es ist eine Sache, dass »völlige« Selbstbestimmung auch bei Menschen ohne Einschränkung selten vorhanden ist. Eine andere Sache aber ist es, möglich umfassend zu versuchen, Entscheidungen der Patienten zu respektieren (bzw. diese erst einmal zu eruieren) – auch dann, wenn es sich um keine »großen«, sondern um »kleine« Entscheidungen des alltäglichen Lebens handelt. So stellt vor allem das Prinzip des Respekts vor der Selbstbestimmung des Patienten, die Ermittlung des Willens des Patienten, ein äußerst wichtiges, wenn auch zugleich schwer erfassbares Moment in der Pflege von Personen mit Demenz dar. Personen mit Demenz können selbstbestimmt Handeln (bewusste Verweigerung einer Pflegemaßnahme) ohne intentional (verlangt logisches Denken) Handeln. Die Person mit Demenz kann ihre Fähigkeit einbüßen, ihrer »Personqualität selbstständigen Ausdruck zu verleihen« (Baranzke 2017, S. 6).

> Kernaufgabe der geriatrischen Pflege ist, dem Patienten so viel Selbstbestimmungsräume wie nur möglich anzubieten.
> Zu berücksichtigen ist, dass im Vollbild des Delirs sowie im fortgeschrittenen Stadium vieler chronischer Erkrankungen der mutmaßliche Patientenwillen schwer eruiert werden kann. Und gleichzeitig sind »Standardsituationen« in der Geriatrie eigentlich als *Widerspruch in sich* zu betrachten.

Sie werden in diesem Zusammenhang übrigens sehr häufig von »Autonomie« lesen, ein Begriff der in der heutigen Zeit häufig gleichbedeutend mit »Selbstbestimmung« verwendet wird. Die Autorinnen dieses Kapitels meinen, es wäre besser, den Begriff »Autonomie« in der Pflege nicht zu verwenden, denn Autonomie bedeutet Selbstgesetzgebung und ist darüber hinaus nach wie vor eng mit Immanuel Kant verknüpft. Der Kant'sche Autonomie-Begriff bedeutet eben keine individuelle Selbstbestimmung im heutigen Sinn, sondern meint damit vorrangig eine mit Pflichten verknüpfte Selbstgesetzgebung, die aber natürlich das Recht beinhaltet, nicht als eine Sache behandelt zu werden. Die Autonomie besteht darin, sich selbst Gesetze zu geben (auszudenken) und sich diesen dann freiwillig zu unterwerfen. In Kants Worten: »Was kann denn die Freiheit des Willens sonst sein, als Autonomie, d. i. die Eigenschaft des Willens, sich selbst ein Gesetz zu sein?« (GMS 83) Hier wird sehr deutlich, dass die Kant´sche Autonomie mit Selbstbestimmung etwa in Bezug auf ärztliche oder pflegerische Behandlungen herzlich wenig zu tun hat.

Weitere Prinzipien des ethischen Modells nach Beauchamp und Childress

- *Prinzip des Nichtschadens* (Schadensverbot; Vermeidung von Schaden und Leid beim Patienten),
- *Prinzip des Wohltuns* (Gebot, zum Wohl des Patienten zu handeln und Nutzen gegen Risiken und Kosten abzuwägen. Ganz entscheidend: Nutzen und Risiko für den Patienten, also z. B. Wirkungen und Nebenwirkungen einer Behandlung),
- *Prinzip der Gerechtigkeit* (faire Verteilung von Nutzen, Risiken und Kosten; hier ist natürlich vor allem das Gesundheitswesen angesprochen).

5.8.3 Gleichwertigkeit und mittlere Reichweite

Der zentrale und wichtigste Schritt besteht also darin, dass man sich mit diesem Modell wegbewegt von der Suche nach einem einzigen letzten Moralprinzip, von dem ausgehend alle konkreten Regeln abgeleitet werden. Mit der prinzipienorientierten Ethik von Beauchamp und Childress handelt es sich hingegen um ein Modell, das mehrere Prinzipien *gleichwertig* nebeneinander bestehen lässt. Grundsätzlich gibt es keine hierarchische Ordnung zwischen diesen vier Prinzipien. Es handelt sich also um einen *pluralistischen Ansatz*. Hierzu eine Bemerkung von Tom Beauchamp:

> »Insofern diese Prinzipien als Grundlage von Verpflichtungen gelten (und nicht benutzt werden, um Idealen einen Rahmen zu geben), sollten sie weder so schwach eingeschätzt werden, als seien sie bloße Faustregeln noch so stark, als ob sie absolute Erfordernisse geltend machen würden. Sie sind feste Verpflichtungen, die nur dann aufgehoben werden können, wenn sie in Konflikt mit einer anderen Verpflichtung geraten und nicht vorrangig sind« (Beauchamp 2005, S. 50).

Es handelt sich bei diesen Prinzipien um *prima-facie*-Pflichten (»auf den ersten Blick«) und um sogenannte Prinzipien »*mittlerer Reichweite*« bzw. »mittlerer Ebene«, womit man vor allem die Absage an eine Letztbegründung artikuliert. Beauchamp und Childress weisen darauf hin, dass die Prinzipien eine zwar universale, aber keine absolute, unbedingte Gültigkeit haben. Sie gehen davon aus, dass ihre Prinzipien der allgemeinen Moral entnommen sind und sie verfolgen damit in den Worten von Dieter Birnbacher (2003) folgendes Ziel: »Sie rekonstruieren nur denjenigen Kernbestand an Prinzipien, der so unkontrovers ist, dass er [ihrer Meinung nach] von allen, die überhaupt am moralischen Sprachspiel teilnehmen, gleichermaßen anerkannt wird.« Daher wird im Zusammenhang mit diesem Modell auch von »ethischem Minimalismus« gesprochen (Birnbacher 2003, S. 77).

Mit diesen vier Prinzipien glauben sie jedenfalls, einen Rahmen gefunden zu haben, der die grundlegenden Wertvorstellungen der allgemeinen Moral zum Ausdruck bringt, die Grundlage der konkreteren Regeln ist.

5.8.4 Spezifizierung und Abwägung als Instrumente zur Entscheidungsfindung

Mit diesen vier Prinzipien ist nach Beauchamp und Childress zunächst einmal nur ein

Rohgerüst als Basis für ethische Beurteilungen erstellt worden. Es ist aber klar, dass konkrete Handlungsanweisungen auch aus diesen Prinzipien noch nicht ohne weiteres gewonnen werden können. Dafür sind sie noch zu abstrakt.

Daher haben die Autoren zwei Instrumente entwickelt, deren Anwendung bei der Entscheidungsfindung hilfreich sein soll:

Spezifizierung

Die Prinzipien, die die allgemeinsten und umfassendsten Normen enthalten, werden in Regeln spezifiziert, die präzisere Handlungsanleitungen, Entscheidungshilfen in konkreten Situationen geben.

> Beispiel: Aus dem Prinzip der Selbstbestimmung kann die Regel des Informed Consent abgeleitet werden. Hierbei wird zum einen konkretisiert, wie die Selbstbestimmung des Patienten geachtet wird; und zum anderen wird der Geltungsbereich eingeschränkt, da es hier ganz konkret um das Gespräch zwischen Pflegeperson und Patient im Rahmen der Einwilligung zu einer pflegerischen Maßnahme geht.

> Nur der Patient allein kann erklären, was Lebensqualität im Rahmen seiner Vulnerabilität für ihn bedeutet und er allein hat das Behandlungsrecht inne. So ist es Aufgabe der Pflege, die pflegerische Maßnahme, ihr Ziel und ihre Durchführung so zu erklären, dass er verstehen und zustimmen kann. Damit ist aber noch nichts darüber ausgesagt, was das Aufklärungsgespräch konkret alles beinhalten muss.

Nach Meinung von Beauchamp und Childress jedenfalls kann die schrittweise voranschreitende Spezifizierung dazu beitragen, Konflikte zwischen moralischen Normen zu lösen.

Abwägung der Prinzipien in einem spezifischen Kontext

Auch wenn die Autoren die Spezifizierung für ein geeignetes Mittel zur Klärung halten, machen sie dennoch auch klar, dass diesem Instrument Grenzen gesetzt sind.

Beispiel: Ein Patient liegt im Sterben. Soll er zweistündlich gelagert werden?

Hier haben wir es zunächst mit einem Konflikt des Prinzips des Nicht-Schadens auf der einen Seite und den Prinzipien des Wohltuns sowie des Respekts vor der Selbstbestimmung auf der anderen Seite zu tun. Hier wird man mit Spezifizierungen nicht weit kommen, das Problem bleibt bestehen, der Konflikt zwischen dem Verbot, dem Patienten zu schaden (Dekubitus-Prophylaxe), dem Gebot, dem Patienten zu helfen (in Ruhe sterben zu dürfen). Der Wunsch des Patienten, seine Position nicht mehr ändern zu wollen, lässt sich nicht konkretisierend auflösen. Für Fälle wie diesen halten die Autoren die Methode der Abwägung der Prinzipien für angemessen.

Mit der Methode der Abwägung kommt noch ein weiterer zentraler Aspekt ins Spiel – die Kontextbezogenheit. Beauchamp und Childress weisen darauf hin, dass die Frage, ob eines der Prinzipien höher gewertet wird als das andere, nur in der konkreten einzigartigen Situation entschieden werden kann (in anderen Situationen kann ein anderes Prinzip höher gewertet werden). Solche Abwägungsentscheidungen bedürfen einer sehr genauen Kenntnis des konkreten Kontexts und der einzigartigen Lebensgeschichte. Genau diese Details lassen eine Abwägung einmal in die eine, ein anderes Mal in die andere Richtung ausgehen.

> Pflegepersonen müssen, wenn sie *pflegerische Grundversorgungsleistungen sicher durchführen wollen*, über ein *hohes Fachwissen* verfügen und ein entsprechendes Maß an *Handlungskompetenz* haben. Pflegerische Fachkompetenzen basieren auf einer proaktiven Unterstützung der funktionellen Ressourcen und den Bedürfnissen des Patienten.
>
> *Proaktives, das heißt vorausschauendes ethisches Handeln und Entscheiden:*
>
> - Was benötigt der Patient gerade?
> - Was will er mit seinem Verhalten mitteilen?
> - Wie kann der Teufelskreis/die Kaskade negativer Komplikationen verhindert werden?

Mit diesen beiden Instrumenten glauben Beauchamp und Childress sehr viele Konflikte, die sich im Zusammenhang mit medizin- und/oder pflegeethischen Entscheidungen ergeben, lösen zu können – und zwar ohne vorher konkret zu sagen »das ist gut, das ist schlecht«.

Sie weisen darauf hin, dass es trotz Spezifizierung und/oder Abwägung vorkommen kann, dass die beteiligten Personen sich in bestimmten Fragen nicht einigen können, auch wenn sie zu den moralisch integren Menschen gehören. Das hat nicht zuletzt damit zu tun, dass moralische Uneinigkeit aus verschiedensten Ursachen entstehen kann – einige Beispiele:

- Es kann sachliche Uneinigkeiten geben (z. B. über den Grad an Leid oder Schmerz, den eine Handlung verursacht – gerade im Bereich der Medizin oft nicht so einfach festzustellen);
- Uneinigkeit darüber, welche Normen in einer bestimmten Situation die relevanten sind;
- Uneinigkeit über geeignete Spezifikationen;
- Uneinigkeit über die Art der Gewichtung;
- Und schließlich kann man auch mit einem moralischen Dilemma konfrontiert sein, indem es schlicht keine zufriedenstellende Lösung gibt.

Es ist die Aufgabe der Pflege, die soziale, emotionale und personale Identität von geriatrischen Patienten zu erhalten und zu fördern. Sie muss das Person-Sein stabilisieren und stärken. Dieser Aufgabe kann sie nur gerecht werden, wenn ein ethisches Grundverständnis und eine ethische Haltung in der alltäglichen Berufsausübung gelebt werden. Nur so können Patient und Pflegeperson gemeinsam konkrete kurz-, mittel- und langfristige Ziele suchen und fixieren, die die Lebensqualität unterstützen. Die Freude am eigenen Beruf ist eine notwendige Voraussetzung für das Gelingen einer Patienten-Pflege-Interaktion und ein Zeichen von qualitativ hochwertiger Pflege.

5.9 Zusammenfassung

Professionelle Pflege von alten Menschen muss auf einer vertrauensvollen Beziehung zwischen betreutem Patient und Pflegeperson beruhen. Pflege, Fürsorge, Betreuung muss immer in einem Beziehungsgeflecht, in dem jedermann als ein Wesen von Freiheit und Würde geachtet wird, stattfinden. Dies basiert auf Empathie, Zuwendung, Einfühlungsvermögen, Respekt und Anteilnahme. Diese offene Beziehung ermöglicht es, die Ressourcen beider Interaktionspartner wahrzunehmen und das Wohl beider zu entfalten. Wohlbefinden entsteht durch Anerkennung bzw. Akte der Anerkennung. Aufgrund der zunehmenden Ökonomisierung des Gesundheitssystems läuft die Pflege Gefahr, der notwendigen Voraussetzungen für das Gelingen der Patient-Pflege-Interaktion beraubt zu werden.

Die Autorinnen vertreten den Standpunkt, dass der Ethik in der Pflege der Vorzug zu geben ist, da sie besser auf die Probleme des Betreuungsalltags anwendbar ist, und präferieren die Prinzipienorientierte Ethik von Beauchamp und Childress. Trotz der verschiedenen Aufgaben und Ziele der Pflege und Medizin erleichtert diese gemeinsame Ethikbasis die multiprofessionelle Zusammenarbeit zum Wohl des Patienten. Die Berufsgruppen sprechen dann »eine Sprache«, auf die der Patient im Betreuungsalltag »antworten« kann. Es stellt mit diesem Modell kein Problem dar, die unterschiedlichen Interessen im Rahmen einer allfälligen Spezifizierung bzw. Gewichtung in den Blick zu bekommen. Die Erörterung der einzelnen Situation wird dadurch nur etwas komplexer. Die Suche nach einem Konsens kann in einem respektvollen konstruktiven Diskurs stattfinden. Die Letztentscheidung verbleibt weiterhin bei den rechtlich vorgesehenen Entscheidungsträgern, also je nach Verantwortungsbereich den Patienten selbst, den Ärzten oder der Pflege.

Literatur

108. Bundesgesetz: Gesundheits- und Krankenpflegegegesetz – GuKG. Ausgegeben am 19.August 1997. Teil I. 75. Bundesgesetz: GuKG Novelle 2016. Ausgegeben am 1. August 2016. Teil I.
Affoo, Rebecca; Dasgupta, Monidipa, et al. (2012). »Dysphagia in delirium: two cases.« J Am Geriatr Soc 60(10): 1975-1976.
Arndt, Marianne (22007).: Ethik denken – Maßstäbe zum Handeln in der Pflege. Stuttgart. New York: Georg Thieme Verlag.
Baranzke Heike (2017). Person-zentrierte Pflege- Was steht ihr denn in den Weg? Vortrag im Rahmen des Demenz Kongresses 15. November 2017 im St Gallen.
Beauchamp, Tom & Childress, James (2013). Principles of Biomedical Ethics. Seventh Ed. Oxford u. New York: Oxford University Press.
Beauchamp, Tom (2005). Prinzipien und andere aufkommende Paradigmen in der Bioethik. In: Oliver Rauprich u. Florian Steger (Hg.): Prinzipienethik in der Biomedizin. Moralphilosophie und medizinische Praxis. Frankfurt am Main: Campus 2005, 48-73.
Belmont Report (1979). Ethical Principles and Guidelines for the Protection of Human Subjects of Research, Report of the National Commission for the Protection of Human Subjects of Biomedical and Behavioral Research. USA: Department of Health, Education, and Welfare. April 18, 1979: http://or.org/pdf/BelmontReport.pdf [16.11.2017]

Birnbacher, Dieter (2003): Analytische Einführung in die Ethik. Berlin u. New York: De Gruyter.
Etymologisches Wörterbuch des Deutschen. Erarbeitet unter der Leitung von Wolfgang Pfeifer. 4. Auflage 1999. München Deutscher Taschenbuch Verlag DTV, 998.
Giovanni, Maio (22016).: Geschäftsmodell Gesundheit. Wie der Markt die Heilkunst abschafft. Berlin: Suhrkamp.
Heller, Birgit (2012). Wie Religionen mit dem Tod umgehen. Grundlagen für die interkulturelle Sterbebegleitung. Freiburg im Breisgau: Lambertus Verlag.
International Code of Nursing (1953) 3, Place Jean Marteau. CH-1201 Geneva.
Jonas, Hans (2003). Das Prinzip Verantwortung. Versuch einer Ethik für die technologische Zivilisation. Frankfurt am Main: Suhrkamp.
Lay, Reinhard (2004): Ethik in der Pflege. Ein Lehrbuch für die Aus-,Fort- und Weiterbildung. Hannover: Schlütersche Verlag.
NANDA-International. Pflegediagnosen Definitionen und Klassifikation 2012-2014, Deutsche Ausgabe übersetzt von Dr. Holger Mosebach. Kassel, RECOM-Verlag.
Neumann, Eva. Maria (2006). Ethik in der Pflege. In: Hanfried Helmchen, Siegried Kanowski u. Hans Lauter: Ethik in der Altersmedizin. Mit einem Beitrag zur Pflegeethik von Eva-Maria Neumann. Stuttgart: Kohlhammer, S. 311-325.

Palecek, E. J., J. M. Teno, et al. (2010). »Comfort feeding only: a proposal to bring clarity to decision-making regarding difficulty with eating for persons with advanced dementia.« J Am Geriatr Soc 58(3): 580-584.

Pfabigan, Doris (2008).: Pflegeethik – Interdisziplinäre Grundlagen. Wien: LIT-Verlag.

Pieper Annemarie & Thurnherr Urs (1998). Einleitung. In: Dies. (Hg.): Angewandte Ethik: Eine Einführung. München: Beck 1998, 7-13.

Pschyrembel Klinisches Wörterbuch. 266. Auflage 2015. Berlin: Walter de Gruyter.

Rauprich, Oliver (2005).Prinzipienethik in der Biomedizin – Zur Einführung. In: Oliver Rauprich u. Florian Steger (Hg.): Prinzipienethik in der Biomedizin. Moralphilosophie und medizinische Praxis. Frankfurt am Main: Campus 2005, 11-45.

Rinpoche, Sogyal (2003). Das tibetische Buch vom Leben und vom Sterben. Bern: Scherz Verlag.

Van der Arend Arie(1998). Pflegeethik. Wiesbaden: Ullstein Medical.

Van der Arend Arie &. Gastmans, Chris (1996). Ethik für Pflegende. Bern u. a.: Verlag Hans Huber.

Wiesing Urban & Marckmann Georg (2002). Medizinethik. In: Marcus Düwell, Christoph Hübenthal u. Micha H. Werner (Hg.): Handbuch Ethik. Stuttgart: Metzler 2002, 268-273.

World Medical Association (1964). »Declaration of Helsinki: Ethical Principles for Medical Research Involving Human Subjects. http://www.who.int/bulletin/archives/79(4)373.pdf [17.11.2017]

6 Ethik und Alter(n) aus gesundheitspolitischer Perspektive

Andreas Klein

6.1 Einleitung

Der Begriff »Alter« oder auch »Altern« ist – aus guten Gründen – notorisch strittig, da offenbar jedwede Eingrenzung ein Konstrukt nach bestimmten Bedürfnissen oder Interessen darstellt. Ab der befruchteten Eizelle beginnt der Alterungsprozess und setzt sich über die Lebensspanne hinweg kontinuierlich fort. Wann man beim Menschen von »Alter« sprechen möchte, setzt somit eine Offenlegung der unterlegten Unterscheidungen und Perspektiven voraus. Dieser Konstruktionsprozess kann biologisch-evolutionär, gesellschaftlich, individuell, medizinisch oder auch anders erfolgen. Einen archimedischen und für alle hinreichend plausiblen Punkt wird man hierbei nicht finden. Damit verbleibt jegliche Eingrenzung im Dependenzverhältnis von zuvor getroffenen Unterscheidungen, die für den jeweiligen Zweck als geeignet erscheinen mögen, aber nicht für jeden kompetenten Diskurspartner müssen. Folglich eignet diesen Begriffen etwas Fluides, was durchaus den gesellschaftlichen Entwicklungen Rechnung trägt. Denn wer heute von »Alter« spricht, befindet sich in einer fundamental anderen Lage als etwa noch zur Wende zum 20. Jahrhundert (die Lebenserwartung wurde in etwa verdoppelt). Damit einhergehend verändert sich auch das Selbstverständnis der Menschen und die Beschreibungen, die Menschen auf sich und andere Menschen projizieren.

Aus gesundheitspolitischer Perspektive ergeben sich die Rahmenaspekte durch eine Reihe von Faktoren. Zunächst ist eine Progression hin zu einem *immer höheren Anteil älterer Menschen in der Gesellschaft* zu verzeichnen und noch weiter zu erwarten. Die *zunehmende Lebenserwartung* aufgrund verbesserter sozialer und medizinischer Rahmenbedingungen wirkt sich auf die Gesundheitsversorgung und damit auf die Gesundheitsausgaben aus. Trotz verbesserter Leistungen und Angebote ist dennoch eine Zunahme von *Multimorbidität* und auch von *chronischen Erkrankungen* zu erwarten, was zu *deutlichem Kosten- und Ausgabendruck* im Gesundheitssektor führt. Damit verbunden sind Bewegungsmangel, nicht gesundheitskompatible Ernährung oder weitere Risikofaktoren, was wiederum eine Verschärfung im Gesundheitswesen zur Folge hat. Darüber hinaus ist es ein häufiger Wunsch älterer Menschen, *so lange als möglich selbstbestimmt und selbstständig in der vertrauten Umgebung zu leben* und damit eine Aufnahme in eine entsprechende Einrichtung abzuwenden. Durch diese und andere Faktoren treiben Gesundheitssysteme zunehmenden finanziellen Belastungen entgegen. Zu weiteren Faktoren zählen etwa für die Zukunft erwartete *teure Medikamente bzw.*

Therapien[32] für immer kleinere Fallgruppen (Stichwort: Personalisierte Medizin) und der gesellschaftliche Wunsch, eine *optimale Gesundheitsversorgung* zu gewährleisten. Letzteres ergibt sich wohl ethisch und rechtlich schon dadurch, dass es sich bei Gesundheit nicht nur um ein hohes gesellschaftliches (und individuelles) Gut handelt, sondern dieses auch menschenrechtlich verankert ist und als genuine Konsequenz der *Menschenwürde* betrachtet werden kann. Sowohl EMRK, AEMR und die EU-Grundrechtscharta stehen hierfür Pate.

Ob zwar nun aber das Recht auf Gesundheit als Menschenrecht angesehen werden kann, ist damit noch keineswegs darüber entschieden, wie dies jeweils finanziert werden kann und soll. Demzufolge stellt sich u. a. die Frage, *welche Therapie öffentlich*, also durch die Solidargemeinschaft der Versicherten zu finanzieren ist und *was privat zu bezahlen* sein wird. Zwar kann derzeit für das österreichische Gesundheitswesen gesagt werden, dass die Gesamtausgaben im Verhältnis zum BIP über längere Zeit hinweg stabil gehalten werden konnten (2016 etwa 10,4 % des BIP[33]) und insofern nicht durch die Decke gehen, wie von manchen Pessimisten immer wieder angemahnt. Gleichwohl ist aufgrund der bereits genannten Faktoren die weitere Entwicklung durchaus mit einer gewissen Anspannung zu betrachten. Dies umso mehr, als auch das *individuelle Anspruchsverhalten* im Laufe der Vergangenheit deutlich zugenommen hat, so dass Menschen unabhängig von ihrer Eigenverantwortung für die eigene Gesundheit eine bestmögliche Gesundheitsversorgung geradezu einfordern – auch dann, wenn sie selbst einigermaßen wenig für die Erhaltung der eigenen Gesundheit aufgewendet haben. Dies verstärkt freilich die Tendenz zu einer reinen Reparaturmedizin (kurativen Medizin), während insbesondere die *Eigenverantwortung* (Patient Empowerment; Health Literacy; Prävention und Vorsorge) zu stärken wäre, um bereits früh mögliche Erkrankungen – insbesondere klassischen Zivilisationskrankheiten – entgegenzuwirken. Folglich werden Gesundheitssysteme, und dies wurde auch in die aktuelle österreichische Gesundheitsreform aufgenommen, besonderes Augenmerk auf einen biografieübergreifenden gesundheitskompatiblen Lebensstil mit entsprechender Eigenverantwortung drängen müssen, um hieraus resultierende Kostendämpfungen im Gesundheitswesen zu erzielen. Hierzu gesellen sich weitere aktuelle Entwicklungen wie etwa die Implementierung neuer *technologischer Innovationen* im Gesundheitswesen, die an den offenen Baustellen unterstützend eintreten können, wenngleich derartige Implementierungen längst nicht mit dem faktischen technologischen Fortschritt einhergehen.

---

32 Einen Vorgeschmack in diese Richtung dürfte das bekannte Hepatitis-C-Medikament von Gilead gewesen sein, das einerseits eine beinahe 100 %ige Heilungsrate erbrachte, andererseits jedoch bei der Einführung enorm teuer war. Künftige Therapieansätze, die etwa auf genetischen Typisierungen basieren (Personalisierte Medizin), werden diese Entwicklung voraussichtlich vorantreiben. Eine passgenaue Therapie für passgenaue Gruppen von Patienten wird hohe Entwicklungskosten mit sich bringen, die in irgendeiner Form weitergegeben werden (müssen).

33 Statistik Austria, Pressemitteilung 11.716-027/18 vom 12.2.2018: http://www.statistik.at/web_de/presse/116072.html. Das OECD-Mittel beträgt übrigens 9 % des BIP. Deutschland und andere Länder (etwa Frankreich, Schweiz, Niederlande usw.) liegen über Österreich, in den USA betragen die Ausgaben sogar 17,2 % des BIP.

6.2 Verschobene Selbstverständnisse

Begriffe wie »Alter« oder auch »Pensionist« und ähnliche Derivate betrachten immer mehr Menschen in der fortgeschrittenen Biografie als Zumutung. In Abwandlung eines Mottos aus der Disability-Emanzipationsbewegung kann man geradezu sagen: »Alt ist man nicht! Alt wird man gemacht!« Nämlich von der Umwelt! »Alter« ist in einer hochmodernen Leistungsgesellschaft weitgehend negativ konnotiert, so dass man sich diese Bezeichnung als Selbstbeschreibung nur ungern zuschreibt. Will man nicht sofort das Klischee des Jugendlichkeitswahns bemühen, so fällt doch auf, dass Alter wenig erstrebenswert erscheint, noch dazu, wenn gesellschaftlich stets nach Leistung gefragt wird, die Menschen in bestimmten Lebensphasen nicht mehr in gewünschter Weise erfüllen können. Dem entspricht nun aber, dass Menschen in vorgerückten Lebensphasen vehement ihr Recht auf *Selbstbestimmung* ergreifen und nach veränderten *Selbstbeschreibungen* und *Selbstdeutungen* suchen. Diese lassen sich auch finden, indem nun die Vorteile der späteren Biografiephasen nicht mehr einzig als Nachteil, sondern als Chancen für die Verwirklichung von Selbstbestimmung interpretiert werden. Dementsprechend etablieren sich neue Wordings wie etwa *Best Ager*, *Silber Ager* oder *Golden Ager*, um damit zum Ausdruck zu bringen, dass hier ganz besondere Potenziale gehoben werden können. Die Wirtschaft hat diesen Trend längst erkannt und betitelt ihre Angebote für diese Gesellschaftsgruppe mit positiv besetzten Begriffen (WKO/WIFI/Zukunftsinstitut 2015).

Tatsächlich ist einzuräumen, dass vorgerückte Lebensphasen ihre ganz besonderen *Sinn- und Lebenspotenziale* entfalten können. So ergeben sich etwa gravierende Entlastungen durch den Umstand, dass keiner Erwerbstätigkeit mehr nachgegangen werden muss und somit neue Handlungsspielräume entstehen, für die freilich häufig auch das nötige Budget zur Verfügung stehen muss. Eine weitere Entlastung ergibt sich durch das Einstellen des Reproduktionsdrucks und damit zusammenhängend die Entlastung von der Sorge für Familie und Heim. Dies kann dann zwar in bestimmter Weise fortgeführt werden, muss aber nicht. Die neuen Handlungsspielräume eröffnen die Gelegenheit, nun nachhaltiger auf sich, die eigenen Wünsche und Bedürfnisse und die selbstbestimmte Selbstentfaltung zu blicken. Man kann es sich zunehmend leisten, das eigene Selbstverständnis selbst zu bestimmen und sich dieses nicht durch überkommene Traditionsbestände vorgeben zu lassen. Ökonomisch betrachtet ist diese Gruppe von höchstem Interesse, weil diese Menschen gerne Geld für sich und ihre Selbstverwirklichung investieren.

Vor dem Hintergrund des in der Einleitung Skizzierten, ist diese Entwicklung auch gesundheitspolitisch insofern relevant und zu begrüßen, als sich die angedeuteten prekären Entwicklungen im Gesundheitssektor dadurch abmildern könnten, dass Menschen im fortgeschrittenen Lebensalter stärker um die eigene Gesundheit und das eigene Wohlbefinden bemüht sind. Dies zeigt beispielsweise auch der hoch attraktive Wellness-Boom, dem immer mehr betagte Menschen zusprechen, da sie es sich häufig auch leisten können. Dem korrespondieren vermehrte Ausgaben in Gesundheitsaktivitäten und -angebote. Das Thema »Gesundheit« kann ganz generell ohne Übertreibung als »Megatrend« bezeichnet werden und ist mittlerweile ein enormer gesellschaftlicher wie wirtschaftlicher Treiber. Dieser Megatrend ist auch in der älteren Bevölkerung angekommen. Diese Gruppe hat zudem das Privileg, aufgrund der biografischen Entlastungen Zeit, Muse und häufig auch die finanziellen Mittel dafür zu haben. Wie das bekannte Motto besagt: »Ohne Gesundheit ist alles nichts!« – ein aus ethischer Perspektive durchaus kritisierbares

Bonmot. Nichtsdestotrotz ist persönliches Lebensglück für viele Menschen unmittelbar mit Gesundheit korreliert.

Diesem Trend stehen freilich andere Entwicklungen entgegen, wie etwa die globale Zunahme an *Übergewicht* und *Adipositas, koronare Erkrankungen, Diabetes, chronische Erkrankungen, Alkohol- und Nikotinkonsum* als Risikofaktoren u. v. m. Bislang sind die gesundheitspolitischen Interventionen im präventiven Bereich eher mit bescheidenem Erfolg gekrönt. Natürlich ist es nicht ausgeschlossen oder sogar wahrscheinlich, dass manche dieser Gesundheitsprobleme medizinische, technologische oder biologische Lösungen finden werden. Übergewicht oder überhaupt das Altern sind nun einmal biologische Prozesse, die, wenn sie einmal hinreichend wissenschaftlich durchschaut und begriffen sein sollten, auch einer »künstlichen« Gegenmaßnahme zugeführt werden könnten. Schon Ray Kurzweil, einer der Technologie-Chefs bei Google, hat seit längerer Zeit gemutmaßt, dass Körpergewicht künftig möglicherweise lediglich eine Frage des Geschmacks sein könnte – es wird einfach medizinisch nach Wunsch eingestellt. Und was würde prinzipiell dagegensprechen, auch den biologischen Prozess des Alterns entsprechend medizintechnologisch zu modifizieren? Immerhin sind erste erfolgreiche Versuche vorliegend, mittels Enzyme das Idealgewicht schlichtweg einzustellen. Sollten diese und andere Hoffnungen auch für den Menschen in Erfüllung gehen, wären einige klassische Gesundheitsprobleme in den Griff zu bekommen, wenngleich die Folgefragen noch überhaupt nicht in der Tiefe erörtert sind.

Derzeit jedenfalls sind die Gesundheitsausgaben für Erkrankungen als Folge des eigenen Lebensstils durchaus enorm. Aus gesundheitspolitischer und auch ethischer Perspektive sollte man sich derzeit an Maßnahmen und Interventionen orientieren, die die *Eigenverantwortung* von Menschen für ihre eigene Gesundheit stärken und steigern. Parallel dazu sollte an *technologischen* Optionen gearbeitet werden, die eine optimale Gesundheitsversorgung gewährleisten bei gleichzeitiger Kostendämpfung von Gesundheitsausgaben. Ein weiterer großer gesundheitspolitischer und gesundheitsökonomischer Treiberfaktor liegt im mit der demografischen Entwicklung korrelierten künftigen Bedarf an Pflegeleistungen und dessen Finanzierung. Diesen Überlegungen soll in den folgenden Teilen weiter nachgegangen werden.

6.3 Adhärenz und Eigenverantwortung

Wie bereits mehrfach angedeutet, muss ein gesundheitspolitisches Ziel darin bestehen, die *Eigenverantwortung* der Bevölkerung im Blick auf die eigene Gesundheit zu fördern, zu stärken und zu steigern (Klein/Hartinger-Klein 2014). Davon betroffen sind gleich mehrere Bereiche. Es betrifft eine biografisch früh ansetzende gesundheitskompatible Lebensweise, eine bessere Informationsgenerierung und -umsetzung (Health Literacy), eine deutlich verbesserte Adhärenz (Therapietreue), soziale Faktoren u. v. m. An dieser Stelle kann nicht auf sämtliche Aspekte eingegangen werden. Jedoch ist herauszustellen, dass hier erhebliches Potenzial zu heben ist, sowohl im Blick auf das Wohl von Einzelnen wie für die Gesellschaft samt ihren Gesundheitsausgaben. Bereits der Begriff *Adhärenz* als Ablösekonstrukt zu Compliance soll signalisieren, dass es sich hier um ein *partnerschaftliches Verhältnis* z. B. zwischen Arzt und Patient handeln soll, indem der Patient hinreichend aufgeklärt (informed consent) und selbstbestimmt seine Zustimmung oder Ablehnung zu medizinischen Interventionen leisten soll. Der Patient übernimmt damit *Eigenverantwortung* für weitere Interventionsoptionen, um für sich ein optimales Ergebnis zu erzielen. Alleine die Gesundheitsausgaben aufgrund mangelnder Adhärenz etwa bei eigenmächtigen Therapieabbrüchen oder -reduzierungen sind erheblich. Hierdurch entstehen aber Nachteile für die Betroffenen selbst und auch für das Gesundheitssystem. Mit diesem Perspektivenwechsel, der auch vom traditionellen Modell eines Paternalismus Abstand nehmen möchte, soll auch einer überkommenen Reparaturmedizin mit entsprechendem Anspruchsverhalten entgegengewirkt werden. Jeder Einzelne soll in der *Solidargemeinschaft* auch seinen Beitrag leisten. Denn es ist immer weniger verständlich, warum die Solidargemeinschaft für gut vermeidbare Probleme finanziell aufkommen soll. Dies darf freilich nicht zu dem ethisch kaum zu rechtfertigenden Schluss veranlassen, nun etwa ein *Bestrafungssystem* für Abweichler zu setzen. Vielmehr sollten sinnvolle *Anreize* geschaffen werden, die allerdings noch deutlich zu vertiefen sind.

Gerade hier aber ergeben sich gravierende Probleme, die an dieser Stelle jedoch lediglich angedeutet werden können. Denn zu lange wurde, wie auch die WHO (Sabaté 2003, de Souto Barreto 2013) erkannt hat, primär auf *kognitive Informationssysteme* abgestellt. Diese reichen aber gerade nicht aus, um dauerhafte *Verhaltensänderungen* in der Gesellschaft durchzusetzen. Dies übersieht nämlich den fundamentalen Umstand, dass Menschen eben ganz grundsätzlich biologische Wesen sind und folglich aufgrund von Emotionen agieren. Das bedeutet, dass nicht nur die geistige, sondern vor allem die emotionale Basis des Menschen angesprochen werden muss, um Verhaltensweisen zu adaptieren. Auf diesem Feld ist man jedoch über lange Zeit Vieles schuldig geblieben und adäquate Anreizsysteme kommen erst allmählich auf, obwohl bereits das Wort Anreizsystem eine entsprechende emotionale Aktivierung impliziert. Das bedeutet nun weiter, dass insbesondere Erkenntnisse der Gehirn- und Verhaltensforschung integriert werden müssen, die sich dann etwa in Methoden wie *Gamification*, *Nudging* usw. umsetzen. Um es kurz zu sagen: Es muss sich für Organismen (wozu auch der Mensch gehört) irgendwie lohnen oder besser anfühlen, etwas zu tun, das sie möglicherweise von sich aus nicht präferieren würden. Gesundheit und Gesund-Sein fühlt sich allerdings für sich betrachtet gerade nicht irgendwie an, sondern lediglich Beeinträchtigungen derselben. Umgekehrt fühlen sich, so bedauerlich das sein mag, alternative Lebensweisen zunächst häufig besser an, weil sie die entsprechenden Gehirnareale positiv stimulieren. Es ist ja nicht zufällig, dass man im Gehirn bestimmte Areale und Systeme als *Belohnungssysteme* charakterisiert. Und diese wollen nun einmal entsprechend aktiviert werden. Denn warum sollte ein Organismus etwas tun, das keine Belohnung verspricht? Gesundheit und überhaupt ferne künftige Ereignisse sind aber eher schlechte Trigger, um das Belohnungssystem zu aktivieren.

> Gesundheitspolitisch betrachtet bedeutet diese Überlegung, in *Anreizsysteme* zu investieren, die nachhaltige Verhaltensänderungen gewährleisten können. Dies kann sehr unterschiedlich erfolgen, wie etwa durch *Spielefaktoren* (Gamification) oder *Nudging* in alltägliche und therapeutische Zusammenhänge, *finanzielle Anreize* oder auch durch *soziale Faktoren* wie soziale Netze, peer pressure, Gruppenregulationen u. v. m.

Da der Mensch ein primär sozial orientiertes Wesen ist, spielen soziale Faktoren eine erhebliche Rolle in der Verhaltenssteuerung. Gelten bestimmte Verhaltensweisen in Gruppen als nicht mehr wünschenswert, wird es für Einzelne (Abweichler) immer schwieriger, ihr alternierendes Verhalten zu rechtfertigen und aufrecht zu erhalten. Dies gilt auch vice versa. Ein interessantes Exempel in diese Richtung lässt sich etwa in Island[34] (und zahlreichen anderen Ländern) finden, wo problematische Ausgangsbedingungen in überschaubarer Zeit mittels adäquater Maßnahmen in tiefgreifende gesellschaftliche Veränderung transformiert werden konnten. Dabei sind neben den Anreizen durchaus auch bestimmte Sanktionierungen denkbar – wie etwa höhere oder zweckgebundene Steuern, Selbstbehalte usw. –, sofern sie nicht grundsätzlich in das Selbstbestimmungsrecht eingreifen. In der Schweiz etwa war ein Modell recht erfolgreich (Etter/Schmid 2016, Ladapo/Prochaska 2016), das Rauchern monatlich Geld zahlte, um das Rauchen einzustellen. Freilich war das Modell hauptsächlich so lange erfolgreich, wie Geld geflossen ist. Das bringt aber genau das Dilemma auf den Punkt: Geld ist ein sehr starker positiver Trigger (Anreiz) und kann problematische Verhaltensweisen eindämmen. Ohne diesen Anreiz wird hingegen das Rauchverhalten individuell häufig höher bewertet, weil es zumindest kurzfristig eine höhere Belohnung verspricht. Und biologische Wesen sind schon neurophysiologisch auf zeitnahe Belohnungen getrimmt.

Diese Andeutungen lassen sich auf zahlreiche Bereiche insbesondere des individuellen Lebensstils erweitern, wie etwa auf Alkoholkonsum, riskantes Verhalten, Bewegung und Sport, Ernährung usw. Können aber geeignete Maßnahmen ergriffen und dauerhaft durchgesetzt werden, ergeben sich alleine hierdurch auf Sicht erhebliche Kosteneinsparungen. Man muss sich jedoch von der Vorstellung verabschieden, dass der Mensch ein rein rational agierendes Wesen, ein homo oeconomicus, ist. Diese Vorstellung, die Immanuel Kant als Moralität gegenüber Legalität als Ziel und Ideal vorschwebte, trifft leider empirisch nicht zu. Vielmehr ist das biologische Wesen »Mensch« über weite Strecken emotionsgesteuert und diesen Umstand wird man künftig energischer berücksichtigen müssen.

Zusammengefasst muss neben einem adäquaten Informationsmanagement für passende Anreize gesorgt werden, die die emotionale Seite des Menschen ansprechen und integrieren. Empowerment und Health Literacy werden dauerhaft nur dann gelingen, wenn der Mensch als ganzer einbezogen wird. Neue technologische Möglichkeiten und Einsichten aus der Verhaltens- und Gehirnforschung können dazu dienen, diese Faktoren zu verbessern. Dabei sollten angestrebte Verhaltensänderungen früh eingeübt und erlernt werden, da diese wichtigen Prägephasen ausschlaggebend sind für das weitere Leben.

6.4 Neue Technologien in der Gesundheitsversorgung

Technologische Innovationen drängen vehement in den Gesundheitsmarkt, so dass die Entwicklungen mittlerweile deutlich schneller vonstattengehen, als man teilweise überhaupt noch den Überblick behalten kann. Ist dies gesundheitspolitisch einerseits zu begrüßen, weil Vieles davon erhebliche Verbesserungen der Versorgung und der Kostendämpfung erbringt, so sind andererseits passende Strategien und Strukturen oft noch überfällig. Dies gilt sowohl für Krankenanstalten, niedergelassene Ärzte als auch für die politischen Entscheidungsinstanzen.

---

34 Vgl. den Beitrag unter: http://www.spektrum.de/news/suchtpraevention-in-island/1515343?_druck=1&utm_medium=newsletter&utm_source=sdw-nl&utm_campaign=sd%E2%80%A6 (zuletzt abgerufen am 15.2.2018).

Grundsätzlich kann gesagt werden, dass zahlreiche Innovationslinien natürlich auch älteren Menschen zugutekommen und so einen Beitrag leisten zur verbesserten Versorgung. Zunächst soll eine kurze Übersicht verdeutlichen, von welchen Bereichen gesprochen wird:

- Telemedizinische Optionen
- Sensorik, Tracking, eHealth und Datenauswertung (auch AAL-Bereich)
- Robotik
- Künstliche Intelligenzsysteme
- Autonome Systeme (Fahrzeuge, Geräte, assistive Komponenten usw.)
- Supercomputer, Big Data, Content Management und alltagstaugliche Umsetzungen
- Verschmelzung von Gewebe und Technologie
- 3D-Druck und Bioprinting
- Gentechnologische Verfahren und Synthetische Biologie (einschl. Personalisierte Medizin)
- Brain-Computer-Interfaces, Neurochips, tiefe Hirnstimulation
- Neuro-Enhancement, Emotionserkennung
- Bionik, Exoskelette
- Gamification, VR- und AR-Welten in Therapie, Ausbildung, Kommunikation usw.
- Nanobots (smarte Tabletten)

Bereits diese Übersicht macht deutlich, dass die enorme Vielzahl an Technologieinnovationen kaum Bereiche des menschlichen Lebens unberücksichtigt lässt. Ein detailliertes Eingehen ist darum hier nicht möglich. Gesundheitspolitisch ist jedoch zu fragen, welche Innovationen in welcher Weise zum Einsatz gebracht werden sollen, welche *Chancen und Risiken* sich hieraus jeweils ergeben (auch Technologiefolgeabschätzung), welche *finanziellen Potenziale* und *Herausforderungen* resultieren und schließlich sind vor allem *gesellschaftliche Diskurse* und *ethische Fragen* zu bewerkstelligen. Mit diesen Entwicklungslinien sind *Umstellungsprozesse* verbunden, auf die man weitgehend noch nicht hinreichend vorbereitet ist. Diese Umstellungsprozesse werden dadurch erschwert, dass die Innovationszyklen enorm rasch verlaufen, während Umstellungen häufig deutlich länger dauern. Ebenso müssen eventuelle *Vorbehalte*, *Ängste* und *spezifische Interessen* (der Gesellschaft, von Gruppierungen, Sozialpartnern, Nutzern usw.) adäquat bearbeitet werden, so z. B. etwaige Konsequenzen für den Arbeitsmarkt. Dementsprechend sind *kleine Umsetzungsschritte* zu empfehlen, entsprechende *Evaluierungen* vorzusehen, *Sicherheitsnetze* und *Rückstufungsoptionen* einzuplanen, *rechtliche Rahmenbedingungen* zu schaffen und *ethische* und *gesellschaftliche Begleitung* zu forcieren.

Die Potenziale sind jedoch erheblich und derzeit in ihrer Reichweite kaum abzuschätzen (siehe insgesamt hierzu, allerdings primär für den Bereich der Telemedizin: Haas et al. 2013). Die Potenziale ergeben sich für sämtliche Player im Gesundheitswesen, nämlich für *Krankenhäuser*, *niedergelassene Ärzte*, *Patienten* und letztlich die *Kostenträger* und die *Gesamtgesellschaft*. Seitens der Patienten profitieren ältere Menschen in vielfacher Hinsicht von diesen Entwicklungen, obgleich man einem blinden Aktionismus hier freilich nicht das Wort reden sollte.

> Eine besondere Herausforderung der Zukunft aus gesundheitspolitischer Sicht betrifft vor allem den bereits anhebenden und weiter steigenden *Pflegesektor*. Nicht erst die Abschaffung des Pflegeregresses in Österreich zeigt, dass mit dieser Maßnahme erhöhte Ausgaben einhergehen. Auch eine *vermehrte Nachfrage nach Heimplätzen* mit entsprechenden finanziellen Mehraufwendungen ist die Folge.

Durch die demografische Entwicklung ist ein erheblicher Anstieg an Herausforderungen zu erwarten, da einerseits nicht klar ist, wie der *Pflegebedarf* durch die Gesundheitsberufe abgedeckt werden kann und wie andererseits eine passende *Finanzierung* aussehen könnte. Zwar müssen Zukunftsperspektiven aufgrund kontingent auftretender Faktoren mit großer Vorsicht getätigt werden. Nichtsdestotrotz liegen derzeit kaum überzeugende Konzepte vor, welche diese Herausforderungen künftig sinnvoll zu meistern erlauben würden.

Blickt man in andere Teile der Welt, etwa nach Japan, dann deutet sich hier an, dass diese Herausforderungen durch Implementierung neuer technischer Systeme zumindest abgemildert werden können.[35] Allerdings weisen diese Populationen veränderte Rahmenbedingungen auf, was sich etwa in einem prinzipiell positiven Verhältnis zu Technologien und insbesondere zu Robotern niederschlägt. Hierdurch ist die *gesellschaftliche Akzeptanz zu assistiven Systemen* generell höher, was eine Integration in den Alltag, auch und gerade in die persönlichen Bereiche, die etwa mit Pflege korreliert sind, deutlich erleichtert. Dementsprechend werden künstliche Assistenzsysteme verschiedenster Art nicht nur sukzessive eingeführt, sondern *kompensieren* auch die anderweitig nicht handhabbare Bedarfsdeckung. Voraussichtlich wird schon aufgrund empirischer Erfordernisse eine schrittweise Implementierung künstlicher assistiver Systeme in die Betreuung von (älteren) Menschen unumgänglich sein. Erste vorsichtige Schritte wurden auch in Österreich unternommen, mit durchaus positiven Ergebnissen.

Der diesbezügliche derzeitige Forschungsstand zeigt insgesamt ein eher divergentes Bild. Während einerseits die Fortschritte in Funktionalität, Benutzerfreundlichkeit, Datenschutz, Sicherheit, Kompatibilität u. v. m. deutlich zunehmen (man vergleiche nur Systeme vor etwa 30 oder 40 Jahren), scheitern manche Projekte schlichtweg an alltäglichen Rahmenbedingungen – etwa an Treppen, Teppichen usw. Dennoch erscheinen diese Hürden prinzipiell behebbar. Die ethischen und gesamtgesellschaftlichen Fragen sind allerdings noch nicht adäquat bearbeitet. Im Blick auf die *Akzeptanz* von Robotern oder künstlichen Assistenzsystemen ergeben sich Unterschiede in der Bewertung je nach Benutzergruppe (siehe u. a. in Bezug auf Pflege: Krings et al. 2012, Meyer 2011). Insgesamt kann aber gesagt werden, dass z. B. Betroffene dann eine recht hohe Akzeptanz aufweisen, wenn bestimmte Rahmenbedingungen erfüllt sind, wie etwa die Erhaltung von Autonomie, Unabhängigkeit und Mobilität, Orientierung, Intimsphäre, Kontakterleichterung, Qualität, Benutzerfreundlichkeit, Erhaltung der Gesundheit, Prävention, stationäre Aufnahme abwendbar ist usw. Des Weiteren ist von Bedeutung, dass künftige Generationen älterer Menschen einen noch vertrauteren und kompetenteren Umgang mit technischen Systemen mitbringen werden, was die Akzeptanz noch weiter erhöhen wird. Selbstverständlich haben derartige Entwicklungen auch ihrer Kritiker und Skeptiker, so dass auch mit einem ablehnenden Anteil zu rechnen sein wird.

Fraglich bleibt jedoch, welche dieser Optionen in welcher Weise finanziert werden sollen, also welche Angebote öffentlich oder privat bezahlt werden sollen. Dies kann freilich nicht vorab gesagt werden und hängt auch an evaluierten Durchrechnungsfaktoren (Kosten-Nutzen-Berechnungen) oder an ethisch-rechtlichen Bedingungen, nämlich wie weit eine Option nicht bereits eine genuine Folge des *Menschenrechts auf Gesundheit* darstellt (wie etwa Dolmetsch-Systeme im medizinischen Alltag).

Die zahlreichen *ethischen Fragen*, die sich etwa durch Zuhilfenahme der Prinzipienethik von Beauchamp und Childress (2009) (nebst den üblichen anderen Ethik-Modellen) erörtern lassen (▶ Kap. 5), können hier nicht weiter verfolgt werden. Deutlich sollte jedoch sein, dass Gerechtigkeitsfragen und damit (gesundheits-) ökonomische Aspekte nicht den Hauptausschlag geben dürfen, wenngleich sie zentrale Bedingungen darstellen.

---

35 Vgl. u. a. (neben zahlreichen Berichten): http://www.zeit.de/2017/01/pflegeroboter-japan-krankenpflege-terapio/komplettansicht.

Literatur

Beauchamp, Tom L. / Childress, James F. (^{6}2009): Principles of biomedical ethics, Oxford u. a.

Berger, Roland und Partner GmbH (1997): Telematik im Gesundheitswesen – Perspektiven der Telemedizin in Deutschland, München (Studie für das Bundesministerium für Bildung, Wissenschaft, Forschung und Technologie und Bundesministerium für Gesundheit).

de Souto Barreto, Philipe (2013): Why are we failing to promote physical activity globally?, Bull World Health Organ 91, 390-390A (http://www.who.int/bulletin/volumes/91/6/13-120790.pdf).

Dittmar, Ronny u. a. (2009): Potenziale und Barrieren der Telemedizin in der Regelversorgung, GGW 9, 16-26.

Etter, Jean-François / Schmid, Felicia (2016): Effects of Large Financial Incentives for Long-Term Smoking Cessation. A Randomized Trial, Journal of the American College of Cardiology 68, 777-785.

Glende, Sebastian u. a. (2013): Risiken der Robotikakzeptanz – Identifikation und Entwicklung von Lösungsansätzen, in: BMBF u. a. (Hg.): Lebensqualität im Wandel von Demografie und Technik. 6. Deutscher AAL-Kongress mit Ausstellung 22. – 23. Januar 2013, Berlin, Tagungsbeiträge, Berlin.

Haas, Peter (2005): Kritische Thesen zu patientenbezogenen Anwendungen der Gesundheitstelematik, Bundesgesundheitsblatt – Gesundheitsforschung – Gesundheitsschutz 48, 771-777.

Haas, Peter (2006): Gesundheitstelematik: Grundlagen, Anwendungen, Potenziale, Berlin / Heidelberg.

Haas, Peter / Hartinger-Klein, Beate / Klein, Andreas (2013): Gesundheitstelematik: medizinische, ökonomische und ethische Gesichtspunkte, ZfME 59, 19-31.

Häcker, Joachim / Reichwein, Barbara / Turad, Nicole (2008): Telemedizin. Markt, Strategien, Unternehmensbewertung, München.

Heinen-Kammerer, Tatjana u. a. (2006): Telemedizin in der Tertiärprävention: Wirtschaftlichkeitsanalyse des Telemedizin-Projektes Zertiva bei Herzinsuffizienz-Patienten der Techniker Krankenkasse, in: Kirch, Wilhelm / Badura, Bernhard (Hg.): Prävention: Ausgewählte Beiträge des Nationalen Präventionskongresses Dresden, 1. und 2. Dezember 2005, Berlin / Heidelberg, 531-549.

Jähn, Karl / Nagel, Eckhard (2003): eHealth, Berlin / Heidelberg.

Johner, Christian / Haas, Peter (Hg.) (2009): Praxishandbuch IT im Gesundheitswesen: Erfolgreich einführen, entwickeln, anwenden und betreiben, München.

Klein, Andreas / Hartinger-Klein, Beate (2014): Können Patienten ihre eigene Gesundheitsversorgung steuern?, in: Krczal, Albin / Krczal, Eva (Hg.): Aktuelle Fragen im Gesundheitsmanagement 2, FS Josef Dézsy, Wien, 27-44.

Krings, B.-J. u. a. (2012): ITA-Monitoring »Serviceroboter in Pflegearrangements«, Karlsruhe.

Krippner, Hans-Jürgen (2002): Internetgestützte Delphi-Studie zur gesundheitsökonomischen Bewertung telematischer Anwendungen in der Medizin, Köln.

Ladapo, Joseph A. / Prochaska, Judith J. (2016): Paying Smokers to Quit. Does It Work? Should We Do It?, Journal of the American College of Cardiology 68, 786-788.

Lauterbach, Karl / Lindlar, Markus (1999): Informationstechnologien im Gesundheitswesen. Telemedizin in Deutschland – Gutachten, Bonn 1999.

Lindlar, Markus (2001): Gesundheitsökonomische Aspekte der Robotik und Telematik in der Medizin: eine Delphi-Studie, Köln, Univ. Diss., Köln.

Meyer, Sibylle (2011): Mein Freund der Roboter: Servicerobotik für ältere Menschen – eine Antwort auf den demographischen Wandel?, Berlin.

Sabaté, Eduardo (2003): WHO Adherence to Long-Term Therapies. Evidence for Action, Genf.

Schulenburg, Johann Matthias Graf v.d. u. a. (Hg.) (1995): Ökonomische Evaluation telemedizinischer Projekte und Anwendungen, Gesundheitsökonomische Beiträge 22, Baden-Baden.

Wehkamp, Karl-Heinz (2009): Akzeptanz der Gesundheitstelematik als ethische Herausforderung, in: Lohmann, Heinz / Preusker, Uwe K. (Hg.): Kollege Computer: Moderne Medizin durch Telematik, Heidelberg u. a., 143-148.

Wirtschaftskammern Österreich / Wirtschaftsförderungsinstitut / Zukunftsinstitut (^{4}2015): Zukunftsmarkt Best Ager. Trends und Handlungsempfehlungen für ihr Unternehmen. Schriftenreihe des Wirtschaftsförderungsinstitutes 336, Wien.

Wootton, Richard (2001): Clinical review. Recent advances – Telemedicine, BMJ 323, 557-560.

7 Grundlagen der Ethik am Lebensende

Ulrich H.J. Körtner

7.1 Einleitung

Die Zeiten, in denen man der Verdrängung des Todes in der modernen Gesellschaft sprach, scheinen vorbei. Es ist nicht zuletzt der internationalen Hospizbewegung zu verdanken, dass Sterben, Tod und Trauer heute wieder als Teil des Lebens begriffen werden. Der Buchmarkt floriert, und das Thema ist in den Medien derart präsent, dass der Soziologe Armin Nassehi schon von einer »Geschwätzigkeit des Todes« (Nassehi 2004) spricht.

Um Begriffe wie ein »Sterben in Würde« oder ein »selbstbestimmtes Sterben« kreisen die öffentlichen Debatten. Das gute und würdevolle Sterben ist nicht nur eine Frage der individuellen Lebensführung und des medizinischen Alltags, sondern auch ein Politikum. Therapiebegrenzung und Therapieverzicht am Lebensende, Patientenverfügung, assistierter Suizid und Tötung auf Verlangen sind ebenso gesellschaftspolitische Themen wie der Ausbau der Palliativversorgung (Körtner 2016).

Die Probleme des medizinisch begleiteten und manipulierten Sterbens haben keine geringere Sprengkraft als diejenigen der Biomedizin. Mit Ausnahme von Unfallopfern, Gewaltverbrechen oder unvorhersehbaren natürlichen Todesfällen befinden sich die meisten Sterbenden in ärztlicher Behandlung. Ein Großteil von ihnen stirbt im Krankenhaus. Das durch medizinische Interventionen begleitete Sterben ist also in der westlichen Welt der Regelfall. Daher wäre es völlig verfehlt, in den Debatten über Sterbehilfe und Euthanasie nur Indizien eines Verfalls kultureller Standards und moralischer Werte erblicken zu wollen. Es ist vielmehr notwendig zu prüfen, wie weit die Anwendung des heutigen Potentials medizinischer Möglichkeiten in bestimmten Situationen überhaupt sinnvoll ist, und wo die humanen Grenzen der modernen Medizin liegen. Der gesellschaftliche Pluralismus führt allerdings zu einem Pluralismus von Wertvorstellungen und Ethiken, der die medizinethische, aber auch die politische und juristische Konsenssuche erheblich erschwert.

7.2 Die Debatte über ein gutes und menschenwürdiges Sterben

Im Zentrum der Debatte steht die Frage, wie weit das Recht auf Selbstbestimmung, das auch in der letzten Lebensphase gilt, reicht, und inwiefern es durch das Recht auf Leben, welches das Verbot jeder absichtlichen Tötung einschließt (Artikel 2 der Europäischen Menschenrechtskonvention), begrenzt wird.

> Hierbei besteht ein Konflikt zwischen dem Selbstbestimmungsrecht des Patienten, der Fürsorgepflicht des Arztes und dem Menschenrecht auf Leben, aus welchem das gesetzlich verankerte Verbot jeder absichtlichen Tötung folgt. Die genannten Prinzipien dürfen jedoch nicht abstrakt gegeneinandergestellt werden. Einerseits ist die Selbstbestimmung auf Fürsorge angewiesen. Andererseits steht der Respekt vor der Selbstbestimmung der Patienten nicht notwendigerweise im Gegensatz zur Fürsorge, sondern muss geradezu als ihre Implikation verstanden werden. Der Grundsatz des Lebensschutzes legitimiert weder ethisch noch rechtlich die Bevormundung und Entmündigung von Patienten.

Widersprochen sei der häufig geäußerten Ansicht, die Fortschritte der modernen Medizin, insbesondere der Intensivmedizin, machten das Problem der Euthanasie besonders drängend. Etliche Hauptargumente ihrer Befürworter sind seit der Antike hinlänglich bekannt und resultieren nicht aus neuen medizinisch-technischen Entwicklungen, sondern aus einem der christlichen Anthropologie widersprechenden Menschenbild. Die Fortschritte der Intensivmedizin sind allenfalls der Anlass, nicht aber der eigentliche Grund für die neue Euthanasiedebatte.

Allerdings führen die steigende Lebenserwartung und der medizinische Fortschritt zu neuen Erscheinungsformen des Sterbens, die auch ethisch vor neue Probleme stellen. Die Zahl der Hochbetagten nimmt beständig zu. Dem Tod geht oftmals eine längere Phase der Multimorbidität und schwerer Pflegebedürftigkeit voraus. Mit der höheren Lebensdauer steigt die Zahl der Menschen, die an einer progredienten Demenzerkrankung mit starker Persönlichkeitsveränderung leiden. Nicht nur, dass die Phase des Sterbens sich gegenüber früheren Epochen immer mehr in die Länge ziehen kann, sondern es schiebt sich zwischen die Lebensphasen von weitgehender körperlicher und geistiger Gesundheit und die Sterbephase eine eigene Lebensphase, welche grundlegende Fragen nach unserer Identität im Leben und im Sterben, nach Integrität, Kontinuität und Diskontinuität menschlicher Biografien stellt. Solche Fragen sind freilich ebenso wenig wie diejenige, welches Leiden als sinnlos oder sinnvoll empfunden wird, als solche rein medizinischen Probleme, sondern Fragen der religiösen oder weltanschaulichen Einstellung und der persönlichen Lebensumstände.

Der Wunsch nach Beendigung des eigenen Lebens kann freilich auch eine Reaktion auf eine in der Gesellschaft verbreitete Einstellung sein, die in einem durch Gebrechlichkeit und Hilfsbedürftigkeit beeinträchtigen Leben keine lebenswerte Existenz mehr sieht. Nicht wenige Menschen äußern die Ansicht, bestimmte Zustände von Gebrechlichkeit seien kein menschenwürdiges Leben mehr. Der Gedanke der Menschenwürde, der doch bedeutet, dass das Lebensrecht und die Würde jedes Menschen unabhängig von seiner Herkunft, seinem sozialen Rang, seinem Geschlecht, seinem Alter und seiner geistigen und körperlichen Verfassung zukommt, verkehrt sich in diesem Fall zu einem Kriterium, um zwischen vermeintlich lebenswertem und lebensunwertem Leben zu unterscheiden. Nicht von ungefähr wird über die ethische Zulässigkeit von Euthanasie und ärztlicher Suizidbeihilfe gerade im Zusammenhang mit gebrechlichen und altersdementen Menschen diskutiert.

Schon jetzt ist die Suizidrate der Menschen über 65 Jahre doppelt so hoch wie bei den unter 65-Jährigen. Verwitwete und geschiedene Männer im Alter zwischen 70 und 90 Jahren mit wenigen oder keinen Kindern nehmen sich viermal so häufig wie gleichaltrige Frauen das Leben. Als Gründe für die hohe Suizidrate bei alten Menschen werden Angst vor Krankheit, Schmerzen, Autonomieverlust, Einsamkeit und Armut genannt. Da Depressionen in dieser Altersgruppe nicht häufiger als in jüngeren Bevölkerungsgruppen auftreten, wird gelegentlich vom »Bilanz-Suizid« gesprochen, mit dem ein alter Mensch unter die Summe seines Lebens einen Schlussstrich zieht. Karin Wilkening und Roland Kunz kritisieren allerdings zu Recht, dass diese Sichtweise, die im Einzelfall zutreffen mag, »in der Praxis auch viele, geradezu verzweifelte Signale zu einem ›anderen‹ Weiterleben übersieht« und »zu einer Verweigerung von Hilfe und vorschnellen Akzeptanz der genannten Zahlen« führt, »die sich in einer Akzeptanz der »Beihilfe zum Suizid« bei Bewohnern in den Alteneinrichtungen fortsetzt« (Wilkening/ Kunz 2003, S. 16). Fragen des Sterbewunsches, des Suizids und der Suizidbeihilfe sollten freilich auch nicht tabuisiert werden. Dies würde ja nur bedeuten, die Betroffenen, Bewohner wie Personen, die sie ins Vertrauen ziehen, mit ihren Konflikten allein zu lassen.

> Die öffentliche Debatte sollte sich freilich nicht auf Probleme des Strafrechts und der Versorgungsstrukturen im Bereich von Medizin und Pflege verengen, sondern das Thema einer zeitgemäßen Kultur des Sterbens umfassender in den Blick nehmen. Eine Kernfrage lautet dabei, was Menschen eigentlich unter einem guten Sterben verstehen?

In der pluralistischen Gesellschaft von heute, deren Kennzeichen nicht nur der moderne Individualismus, sondern auch die bereits angesprochene Vielfalt kultureller, religiöser und weltanschaulicher Prägungen und Überzeugungen ist, gibt es keine gemeinsamen Überzeugungen vom guten Leben und vom guten Sterben, die fraglos von allen Menschen geteilt werden. Das führt zu Verunsicherungen, etwa im Arzt-Patienten-Verhältnis, aber auch bei Angehörigen des Pflegeberufs, wenn sich beispielsweise die Frage stellt, wie man mit Sterbewünschen umgehen soll, die von Patienten oder Bewohnern einer Pflegeeinrichtung geäußert werden. Die Probleme verkomplizieren sich, wenn nicht nur die ethische Einstellung von Sterbenden oder Sterbewilligen, von Ärzten und Pflegenden, von Angehörigen und gesetzlichen Vertretern, sondern auch die Ethik des Krankenhaus- oder Pflegeheimträgers ins Spiel kommt.

> So wichtig es ist, sich mit dem Thema des guten Lebens und des guten Sterbens philosophisch und theologisch auseinanderzusetzen, so wenig lässt sich die Frage, was denn das gute Sterben sei, unabhängig von der konkreten Lebenssituation und der Sicht der Betroffenen allgemeingültig beantworten. Philosophie und Theologie können aber dabei helfen, mit unterschiedlichen und auch widerstreitenden Vorstellungen vom guten Leben und Sterben auf reflektierte Weise umzugehen.

Schon der *Begriff des Guten* hat unterschiedliche Bedeutungen.

> Wir kennen (1) den Begriff des *technisch Guten*. Medizin oder Pflege sind im technischen Sinne gut, wenn jemand seinen Beruf beherrscht und in einer konkreten Behandlungs- oder Pflegesituation nach den Regeln der Kunst auf dem Stand des Wissens – *state of the art* – zu handeln weiß. Gut ist aber auch (2) eine *ästhetische* Kategorie. Wir sprechen von einem guten Film oder einem guten Roman – mag die dargestellte Handlung auch moralisch verwerflich sein. Wir sagen, das Essen habe uns gut geschmeckt, oder wir fühlen uns gut in dem Sinne, dass wir momentan mit unserem Leben zufrieden sind und frei von Beschwerden oder Schmerzen. Das (3) *moralische oder sittlich Gute* ist vom technischen und vom ästhetisch Guten zu unterscheiden, auch wenn es Überschneidungen geben kann.

Der moralische Begriff des Guten verweist uns in den Bereich einer Güterlehre, in der auch zur Diskussion steht, ob das Leben in jedem Fall das höchste Gut ist, und wie sich das Gute zum Gerechten und zur Wahrheit verhält. Hier geht es um Fragen nach dem Sinn unseres Lebens im Ganzen.

Vorstellungen vom guten Leben und auch vom guten Sterben sind Idealbilder, die wir uns machen und möglicherweise mit anderen teilen. Die eigenen Vorstellungen von einem guten Sterben speisen sich nicht nur aus allgemeinen Prinzipien wie Selbstbestimmung und Menschenwürde, sondern auch aus persönlichen Erlebnissen und Erinnerungen, zum Beispiel an das Sterben der Eltern oder einer guten Freundin.

Vergangene Epochen verstanden das gute Sterben als eine Kunst. Die *ars moriendi* galt es im Leben zu erlernen. Herrschten jedoch in der Vergangenheit eher kollektive Vorstellungen vom guten Sterben vor, deren Normen sich der Einzelne zu unterwerfen hatte, steht heute das Individuum im Vordergrund, das seinen Tod als höchst persönliche Angelegenheit versteht.

Das »Zeitalter der Authentizität« (Charles Taylor), in dem sich die Lebensführung zunehmend an ästhetischen Idealen orientiert, hat auch das Sterben erfasst. Das Leben wird zum Gesamtkunstwerk und das Sterben darin zum letzten Projekt. Auch die Professionalisierung von Hospizarbeit und Palliative Care gibt dem alten Begriff der *Kunst* des Sterbens eine neue Bedeutung: Das Sterben gerät in den Sog eines »Kreativitätspositivs«, das für die Gesellschaft bestimmend wird. Wie das Leben sollen auch das Sterben und die Trauer »gelingen«. Damit sich auch hier der Erfolg einstellt, werden das Sterben und die Trauer in Phasen unterteilt, die man erfolgreich absolvieren kann. Wer das geschafft hat, der kann am Ende »loslassen«, wie man gern sagt.

Die Ambivalenz dieser Entwicklung besteht darin, dass nun auch noch das Sterben unter den Imperativ der Authentizität gerät und zu einer Leistung wird, die das Individuum zu erbringen hat: selbstbestimmt und doch einer neuen gesellschaftlichen Norm unterworfen. Das individuelle Verhalten orientiert sich verbreitet an der wirkmächtigen Leitvorstellung vom »diskreten aber würdigen Ende eines befriedigten Lebens«, vom »Abschied von einer hilfreichen Gesellschaft, die nicht mehr zerrissen noch allzu tief erschüttert wird von der Vorstellung eines biologischen Übergangs ohne Bedeutung, ohne Schmerz noch Leid und schließlich auch ohne Angst« (Ariès 1980, S. 789).

Die Vollendung des gelingenden Lebens mag zwar die unser Handeln motivierende Hoffnung sein, doch gehören zum Leben wie zum Sterben Erfahrungen des Misslingens, des Unvollendeten und von Brüchen in Biografien.

> Ein gutes Sterben ist in meinen Augen ein solches, das der Erfahrung von Passivität, der Erfahrung auch des Fragmenthaften, also nicht nur dem Gelingen, sondern auch dem Scheitern Raum gibt.

Aus christlicher Sicht bin ich davon überzeugt, dass das Bemühen, den Tod mit dem Glück zu versöhnen, zum Scheitern verurteilt ist. Zum guten Sterben gehört für mich die Bereitschaft, den Tod als Teil des Lebens zu akzeptieren, ihm zugleich aber die Reverenz zu verweigern, wie es die christliche Hoffnung auf das ewige Leben tut.

7.3 Zumutbarkeit und Unzumutbarkeit von Leiden

In Anbetracht des biomedizinischen Fortschritts wird jede Form des Leidens sehr schnell als unzumutbar empfunden, sei es für die Betroffenen selbst, sei es für ihre Umgebung. Dass schon das Leben als solches eine Zumutung sein kann, und dass wir auch unseren Kindern, indem wir ihnen das Leben schenken, dieses zugleich zumuten, ist eine grundsätzliche Tatsache, die heute einer neuen Bewertung unterzogen wird. So zwingt uns die moderne Medizin, die Begriffe des Zumutbaren und des Unzumutbaren ethisch zu bedenken.

Der Philosoph Hans Jonas hat dazu angemerkt, »daß wir im Letzten nicht das antizipierte *Wünschen* der Späteren konsultieren (das unser eigenes Erzeugnis sein kann), sondern ihr *Sollen*, das nicht von uns gemacht ist und über uns beiden steht. […] Das bedeutet aber, daß wir nicht so sehr über das Recht künftiger Menschen zu wachen haben – nämlich ihr Recht auf Glück, das bei dem schwankenden Begriff des Glücks ohnehin ein mißliches Kriterium wäre – wie über ihre *Pflicht*, nämlich ihre Pflicht zu wirklichem Menschentum: also über ihre *Fähigkeit* zu dieser Pflicht« (Jonas 1984, S. 89). Jonas spricht von einer Pflicht, »die uns ganz und gar einseitig ermächtigt [!], allen nach uns Kommenden ihr Dasein nicht sowohl zu schenken (was sich mit Aufzwingen [!] schlecht verträgt), als vielmehr zuzumuten [!] – eben ein Dasein, das der Bürde fähig ist, für die die Pflicht gemeint ist. Ob sie diese Bürde auch wünschen, würden wir sie gar nicht fragen, selbst wenn wir könnten« (Jonas 1984, S. 90).

Auch im Zusammenhang mit Fragen des Behandlungsabbruchs und der Sterbehilfe hat die Frage nach dem Zumutbaren mehrere Aspekte: Der Einzelne sieht sich vor die Frage gestellt, was ihm zugemutet wird, was er sich zumuten lassen und selbst zumuten will. Personal- und sozialethisch ist aber auch zu fragen, was wir anderen glauben zumuten zu können und zumuten zu müssen, und zwar nicht etwa im Sinne einer gerechten Verteilung gemeinsamer Lasten, sondern in einem ganz einseitigen Sinne, um gerade so die Menschlichkeit zu retten.

> Grundsätzlich sollte man besser nicht von der Zumutung sprechen, auch leidvolles Leben bis zuletzt weiterzuführen, sondern von der fehlenden Berechtigung, das Leben eines Menschen gezielt – sei es durch Tun oder durch Unterlassen – zu beenden.

7.4 Tun und Unterlassen

Die Debatte über menschenwürdiges Sterben wie auch die Entwicklungen im Bereich der Intensivmedizin fordern dazu heraus, neu darüber nachzudenken, was wir für zumutbares und unzumutbares Leiden halten.

> Die Diskussion über die unterschiedlichen Formen der Sterbehilfe zeigen außerdem, wie notwendig es ist, sich neu zu Bewusstsein zu bringen, dass nicht jedes ethisch verantwortete *Lassen* gleichbedeutend mit einem *Unterlassen* ist. Wiederum kann ein aktives medizinisches Handeln der Intention entsprechen, einen Menschen sterben zu lassen.

So schwer sich manchmal die Grenzen zwischen Sterbenlassen und aktiver Beendigung des Lebens auch ziehen lassen, markiert die einer medizinischen Intervention zu Grunde liegende Intention einen moralischen Unterschied. Daher ist z. B. die palliative Sedierungstherapie, sofern entsprechende Leitlinien wie diejenige von Weixler et al. (2017) eingehalten werden, von der Tötung auf Verlangen ethisch und rechtlich zu unterscheiden.

Die ethischen Grenzen unseres Handelns müssen in jeder Situation neu bestimmt werden. Das gilt auch an den Grenzen des Lebens. Wie das Leben selbst, kann auch jedes Bemühen um Heilung nur fragmentarisch sein. Daher gibt es eine ethisch verantwortbare Begrenzung der Verantwortung, die es ermöglicht, das Scheitern therapeutischer Bemühungen und auch das Sterben in den Lebenszusammenhang zu integrieren. Konkret bedeutet dies, dass der Therapieverzicht oder die Beendigung einer Therapie im Einzelfall nicht nur ethisch akzeptabel, sondern sogar geboten sein können.

> Gegenüber der Neigung zum Aktivismus in Medizin und Pflege gilt es zu beachten, dass die aktive Intervention nicht in jedem Fall moralisch höher zu bewerten ist als der Verzicht auf sie. Die Entscheidung hat vielmehr immer vom *Subjekt* der Medizin und der Pflege auszugehen. Das aber ist der Patient oder die Patientin.

Unter Umständen ist auch der Verzicht auf Diagnose und Therapie Bestandteil einer guten und humanen Medizin.

7.5 Würde und Autonomie am Lebensende

Würde und Autonomie sind Schlüsselbegriffe in der Diskussion um die Grenzen der Selbstbestimmung am Lebensende und die unterschiedlichen Formen von Sterbehilfe (Körtner 2012). Strittig ist nicht allein die Terminologie, mit der verschiedene Arten des Tuns, des Lassens und Unterlassens am Lebensende bezeichnet werden – wobei die Beschreibungskategorien immer auch schon moralische und rechtliche Werturteile enthalten. Strittig sind auch Sinn und Bedeutung von Autonomie und Menschenwürde sowie das Begründungsverhältnis von Menschenwürde und Menschenrechten.

> Zwischen einem allgemeinen Begriff von Würde und der Menschenwürde ist zu unterscheiden.

Jemand oder etwas, das Würde hat, wird dadurch gegenüber anderen Personen oder Dingen ausgezeichnet. Wir sprechen z. B. von der Würde eines Amtes. Wenn wir uns etwa in einer Versammlung erheben, wenn der Bundespräsident den Saal betritt, gilt unser Respekt in erster Linie nicht der Person, sondern dem Amt, das die Person verkörpert. Die mit dem Stand, dem sozialen Rang oder einem Amt verbundene Würde markiert einerseits einen Unterschied zwischen den Menschen, und sie kann andererseits verloren gehen, sei es, weil man ein Amt verliert, sei es, dass man sich der eigenen Stellung nicht als würdig erwiesen hat.

Verglichen mit diesem Begriff von Würde hat der Begriff der Menschenwürde einen zutiefst demokratischen Grundzug. *Alle* Menschen, so heißt es in der allgemeinen Erklärung der Menschenrechte, sind gleich an Würde und Rechten geboren. Vor Gott und vor dem weltlichen Gesetz sind alle Menschen gleich. In der Sprache der Bibel:

Vor Gott gilt kein Ansehen der Person (Apg 10,34). Alle sind Gottes Ebenbild. In säkularer Sprache ausgedrückt: Die Menschenwürde kommt einem Menschen zu, einfach weil er ein Mensch ist. Sie kann weder erworben noch verloren werden. Es handelt sich um eine angeborene und unverlierbare Würde.

> Menschenwürde und Menschenrechte gehören unmittelbar zusammen. An oberster Stelle steht unter den Menschenrechten das Recht auf Leben, weiters das Recht auf Gesundheit, aber auch das Recht auf eine selbstbestimmte Lebensführung und Privatheit.

Aus den Menschenrechten leiten sich wiederum Patientenrechte ab, die ebenfalls für alle Patientinnen und Patienten gelten, unabhängig von ihrer sozialen Herkunft, Hautfarbe, Geschlecht oder Religion. Sie besteht auch in allen Phasen des Lebens, von der Geburt bis zum Tod, unabhängig von der körperlichen oder geistigen Verfassung eines Menschen.

Über die Bedeutung der Menschenwürde für die Begründung medizinischen und pflegerischen Handelns wird in der Medizin- und Pflegeethik derzeit intensiv, aber auch höchst kontrovers diskutiert (Körtner 2013). Inwiefern Menschenrechtsargumente eine ausreichende Basis für ethische Entscheidungen, z. B. am Lebensende, sind, ist umstritten. Strittig sind auch der Inhalt des Begriffs der Menschenwürde und sein Verhältnis zu den Menschen- und Patientenrechten.

Das Recht auf Leben ist jedenfalls ein unveräußerliches Menschenrecht. Das elementarste Recht des Menschen, nämlich Rechte zu haben – wie Hannah Arendt (1955, S. 614) gesagt hat – setzt die physische Existenz des Menschen voraus. So gilt der ethische Grundsatz: Im Zweifelsfall für das Leben – in dubio pro vita.

> Weil der Tod zum Leben gehört, impliziert das Recht auf Leben recht verstanden auch das Recht auf Sterben. Das Recht auf den eigenen Tod ist aber nicht mit einem vermeintlichen Recht, sich töten zu lassen, zu verwechseln.

Es gibt meines Erachtens weder ein Menschenrecht auf Suizid und Suizidbeihilfe noch ein Menschenrecht auf Euthanasie, das den Staat in die Pflicht nehmen könnte, Suizidbeihilfe zu ermöglichen und einen vermeintlichen Rechtsanspruch auf Euthanasie durchzusetzen.

> Das Recht auf Leben bedeutet freilich keine Pflicht zum Leben.

Weder aus rechtlicher, noch – nach meinem Verständnis – aus christlicher Sicht haben wir das Recht, andere Menschen zum Leben oder Weiterleben zu zwingen, auch wenn wir alles dafür tun sollen, ihren Lebenswillen zu stärken und ihnen helfen sollen, die kostbare und einmalige Gabe ihres Lebens zu achten.

Dass es keine Lebenspflicht gibt, erkennt die Rechtsordnung dadurch an, dass es das Recht auf Verweigerung medizinischer Behandlung gibt. Eine dagegen verstoßende Therapie ist z. B. nach österreichischem Recht strafbar (§ 110 StGB). Ein vermeintliches Recht auf Suizid oder Tötung auf Verlangen, das sich meines Erachtens nicht begründen lässt, ist davon aber zu unterscheiden.

> Autonomie lässt sich als wesentlicher *Ausdruck* der Menschenwürde interpretieren, diese ist aber von der Autonomie nochmals zu unterscheiden.

Die biblische Tradition spricht an dieser Stelle von der Gottebenbildlichkeit des Menschen, die sich nicht auf seine Moralfähigkeit reduzieren lässt, so gewiss der Mensch seinem Wesen nach zu einem selbstbestimmten und bewussten Leben bestimmt ist. Unser Personsein ist vielmehr mit unserer leiblichen Existenz gegeben. Auch Menschen im sogenannten Wachkoma oder Menschen mit einer fortgeschrittenen Demenz sind Personen, weil auch sie dazu bestimmt sind, dass wir mit ihnen in einer von Liebe getragenen personalen Beziehung stehen und sie als Personen in unsere menschliche Kommunikationsgemeinschaft einbeziehen.

Auf den Beziehungsaspekt zielt das Konzept der relationalen Autonomie, das aus der feministischen Ethik stammt (Mackenzie/Stoljar 2000).

> Der Begriff der relationalen Autonomie besagt, dass das Selbst auch in seiner Selbstbestimmtheit auf andere verwiesen und angewiesen ist. Das gilt auch für die Bereiche von Medizin und Pflege, und diese Sicht des Menschen entspricht auch der biblischen Tradition.

Hingegen nimmt ein abstrakter Autonomiebegriff die besondere Hilfs- und Schutzbedürftigkeit von Schwerkranken und Sterbenden nicht wahr. Es ist philosophisch wie theologisch betrachtet problematisch, die Würde des Menschen an ein abstraktes Autonomiekonzept zu binden, das Individualität mit Autarkie und völliger Unabhängigkeit verwechselt und umgekehrt jede Form der Abhängigkeit, der Hilfsbedürftigkeit und Angewiesenheit auf andere als narzisstische Kränkung erlebt. Ein solches Autonomieverständnis aber führt dazu, Leiden und Schwäche als menschenunwürdig zu betrachten und nur ein abstrakt selbstbestimmtes Sterben als menschenwürdig zu akzeptieren.

Hilfreich sind in diesem Zusammenhang Überlegungen von Farideh Akashe-Böhme und Gernot Böhme zur Autonomie kranker und leidender Menschen.

> Gehören Krankheit und Sterben zum Leben dazu, ist nicht Autonomie, sondern Souveränität das angemessene Persönlichkeitsideal.

»Ein Mensch ist souverän, wenn er mit sich etwas geschehen lassen und Abhängigkeiten hinnehmen kann« (Akashe-Böhme/Böhme 2005, S. 62). Dieser Gedanke berührt sich mit wesentlichen Einsichten des christlichen Glaubens und seines Verständnisses von Menschenwürde, die auch Menschen mit Behinderungen, Schwerstkranke und Sterbende nicht verlieren können.

»Autonomie bis zuletzt« ist nicht selten eine Fiktion. Selbst eine noch so ausgefeilte Patientenverfügung ändert nichts an dem Umstand, dass der Patient »der verantwortlichen Entscheidung Dritter anheimgegeben ist« (Renesse 2005, S. 146). Die deutsche Juristin Margot v. Renesse gibt zu bedenken: »›Patientenautonomie‹ ist die goldene Seite einer Medaille, deren Nachtseite die schiere Angst ist, dass niemand ›seines Bruders Hüter‹ sein will« (Renesse 2005, S. 146).

Grundsätzlich ist das Selbstbestimmungsrecht von Schwerkranken und Sterbenden zu stärken, sofern es nicht gegen das aus dem Recht auf Leben abgeleitete Tötungsverbot ausgespielt wird. Hilfreich können dabei Patientenverfügungen, Vorsorgevollmachten und ein strukturierter Vorsorgedialog sein. Die fortschreitende Verrechtlichung des Arzt-Patienten-Verhältnisses, in deren Kontext auch das Instrument der Patientenverfügung zu betrachten ist, ist freilich ambivalent. Sie stärkt die Rechtssicherheit und kann doch auch als Symptom einer tiefgreifenden Vertrauenskrise der modernen Medizin und ihrer Institutionen gesehen werden. Das ohnehin nicht unproblematische Bild vom Patienten als mündigem Kunden wird so auf die Sterbenden ausgeweitet.

Die Fürsorge- oder Garantenpflicht des Arztes und seine Verantwortung für den Einsatz medizinisch sinnvoller Mittel bleiben in jedem Fall bestehen. Die Frage lautet also, was Mediziner und Institutionen tun können, um eine neue Kultur des Vertrauens aufzubauen, die nicht mit Bevormundung und Paternalismus zu verwechseln ist. Das Autonomieprinzip bedeutet keinesfalls, dass der Arzt auf unethische Forderungen eines Patienten oder seiner Vertrauensperson einzugehen hätte. In diesem Zusammenhang sollte gesehen werden, wie sehr gerade Ärzte und Pflegende, wie überhaupt alle, die Sterbende begleiten, auf Unterstützung und öffentliche Solidarität, aber auch auf qualifizierte medizinethische Aus- und Fortbildung angewiesen sind. Dazu gehören auch praktische Maßnahmen zur Beseitigung von personellen, räumlichen und strukturellen Engpässen in der Pflege sowie eine gesellschaftliche, aber auch finanzielle Aufwertung des Pflegeberufs.

> Pflegeeinrichtungen sind in erster Linie als Orte des Lebens zu sehen. Zum Leben aber gehört auch das Sterben. Zur ethischen Kultur einer Einrichtung der Altenpflege gehört eben auch eine Kultur des Sterbens, die den Tod nicht tabuisiert, für die eine gute Palliativversorgung und seelsorgerliche Begleitung selbstverständlich ist, d. h. aber auch eine Kultur und Praxis des gemeinsamen Abschiednehmens.

Ganz allgemein ist eine Gestaltung der gesellschaftlichen Verhältnisse, aber auch der Medizin und der Pflege in Krankenanstalten und Pflegeheimen, gefordert, welche die Würde des Menschen im Leben wie im Sterben achtet.

7.6 Zusammenfassung

Zu den Grundlagen der Ethik am Lebensende gehören die Achtung vor dem Recht auf Leben, das auch das Recht zu sterben einschließt, sowie die Anerkennung der Menschenwürde bis zuletzt. Das Recht zu Sterben ist aber vom Recht der Tötung auf Verlangen oder auf Suizid und Suizidbeihilfe zu unterscheiden. Die Prinzipien der Würde und der Autonomie stehen dem Prinzip der Fürsorglichkeit gegenüber und können mit diesem in Konflikt geraten. Inwiefern Menschenrechtsargumente und das Prinzip der Menschenwürde eine ausreichende Basis für ethische Entscheidungen am Lebensende, sind, ist umstritten. In einer pluralistischen Gesellschaft bestehen außerdem unterschiedliche Vorstellungen vom guten und menschenwürdigen Sterben. Zu den ethischen Grundlagen am Lebensende gehört die Bestimmung des Zumutbaren und des Unzumutbaren sowie die Unterscheidung zwischen Tun und Unterlassen.

Literatur

Akashe-Böhme/Böhme (2005): Farideh Akashe-Böhme/Gernot Böhme, Mit Krankheit leben. Von der Kunst, mit Schmerz und Leid umzugehen (Beck'sche Reihe 1620), München. 2005

Arendt (1955): Hannah Arendt, Elemente und Ursprünge totaler Herrschaft, Frankfurt a.M. 1955, S. 614.

Ariès (1980): Philippe Ariès: Geschichte des Todes, München: dtv 1980, S. 789.

Jonas (1984): Hans Jonas, Das Prinzip Verantwortung. Versuch einer Ethik für die technologische Zivilisation, Frankfurt a.M.: Suhrkamp 1984, S. 89.

Körtner (2012): Ulrich H.J. Körtner, Recht auf Leben – Recht auf Sterben. Autonomie am Lebensende und ihre Grenzen, in: Michael Frieß (Hg.), Wie sterben? Zur Selbstbestimmung am Lebensende. Eine Debatte, Gütersloh 2012, S. 120–139

Körtner (2013): Ulrich H.J. Körtner, Würde, Respekt und Mitgefühl aus Sicht der Pflegeethik, in: Österreichische Pflegezeitschrift 66, 2013, H. 11, S. 24–27.

Körtner (2016): Ulrich H.J. Körtner, Sozialethische Implikationen der Sterbehilfe-Debatte, in: Sabine Federmann/Peter Markus (Hg.), Welche Hilfe beim Sterben wollen wir? Ethische Fragen am Lebensende, Villigst. Ev. Akademie Villigst 2016, S. 69–85.

Leben hat seine Zeit, Sterben hat seine Zeit. Eine Orientierungshilfe des Rates des GEKE zu lebensverkürzenden Maßnahmen und zur Sorge um Sterbende, Wien: GEKE 2011.

Mackenzie/Stoljar (2000): Catriona Mackenzie/Natalie Stoljar (Hg.), Relational Autonomy. Feminist Perspectives on Autonomy, Agency, and the Social Self, Oxford 2000.

Nassehi (2004): Armin Nassehi, »Worüber man nicht sprechen kann, darüber muss man schweigen.« Über die Geschwätzigkeit des Todes in unserer Zeit, in: Konrad Paul Liessmann (Hg.), Ruhm, Tod, Unsterblichkeit, Wien: Zsolnay 2004, S. 118–145

Renesse (2005): Margot v. Renesse, Die Patientenverfügung – »Autonomie bis zuletzt?«, in: Zeitschrift für Evangelische Ethik 49, 2005, S. 144–146

Weixler et al. (2017): Dietmar Weixler/Sophie Schur/Rudolf Likar/Claudia Bozzaro/Thomas Daniczek/Angelika Feichtner/Christoph Gabl/Bernhard Hammerl-Ferrari/Maria Kletečka-Pulker/Ulrich Körtner/Hilde Kössler/Johannes Gombertus Meran/Aurelia Miksovsky/Bettina Pusswald/Thomas Wienerroither/Herbert Watzke, Leitlinie zur Palliativen Sedierungstherapie (Langversion). Ergebnisse eines Delphiprozesses der Österreichischen Palliativgesellschaft (OPG), Wiener Medizinische Wochenschrift 167, 2017, S. 31-48

Wilkening/Kunz (2003): Karin Wilkening/Roland Kunz, Sterben im Pflegeheim. Perspektiven und Praxis einer neuen Abschiedskultur, Göttingen: Vandenhoeck & Ruprecht 2003

8 Der Patient und seine Vertretung in medizinischen Angelegenheiten: Rechtsethische Grundlagen

Jürgen Wallner

8.1 Einleitung

Jede medizinische Behandlung benötigt drei Legitimationsbausteine: eine medizinische Indikation, eine Durchführung gemäß den Standards der medizinischen Wissenschaft und eine Zustimmung des darüber aufgeklärten, entscheidungsfähigen Patienten (Wallner 2017).

Neurodegenerative Erkrankungen (z. B. Demenz) oder der plötzliche Verlust kognitiver Fähigkeiten (z. B. durch Schlaganfall), wie sie mit zunehmendem Alter verstärkt auftreten, schränken die Entscheidungsfähigkeit ein. Damit wächst die Wahrscheinlichkeit, dass ein Patient eine Unterstützung oder Vertretung für seine Willensbildung benötigt. Der vorliegende Beitrag erläutert, wie der Patient unmittelbar oder über einen Vertreter in diesen Prozess einzubeziehen ist. Jede Form der Unterstützung und Vertretung ist dabei stets vor dem Bezugspunkt der Selbstbestimmung der Patientin zu verstehen.

8.2 Zentrale Begriffe

»Angehörige« im allgemeinen Sprachgebrauch sind Personen, die aufgrund eines Verwandtschafts- oder Vertrauensverhältnisses zum sozialen System des Patienten gehören.

»Nächste Angehörige« im Rechtssinn sind gemäß § 268 Abs. 2 ABGB die Eltern und Großeltern, Kinder und Enkelkinder über 18 Jahre, Geschwister, Nichten und Neffen, Ehegatte oder eingetragener Partner sowie Lebensgefährte (wenn seit mindestens drei Jahren im gemeinsamen Haushalt lebend) des Patienten. Darüber hinaus eine Person, die der Patient selbst in einer Erwachsenenvertreter-Verfügung zum Kreis der nächsten Angehörigen hinzufügt (z. B. eine betreuende Nachbarin).

»Gesetzlicher Vertreter« einer volljährigen Patientin ist gemäß § 1034 Abs. 1 ABGB der Vorsorgebevollmächtigte, die Gewählte Erwachsenenvertreterin, der Gesetzliche Erwachsenenvertreter oder die Gerichtliche Erwachsenenvertreterin.

8.3 Rechtsethische Rahmenbedingungen

Die Rahmenbedingungen für die Einbindung der Patientin oder eines gesetzlichen Vertreters in die Entscheidung über eine medizinische Behandlung ergeben sich aus grundlegenden ethischen Wertungen und deren Institutionalisierung in rechtlichen Normen.

8.3.1 Ethische Grundlagen

Ein Menschenbild des sozial eingebetteten Patienten

Medizin- und Rechtsethik arbeiten mit einem personalen Menschenbild. Die Person als Individuum ist Legitimationspunkt des Handelns. Jede medizinische Untersuchung, Behandlung und Forschung muss sich daran messen lassen. Konkret bedeutet dies, dass sie grundsätzlich nicht ohne Zustimmung des Betroffenen, schon gar nicht gegen seinen Willen, durchgeführt werden darf. Ethische Grundlage hierfür ist die Autonomie jeder Person, die Anerkennung ihrer Selbstbestimmung verlangt und verbietet, einen Menschen als bloßes Objekt zu behandeln (Wallner 2018).

Die Ethik legt diese Wertung aus guten Gründen als Legitimationsmaßstab an das medizinische Handeln an. Nur allzu oft wurde und wird die Patientin in der Medizin nämlich nicht ernst genommen. Gegen eine solche Entmündigung begründen Medizin- und Rechtsethik einen individualethischen Schutz.

> Die Selbstbestimmung jedes Patienten ist ein zentraler Legitimationsmaßstab für das medizinische Handeln.

Gleichwohl ist das Individuum in der Realität nie vollständig von seiner Umwelt isoliert. Der konkrete Patient ist eingebettet in seinen sozialen Kontext, zu dem seine Angehörigen, seine Lebenswelt (Beruf, Vereine, Gemeinschaften) und die Gesellschaft (Gemeinde, Region, Land) zählen. In Krankheit wird der soziale Kontext darüber hinaus von den Behandelnden mitgeformt, in der Langzeitbetreuung von den Pflegenden. Die Selbstbestimmung des Individuums ist in dieser Sichtweise in verschiedene soziale Beziehungen eingebettet. Manche sind stärker, manche schwächer prägend, manche werden als unterstützend, manche als erschwerend erlebt, manche sind existenziell wichtig, andere eher disponibel, manche sind über die Zeit konstant, andere gewinnen oder verlieren zeitweise an Bedeutung. In diesem individuellen sozialen Kontext kann die Person ihren eigenen Standpunkt, ihre eigene Sichtweise und Entscheidung entwickeln. Es ist eine relationale Selbstbestimmung, d. h. eine, die sich in Beziehung zur eigenen Umwelt ausbildet.

Wenn es um einen konkreten Patienten geht, gilt es damit zwei Perspektiven zusammenzubringen: erstens die Achtung seiner individuellen Selbstbestimmung; im Zweifels- oder Konfliktfall ist sie gegen eine Entmündigung (Heteronomie) zu schützen. Dies ist, ethisch gesprochen, eine Frage der Gerechtigkeit. Die zweite Perspektive ist der relationale Charakter der Selbstbestimmung. Sie verlangt ein Kümmern um den sozialen Kontext, in dem der konkrete Patient lebt, weil und insoweit dieser Kontext für seine Selbstbestimmung wichtig ist. Dies ist, ethisch gesprochen, eine Frage der Sorge.

Schutz vor Fremdbestimmung und Unterstützung im eigenen Lebensvollzug

»Selbstbestimmung« ist das Vermögen eines Menschen, seinem Handeln Ziele zu geben und sich selbst zu etwas zu berechtigen und zu verpflichten (vgl. »Handlungsfähigkeit« gemäß § 24 Abs. 1 ABGB).

Selbstbestimmung hat zwei komplementäre Seiten. Zum einen ist sie mit der Freiheit von Fremdbestimmung verbunden. Im medizinischen Zusammenhang bedeutet dies insbesondere, dass der Patient eine Behandlung ablehnen darf, auch wenn sie medizinisch indiziert wäre. Zum anderen drückt sie sich durch die Freiheit zum eigenen Lebensvollzug aus. Wenn es um eine medizinische Behandlung geht, ist diese Seite in der Figur des Informed Consent institutionalisiert. Beide Seiten der Selbstbestimmung sind in ihrer realen Umsetzung voraussetzungsreich.

Bei der Freiheit *von* Fremdbestimmung ergeben sich in der Praxis mitunter Fragen der Abgrenzung: Wo fängt eine nicht rechtfertigbare Fremdbestimmung an? Zwang, Nötigung, Drohung und Täuschung, die für Dritte offenkundig sind, stellen weniger ein Problem dar. Schwieriger sind die subtilen Varianten: beständiges Einreden auf den Patienten, drastische Darstellung möglicher Konsequenzen in der ärztlichen Aufklärung, Entzug von Zuwendung durch Pflegende, systemischer Druck in einer Einrichtung (z. B. Zeitdruck). Solche Faktoren erhöhen das Risiko einer Fremdbestimmung und können von jedem Akteur aus dem sozialen Umfeld des Patienten herrühren.

Die Freiheit *zum* eigenen Lebensvollzug verlangt ein weitaus höheres Engagement mit der Patientin als der Respekt vor ihrer Freiheit von Fremdbestimmung. Hier geht es nämlich um die Frage, wie der Patientin dabei geholfen werden muss, damit sie sich selbst eine Meinung zu einer Behandlung bilden und eine Entscheidung treffen kann. Die hierfür nötige Selbstbestimmungsaufklärung erschöpft sich nicht in der Risikoaufklärung, sondern erfordert eine gemeinsame Entwicklung möglicher Therapieziele und Bewertung von Vor- und Nachteilen dazugehöriger Behandlungsansätze.

> Selbstbestimmung zu achten bedeutet, Patienten vor Fremdbestimmung zu schützen und ihre Möglichkeiten zum eigenen Lebensvollzug zu stärken.

Die komplexen Voraussetzungen der Selbstbestimmung führen dazu, dass ihre Achtung in der Praxis stets relativ zu gedachten Idealen bleiben wird. Damit die Relativität nicht zur relativistischen Beliebigkeit wird, können zwei Ansätze helfen: Erstens können Mindestanforderungen an die Achtung der Selbstbestimmung gesucht werden. Dies geschieht, wenn rechtliche Normen dazu formuliert werden. Zweitens kann eine kritische Unzufriedenheit mit dem jeweiligen Status quo die Akteure danach streben lassen, dem konkreten Patienten gerechter zu werden. Das ist zwar nicht in der Art erzwingbar, wie die Einhaltung rechtlicher Mindeststandards, aber es ist rechtlich erlaubt.

Entscheidungsfähigkeit erhalten und fördern

Eine Voraussetzung für Selbstbestimmung ist Entscheidungsfähigkeit. Sie umfasst drei Elemente (2. ErwSchG, ErläutRV 1461 BlgNR 25. GP 9):

- Kognitive Fähigkeit: verstehen können, worum es geht;
- Voluntative Fähigkeit: sich einen Willen bilden können;
- Pragmatische Fähigkeit: sich entsprechend verhalten können.

> Die Entscheidungsfähigkeit ist keine statische Größe, sondern kann beeinflusst – gehemmt oder gefördert – werden.

Alle drei Elemente sind mehrfach relativ zu verstehen:

- Relativ zur konkreten Situation: die spezifische Fragestellung (z. B. eine Erkrankung und die damit verbundene Behandlungsmöglichkeit) ist der Bezugspunkt für die Entscheidungsfähigkeit (und nicht alle erdenklichen Belange des Lebens);

- Relativ zu den konkreten Fähigkeiten des Patienten: das Verständnis eines medizinischen Laien, der von seiner Persönlichkeit unter Umständen zögerlich ist und mehr Zeit als andere benötigt, um einem naturwissenschaftlichen Gedankengang zu folgen, beeinflusst die Entscheidungsfähigkeit, verwirkt sie aber nicht;
- Relativ zu den konkreten Wertvorstellungen des Patienten: die Willensbildung kann subjektiven Wertungen des Patienten folgen, sie muss nicht verallgemeinerungsfähig (»vernünftig«) sein, um als entscheidungsfähig zu gelten.

Bedeutung für die klinische Praxis

Bei einer 81-jährigen Patientin, die früher in einem Blumenladen gearbeitet hat, wird ein bereits metastasierender Unterleibstumor festgestellt. Aus den Schilderungen der Patientin und ihrer beiden Kinder ergibt sich zusätzlich der Hinweis auf eine zunehmende kognitive Verschlechterung seit etwa einem Jahr. Gleichwohl versteht die Patientin im onkologischen Aufklärungsgespräch, dass eine Operation nicht mehr indiziert sei (Patientin: »Der Krebs ist schon zu groß.«). In Hinblick auf das Angebot einer systemischen Therapie mit palliativer Zielsetzung bleibt die Patientin zögerlich (»Ich möchte nicht im Spital bleiben«). Argumente, wonach die Behandlung teilstationär durchgeführt werden könnte, überzeugen sie nicht.
Die Ablehnung der onkologischen Behandlung kann nicht automatisch als Zeichen fehlender Entscheidungsfähigkeit gewertet werden. Erstens versteht die Patientin ihre infauste Prognose für eine medizinische Laiin ausreichend. Zweitens ist sie, wenn auch zögerlich, in der Lage, sich einen Willen zu bilden, der das Angebot ablehnt. Drittens muss diese Entscheidung nicht verallgemeinerungsfähig sein, d. h. auch wenn viele andere Patientinnen in vergleichbarer Lage das Behandlungsangebot angenommen hätten, darf sie sich dagegen entscheiden.
Die Verantwortung des Behandlungsteams ist damit nicht beendet. Vielmehr gilt es, gemeinsam mit der Patientin (und unter Umständen ihren Kindern als Unterstützern) zu überlegen, wie das von ihr deklarierte Ziel (palliativ, zu Hause) bestmöglich medizinisch, pflegerisch und therapeutisch begleitet werden kann.

Die Entscheidungsfähigkeit ist damit keine statische Größe. Sie kann sich je nach Persönlichkeit, Krankheitsverlauf und äußeren Umständen (z. B. Tageszeit, Umgebung) verändern. Manche Veränderungen sind schicksalhaft, andere haben ihre Ursache in menschlichem Handeln und sind damit ethisch relevant. Aufgrund der zentralen Stellung der Selbstbestimmung und der Bedeutung der Entscheidungsfähigkeit hierfür, ergeben sich zwei Pflichten:

- Handlungen zu unterlassen, welche die Entscheidungsfähigkeit behindern;
- Handlungen zu tätigen, welche die Entscheidungsfähigkeit fördern.

Bei der Förderung der Entscheidungsfähigkeit kommt der relationale Charakter der Selbstbestimmung wieder ins Spiel. Viele Menschen möchten sich nämlich mit anderen beraten, um sich eine Meinung zu einer Frage zu bilden – zumal, wenn es um medizinische Belange geht, die für den Betroffenen neu sind oder weitreichende Folgen haben. Ethisch betrachtet ist es ein Zeichen von Klugheit, sich in schwierigen Situationen zu beraten. In etlichen Fällen wird ein Patient mit dieser Unterstützung ausreichend entscheidungsfähig sein, um damit selbstbestimmt eine Entscheidung treffen zu können.

Treuhänderische Vertretung

Die Achtung der Selbstbestimmung eines Patienten endet aus ethischer Perspektive nicht mit dem Verlust seiner Entscheidungsfähigkeit. Zwar kann der Patient seine Selbstbestimmung dann aktuell nicht ausüben. Aus ihrer normativen Bedeutung folgt jedoch die Verpflichtung Dritter, der Selbstbestimmung anders gerecht zu werden. Dies kann auf mehrfache Weise geschehen:

1. Antizipierte Willensbekundungen achten: Äußerungen, die eine Patientin noch im Stadium der Entscheidungsfähigkeit in Hinblick auf eine künftige Situation getätigt hat, sind Ausdruck ihrer Selbstbestimmung und daher zu achten (z. B. in einer Patientenverfügung).
2. Natürliche Willensbekundungen achten: Leibliche Ausdrucksweisen (Mimik, Körpertonus, Gestik), die ein Patient im Stadium fehlender Entscheidungsfähigkeit aktuell tätigt, können Ausdruck seiner Selbstbestimmung sein und sind insoweit zu achten.
3. Vertretene Willensbekundungen achten: Äußerungen, die eine Patientin im Wege eines legitimen Stellvertreters übermitteln lässt, sind Ausdruck ihrer (relationalen) Selbstbestimmung und daher zu achten, sofern sie nicht 1. oder 2. widersprechen.

> Der antizipierte, natürliche oder vertretene Patientenwille ist als Ausdruck der Selbstbestimmung zu bewerten.

Die Achtung der Selbstbestimmung eines Patienten bleibt damit der zentrale Legitimationspunkt für das Handeln Dritter. Wenn für einen aktuell nicht entscheidungsfähigen Patienten von Dritten zu entscheiden ist, handelt es sich vom Anspruch her um eine treuhänderische Vertretung, die stets die antizipierten oder natürlichen Willensbekundungen der Person im Auge behalten und in ihrem (mutmaßlichen) Sinn entscheiden muss.

Damit unvereinbar wäre eine Vertretung, die

- ohne Einverständnis des noch entscheidungsfähigen Patienten in die Entscheidungsfindung einbezogen wird;
- gegen den erklärten Willen des nicht mehr entscheidungsfähigen Patienten in die Entscheidungsfindung einbezogen wird;
- ihre eigenen, dem Patientenwillen widersprechenden, Interessen in der Entscheidungsfindung durchsetzen möchte.

8.3.2 Rechtliche Grundlagen

Die zuvor erläuterten ethischen Wertungen liegen den folgenden rechtlichen Normen zugrunde. Schwerpunkt der Ausführungen sind die Vertretungsinstrumente für medizinische Behandlungen, wie sie nach dem 2. Erwachsenenschutzgesetz mit 1. Juli 2018 in Österreich verbindlich sind (Barth 2017; Bernat 2018; Koza 2017).

> Das 2. Erwachsenenschutzgesetz verfolgt das Ziel, die Selbstbestimmung des Patienten auch für den Fall hochzuhalten, dass er Unterstützung oder einen Vertreter benötigt.

Achtung der Selbstbestimmung

Im Umgang mit Menschen, die in ihrer Entscheidungsfähigkeit eingeschränkt sind, ist dafür Sorge zu tragen, dass sie möglichst selbstständig, erforderlichenfalls mit entsprechender Unterstützung, ihre Angelegenheiten selbst besorgen können (§ 239 Abs. 1 ABGB).

> **Bedeutung für die klinische Praxis**
>
> - Ziele sind die Erhaltung, Förderung und Wiederherstellung der Selbstbestimmung des Patienten.
> - Unterstützung hierfür kann von Angehörigen, anderen nahestehenden Personen, Unterstützungsdiensten der Einrichtung, Gruppen von Gleichgestellten, Beratungsstellen oder einer Vorsorgeplanung (Advance Care Planning) kommen (§ 239 Abs. 2 ABGB).
> - Eine Stellvertretung des Patienten darf nur dann ins Spiel kommen, wenn dies zur Wahrung seiner Rechte und Interessen unvermeidlich ist (§ 240 Abs. 1 ABGB).

Solange und soweit ein Patient in Hinblick auf eine medizinische Behandlung selbst entscheidungsfähig ist, kann nur er selbst darüber entscheiden (§ 252 Abs. 1 ABGB).

> **Bedeutung für die klinische Praxis**
>
> - Die Entscheidungsfähigkeit ist von der behandelnden Person in der konkreten Behandlungssituation aktuell zu überprüfen. Die behandelnde Person darf davon ausgehen, dass ein Patient ab dem 14. Lebensjahr für medizinische Behandlungen entscheidungsfähig ist (§ 173 Abs. 1 ABGB).
> - Wenn die Patientin entscheidungsfähig ist, verbietet sich die Einbindung eines Vertreters, der die Entscheidung anstelle oder zusätzlich zur volljährigen Patientin trifft. (Bei Patienten zwischen 14 und 18 Jahre müsste gemäß § 173 Abs. 2 ABGB zusätzlich zum entscheidungsfähigen Patienten eine obsorgeberechtigte Person einbezogen werden, wenn eine schwerwiegende Behandlung zur Diskussion steht.)

Wenn eine Patientin in Hinblick auf eine medizinische Behandlung nicht entscheidungsfähig ist, aber durch natürliche Willensbekundungen zu erkennen gibt, dass sie die Behandlung ablehnt, so darf die Behandlung nicht ohne Genehmigung des Gerichts durchgeführt werden, selbst wenn ihr ein gesetzlicher Vertreter zustimmt (§ 254 Abs. 1 ABGB).

> **Bedeutung für die klinische Praxis**
>
> - Die leiblichen Ausdrucksweisen (Mimik, Körpertonus, Gestik) der Patientin sind für die Entscheidungsfindung relevant. Da sie unbestimmt und ambivalent sein können, sollten sie von verschiedenen Personen in unterschiedlichen Zusammenhängen beobachtet und gemeinsam interpretiert werden.
> - Ergibt sich daraus, dass die leiblichen Ausdrucksformen einen ablehnenden natürlichen Patientenwillen konkludent darstellen, so sollte dies als Ausdruck der Selbstbestimmung ernst genommen werden.
> - Eine allfällige Behandlung gegen diesen Willen müsste vom Gericht genehmigt werden.

Auch einem nicht entscheidungsfähigen Patienten sind Grund und Bedeutung einer medizinischen Behandlung zu erklären (§ 253 Abs. 2 ABGB).

Bedeutung für die klinische Praxis

- Wenn ein Patient nicht entscheidungsfähig ist, entscheidet über die Behandlung zwar sein gesetzlicher Vertreter. Dennoch hat dieser Vertreter, gemeinsam mit den Behandelnden, dem Patienten aus Respekt vor seiner Person zu erläutern, was warum geschieht.
- Der Gesetzgeber sieht eine solche Erklärungspflicht für jene Situationen vor, in denen dies möglich ist, d. h. in denen der Patient zumindest basal kommunikationsfähig ist (vgl. 2. ErwSchG, ErläutRV 1461 BlgNR 25. GP 31). Eine gute klinische Praxis wird aber selbst einem nicht mehr kommunikationsfähigen (z. B. komatösen) Patienten erläutern, was mit ihm geschieht – nicht, um seine »Zustimmung« zu erreichen, sondern, weil der Patient nach wie vor Subjekt und nicht bloßes Objekt der Behandlung ist.
- Das Gesetz erlaubt eine Einschränkung der Erklärungspflicht, insoweit sie für das Wohl des Patienten abträglich wäre (§ 253 Abs. 2 HS 2 ABGB). Dabei geht es allerdings nicht um ein Ob, sondern um ein Wie und Wieviel an Erklärungen. Die Bestimmung des Wie und Wieviel ist eine Frage klinischer Klugheit, da sie von der jeweiligen Persönlichkeit des Patienten und der konkreten Situation abhängt.

Ist für die behandelnde Person fraglich, ob der Patient entscheidungsfähig ist, so muss er sich nachweislich darum bemühen, dass Dritte den Patienten dabei unterstützen, seine Entscheidungsfähigkeit zu erlangen (§ 252 Abs. 2 ABGB).

Bedeutung für die klinische Praxis

- Wenn sich im ärztlichen Gespräch mit der Patientin Zweifel über ihre Entscheidungsfähigkeit ergeben, darf nicht sogleich ein gesetzlicher Vertreter herangezogen werden. Stattdessen soll der Patientin geholfen werden, ihre Entscheidungsfähigkeit zu erlangen, um damit eine selbstbestimmte Entscheidung treffen zu können.
- Für die Unterstützung der Patientin können verschiedene Personen hinzugezogen werden: Angehörige, andere nahestehende Personen (z. B. Mitbewohner, Nachbarn), Vertrauenspersonen (von der Patientin als solche benannt) oder Unterstützungsdienste der Einrichtung (z. B. Klinische Ethikberatung, Krankenhausseelsorge, Palliativkonsiliardienst).
- Die hinzugezogene Person versucht in einem Gespräch mit der Patientin, deren Vorstellungen vom Therapieziel, ihre Wünsche und Sorgen, ihre bislang nicht ausgesprochenen Fragen zu erörtern und sie so in ihrer Willensbildung zu mobilisieren. Gelingt dies, entscheidet die Patientin selbst über die Behandlung.
- Von der beabsichtigten Beiziehung solcher Unterstützer ist die Patientin zu informieren. Wenn sie zu erkennen gibt, dass sie damit nicht einverstanden ist, muss dies akzeptiert werden. Bleibt die behandelnde Person bei ihrer Einschätzung, dass die Patientin nicht entscheidungsfähig ist, hat sie in diesem Fall einen gesetzlichen Vertreter einzubeziehen.
- Zur Unterstützung der Entscheidungsfähigkeit zählt auch die Gestaltung der Umgebung, in der ein Gespräch mit der Patientin stattfindet. Die Vermeidung von Lärm und anderen Stressoren oder die vertrauensbildende Innenraumgestaltung können die Entscheidungsfähigkeit positiv beeinflussen.

- Die Entscheidungsfähigkeit kann weiters durch kommunikative Maßnahmen gefördert werden: einfacher Satzbau, Wiederholung von Schlüsselaspekten, Einsatz visueller Hilfsmittel, schriftliche Zusammenfassung in einfach verständlicher Sprache und andere Instrumente können Menschen mit kognitiven Einschränkungen helfen, ihre Entscheidungsfähigkeit zu verbessern.
- Die behandelnde Person dokumentiert in der Krankengeschichte, welche Maßnahmen sie versucht hat, um die Patientin in ihrer Entscheidungsfähigkeit zu unterstützen.

Indikation und Gefahr im Verzug

Die medizinische Indikation bildet den Rahmen (d. h. auch die Grenzen) für die Selbstbestimmung des Patienten (Wallner 2017).

Bedeutung für die klinische Praxis

- Medizinisch indizierte Maßnahmen, zu denen der aufgeklärte Patient oder der gesetzliche Vertreter des nicht entscheidungsfähigen Patienten seine Einwilligung erteilt, dürfen begonnen bzw. fortgesetzt werden.
- Auf medizinisch nicht indizierte Maßnahmen darf seitens der Behandelnden verzichtet werden bzw. dürfen sie beendet werden, selbst wenn der Patient oder der gesetzliche Vertreter des nicht entscheidungsfähigen Patienten sie wünscht.
- Auf medizinisch indizierte Maßnahmen, die nicht (mehr) vom direkten oder vertretenen Patientenwillen getragen sind, muss verzichtet werden bzw. müssen sie beendet werden.
- Ist der Patientenwille nicht ergründbar, ist davon auszugehen, dass er mit einer medizinisch indizierten Behandlung einverstanden wäre (§§ 253 Abs. 1 S 3, 254 Abs. 2 S 2 ABGB).

Wenn das Aufschieben einer medizinisch indizierten Behandlung mit einer Gefährdung des Lebens, der Gefahr einer schweren Schädigung der Gesundheit oder starken Schmerzen des Patienten verbunden wäre (d. h. »Gefahr im Verzug« besteht), gelten geminderte Aufklärungs- und Vertretungspflichten (§§ 252 Abs. 4, 253 Abs. 3, 254 Abs. 3 ABGB).

Bedeutung für die klinische Praxis

- Ist ein Patient entscheidungsfähig, besteht aber Gefahr im Verzug, dann dürfen medizinisch indizierte Maßnahmen auch ohne die sonst erforderliche ärztliche Aufklärung durchgeführt werden (§ 252 Abs. 4 ABGB). Seine Einwilligung kann und sollte aber auch in diesen Situationen eingeholt werden, selbst wenn sie nicht auf einer üblichen Aufklärung beruht oder von fraglicher Entscheidungsfähigkeit getragen ist. Der pragmatische Grund hierfür ist in der Stärkung der Compliance zu sehen, der fundamentale Grund im Respekt vor der Selbstbestimmung (vgl. 2. ErwSchG, ErläutRV 1461 BlgNR 25. GP 31).

- Ist ein Patient nicht entscheidungsfähig und besteht Gefahr im Verzug, dann dürfen medizinisch indizierte Maßnahmen begonnen werden, wenn ein gesetzlicher Vertreter nicht hinzugezogen werden kann (§ 253 Abs. 3 S 1 ABGB). Ist die unmittelbare Gefahr durch die begonnene Behandlung abgewendet und ist beim weiterhin nicht entscheidungsfähige Patienten eine weitere Behandlung indiziert, so muss unverzüglich ein gesetzlicher Vertreter hinzugezogen werden (§ 253 Abs. 3 S 2 ABGB).
- Ist ein Patient nicht entscheidungsfähig und besteht Gefahr im Verzug, dann dürfen medizinisch indizierte Maßnahmen durchgeführt werden, selbst wenn ein Gerichtsverfahren zur Genehmigung der Entscheidung eines gesetzlichen Vertreters oder die ersatzweise Zustimmung des Gerichts anstelle des gesetzlichen Vertreters noch nicht abgeschlossen ist (§ 254 Abs. 3 ABGB).
- Selbst bei Gefahr im Verzug gilt: Ist den Behandelnden bereits bekannt, dass der Patient eine Behandlung ablehnt (z. B. in Form einer Patientenverfügung oder einer mündlichen Willensbekundung durch den zuvor noch entscheidungsfähigen Patienten), so muss sie unterbleiben (§ 253 Abs. 4 ABGB).

Gemeinsame Bestimmungen für gesetzliche Vertreter

Wenn ein Patient nicht entscheidungsfähig ist, hat er das Recht auf einen gesetzlichen Vertreter, der seine Interessen vertritt. Das Gesetz spricht in diesem Zusammenhang von »schutzberechtigten Personen« (§ 21 Abs. 1 ABGB). Umgekehrt ergibt sich daraus die Pflicht der Behandelnden, einen solchen Vertreter in die Entscheidung einzubinden (§ 253 Abs. 1 S 1 ABGB). Für die gesetzliche Vertretung eines volljährigen Patienten kommen vier Instrumente in Frage, deren Reihenfolge subsidiär zu verstehen ist:

1. Vorsorgebevollmächtigter
2. Gewählter Erwachsenenvertreter
3. Gesetzlicher Erwachsenenvertreter
4. Gerichtlicher Erwachsenenvertreter

Alle vier Formen der gesetzlichen Vertretung unterliegen gemeinsamen Bestimmungen, die in Hinblick auf medizinische Belange folgendermaßen zusammengefasst werden können:
Der gesetzliche Vertreter hat danach zu trachten, dass die vertretene Patientin im Rahmen ihrer Fähigkeiten und Möglichkeiten ihre Lebensverhältnisse nach eigenen Wünschen und Vorstellungen gestalten kann und sie, soweit wie möglich, in die Lage zu versetzen, ihre Angelegenheiten selbst zu besorgen (§ 241 Abs. 1 ABGB).
Der gesetzliche Vertreter muss die vertretene Patientin von beabsichtigten, sie betreffenden Entscheidungen rechtzeitig verständigen und ihr die Möglichkeit geben, sich dazu zu äußern. Die Äußerung ist zu berücksichtigen, es sei denn, das Wohl der Patientin wäre dadurch erheblich gefährdet (§ 241 Abs. 2 ABGB). Bei der Entscheidung über eine medizinische Behandlung hat sich der gesetzliche Vertreter vom Willen der Patientin leiten zu lassen (§ 253 Abs. 1 S 2 ABGB).
Der gesetzliche Vertreter darf einer medizinischen Behandlung, die der nicht entscheidungsfähige Patient ablehnt, nur mit Genehmigung des Gerichts zustimmen (§ 254 Abs. 1 ABGB).

Bedeutung für die klinische Praxis

- Wenn ein nicht entscheidungsfähiger Patient durch sein Verhalten zu erkennen gibt, dass er eine indizierte Behandlung ablehnt, dann reicht die Zustimmung des gesetzlichen Vertreters

nicht aus, um die Behandlung vorzunehmen.
- Wehrt ein Patient z. B. eine Untersuchung oder Behandlung körperlich ab und ist diese Abwehr nicht bloß ein unwillkürlicher Reflex, so braucht es eine gerichtliche Genehmigung, um die Behandlung gegen den (natürlichen) Willen des Patienten durchzuführen.

Der gesetzliche Vertreter darf der Sterilisation einer nicht entscheidungsfähigen Person nur mit Genehmigung des Gerichts zustimmen (§ 255 Abs. 2 ABGB).

Der gesetzliche Vertreter darf einer medizinischen Forschung an einer nicht entscheidungsfähigen Person nur zustimmen, wenn eine krankenanstaltenrechtliche Ethikkommission oder das Gericht dies genehmigt (§ 256 Abs. 1 ABGB). Gibt die nicht entscheidungsfähige Person zu erkennen, dass sie die Forschung ablehnt, bedarf es jedenfalls einer gerichtlichen Genehmigung (§ 256 Abs. 2 ABGB).

Der gesetzliche Vertreter mit dem Wirkungskreis »medizinische Angelegenheiten« darf über alle Behandlungsfragen, auch vital relevante, entscheiden.

Bedeutung für die klinische Praxis

- Die bisherige Unterscheidung zwischen »einfachen« und »schwerwiegenden« Behandlungen wurde mit dem 2. ErwSchG aufgegeben (2. ErwSchG, ErläutRV 1461 BlgNR 25. GP 31).
- Medizinische Behandlungen, für deren Zustimmung ein gesetzlicher Vertreter bislang entweder zwei voneinander unabhängige ärztliche Zeugnisse oder eine gerichtliche Genehmigung brauchte, können nunmehr vom Vertreter alleine im Sinn des Patienten entschieden werden (z. B. Operationen unter Vollnarkose, PEG-Sonden).

Für die Auswahl und Dauer der Vertretung gelten ebenfalls gemeinsame Bestimmungen für alle vier Vertretungsformen:

Jede Form der gesetzlichen Vertretung unterliegt Formvorschriften. Vorsorgevollmacht, Gewählte Erwachsenenvertretung und Gesetzliche Erwachsenenvertretung können nur bei einem Notar, Rechtsanwalt oder Erwachsenenschutzverein errichtet werden. Über die Gerichtliche Erwachsenenvertretung ergeht ein Beschluss des (Bezirks-)Gerichts.

Alle rechtlich relevanten Informationen zur gesetzlichen Vertretung sind zwingend im Österreichischen Zentralen Vertretungsverzeichnis (ÖZVV) zu registrieren (§§ 245 f., 263 Abs. 1 und 3, 267 Abs. 1, 268 Abs. 1 Z 4, 270 Abs. 1 ABGB; §§ 126 Abs. 2, 128 Abs. 5 AußStrG; § 140h NO).

Eine gesetzliche Vertretung wird erst relevant, wenn und soweit der Patient nicht entscheidungsfähig ist. Dies ist durch ein ärztliches Zeugnis festzustellen.

Bedeutung für die medizinische Praxis

- Ist ein Patient nicht mehr entscheidungsfähig, ist dem Vorsorgebevollmächtigten, Gewählten oder Gesetzlichen Erwachsenenvertreter ein ärztliches Zeugnis auszuhändigen, in dem die fehlende Entscheidungsfähigkeit bestätigt wird (§ 140 Abs. 5 NO).
- Mit diesem Zeugnis kann der Eintritt des Vertretungsfalls im ÖZVV eingetragen werden und ist die entsprechende Person ab diesem Zeitpunkt gesetzlicher Vertreter des Patienten.
- Die Bestätigung über die Eintragung im ÖZVV sollte in der Krankengeschichte dokumentiert werden.

Eine Person kann in einer Erwachsenenvertreter-Verfügung jemand bezeichnen, der für sie im Bedarfsfall als Gewählter, Gesetzlicher oder Gerichtlicher Erwachsenenvertreter tätig oder nicht tätig werden soll (§ 244 Abs. 1

ABGB). Eine solche Verfügung muss bei einem Notar, Rechtsanwalt oder Erwachsenenschutzverein errichtet werden und wird im ÖZVV eingetragen (§ 244 Abs. 2 ABGB).

Gewählter, Gesetzlicher und Gerichtlicher Erwachsenenvertreter unterliegen der regelmäßigen Kontrolle des Gerichts (§ 259 ABGB); ein Vorsorgebevollmächtigter nur in Anlassfällen (§§ 254 Abs. 1 und 2, 255 Abs. 2, 256, 257 Abs. 4 ABGB).

Spezifische Bestimmungen für die einzelnen Vertretungsformen

Vorsorgevollmacht (§§ 260–263 ABGB):

- Solange ein Patient entscheidungsfähig ist, kann er eine Vorsorgevollmacht errichten. Darin vereinbart er mit einer oder mehreren Personen, dass diese ihn im Vorsorgefall vertritt bzw. vertreten.
- Umfang und Inhalt der Vorsorgevollmacht können individuell vereinbart werden. Daher können mit diesem Instrument auch mehrere Personen mit der Vertretung in medizinischen Angelegenheiten bevollmächtigt werden und kann festgelegt werden, ob eine Person allein für die Vertretungshandlung ausreicht oder eine Entscheidung aller Vertreter nötig ist.

Bedeutung für die klinische Praxis

Hat ein Patient eine Vorsorgevollmacht errichtet, muss diese daraufhin überprüft werden,

- wer zur Vertretung befugt ist,
- ob diese Vertretung auch medizinische Angelegenheiten umfasst,
- inwieweit für die Vertretung bestimmte Regeln vereinbart wurden.

Gewählter Erwachsenenvertreter (§§ 264–267 ABGB):

- Ist ein Patient zwar nicht mehr entscheidungsfähig, kann er aber die Bedeutung und Folgen einer Bevollmächtigung noch in Grundzügen verstehen, seinen Willen danach bestimmen und sich entsprechend verhalten, kann er mit einer ihm nahestehenden Person eine Gewählte Erwachsenenvertretung vereinbaren.
- Umfang und Inhalt der Vereinbarung sind zwischen Patient und Vertreter individuell festzulegen. Im Unterschied zur Vorsorgevollmacht kann aber jeweils nur eine Person mit der Vertretung eines bestimmten Wirkungskreises (z. B. medizinische Angelegenheiten) betraut werden (§ 243 Abs. 3 ABGB).

Bedeutung für die klinische Praxis

- Die Gewählte Erwachsenenvertretung ist eine Option für Fälle, in denen sich eine beginnende kognitive Einschränkung abzeichnet, aber noch nicht fortgeschritten ist (z. B. erste Symptome einer demenziellen Erkrankung).
- Zeichnet sich eine kognitive Einschränkung ab, sollte der Patient auf die Möglichkeit einer Gewählten Erwachsenenvertretung hingewiesen werden.
- Liegt eine Vereinbarung über eine Gewählte Erwachsenenvertretung vor, so ist diese nach denselben Kriterien wie eine Vorsorgevollmacht zu überprüfen.

Gesetzlicher Erwachsenenvertreter (§§ 268–270 ABGB):

- Ist ein Patient nicht mehr entscheidungsfähig, hat er nicht selbst durch eine Vorsorgevollmacht oder Gewählte Erwachsenenvertretung Vorkehrungen getroffen und benötigt er einen gesetzlichen Vertreter, kann er von einem nächsten Angehörigen vertreten werden.
- Es kann nur ein nächster Angehöriger die Vertretung für einen bestimmten Aufga-

benbereich (z. B. medizinische Angelegenheiten) übernehmen.

> **Bedeutung für die klinische Praxis**
>
> - Als erster Schritt sind Angehörige des Patienten von der Möglichkeit der Gesetzlichen Erwachsenenvertretung zu informieren.
> - Erklärt sich ein nächster Angehöriger bereit, diese Vertretung zu übernehmen, so ist ihm ein ärztliches Zeugnis auszuhändigen, in dem die fehlende Entscheidungsfähigkeit und die notwendige Vertretung hinsichtlich medizinischer Behandlungen und den Abschluss von damit im Zusammenhang stehenden Verträgen (§ 269 Abs. 1 Z 5 ABGB) bestätigt wird (§ 140h Abs. 4 NO).
> - Mit diesem Zeugnis kann sich der nächste Angehörige als Gesetzlicher Erwachsenenvertreter im ÖZVV eintragen lassen und ist ab diesem Zeitpunkt gesetzlicher Vertreter des Patienten. Er kann auch über schwerwiegende medizinische Behandlungen entscheiden.
> - Liegt eine bereits eingetragene Gesetzliche Erwachsenenvertretung vor, so ist zu überprüfen, ob die genannte Person für medizinische Angelegenheiten vertretungsbefugt ist.
> - Sind sich mehrere nächste Angehörige uneins, wer eine Gesetzliche Erwachsenenvertretung für medizinische Angelegenheiten übernehmen soll, so sollten sie darüber informiert werden, dass eine Gerichtliche Erwachsenenvertretung angeregt wird, mit der auch ein Nichtangehöriger betraut werden kann.

Gerichtlicher Erwachsenenvertreter (§§ 271–276 ABGB):

- Ist ein Patient nicht mehr entscheidungsfähig, kommt keine der drei zuvor genannten Vertretungsformen in Frage und benötigt der Patient einen gesetzlichen Vertreter, so ist das (Bezirks-)Gericht über den Fall zu verständigen.
- Das Gericht prüft daraufhin die Bestellung eines Gerichtlichen Erwachsenenvertreters (§§ 117–127 AußStrG).

> **Bedeutung für die klinische Praxis**
>
> - Die Gesundheitseinrichtung regt beim Bezirksgericht die Bestellung eines Gerichtlichen Erwachsenenvertreters an.
> - Das Bezirksgericht leitet daraufhin ein Clearing-Verfahren ein, in dem ein Erwachsenenschutzverein überprüft, ob die Bestellung tatsächlich nötig ist.
> - Bestätigt sich dies, verschafft sich das Gericht ein Bild vom Patienten, bestellt gegebenenfalls einen Sachverständigen und entscheidet in einer mündlichen Verhandlung.
> - Benötigt der Patient dringend eine Vertretung, so kann das Gericht im Verfahren einen Einstweiligen Erwachsenenvertreter mit sofortiger Wirksamkeit bestellen.
> - Die Vertretungsbefugnis tritt mit Gerichtsbeschluss in Kraft. Der Gerichtsbeschluss sollte in der Krankengeschichte dokumentiert werden.

8.4 Fallvignetten

Die folgenden drei Fallvignetten illustrieren das Zusammenwirken von Patient, gesetzlichem Vertreter und Behandlungsteam und fassen verschiedene zuvor systematisch erörterte Aspekte des Erwachsenenschutzrechts zusammen.

Entscheidungsfähige Patientin mit gesetzlichem Vertreter

Frau K. ist 57 Jahre. Da sie ein Down Syndrom hat, wird sie seit zwei Jahren von einem gesetzlichen Vertreter in verschiedenen Angelegenheiten, auch medizinischen, unterstützt. Frau K. kommt alleine in die präoperative Ambulanz eines Krankenhauses. Sie gibt an, eine fachärztliche Zuweisung für eine Hernien-Operation zu haben. Frau K. wird ärztlich über die OP aufgeklärt. Die Ärztin, die in den von Frau K. ausgefüllten Unterlagen sieht, dass sie einen gesetzlichen Vertreter hat, ist verunsichert: Muss nicht der Vertreter statt oder zumindest zusätzlich zu Frau K. einwilligen (»den Revers unterschreiben«)?

Hinweise zur Fallvignette

- Auch wenn Frau K. einen gesetzlichen Vertreter für medizinische Angelegenheiten hat, ist maßgeblich, ob sie für die in Aussicht genommene OP entscheidungsfähig ist.
- Die Entscheidungsfähigkeit ist im konkreten präoperativen Aufklärungsgespräch zu überprüfen. Die Ärztin macht sich dabei ein Bild über die Fähigkeit von Frau K., das Ziel, den Nutzen, die Risiken und den Ablauf der Hernien-OP zu verstehen, zum Besprochenen eine Entscheidung zu treffen (Zustimmung oder Ablehnung) und entsprechend zu handeln (z. B. Voruntersuchungen durchführen lassen, einen Termin vereinbaren).
- Ist Frau K. in Hinblick auf die Hernien-OP entscheidungsfähig, dann trifft sie alleine die Entscheidung darüber. Eine vertretene oder zusätzliche Genehmigung durch den gesetzlichen Vertreter kommt nicht in Frage.
- Hegt die Ärztin Zweifel an der konkreten Entscheidungsfähigkeit, dann hat sie die Pflicht, Frau K. eine Unterstützung für die Entscheidungsfindung anzubieten. Dies kann z. B. ihr gesetzlicher Vertreter sein. Ziel dieses Schritts ist allerdings nicht die Vertretung der Entscheidung, sondern die Stärkung der Entscheidungsfähigkeit von Frau K. Gelingt dies, entscheidet sie wiederum im eigenen Namen über die Behandlung.
- Sollte sich herausstellen, dass Frau K. in Hinblick auf die Hernien-OP doch nicht entscheidungsfähig ist (weil sie z. B. spezielle Risikokonstellationen in ihrem Fall nicht nachvollziehen kann), dann muss das Aufklärungsgespräch an dieser Stelle unterbrochen werden. Es ist mit Frau K. und ihrem gesetzlichen Vertreter gemeinsam fortzusetzen. In dieser Fallvariante entscheidet dann der Vertreter im Namen von Frau K.

Patient mit fraglicher Entscheidungsfähigkeit

Herr E. ist 83 Jahre. Bei ihm ist seit drei Jahren eine Alzheimer Demenz diagnostiziert. Bislang konnte er ohne wesentliche Schwierigkeiten gemeinsam mit seiner Gattin im Eigenheim leben. Derzeit ist er wegen eines Harnwegsinfekts und vermindertem Allgemeinzustand im Krankenhaus. Herr E. tut sich mit der ungewohnten Situation offenkundig schwer: er ist im Aufnahmegespräch wenig kooperativ und kann bei der Visite am nächsten Tag dem Gesagten kaum folgen. Die Ärztin erhält zwar von Herrn E. ein wiederholtes »Ja, ja, passt schon«, dann aber verweigert er die Untersuchung.

Hinweise zur Fallvignette

- Herr E. ist kommunikationsfähig, aber seine Entscheidungsfähigkeit ist eingeschränkt. Maßgeblich ist nicht die bloße Tatsache, dass er eine medizinisch indizierte Behandlung seines Harnwegsinfekts ablehnt – das mag unvernünftig sein, aber er hätte das Recht dazu. Maßgeblich ist vielmehr, dass seine kognitiven und voluntativen Fähigkeiten so beeinträchtigt sein können, dass seine Entscheidung nicht als selbstbestimmt gewertet werden kann.
- In dieser Situation ist es nicht nur rechtlich vorgeschrieben, sondern auch praktisch klug, die Entscheidungsfähigkeit von Herrn E. zu stärken, um ihn zur Mitwirkung an der Behandlung zu befähigen (die Mitwirkung könnte auch eine selbstbestimmte Ablehnung sein).
- Die demenzielle Erkrankung von Herrn E. verlangt eine besondere Unterstützung in der Entscheidungsfindung (Haberstroh und Oswald 2014; Haberstroh und Müller 2017a; Haberstroh und Müller 2017b): Zum einen könnte seine Gattin als Vermittlerin helfen, da sie den Patienten am besten kennt und für ihn ein vertrautes Gesicht ist. Zum anderen muss sich das Behandlungsteam entsprechend auf Herrn E. einstellen. Sprache, Hilfsmittel für das Aufklärungsgespräch und Umgebung sollten so gewählt sein, dass sie die Entscheidungsfähigkeit stärken und nicht mindern.
- Sollte Herr E. trotz dieser Unterstützung nicht entscheidungsfähig werden, kann bei einem sich weiter ausbreitenden Harnwegsinfekt eine Situation von Gefahr im Verzug entstehen. In dieser Variante ist es nicht mehr das Ziel, einen Informed Consent mit Herrn E. herzustellen; wohl aber, seine Billigung der Behandlung zu erreichen (indem man z. B. gemeinsam mit seiner Gattin weiterhin erläutert, was getan wird und ihn bittet, es zu tolerieren). Sobald die Gefahr abgewendet ist (d. h. der Harnwegsinfekt zurückgeht und der Allgemeinzustand besser wird), ist zu überprüfen, ob Herr E. einen gesetzlichen Vertreter benötigt und welche Form der Vertretung (Gewählte, Gesetzliche oder Gerichtliche Erwachsenenvertretung) in Frage käme.

Nicht entscheidungsfähige Patientin

Frau W. ist 72 Jahre. Sie hat einen schweren Schlaganfall erlitten. Sie konnte im Krankenhaus physiologisch stabilisiert werden, doch verbleibt sie auch sechs Wochen nach dem Ereignis in somnolentem Zustand. Sie hat keine relevanten Vorerkrankungen und benötigt in Hinblick auf ihre vitalen Organfunktionen keine akute medizinische Behandlung. Einzig die Versorgung mit Nährstoffen und Flüssigkeit steht zur Frage, nämlich der Umstieg von einer Nasogastral- auf eine PEG-Sonde. Frau W. hat nur eine 68-jährige Schwester als nahes soziales Umfeld.

Hinweise zur Fallvignette

- Ordnungsgemäß müsste sich das Krankenhaus bereits zum Zeitpunkt, als die akutmedizinische Schlaganfallversorgung abgeschlossen ist und sich abzeichnet, dass die Patientin keine kognitiven Verbesserungen zeigt, um die weitere Entscheidungsfindung kümmern.
- Dies beinhaltet als ersten Schritt, die Schwester nach einer allfällig vorhandenen Patientenverfügung zu fragen. Sollte eine solche errichtet worden sein, wäre zu prüfen, inwieweit daraus ein klarer Wille von Frau W. hervorgeht, der für die jetzige Situation einschlägig wäre. Ist ein solcher

zu erkennen (z. B. eine Ablehnung von Magensonden für den Fall anhaltender Bewusstlosigkeit), so ist dieser Wille zu respektieren. Je nach konkreten Umständen der Patientenverfügung wäre dann auf eine PEG-Sonde unmittelbar zu verzichten oder sollte der Wille gemeinsam mit einem gesetzlichen Vertreter auf Basis der Patientenverfügung ergründet werden (was zu einem mittelbaren Verzicht auf die PEG-Sonde führen könnte).

- Ist keine Patientenverfügung vorhanden oder ergibt sich daraus kein antizipierter Wille von Frau W., so hat sie das Recht auf einen gesetzlichen Vertreter. Hier wäre seitens des Krankenhauses sicherheitshalber bei ihrer Schwester nachzufragen, ob sie von einer solchen Vertretung weiß (oder vielleicht selbst Vertreterin wäre). Weiß die Schwester nichts davon, kann das Krankenhaus bei Gericht nachfragen, ob eine Vertretung registriert wurde. Sollte Frau W. mit ihrer Schwester oder einer anderen Person eine Vorsorgevollmacht oder Gewählte Erwachsenenvertretung errichtet haben, dann kommt die Schwester oder andere Person nun als Vertreterin ins Spiel.
- Besteht keine Vorsorgevollmacht oder Gewählte Erwachsenenvertretung, müsste die Schwester gefragt werden, ob sie die Gesetzliche Erwachsenenvertretung für Frau W. übernehmen würde. Wenn sie dazu bereit ist, hat ihr das Krankenhaus ein ärztliches Zeugnis zu geben, in dem bestätigt wird, dass Frau W. nicht mehr entscheidungsfähig ist und für medizinische Angelegenheiten einen Vertreter benötigt. Mit dem Zeugnis kann ihre Schwester dann bei Notar, Rechtsanwalt oder Erwachsenenschutzverein die Gesetzliche Erwachsenenvertretung im ÖZVV eintragen lassen.
- Die Schwester ist mit der Eintragungsbestätigung diejenige, die über die PEG-Sonde und andere medizinischen Maßnahmen entscheidet. Sie hat sich dabei am Willen von Frau W. zu orientieren. Deshalb wird es nötig sein, im Gespräch zwischen Behandlungsteam und Schwester den mutmaßlichen Patientenwillen gemeinsam zu ergründen und darauf basierend die Entscheidung zu treffen.
- Wo sich die Schwester als Gesetzliche Erwachsenenvertreter schwertut, den mutmaßlichen Willen von Frau W. zu ergründen, kann sie das Krankenhaus (sofern vorhanden) mit einem Ethischen Beratungsdienst unterstützen.
- Lässt sich der mutmaßliche Wille von Frau W. trotz dieser Bemühungen nicht ergründen, ist anzunehmen, dass sie sich im Zweifelsfall für eine medizinisch indizierte Behandlung entschieden hätte. Damit ruht der Schwerpunkt der Rechtfertigung auf den Fragen, welches Therapieziel mit der PEG-Sonde verfolgt wird und inwieweit dieses Ziel und die Behandlung mittels PEG-Sonde eine positive Nutzen-Risiko-Bilanz aufweist. Auch bei diesen Wertfragen kann ein Ethischer Beratungsdienst das Behandlungsteam und die Vertreterin von Frau W. in der Entscheidungsfindung unterstützen.
- Sollte die Schwester die Übernahme einer Gesetzlichen Erwachsenenvertretung ablehnen, muss das Krankenhaus beim Bezirksgericht die Bestellung eines Gerichtlichen Erwachsenenvertreters anregen.

8.5 Zusammenfassung

Die Zusammenarbeit von Patient bzw. Vertreter und Behandlungsteam bestimmt sich aus rechtsethischer Perspektive am zentralen Maßstab der Selbstbestimmung. Das zeigt sich zusammenfassend in folgenden Regeln:

- Medizinisch indizierte Maßnahmen benötigen für ihre Durchführung oder Fortsetzung die Zustimmung des aufgeklärten Patienten oder seines gesetzlichen Vertreters.
- Medizinisch indizierte Maßnahmen, die der entscheidungsfähige Patient oder der gesetzliche Vertreter eines nicht entscheidungsfähigen Patienten ablehnt, dürfen nicht durchgeführt oder müssen beendet werden.
- Die Entscheidungsfähigkeit ist in Hinblick auf die konkrete Behandlung zu beurteilen. Dies geschieht im üblichen ärztlichen Gespräch. Sofern ein Patient mit vorhandenem gesetzlichem Vertreter im konkreten Fall entscheidungsfähig ist, entscheidet der Patient alleine über die Behandlung.
- Bezweifelt die behandelnde Person die Entscheidungsfähigkeit, so hat sie dem Patienten eine Unterstützung für die Entscheidungsfindung anzubieten. Die Unterstützung kann von Angehörigen oder Beratungsdiensten des Krankenhauses kommen. Erlangt der Patient damit die Entscheidungsfähigkeit, entscheidet er alleine über die Behandlung.
- Ist ein Patient nicht entscheidungsfähig, hat er das Recht auf einen gesetzlichen Vertreter. Dabei ist folgende Rangordnung beachtlich: Vorsorgebevollmächtigter, Gewählter Erwachsenenvertreter, Gesetzlicher Erwachsenenvertreter, Gerichtlicher Erwachsenenvertreter.
- Solange der Patient noch entscheidungsfähig ist, kann er eine Vorsorgevollmacht oder Gewählte Erwachsenenvertretung bei Notar, Rechtsanwalt oder Erwachsenenschutzverein errichten.
- Ist der Patient nicht mehr entscheidungsfähig, kann sich ein nächster Angehöriger als Gesetzlicher Erwachsenenvertreter bei Notar, Rechtsanwalt oder Erwachsenenschutzverein eintragen lassen.
- Kommt keine der vorgenannten Vertretungsformen in Frage, hat das Gericht über die Bestellung eines Gerichtlichen Erwachsenenvertreters zu entscheiden.
- Der gesetzliche Vertreter hat nach dem Willen des Patienten über medizinisch indizierte Behandlungen zu entscheiden, und zwar sowohl über einfache als auch schwerwiegende. Wenn ein begründeter Verdacht besteht, dass der Vertreter gegen den Willen des Patienten entscheidet, dann ist das Gericht einzuschalten.

Das österreichische Erwachsenenschutzrecht ist kein bloßes formalistisches Regelwerk, sondern die Institutionalisierung zentraler rechtsethischer Grundsätze der Medizin. Wer »Patientenorientierung« auf seine Fahnen heftet, sollte daher ein Interesse haben, das Erwachsenenschutzrecht in der klinischen Praxis bestmöglich umzusetzen.

Teil II – Allgemeiner Teil

Abb. 8.1: KABEG - Checkliste Intensivmedizinische Fragen

Literatur

2. ErwSchG. 2. Erwachsenenschutz-Gesetz. BGBl. I Nr. 59/2017.
ABGB. Allgemeines Bürgerliches Gesetzbuch. JGS Nr. 946/1811 i.d.F. BGBl. I Nr. 59/2017.
AußStrG. Außerstreitgesetz. BGBl. I Nr. 111/2003 i. d.F. BGBl. I Nr. 59/2017.
Barth, Peter, Hrsg. (2017). Das neue Erwachsenenschutzrecht. Wien: Linde.
Bernat, Erwin (2018). Die Entscheidungskompetenz für ärztliche Eingriffe bei einwilligungsunfähigen Erwachsenen. In: Deixler-Hübner, Alexandra & Schauer, Martin, Hrsg. Erwachsenenschutzrecht Handbuch. Wien: Manz; S. 231-260.

Haberstroh, Julia & Frank Oswald (2014). Unterstützung von Autonomie bei medizinischen Entscheidungen von Menschen mit Demenz durch bessere Person-Umwelt-Passung? Informationsdienst Altersfragen 41(4):16-24.
Haberstroh, Julia & Tanja Müller (2017a). Einwilligungsfähigkeit bei Demenz: Interdisziplinäre Perspektiven. Z Gerontol Geriatr 50(4):298-303.
Haberstroh, Julia & Tanja Müller (2017b). Medizinische Behandlung – Unterstützung bei Zweifeln an der Entscheidungsfähigkeit von Menschen mit Demenz: Beispiel für eine adäquate Gestaltung. Interdisz Z Familienrecht 12(6):417-420.

Koza, Ilse (2017). Einwilligung in die medizinische Behandlung nach dem 2. Erwachsenenschutz-Gesetz. Interdisz Z Familienrecht 12(3):169-172.

NO. Notariatsordnung. RGBl. Nr. 75/1871 i.d.F. BGBl. I Nr. 59/2017.

Wallner, Jürgen (2017). Die Indikation: Welche rechtsethische Rolle spielt sie in der klinischen Entscheidungsfindung? Recht Med 24(3):101-105.

Wallner, Jürgen (2018). Rechtsethik in der Medizin: Wie komme ich zu einem gut begründeten Urteil? Wien: Manz.

9 Ethische Vereinbarkeit von Ökonomie und Medizin insbesondere für ältere Patienten

Karl Cernic

9.1 Ökonomie und Medizin

Unter Gesundheitsökonomie versteht man die Anwendung von Methoden und Erkenntnisse der Wirtschaftswissenschaften auf den Gesundheitsbereich, mit der Zielsetzung, die zur Verfügung stehenden Mittel derart einzusetzen, dass der Versorgungsauftrag für die Population gegeben ist. Die Korrelation zwischen zunehmenden Alter und Gesundheitsausgaben ist unbestritten (Brandes, Walters 2007). Lebensverlängernde und die Lebensqualität verbessernde Maßnahmen verursachen Kosten, jedoch – so wird von Schanz u. Scheurich postuliert – »... in einer Gesellschaft, die den Wert dieser Maßnahmen aber nicht erkennt und ihr Geld für andere Güter ausgibt, [in der] früher gestorben und schlechter gelebt wird« (Schanz, Scheurich 2006).

Fragestellungen hinsichtlich der Vereinbarkeit von Ethik und Ökonomie in der Medizin werden im Diskurs meist mit einem klaren »Jein« beantwortet (Soukup, Jentzsch, Radke 2007). Insbesondere in Bezug auf ältere Menschen sind Fragestellungen hinsichtlich der Ressourcenallokation, aufgrund der demografischen Entwicklung, brandaktuell (Pientka 2001).

Eine Diskussion über die Vereinbarkeit der Ressourcenbereitstellung und somit finanzieller Mittel im Rahmen der Verteilung von Gesundheitsbudgets, in Zusammenhang mit älteren Patienten, erfordert jedenfalls die Auseinandersetzung mit der Versorgungsforschung auf dem Gebiet der Geriatrie. Allokationskriterien wie in anderen öffentlichen Bereichen, welche breit akzeptiert werden, sind in der Medizin nicht etabliert. Dies hängt damit zusammen, dass es in der Medizin keine allgemein akzeptierten Kriterien für die Ressourcenallokation gibt (Driesch, Heuft 2002). Dies begründet die bestehende Problematik hinsichtlich der Rationierung von Gesundheitsleistungen, insbesondere, wenn diese Rolle dem Arzt, im bestehenden Arzt-Patienten-Verhältnis, zugeschanzt wird. Die Diskussion über den Ressourceneinsatz bzw. Finanzmitteleinsatz wird derzeit verschleiert, indem Diskussionen der Angemessenheit von medizinischen Interventionen geführt werden, oftmals unterfüttert mit Studien zur Über- bzw. Unterversorgung. Dies führt nicht zu einer Lösung der zunehmend gespannten Kostensituation, sondern maximal zur Prolongation eines Zustands, der mittel- bis langfristig nicht zu halten ist (Vilmar 2009).

9.2 Versorgungsforschung und Rationierung

Klassische klinische Studien mit ihren Ein- und Ausschlusskriterien und klar definierten Endpunkten stoßen in der Forschung an älteren Patienten schnell an ihre Grenzen. Forschung in der Geriatrie ist überwiegend anwendungsbezogen, aus diesem Grund hat die Versorgungsforschung eine lange Tradition. Sie ist immer schon darauf angewiesen gewesen, pragmatisch Studienergebnisse auf ihre Patienten zu generalisieren und in Beziehung zu anderen Endpunkten zu setzen. Mit dem Einzug der evidenzbasieren Medizin, d. h. die Einführung von randomisierten, klinischen Studien bei älteren Patienten in Verbindung mit angepassten Endpunkten, wie z. B. die Krankenhausaufnahme oder die Lebensqualität, in Studienprotokollen zu berücksichtigen, bekommt die Versorgungsforschung in der Geriatrie einen zunehmend höheren Stellenwert (Paff, Janßen, Pientka 2007). Es besteht die Notwendigkeit, dass gerade für ältere Menschen zukünftig die Heterogenität von Fragestellungen, die Interventions- und Versorgungsformen wissenschaftlich betrachtet werden müssen. Es fehlt zudem die gesellschaftliche Priorisierung der Probleme älterer Menschen, damit einher fehlt zudem die offene Diskussion über Kriterien der Ressourcenallokation bzw. Finanzmittelbereitstellung für ältere Menschen. Rationalisierung anhand des Alters ist absolut abzulehnen (Pientka 2001).

9.3 Ethik und Evidenz

Die Begriffe Rationalisierung und Rationierung polarisieren in der öffentlichen Diskussion um Gesundheitsleistungen stark, wobei in Bezug auf die Ebenen des Eingriffs in das Gesundheitssystem einiges an Komplexität vorhanden ist. Die Ebene der Individualrationierung, d. h. die Individualentscheidung zur Rationierung und damit Vorenthaltung von medizinischen Leistungen durch den Arzt, was diesen vor ethische Probleme stellt und zudem ein erhebliches Konfliktpotenzial in sich birgt. Anderseits der Druck zunehmend eingeschränkter Ressourcen, der zu einem Verteilungskonflikt auf gesellschaftlicher Ebene führt. Ressourcenallokation auf Basis von verfügbaren validen Daten, die den Nutzen, Aufwand und Schaden von einzelnen Interventionen betrachten, ist derzeit in der Forschung für ältere Patienten noch unterrepräsentiert und lässt damit den Spielraum für die Budgetverhandlungen kleiner werden. Es besteht dringend die Notwendigkeit, dass das Bewusstsein nicht nur in der Bevölkerung, sondern auch bei den Health Professionals geweckt wird, dass Krankheiten mit Funktionsverlust im Alter nicht normal sind. Diese Krankheiten erfordern Therapien und stellen keinen irreversiblen schicksalhaften Altersschaden dar. Auch wenn die Anwendung von evidenzbasierter Medizin in der Altersmedizin doch einige Herausforderungen mit sich bringt, so werden in der Literatur bereits durchaus praktikable Anwendungsbeispiele gezeigt, sodass es kein Argument gibt, sich der Fülle an vorliegenden Evidenzen zu versperren (Pientka, Friedrich 2000). Im Gegenteil ist es ethisch nicht akzeptabel, dass vorhandene externe Evidenz nicht genutzt wird. Evidenzbasierte Medizin würde zur Humanisierung der Medizin beitragen, wenn sie geeignet wäre, Unter-, Über- und Fehlversorgung zu reduzieren, jedoch ist hierfür insbesondere für ältere Patienten die Datenlage noch unbefriedigend. Es gilt jedoch auch hier, wie für andere Bereiche der Medizin, dass das Fehlen der Evidenz nicht mit der Evidenz fehlender Effekte gleichzusetzen ist. Es ist als ethisch unproblematisch anzusehen, dass bestehende Evidenz genutzt wird, insbesondere für die Begründung von Indikationsregeln und Indikationsstellung. Hierbei wird keinesfalls das Recht der Patienten berührt, Therapien abzulehnen, auch wenn diese eine Evidenz aufweisen (Raspe 2002). Zudem sind dabei nicht allein die einzelnen Leistungserbringer, die auf Basis ihrer Entscheidungen den Mitteleinsatz steuern, mitverantwortlich für den Einsatz von medizinischen Leistungen, sondern auch die medizinischen Fachgesellschaften, wie über die Erstellung von Leitlinien. Es ist folglich eine wesentliche Aufgabe dieser Fachgesellschaften, welche auch den Anspruch für sich nehmen, als wissenschaftliche Fachgesellschaften wahrgenommen zu werden, sich am Diskurs über die Angemessenheit von Leistungen zu beteiligen und mit Bezug auf die verfügbare Evidenz Empfehlungen auszusprechen (Marckmann, Neitzke 2015).

9.3.1 Evidenz und Ökonomie

Die Evidenz hat, insbesondere in Bezug auf den Nachweis der Wirksamkeit, durchaus einen Einfluss auf die ökonomische Bewertung von medizinischen Leistungen bzw. Interventionen, jedoch nicht mehr und nicht weniger. Die Entscheidung über die Verteilung bzw. Ressourcenallokation für ältere Menschen liegt in der Enttabuisierung der Notwendigkeit der Rationalisierung und Rationierung (Schwerdt 2005). In diesem Zusammenhang sind die Effizienz und Effektivität der Leistungserbringung zu betrachten und welches Potenzial hierbei vorhanden ist. In Mitteleuropa sind insbesondere im Gesundheitswesen die Finanzierungsmodelle heterogen gestaltet, es besteht eine strikte Trennung zwischen dem intramuralen und extramuralen Versorgungsbereich, welcher durch tiefe Gräben, insbesondere was Finanzierungsströme betrifft, getrennt ist. Schnittstellen zu Nahtstellen zu erweitern und dadurch gemeinsam in abgestuften Versorgungsstrukturen Modelle zu entwickeln steckt in den Kinderschuhen. Das Phänomen der Über- bzw. Unterversorgung bei älteren Patienten ist zudem in der mangelnden Verfügbarkeit von altersgerechten Strukturen begründet. Es zeigt die Erfahrung, dass in der teuersten und höchsten Versorgungsstufe einer Zentralen Notfallaufnahme für ältere Menschen eine Unterversorgung besteht, da beispielsweise der nicht hochakute und nicht direkt lebensbedrohliche Patient mit einem Umfeld konfrontiert wird, welches nicht adäquat auf die speziellen Probleme des älteren Patienten eingeht (Cernic, Pinter 2017). Gerade beim geriatrischen Patienten ist auf dessen Autonomie zu achten und sein mutmaßlicher Wille ist anzunehmen. Die Prognose ist oftmals schlechter als bei jungen Patienten und Reanimationsmaßnahmen bleiben oft erfolglos, oder werden schwer beeinträchtigt überlebt. Besonders im Systemumfeld einer Zentralen Notaufnahme sind in der Akutsituation Fragen zum Willen des Patienten nicht immer zu beantworten. Auskünfte durch den Hausarzt oder Angehörigen sind nicht sofort verfügbar, sodass Entscheidungen ohne diese Informationen getroffen werden und die Abwägung von dem was möglich ist und was dem Patientenwunsch entspricht, eine besondere Herausforderung darstellt (Groening 2017). Aus diesem Grund sollten diese Patienten bereits in der Zentralen Notaufnahme erkannt und einer entsprechend adäquaten Behandlung zugeführt werden. Hierbei kann beispielsweise der ISAR-Score (Identification of Seniors At Risk) herangezogen werden, indem sechs kurze einfache Fragen, welche vom Patienten selbst, als auch von einer Begleitperson (Angehöriger oder Betreuer), beantwortet werden können, und somit eine gute Evidenz erzielt werden. Der Test nimmt kurze Zeit vom Behandlungsteam in Anspruch und kann bereits im Rahmen der Triage angewandt werden. Er trägt maßgeblich dazu bei, dass eine altersgerechte Behandlung in Gang gesetzt wird. Bei einem positiven Ergebnis wird der Patient bei stationärer Behandlungsbedürftigkeit möglichst rasch in die Akutgeriatrie verlegt bzw. im ambulanten Versorgungssegment oder bei Verlegung an ein anderes Fachgebiet wird der Geriater mit einbezogen, um den individuellen Bedürfnissen des älteren Patienten gerecht zu werden und Empfehlungen für die weitere Behandlung abzugeben (Likar, Isak, Cernic, Pinter 2017). So ist beispielsweise die Einführung eines ISAR-Score nicht eine Frage der Ökonomie, sondern der Effizienz der Behandlung. Es besteht die Notwendigkeit der Sensibilisierung von Behandlungsteams für Patientengruppen mit speziellen Bedürfnissen und das Schaffen von Rahmenbedingungen zur Umsetzung von Maßnahmen in der täglichen klinischen Praxis. Der Effekt ist, dass hierbei das System nicht verteuert, sondern im Gegenteil kostensenkend wirkt, wie z. B. in der Verringerung der Verweildauer oder dem Verhindern von Relokationseffekten. Maßnahmen, welche zu einem bereits frühen Zeitpunkt durch ein interdisziplinäres Behandlungsteam wie Schmerztherapie oder Delierprophylaxe gesetzt werden, haben auf das Behandlungsergebnis durchaus positive Auswirkungen und zudem einen ökonomischen Effekt.

Werden ökonomische Studien gemeinsam mit klinischen Studien durchgeführt und zusätzlich Daten zur Lebensqualität und dem Ressourcenverbrauch erhoben, muss sichergestellt sein, dass der Studienablauf der Alltagssituation ähnlich ist. Die ökonomischen Daten werden vielfach aus unterschiedlichen Quellen bezogen und letztendlich muss die Übertragbarkeit gesichert sein. Insbesondere im Fall einer Kosteneffektivitäts-Evaluation, da Entscheidungsträger häufig die an anderer Stelle gesammelten Ergebnisse für ihre eigenen Entscheidungen nutzen. Wichtige Faktoren sind:

- die Epidemiologie der untersuchten Konditionen (Prävalenz u. Inzidenz),
- die Struktur des Gesundheitswesens (unterschiedliche Finanzierungsformen, Gesundheitseinrichtungen),
- klinische Entscheidungsfindungen und Prioritätensetzung und
- patientenseitige Faktoren und Präferenzen (Busse, Gibis 2007).

Ökonomie ist hierbei als Dienstleister anzusehen, d. h. die ökonomische Betrachtung hilft im Wesentlichen, Rationalisierungsstrategien zu entwickeln, aber auch im Sinne der Priorisierung des Notwendigen vor dem Beliebigen, d. h. im weitesten Sinne Überflüssiges und Nichtnotwendiges zu identifizieren und zu eliminieren, ohne zu Rationieren. Dies kann durchaus als Ansatz dazu gesehen werden, dass Ökonomie ein Bestandteil sein kann, Ethik zu ermöglichen (Soukup, Jentzsch, Radke 2007). Problematisch sind die Komplexität der Ätiologie und der Risikofaktoren von Erkrankungen und die wechselseitige Beeinflussung. Lediglich den Fokus auf einzelne Erkrankungen zu legen erscheint nicht sinnvoll, insbesondere bei älteren Menschen. Kommt es zu einer differenzierten Betrachtung von Lebensabschnitten, führt dies dazu, dass bei Interventionen, bei denen die Kosten im Verhältnis zum Nutzen mit dem Lebensalter steigen, eine Bevorzugung bzw. Priorisierung zugunsten von jüngeren Gruppen der Bevölkerung erfolgen kann. Dies ist zurückzuführen auf bislang in der Gesundheitsökonomie fehlende Äquivalenten zu dem Nutzen aus verminderter Arbeitsunfähigkeit bzw. durch Erwerbsminderung, vor dem Hintergrund der steigenden Lebenserwartung der Bevölkerung (Brandes, Walter 2007).

9.4 Schlussfolgerung

Gesundheitsökonomische Überlegungen anzustellen ist heutzutage nicht unethisch, sondern durchaus tägliche Praxis. Die geführte Diskussion über Rationierung von Leistungen gegenüber Patienten erfolgt auf einer Metaebene. Viel herausfordernder ist, insbesondere in Bezug auf die Versorgung von älteren Menschen, die Definition von konkreten Maßnahmenbündeln und die Etablierung abgestufter Versorgungsstrukturen und Prozessabläufe zur Patientenversorgung. Die Kosten-Nutzen-Bewertung von Abläufen inklusive der Identifikation von Kostentreibern zeigt hierbei Potenziale auf, welche durchaus in Einklang mit einem verbesserten Behandlungsergebnis stehen können. Zahlreiche Projekte aus der Praxis zeigen dies. Das Erreichen einer Win-Win-Situation, d. h., dass das Patientenwohl an erster Stelle steht und zudem für den Rahmen des Gesamtgesundheitsversorgungssystems ein positiver Effekt entsteht, steht hierbei im Vordergrund. Die Entwicklung von effizienten Strukturen und Abläufen orientiert sich immer an lokalen Gegebenheiten und Ressourcen, der Bereitschaft der beteiligten Berufsgruppen zu Zusammenarbeit und der Bereitschaft von Verantwortlichen, Systemänderungen mitzutragen (Cernic, Müller, Kada 2017).

Der Aufbau von zukünftigen medizinischen Leistungskatalogen orientiert an einer ökonomischen Evidenz ist insbesondere, wie diese im angelsächsischen Raum derzeit propagiert wird, kritisch zu sehen. Gedeckelte Budgets für Leistungen der Gesundheitsversorgung wären hiervon die Konsequenz, mit dem Ziel die Gesundheit der Bevölkerung, gemessen in QALYs (Quality Adjusted Live Years), zu maximieren. In solch einem System müssten alle medizinischen Maßnahmen einer Evaluierung unterzogen und eine Aussage über deren Wirtschaftlichkeit getroffen werden, um diese in einer Kaskade zu hinterlegen. Es würde dann der Rangfolge entsprechend die kostengünstigste Intervention finanziert werden, dann die nächste und so fort, bis die Finanzmittel erschöpft sind. Hierbei nähern wir uns dem grundlegenden Problem, denn es erscheint kaum erreichbar, für alle medizinischen Leistungen qualitativ hochwertige, methodisch vergleichbare und aktuelle ökonomische Daten zu generieren. Zudem ist in unserer Gesellschaft nicht ausschließlich die Ökonomie die Entscheidungsgrundlage für Rationierungsintentionen, sondern es erfolgen Entscheidungen durchaus auf Basis ethischer, juristischer und anderer Gesichtspunkte. Eine singuläre Entscheidungsinstanz, die einen medizinischen Leistungskatalog unter Wirtschaftlichkeitskriterien vorgibt, wie in Großbritannien durch den Nationalen Gesundheitsdienst, zeigt aktuell, dass hierbei das Gesundheitswesen mit massiven Problemen konfrontiert ist. Auch wenn Leitlinien zukünftig vermehrt durch ökonomische Informationen ergänzt werden, so geben diese Informationen nicht an, ob die für einen Gesundheitsgewinn erforderlichen zusätzlichen Kostenbestandteile auch aufgewendet werden sollen. Diese Entscheidung liegt hierbei beim Behandler bzw. Behandlungsteam, aus diesem Grund kann eine Leitlinie nicht generell vorgeben, was wirtschaftlich ist und somit anzuwenden wäre. Sinnhaftigkeit ökonomischer Evidenz in Leitlinien ist vielmehr, dass der Behandler bzw. das Behandlungsteam eine zusätzliche Informationsbasis hat, um Entscheidungen zu fundieren. Im Sinne einer rationalen Entscheidungsunterstützung sollten somit Leitlinien die ökonomische Dimension medizinischen Handelns nicht ignorieren, sondern evidenzbasiert berichten (Leidl 2007).

In der Erklärung zum Weltethos (Chicago 1993) kommen alle Ansprüche dieser Haltung zum Ausdruck: »Wir sind alle voneinander abhängig. Jeder von uns hängt vom Wohlergehen des Ganzen ab. Deshalb haben wir Achtung vor der Gemeinschaft der Lebewesen. Wir tragen die individuelle Verantwortung für alles, was wir tun. All unsere Entscheidungen, Handlungen und Unterlassungen haben Konsequenzen. Wir müssen nach einer gerechten sozialen ökonomischen Ordnung streben, in der jeder die gleiche Chance erhält, seine vollen Möglichkeiten als Mensch auszuschöpfen. Wir müssen in Wahrhaftigkeit sprechen und handeln sowie mit Mitgefühl, indem wir mit allen in fairer Weise umgehen und Vorurteile und Hass vermeiden« (Küng, Kuschei 2002).

Literatur

Brandes L., Walter U. (2007) Gesundheit im Alter – Krankheitskosten und Kosteneffektivität von Prävention. Zeitschrift für Gerontologie und Geriatrie 40:217-225.

Busse R., Gibis B. (2007) Welche Evidenz braucht das System S. 61-73. Kunz R., Ollenschläger G., Raspe H., Jonitz G., Donner-Banhoff N. (Hrsg.), Lehrbuch Evidenz-basierte Medizin in Klinik und Praxis, Köln 2007.

Cernic K., Müller E.J., Kada O. (2017) Gesundheitsökonomie im höheren Lebensalter am Beispiel der Hüftfraktur. Likar R., Bernatzky B., Pinter G., Pipam W., Janig H., Sadjak A.; Lebensqualität im Alter – Therapie und Prophylaxe von Altersleiden, 2. Aufl.

Cernic K., Pinter G., (2017) Was ist Akutgeriatrie? S. 49-55; Pinter G., Likar R., Kada O., Janig H., Schippinger W., Cernic K. (Hrsg.) Der ältere Patient im klinischen Alltag – Ein Praxislehrbuch der Akutgeriatrie.

Driesch G., Heuft G. (2002) Ressourcenallokation und Verteilungsgerechtigkeit in der medizinischen Versorgung Alternder. Zeitschrift für Gerontologie und Geriatrie 35:361-368

Groening M. (2017) Besonderheiten des geriatrischen Notfallpatienten. Moecke H., Lackner C.K., Dormann H., Gries A. (Hrsg.) Das ZNA-Buch – Aufbau, Organisation und Management der Zentralen Notfallaufnahme, 2. Auflage, Berlin 2017.

Küng H., Kuschei K.J. (2002) Erklärung zum Weltethos. München 1993 und Küng H. Projekt Weltethos. München 2002.

Leidl R. (2007) Kritische Bewertung von gesundheitsökonomischen Studien S. 203-2015. Kunz R., Ollenschläger G., Raspe H., Jonitz G., Donner-Banhoff N. (Hrsg.), Lehrbuch Evidenz-basierte Medizin in Klinik und Praxis, Köln 2007.

Likar R., Isak A., Cernic K., Pinter G. (2017) Das Management von geriatrischen Notfällen und hochbetagten Nofallpatienten – am Beispiel des Klinikums Klagenfurt am Wörthersee. Moecke H., Lackner C.K., Dormann H., Gries A. (Hrsg.) Das ZNA-Buch – Aufbau, Organisation und Managmeent der Zentralen Notfallaufnahme, 2. Auflage, Berlin 2017.

Markmann G., Neitzke G. (2015) Ethik, Evidenz und Eigeninteresse: Für eine offene Diskussionskultur. Ethik Med (2015) 27:269-272.

Pientka L. (2001) Versorgungsforschung auf dem Gebiet der Geriatrie und geriatrischen Rehabilitation aus nationaler und internationaler Sicht. Zeitschrift für Gerontologie und Geriatrie 34: Suppl 1/I/57-I/62.

Pientka L, Friedrich C. (2000) Evidenz-basierte Medizin – Probleme und Anwendung in der Geriatrie. Zeitschrift für Gerontologie und Geriatrie 33:102-110.

Pfaff H., Janßen C., Pientka L. (2007) Versorgungsforschung und Geriatrie. Zeitschrift für ärztliche Fortbildung und Qualität im Gesundheitswesen – German Journal for Evidence and Quality in Health Care 101(2007)9.

Raspe H. (2002) Ethische Implikation der Evidenzbasierten Medizin in: Deutsche Medizinische Wochenschrift 2002; 127:1769-1773.

Schanz B., Scheurich A. (2007) Gedanken zum Thema »Die Alten und die gesellschaftlichen Kosten«. Psych Pflege 12:191-197.

Soukup J., Jentzsch K., Radke J. (2007) Schließen sich Ethik und Ökonomie aus? Lilie H. (Hrsg.) Klinik für Anäthsie und Operative Intensivmedizin Martin-Luther-Universität Hall-Wittenberg; Interdiszplinäres Zentrum Medizin-Ethik-Recht.

Schwerdt R. (2005) Die Bedeutung ethischer und moralischer Kompetenz in Rationalisierungs- und Rationierungsentscheidungen über pflegerische Interventionen. Zeitschrift für Gerontologie und Geriatrie 38:249-255.

Vilmar K. (2009) Der Arzt im Spannungsfeld zwischen Ethik und Kostendruck. Zeitschrift für ärztliche Fortbildung und Qualität im Gesundheitswesen – German Journal for Evidence and Quality in Health Care 103(2009)10.

10 Die andere Seite: Entwicklungspotentiale Gesundheitskompetenz und Gerotranszendenz

Herbert Janig[36]

10.1 Einleitung

Ethische Entscheidungen in der letzten Lebensphase stellen eine besondere Herausforderung für die Behandler dar. Behandler finden Unterstützung durch gesetzliche Verpflichtungen und ethische Leitlinien, wie jene von Beauchamp und Childress (2009) – Benefizprinzip, Non-Malefizprinzip, Autonomie und Gerechtigkeit. Für die Patienten besteht keine adäquate, handhabbare Entsprechung. Die Forderung nach verstärkter Patientenbeteiligung und Patientenautonomie versagt, wenn sich der Patient erst zum Lebensende damit konfrontiert (vgl. Truog 2017). Die Frage lautet hier: Welchen Beitrag können älter werdende (potentielle) Patienten – also im sechsten oder siebenten Lebensjahrzehnt – leisten, um terminale Entscheidungen der Behandler zu erleichtern? Anders ausgedrückt: Welche Chancen bietet das Älterwerden vor dem Hintergrund der genannten Rahmenbedingungen, um medizinische Entscheidungen zu unterstützen? Zwei mögliche Wege dazu – Erwerb von Gesundheitskompetenz und Gerotranszendenz – werden beschrieben.

10.2 Arzt-Patient-Beziehung

Der gesellschaftliche Wandel der letzten Jahrzehnte hat zu einer Komplexitätszunahme im gesamten Gesundheitssystem geführt und auch in der Medizin vielfältige Spuren hinterlassen: Sie ist geprägt durch spitzenmedizinische Leistungen und Angebotsvielfalt, Technologiedominanz und Digitalisierung, Verrechtlichung und Dokumentationsexplosion, Abhängigkeit von Marktmechanismen und Kostendruck. Dies alles wirkt sich auf die Arzt-Patienten-Beziehung aus und hat sowohl zu einer bedingten Auflösung des paternalistischen Beziehungsgefüges zwischen Arzt und Patient als auch zu einer zunehmenden Formalisierung und Ökonomisierung des Verhältnisses zwischen Arzt und Patient geführt Stand früher in der traditionellen Arzt-Patient-Dyade das uneingeschränkte Recht auf Seiten des Arztes (nach dem Motto: »Wer ist hier der Arzt: Sie oder ich?«) und der Patient hatte die Verpflichtung, seine Anordnungen zu befolgen, scheint dies heute gleichsam wie bei einem Pendelausschlag umgekehrt zu sein: Viele Rechte von Patienten treffen auf viele Verpflichtungen von Ärzten, was zu einer Umkehr der Asymmetrie von Pflichten und Rechten von Arzt und Patient geführt hat

---

[36] Meiner Frau Gerda Janig danke ich für die wertvolle Unterstützung und Anregungen beim Abfassen dieses Beitrags.

(vgl. Engelhardt 2012; Thielscher und Schulte-Sutrum 2016).

Mit der idealistischen Feststellung »Gesundheit ist ein Zustand völligen psychischen, physischen und sozialen Wohlbefindens und nicht nur die Abwesenheit von Krankheit und Gebrechen« in der Verfassung der Weltgesundheitsorganisation (WHO) vom 22. Juli 1946 und der Formulierung »Sich des bestmöglichen Gesundheitszustandes zu erfreuen ist ein *Grundrecht* jedes Menschen« wurde die Basis für die politische Diskussion um Patientenrechte, Patientenautonomie und Patientenbeteiligung der folgenden Jahrzehnte gelegt. Spätestens seit Ende der 1970er Jahre spielt die Patientenbeteiligung (Partizipation) in der internationalen Gesundheitspolitik eine zunehmend bedeutendere Rolle. In der Erklärung der WHO bei der Konferenz in Alma-Ata wird betont: »Die Menschen haben das Recht und die Verpflichtung, sich individuell und kollektiv an der Planung und Umsetzung ihrer Gesundheitsversorgung zu beteiligen« (WHO 1978). In den darauffolgenden policy-statements der WHO und auch in den Gutachten des deutschen Sachverständigenrats für Gesundheit wird die Bedeutung der Stärkung der Patientenrechte hervorgehoben. Selten wird die Verpflichtung der Patienten, für die eigene Gesundheit zu sorgen, formuliert – etwa in der Ljubljana Charta 1996. Zunehmend konzentrieren sich die Forderungen auf die Stärkung der Gesundheitskompetenz (Health Literacy) der Patienten (z. B. WHO 2013).

Parallel zur Entwicklung auf der gesundheitspolitischen Ebene haben die Patientenrechte und die Verpflichtungen für Ärzte deutlich Kontur angenommen. Sehr klar wird von Rechten der Patienten und Pflichten der Ärzte, weniger von Verpflichtungen der Patienten und Rechten der Ärzte gesprochen. Bespielhaft seien die »European Charter of Patients' Rights« (O'Mathuna et al. 2005) und die Neufassung des »Genfer Gelöbnisses« (WMA 2017) angeführt. Die Patientenrechte sind in Deutschland, Österreich und der Schweiz weitgehend durch Gesetze und Verordnungen festgelegt. In Deutschland sind sie in der »Charta der Rechte hilfe- und pflegebedürftiger Menschen« (BMG + BMFSFJ 2005) und im Patientenrechtsgesetz 2013 (BGBl 2013) geregelt. In Österreich wurde 1999 eine »Vereinbarung zur Sicherstellung der Patientenrechte (Patientencharta)« zwischen den Ländern und dem Bund geschlossen (BGBl 1999). Patientenverpflichtungen sind sicher eine »Schwachstelle« im Beziehungsgefüge zwischen Arzt und Patient. Sie beruhen auf wichtigen ethischen Grundhaltungen, sind aber nicht oder kaum kontrollier- oder einklagbar. Es obliegt dem Patienten, im Rahmen der Mitwirkungspflicht seinem Behandler alle Umstände, die für die Behandlung relevant sein können, offenzulegen (Dullinger 2012). Daraus ergibt sich eine Mitverantwortungspflicht, wobei der Patient die ärztlichen Anweisungen – Therapietreue, Adherence, Compliance – zu befolgen hat. Die Schadensminderungspflicht verpflichtet den Patienten, allfälligen Schaden möglichst gering zu halten (vgl. Aigner et al. 2017). Über diese Verpflichtungen hinausgehend beschreibt Engelhardt (2012) die von Patienten zu befolgenden »Tugenden«: Krankheitseinsicht und Wille zur Genesung beim Kranken, die Selbstverantwortung für die Gesunderhaltung im Sinn von Prävention und Gesundheitsförderung. Weder Krankheit noch Gesundheit vortäuschen, wenn das jeweilige Gegenteil der Fall ist, Dankbarkeit gegenüber den Behandlern zeigen, u. a.

Im Gegensatz zu den Patienten sind Ärzte – gleich ob niedergelassene oder im Spital arbeitende – mit einer Reihe von klar definierten Verpflichtungen konfrontiert. Die zunehmende Verrechtlichung der Arzt-Patienten-Beziehung drückt sich in einer Vielzahl von gesetzlichen Regelungen, ministeriellen Verordnungen, berufsständischen Vorschriften und fachlichen Leitlinien aus. Neben der dadurch hervorgerufenen Bürokratisierung der ärztlichen Tätigkeit sehen sich Ärzte mit gesteigertem Rechtsbewusstsein, Selbstbewusstsein, verstärkter Autonomie, Konfliktbereitschaft und Kundenbewusstheit der Patienten konfrontiert (vgl. Pichler 1992; Schaffartzik et al. 2016). Gegenüber den Verpflichtungen, die Ärzte im Zusammenhang mit ihrer Tätigkeit haben, gehen ihre Rechte über die unmittelbar medizinischen Tätigkeiten – z. B. Therapiefreiheit, Blutabnahme, Operationen vornehmen, Medikamente verschreiben – kaum hinaus (vgl. Schaffartzik et al. 2016).

Die klassische Rollenverteilung zwischen Arzt und Patient, wie von Talcott Parsons beschrieben – sachlich neutraler Experte Arzt vs. uninformierter hilfesuchender Patient – hat sich unter dem Einfluss der politisch propagierten Autonomie des Patienten und seiner Rechteeinräumung, aber auch zunehmender Konsumhaltung und Informationsverlagerung (»Dr. Google«) deutlich geändert. Ein Umdenken hat stattgefunden und neue Interaktionsmodelle sind entstanden: Shared decision making bzw. partizipative oder gemeinsame Entscheidungsfindung.

> »Shared Decision Making« (SDM) gilt als Goldstandard in der unmittelbaren Arzt-Patienten-Interaktion: Zumindest zwei Beteiligte – Arzt und Patient – haben die gleiche Information über die Erkrankung und ihre Behandlungsmöglichkeiten. Aktiv und partnerschaftlich bilden sie einen Konsens über die bevorzugte Behandlung und ihre Umsetzung, wobei rechtlich das Selbstbestimmungsrecht beim Patienten bleibt (vgl. Charles et al. 1997).

Beim »Shared decision making« ist weder der Patient Objekt der Vorstellungen des Arztes (Paternalismus) noch der Arzt benutzbares Objekt des Patienten (Konsumismus) (vgl. Eich 2009). Im optimalen Fall bringen Arzt und Patient in wechselseitiger Bezogenheit ihr Wissen und ihre Erfahrung ein, der Arzt sein diagnostisches und therapeutisches Wissen, der Patient seine Lebenserfahrung. Diese Verbindung sollte zu einer gemeinsam getragenen Entscheidung führen. Das klingt anspruchsvoll und ist es auch, denn beim »Shared decision making« behandeln beide Partner einander als Subjekte. Das erfordert von beiden Einfühlungsvermögen, wechselseitigen Repekt, Selbstreflexion, Selbstkompetenz und Vertrauen. Nicht alle Patienten fühlen sich in der Lage oder sind bereit, sich dem erforderlichen Empowermentprozess zu stellen, um den Herausforderungen ihrer Erkrankung zu begegnen, zu ihrer Gesunderhaltung beizutragen und ihre Autonomie zu wahren. Nicht wenige überlassen gerne dem Arzt die gesamte Verantwortung zu ihrer Gesundwerdung. Für den Arzt bedeutet es, in sechs bis elf Minuten (so lange dauern Konsultationen, vgl. Braun und Marstedt 2011) alle wesentlichen Informationen zu Diagnose und Therapie, alle Vor- und Nachteile der Behandlung samt Nebenwirkungen und Risiken in verständlicher Sprache darzustellen, damit ein »informed consent« möglich ist.

> In einer Untersuchung zur Arzt-Patienten-Kommunikation bei Aufnahmegesprächen in einer orthopädischen Rehabilitationsklinik kommen Schöpf u. a. (2017) zur Erkenntnis, dass
>
> - Patienten, die eine eigene Meinung äußern, diese selten im Widerspruch zum Arzt steht,
> - sofern Ärzte Fragen an die Patienten stellen, es Alternativfragen oder geschlossene Fragen sind, die dem Patienten nur begrenzte Antwortmöglichkeiten erlauben,
> - die Mehrheit der Meinungsäußerungen von Patienten nicht zu einer Diskussion führt
> - und auch nicht zu einer gemeinsamen Entscheidungsfindung (Schöpf u. a. 2017).

Advance Care Planning (ACP) – »Vorausplanung der gesundheitlichen Versorgung« –

beschreibt den Planungsprozess der zukünftigen medizinischen Versorgung, speziell für den Fall, dass der Patient nicht mehr in der Lage ist, eigene Entscheidungen zu treffen. Er sollte ein qualifizierter, schrittweise vorgenommener und wiederkehrender Gesprächsprozess zwischen dem Betroffenen, seinem Vertreter bzw. nahen Angehörigen, Gesundheitsfachpersonen und dem zuständigen Arzt sein. Die patientenzentrierte Behandlung steht im Mittelpunkt des Denkens und Handelns der beteiligten Gesprächspartner, dem Patienten wird eine aktive Rolle bei der Annäherung an das Ideal der gemeinsamen Entscheidungsfindung für zukünftige Behandlungsentscheidungen zugewiesen (Coors et al. 2015; Emanuel et al. 2000).

Der Nutzen von ACP zeigt sich nicht erst in einem künftig eintretenden Anwendungsfall der Patientenverfügung, sondern schon während und in der Folge der vorausschauenden Gespräche, denn »die gedankliche und emotionale Vorbereitung des Patienten, der Angehörigen und nicht zuletzt des behandelnden multiprofessionellen Teams auf mögliche Komplikationen und Verschlechterungen des gesundheitlichen Zustands kann dazu dienen, die Krankheitssituation besser anzunehmen, ein Gefühl der Selbstwirksamkeit zu bewahren und damit auch schon lange vor der vielleicht anstehenden Entscheidung Autonomie und Lebensqualität zu fördern« (Coors et al. 2015, S. 14). Nehmen die (zukünftigen) Patienten, ihre Behandler und Angehörigen die Herausforderung, die Advance Care Planning in sich birgt, an, führt dies zu realistischer Selbstwahrnehmung und hilft im Ernstfall, eine bessere Therapieentscheidung im Sinne des Patienten zu treffen (Coors et al. 2015, S. 20; vgl. Bioethikkommission 2015; Sharp et al. 2013).

10.3 Chancen des Älterwerdens

Die in den letzten Jahrzehnten erfolgte Stärkung der Patientenrechte bewirkt sowohl für die Patienten als auch die sie behandelnden Ärzte vielfach eine Überforderung. Das Gesundheitssystem, das sich zunehmend von einer hierarchischen Struktur zu einem System Gleichberechtigter wandeln soll, erfordert Verhaltensanpassung von beiden Seiten. Speziell für ältere Patienten kann es zu einer großen Herausforderung werden, eine aktive Rolle in der Arzt-Patient-Dyade einzunehmen, sich ihrer Autonomie bewusst zu sein, und sich nicht passiv-retentiv gegenüber dem Arzt zu verhalten. Für den Arzt bedeutet dies nicht jeden älteren Patienten als »schwierig« einzustufen, nur weil er mehr Zeit braucht, um sich auf Neues einzustellen. Die Verrechtlichung und Formalisierung der Arzt-Patient-Beziehung haben Arzt und Patient weit vom wechselseitigem Vertrauen, welches die Grundlage ihrer intimen Beziehung bilden sollte, entfernt und sie können die »drei Hs« in der Beziehung – Herz, Hirn und Hausverstand – nicht ersetzen.

Einen Blick auf unser eigenes zukünftiges Alter(n) zu werfen ist uns nicht möglich: Wie die Larve der Zwiebelfliege nicht weiß, wie die nächste Schale der Zwiebel schmeckt, bevor sie sich nicht zu ihr durchgefressen hat, so hat eben ein Kindergartenkind nur eine vage Vorstellung davon, was in der Schule abgeht, ein liebendes Paar nur eine Ahnung, wie ein gemeinsames Kind die Paarbeziehung verändert, und ein 50-Jähriger nur eine ungenaue Vorstellung davon, wie es ihm als 85-jährigem, vielleicht multimorbiden Patienten ergehen könnte. Eine Schwierigkeit, die sich auch in der wissenschaftlichen gerontologischen Forschung niederschlägt: Beteiligte Wissenschaftler – meist in mittlerem Alter – projizieren unbeabsichtigt ihre eigenen Vorstellungen über das höhere Alter auf die von ihnen Beforschten (Biggs 2005) oder, wie Edmund Sherman schreibt: »… many of the things my colleagues and I have written about later life, based on the »objective« findings of gerontological research and practice, feel different when experienced personally« (Sherman 2010, S. 5 nach Tornstam 2011).

Entscheidend sind die Bilder, die wir vom Altern und Alter haben. Häufig dominiert immer noch ein ausschließlich negatives Bild: »Wenn das Alter da ist, ist es aus!«, wie es eine Patientin in einem Arzt-Wartezimmer erklärt hat. Dieses negative Altersbild – sowohl beim Arzt wie beim Patienten – wird genährt durch das bekannte Bild der Entwicklung in der auf- und absteigenden Treppe: Aus der Unvollkommenheit des Kindes entwickle sich der Mensch zu einem Leistungshöhepunkt im mittleren Lebensalter, worauf mit zunehmendem Lebensalter unweigerlich ein umfassender Verfall bis zum Tod eintrete. Diese einseitige Vorstellung vom »Auf und Ab« kann ihre Wirkung nur entfalten, wenn wir von der Annahme ausgehen, dass die menschliche Existenz eine bloß physische ist. Die Vorstellung, dass der physische Tod nicht das Ende der menschlichen Existenz ist, sondern nur der Übergang in eine andere Form, führt zu spiralförmigen Bildern.

Schon M. T. Cicero wendet sich vor über zweitausend Jahren in seiner philosophischen Schrift »Cato major de senectute« beherzt gegen die Altersdiskriminierung (ageism): Gegen den *ersten* Vorwurf, das Alter halte den Menschen vom Tätigsein ab, zwinge ihn zur Untätigkeit, wendet Cato die große Zahl von politischen, philosophischen, künstlerischen, häuslichen und erzieherischen Wirkungsmöglichkeiten ein. Gegen den *zweiten* Vorwurf, dass die Körperkräfte schwinden, verweist er auf die steigende Bedeutung der geistigen gegenüber den körperlichen Kräften. Der *dritte* Vorwurf behauptet den Verlust der Lust und des Genusses im Alter. Dem begegnet Cato, indem er auf die weit wesentlicheren Genüsse und Freuden des Geistes und des durch Leistung in früheren Lebensjahren erworbenen Ansehens hinweist. Der *vierte* Vorwurf, schließlich behauptet, dass das Alter durch den nahen Tod belastet wird. Dem entgegnet er, dass der Tod Menschen in jedem Alter treffen kann, für den alten Menschen ist er, im Gegensatz zum jungen, das natürliche Ende des Lebens. Und er meint, dass der Tod, dem die Unsterblichkeit folgt, nicht zu betrauern ist und seinen Schrecken verliert in der Erwartung des Fortlebens der Seele nach dem Tod (Cicero 2011; vgl. Altersdiskriminierung in der Gegenwart Rothermund und Mayer 2009).

Älter zu werden stellt stets eine Herausforderung an jeden Menschen dar, unabhängig vom jeweiligen Lebensalter. So selbstverständlich heute – auch in der Wissenschaft – die Vorstellung lebenslanger Entwicklung von der Konzeption bis zum Tod ist, so wenig kreativ gestalten sich noch die Vorstellungen, wie Alter und Altern aussehen könnten. Unterschiedliche Konzepte und Theorien des Alterns konzentrieren sich auf die Fortführung oder Einschränkung bisher im Lebenslauf bekannter Dimensionen: Älter zu werden bedeutet aber nicht nur, sich an Verluste anzupassen, sich von seiner Umwelt zurückzuziehen und nach innen zu wenden (Disengagementtheorie nach Cumming und Henry, 1961), fortgesetzt aktiv zu sein (Aktivitätstheorie, vgl. Lemon et al. 1972), selektiv zu optimieren und kompensieren (Baltes und Baltes 1989), produktiv zu sein (Staudinger und Schindler 2008), latentes Potential zu entdecken und zu nutzen (Baltes et al. 2010, S. 33), Regulationsstrategien und Kapazitätsreserven zu entdecken (Kotter-Grün et al. 2010, S. 660) und ausgeprägte Zukunftsideen zu haben (Smith und Baltes 2010, S. 256), sondern auch Neues, im bisherigen Lebenslauf nie gekanntes zu erleben und eigenständige Schöpfungen, die nicht in anderen Lebensphasen gelingen können, zu erfahren (vgl. Kruse 2017).

In einer Untersuchung, auf welche Art und Weise ältere Menschen auf ihr Älterwerden reagieren, haben Amrhein und Backes (2008) vier Identitätsmodelle des Alter(n)s, die jedoch nicht klar voneinander abgrenzbar sind, formuliert: Identifikation mit dem Alter (Älterwerden und Alter werden grundsätzlich bejaht und gleichrangig zu anderen Lebensphasen gesehen), ambivalente Akzeptanz (Alter wird als Mischung aus Verlusten und Gewinnen gesehen), Alterslosigkeit (grundlegend optimistisch bei zunehmender Kluft zwischen kalendarischem und gefühltem Alter) und Auflehnung gegen das Alter (resignierender und vergeblicher Kampf gegen körperlich-geistigen Verfall).

Ab der Lebensmitte ist es für viele das erste Mal, dass sie sich der eigenen Endlichkeit gewahr werden und vielleicht zugleich die letzte Möglichkeit, grundlegend und aktiv handelnd diese Chance – im Hinblick auf die eigene Gesundheit – zu nutzen. Nicht die auf einen zukommenden Veränderungen (physische, psychische, ökonomische, soziale, …) an sich sind es, sondern ihre Interpretation bestimmen ob wir uns erfolgreich, zufrieden, ja glücklich fühlen, oder ob wir uns der Verzweiflung und depressiver Verstimmung hingeben. Nach dem Motto: »Wenn du das Alter nicht besiegen kannst, freunde dich mit ihm an«. Die Einnahme einer salutogenetischen Grundhaltung hilft, zu einer gesunden Entwicklung beizutragen: Nur wenn ich das, was ich wahrnehme verstehe, es gestalten kann und seinen Sinn erkenne, kann ich Kohärenz mit der Welt in der ich lebe, erfahren. Ansonsten entsteht Inkohärenz, die Selbstheilungsmechanismen sind außer Kraft gesetzt und ich verfalle in Passivität etc. (Antonovsky 1997).

Patientenverfügung und Vorsorgevollmacht sind bedingt taugliche und wenig angewendete Instrumente, um letzte Verfügungen für die Krankheits- und Sterbephase bei mangelnder Einwilligungsfähigkeit zu treffen. Vorsorge für die Entscheidungen zum Lebensende dürfen sich nicht in den äußerlichen, technisch-pragmatischen Entscheidungen, etwa über die Verteilung materieller Güter (Testament), erschöpfen (vgl. Bioethikkommission 2015). Schon früh sollte auch die Sinnfrage gestellt und beantwortet werden, denn, »Was helfen aber alle Gerontologie der Medizin und alle Fürsorge der Sozialpflege, wenn nicht zugleich der alte Mensch selbst zum Bewusstsein seines Sinnes gelangt?« (Guardini 2016, S. 99).

Um das zu erreichen, gibt es für den älter werdenden (potentiellen) Patienten zumindest zwei mögliche Wege: Einerseits Wissens- und Kompetenzerwerb (»Gesundheitskompetenz«), was die Selbstverantwortung im Sinn von Prävention und Gesundheitsförderung einschließt. Andererseits eine noch tiefergehende Auseinandersetzung mit dem eigenen Leben durch Selbsterfahrung und Bewusstwerdung. Im Sinn der Gerotranszendenz muss der ältere (potentielle) Patient bereit sein, einen Entwicklungsprozess anzustreben und zu durchlaufen, der eine Bewusstwerdung des eigenen Lebenslaufs, des Alterns und der Endlichkeit beinhaltet. Es ist dies eine Entwicklung, die den Erwerb von neuen Erfahrungen, Einsichten und Erkenntnissen zulässt und nicht bloß Verlust- und Mangelbewusstsein in den Vordergrund stellt.

10.4 Gesundheitskompetenz

Eine wesentliche Voraussetzung, um Entscheidungen über die eigene Gesundheit treffen zu können, annähernd den Forderungen nach Patientenautonomie zu genügen und als

Partner in Augenhöhe in der Arzt-Patienten-Interaktion wahrgenommen zu werden, ist für den Patienten ein ausreichendes Maß an Gesundheitskompetenz (Health Literacy).

> Nach Sørensen et al. (2012) beruht Gesundheitskompetenz auf allgemeiner Literacy (Lese-, Schreib- und Rechenkompetenz) und umfasst das Wissen, die Motivation und die Kompetenz von Menschen, gesundheitsbezogene Informationen zu finden, verstehen, beurteilen und anwenden zu können. Dies, um im alltäglichen Leben Beurteilungen und Entscheidungen über Krankheitsbewältigung, Krankheitsvorbeugung und Gesundheitsförderung treffen zu können, welche die Lebensqualität während des gesamten Lebensverlaufs erhalten oder verbessern.

Die partnerschaftliche Mitentscheidung und Mitarbeit von Patienten in der Krankenversorgung erfordert ausreichende Entscheidungs- und Handlungskompetenz, also Gesundheitskompetenz. Gesundheitskompetente Personen sind in erhöhtem Maße resilient; sie sind in der Lage, erforderliche gesundheitsrelevante Informationen zu suchen und anzuwenden: Um Lebensstiländerungen vorzunehmen, komplexe tägliche Medikamenteneinnahme zu verstehen und gesundheitsbezogene Entscheidungen zu treffen (Kickbusch et al. 2013; Pelikan et al. 2013).

Es wird angenommen, dass in den USA etwa die Hälfte der erwachsenen Bevölkerung Schwierigkeiten hat, Gesundheitsinformationen, seien es Anordnungen der Ärzte oder seien es Texte auf Patienteninformationen, zu lesen, zu verstehen und zu befolgen (Kutner et al. 2006). Die Situation ist in Europa offenbar nicht viel besser: In einer vergleichenden europäischen Studie zeigt sich, dass die Gesundheitskompetenz der Bevölkerung im Durchschnitt – auch in Deutschland und Österreich – noch deutlich verbesserungswürdig ist. Rund die Hälfte der erwachsenen Bevölkerung weist eine zu geringe oder problematische allgemeine Gesundheitskompetenz auf. Tendenziell betrifft dies häufiger finanziell Schwache, Menschen mit geringem Bildungs- oder Sozialstatus, niedrigem Gesundheitsbewusstsein, geringer Prävalenz von körperlich-sportlicher Aktivität, chronischen Erkrankungen, lange andauernden gesundheitlichen Problemen, Schmerzen und depressiver Symptomatik (Jordan und Hoebel 2015). Auch Menschen im höheren Lebensalter (> 65 Jahre) weisen durchschnittlich eine deutlich verringerte Gesundheitskompetenz auf (HSL-EU Consortium 2012; Kutner et al. 2006; Pelikan et al. 2013; Vogt et al. 2017), haben Schwierigkeiten ihre Medikamente einzunehmen, deren Vorteile und Risiken zu verstehen (Wali und Grindrod 2016) und sind auch gefährdet den Zugang zur notwendigen Gesundheitsversorgung zu verlieren (Kobayashi et al. 2016). Ihre Gesundheitskompetenzen sollten durch Bereitstellung von Wissen, durch Stärkung der persönlichen Kompetenzen und die Reduktion von Systemanforderungen verbessert werden, sodass sie eigenverantwortlich für den Erhalt ihrer Gesundheit eintreten und als kompetente »Nutzer« agieren können (HLS-EU Consortium 2012; Sachverständigenrat 2012).

Die Forderung nach Anhebung des Wissens von Patienten über Gesundheit und Krankheit im Allgemeinen, über ihren eigenen körperlich-psychischen Status, ihre Erkrankung und allfällige Behandlungsmöglichkeiten im Besonderen ist wichtig und unabdingbar. Dem Patienten muss aber bewusst sein, dass er in der Regel das Wissens- und Informationsgefälle zum Arzt nicht wird ausgleichen können. Es kann nicht allein an einem »mehr desselben« (Paul Watzlawick) liegen, sondern komplementär muss und kann der Patient sein Erfahrungswissen, seine subjektive persönliche Sicht einbringen.

10.5 Gerotranszendenz

Die von Tornstam vorgestellte Theorie der Gerotranszendenz (Tornstam 1996; 2005; 2011) weist darauf hin, dass das menschliche Altern ein Potential zur Ausbildung einer neuen Sichtweise auf und das Verständnis für das Leben beinhaltet (transcendere = überschreiten).

> Gerotranszendenz beinhaltet eine Veränderung in eine Metaperspektive in höherem Alter, von einer eher materialistischen und rationalen Weltsicht zu einer eher kosmischen und transzendenten, was gewöhnlich mit einer Zunahme an Lebenszufriedenheit verbunden ist (Tornstam 2011). Gerotranszendenz kann aber nicht als einheitliches Entwicklungsmodell für alle alternden Menschen angesehen werden, sondern »It is rather a developmental possibility, which can take different forms from individual to individual« (Tornstam 2005, S. 193).

Dieser alters- und reifebedingte Perspektivenwechsel sei ein kulturunabhängiges, universelles Phänomen. Auf der Basis der Ergebnisse mehrerer empirischer Studien resultiert die Formulierung von drei Dimensionen:

Kosmische Dimension (»cosmic dimension«): Dazu gehören eine Veränderung des Zeiterlebens, indem Grenzen zwischen jetzt und früher transzendiert werden; man sich mit früheren Generationen, den Vorfahren verbunden fühlt; ein gelasseneres Verhältnis zum Tod einnimmt; mysteriöse Seiten des Lebens zulässt, nicht alles rational erklären muss; Freude an kleinen Ereignissen und Naturerscheinungen hat.

Selbst (»self«): Selbsterfahrung im Erkennen und in der Akzeptanz bislang verborgen gebliebener positiver und negativer Aspekte des Selbst (»Sich selbst neu verstehen«, Leopold Rosenmayr); Abnahme der Selbstbezogenheit und Ich-Zentriertheit; Überschreiten rigider Körperfixierung; Selbsttranszendenz, Eigeninteressen werden abgelöst durch Fokussieren auf die Bedürfnisse anderer, speziell Kinder und Enkelkinder; Wiederentdecken des eigenen (inneren) Kindes; Zunehmende Ich-Integrität, aber anders als bei Erikson nicht als Integration der Elemente des vergangenen Lebens, sondern eher nach außen und vorwärts gerichtet, einschließlich einer Neudefinition der Realität.

Soziale und persönliche Beziehungen (»Social and personal relationships«): Neuorientierung in den sozialen Beziehungen: Alte, oberflächliche Beziehungen werden unwichtig, einzelne neue Beziehung werden wichtig; aktives Bedürfnis nach »solitude«, manchmal von Angehörigen auch als Vereinsamung interpretiert; Verständnis für den Unterschied des Selbst und der im Leben eingenommenen Rollen, manchmal mit dem Wunsch, bisherige Rollen aufzugeben, um näher an das eigene Selbst zu kommen; unsinnige soziale Normen, Konventionen und Rollen werden transzendiert, hin zu einer »emanzipierten sozialen Unschuld«; Entwickeln eines neuen Verständnisses für die letzte Lebensphase, dass es angenehmer ist »mit leichtem Gepäck zu reisen«, nur das wirklich Notwendige zu besitzen; Aufgeben der starren Vorstellungen von richtig und falsch, Zunahme von Weitherzigkeit und Toleranz.

Empirische Studien (Tornstam 2011) zeigen, dass sich in der Theorie der Gerotranszendenz neue Entwicklungsmuster bieten, wie beispielsweise ein positiver Zusammenhang zwischen transzendentaler Ausrichtung, sozialer Aktivität, aktivem Bewältigungsverhalten und Lebenszufriedenheit. Während andere Konzepte ein »entweder/oder« formulieren, bietet die Gerotranszendenz das »sowohl/als auch« an. Gerotranszendenz beschreibt eine Entwicklung, die nicht auf dem Abbau vorhandener Ressourcen, nicht auf der Aktivierung verborgener Potentiale und auch nicht auf der Fortführung geübter Verhaltensweisen beruht, sondern Neues hervorbringt, das so im bisherigen Leben nicht aufgetreten ist. Gerotranszendenz bietet sich auch als Gegenmodell an zu den Vorstellungen aktivitätsorientierter Altersmodelle, der anti-aging-Bewegung und der Weiterführung leistungsorientierter Normen und Leistungszwänge bis in das hohe Lebensalter.

10.6 Resümee

Niemand weiß, wie und wann er sterben wird. Alle heute getroffenen Entscheidungen können morgen ihre Gültigkeit verloren haben. Selbstbestimmung des Patienten kann sich nicht erschöpfen in der Abfassung einer Patientenverfügung. Diese betrifft nur eine Bestimmung für ein punktuelles Ereignis mit ungewisser Eintrittswahrscheinlichkeit.

Ethik in der Geriatrie ist eine entscheidende Aufgabe für die Geriater und die sie unterstützenden Berufe, und wird es bleiben. »Ethische Entscheidungen am Lebensende« (Frühwald 2005) benötigen, um nicht einem Blindflug in das Leben des sterbenden Patienten zu gleichen, eine sichere Basis. Ihre erfolgreiche Anwendung – Benefizprinzip, Non-Malefiz-Prinzip, Autonomie und Gerechtigkeit – kann nur gelingen, wenn der Patient vorbereitet ist und seine Vorstellungen kommuniziert. Lange bevor Geriater gezwungen sind, ethisch basierte Entscheidungen zu treffen, obliegt es dem Patienten rechtzeitig – spätestens mit dem Älterwerden – grundlegende innere Bewusstwerdung zu erlangen, Gesundheitskompetenz zu erwerben, das Sterben und den Tod ins Kalkül zu ziehen, ohne dabei in Todessehnsucht oder in depressive Stimmung zu verfallen. Kurz: Gelassener zu werden für zukünftige Ereignisse.

Was die Arzt-Patient Beziehung betrifft, stelle man sich folgendes Bild vor: Der kranke Mensch *steht* im Mittelpunkt, rund um ihn herum die Behandler. Welchen Eindruck wird von der Handlungsfähigkeit dieses Patienten vermittelt? Es wird ihm zwangsläufig eine passive Objektrolle zugewiesen, als »Patient«, »Leidender«, »Duldender«, »Ertragender«. Wie soll er erfolgreich mit wem im Sinn seiner Krankheitsbehandlung kooperieren? Lässt man hingegen in einem zweiten Bild die Krankheit und ihre Behandlung im Mittelpunkt stehen und um sie herum die Behandler gemeinsam mit dem Patienten, wird ein ganz anderer Eindruck vermittelt: Der Patient wird automatisch ein gemeinsam mit den Behandlern *dynamisch* Handelnder, hat eine aktive Subjektrolle und ist mitverantwortlich bei der Behandlung seiner Krankheit.

Literatur

Aigner, G., Kletecka, A., Kletecka-Pulker, M. und Memmer, M. (2017). Medizinrecht für die Praxis. Wien: Manz Verlag.
Amrhein, L. und Backes, G.M. (2008). Alter(n) und Identitätsentwicklung: Formen des Umgangs mit dem eigenen Älterwerden. Zeitschrift für Gerontologie und Geriatrie, 41,382-393.
Antonovsky, A. (1997). Salutogenese. Zur Entmystifizierung der Gesundheit. Tübingen: dgvt-Verlag.

Baltes, P.B. und Baltes, M.M. (1989). Optimierung durch Selektion und Kompensation: Ein psychologisches Modell erfolgreichen Alterns. Zeitschrift für Pädagogik, 35, 85-105.

Baltes, P.B., Mayer, K.U., Helmchen, H. und Steinhagen-Thiessen, E. (2010). Die Berliner Altersstudie: Überblick und Einführung. In Lindenberger, U., Smith, J., Mayer, K.U. und Baltes P.B. (Hrsg.). Die Berliner Altersstudie, 3. Aufl., Berlin: Akademie Verlag, S. 25-58.

Beauchamp, T.L. und Childress, J.F. (2009). Principles of biomedical ethics. 6th ed., New York: Oxford University Press.

BGBl – Bundesgesetzblatt der Republik Österreich (1999). 195. Vereinbarung zur Sicherstellung der Patientenrechte (Patientencharta). Teil I, Jg. 1999, 7.9.1999.

BGBl – Bundesgesetzblatt (2013). Gesetz zur Verbesserung der Rechte von Patientinnen und Patienten. Teil I/9, vom 20.2.2013,

Biggs, S. (2005). Beyond appearances: Perspectives on identity in later life and some implications for method. The journals of gerontology. Series B, Psychological sciences and social sciences, 60 (3):118-128.

Bioethikkommission (2015). Sterben in Würde. Empfehlungen zur Begleitung und Betreuung von Menschen am Lebensende und damit verbundene Fragestellungen. Stellungnahme der Bioethikkommission. Geschäftsstelle der Bioethikkommission, Wien.

BMG + BMFSFJ – Bundesministerium für Gesundheit + Bundesministerium für Familien, Senioren, Frauen und Jugend (2005). Charta der Rechte hilfe- und pflegebedürftiger Menschen. Berlin.

Braun, B. und Marstedt, G. (2011). Der informierte Patient: Wunsch und Wirklichkeit. In Hoefert, H.-W. und Klotter, C. (Hrsg.). Wandel der Patientenrolle. Göttingen u. a.: Hogrefe, S. 47-65.

Charles, C., Gafni, A. und Whelan, T. (1997). Social Science and Medicine, 44,5,681-692.

Cicero, M.T. (2011). Cato der Ältere über das Alter. Bibliografisch ergänzte Ausgabe, übersetzt und herausgegeben von Harald Merklin, Stuttgart: Reclam.

Coors, M., Jox, R.J. und in der Schmitten, J. (2015). Advance Care Planning: eine Einführung. In Coors, M., Jox, R.J. und in der Schmitten, J. (Hrsg.). Advance Care Planning. Stuttgart: Kohlhammer, S. 11-22.

Cumming, E. und Henry, W. (1961). Growing old: The process of disengagement. New York: Basic Books.

Dullinger, S. (2012). Mitwirkungspflichten des Patienten im Rahmen der ärztlichen Behandlung. Sonderheft Gmundner Medizinrechtskongress 2012, Recht der Medizin 2012/136, Heft 5a, S. 222.

Eich, W. (2009). Shared Decision Making in Medizin und Psychotherapie. Psychotherapie im Dialog, 10,4,364-369.

Emanuel, L.L., von Gunten, C.F. und Ferris, F.D. (2000). Advance Care Planning. Arch Fam Med, 9, 1181-1187.

Engelhardt, D.v. (2012). Ethik und Ethos des kranken Menschen: Rechte, Pflichten, Tugenden. In Kick, H.A., Schmitt, W. und Engelhardt D.v. (Hrsg.) Ethik des Arztes, Ethik des Patienten, Ethik der Gesellschaft. Basis für ein zukunftsfähiges Gesundheitssystem. Berlin: Lit-Verlag, S. 35-57.

Greve, W. (2008). Bewältigung und Entwicklung. In Oerter, R. und Montada, L. (Hrsg.). Entwicklungspsychologie, 6. vollst. über. Aufl. Weinheim, Basel: Beltz, S. 910-926.

Guardini, R. (2016). Die Lebensalter. Ihre ethische und pädagogische Bedeutung. 15. Taschenbuchauflage, Nachdruck der 9. Auflage 1967. Kevelaer: Topos plus.

HLS-EU Consortium (2012). Comparative report of health literacy in eight EU-member states. The European health literacy survey HLS-EU (Second revised and extended version, Date July 22th 2014). Online publication http://www.health-literacy.eu 18.1.2018.

Jordan, S. & Hoebel, J. (2015). Gesundheitskompetenz von Erwachsenen in Deutschland. Ergebnisse der Studie »Gesundheit in Deutschland aktuell« (GEDA). Bundesgesundheitsblatt, 58, 942-950.

Kickbusch, I., Pelikan, J.M., Apfel, F. und Tsouros, A. (2013). Health literacy. The solid facts. Word Health Organization. Regional Office for Europe.

Kobayashi, L.C., Wardle, J., Wolf, M.S. und von Wagner, C. (2016). Aging and functional health literacy: a systematic review and meta-analysis. J Gerontol B Psychol Sci Soc Sci, 71,3,445-457.

Kotter-Grühn, D., Kleinspehn-Ammerlahn, A., Hoppmann, C.A., Röcke, C, Rapp, M.A., Gerstorf, D. und Ghisletta, P. (2010). Veränderungen im hohen Alter: Zusammenfassung längsschnittlicher Befunde der Berliner Altersstudie. In Lindenberger, U., Smith, J., Mayer, K.U. und Baltes P.B. (Hrsg.). Die Berliner Altersstudie, 3. Aufl., Berlin: Akademie Verlag, S. 659-689.

Kruse, A. (2017). Lebensphase hohes Alter. Verletzlichkeit und Reife. Berlin: Springer.

Kutner, M., Greenberg, E., Yin, Y. und Paulsen, C. (2006). The health literacy of America's adults: results from the national assessment of adult literacy (NCES 2006-483). Washington: US Department of Education. https://files.eric.ed.gov/fulltext/ED493284.pdf 18.1.2018.

Lemon, B.W., Bengtson, V.L. und Peterson, J.A. (1972). An exploration of the activity theory of aging: Activity types and life satisfaction among inmovers to a retirement community. Journals of Gerontology, 27, 511-523.

O'Mathuna, D.P., Scott, A.P., McAuley, A., Walsh-Daneshmandi. A. und Daly, B. (2005). Health care rights and responsibilities: a review of the European charter of patients' rights. Irish Patients' Association. http://hdl.handle.net/10147/234791 19.1.2018.

Pelikan, J.M., Röthlin, F. und Ganahl, K. (2013). Die Gesundheitskompetenz der österreichischen Bevölkerung – nach Bundesländern und im internationalen Vergleich. Abschlussbericht der Österreichischen Gesundheitskompetenz (Health Literacy) Bundesländer-Studie. LBIH-PR Forschungsbericht. Wien.

Pichler, Johannes W. (1992). Internationale Entwicklungen in den Patientenrechten. Schriften zur Rechtspolitik, Band 4. Wien: Böhlau.

Rothermund, K. und Mayer, A.-K. (2009). Altersdiskriminierung: Erscheinungsformen, Erklärungen und Interventionsansätze, Stuttgart: Kohlhammer.

Sachverständigenrat (2012). Sondergutachten 2012 des Sachverständigenrates zur Begutachtung der Entwicklung im Gesundheitswesen. Unterrichtung durch die Bundesregierung, Deutscher Bundestag, 17. Wahlperiode, Drucksache 17/10323 vom 10.7.2012. http://dip21.bundestag.de/dip21/btd/17/103/1710323.pdf 18.1.2018.

Schaffartzik, W., Schrader, J. und Hübner, M. (2016). Ärzterechte. Ein vernachlässigtes Thema? Deutsches Ärzteblatt, 22.8.2016, A1-A9.

Schöpf, A.C., Puy, L., Schmidt, E. und Farin, E. (2017). Physicians' reactions to patients taking a position: sequence analysis of admission interviews in orthopedic rehabilitation. Health Communication, 32,6,703-713.

Sharp, T., Moran, E., Kuhn, I. und Barclay, S. (2013). Do the elderly have a voice? Advance care planning discussions with frail and older individuals: a systematic literature review and narrative synthesis. British journal of general practice; DOI:10.3399/bjgp13X673667.

Sherman, E. (2010). Contemplative aging. A way of being in later life. New York: Gordian Knote Books.

Smith, J. und Baltes, P.B. (2010). Altern aus psychologischer Perspektive: Trends und Profile im hohen Alter. In Lindenberger, U., Smith, J., Mayer, K.U. und Baltes P.B. (Hrsg.). Die Berliner Altersstudie, 3. Aufl., Berlin: Akademie Verlag, S. 245-274.

Sørensen, K., Van den Broucke, S., Fullam, J., Doyle, G. Pelikan, J., Slonska, Z. und Brand, H. (2012). Health literacy and public health: A systematic review and integration of definitions and models. BMC Public Health, 12:80. http://www.biomedcentral.com/1471-2458/12/80. 9.12. 2017.

Staudinger, U.M. und Schindler I. (2008). Produktives Leben im Alter: Aufgaben, Funktionen und Kompetenzen. In Oerter, R. und Montada, L. (Hrsg.). Entwicklungspsychologie. 6. vollst. über. Aufl. Weinheim, Basel: Beltz, S. 927-953.

Thielscher, C. und Schulte-Sutrum, B. (2016). Die Entwicklung der Arzt-Patienten-Beziehung in Deutschland in den letzten Jahren aus der Sicht von Vertretern der Ärztekammern und der Kassenärztlichen Vereinigungen. Gesundheitswesen, 78,8-13.

Tornstam, L. (1996). Gerotranscendence – a theory about maturing into old age. Journal of Aging and Identity, 1,1,37-50.

Tornstam, L. (2005). Gerotranscendence: a developmental theory of positive aging. New York: Springer Publishing Company.

Tornstam, L. (2011). Maturing into gerotranscendence. The Journal of Transpersonal Psychology, Vol 43(2): 166-180.

Truog, R.D. (2017). Expanding the horizon of our obligations in the clinician-patient relationship. Hastings Center report, 47,4,40-41.

Vogt, D., Schaffer, D., Messer, M., Berens, E.M. und Hurrelmann, K. (2017). Health literacy in old age: results of German cross-sectional study. Health Promotion International, Mar 22. Doi: 10.1093/heapro/dax012 [Epub ahead of print].

Wali, H. und Grindrod, K. (2016). Don't assume the patient understands: Qualitative analysis of the challenges low health literate patients face in the pharmacy. Res Social Adm Pharm, Nov-Dec, 12,6,885-892. Doi:10.1016/j.sapharm.2015.12.003. Epub 2016 Jan 5.

WHO - Weltgesundheitsorganisation (1978). Die Erklärung von Alma Ata. http://www.euro.who.int/__data/assets/pdf_file/0017/132218/e93944G.pdf?ua=1, 9.12.2017.

WHO – Weltgesundheitsorganisation (2013). Gesundheit 2020. Rahmenkonzept und Strategie der Europäischen Region für das 21. Jahrhundert. http://www.euro.who.int/__data/assets/pdf_file/0009/215757/Health2020-Long-Ger.pdf?ua=1 18.1.2018.

WMA – World Medical Association (2017). WMA Declaration of Geneva. Amended at the 68th General assembly, October 2017. https://www.wma.net/policies-post/wma-declaration-of-geneva/ 18.1.2018.

11 Die Frage nach dem »guten Sterben« in Österreich

Klaus Wegleitner, Katharina Heimerl, Patrick Schuchter und Alexander Lang

11.1 Einleitung

In den letzten Jahren hat in Österreich der öffentliche Diskurs zu Fragen des Sterbens, der Betreuung Sterbender und des gesellschaftlichen Umgangs mit Tod und Sterben an Bedeutung gewonnen. Dies deckt sich auch mit dem soziologischen Befund, dass in der Spätmoderne von einer Tabuisierung oder einer Verdrängung des Todes nicht mehr gesprochen werden kann. Zur Enttabuisierung des Sterbens haben in den letzten Jahrzehnten ganz wesentlich auch zivilgesellschaftliche Bewegungen wie die Aids-Bewegung und die neue Hospizbewegung beigetragen. Treffender ist das Bild des »Umschweigens« (Heller 1994), das damit einhergeht, Sterben, Tod und Trauer in unserem privaten Bereich unsichtbar zu machen und an Organisationen zu delegieren. Wir beobachten vielfältige öffentliche Diskurse zu Tod und Sterben, etwa zum assistierten Suizid, zur Tötung auf Verlangen, zur Hospizbewegung, zur Pränataldiagnostik usw. Nassehi und Saake (2005) sprechen zutreffend von der »Geschwätzigkeit des Todes« (ebd., S. 39). Gleichzeitig intensivieren sich die Medikalisierung, Verwissenschaftlichung, Politisierung, Ökonomisierung und Juridifizierung (siehe Patientenverfügungsgesetz) des Sterbens und des Todes. Der Umgang mit Tod und Sterben ist heute geprägt von Individualisierung, Institutionalisierung und von ethischen Unsicherheiten.

Auch international sind die öffentlichen Diskurse rund um das Thema Sterben von diesen Themen geprägt. Allan Kellehear (2016) beobachtet in den westlichen Gesellschaften eine »Obsession« mit Themen, die an den Bedürfnissen der Betroffenen vorbeigehen. Gute Sorge am Lebensende würde, laut Kellehear – entgegen diesem Trend – eine wesentlich stärkere Aufmerksamkeit für hochaltrige, mehrfacherkrankte Menschen, für den sozialen Prozess und die gesellschaftliche Einbettung der Sterbenden und vor allem für die Perspektive der Betroffenen selbst erfordern (siehe Kasten).

Charakteristika des Sterbens in der Gegenwart: Obsessionen, Verzerrungen, Herausforderungen. Ein Review von Allan Kellehear aus dem Jahr 2016

Kellehear beobachtet in westlichen, einkommensstarken Gesellschaften eine eingeschränkte und privilegierte Wahrnehmung von Sterben. Er beschreibt die gegenwärtigen Diskussionen zum Sterben als »*partial, privileged, esoteric, and above all medical*« (S. 262). Akademische und öffentliche Diskurse sind geprägt von der Obsession mit Themen, die an der Realität der Betroffenen vorbeigehen: Die Euthanasiedebatte; Palliative Care, das oft mit Palliativmedizin gleichgesetzt wird; Sterben in Pflegeheimen und Demenz. Sterben wird in den Fach-Communities (Palliative Care, Medizin, Pflege usw.) vorwiegend unter dem Gesichtspunkt des Umgangs mit belastenden Symptomen, traumatischen Erfahrungen und Ängsten betrachtet.

Demgegenüber hält Kellehear fest:

- Die Anzahl jener Menschen, die Tötung auf Verlangen oder assistierten Suizid in Anspruch nehmen, ist verschwindend gering.
- Sterbende Menschen verbringen den Großteil ihrer verbleibenden Lebenszeit nicht im Kontakt mit professionellen Betreuungspersonen, sondern oftmals alleine, mit Familienangehörigen, Freunden oder dem Haustier.
- Die Betroffenen selbst assoziieren das Sterben mit positiven Lebenserfahrungen und beschreiben den Prozess des Sterbens als erhebend und transformativ, in dem Liebe, soziale Beziehungen und wachsende Intimität eine besondere Bedeutung erhalten.

Kellehear schließt daraus, dass wir vier zentrale Herausforderungen für die Zukunft eines »guten Sterbens« zu meistern haben:

- Mehr soziale und spirituelle Sorge frühzeitig im Sterbeprozess und vor allem außerhalb der professionellen Dienste entwickeln. Denn Sterben ist die Verantwortung aller.
- Sich von den Debatten um Euthanasie lösen und sich mehr der Frage widmen, wie ein Sterben zu Hause ermöglicht werden kann: *»The problem of living at home—a real home, your own home—in the context of multiple morbidities including dementia—is the genuinely hard debate that makes the euthanasia debate look like child's play.«*
- Gesundheitsförderungsansätze auch in End-of-life care und der Altenhilfe etablieren und nicht weiterhin auf die »medizinische Rettung« hoffen.
- Im Umgang mit Sterbenden nicht so sehr auf klinische oder bioethische Fragen fokussieren, sondern auf die existentiellen, sozialen, psychologischen und spirituellen Herausforderungen.

Im Folgenden wird dieses Spannungsfeld zwischen der gesellschaftlichen Organisation des Sterbens und den Bedürfnissen und Wünschen der Menschen in Bezug auf ihr Lebensende näher beleuchtet und kritisch diskutiert.

Daraus leiten wir Fragen und Entwicklungsbedarfe für eine Organisation des guten Sterbens ab, die das Erleben und die Bedürfnisse der Sterbenden selbst in den Mittelpunkt rückt.

11.2 Sterben als sozialer Prozess – die soziale Organisation des Sterbens

Die gesellschaftliche »Gestaltung des Todes« rückte in der industriellen Moderne zunehmend in die Verantwortlichkeit von Professionen (primär der Medizin) und von Organisationen (primär des Krankenhauses). Das »moderne Sterben« wird daher häufig mit den Attributen der Institutionalisierung (Ariès 1978), der Medikalisierung (Clark 2004) und der Entsozialisierung, wie es Norbert Elias (1982) in seinem Text »Über die Einsamkeit der Sterbenden in unseren Tagen« eindrücklich beschrieben hat, charakterisiert.

Die Aufmerksamkeit dafür, dass der Tod einerseits medikalisiert und gleichzeitig die Bedürfnisse Sterbender immer weniger beachtet wurden, nahm in den 1950er und 1960er Jahren deutlich zu. Die damals gängige Praxis des Umgangs mit sterbenden Menschen wurde zunehmend kritisiert. So bearbeitete eine wachsende Anzahl systematischer Beobachtungen und Studien – von Pflegekräften, Ärzten, Sozialarbeitern und Sozialwissenschaftern – soziale und klinische Aspekte von Sterben und Tod in der Gesellschaft. Das Sterben gelangte immer mehr als sozialer Prozess in den forscherischen Fokus. Konzepte der Würde und der Sinngebung wurden erarbeitet, die Forschung bemühte sich zunehmend zu erfassen, was Patienten über ihren sterbenden Zustand wissen sollten bzw. wussten (Clark 2004).

Das Entstehen der neuen Hospizbewegung, die mit dem 1967 eröffneten St. Christophers Hospice von Cicely Saunders maßgeblich initiiert wurde, kann in gewisser Weise als Reaktion auf die »Nebenwirkungen« der köperzentrierten Medizin und des industrialisierten Gesundheitswesens verstanden werden. Mit ihr wurde versucht, diesen Entwicklungen einen humaneren gesellschaftlichen Umgang, sowie eine Betroffenen-orientiertere Betreuung am Lebensende entgegen zu setzen. Sterben und Tod sollte als ein »natürlicher« Prozess in das Leben und in die Gesellschaft integriert werden.

Sterben wird auch in aktuelleren Arbeiten im deutschsprachigen Raum vielschichtig beleuchtet und als sozialer Prozess diskutiert. Dieser Prozess wird wesentlich von der Individualität der Sterbenden geprägt. Der Zeitpunkt, ab wann jemand in einem bestimmten Kontext als »sterbend« angesehen wird, beziehungsweise das Sterben als solches »anerkannt« wird, ist das Ergebnis eines diffizilen – eben kontextbezogenen – sozialen Kommunikationsprozesses (Pleschberger et al. 2010). Die letzte Phase des Lebens, das Sterben, wird in diversen sozialen Räumen und Lebenswelten von Angehörigen, Freunden, Nachbarn, formellen und informellen Helfern, von Betreuungsorganisationen und Institutionen präfiguriert und organisiert. Jeder Sterbeort, jede Sterbewelt hat demnach auch unterschiedliche personelle und organisationale Voraussetzungen, um die Bedürfnisse der Betroffenen aufzunehmen, um ein individuell erlebtes »gutes« Sterben zu ermöglichen. Umgekehrt werden durch den spezifischen Zuschnitt der Sterbewelten auch unterschiedliche Anforderungen an Betroffene, informelle und formelle Helfern gerichtet (Schnell et al. 2014), bis hin zu den Möglichkeiten des Zugangs zu bestimmten Betreuungsleistungen. Damit kommt auch die Frage der Sorge(un)gerechtigkeit im Sterben, bzw. die »Ungleichheit des Sterbens« in den Blick (Clark et al. 2004).

> Das Sterben ist als sozialer Prozess am Ende des Lebens zu verstehen, der in der Interaktion mit dem Beziehungs- und dem (informellen und formellen) Betreuungsumfeld, sowie oftmals eingebettet in institutionelle »Sorgearrangements« (Krankenhaus, Pflegeheim, Hospiz, Palliativstation usw.) geprägt und organisiert wird.

11.3 Sterben in Österreich

2016 sind in Österreich 80.669 Menschen verstorben, 52 %[37] davon waren Frauen und 48 % Männer. Mehr als drei Viertel (77 %) der verstorbenen Personen waren dabei 70 Jahre oder älter, mehr als die Hälfte (55 %) war sogar 80 Jahre oder älter. Im Durchschnitt waren Frauen zum Zeitpunkt ihres Todes 82, Männer 79 Jahre alt (Statistik Austria 2017). Das Sterben ist damit primär ein Thema der Hochaltrigkeit (siehe unter anderem Kojer, Heimerl 2009). Die meisten Menschen versterben an Krankheiten des Herz-Kreislaufsystems (rund 41 %) oder Krebserkrankungen (rund 25 %). Mit dem immer höheren Sterbealter – 1970 lag der Anteil der mit 80 Jahren oder älter verstorbenen noch bei 27 % (Statistik Austria 2017) – nimmt auch die Anzahl an Menschen, die mit oder an Demenz versterben, deutlich zu (Pleschberger 2008). Die Möglichkeiten füreinander im Sterben zu sorgen unterscheiden sich für Frauen und Männern deutlich. Waren 2016 56 % aller verstorbenen Männer verheiratet, so traf dies nur auf 23 % aller Frauen zu, welche im Gegenteil bereits zu 56 % verwitwet waren (Statistik Austria 2017). Bei den über 85-jährig verstorbenen Personen stellt sich dieser Geschlechterunterschied noch eklatanter dar: nach Berechnungen von Pleschberger waren 2005 45 % der in dieser Altersgruppe verstorbenen Männer noch verheiratet, während dies bei nur noch 4,2 % der verstorbenen Frauen der Fall war (Pleschberger 2008).

Sterbeorte

Der Wunsch der Österreicher, zu Hause zu sterben, dominiert. Demgegenüber steht die Tatsache, dass lediglich 26 % der Österreicher zu Hause versterben[38] (Statistik Austria 2017). Über alle Altersgruppen hinweg starben 2016 49 % der Menschen in Krankenanstalten. Der Langzeitvergleich zeigt, dass der Anteil der im Krankenhaus verstorbenen Menschen in den letzten Jahren gesunken ist, von 59 % in 1990 auf 49 % in 2016, gleichzeitig aber das Pflegeheim immer mehr zu einem Sterbeort wird. Waren es 1990 lediglich 6 %, so sind im Jahr 2016 bereits 19 % der Österreicher im Pflegeheim verstorben (Statistik Austria 2017).

Diese Zahlen korrespondieren auch mit internationalen Erhebungen zu den Präferenzen des Sterbeortes (Gomes et al. 2013), sowie zu den realen Sterbeorten (Broad et al. 2013). Die Präferenzen für einen bestimmten Sterbeort verändern sich im Laufe einer Erkrankung sowie im hohen Alter aufgrund von Veränderungen des Betreuungsbedarfs oder anderer Rahmenbedingungen bei ca. einem Fünftel der Menschen. So können beispielsweise Menschen, die nahe am Lebensende sind, Einrichtungen der spezialisierten Hospiz- und Palliativversorgung oder auch das Pflegeheim bevorzugen, auch wenn sie zuvor gewünscht haben, im eigenen Zuhause zu sterben (Gomes et al. 2013).

---

37 Alle Zahlen und Prozentwerte sind immer auf den nächsten ganzen Wert auf- oder abgerundet.
38 Daten für 2016; konkret wird hier allerdings statistisch das Sterben »an der Wohnadresse« erhoben. Außerdem ist der damit erhobene Ort, an dem der Tod eintritt, nicht zwingend identisch mit dem Ort, an dem der mitunter länger andauernde Sterbeprozess stattgefunden hat. Die meisten in Österreichischen Krankenanstalten verstorbenen Personen weisen so etwa nur eine sehr kurze Aufenthaltsdauer auf, rund 9 % der Verstorbenen versterben am Einlieferungstag, etwas mehr als die Hälfte innerhalb der ersten sieben Tage (Statistik Austria 2017a, eigene Berechnung).

> Zusammenfassend lassen sich national und international drei Trends für die Entwicklung des realen Sterbeortes ausmachen: 1. Das Ausmaß der Institutionalisierung wird weiter zunehmen, 2. das Sterben zu Hause wird weiter abnehmen, 3. Das Sterben in Pflegeheimen wird deutlich zunehmen (Broad et al. 2013).

In Österreich versterben jährlich ungefähr 2–3 Prozent der Menschen in Einrichtungen der spezialisierten Hospiz- und Palliativbetreuung, beziehungsweise unter Beteiligung von spezialisierten Palliativversorgungseinrichtungen (Pelttari et al. 2014). Die genannten Autoren gehen davon aus, dass in etwa 10 bis 20 % der Sterbesituationen eine spezialisierte Palliativbetreuung erforderlich ist. Für 80–90 % der sterbenden Menschen ist eine allgemeine palliative Unterstützung zu Hause, im Krankenhaus und im Pflegeheim am Lebensende erforderlich. Folgt man dieser Argumentation, so steht derzeit vielen Menschen eine angemessene hospizliche und palliative Unterstützung am Lebensende nicht oder nur unzureichend zur Verfügung (Clark et al. 2004).

Nationale Strategie für das Lebensende

Österreich ist Pionier in Sachen nationale Strategie in Palliative Care. Bereits 2004 wurde das Konzept »Abgestufte Hospiz- und Palliativversorgung« veröffentlicht – ein bevölkerungsbezogener Plan zur Versorgung von Menschen am Lebensende (ÖBIG 2004). Dieser nationale Plan fand auch als Modell der guten Praxis Eingang in das zentrale Europäische Strategiepapier (EAPC 2009).

Im Jahr 2015 fand eine parlamentarische Enquete-Kommission zum Thema »Würde am Ende des Lebens« statt, zu der über 700 schriftliche Stellungnahmen von Bürgern eingingen und die in zahlreiche Medienberichte behandelt wurde. Die Enquete-Kommission beschäftigte sich insbesondere mit Fragen nach Potenzialen und Defiziten der österreichischen Palliativ- und Hospizversorgung sowie der Patientenverfügung und Vorsorgevollmacht. Daneben thematisierte sie die Frage nach einem würdevollen Sterben sowie der verfassungsrechtlichen Verankerung des strafrechtlichen Verbots der Tötung auf Verlangen (Österreichischer Nationalrat 2014).

Während sich die tatsächlichen Diskussionen innerhalb der Enquete-Kommission vor allem um gesundheitspolitische und -strukturelle Fragen rund um den Ausbau der Palliativ- und Hospizversorgung sowie der Verbesserung der Patientenverfügung drehten, thematisierten die Stellungnahmen und Medienberichte insbesondere Fragen nach der Tötung auf Verlangen und dem assistierten Suizid. Der Ausbau von Palliativ- und Hospizversorgung wurde dabei zwar einhellig begrüßt und die derzeitige Situation als mangelhaft identifiziert, aber rund um die Frage der Tötung auf Verlangen und des assistierten Suizids kristallisierten sich polarisierende Standpunkten heraus: Einerseits wurde die Bestätigung der herrschenden prohibitiven Gesetzeslage und das Verhindern einer Aufweichung dieser gefordert. Andererseits wurde das Verbot gesellschafts- und demokratiepolitisch in Frage gestellt und die Legalisierung des assistierten Suizids und/oder der Tötung auf Verlangen innerhalb festgelegter Grenzen begehrt. Basierend auf unterschiedlichen Einschätzungen der Möglichkeit zur Selbstbestimmung (oder der Wahrscheinlichkeit von Fremdbestimmung) am Lebensende zeichnete sich so diskursiv nur ein Konsens hinsichtlich der Wichtigkeit von Palliativversorgung und der sozialen Einbettung des Sterbens ab; die Enquete-Kommission verfehlte aber die tatsächliche Gestaltung einer breiten gesellschaftlichen Diskussion rund um das »gute« oder »würdevolle« Sterben, welche alle weltanschauliche Positionen gleichermaßen berücksichtigte (Lang 2018).

Auch in Österreich scheinen, was den Sterbeort betrifft, Wunsch und Realität auseinanderzuklaffen. Darüber hinaus stellt sich die Frage, wie eine Annäherung an die Bedürfnisse der Betroffenen möglich ist und umgesetzt werden kann und wie Selbstbestimmung am Lebensende gefasst und interpretiert werden muss.

> Der öffentliche Diskurs zum Sterben in Österreich ist geprägt durch eine engagierte interprofessionelle Debatte und den weiteren, wünschenswerten Ausbau der Palliativversorgung. Eine breite gesellschaftliche Diskussion über die Vielfalt der Lebens- und Sterbensrealitäten und über mögliche neue Wege gemeinschaftlicher Sorge am Lebensende steht erst am Beginn.

11.4 Bedürfnisse der Betroffenen

»Aber es kann ja nicht so schwer sein, sich daran zu erinnern, daß der Kranke selbst Gefühle, Meinungen und vor allem das Recht hat, gehört zu werden« (Kübler-Ross 1992, S. 14).

Gespräche mit Sterbenden und das Lernen von Sterbenden waren und sind der Ausgangspunkt der modernen Hospizbewegung. Beide »Mütter« der Hospizbewegung, die schweizer-amerikanische Ärztin Elisabeth Kübler-Ross und die englische Sozialarbeiterin, Pflegerin und Ärztin Cicely Saunders, haben ihre tiefsten Erkenntnisse für die Sorge am Lebensende aus Gesprächen mit ihren Patienten sowie deren Angehörigen gezogen. Beide bezeichneten die sterbenden Menschen selbst als ihre größten Lehrmeister. Dieses Lernen von den Sterbenden knüpft an die ethische und philosophische Tradition einer dialogischen »ars moriendi« an (Schuchter 2016).

Den schwerkranken und sterbenden Menschen eine Stimme zu geben, war Elisabeth Kübler-Ross ein besonderes Anliegen. 1969 veröffentlicht sie unter dem Titel »On death and dying« Interviews, die sie mit Sterbenden geführt hat. Ähnlich wie Cicely Saunders nahm auch Elisabeth Kübler-Ross in ihrer täglichen Arbeit wahr, dass der Tod im Krankenhaus organisational ausgegrenzt wurde und dass sich die Abläufe daher nicht ausreichend an den Bedürfnissen der Sterbenden orientierten. In der Perspektive der betroffenen sterbenden Menschen - unter ihnen auch viele Kinder - sah sie den Schlüssel für eine angemessene Versorgung. Ihr Anliegen war es daher Patienten zu ihren Vorstellungen vom Sterben, ihren Jenseitsvorstellungen, ihren Ängsten, Sorgen und Wahrnehmungen zu befragen.

Die schwerkranken und sterbenden Menschen und ihre Angehörigen ins Zentrum zu stellen, ist das Anliegen von Palliative Care – ein Prinzip, das auch als »radikale Betroffenenorientierung« bezeichnet wurde (Heller, Schuchter 2014). Diese Beteiligung der Betroffenen geht vielfach (auch in der Forschung) davon aus, dass Menschen sich aktiv in die Gestaltung von Prozessen in der Versorgung einbringen können und wollen. In vielen Bereichen des Gesundheitssystems ist das auch gut möglich, schwerkranke und sterbende Menschen sind jedoch vielfach in schlechter körperlicher und psychischer Verfassung. Deren Beteiligung (und damit auch Betreuung) in Palliative Care scheint deshalb auf den ersten Blick eine Herausforderung zu sein. Dennoch darf nicht vergessen werden: Viele Patienten in Palliative Care sind nicht »zu krank, um zu sprechen« (Small und Rhodes 2000).

International wissen wir aus unterschiedlichsten Forschungsprojekten über die Bedürfnisse von speziellen Personengruppen am Lebensende Bescheid. Im deutschsprachigen Raum sind dies unter anderem Forschungsarbeiten zu den Bedürfnissen von Bewohnern von Pflegeheimen (Heimerl 2017), von hochbetagten Menschen zu Hause (Heimerl, Seidl 2000), von Gästen im Hospiz (Jäckel 2010) oder von Patienten auf Palliativstationen (Bitschnau, Heimerl 2013). Insgesamt ist aber nach wie vor wenig bekannt über die Bedürfnisse Sterbender in Österreich und über ihre Vorstellungen vom »guten Sterben«. Eine umfassende Erhebung der Bedürfnisse von Menschen am Lebensende in Österreich steht noch aus. Im Forschungsprojekt Sterbewelten in Österreich soll diese Lücke geschlossen werden (Heimerl et al. 2017).

> Wir wissen viel über die Bedürfnisse von speziellen Personengruppen am Lebensende. Eine umfassende Erhebung der Bedürfnisse von Menschen am Lebensende in Österreich steht noch aus.

11.4.1 Selbstbestimmung am Lebensende: Von der autarken zur relationalen Autonomie

Im österreichischen politischen Diskurs wird die Autonomie am Lebensende häufig auf Durchsetzungen und Einschränkungen des Selbstbestimmungsrechts (Patientenverfügungsgesetz bzw. Verbot des assistierten Suizids) verkürzt (Körtner 2012). Dabei bleibt die (sozial-)ethische Frage außen vor, die für die Lebenswelt eine entscheidende Rolle spielt, nämlich wer oder was dieses »Selbst« in der letzten Lebensphase ist, das im jeweiligen Kontext über »sich« »bestimmt«. Einig ist man sich im medizinethischen Diskurs über die Bedeutung der Autonomie als eines der zentralen medizinethischen Prinzipien (Körtner 2012).

Gerade angesichts des Sterbens stellt sich die Frage, welches Verständnis von Autonomie dem Diskurs zugrunde liegt. Steht ein »autarkes« Autonomiekonzept des Menschen im Vordergrund oder werden die sozial relationale Bedingtheit von Autonomie sowie die notwendige Angewiesenheit in Phasen großer Pflegebedürftigkeit und Vulnerabilität deutlich? Liegt ethischen Entscheidungsprozessen ein radikal subjektbezogenes Autonomiekonzept zugrunde, so kann darin ja auch die Gefahr einer »Autonomiezumutung« liegen: das Versorgungssystem delegiert wesentliche und überfordernde Entscheidungen an die Betroffenen. Sie müssen oft entscheiden, was nicht entschieden werden kann. So ist die laufende Prozessierung von (ethischen) Entscheidungen eine der Kernherausforderungen in der Versorgung am Lebensende. Im Alltag von Sterbenden geht es jedoch vorwiegend nicht um jene mächtigen, den öffentlichen Diskurs bestimmenden, ethischen Entscheidungen, die sich rund um assistiertem Suizid, Tötung auf Verlangen und Beendigung lebensverlängernder Maßnahmen drehen. Meist sind An- und Zugehörige fortwährend der Situation ausgesetzt, mit und für ihre Familienmitglieder und Freunde Entscheidungen in vielfältiger Weise und mit unterschiedlicher Reichweite zu treffen. Eine Verdichtung, Aufschichtung und Beschleunigung von Entscheidungsbedarfen, die im alltäglichen Handeln eingelagert sind und meist erst retrospektiv als »Entscheidungen« wahrgenommen werden, sind zu bewältigen (Wegleitner, Schumann 2010).

Deshalb reicht auch der alleinige und unmittelbare Fokus auf die Ethik der Entscheidungsfindung am Lebensende und die Frage nach der Ermöglichung von Selbstbestimmung in dieser Notfallsituation nicht aus. Die Kunst des Sterbens ist vielschichtiger und hat eine Vorgeschichte im Leben von Betroffenen und von Beteiligten. Sie ist eingebettet in ein Sorge-Netzwerk von Beziehungen, das gestaltet werden will. Wesentliche Einsichten der Care-Ethik zeigen: für ein »gutes« Leben und Sterben braucht es bedeutsame Beziehungen und letztlich organisierte Verständigungen zu grundlegenden existenziellen Themen nicht erst im Notfall, sondern kontinuierlich – wie sind diese in den »Sterbewelten« (mehr oder weniger) gestaltet? Außerdem konnte gezeigt werden, dass in klinisch-ethischen Entscheidungsprozessen die Stimme der Pflege und damit das Prinzip »Care« marginalisiert wird. Es stellt sich deshalb die Frage, wie in »Sterbewelten« die Sorge zur Geltung gebracht werden kann (oder gebracht wird), indem etwa in der Verständigung die Interpretation von Gefühlen, das Knüpfen von relevanten Beziehungen über Anteilnahme und Erzählungen eine Rolle spielen (vgl. Reitinger, Heller 2010). Auch ist damit die Frage verbunden, in welcher Haltung Menschen vorausschauend für ihr Lebensende sorgen. Wird vorausschauende Sorge im Extremfall als »Planungsprojekt« verstanden oder auch im Sinne einer empfangenden, gelassenen Offenheit (»Care Dialogs«, Schuchter, Heller 2017)?

> Ethische Entscheidungen am Lebensende können nicht auf Entscheidungsdilemmata und die »großen« medizinethischen Entscheidungen reduziert werden. Das Sterben wird vielmehr von vielfältigen »kleinen ethischen Alltagsentscheidungen«, eingebettet in soziale Beziehungsnetze, geprägt und verweist auf ein relationales Autonomiekonzept.

Tötung auf Verlangen und assistierter Suizid

Sowohl assistierter Suizid als auch Tötung auf Verlangen sind in Österreich verboten. Auch wenn diese Fragen nur eine kleine Gruppe von Sterbenden betrifft, so werden die öffentlich-medialen und politischen Diskussionen zum Sterben dennoch sehr stark entlang dieser Themen verhandelt. Für die Beleuchtung der sozialen und ethischen gesellschaftlichen Konstruktion und Organisation des Sterbens und damit der Betreuung Sterbender ist dieser Umstand, soziologisch und sozialethisch betrachtet, daher relevant und beachtenswert.

Die Einstellung der österreichischen Bevölkerung bezüglich assistiertem Suizid und Tötung auf Verlangen zeigt sich in Forschungsarbeiten der letzten Jahre divergierend und differenzierend. Während etwa 69 % der Befragten einer in Österreich durchgeführten Studie das fiktive Beispiel von unfreiwilliger Tötung von Menschen mit Behinderung oder kranke Neugeborene ablehnten, beträgt die Ablehnungsrate beim fiktiven Beispiel einer Tötung auf Verlangen für einen 79 Jahre alten Krebspatienten, der Sterben möchte, 35 %. Dabei konnte der Einfluss sozialer Faktoren auf die entsprechende Einstellung identifiziert werden: So haben etwa Religiosität, eine autoritäre Persönlichkeitsstruktur, sowie das Leben in Provinzstädten einen negativen Effekt hinsichtlich der Akzeptanz von Tötung auf Verlangen und assistiertem Suizid bei alten und kranken Personen. Nicht-Religiosität, eine liberale Persönlichkeitsstruktur, das Leben in Großstädten oder auch ländlichen Gebieten, sowie das Wissen um die Legalisierung von aktiver Sterbehilfe in anderen Ländern weisen hingegen einen positiven Effekt, im Sinne größerer Akzeptanz, auf. Unter österreichischen Medizinstudenten wurde in einer weiteren Studie ein signifikanter Anstieg in der Akzeptanz der Tötung auf Verlangen nachgewiesen, von 16,3 % in 2001 auf 49,5 % in 2009 (Stronegger et al. 2011). Ein solcher Anstieg lässt sich auch generell für viele westeuropäischen Länder seit den 1980er Jahren nachweisen (Cohen et al. 2012). Soziologisch wird dies mit der tendenziell fortschreitenden Individualisierung und Säkularisierung (westlicher) Gesellschaften in Zusammenhang gebracht und auch als eine Antwort auf die Möglichkeiten und Effekte der modernen Medizin hinsichtlich Leben und Sterben gesehen.

Gleichzeitig haben Untersuchungen aus verschiedenen Kontexten gezeigt, dass schwerkranke Individuen assistierten Suizid und Tötung auf Verlangen zwar generell akzeptieren, für sich selbst aber nicht im gleichen Maße als Option ansehen (Eliott und Olver 2008). Außerdem scheinen, ähnlich, wie das auch für die Sterbeorte gilt, die individuellen Beurteilungen dieser Handlungsmöglichkeiten im Zeitverlauf je nach Erfahrung und persönlicher Gesundheits- und Pflegesituation Schwankungen zu unterliegen (Emanuel et al. 2000).

11.5   Sorgenetze am Lebensende

Die Frage des »guten Sterbens« wird in der internationalen End-of-life care-Debatte zunehmend vor dem Hintergrund der Veränderung und Entwicklung der Settings (Organisationen, Netzwerke, der Community usw.) und damit der unterschiedlichen Sterbewelten aufgenommen. Die Public Health und Gesundheitsförderungsperspektive gewinnt dabei immer mehr an Bedeutung (Wegleitner et al. 2015). Im Kern geht es um die Fragen: Welche gesellschaftlichen Rahmen- und Lebensbedingungen braucht es für ein gutes Sterben? Wie können Menschen ermächtigt werden, ihre eigenen Ressourcen im Umgang mit Krankheit, Sterben, Tod und Trauer zu mobilisieren? Wie kann ein höheres Maß an Selbstbestimmung und Wohlbefinden auch am Lebensende erlangt werden? Angestrebt wird die Entwicklung eines Hilfe- und Sorgenetzwerks, das immer von den unmittelbaren Lebens- und Sterbebedingungen der Betroffenen ausgeht; das sich an den Sozial- und Lebensräumen orientiert. Somit steht nicht mehr die ausschließliche Optimierung professioneller, institutionalisierter Dienstleistungsangebote im Vordergrund, sondern die subsidiäre Entwicklung der (Selbst-)Hilferessourcen. Eine solche Form von gesellschaftlicher, community-orientierter Sorgekultur und Organisation der Betreuung am Lebensende anerkennt die Relationalität von Autonomie. Damit ist keinesfalls ein wertkonservatives Bild von Kommunitarismus, auch nicht die Idealisierung von Familie oder die Rückkehr zur (an die Frauen delegierten) Privatisierung der Sorge gemeint. Vielmehr wird damit die grundsätzliche Frage gestellt, wie lokale Partizipation und Vernetzung der Bürger in der Gestaltung von Hilfenetzen auch im Sterben und im Umgang mit Tod und Trauer gestärkt werden können. Denn das Sterben als sozialer Prozess findet eingebettet in ein Geflecht von sozialen Beziehungen informeller und formeller Hilfe statt (Wegleitner et al. 2018, Heimerl et al. 2017).

In einer australischen Studie zu Sorgenetzen für Menschen, die am Lebensende zu Hause begleitet werden, entwickeln Debbie Horsfall und ihre KollegInnen (2015) ein Konzept der »Ökologie der Sorge«. Unter anderem stellten sie fest, dass im Durchschnitt 16 Personen (Angehörige, Freunde, Nachbarn, Profis etc.) im Sorgenetz mitwirken und sich um den oder die Betroffene kümmern. Dabei werden professionelle Dienstleistungen als das äußere Netzwerk wahrgenommen. Das innere informelle Netzwerk entwickelt erhebliche Kompetenzen im Umgang mit Krankheit und Sterben.

Im *Projekt Sorgende Gemeinde im Leben und Sterben* wurde in der Tiroler Bezirkshauptstadt Landeck erhoben, was von Angehörigen und bürgerschaftlich engagierten Menschen als sorgende Beziehung wahrgenommen wird. Aus Sicht pflegender Angehöriger besteht relevante Sorge nicht nur aus direkter Unterstützung bei den Aktivitäten des täglichen Lebens und den Angeboten professioneller Hilfsdienste. Wichtig sind ihnen u. a. auch der Austausch von Lebenserfahrung zu existenziellen Fragen, das hintergründige Im-Blick-Haben und Beispringen mit kleinen Hilfen (wie zum Beispiel die Suppe der Nachbarin), das Sich-öffnen-Können – das vielleicht bei der Frisörin oder beim Hausmeister leichter gelingen kann, als in der Familie und »barrierefreier« empfunden wird als in der Selbsthilfegruppe. Wie tragfähig ein lokales Sorgenetz auch im Sterben ist, – oder soziologisch gesprochen, über welches soziale Kapital die Gemeinschaft verfügt –, hängt davon ab, inwieweit es gelingt, diese Qualitäten der Sorge zu kultivieren – im persönlichen Wissen und in der kollektiven Praxis, beispielsweise einer Gemeinde (Wegleitner et al. 2018).

> International gewinnt der Public Health- und Gesundheitsförderungsansatz in der lokalen Stärkung der Sorgenetze auch am Lebensende immer größere Bedeutung. Die vielfältigen Initiativen und Projekte werden vielfach unter den Begriffen »compassionate und caring communities« subsumiert.

11.6 Ausblickende Zusammenfassung

Ethische Fragen am Lebensende können nicht auf die klassischen medizinethischen Fragen beschränkt werden, wie vor allem das Dilemma am Lebensende zwischen Lebensverlängerung und Sterbenlassen oder die Diskussion Pro und Contra assistierter Suizid etc.). Sie umfassen vielmehr Aspekte des guten Sterbens, wie Fragen der (Verteilungs- und Zugangs-) Gerechtigkeit und Herausforderungen, die aus moralischer Verunsicherung entstehen. Aus einer gesamtgesellschaftlichen Public Health-Perspektive lassen sich wesentliche Fragen und Spannungsfelder zusammenfassen:

- Wie kann Sterben in den Spannungsfeldern von Institutionalisierung und Integration; von Medikalisierung und Normalisierung des Sterbens in den Alltagszusammenhängen des sozialen Lebens eingebettet und organisiert werden?
- Wie können Palliative Care-Angebote im Sinne der Zugangsgerechtigkeit allen Bevölkerungsgruppen zugutekommen?
- Who cares? Wie wird Sorge-Verantwortung verteilt, vor allem im Sinne der Gender-Gerechtigkeit?
- Aus welchen Ressourcen schöpft die »ars moriendi« unter den Bedingungen einer säkularen Moderne (Religion, Philosophie, Spiritual Care, …)? Welche Organisationsformen verbinden sich damit?
- Welche Gestaltungsformen der Vorsorge am Lebensende werden angestrebt? Die Reduktion der Auseinandersetzung mit dem Sterben auf die Ablehnung medizinischer Behandlung oder auch die offene Auseinandersetzung mit den damit verbundenen sozialen, philosophischen und spirituellen Fragen?
- Aus welchem Blickwinkel wird über das Sterben gedacht, Sorge am Lebensende organisiert und praktiziert – aus der Perspektive der Professionellen oder aus jener der Betroffenen?
- Welche Menschenbilder liegen den Positionen zum guten Sterben zugrunde – zwischen Betonung der Autonomie des Individuums und der relationalen Bezogenheit des Menschen auf andere?
- Last but not least: Wie kann es gelingen, die Perspektive der Betroffenen auf »gutes Sterben« besser zu verstehen und zur Grundla-

ge des gesellschaftlichen Umgangs mit Sterbenden zu machen?

Eine interdisziplinäre Sichtweise von Palliative Care, die die Schnittstellen zwischen Medizin, Pflege, Ethik, Public Health, Soziologie, Gesundheitswissenschaften und Zivilgesellschaft aufnimmt, fördert den gesellschaftlichen Diskurs über das »gute Sterben«. Die unterschiedlichen und vielfältigen Lebensrealitäten und persönlichen Erfahrungen der Menschen wahrzunehmen und um angemessene kollektive Umgänge zu ringen, das könnte eine Ethik des Sterbens leisten.

Literatur

Ariès, Ph. ([1978] 1985). Geschichte des Todes. Deutscher Taschenbuch Verlag. München.

Bitschnau K., Heimerl K. (2013). Ums Leben kämpfen und trotzdem genießen – die Perspektive von Patienten und Angehörigen auf der Palliativstation. Palliativmedizin 2013; 14(06): 268-275, DOI: 10.1055/s-0033-1349577.

Broad, J. B., Gott, M., Kim, H., Boyd, M., Chen, H., & Connolly, M. J. (2013). Where do people die? An international comparison of the percentage of deaths occurring in hospital and residential aged care settings in 45 populations, using published and available statistics. International journal of public health, 58(2). 257-267.

Clark, D. (2004). History, gender and culture in the rise of palliative care. In: Payne, S.; Seymour, J.; Ingleton, Ch. (Hg.) Palliative care nursing. Principles and evidence for practice. 39–54.

Cohen, J.; Marcoux, I.; Bilsen, J.; Deboosere, P.; van der Wal, G.t; Deliens, L. (2006): European public acceptance of euthanasia: Socio-demographic and cultural factors associated with the acceptance of euthanasia in 33 European countries. Social Science & Medicine 26, 743-756.

Elias, N. (1982). Über die Einsamkeit der Sterbenden in unseren Tagen. Suhrkamp Verlag. Frankfurt am Main.

Eliott, J. A.; Olver, I. N. (2008). Dying cancer patients talk about euthanasia. Social Science & Medicine 67, S. 647–656.

Emanuel, E. J.; Fairclough, D. L.; Emanuel, L. L. (2000). Attitudes and Desires Related to Euthanasia and Physician-Assisted Suicide Among Terminally Ill Patients and Their Caregivers. JAMA 284/19, 2460–2468.

Gomes, B.; Calanzani, N.; Gysels, M.; Hall, S.;& Higginson, I. J. (2013). Heterogeneity and changes in preferences for dying at home: a systematic review. BMC palliative care, 12(1), 7.

Heimerl, K. (2017): Bedürfnisse von Patientinnen und Bewohnerinnen am Lebensende. In: Steffen-Bürgi et al. (Hg): Lehrbuch Palliative Care, 3. Vollständig überarbeitete Ausgabe. Bern: Hogrefe, 758-764

Heimerl K., Wegleitner K., Schuchter P., Egger B. (2017): Gespräche über das ›gute Sterben‹. In: die hospizzeitschrift 75, Seite 6-12

Heimerl, K.; Seidl, E. (2000). Autonomie erhalten: Gespräche über Tod und Sterben in der Hauskrankenpflege. In: Heller, A.; Heimerl, K.; Stein H. (Hg.) Wenn nichts mehr zu machen ist, ist noch viel zu tun. Wie alte Menschen würdig sterben können, 2. Aufl., Freiburg: Lambertus. 111-126.

Heller A. (1994): Kultur des Sterbens. Bedingungen für das Lebensende gestalten. Freiburg i.B.: Lambertus

Heller, A., Schuchter, P. (2014). Sorgeethik. Die Hospizidee als kritische Differenz im Gesundheitsmarkt. In: Maio, G. (Hg.) Ethik der Gabe. Humane Medizin zwischen Leistungserbringung und Sorge um den Anderen. Freiburg-Basel-Wien: Herder. 271-314.

Horsfall, D., Yardley, A., Leonard, R., Noonan, K., & Rosenberg, J. P. (2015). End of life at home: Co-creating an ecology of care.

Jäckel, H. (2010). Die Zweitbeste Lösung. Warum Gäste im Hospiz aufgenommen werden. Dissertation, Alpen-Adria Universität Klagenfurt, Wien, Graz.

Kellehear, A. (2016). The Nature of Contemporary Dying: Obsessions, Distortions, Challenges. Studies in Christian Ethics, 29(3), 272-278.

Kojer M., Heimerl K. (2009): Palliative Care ist ein Zugang für hochbetagte Menschen - Ein erweiterter Blick auf die WHO Definition von Palliative Care. In: Palliativmedizin 2009; 10:154-161

Körtner, U. (2012). Recht auf Leben – Recht auf Sterben. Autonomie am Lebensende und ihre

Grenzen. In: Frieß, M. (Hg.) Wie sterben? Zur Selbstbestimmung am Lebensende. Eine Debatte, Gütersloh. 120-139.

Kübler-Ross, E. (1992). Interviews mit Sterbenden. Gütersloh: Gütersloher Verlagshaus, 9. Auflage.

Lang, A. (2018). Das gute Sterben: Diskursanalyse der öffentlichen Debatte um das Lebensende in Österreich. IHS Sociological Series 121. http://irihs.ihs.ac.at/4748/ download vom 28.09.2018.

Nassehi, A.; Saake, I. (2005). Kontexturen des Todes. Eine Neubestimmung soziologischer Thanatologie. In: Knoblauch, H.; Zingerle, A. (Hg.). Thanatosoziologie. Tod, Hospiz und die Institutionalisierung des Sterbens. Sozialwissenschaftliche Abhandlungen der Görres-Gesellschaft, Band 27. Duncker & Humboldt. Berlin. 31–54.

ÖBIG - Österreichisches Bundesinstitut für Gesundheit (2004). Abgestufte Hospiz- und Palliativversorgung in Österreich. Autorinnen des Berichtes: Nemeth, C.; Rottenhofer, I. Im Auftrag des Bundesministeriums für Gesundheit und Frauen. ÖBIG. Wien.

Österreichischer Nationalrat (2014): Bericht der parlamentarischen Enquete-Kommission zum Thema »Würde am Ende des Lebens«. https://www.parlament.gv.at/PAKT/VHG/XXV/I/I_00491/fname_386917.pdf, download vom 3.1.2018

Pelttari, L.; Pissarek, H.; Zottele, P. (2014). Hospiz und Palliative Care in Österreich. Datenerhebung 2013. Dachverband Hospiz Österreich.

Pleschberger, S. (2009). Leben und Sterben in Würde. Palliative Care und Hospizarbeit. In: Bundesministerium für Arbeit, Soziales und Konsumentenschutz (Hg.) Hochaltrigkeit in Österreich - eine Bestandsaufnahme. Wien. 447-480.

Pleschberger, S.; Wenzel C.; Lindner D. (2010). Sterben Erkennen und Kommunizieren als Herausforderung in der häuslichen Palliativversorgung. Palliativmedizin. 11-82

Reitinger, E.; Heller, A. (2010). Ethik im Sorgebereich der Altenhilfe. Care-Beziehungen in organisationsethischen Verständigungsarrangements und Entscheidungsstrukturen. In: Krobath, Th.; Heller, A. (Hg.) (2010): Ethik organisieren. Handbuch der Organisationsethik. Lambertus. Freiburg im Breisgau. 737-765.

Schnell, M. W.; Schneider, W.; Kolbe, H. (Hg.) (2014). Sterbewelten. Eine Ethnographie. Wiesbaden: Springer.

Schuchter, P. (2016): Sich einen Begriff vom Leiden Anderer Machen. Eine Praktische Philosophie der Sorge, Bielefeld: transcript.

Schuchter, P.; Heller, A. (2017): »The Care Dialog. The ›ethics of care‹ approach and its importance for clinical ethics consultation«, in: *Medicine, Health Care and Philosophy* https://doi.org/10.1007/s11019-017-9784-z

Small, N.; Rhodes, P. (2000). Too ill to talk? User involvement and palliative care. London: New York: Routledge.

Statistik Austria (2017). Todesursachenstatistik. Erstellt am 31.07.2017 mittels http://statcube.at/statistik.at/ext/statcube/jsf/tableView/tableView.xhtml.

Statistik Austria (2017a). Spitalsentlassungen. Erstellt am 25.10.2017 mittels http://statcube.at/statistik.at/ext/statcube/jsf/tableView/tableView.xhtml.

Stronegger, W. J.; Schmölzer, C.; Rásky, É.; Freidl, W. (2011): Changing attitudes towards euthanasia among medical students in Austria. Journal of Medical Ethics 27, 227-229.

Wegleitner, K.; Schumann, F.x (2010): Die Prozessierung von (ethischen) Entscheidungsbedarfen in der Betreuung am Lebensende. Ihre Wahrnehmung von Angehörigen und Strategien in Versorgungskontexten im Projekt »Hamburg am Lebensende«. In: Krobath, T.; Heller, A. (Hrsg.) (2010): Ethik organisieren. Handbuch der Organisationsethik. Lambertus. Freiburg: S. 619 – 640.

Wegleitner, K.; Heimerl, K.; Kellehear, A. (eds.) (2015): Compassionate Communities. Case studies from Britain and Europe. Routledge. New York.

Wegleitner, K.; Schuchter, P.; Prieth, S. (2018): ›Ingredients‹ of a supportive web of caring relationships at the end of life. Findings from a community research project in Austria. *Sociology of Health & Illness*, DOI: 10.1111/1467-9566.12738

12 Endlichkeit und Vulnerabilität in der psychologischen Alternsberatung

Frieder R. Lang und Roland Rupprecht

12.1 Einleitung

Vor rund 80 Jahren haben die Geriater George Piersol und Edward Bortz in ihrem Aufsatz über die medizinischen und sozialen Aufgaben der Versorgung älterer Menschen gefordert, dass es am Ende des Lebens nicht darum gehe, dem Leben mehr Jahre zu geben, sondern darum, den Jahren mehr Leben zu geben. Damit verknüpften sie die besondere Verantwortung der Gesellschaft, für eine hohe Qualität des verlängerten Lebens zu sorgen: »*The society which fosters research to save human life cannot escape the responsibility for the life thus extended*« (Piersol und Bortz 1939, S. 976). In der Altersmedizin, Geriatrie und Gerontologie gilt die Forderung nach »*mehr Leben in die Jahre*« mittlerweile als Maxime. Allerdings ist das Ziel, die bestmögliche Lebens- und Versorgungsqualität für ältere Menschen herzustellen, bislang noch weitgehend unerreicht und stellt die Gesellschaft wie das Individuum vor große Herausforderungen. Während zwar die Lebensdauer der Menschen stetig zunimmt, bleibt das Bewusstsein von der eigenen Endlichkeit und von der Vulnerabilität des hohen Alters davon weitgehend unberührt. Auch wenn immer mehr Menschen bei sich oder bei anderen den Anstieg der Lebenserwartung erleben, etwa aufgrund der steigenden Zahl neunzigster oder hundertjähriger Geburtstagsfeiern im persönlichen Umfeld, sind sich die Menschen nach wie vor der komplexen Risiken und Belastungen bewusst, die das hohe Alter in der Endphase des Lebens mit sich bringen kann. In diesem Spannungsverhältnis zwischen Langlebigkeit und Endlichkeitsbewusstsein erleben viele Menschen ein Gefühl der Unsicherheit und Ambivalenz, wenn es um die Bewertung der eigenen weiteren und langen Lebenszeit geht. Diese Unsicherheit wirft auch einige ethische Fragen in der Beratung älterer Menschen auf.

> Der Wunsch nach langem Leben steht im Spannungsverhältnis von Bewusstsein über die eigene Endlichkeit und der zu erwartenden Vulnerabilität im hohen Alter.

In diesem Kapitel behandeln wir aus psychogerontologischer und alternspsychologischer Perspektive zwei Herausforderungen für die Alternsberatung.

- Wie lassen sich normale von krankhaften Alternsprozesse unterscheiden und welche Implikationen ergeben sich daraus für den ethisch begründeten Umgang mit dem Alter?
- Worin liegen die subjektiven Grenzen des Lebenswillens und des Wunsches nach einem langen Leben begründet? Inwiefern widerspiegeln sich darin Altersdiskriminierung und eine gesellschaftliche Ausgrenzung hochbetagter älterer Menschen?

Zunächst stellen wir einige Implikationen dieser Fragen im Einzeln dar und diskutieren mögliche Lösungsansätze. Daran schließt sich ein Abschnitt mit Empfehlungen für die Alternsberatung an.

12.2 Abgrenzung von Altern und Krankheit

In der Altersmedizin und in der Gerontologie wird kontrovers diskutiert, wie sich normales Altern und krankhafte Alternsverläufen voneinander abgrenzen lassen. Wie kann erkannt werden, ab welchem Zeitpunkt und im Hinblick auf welche funktionellen Herausforderungen des Individuums tatsächlich medizinischer Handlungs- oder Therapiebedarf besteht? Zunächst ist festzustellen, dass das Erreichen eines hohen Alters auch die Folge eines komplexen Zusammenspiels sozialer, psychologischer und biologischer Prozesse ist, in denen sich eine lebenslange Dynamik von Verlusten und Gewinnen widerspiegelt (Baltes und Smith 2003). In jedem Lebensalter können Menschen zwar Verluste erfahren, aber in jedem Lebensalter ist es auch möglich, Gewinne zu erleben. Viele Erkrankungen im Alter bringen irreversible Verluste mit sich etwa im Hinblick auf die körperliche oder kognitive Funktionstüchtigkeit. Aber selbst angesichts schwerer Erkrankungen lässt sich bei vielen Menschen eine Anpassungs- und Kompensationsfähigkeit beobachten, die es ihnen erlaubt, positive Erfahrungen oder sogar persönliches Wachstum zu erleben. Gesundheit und Krankheit im Lebenslauf sind zudem in komplexer Weise mit gesellschaftlichen Bedingungen und mit medizinischen und technischen Fortschritten verwoben. Für das Verständnis der Abgrenzung von Alter und Krankheit gehen wir auf drei Überlegungen ein: (1) die kontrovers diskutierte These der Morbiditätskompression, (2) die These der Medikalisierung des Alters und (3) die Kompensationsthese der funktionellen Gesundheit.

12.3 Die Morbiditätskompression ist eine gesellschaftliche Aufgabe

Bis zur Mitte des 20. Jahrhunderts waren lebensbedrohliche Erkrankungen allgegenwärtige Herausforderungen des täglichen Lebens in allen Lebensphasen von der Kindheit bis zum hohen Alter. Noch in den 1960er und 1970er Jahren erlebten viele Menschen schwere gesundheitliche Krisen, bevor sie 70 Jahre oder älter wurden. Nicht selten handelte es sich dabei um Folgen der beiden Weltkriege. Dagegen gibt es im ersten Viertel des 21. Jahrhunderts eine wachsende Bevölkerungsgruppe von Menschen, die das siebte oder sogar achte Lebensjahrzehnt erreichen, ohne je zuvor eine Erkrankung mit andauernden funktionellen Beeinträchtigung erlebt zu haben (Böhm, Tesch-Römer und Ziese 2009). Aufgrund der globalen Zunahme der gesunden Lebensjahre ohne funktionale Beeinträchtigung treten folgenreiche Ersterkrankungen, wie Ischämien, neurodegenerative Hirnkrankungen oder bösartige Neubildungen zunehmend später im Lebensverlauf auf (Iburg 2017). Entsprechend zeigen sich die Folgen solcher Erkrankungen wie körperliche Einschränkungen, Lähmungen, Störungen der Kognition, Sprech- und Sprachstörungen, oder Verwirrtheitszustände oft erst bei Menschen, die schon ein fortgeschrittenes höheres Erwachsenenalter erreicht haben.

Solche Beobachtungen verweisen auf die These der Morbiditätskompression von Fries (1980), nach der es zu einer zunehmenden Verkürzung der Phase der Krankheit und funktionellen Einschränkung am Ende des

Lebens kommt. Auch wenn die Kompressionsthese kontrovers diskutiert wird, sprechen viele Befunde insgesamt für eine Verkürzung der Lebensjahre mit funktionellen Beeinträchtigungen (Fries, Bruce und Chakravarty 2011). Allerdings belegen epidemiologische Schätzungen zu diagnosespezifischen Erkrankungen auch, dass im Zeitraum zwischen 1990 bis 2016 die gesunden Lebensjahre zwar zugenommen, die Jahre mit Erkrankungen aber nicht abgenommen haben (Iburg 2017). Eine Problematik solcher Populationsstatistiken ist deren Anfälligkeit für Verzerrungen, etwa wenn unberücksichtigt bleibt, dass die Fortschritte der Medizintechnik und die Verbesserungen der medizinischen Diagnostik auch eine Zunahme von diagnostizierten Erkrankungen bedingen. Verlässlichere Schätzungen erlauben Studien, die auf individuellen Daten der Inzidenz oder Prävalenz kardiovaskulärer oder neurodegenerativer Erkrankungen beruhen, wie beispielsweise die Framingham Heart Studie (z. B. Satizabal et al. 2016) oder die Berliner Altersstudien (z. B. Gerstorf et al. 2015). Die Befunde solcher Studien weisen auf eine deutliche Verbesserung der Funktionstüchtigkeit im Alter in den vergangenen Jahrzehnten hin. Allerdings zeigt sich auch, dass sozioökonomische Ressourcen wie etwa hohe Bildung und damit verbunden auch Variablen des Lebensstils mit einem stärkeren Anstieg der gesunden Lebensjahre einhergehen.

Insgesamt fördern solche Studien den Eindruck, dass das hohe Alter und die letzte Lebensphase unausweichlich mit Verlusten und Multimorbidität assoziiert sind. Tatsächlich besteht im Alter ein erhöhtes Risiko für Erkrankungen – aber im Prinzip sind solche Risiken nicht anders geartet als in früheren Lebensphasen: So waren noch zu Beginn des 20. Jahrhunderts insbesondere Säuglinge und Kleinkinder hochgradig anfällig für schwere Erkrankungen, was sich in einer – damals meist für unvermeidlich bewerteten – hohen Säuglings- und Kindersterblichkeit niederschlug (Gehrmann 2011). Heute wissen wir angesichts der minimalen Säuglingssterblichkeit und großen Fortschritte in der Neonatologie und Pädiatrie, dass solche Krankheiten fast gänzlich zurückgedrängt werden konnten. Die Vermutung liegt nahe, dass auch viele der altersassoziierten Erkrankungsrisiken bei Hochbetagten vor allem zweierlei verdeutlichen:

- Erstens, es besteht eine gesellschaftlich vorherrschende pessimistische und resignative Haltung zur Gesundheit im hohen Alter, die sich darin ausdrückt, dass viele Krankheiten im Alter als unabänderliches Begleitphänomen des Alterns betrachtet werden.
- Zweitens besteht ein Defizit in der Förderung der Gesundheit und Lebensqualität hochbetagter Menschen. Viele Befunde der Altersforschung zeigen, dass eine Ausdehnung der gesunden Lebensjahre durch gezielte lebensqualitätsfördernde Maßnahmen erreicht werden kann.

Im Gegensatz zu den Krankheiten des Säuglingsalters verweisen die Krankheitsrisiken des Alters aber nicht allein auf ein Defizit in der medizinischen Versorgung. Dabei besteht auch ein erhöhter Bedarf, die psychologischen und kognitiven Alternsprozesse und Lebensstile zu ergründen, die ein wirksames Gesundheitsverhalten und in Folge die körperliche, psychische und kognitive Funktionstüchtigkeit im Alter fördern.

> Das Phänomen der Morbiditätskompression verweist auf die prinzipielle Möglichkeit der Zurückdrängung von altersassoziierten Krankheiten ans Lebensende.

12.4 Die Medikalisierung des Alters fördert die Altersdiskriminierung

Altern wird nicht selten als ein medizinisches Problem betrachtet, bei dem es primär um medizinische oder pflegerische Versorgung der bedürftigen älteren Menschen geht. Die Reduktion des alltäglichen Lebens auf eine medizinische Problematik, der mit biomedizinischen Therapien begegnet wird, hat der Theologe und Philosoph Ivan Illich in den 1950er Jahren als *Medikalisierung* bezeichnet. Mittlerweile wird insbesondere eine *Medikalisierung des Alters* (Schmidhuber 2016) beobachtet, die sich beispielhaft in der Anti-Aging-Medizin zeigt. Der Gedanke der Anti-Aging-Medizin lässt sich bis ins Mittelalter zurückverfolgen, wonach das Alter ein prinzipiell unerwünschtes Phänomen ist, dass kein Bestandteil des Lebens sein muss. In der Konsequenz bringt dies mit sich, dass in die biomedizinische und biologische Bekämpfung möglicher unerwünschter Alternserscheinungen große Summen investiert werden. Die Vorzüge und Gewinne des Alterns für die Entwicklung von Individuum und Gesellschaft werden im Vergleich dazu nur wenig beachtet oder gefördert.

Dies spiegelt eine vorherrschende Geringschätzung der individuellen und gesellschaftlichen Potentiale des Alters wider: Auf gesellschaftlicher Ebene zeigt sich dies in der häufigen Fokussierung auf die Kosten der medizinischen Versorgung der älteren Menschen. Auf der individuellen Ebene zeigt sich die Abwertung des Alters beispielhaft darin, wenn Menschen für sich oder für andere in Frage stellen, ob ein Leben mit 100 Jahren überhaupt noch wünschenswert ist. Es handelt sich dabei um eine eklatante Altersdiskriminierung, insofern das Lebensrecht der Menschen dieses Alters in Frage gestellt wird. Menschen, die ein hochbetagtes Alter von 90 oder mehr Jahren bei relativ guter Funktionstüchtigkeit erreichen, werden nicht selten von der sozialen Teilhabe ausgegrenzt. Dies zeigt sich in vielen gesellschaftlichen Bereichen, beispielhaft in der Stigmatisierung und Patronisierung älterer Menschen oder auch in der allgegenwärtigen Beschleunigung des Alltagslebens beim Einkauf, im Verkehr oder bei technischen Produkten.

> Die Medikalisierung des Alters impliziert ein defizitorientiertes gesellschaftliches Altersbild, in dessen Folge hochbetagte Menschen als krank etikettiert werden und ihnen die soziale Teilhabe in der Gesellschaft erschwert wird.

Lebensqualität und Funktionstüchtigkeit im Alter sind abhängig von der sozialen Zugehörigkeit und Aktivität des Einzelnen. Solange Bedürfnisse und Kompetenzen genutzt und gefördert werden, kann der Mensch das eigene Leben sinnhaft gestalten. Die Reduktion des Alters auf ein medizinisches Problem stellt dagegen eine Sackgasse dar, wenn diese nicht den Lebenswillen fördern. Beispielsweise wird die Lebensphase des hohen oder hochbetagten Alters oft mit schweren Erkrankungen, Multimorbidität und Hilfsbedürftigkeit assoziiert und von vielen Autoren als »Viertes Lebensalter« bezeichnet (Laslett 1994). Es handelt sich bei dem Begriff des vierten Lebensalters um ein neuartiges defizit-orientiertes Altersstereotyp, durch das eine meist hochbetagte Bevölkerungsgruppe anhand nur scheinbar objektiver medizinischer oder pflegerischer Bedarfe als gesellschaftlich unproduktiv und abhängig gebrandmarkt wird. Richtig ist zwar, dass sich in den späten Lebensphasen die Erkrankungsrisiken häufen. Allerdings gibt es keinerlei Hinweise auf eine Homogenisierung oder eine Angleichung der Merkmale der älteren Bevölkerung in den späteren Lebensphasen. Somit ist auch die Abgrenzung zwischen einem Dritten Lebensalter und dem sogenannten Vierten Lebensalter empirisch nicht haltbar.

Diese Unterscheidung vernachlässigt beispielsweise, dass es bei den ältesten Menschen noch einen beachtlichen Anteil weitgehend selbstständig im eigenen Haushalt lebender Menschen gibt, die keine Pflegeleistungen erhalten und eine weitgehend gute körperliche und geistige Funktionstüchtigkeit zeigen. Meist werden dann aber solch ältere Menschen, die eine körperliche und soziale Funktionstüchtigkeit zeigen, kurzerhand dem Dritten Lebensalter zugerechnet. Die Unterscheidung lässt zudem unberücksichtigt, dass einige ältere Menschen trotz Multimorbidität und schwerer körperlichen Einschränkungen ihren Alltag noch selbst gestalten und selbst bestimmen können. Die Einteilung der späten Lebensphasen in ein Drittes und ein Viertes Lebensalter trägt somit auch nicht zu einem besseren Verständnis der Abgrenzung von Gesundheit und Krankheit im Alter bei. Für den Kontext der Beratung, Prävention und Intervention im hohen oder hochbetagten Alter sind solche Etikettierungen wenig hilfreich und sogar oft irreführend. Der gerontologische und psychologische Wissensbestand kann in jedem Lebensalter dazu beitragen, die individuelle Fähigkeit zur flexiblen Selbstgestaltung des eigenen Lebens zu fördern.

12.5 Die Kompensationsthese gesunden Alterns verweist auf mögliche Lösungen

In der Beratung älterer Menschen erscheint die Unterscheidung zwischen krankhaftem und normalem Altern wenig praktikabel oder sogar unmöglich. Ein Grund liegt in der weit verbreiteten Vorstellung, dass krankhafte Prozesse ursächlich dem hohen Alter geschuldet sind. Es gilt daher zunächst zu klären, welche Möglichkeiten es gibt, krankhafte von normalen Alternsverläufen empirisch abzugrenzen.

Eine erste Möglichkeit bezieht sich auf das Phänomen der intra-individuellen Dedifferenzierung, die sich darin äußert, dass altersassoziierte Verluste oder Einbußen in verschiedenen Funktions- und Fertigkeitsbereichen des Individuums oftmals zeitgleich oder kurz nacheinander auftreten (Lindenberger und Kray 2005). Beispielsweise können mit einem Abbau der sensorischen Kapazität (Gesichtssinn, Hörsinn) auch Verluste in der Motorik oder in intellektuellen Fähigkeiten einhergehen. Auch die Multimorbidität vieler älterer Menschen verweist auf eine solche Dedifferenzierung, die somit ein Merkmal krankhaften Alterns darstellt. Allerdings kann eine Intra-Dedifferenzierung nur im zeitlichen Verlauf beobachtet werden und eignet sich kaum als diagnostisches Kriterium. Dagegen verweist die Dedifferenzierung auf zeitgleiche, eng zusammenhängende Veränderungsprozesse in den Funktionen und Fähigkeiten. Dies bringt auch mit sich, dass die Reserven des Individuums abnehmen. Eine Implikation ist, dass krankheitsassoziierte Verluste eventuell nicht mehr im Alltag kompensiert werden können, um die Funktionstüchtigkeit zu erhalten.

Eine zweite Möglichkeit zur Abgrenzung zwischen krankhaften und normalen Alternsverläufen ergibt sich demzufolge durch die *Kompensationsthese des gesunden Alterns*. Diese besagt, dass ältere Menschen solange funktionell gesund sind, solange sie die Folgen krankheitsbedingter Verluste und Einschränkungen in ihrem Alltagsleben adaptiv ausgleichen können und dabei eine hohe Lebensqualität erhalten oder wieder erreichen. Die Kompensationsthese impliziert zugleich die Zielsetzung der psychogerontologischen Intervention mit funktional gesunden älteren Menschen: Die Förderung kompensatorischer Ressourcen und adaptiver Handlungsstrategien.

> Normales Altern meint nicht-krankheitsbezogene, altersassoziierte Veränderungen, die kompensiert werden können, um die alltägliche Funktionstüchtigkeit zu erhalten.
> Krankhaftes Altern bezieht sich auf im Prinzip medizinisch behandelbare Veränderungen des Organismus, die sich über mehrere Funktionsbereiche erstrecken und nicht mehr vom Individuum kompensiert werden können.

Zumeist gibt es Übergangsereignisse, die von normalen zu krankhaften Alternsverläufen führen können und an denen im Zuge der Prävention im Sinne des maximalen Erhalts der funktionalen Gesundheit möglichst frühzeitig angesetzt werden kann, um die Kompensationsfähigkeit zu verbessern. Zu solchen Übergangsereignissen können beispielsweise ein schwerer Sturz mit Knochenbruch zählen oder ein Schlaganfall mit anhaltenden Ausfallerscheinungen, in deren Folge eine Demobilisierung des älteren Menschen eintritt. Solche Übergangsereignisse sind keineswegs determinierend für einen krankhaften Alternsverlauf und können – solange eine hohe Kompensationsfähigkeit besteht oder erhalten werden kann – in aller Regel auch aufgefangen werden. Dies verweist darauf, dass gerade angesichts gesundheitlicher Verluste oder Einbußen die Stärkung vorhandener Ressourcen und Wünsche des Individuums von besonderer Bedeutung in der Gesundheitsförderung älterer Menschen sind.

12.6 Der Lebenswille und Wunsch nach einem langen Leben

Viele Menschen beschäftigt die Frage, ob ihr Leben auch noch dann lebenswert ist, wenn sie ein fortgeschrittenes Alter von 90 oder 100 Jahren erreichen. Beispielsweise sorgen sich viele Menschen darum, am Ende eines langen Lebens über einen dauerhaften Zeitraum nicht mehr über sich selbst oder das eigene Leben bestimmen zu können und dabei einer vermeintlichen Willkür in der medizinischen oder pflegerischen Versorgung ausgeliefert zu sein. Die Furcht vor solchen Risiken in der späten Lebensphase schmälert bei vielen Menschen den Wunsch nach einem langen Leben (Lang, Baltes und Wagner 2007; Ekerdt, Koss, Li, Münch, Lessenich und Fung 2017). Entscheidend ist, welche Wünsche und Erwartungen an ein langes Leben bestehen und inwieweit diese Vorstellungen auch realistisch und erfüllbar sind.

Das Bewusstsein der eigenen Endlichkeit und Vulnerabilität am Lebensende ist oft ein Antrieb für das zukunftsbezogene Handeln und Erleben. Viele Menschen fragen sich schon im Verlauf des frühen oder mittleren Erwachsenenalters, noch bevor sie von altersassoziierten Erkrankungen oder Einschränkungen betroffen sind, welche Möglichkeiten, Maßnahmen oder Verhaltensweisen geeignet sind, sich auf das höhere Lebensalter vorzubereiten. Beispielsweise entscheiden sich Menschen, eine Patientenverfügung zu hinterlegen, oder sie beginnen mit finanziellen Vorsorgemaßnahmen, sammeln Informationen über pflegerische Versorgungsmöglichkeiten. Es ist nur wenig darüber bekannt, welche Maßnahmen, in welchem Alter und in welchem Umfang getroffen werden, um sich auf das hohe Alter oder Lebensende vorzubereiten.

Den Wunsch, ein hohes Alter zu erreichen, knüpfen viele Menschen an die Bedingung, dann keine schweren Einschränkungen oder Pflegebedürftigkeit zu erleiden (Lang et al. 2007; Ekerdt et al. 2017). Man will zwar alt werden, sich aber nicht gerne alt fühlen: Die Widersprüchlichkeit dieser weit verbreiteten Haltung wird offensichtlich, wenn nachgefragt wird, wie denn das Leben enden kann, wenn nicht als Folge einer schweren oder nicht therapierbaren Erkrankung. Auch tödliche Unfälle, Suizid oder gewaltsam zum Tod führende äußere Einwirkungen erscheinen nicht wünschenswert. Nimmt man also an, dass Altern per se kein krankhafter Prozess ist und akzeptiert man zugleich, dass ein Leben im günstigen Regelfall nur infolge einer konkreten Erkrankung enden kann, so wird erkennbar, dass Krankheit und Altern in keiner kausalen oder abhängigen Beziehung zueinanderstehen. Eine Implikation ist dann aber auch, dass eine bedeutsame Lebensaufgabe – nicht erst im hohen Alter – darin besteht, gesundheitliche Krisen und lebensbedrohliche Erkrankungen zu bewältigen.

Zwar ist nicht das Alter die Krankheit, aber der Umgang mit Krankheiten prägt oft den Verlauf des Alterns und die Lebensqualität in der späten oder letzten Lebensphase. Damit einher geht, dass die medizinischen Fortschritte des letzten Jahrhunderts bislang primär die ersten sechzig bis siebzig Lebensjahre bevorteilt und verbessert haben, während die zweite Hälfte der maximal möglichen menschlichen Lebensspanne zwischen 60 und 120 Jahren bislang nicht in gleichem Umfang von diesem Fortschritt profitiert. Für die funktionale Gesundheit in der späteren Lebensphase sind die psychologischen und verhaltensbezogenen Anpassungsprozesse von großer Bedeutung: Prozesse der Adjustierung, Kompensation, Bewältigung und Anpassung ermöglichen es dem Einzelnen, gerade angesichts von Erkrankungen noch ein Leben in guter Lebensqualität bis zum Lebensende zu führen. Wichtige Kriterien dieser Anpassungsprozesse sind Lebensfreude und persönlicher Lebenswille. Wie kann also ein langes Leben trotz Verlusten, funktioneller Einschränkungen, Multimorbidität und gesundheitlicher Belastungen in der letzten Lebensphase so gestaltet werden, dass es den eigenen Wünschen und Vorstellungen von einem guten Leben entspricht?

Gerade die in vielen gesellschaftlichen Bereichen vorherrschenden defizitorientierten Sichtweisen auf das höhere Alter behindern oft einen realistischen und positiven Umgang mit belastenden Veränderungen im Alter und erschweren die Stärkung des Lebenswillens und Wunsches nach einem langen Leben. Dies hat mehrere Gründe, die auch auf mögliche Handlungs- und Beratungsbedarfe und auf die verteilten Verantwortlichkeiten im Umgang mit dem hohen Alter verweisen.

12.6.1 Etikettierung und Selbstetikettierung des Alters

Prozesse der Selbst- und Fremdzuschreibung von Krankheit und Inkompetenz führen dazu, dass bestimmte im hohen Alter auftretende Phänomene, wie beispielsweise Gedächtnisschwächen oder kognitive Verlangsamung, nicht selten voreilig pathologisiert werden. Normale Veränderungen des alternden Organismus, wie etwa eine Zunahme des Gewichts oder eine Abnahme der Gedächtnisleistung, werden bei fahrlässiger Diagnostik und ohne sorgfältige differentialdiagnostische Abklärung mit bestimmten Krankheiten etikettiert, die dann zu Fehlbehandlungen oder schlimmeren Folgen führen können. Andererseits kann die Angst vor Etikettierungen auch dazu führen, dass einfache diagnostische Abklärungen von möglichen Symptomen und Funktionsverlusten vermieden werden. »Sich schlecht fühlen« wird von vielen Menschen mit »sich alt fühlen« assoziiert und umgekehrt. Viele Menschen erleben zudem bei sich selbst oder bei ihren Angehörigen die Folgen widriger Lebensbedingungen des Alterns, etwa aufgrund einer Demenzerkrankung oder Gebrechlichkeit. Einige Befunde weisen darauf hin, dass gerade diejenigen, die das Alter und Altern für sich selbst positiv bewerten und erleben, besser in der Lage sind, chronische und schwere Erkrankungen erfolgreich zu bewältigen (Levy, Slade und Kasl 2002; Wurm, Warner, Ziegelmann, Wolff, und Schüz 2013).

Zu fragen ist, wie ein langes Leben geführt werden kann, das gerade auch die altersassoziierten Veränderungen in positiver Weise annimmt und deutet. Es geht somit darum, den Einzelnen zu unterstützen und zu ermutigen, das Leben im Alter trotz allfälliger Belastung oder Krankheit als lebenswert und sinnhaft erleben zu können.

12.6.2 Zweifel am Lebensrecht in der späten Lebensphase

In mehreren Studien befragten Lang, Baltes und Wagner (2007) eine bevölkerungsheterogene Stichprobe von Erwachsenen im Alter zwischen 20 und 80 Jahren nach der von ihnen gewünschten maximalen Lebensdauer. Untersucht wurde, inwieweit sich Menschen ein langes Leben wünschen und wovon diese Wünsche abhängen. Ein Ergebnis war, dass sich eine Mehrheit bereitwillig zu einer gewünschten Lebensdauer äußerte. Wurde dann nachgefragt, ob die genannte Lebensdauer auch dann noch gewünscht sei, wenn man an einer Krankheit, Gebrechlichkeit oder Pflegebedürftigkeit leide, so antworteten im Durchschnitt fast 80 % der Befragten mit Nein. Rund ein Viertel der Befragten bei dieser Befragung gaben von vornherein keine Antwort auf diese Frage. Genau dieser Gruppe widmeten sich Ekerdt und Kollegen (2017) in einer qualitativen Interview-Studie und zeigten, dass auch ein Großteil derjenigen, die keine Antwort geben wollten, den Wunsch an ein längeres Leben ebenfalls an die Bedingung ihrer Gesundheit knüpften. Solche Befunde belegen die Einstellung vieler Menschen, dass ein Leben in Abhängigkeit oder schwerer Krankheit lebensunwürdig sei. Weitere Studien belegen beispielsweise, dass eine Mehrheit von jüngeren und älteren Befragten angeben, lieber zu sterben als weiterzuleben, wenn sie im Koma liegen, ihre Denkfähigkeiten oder Kommunikationsfähigkeit verlieren, chronische Schmerzen oder einen Verlust ihrer Sinnesfähigkeit (Sehen, Hören) erleben müssten (Ditto, Druley, Smucker, Moore, und Danks, 1996).

Solche und ähnliche Befunde legen nahe, dass Menschen für sich oder für andere das generelle Lebensrecht in einem fortgeschrittenen Alter von 75, 80, 90 oder 99 Jahren schon dann in Frage stellen, wenn eine hohe Lebensqualität nur durch aufwändige medizinische Behandlungen, Therapien und umfassende pflegerische Versorgung erreicht werden kann. Es bleibt bislang eine offene Frage, von welchen Bedingungen es abhängt, dass Menschen für sich und für andere an einem generellen Lebenswillen und Wunsch nach längerem Leben festhalten, wenn der Erhalt einer hohen funktionalen Gesundheit im Prinzip möglich ist, auch wenn damit hohe Kosten verbunden sind.

12.6.3 Psychologische Barrieren der Kompetenz- und Gesundheitsförderung

Viele Menschen stellen entweder bei sich selbst oder bei anderen älteren Menschen in Frage, ob es überhaupt möglich ist, bis ins hohe Alter ein gutes Leben zu führen und sich dabei auch auf neue Erfahrungen und Angebote noch angemessen einzustellen zu können.

Tatsächlich sind aber viele Umstände bekannt, unter denen einzelne Individuen im Alter von 100 Jahren oder älter noch selbstbestimmt im eigenen Haushalt leben und die Anforderungen ihres täglichen Lebens allein und kompetent meistern. Solche bislang oft eher einzigartigen Fallbeispiele verdeutlichen, dass ein funktioneller Abbau im Alter nicht zwingend ist und nicht nur ein medizinisches

Problem darstellt, sondern vor allem das wünschenswerte Ergebnis eines gelingenden Zusammenspiels vieler individueller Ressourcen und ökologischer Randbedingungen.

Unabhängig davon, ob dem Einzelnen die Dauer des eigenen Lebens überhaupt verhandelbar erscheint, geht es zunächst um den persönlichen Umgang mit den Herausforderungen der letzten Lebensphase, die häufig an die Grenzen der medizinischen Möglichkeiten heranführt und oft einen Verlust der Kontrolle über das eigene Leben mit sich bringt.

Dabei gibt es einen psychologischen Beratungsbedarf im Hinblick auf die persönliche Lebenssituation im Alter und Altern und im Hinblick auf die Möglichkeiten, Risiken, Werte und Selbsteinschätzungen der Betroffenen. Bislang werden Menschen mit solchen Fragen zum Altern jedoch meist allein gelassen und finden kompetente Ansprechpartner oft erst im Verlauf oder in der Folge konkreter medizinischer Behandlungen.

Beispiel aus der Forschung

In einer von den Autoren selbst durchgeführten Studie zur Lebenssituation von 125 neunzigjährigen und älteren Frauen und Männern in Nürnberg wurde unter anderem auch die Ambivalenz des Alternserlebens im Spannungsfeld von eingeschränkter Gesundheit und Lebenswillen untersucht. Die folgenden beispielhaften Aussagen verdeutlichen, dass diese Zwiespältigkeit einerseits klar erlebt wird und es andererseits den Befragten aber dennoch gelingt, die negativen Aspekte in ein positives Erleben des eigenen (hohen) Alters zu integrieren:

»Das Alter hat einen bitteren Geschmack, aber da hilft positives Denken«
(Fr. Schmidt*, 94 Jahre)

»Ich habe gar keine Vorstellung mehr. Ich bin auf der Zielgeraden, ich weiß nur nicht an welchem Busbahnhof ich aussteigen muss«
(Hr. Meyer, 93 Jahre)

»Das Alter spielt keine Rolle, nur der Geist«
(Hr. Müller, 93 Jahre)

»…noch gefällt es mir recht gut auf der Welt«
(Fr. Huber, 93 Jahre)
(* alle Namen geändert)

12.7 Zusammenfassung und Ausblick

Aus den dargestellten Überlegungen lassen sich zusammenfassend drei wichtige Handlungsempfehlungen für die psychogerontologische Alternsberatung ableiten:

1. Eine Aufgabe der späten Lebensphase ist es, das Alter mit seinen oft unausweichlichen Einschränkungen aber auch Potentialen positiv anzunehmen und auszugestalten.

Zielsetzung der psychogerontologischen Alternsberatung ist es, den Betroffenen in diesem Prozess Entscheidungs- und Gestaltungsmöglichkeiten aufzuzeigen und bei individuellen Umsetzungen unterstützend zur Seite zu stehen. In der Tradition der humanistischen Psychologie heben entwicklungsregulative und kontrolltheoretische Überlegungen hervor, dass ältere Menschen befähigt und bestrebt sind, den Verlauf und die Richtung des eigenen Alterns zu beeinflussen. Entscheidend für das Verständnis funktionell gesunden Alterns ist demzufolge, inwieweit die Anpassungs- und Kompensationsfähigkeit der alltäglichen Funktionen erhalten oder wiederhergestellt werden kann. Der »Anti-Aging-Medizin« kann in der psychogerontologischen Alternsberatung eine alternsbejahende Denkweise entgegengesetzt werden. Das Altern zu bejahen, im Sinne des »Pro-Aging« bedeutet anzuerkennen, dass der Prozess des Alterns zwar mit Beschwerden einhergehen kann, jedoch zugleich auch neue Möglichkeiten und Ressourcen der gesunden Selbst- und Lebensgestaltung mit sich bringt.

Es geht hierbei auch um Deutungsmuster im Umgang mit Altern und Zukunft. Eine begrenzt erlebte Zukunft setzt zeitliche Beschränkungen, die Auswirkungen auf das alltägliche Verhalten und Aktivitätsmuster hat (John und Lang 2015). Unter dem Eindruck einer nur noch beschränkt vorhandenen Restlebenszeit, werden emotional positive besetzte Tätigkeiten, wie z. B. soziale Kontakte mit nahestehenden Personen, wichtiger und gegenüber anderen Tätigkeiten priorisiert.

2. Die Forderung nach »mehr Leben in den Jahren« meint, dass ältere Menschen ermutigt werden, sich für ihre Gesundheit und Lebensgestaltung zu engagieren. Verengungen der Menschen auf die Rollen als Patient oder Hilfeempfänger gilt es zu vermeiden.

In allen medizinischen, pflegerischen und therapeutischen Ansätzen ist also zu beachten, dass auch Menschen mit chronischen Erkrankungen in vielerlei Bereichen ihres täglichen Lebens völlig intakt und funktionstüchtig sind und selbstbestimmt handeln können.

Die Gesundheitsversorgung sollte also immer auch den Schutz der vorhandenen Kompetenzen und Ressourcen eines Patienten anstreben, selbst wenn diese durch chronische oder akute Krankheiten stark beeinträchtigt und belastet sind. Es mag sein, dass gerade im Hinblick auf solche Forderungen das medizinische Handeln schnell an Grenzen stößt, gerade vor dem Hintergrund schwerster allumfassender Einschränkungen der Alltagskompetenz. In der Alternsberatung ist jedoch immer zu hinterfragen, wo bei dem Einzelnen noch Ressourcen und Stärken vorhanden sind, die geschützt und gefördert werden können.

3. Beratungsbeziehungen beruhen auf einem Austausch zwischen Berater und zu beratender Person. Die Funktion des Beratens beruht auf einem begleitenden, reflexiven und Erkenntnis fördernden Prozess. Die Beratung für gesundes Altern zielt auf die Stärkung vorhandener Ressourcen und auf die Befähigung des Einzelnen in der Lebensgestaltung.

Brickman und Kollegen (1982) argumentierten, dass sich Konzepte des Helfens und der Bewältigung danach einteilen lassen, wem die Verantwortlichkeiten für die Verursachung und für die Lösung einer Problemlage zugeschrieben werden. Nach dem »medizinischen Konzept« werden beispielsweise Patienten nicht als Verursacher von Erkrankungen gesehen, und von ihnen wird auch nicht erwartet, ihr gesundheitliches Problem selbst zu lösen. Dafür ist in der Regel ein Mediziner oder Therapeut zuständig. Dagegen orientiert sich die psychogerontologische Alternsberatung eher an einem »kompensatorischen« Helfer-Konzept: vorliegende Erkrankungen oder funktionelle Einschränkungen sind nicht vom älteren Menschen verursacht oder verantwortet, jedoch ist der ältere Mensch in einer verantwortlichen Rolle, die Folgen des Alterns selbst auszugleichen oder zu bewältigen. Damit betont das Kompensationskonzept des Beratens insbesondere die Ressourcen und Fähigkeiten der Individuen in der Bewältigung gesundheitlicher Herausforderungen (Lang und Beyer 2017). Das Ziel der Alternsberatung ist es demnach, die Überzeugung bei den Betroffenen zu stärken, auf die eigene Lebenssituation und Zufriedenheit positiv einwirken zu können Dies kann im Rahmen der Beratung auf zwei Wegen erreicht werden: Erstens geht es darum, ältere Menschen darin zu fördern, Selbstkonsistenz im Alternsverlauf zu erleben (d. h. das Gefühl, mit sich in Einklang zu stehen). Zum zweiten kann Beratung den älteren Personen auch Handlungsmöglichkeiten aufzeigen und somit deren Handlungskompetenz fördern.

Literatur

Baltes, P. B., und Smith, J. (2003). New frontiers in the future of aging: From successful aging of the young old to the dilemmas of the fourth age. *Gerontology*, 49(2), 123-135.

Böhm, K., Tesch-Römer, C., und Ziese, T. (2009). Gesundheit und Krankheit im Alter: Beiträge zur Gesundheitsberichterstattung des Bundes. *Robert Koch Institute, Berlin*.

Brickman, P., Rabinowitz, V. C., Karuza, J., Coates, D., Cohn, E., und Kidder, L. (1982). Models of helping and coping. *American Psychologist*, 37(4), 368-384.

Ditto, P. H., Druley, J. A., Moore, K. A., Danks, J. H., und Smucker, W. D. (1996). Fates worse than death: the role of valued life activities in health-state evaluations. *Health Psychology*, 15(5), 332.

Ekerdt, D., Koss, P., Li, K., Münch, A., Lessenich, S., und Fung, H. (2017). Is longevity a value for older adults? Journal of Aging Studies, 43, 46-52.

Fries, J. F. (1980). Aging, natural death, and the compression of morbidity. *New England Journal of Medicine*, 303, 130–135.

Fries, J. F., Bruce, B., und Chakravarty, E. (2011). Compression of Morbidity 1980–2011: A Focused Review of Paradigms and Progress. *Journal of Aging Research*, ID 261702, 10 pages. doi:10.4061/2011/261702

Gehrmann, R. (2011). Säuglingssterblichkeit in Deutschland im 19. Jahrhundert. *Comparative Population Studies–Zeitschrift für Bevölkerungswissenschaft*, 36(4), 807-838.

Gerstorf, D., Hülür, G., Drewelies, J., Eibich, P., Duezel, S., Demuth, I., Ghisletta, P., Steinhagen-Thiesen, E., Wagner, G., und Lindenberger, U. (2015). Secular changes in late-life cognition and well-being: towards a long bright future with a short brisk ending?. *Psychology and aging*, 30(2), 301.

Iburg, K. M. (2017). Global, regional, and national disability-adjusted life-years (DALYs) for 333 diseases and injuries and healthy life expectancy (HALE) for 195 countries and territories, 1990-2016: a systematic analysis for the Global Burden of Disease Study 2016. *Lancet*, 390(10100), 1260-1344.

John, D. und Lang, F.R. (2015). Subjective acceleration of time experience in everyday life across adulthood. *Developmental Psychology*, 51(12), 1824-1839.

Lang, F. R., Baltes, P. B., und Wagner, G. G. (2007). Desired lifetime and end-of-life desires across adulthood from 20 to 90: A dual-source information model. *Journal of Gerontology: Psychological Science*, 62B, P268 – P276

Lang, F. R., und Beyer, A. (2017). Ressourcenorientierte Beratung für gesundes Altern. *Public Health Forum, 25(2), 116-118*. doi:0.1515/pubhef-2016-2153

Laslett, P. (1994). The third age, the fourth age and the future. *Ageing & Society*, 14(3), 436-447.

Levy, B. R., Slade, M. D., und Kasl, S. V. (2002). Longitudinal benefit of positive self-perceptions of aging on functional health. *The Journals of Gerontology: Psychological Sciences and Social Sciences*, 57, P409-P417.

Lindenberger, U. und Kray, J. (2005). Kognitive Entwicklung. In S.-H. Filipp und U. M. Staudinger (Hg.). *Enzyklopädie der Entwicklungspsychologie* (S. 299 – 341). Hogrefe Verlag.

Piersol, G. M., und Bortz, E. L. (1939). The aging process: A medical-social problem. *Annals of Internal Medicine*, 12, 964-977. doi:10.7326/0003-4819-12-7-964

Satizabal, C. L., Beiser, A. S., Chouraki, V., Chêne, G., Dufouil, C., und Seshadri, S. (2016). Incidence of dementia over three decades in the Framingham Heart Study. *New England Journal of Medicine*, 374(6), 523-532.

Schmidhuber, Martina (2016). Ambivalenzen der Medikalisierung. Ein Plädoyer für das Ernstnehmen der subjektiven Perspektive im Umgang mit Gesundheit und Krankheit. *In* A. Frewer und H. Bielefeldt (Hrsg.). *Das Menschenrecht auf Gesundheit. Normative Grundlagen und aktuelle Diskurse* (S. 195-213), Bielefeld.

Wurm, S., Warner, L. M., Ziegelmann, J. P., Wolff, J. K., und Schüz, B. (2013). How do negative self-perceptions of aging become a self-fulfilling prophecy?. *Psychology and Aging*, 28(4), 1088.

13 Institutionelles Wissensmanagement in der Versorgung am Lebensende: Potentiale aus Sicht der Experten

Kristin Attems und Willibald J. Stronegger

13.1 Einleitung

Fragen der Gestaltung des Lebensendes sind international zunehmend Gegenstand von öffentlichen und fachspezifischen Debatten, sowie von privaten und politischen Initiativen. Europaweit zeichnet sich in der Versorgung von Patienten am Lebensende kein einheitlicher Zugang ab, lediglich die Forderung nach einem Ausbau palliativmedizinischer Unterstützung und der Sterbebegleitung durch Hospizteams ist europaweit einheitlich (Radbruch und Payne 2011). Damit ergibt sich ein heterogenes Bild bezüglich der Defizite in der Versorgung von Patienten am Lebensende. Gerade die vielschichtigen Fragestellungen zur Lebensendethematik lassen sich nicht mit einem monodisziplinären Zugang adäquat erfassen. Es sind disziplinübergreifende Gespräche erforderlich, um der Komplexität der Situationen am Lebensende gerecht zu werden. Im Rahmen des BMWFW[39] Wissenstransferzentrum Süd[40] Projekts *Netzwerk Lebensende*[41] wurde darum eine explorative, leitfadengestützte Interviewstudie durchgeführt, welche die Perspektiven von Experten zum Thema *Lebensende in Österreich* erörtert, mit dem Ziel, Potentiale in der Versorgung am Lebensende aufzuzeigen.

13.2 Definitionen zentraler Begriffe

»*Fast in allen Lebensbereichen suchen wir nach institutionellen Antworten auf persönliche Probleme. Organisationen bestimmen das Leben und das Sterben.*« (Gronemeyer und Heller 2014, S. 43)

In der Untersuchung von Versorgungsdefiziten am Lebensende ist zunächst ein Verständnis der zugrundeliegenden Systeme unabdingbar. Das vorliegende Kapitel beschreibt den institutionellen Umgang mit vorhandenen Informationen über das Lebensende, sowie der darauf ausgerichteten Versorgungssituation. Unter *Institution* wird im Wesentlichen jegliches Regelsystem verstanden, welches Handeln und soziales Verhalten formt, organisiert und normativ regelt, sodass es durch diese Habituierung für andere Akteure kalkulierbar wird. Nach Berger und Luckmann (1969) findet eine Institutionalisierung statt, sobald Rollen und habituelles Verhalten

---

[39] Bundesministerium für Wissenschaft Forschung und Wirtschaft: www.bmwfw.gv.at
[40] WTZ Süd: www.wtz-sued.at (umgesetzt von der Austria Wirtschaftsservice Gesellschaft mbH: www.aws.at)
[41] Transdisziplinäres Forschungs- und Kompetenznetzwerk »Lebensende«: www.netzwerk-lebensende.at

von verschiedenen Akteuren im Gegenzug angeboten und vereinbart werden. Diese Wechselwirkung kann als Dialog verstanden werden, welcher erst vor dem Hintergrund eines institutionellen Wissenstransfers möglich wird. Als *Wissen* versteht sich nicht nur die Sammlung von Informationen und Daten unter Einbeziehung von Fähigkeiten, Erfahrungen und Expertenmeinung, sondern auch die Unterscheidung zwischen individuellem Wissen und Kollektivwissen. *Wissenstransfer* definiert sich grundsätzlich durch die Erkennung, Übertragung und Integration von Wissen (implizit sowie explizit) zwischen unterschiedlichen personellen und institutionellen Akteuren. Die systematische Verankerung des individuellen Wissens auf unterschiedlichen Ebenen der Organisationsstrukturen bildet einen wesentlichen Bestandteil des Wissenstransfers und folglich -managements. Für gelingendes Informations- und Wissensmanagement sind vor allem auch Kommunikationsnetzwerke ausschlaggebend (Allan et al. 2004).

13.3 Darstellung wesentlicher Theoriebezüge: Institutionen und Lebensende

»*Wir sterben heute hinter den Kulissen von Organisationen*« (Gronemeyer und Heller 2014, S. 39).

Die meisten Menschen haben den Wunsch, zuhause zu sterben, jedoch findet im westlichen Bereich das Sterben zunehmend an Intensivstationen und Akutkliniken der Krankenhäuser statt (Cohen et al. 2008; Broad et al. 2013)[42], wenngleich Personen am Lebensende dort durch den institutionellen Fokus auf Heilung und Lebensverlängerung oft nicht adäquat versorgt werden können (Al-Qurainy et al. 2009, Clark 2002, Gronemeyer und Heller 2014, Reyniers et al. 2014, Willard und Luker 2006).

Insbesondere in Österreich versterben rund 70 % der Bevölkerung in Krankenhäusern oder Pflege- und Wohnheimen, sodass von einem Lebensende in Institutionen gesprochen werden kann (Österreichische Bioethikkommission 2015).

Durch die gelebte Berufslogik in kurativen Einrichtungen ist es oft für behandelndes und betreuendes Personal schwierig, mit Patienten und Angehörigen über Entscheidungen am Lebensende zu sprechen. Für diese Barriere sind ebenso die Strukturen der Organisationen verantwortlich. Allgemein wird der Mehrwert und die Notwendigkeit von praxisorientierter Vermittlung kommunikativer Kompetenzen im *klinischen Setting* erkannt, doch müssen auch die Rahmenbedingungen der Berufsausübung diese gesprächsorientierte Medizin zulassen und erhalten (Koch 2012). Insbesondere beobachtete Spinello (2011), dass Kommunikation bezüglich Entscheidungen am Lebensende im *Akutsetting* zwar wünschenswert ist, allerdings optional bleibt. Hieraus können Versäumnisse entstehen, in welchen beispielsweise das Pflegepersonal die ärztliche Aufklärung von Patienten übernimmt (Holms et al. 2014). Hingegen zeigten Bleidorn et al. (2012) in einer quali-

---

42 In Deutschland gibt es keine offizielle Statistik zu »Sterbeorten«. Schätzungen liegen bei: 42 % im Krankenhaus, 25 % in Pflegeheimen, 2-3 % in Hospizen und Palliativstationen (Gronemeyer und Heller 2014, S. 43).

tativen Befragung bei hinterbliebenen Angehörigen, dass die Gesprächskultur im *hausärztlichen Bereich* den Erwartungen entsprach, welches primär auf deren bio-psycho-sozialem Fallverständnis zurückzuführen ist (Allen et al. 2002). Im Klinikbereich ist diese Arbeitsweise selten umsetzbar, da sie als nicht ressourceneffizient bezeichnet wird. Bleidorn und Kollegen vermuten, dass die erfasste Unzufriedenheit auf den im Klinikbereich herrschenden Zeitdruck und die ressourcenbindende Arbeitsverdichtung zurückzuführen ist. Auf einer übergeordneten Ebene wird der Mangel an Wissenstransfer in Institutionen vorwiegend im Bereich der Schnittstellen erkannt – in der Abstimmung zwischen den verschiedenen Dienstleistern, nicht nur zwischen den im selben Haus tätigen Berufsgruppen, sondern auch beispielsweise zwischen Hausarzt, Facharzt, Pflegediensten, Hospizdiensten, Krankenhaus und Sozialdiensten. Um diese Vernetzung anbieten zu können, müssen Zusatzleistungen erbracht werden, die kaum vergütet werden (Gronemeyer und Heller 2014). Um österreichische Versorgungsdefizite am Lebensende, sowie deren Hintergründe besser verstehen zu können, hat das Netzwerk Lebensende mehrere Interviews mit Experten auf diesem Gebiet geführt.

13.4 Aktuelle wissenschaftliche Erkenntnisse: Österreichische Expertenbefragung

Im Rahmen des Netzwerks Lebensende wurden von Juli bis November 2015 leitfadengestützte Interviews mit 34 auserwählten Experten geführt. Die Auswahl der Experten war auf einen bereits bestehenden Kontaktpool des Netzwerks Lebensende zurückzuführen und umfasste überwiegend Personen aus den medizinischen Fachbereichen, um einen vertieften Einblick in die Defizite und Potentiale der medizinischen Versorgung zu gewährleisten.

Die Recherche nach wissenschaftlichen Institutionen und Experten in Österreich wurde von September 2014 bis Mai 2015 durchgeführt. Institutionen, Fachbereiche und Fachgesellschaften, die sich mit dem Thema *Lebensende in Österreich* auseinandersetzen, wurden erhoben und in eine Datenbank integriert. Aus dieser Datenbank wurde ein Expertenpool ernannt. In der Auswahl wurde auf eine regionale und disziplinäre Diversität sowie fachliche Breite geachtet.

13.5 Methode

Das Erhebungsinstrument wurde vom Projektteam des Netzwerks Lebensende in gemeinsamen Sitzungen konzipiert und diente als Interviewleitfaden. Es wurden Themenschwerpunkte wie Erfahrungen in Versorgung am Lebensende (mit Fokus auf Verbesserungspotential), Forschungstätigkeit zu Lebensendethemen, der Umgang mit Lebensendethemen in Aus-/Fortbildung, sowie die öffentliche Darstellung der Lebensendethematik angesprochen. Hierbei blieb die inhaltliche Schwerpunktsetzung den Experten frei überlassen. Die Gespräche wurden aufgezeichnet und sinngemäß verschriftlicht. Zunächst wurden die Gesprächsinhalte den Leitfadenkategorien zugeordnet und in einem weiteren Schritt nach dem interpretativ-reduktiven Verfahren der Inhaltsanalyse in Anlehnung an Mayring (2000) verarbeitet. Im Interesse der Wahrung der Anonymität wurde keine wörtliche Transkription der Gespräche vorgenommen, was auch in der Angabe der Zitate berücksichtigt wurde. Auf Grund dieser Gesprächsatmosphäre konnten Themen frei angesprochen werden, sodass ein umfassender Überblick über die Problematik, die das Thema Lebensende umgibt, erzielt wurde.

Insgesamt fanden 34 Interviews statt, mit 19 Männern und 15 Frauen. Es wurden sieben Bundesländer erreicht: Steiermark (N=14), Wien (N=9), Tirol (N=5), Oberösterreich (N=2), Niederösterreich (N=2), Kärnten (N=1) und Vorarlberg (N=1). Das Tonmaterial umfasste ca. 27 Stunden (1.602 Minuten), wobei die Dauer der einzelnen Gespräche (zwischen 30 und 90 Minuten) die Länge der Tonaufzeichnungen häufig überschritt und diese Gesprächsinhalte in Form von Notizen festgehalten wurden. Folgende Erfahrungsbereiche konnten laut Selbsteinordnung der Experten (E.) angesprochen werden:

ME: Medizinische Schwerpunkte wie Allgemeinmedizin, Intensivmedizin, Dermatologie, Neurologie, Palliativmedizin und Geriatrie (N=16); SHE: Sozialarbeit, Hospiz und Ehrenamt (N=6); TP: Theologie und Philosophie (N=4); PF: Pflegewissenschaft und Palliativpflege (N=3); BLS: Bildungswissenschaft, Literatur- und Sprachwissenschaft (N=2); PH: Physiotherapie (N=1); RE: Rechtswissenschaften (N=1); PS: Psychologie (N=1);

13.6 Ergebnisse und Analyse

Experten erwähnten, dass die komplexe Situation am Lebensende zahlreiche Herausforderungen beinhaltet, welchen die auf das Lebensende spezialisierten Einrichtungen in Österreich meist gewachsen sind. Dennoch erkannten Experten einige Potentiale in Form von Defiziten in Bereichen des Grundlagenwissens, des Wissensmanagements und des Wissenstransfers. Die Phänomenologie des Sterbens wurde als lückenhaft bezeichnet, welches zahlreiche Konfliktfelder zufolge hat. In der Ausbildung zu Gesundheitsberufen wurde ebenso Verbesserungspotential betont, insbesondere in der Grundausbildung. Der Forschungsbedarf zu Lebensendethemen zeichnet sich auf der praxisbezogenen und der Grundlagenebene ab. Die öffentliche Darstellung des Lebensendes wird nach wie vor als anlassbezogen und sensationsgetrieben empfunden, wenngleich hier deutliche Verbesserungen angesprochen wurden.

Die dargestellte Auswahl an Resultaten wurde in gemeinsamen Projektsitzungen beschlossen und berücksichtigt ausschließlich Ergebnisse aus zwei Bereichen, da diese für die differenzierte Analyse am besten geeignet sind:

Defizite im anthropologischen Grundlagenwissen

In den Gesprächen wurde deutlich, dass anthropologisches Wissen bezüglich der Versorgung von Personen am Lebensende lückenhaft ist. Die Defizite machten sich im Bereich des philosophisch-anthropologischen Wissens bemerkbar, sowie im empirisch-anthropologischen Wissen.

Tab. 13.1: Überblick der Ergebnisse

Wissensdefizite im	
1) anthropologischen Grundlagenwissen	2) institutionellen Wissensmanagement
a) Wertigkeit des philosophisch-anthropologischen Wissens	a) ungenützte Informationsquellen
b) Wissenslücken in der Empirischen Anthropologie	b) Informationsverlust an institutionellen Schnittstellen
c) Defizite im juridischen und ethischen Orientierungswissen	c) Disziplinbedingte Logik erschwert Wissenstransfer zwischen Fächern und Disziplinen

a) Wertigkeit des philosophisch-anthropologischen Wissens

Insbesondere in größeren Versorgungseinrichtungen wurde beobachtet, dass Informationen betreffend das Lebensende vorwiegend vorhanden sind, doch häufig nicht als Wissen akzeptiert werden und folglich auch nicht als solches weitergetragen werden. Die Einschätzung war, dass sogenanntes *unkonventionelles Wissen* nicht in den Informationskatalog aufgenommen wird. Ein Beispiel hierfür wäre das *Patientenwissen*, etwa das Selbstwissen des Patienten oder der Patientin über den eigenen Zustand. Experten erzählten beispielsweise von Patienten, die ihren eigenen Sterbezeitpunkt ankündigten. Sofern diese Selbsteinschätzung von der medizinischen Diagnose abwich, wurde sie nicht hinreichend ernst genommen. Da sich behandelndes und betreuendes Personal in der zeitlichen Organisation von Angehörigengesprächen etc. überwiegend an der medizinischen Prognose orientieren und dabei dem Patientenwissen weniger Beachtung schenken, sei es aus Sicht der Befragten oft zu Versäumnissen gekommen. Häufig konnten wichtige Angehörigengespräche nicht rechtzeitig geführt werden (E.21ME, E.30ME). Ein weiteres Beispiel für unkonventionelles Wissen ist das *Kommunikationswissen* – das Wissen über Kommunikationsmethoden und der Gesprächsführung. Defizite im Verständnis von Kommunikationswissen wirken sich auf die Gesprächsführung aus, besonders von Ärzten mit Patienten und Angehörigen (E.21ME). Experten berichteten, dass Ärzte häufig den Punkt im Gespräch verpassen, an welchem Patienten und Angehörige sich zum eigenen Schutz vor weiterer Information verschließen. Ärzte verfügen oft nicht über die Fähigkeit, sich in die Rolle des Gegenübers zu versetzen und auf ihrem »Niveau« zu sprechen. Allgemein wird eine vertiefende Schulung in der Gesprächsführung zu Ängsten und Sorgen für behandelndes und betreuendes Gesundheitspersonal als unbedingt notwendig betrachtet (E.16ME, E.13ME).

b) Wissenslücken in der Empirischen Anthropologie

Einige Konfliktfelder standen in den Gesprächen im Vordergrund, die sich unter der Bezeichnung *Phänomenologie des Sterbens* zusammenfassen lassen. Das Verständnis vom Sterbeprozess, sowie dem *Sterberaum* – im abstrakten Sinn – scheint nicht hinreichend verstanden.

Experten erwähnten, dass der Großteil der Menschen lieber zuhause sterben möchte, doch die Beobachtungen zeigen, dass überwiegend in Krankenhäusern oder Pflegeeinrichtungen gestorben wird. Dieser Trend hat sich in den vergangenen Jahrzehnten verstärkt, was zu einer Vielzahl an Begleitproblemen führt, denn das Versorgungssystem besitzt eine inhärente Logik, die kurativ ausgerichtet ist (E.9ME). Auf die letzte Lebensphase spezialisierte Einrichtungen wie Hospize und Palliativstationen bemühen sich, dem Sterben einen Raum anzubieten, doch größtenteils findet das Sterben nicht in diesen Einrichtungen statt, sondern in kurativ ausgerichteten Krankenhäusern. Dort erfolgt die Zuweisung Sterbender häufig auf die Überwachungs- und Intensivstationen der Akutkliniken, wo Platzmangel herrscht und das Personal in der Sterbebegleitung nicht hinreichend geschult ist (E.9ME). In Zentralkrankenhäusern und Universitätskliniken ist die Palliativmedizin keine eigene Disziplin, das Sterben ist also als medizinisch begleitbarer Prozess im Arbeitsalltag nur inoffiziell integriert (E.15ME). Die Schnittstellen zwischen kurativ ausgerichteten und palliativen Einrichtungen sind verbesserungswürdig, und so bleibt der Sterbeort häufig undefiniert:

»*Die Palliativstation ist nur dann möglich, wenn es eine Voranmeldung gibt. Sterben findet aber nicht auf Voranmeldung statt. Wenn ich aus einer Akutambulanz komme, kann ich kein Telefon in die Hand nehmen und mich ankündigen (…) wo bin ich in der Zwischenzeit?*« *(Zitat E.9ME)*

Sterbeprozesse können außerdem langwierige oder weniger langwierige Prozesse sein, denen Angehörige und Versorgungseinrichtungen die angemessene Zeit geben müssen. In größeren Einrichtungen ist dies nur selten möglich:

»*Es gibt wenig Zeit, niemand lässt sich auf den anderen ein – es herrscht Hektik*« *(Zitat E.18ME)*
»*Im Krankenhaus passiert alles sehr schnell, der alte Mensch ist aber langsam*« *(Zitat E.14TP)*

Das Sterben scheint nicht nur mit dem Versorgungssystem inkompatibel zu sein, es herrscht auch Unsicherheit und mangelhaftes Wissen zu den unterschiedlichen Prozessen des Sterbens. Hier erkennen Experten Forschungspotential, von mehreren Disziplinen ausgehend:

»*Es gibt kaum Forschung zu den physiologischen Vorgängen im Sterbeprozess. Da kursieren Mythen, da kursieren Vorstellungen und ich glaube, dass es beforschbar wäre, auch ethisch (…) Was in der Medizin als Delir bezeichnet wird, sind oft eher Durchgangsstadien, ich bin mir nicht sicher, ob das pathologisch ist.*« *(E.22PF)*

Hierunter ist die gesamte Bandbreite an Individualität in Sterbeverläufen angeordnet, darunter auch der physiologische Sterbeprozess oder Phänomene wie Terminale Luzidität und Delir gegen Lebensende. Insbesondere in Hinblick auf die Unterscheidung zwischen pathologischen und nicht-pathologischen Prozessen ist Forschungspotential vorhanden.

> Der kategorische Ausschluss von bestimmten Wissensbereichen ermöglicht einen begrenzten Einblick und eine fragmentarische Auffassung des Menschenbildes. Damit entstehen Versäumnisse in der Versorgung von Patienten am Lebensende und im Umgang mit ihren Angehörigen.

c) Defizite im juridischen und ethischen Orientierungswissen

Aus den beschriebenen Konfliktfeldern ergeben sich versuchsweise Umgangsstrategien, zur Erzielung von Handlungssicherheit – einerseits mittels Normierung durch diverse Regularien und Handlungsanleitungen, andererseits werden diese aufgrund ihrer technischen Auslegung häufig als unzulänglich betrachtet (E.24BLS, E.30ME). Unbestritten bleibt, dass gewisse Normierungen notwendig sind. In der Praxis muss die Terminologie aller behandelnden Berufsgruppen dieselbe sein, denn Experten berichteten, dass veraltete Begriffe nach wie vor gelebt werden (E.13ME, E.20PF). Normierungen können Unsicherheiten entgegenwirken, indem sie Eigenverantwortung abnehmen und dadurch im Entscheidungsprozess entlasten, andererseits können dadurch neue Haftungsprobleme entstehen. Im Wesentlichen wurde diesbezüglich ein Mangel an Orientierungswissen und normativem Wissen angesprochen. Es wird beobachtet, dass der Trend wieder in Richtung

Identitäten der Verantwortlichen stärken geht (E.24BLS). Hierbei gilt es, Ängsten und Unsicherheiten, besonders juridischen Ursprungs, entgegen zu wirken. Denn Medizin ist eine Kunstform, in der es immer unterschiedliche Zugänge gibt (E.10ME).

> »*Diese Offenheit, dass man es nicht im Griff haben kann, wir versuchen uns aber trotzdem thematisch anzunähern, das geht mir ein Stück weit ab (…) wo man Möglichkeiten schaffen kann, wo es weniger um einerseits Messbarkeit und Evaluation geht, weniger um Handlungssicherheit in einem Sinn von »ich bin nicht klagbar«, sondern um Handlungssicherheit im Sinn von »Identität stärken« geht.«*
> (Zitat E.24BLS)

Momentan bewegt sich die Handlungsunsicherheit in klinischen Entscheidungen am Lebensende im Spannungsfeld zwischen dem technisch Machbaren und dem medizinisch Sinnvollen (E.23SHE). Aus mangelhafter Aufklärung entstehen besonders in Entscheidungen am Lebensende Handlungsunsicherheiten. Experten sehen eine rollenbedingte Überidentifikation der Mediziner mit dem Kampf um das Leben, in dem sie oft für eine Therapieentscheidung größere Verpflichtung spüren als für den Patienten. Häufig wird dadurch auch der Übergang von einer kurativen Notwendigkeit zu einer palliativen Behandlungsentscheidung erst spät erkannt (E.15ME; E.29ME). Unsicherheiten – verursacht durch mangelnder Information zur derzeitigen Rechtslage in Österreich – sowie die persönlichen Ängste vor dem Tod beeinflussen Entscheidungen am Lebensende oft grundlegend. Auch persönliche ethische Einstellungen schwingen hierbei mit (E.19TP).

> Lücken im normativen Wissen und im Orientierungswissen tragen zu einer defizitären Entscheidungsgrundlage bei. Diese führt zu Handlungsunsicherheiten und Konflikten in der Versorgung von Patienten am Lebensende.

Defizite im institutionellen Wissensmanagement

In der Euphorie über den medizinischen und technischen Fortschritt gerieten die Empathie und die Menschlichkeit in den Hintergrund. So entstand die Palliativmedizin als Ausgleich für die resultierende Schieflage und ist damit Vorreiter für die Wiedereingliederung der Psychosomatik in die Schulmedizin. Hospiz und Palliative Care bemühen sich, dem Sterben einen *Raum* zu bieten, doch bleiben die Schnittstellen zwischen diesen Einrichtungen und den Krankenhausstrukturen unzureichend diskutiert (E.13ME, E.23SHE; E.31SHE). Die Integration unterschiedlicher Wissensquellen hängt von den vorhandenen Strukturen der Institutionen ab.

a) Ungenützte Informationsquellen

In Institutionen wird mangelnde Kenntnis aus bestimmten Wissensbereichen beobachtet, wie beispielsweise der Psychotherapie, Recht, Seelsorge und Ethik. Im Klinikbereich machen die Pflege und die Medizin deren Expertise häufig mit Hausverstand mit und erkennen dabei oft den Moment nicht, wo ihr Hausverstand seine Grenzen erreicht, vermutlich weil diese Bereiche nicht immer vertreten sind (E.15ME). Der mangelnde Zugang zu bestimmten Wissensquellen sei nicht nur auf fehlende Anwesenheit zurückzuführen, sondern auch darauf, dass keine Kommunikation mit bestimmten Bereichen in Versorgungseinrichtungen institutionalisiert ist. Diesbezüglich wurde die Kommunikation zwischen dem klinischen Bereich und dem niedergelassenen Bereich hervorgehoben. Da besonders ältere Personen noch häufig Hausärzte besuchen, sind diese bezüglich der Krankengeschichte und dem sozialen Umfeld des Patienten umfangreich informiert. Im Falle einer Hospitalisierung ist die Kontaktaufnahme mit dem betreuenden Hausarzt zeit- und ressourcensparend (E.15ME; E.32ME). Folgend wird die Gegenüberstellung des fokussierten Blicks eines Klinikarztes mit dem ganzheitlichen Blick eines Hausarztes beschrieben:

> *Eine Patientin, schon Richtung Lebensende, hat einen Hautausschlag bekommen und kommt in die Klinik. Zehnjährige Medikamente werden geändert und sie [die Klinikärzte] prüfen auf Wurmeier (...) aber wenn ich anrufe, fühlen sie sich in ihrer Expertise verletzt. Sie haben einen isolierten Blick und ich den ganzheitlichen Blick.« (Zitat E.32ME)*

Die Vernetzung von Pflegeeinrichtungen mit Palliativstationen der Krankenhäuser sei ebenso unzulänglich (E.5RE). In Pflegeeinrichtungen gibt es häufig keine Kommunikation mit Ärzten, da keine oder wenig Ärztebereitschaft vorhanden ist. Somit müssten Pflegeheimbewohnern häufiger ins Krankenhaus gebracht werden als notwendig sei (E.3SHE; E.16ME).

b) Informationsverlust an institutionellen Schnittstellen

Die Strukturen der Institutionen müssen einerseits eine Kontinuität im Handeln ermöglichen, andererseits aber auch einen Wandel zulassen, indem sie Veränderungen weitertragen. Sie sind für eine disziplinübergreifende Kommunikation und Zusammenarbeit innerhalb der Institutionen verantwortlich. Experten berichten, dass in spezialisierten Behandlungsteams meist eine gut funktionierende, disziplinübergreifende Zusammenarbeit vorhanden ist (E.2TP, E.3SHE, E.4ME, E.6ME, E.7ME, E.13ME, E.16ME, E.20PF, E.25PF, E.26PH, E.29ME, E.30ME). Ausbaufähige disziplinübergreifende Zusammenarbeit ist meist an den Schnittstellen zwischen Behandlungsteams und größeren Einrichtungen zu verorten (E.30ME). Diese Schnittstellen werden an größeren Einrichtungen häufig mittels *boards* ausdiskutiert (Tumorboards, Lebensendeboards etc.), doch die Güte der Zusammenarbeit in diesen Strukturen ist überwiegend von der Eigeninitiative der Mitglieder abhängig. Das *Querdenken* und der Einbezug unterschiedlicher Expertisen sind überdies vom Vermengen finanzieller Töpfe abhängig. Sobald ein Einbezug die eigene Finanzierung bedroht, wird darauf verzichtet. Die Vernetzung von Pflegeeinrichtungen mit Palliativstationen der Krankenhäuser sei ebenso unzulänglich (E.5RE).

c) Disziplinbedingte Logik erschwert Wissenstransfer

In der alltäglichen Betreuung von Patienten am Lebensende arbeiten unterschiedliche Berufsgruppen mit diversen disziplinären Hintergründen zusammen. Auch in praxisferneren Bereichen beschäftigen sich unterschiedliche Disziplinen mit Lebensendethemen. In den Gesprächen wurde häufig eine mangelhafte Weitergabe von Wissen zwischen Wissensträgern angesprochen, einerseits in der Abgrenzung zwischen Theorie und Praxis und andererseits im interdisziplinären Austausch. Berufskulturen besitzen eine *innere Logik*, die häufig nicht kompatibel ist. Sie haben unterschiedliche theoretische und terminologische Zugänge, sowie unterschiedliche Ausführungskulturen. Denn unterschiedlichen Zugängen liegen unterschiedliche Perspektiven zugrunde, die bei der unterschiedlichen Auffassung und dem unterschiedlichen Gebrauch von Terminologie beginnt, was eine Zusammenarbeit erschweren kann. Sogar innerhalb der Medizin gibt es Verständnisschwierigkeiten, da aus der Sicht des Mediziners die Medizin multidisziplinär ist. Es gibt beispielsweise einen systemimmanenten Konflikt zwischen dem Intensivmediziner als sozusagen *streuender Nebelscheinwerfer* und dem Chirurgen als *fokussiertes Fernlicht*. (E.6ME) Probleme im Transfer zwischen Theorie und Praxis entstehen vor allem dort, wo Entscheidungsträger die praktische Auswirkung ihrer Entscheidungen nicht erleben müssen. Diesbezüglich wurde häufig das Pflegepersonal als Schnittstelle zwischen Patienten, Ärzten und Angehörigen erwähnt, welches unter anderem auch juristische Beschlüsse auf emotionaler Ebene zu spüren bekommt:

»Pflege sollte verpflichtend in die Entscheidungsfindung der Ärzte miteinbezogen werden, da sie ihre Entscheidungen ausbaden müssen – als Schnittstelle zwischen Patient, Arzt und Angehörigen.« *(Zitat E.13ME)* »Pflege muss oft gegen den Patientenwillen arbeiten, wenn der Arzt es so entschieden.« *(Zitat E.20PF)*

Der mangelnde Zugang zu bestimmten Wissensquellen sei nicht nur auf fehlende Anwesenheit zurückzuführen, sondern auch darauf, dass keine Kommunikation mit bestimmten Bereichen in Versorgungseinrichtungen institutionalisiert ist. Innerhalb der Institutionen erschwert eine inkompatible, disziplinbedingte Logik den Wissenstransfer zwischen Berufsgruppen.

13.7 Diskussion

Die komplexe Situation am Lebensende beinhaltet zahlreiche Herausforderungen für Versorgungseinrichtungen. Da das Betreuungsangebot zwischen den Stationen und den Krankenhäusern stark variiert, wird es zunehmend schwierig, pauschale Aussagen zur Versorgungsqualität zu treffen. Individuelle Vorstellungen von Lebensqualität, aber auch Lücken im institutionellen Wissenskatalog verstärken die Systeminkompatibilität des Lebensendes an Institutionen. Wie in der internationalen Literatur vielfach dargestellt, werden Intensivstationen und Akutklinikbereiche allgemein als nicht geeignete Sterbeorte betrachtet (Al-Qurainy et al. 2009, Clark 2002, Gronemeyer und Heller 2014, Reyniers et al. 2014, Willard und Luker 2006). Experten erwähnten diesbezüglich, dass die auf das Lebensende spezialisierten Einrichtungen den Herausforderungen am Lebensende meist gewachsen sind. Die bestehenden Potentiale wurden im Bereich des anthropologischen und normativen Grundlagenwissens, sowie des institutionellen Wissenstransfers und -managements verortet. Bedingt durch die Wertigkeit von *unkonventionellem Wissen* gibt es Lücken im institutionellen Wissenskatalog. Die ausbaufähige Beschreibung des Sterbeprozesses und eine verbesserungswürdige Kenntnis normativer Grundlagen tragen, in Kombination mit persönlichen Ängsten, zu Handlungsunsicherheiten in medizinischen Entscheidungen am Lebensende bei. Die Sicherheit im praktischen Handeln ist häufig an den subjektiv empfundenen Wissensschatz geknüpft. Jox und Kollegen (2010) erkannten diesbezüglich eine erhebliche Rechtsunsicherheit und Angst vor Rechtsfolgen in klinischen Entscheidungen am Lebensende. Wiesing et al. (2010) sahen diese begünstigt durch einen polarisierten öffentlichen Diskurs, der unklaren Terminologie in Bezug auf Sterbehilfe-Begriffe, sowie den oft widersprüchlichen Gerichtsurteilen. Die Reduktion rechtlicher Unsicherheit kann Behandlungsentscheidungen verringern, die vorwiegend durch juristischen Selbstschutz motiviert sind. Hierbei können unter anderem Leitlinien zu einer Aufklärung verhelfen und so die Handlungssicherheit steigern (Jox et al. 2012). Informationserwerb bleibt allerdings nutzlos, wenn Informationen aufgrund von geringer Akzeptanz als Wissensgrundlage nicht weitergegeben werden. Je komplexer die Institutionen sind, desto höher ist die Anzahl an Schnittstellen, die bearbeitet werden müssen, und desto größer ist die Wahrscheinlichkeit des Scheiterns.

> **Handlungsanleitung für die Praxis**
>
> Interdisziplinäre Kommunikation und Entscheidungskultur muss institutionell verankert werden, indem unter anderem Modelle wie »shared desicion making« forciert werden.

Die angesprochenen Defizite im Wissensmanagement umfassten die mangelhafte Institutionalisierung von Kommunikationsmöglichkeiten zwischen Disziplinen, sowie den Informationsverlust an institutionellen Schnittstellen. Der verbesserungswürdige Wissenstransfer wird oftmals durch eine inkompatible, disziplinbedingte Logik der an Institutionen tätigen Personen verstärkt. Effektiver Wissenstransfer an Institutionen kann nur dann gelingen, wenn Kommunikation zwischen Patienten, Angehörigen und Gesundheitspersonal gefördert und vergütet wird. Die Ergebnisse dieser Expertenbefragung untermauern berufspolitische Forderungen nach einer gesprächsorientierten Medizin (Bleidorn et al. 2012, Jonitz et al. 2012; Koch 2012).

13.8 Zusammenfassung

Im Rahmen des Forschungs- und Kompetenznetzwerks Lebensende wurde im Herbst 2015 eine qualitative Studie durchgeführt, welche die Perspektiven von Experten zum Thema Lebensende in Österreich erörtert mit dem Ziel, Potentiale in der Versorgung, Bildung und Forschung aufzuzeigen. In 34 leitfadengestützten Interviews berichteten Experten von Erfahrungen in Bereichen der Versorgung und sozialer Einrichtungen, Recht und GSK. Die Aussagen wurden sinngemäß festgehalten und nach Mayring (2000) qualitativ ausgewertet. Experten beobachteten ungenützte Potentiale in der institutionellen Praxis in Form von ignorierten Wissensquellen (Patienten- und Kommunikationswissen). Es zeigte sich, dass Berufsgruppen häufig einer inkompatiblen *inneren Logik* folgen. Zudem wurde die Phänomenologie des Sterbens als lückenhaft erachtet, insbesondere das Sterben schien mit dem kurativen Versorgungssystem unvereinbar. Im Einklang mit internationalen Erfahrungen wurde von Handlungsunsicherheiten (ethischen sowie rechtlichen Ursprungs) und dem Wunsch nach anderen Verhaltenskorridoren und Regularien berichtet. Im Vordergrund standen diesbezüglich der Bedarf nach Kommunikation und umfassendem Wissenstransfer in Institutionen. Die Ergebnisse dieser Expertenbefragung untermauern berufspolitische Forderungen nach einer gesprächsorientierten Medizin.

Literatur

Allan, N., Heisig, P., Iske, P., Kelleher, D., Mekhilef, M., Oertel, R., Olesen, A.J., Van Leeuwen, M. (2004). Europäischer Leitfaden zur erfolgreichen Praxis im Wissensmanagement. CEN/ISSS Knowledge Management Workshop, Brüssel 2004. Verfügbar unter: http://www.iwp.jku.at/born/mpwfst/04/German-text-KM-CWAguide.pdf (23.11.2017)

Allen, J., Gay, B., Crebolder, H., Heyrman, J., Svab, I., Ram, P. (2002). The European definitions of the key features of the discipline of general practice: the role of the GP and core competencies. Br J Gen Pract, 52. 526–527. Volltext verfügbar unter: http://www.woncaeurope.org/sites/default/files/documents/Definition%203rd%20ed%202011%20with%20revised%20wonca%20tree.pdf (21.11.2017)

Al-Qurainy, R., Collis, E., Feuer, D. (2009). Dying in an acute hospital setting: the challenges and solutions. Int J Clin Pract, 63 (3). 508-515.

Berger, P.L., Luckmann, T. (1969): *Die gesellschaftliche Konstruktion der Wirklichkeit. Eine Theorie der Wissenssoziologie*. Frankfurt/Main: Fischer Taschenbuch Verlag.

Bleidorn, J., Pahlow, H., Klindtworth, K., Schneider, N. (2012). Versorgung von Menschen am Lebensende Erfahrungen und Erwartungen von hinterbliebenen Angehörigen. *Dtsch Med Wochenschr, 137*. 1343–1348.

Broad, J.B., Gott, M., Kim, H., Boyd, M., Chen, H., Connolly, M.J. (2013). Where do people die? An international comparison of the percentage of deaths occurring in hospital and residential aged care settings in 45 populations, using published and available statistics. *Int J Public Health, 58*. 257–267.

Clark, D. (2002). Between hope and acceptance: the medicalisation of dying. *BMJ. 324*. 905-907.

Cohen, J., Bilsen, J., Addington-Hall, J., Löfmark, R., Miccinesi, G., Kaasa, S., Onwuteaka-Philipsen, B., Deliens, L. (2008). Population-based study of dying in hospital in six European countries. *Palliative Medicine. 22*. 702–710.

Gronemeyer, R., Heller, A. (2014). *In Ruhe sterben: Was wir uns wünschen und was die moderne Medizin nicht leisten kann*. München: Pattloch.

Holms, N., Stuart, M., Kydd, A. (2014). A study of the lived experiences of registered nurses who have provided end-of-life care within an intensive care unit. *International Journal of Palliative Nursing. 20 (11)*. 549-556.

Jonitz, G., Tegethoff, K., Fabian, M. (2012). Arbeitsplatz Krankenhaus: Noch Luft nach oben. *Dtsch Arztebl. 109 (1-2)*. 61-62.

Jox, R.J., Krebs, M., Fegg, M., Reiter-Theil, S., Frey, L., Eisenmenger, W., Borasio, G.D. (2010). Limiting life-sustaining treatment in German intensive care units: a multiprofessional survey. *J Crit Care. 25*. 413–419.

Jox, R.J., Winkler, E.C., Borasio, G.D. (2012) Änderung des Therapieziels am Lebensende: Effekte einer Klinik-Leitlinie. *Dtsch Med Wochenschr. 1370*. 829–833.

Koch, M. (2012). Arzt-Patienten-Beziehung: In falsches Fahrwasser geraten. *Deutsches Ärzteblatt.109 (1–2)*. 20-22.

Mayring, P. (2000). Qualitative Inhaltsanalyse. *Forum Qualitative Sozialforschung/Forum: Qualitative Social Research (On-line Journal). 1(2)*. Verfügbar unter: http://www.qualitative-research.net/index.php/fqs/article/viewArticle/1089/2385 (22.11.2017)

Radbruch, L., Payne, S. (2011). Standards und Richtlinien für Hospiz- und Palliativversorgung in Europa. *Z Palliativmed 12*, 216-227.

Reyniers, T., Houttekier, D., Cohen, J., Pasman, H.R., Deliens, L. (2014). The acute hospital setting as a place of death and final care: A qualitative study on perspectives of family physicians, nurses and family carers. *Health &Place. 27*. 77–83

Spinello, I.M. (2011 End-of-Life Care in ICU: A Practical Guide. *Journal of Intensive Care Medicine 26(5)*. 295-303.

Wiesing, U., Jox, R.J., Heßler, H.J., Borasio, G.D. (2010) A new law on advance directives in Germany. *J Med Ethics, 36*. 779–783.

Willard, C., Luker, K. (2006) Challenges to end of life care in the acute hospital setting. *Palliative Medicine, 20*. 611-615.

14 Sterbehilfe – Situation in Österreich

Herbert Watzke

14.1 Einleitung

Der Wort Sterbehilfe bezeichnet im allgemeinen Wortsinn jene Hilfestellungen, die zur Erreichung eines »Guten Sterbens« ergriffen werden. In der Antike steht dafür der Begriff der »Euthanasie«, der ins Deutsche übersetzt »Gutes Sterben« lautet.

Was gutes Sterben ist, unterliegt allerdings großen interindividuellen Schwankungen sowie kulturgeschichtlichen und gesellschaftspolitischen Einflüssen und wird selbst im Europäischen Raum durch die Gesetzgebungen der einzelnen Staaten unterschiedlich interpretiert.

Sowohl der Begriff der Sterbehilfe als auch der Begriff der Euthanasie haben in den letzten Jahrzehnten einen Bedeutungswandel im allgemeinen Sprachgebrauch erfahren. So wird »Sterbehilfe« zunehmend verwendet, um Maßnahmen zu beschreiben, mit denen das Leben unheilbar und schwer erkrankter Menschen – mit deren Zustimmung und mit der Hilfe anderer – verkürzt werden soll. Euthanasie wiederum steht allgemeinsprachlich im deutschsprachigen Raum für den Genozid durch das Hitler-Regime.

14.2 Gesetzliche Regelungen der Sterbehilfe in Österreich

14.2.1 Tötung auf Verlangen

Die Tötung auf Verlangen (sog. »Direkte Sterbehilfe« oder »Aktive Sterbehilfe«) ist in Österreich im § 77 StGB geregelt: »Wer einen anderen auf dessen ernstliches und eindringliches Verlangen tötet, ist mit Freiheitsstrafe von sechs Monaten bis zu fünf Jahren zu bestrafen«

Entscheidend dabei ist, dass ein »ernstlicher und dringlicher Todeswunsch« nachweisbar sein muss. Ist dies nicht der Fall, kommt § 75 StGB zur Anwendung: »Wer einen anderen tötet, ist mit Freiheitsstrafe von zehn bis zu zwanzig Jahren oder mit lebenslanger Freiheitsstrafe zu bestrafen.«

14.2.2 Mitwirkung am Suizid

Die Mitwirkung am Selbstmord ist in Österreich im § 78 StGB geregelt: »Wer einen anderen dazu verleitet, sich selbst zu töten, oder ihm dazu Hilfe leistet, ist mit Freiheitsstrafe von sechs Monaten bis zu fünf Jahren zu bestrafen.«

Damit ist in Österreich jedermann und damit auch Ärzten jedwede Mitwirkung am Selbstmord untersagt, während sie in einigen anderen europäischen Ländern Ärzten erlaubt ist (sog. ärztlich assistierte Suizid).

Das Strafausmaß in Österreich ist dabei völlig ident mit dem bei einer »Tötung auf Verlangen«. Dass die »Tatherrschaft« bei einer Mitwirkung am Selbstmord (in der Regel) nicht beim Mitwirkenden liegt, sondern beim Sterbewilligen selbst, eine Gegebenheit mit der in anderen Ländern die Straffreiheit bei Mitwirkung am Selbstmord begründet wird, ist in Österreich rechtlich belanglos.

Für den Tatbestand einer Mitwirkung am Suizid durch Hilfeleistung ist es in Österreich nicht einmal erforderlich, dass die Ausführung des Vorhabens ohne die betreffende Hilfeleistung gänzlich unmöglich gewesen wäre, der Hilfestellung somit für die Erfüllung des Tatbestandes ein großes Gewicht zukommen müsste. In Österreich erfüllt schon eine Begleitung einer sterbewilligen Person bei einer Fahrt in die Schweiz zur Durchführung eines assistierten Suizids durchaus den Tatbestand der Mitwirkung am Selbstmord, auch wenn die suizidwillige Person in der Lage gewesen wäre, unbegleitet dorthin zu fahren und somit die Tat auch ohne die Hilfestellung ausführen hätte können.

Hinsichtlich des ärztlich assistierten Suizids hat sich die Österreichische Bioethikkommission mehrheitlich dafür ausgesprochen, dass »die Hilfeleistung durch Ärzte beim Suizid in bestimmten Fällen entkriminalisiert werden sollte. Diese Hilfestellung sollte in allen Fällen auf volljährige und einwilligungsfähige begrenzt werden und deren ernsthaftes Verlangen erfordern«. »Weiter soll auch hier die straffreie Unterstützung beim Suizid auf Patienten begrenzt sein, die an einer unheilbaren, zum Tode führenden Erkrankung mit begrenzter Lebenszeit leiden« (»Sterben in Würde«, Bioethikkommission 2015).

Diese Empfehlung wurde vom Gesetzgeber nicht aufgegriffen

14.2.3 Indirekte Sterbehilfe

Mit dem Begriff der »indirekten Sterbehilfe« (bzw. indirekten Euthanasie) wird eine Handlungsweise in der ärztlichen Betreuung von Patienten am Lebensende beschrieben, bei der zur adäquaten Behandlung von intensiven Beschwerden (z. B. Atemnot, Delir, Schmerzen) Medikamente so weit gesteigert werden müssen, dass Nebenwirkungen auftreten können, die lebensverkürzend wirken können.

Diese Handlungsweise ist im österreichischen Strafgesetzbuch nicht angeführt. In einer rezenten Novelle des § 49a des Ärztegesetzes wurde diese Problematik nun aufgegriffen. Es ist nun bei »Sterbenden insbesondere auch zulässig, im Rahmen palliativmedizinischer Indikationen Maßnahmen zu setzen, deren Nutzen zur Linderung schwerster Schmerzen und Qualen in Verhältnis zum Risiko einer Beschleunigung des Verlustes vitaler Lebensfunktionen überwiegt.«

Aus medizinischer Sicht gibt es allerdings keinen Beleg dafür, dass fachgerecht durchgeführte Behandlungen am Lebensende das Leben verkürzen. Weder für die fachgerechte Behandlung von hochgradigen Schmerzen mit Morphinen noch für die fachgerechte Sedierung am Lebensende bei unerträglichen Beschwerden konnten lebensverkürzende Effekte nachgewiesen werden.

14.3   Wahrung der Patientenautonomie

14.3.1 Medizin am Lebensende

Die moderne Medizin hat bewirkt, dass viele früher tödlich verlaufende Erkrankungen geheilt werden können und damit das Leben erhalten bzw. verlängert werden kann. Das bewirkt eine Präsenz der Medizin gerade auch in Situationen, in denen dann letztlich trotz aller medizinischen Bemühungen der Tod nicht verhindert werden kann. Das »natürliche«, nicht von medizinischen Maßnahmen begleitete Sterben ist damit naturgemäß selten geworden.

Nach geltendem Recht kann jeder Mensch in Österreich eine medizinische Behandlung ablehnen, auch dann, wenn die Ablehnung den sicheren Tod bedeutet. Es ist dafür nicht einmal eine Begründung des Patienten notwendig, geschweige denn eine Zustimmung eines Arztes oder einer anderen Person.

Gerade vor dem Hintergrund der Rechtssituation in Österreich, die Ärzte zur Lebenserhaltung verpflichtet, ist es geboten Instrumente zu schaffen, die eine Ablehnung medizinischer Maßnahmen durch Patienten auch dann ermöglicht, wenn diese am Entscheidungsprozess nicht mehr persönlich teilnehmen können.

Diese Möglichkeit wurde mit dem Patientenverfügungsgesetz 2006 geschaffen.

In dieser Patientenverfügung kann die Vornahme konkreter medizinischer Maßnahmen in konkreten Krankheitssituationen abgelehnt werden. Werden bestimmte formale Vorgaben erfüllt (z. B. Stellungnahme eines Arztes, Prüfung durch einen Notar) sind Ärzte verpflichtet, die Inhalte der Verfügung umzusetzen (sog. verbindliche Patientenverfügung). Sind nicht alle formalen Voraussetzungen erfüllt, sind Ärzte verpflichtet, den Inhalt einer vorliegenden Patientenverfügung zu beachten (i. e. zur Kenntnis zu nehmen), können aber (mit entsprechender Begründung) dagegen verstoßen (sog. beachtliche Patientenverfügung).

Statistiken zeigen, dass derzeit etwa 5 % aller Österreicher eine verbindliche Patientenverfügung errichtet haben. Gründe für diese geringe Rate könnten in der Kostenpflicht der Errichtung liegen. Eigene Untersuchungen mit Krebspatienten zeigen allerdings, dass selbst bei zugesicherter Kostenfreiheit und eingehender ärztlicher Aufklärung zu den 5 %, die bereits eine Verfügung errichtet haben, nur 5 % dazukommen, die eine errichten wollen. Gründe, die gegen eine Errichtung sprechen würden, konnten in dieser Untersuchung nur 40 % derer abgeben, die keine machen wollten. Darunter waren die am häufigsten genannten, dass man »den Ärzten traue, dass sie das richtige machen« und »dass in ihrer gegenwärtigen Krankheitssituation eine Patientenverfügung nicht notwendig wäre«. Tatsächlich war die Bereitschaft, eine Patientenverfügung zu erstellen, bei Patienten mit weit fortgeschrittenen Krebserkrankungen höher als bei jenen, die am Krankheitsbeginn standen (Kierner 2010).

Laut Patientenverfügungsgesetz sind Verfügungen fünf Jahre lang gültig und müssen dann erneuert werden. Eine verpflichtende Registrierung von Verfügungen ist derzeit nicht gegeben, wodurch Nachforschungen über die Existenz einer solchen im Anlassfall langwierig sein können.

14.4　Sterben zulassen

Durch die in der modernen Medizin gegebene Möglichkeit, Patienten vor dem Sterben zu bewahren, lässt sich der Sterbeprozess, der bis dorthin als unumkehrbares Kontinuum gesehen werden musste, in manchen klinischen Situationen, z. B. durch intensivmedizinische Maßnahmen, aufhalten bzw. umkehren.

Ob durch derartige Maßnahmen das Therapieziel erreicht werden, kann im Einzelfall oft nur schlecht abgeschätzt werden. Dennoch müssen diese Maßnahmen aber, wenn sie nicht a priori als völlig unwirksam angesehen werden und damit auch keine Indikation für ihre Anwendung vorläge, im Sinn der Garantenpflicht des Arztes begonnen werden. Wird dies nicht gemacht, liegt ein Strafbestand nach § 2, »Stgb §2 Begehung durch Unterlassung«, vor. Sollte sich dann im Behandlungsprozess ergeben, dass das Therapieziel mit Sicherheit nicht erreicht werden kann, dürfen diese Maßnahmen nicht weiter angewendet werden, weil die Indikation weggefallen ist. In diesem Sinn sind laut Stellungnahme der Bioethikkommission am Bundeskanzleramt »Maßnahmen, die keinen Nutzen für den Patienten bringen oder deren Belastung größer ist als ein eventueller Nutzen und die am Lebensende zu einer Verlängerung des Sterbeprozesses führen können, weder aus ethischer noch aus medizinischer Sicht zu rechtfertigen, da sie unverhältnismäßig sind«. Ob im Behandlungsverlauf der Zeitpunkt gekommen ist, an dem die Belastung für den Patienten größer ist als der Nutzen oder ob sich doch noch alles zum Guten wendet, kann allerdings oft nur schwer beurteilt werden.

Die Österreichische Bioethikkommission hält fest, dass für diese Therapiezieländerung in Richtung »Sterben zulassen« und für die darauf basierende Indikationsstellung die Einbeziehung des Patientenwillens notwendig ist (Bioethikkommission 2015).

Es ist deshalb grundsätzlich schwierig, in Situationen, in denen der Patientenwille nicht erhoben werden kann und die Einschätzung des Nutzens einer Maßnahme aus der Sicht des Patienten damit nicht vorliegt, eine Therapiezieländerung zu »Sterben zulassen« vorzunehmen.

Die Erhebung des sog. mutmaßlichen Patientenwillens in dieser Situation muss dann zur Entscheidung herangezogen werden. Kann dieser nicht alle Zweifel ausräumen, bleibt der wichtigste Grundsatz: in dubio pro vita.

14.5 Fallbezug

Im gegenständlichen Fall kommt eine hochbetagte, aber gesunde und mobile Patientin durch die Nebenwirkungen von Medikamenten, die sie wegen einer Herzschwäche nehmen musste, schwer zu schaden. Sie erleidet eine schwere Hyponatriämie, die zu Übelkeit, Schwindel und zu mehrfachen Stürzen führt, die letztlich eine Spitalsaufnahme unumgänglich machten. Die Hyponatriämie wird im Spital behoben. Die Patienten erleidet aber wohl bedingt durch die letztlich von der Hyponatriämie ausgelöste Schwäche und konsekutive Bettlägerigkeit eine schwere Lungenentzündung. Durch diese Lungenentzündung erleidet sie ein Lungenversagen, das eine intensivmedizinische Betreuung mit künstlicher Beatmung notwendig macht. Ihr Überleben verdankt sie ihrer offensichtlich guten Kondition und dem Können der Ärzte. Soweit das aus dem Fallbericht zu entnehmen ist, geht sie letztlich unbeschadet aus dieser akuten Verschlechterung ihres Gesundheitszustandes hervor.

Das Therapieziel in der Situation der Patientin war aus Sicht der Ärzte sicherlich, das Überleben der Patientin zu sichern, nicht zuletzt, weil die lebensgefährliche Verschlechterung ihres Gesundheitszustandes durch – vermeidbare – Nebenwirkungen einer medizinischen Behandlung anderer Ärzte hervorgerufen worden ist. Ich gehe davon aus, dass die Indikation zu den intensivmedizinischen Interventionen nicht in Frage gestellt und das Einverständnis der Patientin still vorausgesetzt wurde.

Nach Wiederherstellung ihres Gesundheitszustandes in einen status quo ante »wird mit der Patientin besprochen«, dass »bei einer zukünftigen Verschlechterung« eine Reihe von lebensverlängernden Maßnahmen nicht mehr durchgeführt werden würden.

Dies ist vor dem Hintergrund der Patientengeschichte nicht ganz nachvollziehbar, haben doch einige der Maßnahmen das Leben der Patientin gerettet und außerdem – soweit der Fallvignette zu entnehmen ist – dazu geführt, dass ihr körperlicher und geistiger Zustand wieder völlig hergestellt wurde.

Unklar ist auch, wer die Entscheidung getroffen hat, die angeführten Maßnahmen in Zukunft zu unterlassen.

Gemäß gültigem Recht kann nur die Patientin eine zukünftige Unterlassung dieser lebensverlängernden Maßnahmen verfügen und niemand sonst. Sie kann das in Österreich am besten in einer Patientenverfügung tun. Dabei muss unbedingt der für das Wirksamwerden der Verfügung ausschlaggebende Anlassfall präzise formuliert werden. »Eine Verschlechterung (des Gesundheitszustandes…)« ist da zu unpräzise und damit für eine verbindliche Patientenverfügung nach österreichischem Recht unzureichend.

Die Patientin könnte auch eine Vorsorgevollmacht für medizinische Belange ausstellen, mit der eine darin genannte Person bevollmächtigt wird, für die Patienten in medizinischen Angelegenheiten zu entscheiden, wenn diese selbst dazu nicht mehr in der Lage ist. Dazu ist keine ärztliche Beratung notwendig, aber eine notarielle Begleitung und Beglaubigung.

Wollten die behandelnden Ärzte aus eigenem Antrieb die angeführten lebensrettenden Maßnahmen »bei einer Verschlechterung« nicht mehr durchführen, wäre die Sachlage komplexer.

Von ärztlicher Seite kann die Durchführung lebensverlängernder Maßnahmen in Österreich nur abgelehnt bzw. unterlassen werden, wenn diese Maßnahmen zukünftig nicht indiziert sind. Das sind sie nur dann nicht, wenn das Therapieziel mit Sicherheit nicht erreicht werden kann.

Die intensivmedizinische Behandlung, die die Patientin durchlief, war ex posteriore gesehen sicher indiziert: sie hat nicht nur das Therapieziel des Überlebens erreicht, sondern auch den gesundheitlichen Status quo ante der Patientin wiederhergestellt.

Es ist deshalb davon auszugehen, dass im gleichartigen (!) Wiederholungsfall die Indikation zu lebensverlängernden Maßnahmen weiterhin gegeben ist, weil das Therapieziel des Überlebens im Status quo ante mit hoher Wahrscheinlichkeit erreicht werden kann.

Auch ist zu bedenken, dass eine Indikation zu einer Therapie direkt von dem zu Grunde liegenden aktuellen gesundheitlichen Problem abhängt. Aus der Beschreibung des gesundheitlichen Problems als »Verschlechterung (des Gesundheitszustandes)« lässt sich keine spezifische Indikation für eine der angeführten lebensverlängernden Maßnahme ableiten.

Die Indikation müsste aber vorliegen, damit in weiterer Folge eine spezifische, indikationsbezogene Maßnahme hinsichtlich der Erreichung eines zu definierenden Therapieziels bewertet werden kann.

Da in der Fallvignette kein Therapieziel vereinbart wurde, können die von den Ärzten in Zukunft nicht mehr durchgeführten Maßnahmen auch nicht dahingehend beurteilt werden, ob sie indiziert sind.

Damit fehlen die notwendigen Argumente für eine zukünftige Unterlassung der angeführten lebensrettenden Maßnahmen durch die Ärzte und diese wäre – ohne Zustimmung der Patientin mittels Patientenverfügung – im Anlassfall widerrechtlich.

14.6 Zusammenfassung

In Österreich bestehen klare gesetzliche Vorgaben, die jene Prozesse, die unter den Begriff der sogenannten Sterbehilfe fallen, regeln. Ähnlich wie der Mehrzahl der anderen europäischen Länder ist das Töten auf Verlangen und die Unterstützung beim Selbstmord für alle Bürger und damit auch für Ärzte strafbar. Nicht zuletzt, weil damit die Erhaltung des Lebens als ärztliche Verpflichtung stark betont wird, wurde 2006 ein Patientenverfügungsgesetz erlassen, das das Recht von Patienten, jedwede Therapie – auch ohne jede Begründung – abzulehnen, auch für den Fall gewährleistet, dass sie nicht mehr einsichts- und urteilsfähig sind.

Literatur

Bioethikkommission. Empfehlungen zur Begleitung und Betreuung von Menschen am Lebensende und damit verbundenen Fragestellungen. 9.5.2015: www.bka.gv.at

Kierner KA, Hladschik-Kermer B, Gartner V, Watzke HH. Attitudes of patients with malignancies towards completion of advance directives. Support Care Cancer. 2010 Mar;18(3):367-72.

15 Kulturgerontologie, medizinische Geisteswissenschaften und Ethik[43]

Desmond O'Neill

15.1 Einleitung

Für die Betrachtung ethischer Überlegungen ist es sinnvoll, sie in den Bereich der medizinischen Geisteswissenschaften einzuordnen. Die klinische Ethik gehört nicht nur zu den breit gefächerten Disziplinen der medizinischen Geisteswissenschaften (einschließlich der Medizin), sondern Ethik und andere Geisteswissenschaften tragen auch wesentlich zur Erkenntnistheorie dessen bei, was es heißt, Mensch, gesund oder krank zu sein, sowie zu unserem Verständnis der Erfahrungen, die Patienten und Angehörige der Gesundheitsberufe gleichermaßen im Gesundheitswesen machen (O'Neill et al. 2016). All dies hat entscheidenden Einfluss auf den ethischen Diskurs. Wie von einem klinischen Wissenschaftler anschaulich beschrieben, bietet das Studium der medizinischen Geisteswissenschaften *Hinterland* und *Perspektive* (O'Mahony 2013). Dabei stellt Hinterland eine Verbindung zur weiteren Kultur und der Welt jenseits von Medizin und Krankenhaus dar. Perspektive meint das Verständnis dessen, welchen Platz die Medizin in der Gesellschaft hat, welche historischen Kräfte sie geprägt haben, und welchen Herausforderungen sie sich in Zukunft stellen muss.

Daher ist es nicht verwunderlich, dass Edward Pellegrino, eine der Schlüsselfiguren bei der Formalisierung der Forschung in der Medizinethik und den medizinischen Geisteswissenschaften, in einer der frühesten Untersuchungen des Unterrichts in diesen beiden Fächern an medizinischen Fakultäten in den Vereinigten Staaten feststellte, dass es enge Verbindungen zwischen der Lehre der klinischen Ethik und der medizinischen Geisteswissenschaften gab (Pellegrino und McElhinney 1982). Diese Verknüpfung von Ethik mit den medizinischen Geisteswissenschaften in der medizinischen Ausbildung wird als förderlich für die geisteswissenschaftlichen Kompetenzen und das professionelle Auftreten von Ärzten angesehen (Doukas et al. 2012). Darüber hinaus bieten sich die Geisteswissenschaften, wie später in diesem Kapitel näher dargelegt wird, als ideales Medium für den Unterricht und die Veranschaulichung der klinischen Ethik an (Carson 1994).

---

43 Aus dem Englischen übersetzt von Sabine Budnick.

15.2 Ethik und ältere Menschen

Ältere Menschen stehen angesichts der Komplexität des Lebens im höheren Lebensalter, der Herausforderungen, die sich aus der zunehmenden Prävalenz kognitiver Beeinträchtigungen ergeben (O'Neill 1997) sowie der negativen Auswirkungen des weit verbreiteten Problems des *Ageism* (Bayer und Tadd 2000) besonders im Fokus ethischer Untersuchungen. Wie wichtig die Entwicklung eines breiteren Forschungsansatzes ist, zeigt sich in der von T. S. Eliot vorgebrachten These, dass es zwei Arten von Reaktionen auf Probleme im Leben gibt. Die eine als Antwort auf die Frage: »Was können wir dagegen tun?« und die andere auf die Fragen: »Was bedeutet das? Wie verhält man sich dazu?« Die Geriatrie, ein ausgesprochen praktisches Fachgebiet, hat sich bisher erfolgreich auf erstere konzentriert, muss sich mit letzterer aber – von bemerkenswerten Ausnahmen einmal abgesehen – erst noch in beträchtlichem Umfang beschäftigen.

Die Bedeutung des Alterns ist ein zentraler, aber unausgesprochener Aspekt unserer täglichen Praxis. Unser Glück, mit Menschen in der komplexesten und erfülltesten Phase ihres Lebens in Kontakt treten zu können, spiegelt sich in der hohen beruflichen und persönlichen Zufriedenheit der Geriater wider (Leigh et al. 2002), nicht aber im Diskurs der Geriatrie, der weitgehend einer von Verfall und Versagen bleibt (Robinson et al. 2012) und selten die Besonderheiten der demografischen Alterung oder der individuellen und gesellschaftlichen Errungenschaften des Alterns im späteren Leben widerspiegelt (O'Neill 2011a). Ebenso ist zwar die Problematik von *Ageism* allgemein anerkannt, aber die Faktoren, die der persönlichen und gesellschaftlichen Ambivalenz gegenüber dem Altern zugrunde liegen, sind noch wenig erforscht. Während durch die Auseinandersetzung mit anderen Bereichen der Gerontologie (Sozio-, Psycho- und Biogerontologie) in Studium und Weiterbildung einige Einblicke in den breiteren Kontext des Alterns gewonnen werden können, sind diese Bereiche der Gerontologie zugleich zunehmend frustriert darüber, dass ihre Methoden möglicherweise die weitreichendere Bedeutung des höheren Lebensalters verschleiern (Twigg und Martin 2014). Weiterhin fällt auf, dass Geriater selten die Bedeutung des Alterns in ihrem eigenen Leben erforschen und in ihren Forschungsparadigmen manchmal Ambivalenz dem Altern gegenüber zum Ausdruck bringen (O'Neill 2016).

Bei Außerachtlassung des umfassenderen Gesamtzusammenhangs kann es sein, dass wir die Grundwerte unserer Klientel und die positiven Aspekte des Alterns aus den Augen verlieren, unsere Chancen auf akademischen und beruflichen Erkenntnisgewinn schmälern und damit unsere Möglichkeiten einschränken, andere für diesen Bereich zu gewinnen. Dies zeigt anschaulich ein kürzlich erschienener Beitrag, der die mangelnde Begeisterung der Nachwuchskräfte in den USA für die Gerontopsychiatrie beklagte und in dem die Autoren psychische Gesundheitsprobleme im höheren Lebensalter als »die Kehrseite des Silber-Tsunamis« bezeichneten (Bartels und Naslund 2013). Da aber ein Tsunami keine nennenswerten guten Seiten hat, ist es wenig verwunderlich, dass die Besten und Hellsten sich nicht dazu berufen fühlen, mit einem demografischen Phänomen zu arbeiten, das von vermeintlichen Spezialisten im Fach begrifflich in ein so negatives Licht gerückt wird.

15.3 Die Entstehung der Kulturgerontologie

In diesem Spannungsfeld hat sich eine innovative und spannende Bewegung in der Gerontologie entwickelt, die einen tieferen und umfassenderen Einblick in die Bedeutung des Alterns gewährt. Weitgehend durch die Begriffe Kulturgerontologie (Andersson 2002), humanistische (Cole et al. 1992) und narrative Gerontologie (de Medeiros 2013) umfasst, spiegeln ihre Absichten und Methoden in vielerlei Hinsicht das Verhältnis zwischen medizinischen Geisteswissenschaften, narrativer Medizin und Medizin wider. Angesichts des nachvollziehbaren Arguments, dass die Medizin eine Geisteswissenschaft ist (O'Neill et al. 2016), dass der geisteswissenschaftliche Aspekt der Medizin seit Jahrtausenden Beachtung findet (Cushing 1935) und dass der Diskurs der medizinischen Geisteswissenschaften, ausgelöst durch die Pionierarbeit von Pellegrino (Pellegrino 1969), seit über fünfzig Jahren zunehmend formalisiert wurde, könnte man vermuten, dass Synergien zwischen den medizinischen Geisteswissenschaften und der Kulturgerontologie einen guten Ausgangspunkt für die Entwicklung von Techniken und Methoden der Kulturgerontologie bieten könnten. Erstaunlicherweise verweist jedoch eines der beiden wichtigsten Lehrbücher der Kulturgerontologie gar nicht auf die medizinische Gerontologie (Twigg und Martin 2015), das andere enthält nur einen recht spärlichen Beitrag (Cole et al. 2000).

> Während der Begriff »Kultur« eine breite und widersprüchliche Verwendung zulässt, kann Kulturgerontologie (der am häufigsten verwendete Begriff für diese Strömung in der europäischen Gerontologie) als eine Tendenz oder ein Feld beschrieben werden, deren Hauptaugenmerk auf der Bedeutungsebene liegt, mit dem Bestreben, alte Paradigmen zu überwinden und eine umfassendere Darstellung des höheren Lebensalters beizutragen als dies bisher in der Gerontologie und der geriatrischen Medizin der Fall war.

Eine immer stärkere Fokussierung der Geisteswissenschaften in den letzten Jahrzehnten war für die Entwicklung des Fachgebiets, einschließlich Literatur, Film (Chivers 2011), Musik (Bennett 2013), Philosophie (Baars 2012), Mode (Lewis et al. 2011) und Geschichte (Thane 2005), entscheidend: es gab auch wichtige Beiträge aus sozialen und psychologischen Themenbereichen wie Körper und Embodiment (Gilleard and Higgs 2013), Identität und Subjektivität (Biggs 1997), visuelle Vorstellungen vom Altern (Martin 2012), Konsum (Drolet et al. 2010) und Wahrnehmung von Zeit und Raum (Angus et al. 2005).

Die Aussicht darauf, sich mit einem weiteren Gebiet der Gerontologie vertraut zu machen, mag dem vielbeschäftigten Geriater (O'Neill 2012) eher abschreckend erscheinen, aber schon eine bescheidene Investition ist enorm lohnend für das Verständnis und die Auseinandersetzung mit unserer täglichen Praxis. So wird beispielsweise die Literatur über die Kleidung, die Demenzkranke tragen, bei jedem Geriater auf unmittelbares Interesse stoßen (Twigg und Buse 2013), wobei die Bekleidung durchaus ein unbewusster Aspekt unseres gesamten Bewertungsprozesses sein kann. Ebenso verdeutlicht eine inspirierende Abhandlung über Kunst und Demenz mit dem Titel *Shall I Compare Thee to a Dose of Donepezil* (de Medeiros and Basting 2014) die Gefahr, einem Aspekt des Lebens, den die meisten von uns als selbstverständlich ansehen – den der ästhetischen Auseinandersetzung – ein pharmakologisches Modell aufzuzwingen (Moss et al. 2015). Selbst negative Einstellungen gegenüber dem Altern, die sich in so harmlosen Dingen wie Süßigkeiten zeigen, können den Klinikern Aufschluss über eine unangemessene gesellschaftliche Toleranz gegenüber *Ageism* geben (O'Neill 2011b).

15.4 Kulturgerontologie und Personalität bei Demenz

Ein besonders hilfreicher Schwerpunkt für die Kulturgerontologie ist das Verständnis der Personalität bei Demenz durch eine kritische Auseinandersetzung mit den Erkenntnissen aus den Kunst- und Geisteswissenschaften. Viele der literarischen Erkenntnisse wurden in Martina Zimmermans *Poetics and Politics of Alzheimer's Disease Life Writing* (Zimmermann 2017) nutzbringend analysiert, und ebenso aufschlussreiche Erkenntnisse können von versierten Kameraleuten gewonnen werden, wie die Darstellung der von Demenz betroffenen Margaret Thatcher in *The Iron Lady* (O'Neill 2012b) exemplarisch zeigt. Die Filmemacher präsentieren uns eine der sympathischsten und aufschlussreichsten Behandlungen von Demenz, die jemals auf die Leinwand gebannt wurden. Ohne die Krankheit in irgendeiner Weise zu romantisieren oder zu sentimentalisieren, entspricht es der Erfahrung derjenigen, die auf diesem Gebiet arbeiten, dass die Auswirkungen der Demenz in keiner Weise die Menschlichkeit der Betroffenen beeinträchtigen oder das tiefe Interesse, das sie bei den Menschen wecken, die ihre Menschlichkeit sehen wollen und können.

Das Unvermögen, diese Wahrheit anzuerkennen, ist der größte Feind der sozialen Inklusion und guten Betreuung von Menschen mit Demenz. Das daraus resultierende Stigma zeigte sich auch in der fast zwanghaften Verschleierung der demenziellen Erkrankung eines der Vorgänger von Margaret Thatcher, Harold Wilson, zu seinen Lebzeiten. In einem interessanten, wenn auch unauffälligen, ironischen Zusammenhang mit der Darstellung von Demenz im Film ist es faszinierend, dass Thatchers bester Verbündeter Ronald Reagan maßgeblich dazu beigetragen hat, das Stigma der Demenz zu entkräften, indem er mit seiner Diagnose noch zu Lebzeiten an die Öffentlichkeit ging.

Und so sind wir während des gesamten Films immer wieder fasziniert und fühlen uns zu einem – manchmal nur bedingten – Mitgefühl für diese gebrechliche, vergessliche, aber nie zu vergessende alte Dame hingerissen, wenn sie durch ihre Begegnungen mit der Vergangenheit wandert, was auch die anhaltende Anwesenheit ihres geliebten, aber verstorbenen Mannes einschließt. Der Film ist keine Schnulze: Unglück und mangelnde Einfühlsamkeit im Alltag des Thatcher-Haushalts sind für uns Zuschauer nur schwer zu ertragen, sowohl im Jetzt als auch in der Vergangenheit. Ebenso empfinden wir gleichermaßen Unbehagen und Faszination, wenn die historische Vergangenheit in Flashbacks auftaucht.

> Der kritische Aspekt ist wichtig, und die Kulturgerontologie kann ebenfalls dazu beitragen, die Negativität der gesellschaftlichen Einstellung gegenüber dem Altern und altersbedingten Krankheiten deutlich zu machen, wie es die unglückliche Wendung der Geschehnisse in Michael Hanekes *Amour* (O'Neill 2012a) veranschaulicht. Die lobenden Kritiken dieses Films stehen im Widerspruch zu den negativen Botschaften bezüglich Pflege und Unterstützung bei Schlaganfall, Aphasie und Demenz, die schließlich zu einem Punkt führen, an dem unzureichende Pflege auf Sterbehilfe hinausläuft. Dies ist ein nützlicher Lehrinhalt für die Ethik im grundständigen und postgradualen Studium.

Eine ebenso wichtige Bereicherung der ethischen Perspektive und des Hinterlandes der Demenz ist die wissenschaftliche Auseinandersetzung mit Kunst und Gesundheit. Kunstbasierte Forschung als kreativer Prozess und qualitative Forschungsmethode trägt dazu bei, die Erfahrungen, die von Demenz Betroffene im Leben machen, zu beleuchten und zu erforschen. Kunst kann als Reflexionswerkzeug dienen, um dieses komplexe Krankheitsbild besser zu verstehen und um Möglichkeiten zur Sensibilisierung der Öffentlichkeit und mehr Verständnis für Demenz zu schaffen. Kunst erlaubt es uns, ethische Fragen zu sondieren, die Bedeutung der Betrachtung unserer Klienten als Dienstleistungsnutzer zu verstehen und die multidisziplinäre Zusammenarbeit in der Kunst, der medizinischen Praxis und Forschung zu fördern (Moss und O'Neill 2017).

15.5 Forschung und Wissenschaft

Aus Forschungssicht ist es auch für Ärzte unerlässlich, sich mit der Kulturgerontologie zu befassen. Ein Großteil der bisherigen Forschung ist zwar wunderbar auf positive Aspekte des Alterns ausgerichtet, jedoch fast ausschließlich im Bereich der sozialen und psychologischen Gerontologie angesiedelt (Twigg und Martin 2015). Gleichwohl fällt auf, wie viele Untersuchungen mit altersbedingten Krankheiten, Behinderungen und Pflegefragen zu tun haben. Gerontologen aller Fachrichtungen, von der Kulturgerontologie bis zur Geriatrie, würden von einem interdisziplinären Engagement profitieren, das sich der Herausforderungen bei der Gewinnung wissenschaftlicher Ergebnisse in der integrativen Forschung bewusst ist (McGaghie 2014).

Es gibt einige Faktoren, die es Geriatern erleichtern könnten, sich an der Forschung in der Kulturgerontologie zu beteiligen. Selbst wenn man berücksichtigt, dass es noch Unsicherheiten bei der Definition von Kulturgerontologie gibt (Moss und O'Neill 2012), bietet die fast universelle Präsenz der medizinischen Geisteswissenschaften und der narrativen Medizin im Medizinstudium, und zunehmend auch in der ärztlichen Weiterbildung, eine Grundlage für die Entwicklung altersmedizinischer Geisteswissenschaften. Die Anwendung der Kulturgerontologie auf die medizinischen Geisteswissenschaften liefert wunderbares Material, um den Medizinstudierenden einen umfassenden Überblick über das Altern zu geben (O'Neill 2011a), und die ersten Forschungsergebnisse zu solchen Ansätzen sind ermutigend (O'Donnell et al. 2013).

Tatsächlich könnte der Einfluss der Kulturgerontologie, der stärker durch den Forschungsauftrag als durch den Bildungsauftrag bestimmt ist, den medizinischen Geisteswissenschaften zugutekommen, wo diese Prioritäten umgekehrt sind, wodurch Unzufriedenheit der Studierenden mit den Curricula entsteht (Shapiro et al. 2009).

Ermutigende Wirkung dürften für Geriater auch die wichtigen Beiträge einer Handvoll bemerkenswerter Kollegen zur Kulturgerontologie haben. Der verstorbene Robert N. Butler prägte nicht nur den Begriff »Age-ism« im Rahmen eines umfassenden Dialogs über die Bedeutung des Alterns in der heutigen Gesellschaft (Butler 1969), sondern formulierte auch die einflussreiche Theorie des Lebensrückblicks (Butler 1963). Die bahnbrechende Forschung von Gene Cohen zu Kreativität und Älterwerden brachte uns die Erkenntnis, dass Kreativität im späten Leben nicht trotz des fortgeschrittenen Alters, sondern gerade deshalb auftritt (Cohen 1998). Die Arbeiten von Mark Agronin bieten einen tiefen, einfühlsamen Einblick in den inneren Reichtum des hohen Lebensalters mit Demenz und Beeinträchtigungen (O'Neill 2011).

Die Entwicklung in der Geriatrie und Kulturgerontologie kann befördert werden durch spezielle Arbeitsgruppen in Fachgesellschaften, wie es sie derzeit in der American Geriatrics Society und der Gerontological Society of America gibt (Anmerkung der Übersetzerin: deutschsprachige Fachgesellschaften: Deutsche Gesellschaft für Geriatrie (DGG), Schweizerische Fachgesellschaft für Geriatrie (SFGG), Deutsche Gesellschaft für Gerontologie und Geriatrie (DGGG), Österreichische Gesellschaft für Geriatrie und Gerontologie (ÖGGG), Schweizerische Gesellschaft für Gerontologie (SGG)). Plattformen mit größerer Reichweite bieten für Kulturgerontologie das European Network of Ageing Studies und das North American Network of Aging Studies.

Literatur

Andersson, L. 2002. *Cultural gerontology,* Westport, Conn., Auburn House.

Angus, J. E., Kontos, P., Dyck, I., McKeever, P. & Poland, B. 2005. The physical significance of home: Habitus and the experience of receiving long term home care. *Sociology of Health and Medicine,* 27, 161-187.

Baars, J. 2012. *Aging and the art of living,* Baltimore, Johns Hopkins University Press.

Bartels, S. J. & Naslund, J. A. 2013. The underside of the silver tsunami – older adults and mental health care. *N Engl J Med,* 368, 493-6.

Bayer, A. & Tadd, W. 2000. Unjustified exclusion of elderly people from studies submitted to research ethics committee for approval: descriptive study. *Bmj,* 321, 992-993.

Bennett, A. 2013. *Music, style, and aging: growing old disgracefully?,* Philadelphia, Temple University Press.

Biggs, S. 1997. Choosing not to be old? Masks, bodies and identity management in later life. *Aging & Society,* 17, 553070.

Butler, R. N. 1963. The life review: an interpretation of reminiscence in the aged. *Psychiatry,* 26, 65-76.

Butler, R. N. 1969. Age-ism: another form of bigotry. *Gerontologist,* 9, 243-6.

Carson, R. A. 1994. Teaching ethics in the context of the medical humanities. *J Med Ethics,* 20, 235-8.

Chivers, S. 2011. *The silvering screen: old age and disability in cinema,* Toronto, Buffalo, University of Toronto Press.

Cohen, G. D. 1998. Creativity and aging: ramifications for research, practice, and policy. *Geriatrics,* 53 Suppl 1, S4-8.

Cole, T. R., Kastenbaum, R. & Ray, R. E. 2000. *Handbook of the humanities and aging,* New York, Springer Pub.

Cole, T. R., Van Tassel, D. D. & Kastenbaum, R. 1992. *Handbook of the humanities and aging,* New York, Springer.

Cushing, H. 1935. The Humanizing of Science. *Science,* 81, 137-43.

de Medeiros, K. 2013. *Narrative gerontology in research and practice,* New York, Springer Publishing Company.

de Medeiros, K. & Basting, A. 2014. »Shall I compare thee to a dose of donepezil?«: cultural arts interventions in dementia care research. *Gerontologist,* 54, 344-53.

Doukas, D. J., McCullough, L. B. & Wear, S. 2012. Perspective: Medical education in medical ethics and humanities as the foundation for developing medical professionalism. *Acad Med,* 87, 334-41.

Drolet, A. L., Schwarz, N. & Yoon, C. 2010. *The aging consumer: perspectives from psychology and economics,* New York, NY, Taylor & Francis.

Gilleard, C. & Higgs, P. 2013. *Ageing, Corporeality and Embodiment,* London, Anthem Press.

2002. Physician career satisfaction across specialties. *Arch Intern Med,* 162, 1577-84.

Lewis, D. C., Medvedev, K. & Seponski, D. M. 2011. Awakening to the desires of older women: Deconstructing ageism within fashion magazines. *Journal of Aging Studies,* 25, 101-9.

Martin, W. 2012. Visualizing risk: health, gender and the ageing body. *Critical Social Policy,* 32, 51–68.

McGaghie, W. C. 2014. Varieties of Integrative Scholarship: Why Rules of Evidence, Criteria, and Standards Matter. *Acad Med.*

Moss, H., Donnellan, C. & O'Neill, D. 2015. Hospitalization and aesthetic health in older adults. *J Am Med Dir Assoc,* 16, 173 e11-6.

Moss, H. & O'Neill, D. 2012. Medical humanities – serious academic pursuit or doorway to dilettantism? *Ir Med J,* 105, 261-2.

Moss, H. & O'Neill, D. 2017. Narratives of health and illness: Arts-based research capturing the lived experience of dementia. *Dementia (London)*, doi: 10.1177/1471301217736163 [Epub ahead of print].

O'Donnell, L., Carson, L., Forciea, M. A., Kinosian, B., Shea, J., Yudin, J. & Miller, R. K. 2013. What students experienced: a narrative analysis of essays written by first-year medical students participating in a geriatrics home visit. *J Am Geriatr Soc*, 61, 1592-7.

O'Mahony, S. 2013. Against narrative medicine. *Perspect Biol Med*, 56, 611-9.

O'Neill, D. 1997. Cogito ergo sum? – refocusing dementia ethics in a hypercognitive society. *Ir J Psychol Med*, 14, 121-3.

O'Neill, D. 2011a. The art of the demographic dividend. *Lancet*, 377, 1828-9.

O'Neill, D. 2011b. Jellyatrics. *BMJ*, 343, d7447.

O'Neill, D. 2012. Am I a gerontologist or geriatrician? *J Am Geriatr Soc*, 60, 1361-3.

O'Neill, D. 2016. Do geriatricians truly welcome ageing? *Age Ageing*, 45, 439-41.

O'Neill, D., Jenkins, E., Mawhinney, R., Cosgrave, E., O'Mahony, S., Guest, C. & Moss, H. 2016. Rethinking the medical in the medical humanities. *Med Humanit*, 42, 109-14.

O'Neill, D. 2011. Reflections on ageing. *BMJ*, 342, d3395.

O'Neill, D. 2012a. Amour, ageing, and missed opportunities. *BMJ Group Blogs*. Available from: http://blogs.bmj.com/bmj/2012/11/23/desmond-oneill-amour-ageing-and-missed-opportunities/ 23, accessed 1 Jan 2018.

O'Neill, D. 2012b. How dementia tests Thatcher's mettle. *BMJ*, 344, e378.

Pellegrino, E. D. 1969. Human values and the medical curriculum. An educator's response. *JAMA*, 209, 1349-53.

Pellegrino, E. D. & McElhinney, T. K. 1982. Teaching ethics, the humanities, and human values in medical schools: A ten-year overview. Washington, DC: Institute on Human Values in Medicine, Society for Health and Human Values.

Robinson, S., Briggs, R. & O'Neill, D. 2012. Cognitive aging, geriatrics textbooks, and unintentional ageism. *J Am Geriatr Soc*, 60, 2183-5.

Shapiro, J., Coulehan, J., Wear, D. & Montello, M. 2009. Medical humanities and their discontents: definitions, critiques, and implications. *Acad Med*, 84, 192-8.

Thane, P. 2005. *The long history of old age*, London, Thames & Hudson.

Twigg, J. & Buse, C. E. 2013. Dress, dementia and the embodiment of identity. *Dementia (London)*, 12, 326-36.

Twigg, J. & Martin, W. 2014. The Challenge of Cultural Gerontology. *Gerontologist*.

Twigg, J. & Martin, W. (eds.) 2015. *Routledge Handbook of Cultural Gerontology*, London: Routledge.

Zimmermann, M. 2017. *The Poetics and Politics of Alzheimer's Disease Life-Writing*, Springer.

16 Gedanken und Erlebnisse eines Krankenseelsorgers

P. Anton Wanner

16.1 Das Leid des Menschen – ein Mysterium

Dieser Beitrag beinhaltet kein Forschungsergebnis und ist auch keine wissenschaftliche Abhandlung, die zu einem besseren Verständnis über Leben, Krankheit, Leid und Tod des Menschen beitragen könnte. Das Wissen um die Endlichkeit menschlichen Seins, eingeengt von Phasen des Leides, beunruhigt und quält das Leben der Menschen. Die unterschiedlichen anthropologischen Ansätze und Vorstellungen von Schöpfung und Gnade, von Schuld und Erlösung lassen erkennen, dass der Mensch im Spannungsfeld von Sehnsucht und Verwirklichung eingebettet lebt.

Warum ist dem so – wenn wir aus der Hl. Schrift zu hören bekommen, dass sich die »menschliche Erstgeburt« doch in paradiesische Zustände, schöpferisch eingebettet, erleben durfte? Diese Frage möchte ich zunächst aufgreifen, um in das Mysterium menschlicher Defizite vordringen zu können.

16.2 Aus der Sicht der Philosophen und Literaten

Unser mit Verstand und Vernunft ausgestattetes Denken sucht nach der »undichten Stelle«, die dieses Manko verursacht hat. Schon der Philosoph Epikur hat bereits 300 Jahre vor Christus hypothetisch formuliert: »Will Gott die Übel nicht verhindern, dann ist er nicht allgütig. Oder er kann sie nicht verhindern, dann ist er nicht allmächtig. Oder er kann und will nicht, dann ist er schwach und neidisch zugleich. Oder er kann und will – und dies allein ist Gott angemessen –, woher kommen aber dann die Übel und warum hebt Gott sie nicht auf?« (Epikur, griech. Phil. seine Ethik – Gedanken über Eudämonie – Glückseligkeitslehre). Auch Goethe hat darüber nachgedacht und lässt Mephistopheles (Faust I., Prolog im Himmel) sagen:

»Von Sonn' und Welten weiß ich nichts zu sagen,
Ich sehe nur, wie sich die Menschen plagen.
Der kleine Gott der Welt bleibt stets von gleichem Schlag,
Und ist so wunderlich als wie am ersten Tag.
Ein wenig besser würd er leben,
Hättest du ihm nicht den Schein des Himmelslichts gegeben;
Er nennt's Vernunft und braucht's allein,
Nur tierischer als jedes Tier zu sein.«

Der oberösterreichische Schriftsteller Adalbert Stifter (1805–1868) meinte in seinem Werk »Abdias«, dass die Vernunft das Auge der Seele sei. In diesem Werk weist der Schriftsteller darauf hin, dass die Seele das beinhaltet, was wir verstandesgemäß aufnehmen und in der Menschheitsgeschichte verwirklichen könnten.

Gott ist keine geniale Erfindung des Menschen, wie einige »Kopfmenschen« denken und behaupten. Gott ist kein Name. Er ist Liebe in Vollkommenheit. Das bekannte Urteil des atheistischen Philosophen Friedrich Nietzsche: »Gott ist tot!«, dem dieser Ansicht viele gefolgt sind, entbehrt jeglicher Beweisführung.

Wer nur das für unsere Sinne Wahrnehmbare gelten lässt, leidet an einer Einengung des Horizonts, über die Goethe im Faust 2 urteilt:

> »Daran erkenn' ich den gelehrten Herrn!
> Was ihr nicht tastet, steht euch meilenfern;
> Was ihr nicht faßt, das fehlt euch ganz und gar;
> Was ihr nicht rechnet, glaubt ihr, sei nicht wahr;
> Was ihr nicht wägt, hat für euch kein Gewicht;
> Was ihr nicht münzt, das meint ihr, gelte nicht ...«

Was schon Goethe ironisch ablehnt, formulierte der Materialismus etliche Jahrzehnte später neuerdings als seine »Glaubenslehre«, die nur Kraft und Stoff gelten lässt. Inzwischen ist der ernste Wissenschaftler schon längst wieder bescheidener und demütiger geworden, weil er hinter der sichtbaren Welt immer mehr die ganze Wirklichkeit erahnt.

16.3 Aus christlicher Sicht

> »Der Mensch baue seinen Leib als ein wohnliches Haus,
> damit die Seele gerne darin wohnt!« (Hildegard von Bingen)

Hildegard von Bingen gilt als eine der herausragendsten Frauen des Mittelalters. Die Äbtissin der Bendediktinerinnen und Klostergründerin ist durch ihre Gabe der Schau göttlicher Visionen eine der größten Mystikerinnen der westlichen Welt und eine Wegweiserin für ihre Mitmenschen. Sie komponierte Lieder, dichtete, schrieb theologische Abhandlungen und schreckte nicht davor zurück, als »Posaune Gottes« auch dem Papst und dem Kaiser (etwa dem Hohenstaufenkaiser Friedrich Barbarossa) die Meinung zu sagen.

Als erste Deutsche verfasste die erfahrene Klosterheilerin ein umfangreiches Werk über Heilmittel aus der Natur und beschreibt detailliert deren Anwendungsformen und -gebiete. Ihre Kenntnisse über die Heilkräfte der Natur und ihre Anschauungen von einer geregelten Lebensführung mit einer bewussten und gesunden Ernährung sind heute aktueller denn je. Ihre Schriften beinhalten auch für die Medizin als Seele und Leib-Einheit lesenswerte Entdeckungen.

Die Gottesbeweise eines Thomas von Aquin (1225–1274), eines überragenden spekulativen Denkers, Philosophen und Theologen des Hochmittelalters, der sich auch mit Platon, Aristoteles und Aurelius Augustinus in seiner »Summa theologica« beschäftigt hat, müssen auch hinterfragt werden können. Denn Gott bleibt unbeweisbar. Außer Gott selbst gibt sich zu erkennen und diese Gotteserkenntnis führt den Menschen vom Zweifel, aber auch von der Vorstellung eines »Urknalls« zur Wesenheit seiner selbst. Diese Offenbarung verwandelt den Menschen zur fundamentalen Gewissheit, dass das Unendliche die Wahrheit, die Ewige Wirklichkeit ist. Die Initiative der Glaubensgnade liegt im Geschenk, in der Gabe Gottes.

Mit den Hebräern sind auch die Christen davon überzeugt, dass Gott sich den Menschen auch durch Worte offenbarte. Was aber das Judentum ablehnt, hat sich in Jesus Christus, dem menschgewordenen Gott, geoffenbart. In ihm hat sich die größte Offenbarung Gottes kundgetan. Wie wir Menschen aber mit einem Gott verfahren, den wir betasten, erfassen, begreifen und letztlich besitzen können, hat sich auch in Jesus von Nazareth sehr leidvoll dargestellt. Davon spricht der Text des Johannes-Evangeliums im Prolog (Joh 1,11 ff):

> »Er kam in sein Eigentum,
> aber die Seinen nahmen ihn nicht auf.
> Allen aber, die ihn aufnahmen,
> gab er Macht, Kinder Gottes zu werden,
> allen, die an seinen Namen glauben,
> die nicht aus dem Blut,
> nicht aus dem Willen des Fleisches,
> nicht aus dem Willen des Mannes,
> sondern aus Gott geboren sind.
> Und das Wort ist Fleisch geworden
> und hat unter uns gewohnt,
> und wir haben seine Herrlichkeit gesehen,
> die Herrlichkeit des einzigen Sohnes vom Vater,
> voll Gnade und Wahrheit.«

Was ist der Mensch?

Diese Frage haben sich die Menschen aller Jahrtausende gestellt. Der Mensch bleibt sich selbst ein Geheimnis. Auch in der Bibel, in der Hl. Schrift begegnet man dieser Frage, die dem Menschen auf seiner Wanderschaft durch das Leben mitgegeben wurde und die als Denkaufgabe der Menschheit durch die Jahrtausende bestehen bleibt.

> »Was ist der Mensch, daß du an ihn denkst,
> des Menschen Kind, daß du dich seiner annimmst?
> Du hast ihn nur wenig geringer gemacht als Gott,
> hast ihn mit Herrlichkeit und Ehre gekrönt.« (Ps 8,5-6)

Durch die Jahrhunderte haben sich die Theologen und Philosophen, die Politiker, die Mediziner und die Humanwissenschaftler mit dieser Frage auseinandergesetzt, Forschungsergebnisse patentiert, Erkenntnisse eingebracht, Meinungen gebildet und Bibliotheken füllend niedergeschrieben. Ihre Themen und Probleme sind aufgrund populärwissenschaftlicher Veröffentlichungen und anschaulicher Informationen in den Massenmedien auch dem Laien bekannt gemacht worden.

> »Der Mensch ist nicht die letzte Instanz. Wo immer ein Mensch nicht weiß, dass er höchstens der Zweite ist, ist bald der Teufel los.«

Das sagte der damalige Bundesfinanzminister Wolfgang Schäuble (CDU) anlässlich des 35. Deutschen Evangelischen Kirchentages am 3. Juli 2015 in Stuttgart. Auch Politiker müssten sich immer wieder in Erinnerung rufen, dass sie nicht die letzte Instanz sind. Sie trügen zwar eine große Verantwortung, seien aber nicht allmächtig. Das Wissen um die eigene Endlichkeit sei eine gute Grundlage für realistisches Handeln und eine menschenwürdige Politik. Wie Schäuble erklärte, habe der Grundsatz von der unantastbaren Menschenwürde seinen Ursprung in der Vorstellung vom Menschen als Ebenbild Gottes. Daraus hätten sich auch die Grundlagen der Menschenrechte entwickelt, so der Politiker.

Auf einer zweiten, weniger rationalisierten Ebene stellt sich die gleiche Frage allen Menschen in den »Grenzsituationen« des Lebens: bei der Geburt, bei Tod, Krankheit, Unrecht, bei Berufswahl und anderen wichtigen, lebensgestaltenden Entscheidungen. Dem Menschen ist bewusst, dass alle Professionalität der Ärzte und das damit verbundene Heilungspotenzial ein Charisma, ein Geschenk, eine Gabe Gottes ist, die die Ärzte im Dienste der Menschheit vermitteln können. Die Krankenräume der Griechen waren Heiligtümer des Gottes Asklepios, in welchen Priester als Ärzte fungierten. Wenn auch die religiösen Ausdrucksformen dem Wandel der Zeit unterworfen sind, so bleiben doch die religiösen Grundgefühle dieselben. So konnte der Völkerapostel Paulus vor 2000 Jahren über Gott zu den Athenern, den sie schon kannten und verehrten, sprechen: »Er ist nicht ferne einem jeden unter uns. Denn in ihm leben wir, bewegen wir uns und sind wir, wie auch einige von euren Dichtern gesagt haben: Wir sind von seiner Art.« (Apg 17,28).

Soviel ist klar geworden, dass es eine rein innerweltliche Deutung des Menschen nicht geben, nicht befriedigend sein kann. Der Mensch ist sich selbst so sehr eine Frage, dass eine Antwort nur aus seiner transzendentalen Bestimmung kommen kann, und das ist der Atem, der Geist Gottes.

16.4 Denkwege aus Religion und Kultur

Gegenüber den weltimmanenten, polytheistisch ausgerichteten Naturreligionen – Hinduismus bzw. Brahmanismus, Buddhismus, Chinesischer Universismus, Religionen Japans etc. – zählen das Judentum, Christentum und der Islam zu den welttranszendentalen Offenbarungsreligionen. Daraus resultiert eine unterschiedliche Denk-, Verhaltens- und Lebensweise, in die sich der Mensch eingebunden erfährt.

Somit stellt sich die Frage, aus welcher Vorgeschichte wurzelt das Faktum, dass alle Menschen neben den vielen sonnigen und schönen Lebensstunden auch mit Krankheit, Leid und Tod behaftet sind. Die gesamte Menschheitsgeschichte prägt diese Tatsache und durch die Jahrtausende ringt der Mensch nach Erklärungen und Lösungen. So auch das Judentum, das in seiner Geschichte als auserwähltes Volk Gottes die Vorbereitung zum Erlösungswerk durch Jesus Christus eingeleitet hat.

Soviel ist sicher, dass der Mensch mehr ist als das, woraus er besteht. Ob das Gebet des frommen Juden eine Antwort ist, das im Psalm 90 aufgezeichnet ist, möge der Leser beurteilen:

»Von Jahr zu Jahr säst du, Gott, Menschen aus. Sie gleichen dem sprossenden Gras. Am Morgen grünt es und blüht, am Abend wird es geschnitten und welkt. Unser Leben währt siebzig Jahre, und wenn es hochkommt, sind es achtzig. Das Beste darin ist nur Mühsal und Beschwer. Rasch geht es vorbei, wir fliegen dahin …«

Sollte das wirklich alles sein? Stellen sich dann nicht gleich wieder neue Fragen? Der Mensch ist doch das einzige Wesen unter der Sonne, das fragen kann und fragen muss. Er ist das einzige Geschöpf, das sich selbst, sein Leben und die ganze Welt nicht fraglos hinnehmen kann. Der zeitgenössische Dichter Erich Fried drückte es so aus:

»Ein Hund, der stirbt und der weiß, daß er stirbt wie ein Hund und der sagen kann, daß er weiß, daß er stirbt wie ein Hund, ist ein Mensch.«

16.5 Gott im Dialog mit dem Menschen

Die Rede vom »auserwählten Volk« ist ein Mysterium, auch und gerade für das Judentum selbst, da diese Erwählung nicht irgendwelchen angeborenen Verdiensten des Volkes Israel zuzuschreiben ist, sondern allein dem unerforschlichen Willen Gottes. Die Erwählung Israels bedeutet für die Juden eine besondere Verpflichtung zur Befolgung der göttlichen Gebote und durch die Propheten spricht Gott immer wieder zu den Menschen. Die dialogische Verbundenheit des Menschen mit Gott durchzieht das tägliche Leben. Die absolute Einheit und Einmaligkeit, die Anfangs- und Endlosigkeit Gottes betonen seine Selbstaussage, das Alpha und Omega, der Erste und der Letzte zu sein (Jes. 44,6). Oder wie er sich bei der Berufung des Mose am brennenden Dornbusch zu erkennen gab:

> »Ich bin der ›Ich-bin-da‹ (im hebr. Jahwe).«
> Und weiter: »So sollst du zu den Israeliten sagen: Der ›Ich-bin-da‹ hat mich zu euch gesandt.« (Ex 3,14 ff).

Die im Buch Genesis, Kapitel 3 beschriebene Paradies- und Sündenfallgeschichte handelt von der noch heute immer wiederkehrenden Versuchbarkeit des Menschen, auf andere Stimmen zu hören als auf Gott und ihm zu misstrauen. Mit der Vertreibung aus dem Paradies, dem Garten Eden, büßten alle Dinge ihre und auch der Mensch seine einstige Vollkommenheit und Unsterblichkeit ein. Noch heute dient das Paradies als Metapher für ideale Zustände.

Dieses Band hat der Mensch zerrissen. Er ist vom Versucher, vom Daimonion verblendet worden und das »Sein wollen wie Gott« war verlockend (Gen 3,4-6). Das Verblassen des Paradieses und die hereinbrechende Dunkelheit führten zur seelischen Heimatlosigkeit. In diesem »Niemandsland« müssen wir nach wie vor verweilen. Was uns nach dem »Rausschmiss« aus dem Paradies anhaftet, ist die Sehnsucht. Mit der Sehnsucht nach dem Verlorenen gezeichnet, durchwandern wir die Jahre unseres Lebens, bis es die Auflösung und Erfüllung findet in Dir, oh Gott.

In der Literatur ist die Vertreibung aus dem Paradies, verbunden mit dem Wunsch, diesen Verlust rückgängig zu machen, ein häufiges Motiv. Diesen Wunsch beinhaltet auch in Goethe Faust I. der Bund des Dr. Faust mit seinem Kontrahenten, dem Mephistopheles, wenn Goethe Faust sagen lässt:

> »Werd ich zum Augenblicke sagen:
> Verweile doch! du bist so schön!
> Dann magst du mich in Fesseln schlagen,
> Dann will ich gern zugrunde gehen!«

Nur wird diese Paradiesessehnsucht, die dieser Text beinhaltet, im Dasein unseres irdischen Lebens keine Erfüllung finden. Aber die theologische Anthropologie des Judentums definiert den Menschen geradezu als »von Gott erkannt« (Schalom ben-Chorin – »Der erkannte Mensch«), also als Mensch in der »dialogischen Situation« (Martin Buber) bzw. in der »Korrelation« mit Gott (Hermann Cohen). Die dialogische Situation wird durch die Personhaftigkeit sowohl Gottes als auch des Menschen gewährleistet.

Den Hebräern war es eigen, Unsagbares in eine leicht verständliche »Fassung«, in die Metaphorik zu kleiden. Zu den Urfragen der Menschen: Woher komme ich?, Wohin gehe ich?, Was erwartet mich nach dem Tod? – suchte auch das auserwählte Volk Gottes nach Antworten, die ihm durch die Erfahrung: »Gott ist da, er ist mit uns!« geoffenbart wurde.

Was ist nun fehlgelaufen im Schöpfungsakt Gottes, dass sich der Mensch als ein unvollkommenes, mit Krankheit, Leid und Tod behaftetes, vergängliches Geschöpf erfährt? Heißt es nicht in der Bibel, der Hl. Schrift:

> »Laßt uns Menschen machen als unser Abbild, uns ähnlich« (Gen. 1,26).

Und weiter:

> »So geschah es. Gott sah alles an, was er gemacht hatte: Es war sehr gut.« (Gen. 1,31)

Goethe fabulierte zu diesem Bibeltext etwas humorvoller, wenn er Faust, im Spielgelbild die Frau in ihrer und letztlich den Menschen in seiner schöpferischen Schönheit bestaunend an Mephistopheles die Frage richtend, sagen lässt:

> »So etwas findet sich auf Erden?
> »Natürlich«, – meint Mephistopheles –
> »wenn ein Gott sich erst sechs Tage plagt,
> Und selbst am Ende Bravo sagt,
> Da muß es was Gescheites werden.« (Faust I. Hexenküche)

Wie immer! Das Paradies, mit dem wir einen Zustand des Glücks, des Friedens und des immerwährenden Heils verbinden, ist den Menschen durch die von Gott zugedachte Freiheit verlorengegangen.

16.6 Der Mensch von Gott veranlagt

Sehnsüchtig hält der Mensch Ausschau nach Befreiung aus der eingeengten, lebensraubenden Isolation. Er sehnt sich nach dem strahlenden, weiten Land der Ruhe und des Friedens. Letztlich hungert er nach immerwährender Liebe in der Vereinigung mit Gott. Der Grund liegt darin, dass alle Menschen eine religiöse Anlage in ihrer Natur besitzen und durch eine ständige Unruhe ihres Herzens bei ihrem Wahrheits-, Wert- und Glücksverlangen letztlich immer wieder auf Gott hingeordnet werden, wie es schon der hl. Aurelius Augustinus (Kirchenlehrer, Bischof von Hippo, 354–430 n. Chr.) in seinen »Confessiones« (Bekenntnissen) zum Ausdruck brachte: »Du hast uns auf Dich hin geschaffen, und unruhig ist unser Herz, bis daß es ruhet in Dir!«

Und der hl. Johannes Chrysostomus (Kirchenlehrer, Patriarch von Konstantinopel, 354–407 n. Chr.) formulierte zur Erkenntnis der Existenz Gottes:

> »Gott hat etwas erschaffen, was im Menschen Gottes Aufmerksamkeit erregen konnte: die geschaffene Welt hat Er in ihre Mitte gestellt, und so kann der Weise und der Ungebildete, der Skythe und der Barbar aus dem bloßen Anblick der sichtbaren Dinge zu Gott hinaufsteigen.«

Dieser Aufstieg vollzieht sich so spontan und ist so einleuchtend, dass Marcus Tullius Cicero (röm. Staatsmann und Schriftsteller 106–43 v. Chr.) sagen konnte:

> »Daß ein Gott existiert, ist so offenkundig, daß ich an der gesunden Vernunft dessen zweifle, der Gott leugnet!«

Wie »Wünschelrutengänger« sind die Menschen unterwegs auf der Suche nach der Quelle sprudelnden Lebens, was kein Elixier, kein Heil- und Zaubertrank sein kann, sondern eine heilende Labung in Gott.

Auch der Völkerapostel Paulus (gestorben 66 n. Chr. in Rom) schreibt im Römerbrief 1,20:

> »Was nämlich an Gott unsichtbar ist, ist seit Erschaffung der Welt an den geschaffenen Dingen mit der Vernunft zu sehen. Alles läßt erkennen, dass das Werk des Gesetzes in den Herzen der Menschen niedergeschrieben ist und ihr Gewissen davon Zeugnis gibt.« (Rom 2,15)

Außer dieser mittelbaren Kundgabe durch die Natur hat Gott auch auf unmittelbare und übernatürliche Weise von sich Kunde gegeben durch die Offenbarung an die Menschheit in Jesus Christus.

16.7 Lebenskrisen im Wandel der Lebensphasen

Das größte Gottesproblem war zu allen Zeiten das Leid, die Krankheit und der Tod in der Welt. Menschengeschichte ist Leidensgeschichte. Sie durchzieht wie ein Schatten unser Leben und prägt das Weltgeschehen. »Denn wir wissen, dass die gesamte Schöpfung bis zum heutigen Tag seufzt und in Geburtswehen liegt« (Röm 8,22). Auch der Glaube gibt keine eindeutige Antwort auf die Frage nach dem Woher und Wozu des Leides. Worin liegt der Sinn und das Ziel unseres Lebens, unseres Daseins?

Denn die Alltagspraxis, dass wir schlafen und gut essen, unseren Lebensunterhalt sichern, uns weiterbilden, dem Fortschritt dienen, das Ende von all dem so weit wie möglich verdrängen, um dann doch abtreten zu müssen, kann nicht den letzten Sinn unseres Daseins beinhalten. Der Physiker Albert Einstein hat einmal gesagt: »Wir leben in einer Welt vollkommener Mittel, aber verworrener Ziele.« Er will damit sagen: Wir können unendlich viel, nur wissen wir nicht, wohin alles führen soll. Wir machen unser Leben angenehmer, entfernen uns aber immer weiter von der Antwort, was das Leben überhaupt ist. Je mehr wir fertigbringen, umso unsicherer werden wir bezüglich der sich stellenden Realitäten wie Leid, Krankheit, Tod.

Wundert es uns, dass deshalb einige Menschen das Leben als absurd, als sinnlos bezeichnen? Sie weisen hin auf die Menge des Leids und auf das katastrophale Ende, den Tod. Diese Weltanschauung ist heute sehr verbreitet und wir müssen sie ernst nehmen. Vielleicht müssen wir davon wegkommen anzunehmen, wir selbst könnten den Sinn unseres Lebens »machen«. In unserem Verlangen nach Glück, in unserer Hoffnung, in unserer Liebe kennen wir doch tatsächlich keine Grenze und erwarten etwas, das nicht endet.

Gott kommt in diesem Kontext nicht vor. Er befindet sich in der Zuschauerloge, wie es im Werk »Das große Welttheater« von Don Pedro Calderon de la Barca (1600–1681, span. Dramatiker des Barock) vorgetragen bzw. dargestellt wird.

Wenn wir unsere Lebenslandschaft durchwandern, gab es doch auch viele Glücksmomente, die unser Dasein erfreuten. Es waren Menschen, die nach uns fragten, die uns liebten. An unser Babydasein können wir uns nicht mehr erinnern. Aber mit Sicherheit war es so, dass uns die Mutterbrust noch nicht zufriedenstellend sättigen konnte. Ein glückliches, gesättigtes Lächeln strahlte erst dann über unser Gesicht, wenn uns die Mutter liebkosend anlachte. Sinn erfahren wir also nicht durch Dinge, nicht durch materielle Güter, sondern durch Menschen, die uns bejahen und annehmen. Doch die Enttäuschung unter uns Menschen bleibt. Es müsste eine Liebe geben, die nie enttäuscht, sondern unser Wesen ernährt. Nur Gott, der uns von Ewigkeit her bejaht und annimmt, dessen Zuwendung und Liebe zu uns nicht abhängig macht von unserer Wohlanständigkeit, kann uns diese Geborgenheit im Glauben, in der Hoffnung und in der Liebe schenken. Auf ihn dürfen wir hören. Er ist die Mitte unseres Glaubens.

Zwar bleibt auch für den Glaubenden manche Frage ungelöst. Aber er ist überzeugt davon, dass er nie in das Bodenlose fallen kann, sondern immer nur in die sanften Hände eines uns tragenden, liebenden Gottes. Durch diese Erkenntnis leuchtet das Ziel, das letzte Amen, in das sich der gläubige Mensch durchgerungen hat. Doch der Weg dorthin kennt viele Stationen, die der Leidende meist durch eine individuell sehr komplizierte Gefühlswelt verschlüsselt ausstrahlt. Von Angst und Vertrauen, von Erschöpfung und neuer Kraft, von dem, was in ihm zerbrochen ist und was ihn heilwerden lässt, bewegt, entdeckt er die rettende Oase und labt sich an der Quelle der Hoffnung. Doch leider entpuppt sich manchmal dieser Hoffnungsschimmer als eine Fata Morgana. Der Kranke erkennt und erspürt seine scheinbar doch »hoffnungslose« Situation. In dieser seelischen Not hält er meist Ausschau nach einem einfühlsamen Menschen, dem er Einblick in seine Lebenslandschaft gewährt und den er einlädt, mit ihm das »ausgedörrte Land« neu zu bewässern.

Nicht selten erhoffen sich Patienten, deren Heilungsprozess nur sehr schleppend, für sie kaum spürbar verläuft, ein Wunder. Und wenn es die Ärzte, im Willen, Menschen vor dem Tode zu retten, mit dem gesamten Betreuungsteam nicht schaffen, so überlegt oft der Patient: Vielleicht kennt der Seelsorger ein Geheimrezept, das durch Gebete und Anrufungen oder durch die »Magie« ein solches Wunder, eine spontane Heilung bewirken könnte. Einen Versuch wäre es wert und so wollen wir ihn rufen lassen.

Während meiner langen Zeit als Krankenhausseelsorger kann ich mich sehr wohl an solche Hilferufe erinnern, die sich sinngemäß, frei nach Goethe, Faust I., wie folgt anhörten:

»O sähst du, voller Mondenschein,
Zum letztenmal auf meine Pein,
Den ich so manche Mitternacht
In diesem Bett herangewacht.«

Und nicht selten wurde ich als Priester mit einem »Magier« verwechselt. Bittstellungen in der Formulierung: »Ich habe meine Christenpflicht erfüllt - nun tun Sie etwas!« An mir hing die Vokabel »Etwas«. Daraus entnahm ich seine Depression, seine Erschöpfung und Traurigkeit, seine Vergeblichkeit und Verlassenheit, letztlich sein seelisches Siechtum, verknüpft mit der Erkenntnis, dass - wenn nicht ein Wunder geschieht - der Gevatter Tod bereits bei den Füßen steht und somit jegliche Mühe vergebens bleibt.

Vielleicht kennen Sie das Märchen vom »Gevatter Tod«, der seinem Arzt gewordenen Patenkind das Rezept verriet, wenn er am Kopfbett steht, kann er dem Patienten das Gläschen mit Wasser geben, er wird ohnehin gesund. Wenn er aber am Fußende steht, hilft keine Medizin, der Patient muss sterben - so etwas sarkastisch den Ärzten gegenüber die Feststellung der Gebrüder Grimm. Mag auch sein, dass das Wunder des Glaubens liebstes Kind ist - so Goethe in seinem Faust I. Doch, auch wenn die Träne quillt, bleibt das Wunder aus christlicher Sicht außerhalb alles Machbaren und kann auch von einer höheren Macht nicht eingefordert werden. Betroffen stand ich meiner Ohnmacht gegenüber. Wie gerne hätte ich ein Wunder gewirkt. Aber auch meiner eigenen Todbefangenheit bewusst, bleiben Wunder Wunschträume, die sich dort ereignen, wo der Plan Gottes wirksam wird.

16.8 Im Leid gereifte Geschenke

Es gibt Menschen, die auf ein solches Erleben zurückblicken können. Wenn es auch oft nicht die körperliche Heilung beinhaltet, so doch die Erfahrung einer Verwandlung, die die Seele und somit den ganzen Menschen belebte, selbst wenn er bereits schon am Abend seines Lebens angelangt ist. Da erinnere ich mich an den Johannes, der mir vor vielen Jahren noch auf der alten Kinderchirurgie des Landeskrankenhauses begegnet ist und auf mich zeigend »Nikolaus! Nikolaus!« schrie, weil ich ihm wahrscheinlich als Bartträger mit dem braunen Kapuzinerhabit ein solches Bild vermittelt habe. So begann unsere gemeinsame Wanderung durch eine schwere, leidvolle Zeit, die in den Morgenstunden des Aschermittwoch 1981 ausklang.

An diesem regnerischen, nebelreichen und überaus kühlen Morgen stapfte ich nach einer durchwachten Nacht auf eisglatten Wegen zum Kapuzinerkloster, um mich dort an Aschermittwoch-Kleinigkeiten zu laben. Unterwegs kreuzten gespenstisch umherirrende Maskeraden meinen Weg. Sichtlich gezeichnet von der nächtlichen »Unterhaltung«, suchten sie torkelnd und grölend den Nachhauseweg durch die langsam erwachende karnevaltrunkene Stadt. Da und dort haben sie noch auf dem Gehweg ihre übelriechenden Spuren hinterlassen. Aus den noch geöffneten Kneipen konnte man die Krakeeler hören, die schwerköpfig ihren Dämmerzustand lamentierten und wohl unwissend die liturgische Würde des Aschermittwochs störten.

Mich berührten diese Vorkommnisse der lebenshungrig Suchenden wenig. Vielmehr durchfurchte die erlebte nächtliche Passion meine Gedanken und Sinne.

Seit Wochen versuchten Ärzte mit dem gesamten Pflegeteam das verlöschende Leben des elfjährigen Johannes zu retten. Doch an der Grenze des Möglichen angelangt, mussten sie erkennen, dass dem lebensfrohen Johannes nicht mehr geholfen werden kann. Das Unabänderliche rückte täglich näher und während die Faschingsgilde in Jubel, Trubel, Heiterkeit feierte, legte Johannes sein junges Leben in die sanften Hände Gottes.

Bei unserer ersten Begegnung wusste ich noch nichts von seiner schlechten Diagnose. Johannes war ein aufgeweckter, fröhlicher und überaus intelligenter Junge, der gerade mit der zweiten Klasse eines humanistischen Gymnasiums begonnen hatte. Seine Erzählkunst war virtuos. Man hörte ihm gerne zu und bewunderte seine Begabung. Meine allabendlichen Besuche liebte er und wartete schon auf eine neue Geschichte aus meinem Leben oder aus der Hl. Schrift. Besonders die biblischen Geschichten interessierten ihn sehr. Eines Abends verriet er mir voll Freude seine Zukunftspläne. Er möchte einmal Arzt oder Flugpilot werden.

Zu Hause wie auch auf der Station hatte er schon einige Flugzeuge gebastelt, die er an Ärzte und Pflegepersonal verschenkte. Auch ich bin im Besitz eines solchen »Fahrzeugs«. Einmal, so meinte er, wird mich ein Flugzeug aus dem Krankenzimmer in die Freiheit entführen:

»...denn über den Wolken, muss die Freiheit wohl grenzenlos sein!« – so singt es der Liedermacher Reinhard Mey.

Seine Oma, als scheinbar einzige Bezugsperson, habe ich schon in den ersten Tagen unserer Bekanntschaft kennengelernt. Was mir aber damals auffiel, war sein betroffenes Schweigen, wenn man auf Mutti und Vati zu sprechen kam. Erst als das Vertrauen zu mir gereift war, verblies er den »Nebel« aus seiner Familienlandschaft und schenkte mir Einblick in seine frühe Kindheit. »Weißt du«, – so meinte er – »mein Vater hat meine Mutter verlassen, weil er eine gesunde Frau haben wollte und nicht eine kranke wie meine Mama.« Wie ich erfahren konnte, musste sich seine Mutter öfter einer psychischen Behandlung unterziehen.

Unter dieser Trennung hat Johannes sehr gelitten, weil er auch seinen Vater sehr mochte und mit ihm viele lustige Stunden verbrachte. Während der Abwesenheit seiner Mutter sorgte seine Oma für ihn. Doch sie war auch schon betagt und musste eines Tages selbst im Krankenhaus betreut werden.

Nun sind die Tore seiner Familienidylle zugefallen und man brachte den elfjährigen Johannes mit seiner Hobbyschachtel und einigen Habseligkeiten in ein Kinderheim. Dort weinte er sich die Augen wund und hielt täglich Ausschau nach seinen Eltern. Das Heimweh versperrte ihm jeglichen Zugang zur Freude. In schlaflosen Nächten vertraute er seine Tränen der Finsternis an, die seine Seele umfing. Dann endlich kam seine Oma und nahm ihn wieder nach Hause mit. Liebebedürftig kuschelte er sich an die Oma und schlief in ihren Armen ein.

Eine krankhafte Müdigkeit machte sich bemerkbar und im Sommer 1980 stand die todbringende Diagnose fest. Über Wien und Graz durchwanderte er nun auch auf der Kinderstation in Klagenfurt mit den liebgewonnenen Schwestern die herbstliche Trübnis. So oft ich ihn besuchte, erzählte er mir seine Tageserlebnisse. Und so nebenbei sagte er plötzlich: »Weißt du, heute habe ich meine Schmerzen meiner Mutti geschenkt!« – Ich war sprachlos. Von mir hatte er diese Gedanken nicht.

Dann erzählte er mir mit strahlenden Augen sein nächtliches Erleben: »Ich hatte starke Schmerzen und rief nach meiner Mutti. Aber ich wusste ja, dass sie selbst krank war. In meiner von Tränen durchnässten Dunkelheit umstrahlte mich ein helles Licht und eine unbeschreiblich gütige Frau lächelte mir zu. Ein solches Glücksgefühl hatte ich noch nie empfunden. Sie sprach zu mir und sagte: ›Ich weiß um deine Schmerzen! Schenke sie deinen Lieben!‹«

Als es wieder Nacht war, rief ich nach der diensthabenden Schwester, denn ich glaubte, dass es die Nachtschwester war. Aber sie war es nicht. Seit dieser »hellen, lichtvollen Nacht« hatte Johannes eine Tageseinteilung. Einmal schenkte er seine Schmerzen der Mutti, dann dem Vati und auch der Omi.

Dieses »Erleben« blieb unser Geheimnis, und ich musste ihm versprechen, es niemandem zu erzählen, so lange er lebe.

So litt Johannes durch die Winterwochen, bis ihn seine lichtvolle, unendlich gütige Frau in den Morgenstunden des Aschermittwochs abholte und in die ersehnte Freiheit, in das ewige Licht, geleitete.

An einem heißen Sommertag besuchten mich die Eltern des Johannes und erzählten mir, wie sie sich dank ihres Sohnes wiedergefunden hatten. »Nun wollen wir auch kirchlich heiraten. Unser Kind [so meinten sie] hat unsere Liebe neu aufflammen lassen.«

Am Hochzeitstag habe ich ihnen vom Geheimnis ihres Sohnes erzählt. Von der lichtumstrahlten, gütigen Frau, die ihren Johannes in den schmerzvollen Nächten getröstet hat.

Jährlich treffen wir uns am Friedhof Annabichl und immer noch zu Tränen gerührt, danken Mutti und Vati am Grabeshügel ihrem Johannes für seine stillen, vom Leid durchtränkten Geschenke, sowie auch der Oma, die dort ruht, für das Mittragen der schweren Stunden.

Wie Sie darüber denken? Nun, Marien-Erscheinungen finden nicht nur in Fatima, Lourdes oder anderswo statt. Für mich persönlich ist diese Schule des Leidens prägend geworden. Eine Erkenntnis, die sich in der Gesprächskultur am Krankenbett, im Spannungsgefüge des menschlichen Daseins, im Austrag konflikthafter Störungen und im Verwiesensein auf mitmenschliche Solidarität bereichert.

Menschen, die im Glauben an ein höheres Wesen verwurzelt leben, erfahren ihren Heimgang im Ewigkeitsbewusstsein, das die Sehnsucht weckt, einmal befreit von allem Schmerz und Leid im Ewigen geborgen zu sein. Es genügt nicht, das Sterben nur pragmatisch zu schildern, als wäre das modische Schlagwort »Information« eine Zauberformel für alle Grenzsituationen menschlichen Seins. Es hilft wenig.

Natürlich ist der Tod auch ein medizinisches Problem, dessen Ablauf bekannt ist. Das erfahren die Ärzte täglich und nie sind sie von einer missglückten Operation unberührt. Trotzdem hat die Kunst zu sterben (ars moriendi) mit der Medizin als solcher wenig zu tun, da diese sich vorwiegend um heilbare Krankheiten bemüht. Die Kunst zu sterben, also das Memento mori (gedenke des Sterbens), muss mit der leidenschaftlichen Liebe zum Leben und zu den Dingen des Daseins, also mit der Kunst zu leben, vereinigt werden. Diese Aussöhnung mit dem Leben erfolgt sehr häufig mit der Hinführung zum Unabänderlichen, in Stunden der Todesahnung. Hier treffen sich die Menschen aller Religionen und Philosophien mit ihren Vorstellungen über das Ja oder Nein eines Weiterlebens nach dem Tod.

16.9 Noch ein Erleben

Es ist Sonntag, der Tag des Herrn. Am späten Vormittag werde ich auf die Kinderintensivstation gerufen. Eine Mutter weint untröstlich um ihre Jeremie. Alle Rehabilitationsversuche waren vergebens. Schon vor dem Eintreffen des Rettungsteams haben die Eltern zu Hause mit einer Mund-zu-Mund-Beatmung begonnen. Doch leider erfolglos. Auf der Intensivstation wurde es traurige Wirklichkeit. Das vier Monate alte Baby ist tot. Mit dem Krisendienst saßen wir zusammen und die Betroffenheit ist uns allen in das Gesicht geschrieben. Wortkarg nach tröstenden Gesten ringend, versuchten wir, diesen Schmerz der Eltern aufzufangen. Jemand von uns hatte das Verlangen, diese bedrückende Wortleere, dieses Wortdefizit, mit einem kleinen Schutzengelanhängerchen, das sie der Mutter auf ihrer Schlüsseltasche – begleitet von liebenden Worten – festmachen wollte, zu durchkreuzen. Doch die Mutter in ihrer Schmerzisolation platzte heraus: »Nein, lassen Sie das! Ich will es nicht!« Sie warf das Amulett auf den Tisch. »Kein Engel hat unser Kind beschützt! Auch gibt es keinen Gott! Was hat er mir schon alles angetan in meinem Leben. Nein, nie mehr will ich etwas von diesem Sadisten hören. Sonst hätte er mir meine Jeremie nicht genommen!«

Mir sind solche und ähnliche Blockaderufe aus der Tiefe dunkler, lebensleerer Zisternen durchaus bekannt. Mütter, die so plötzlich ihr Liebstes mit dem Schleier des Todes überzogen, beweinen müssen, können gar nicht anders als den Schmerz, die Gottesfinsternis aus ihrem Innersten herausschreien. Und das ist auch gut so, wenn sie dies können. Wenn dem nicht so ist, dann besteht die Gefahr, dass sich dieser tiefe, seelische Schmerz in das Unerträgliche versteinert.

Die unaufgearbeitete Gefühls- und Erlebniswelt könnte durch ein Absinken in die selbstgewählte Isolation zu einer Depression ausreifen oder sogar zu Wahnvorstellungen abgleiten.

»Ich bin nun ganz in deiner (dunklen) Macht.
Laß mich nur erst das Kind noch tränken.
Ich herzt es diese ganze Nacht;
Sie nahmen mir's, um mich zu kränken,
Und sagen nun, ich hätt es umgebracht.
Und niemals wird ich wider froh.«
(Goethe, Faust I., Margarete im Kerker)

Mit den Ärzten, dem Pflegepersonal und den Anwesenden standen wir nun um das Bettchen der Kleinen und weil es noch nicht getauft war, meinte der Kindsvater, dies möge noch geschehen, denn sie hätten diesbezüglich ohnehin schon in ihrer Pfarre vorgesprochen.

Die Liebe der Eltern, die das Kind zeugte und durch die Monate im Mutterschoß heranreifen ließ, kann nicht verblassen oder sterben. Diese Liebe beinhaltet den schöpferischen Hauch des Ewigen. Mit diesen Gedanken »feierten« wir mit den Eltern die Wunschtaufe, liebkosten und segneten die Kleine und übergaben es dem Unabänderlichen, der Majestät des Todes.

Das Jenseits kennt keinen Kindergarten. Jede, von der schöpferischen Liebe gehauchte, charismatische Zeugung trägt die Vollkommenheit des in Gott geliebten Menschen. Auch wenn das Paket der Charismen nie aufgeschnürt werden konnte und durch den Abbruch des Werdens oder durch den Tod eine Entfaltung in der irdischen Reifung nicht möglich war, bleibt doch der Mensch in seiner Geliebtheit ein in die Vollkommenheit verwandeltes personales Wesen.

Anselm Grün schreibt, von mir Causa bezogen etwas abgeändert:

»Der Abschied ist immer schmerzlich. Aber er ist die Voraussetzung dafür, dass neues Leben in den Eltern aufblühen kann, dass sie mit Vertrauen in die Zukunft schauen können und dass dieses Neue der Einzigartigkeit ihrer Wesenheit entspricht.«

16.10 Sehnsucht nach Befreiung

Von einer solchen Vorahnung des Unabänderlichen berichtet auch folgendes Gesprächserlebnis:

Vor Jahren begegnete mir auf meiner täglichen »Wanderung« durch das Krankenhaus ein Patient aus der Steiermark, der – wie er mir anvertraute – nur noch eine kurze Lebensdauer zu durchleiden hatte. Nicht nur seine körperlichen Defizite, auch seine in der Seele sich einquartierten »Untermieter« schmerzten und bedrückten ihn schwer. Offensichtlich war er auf der Suche nach einer Befreiung dieser seelischen Last. Er hielt Ausschau nach einer Möglichkeit, seine belastenden »Hausgenossen« aus dem Stiegenhaus der Lobhudeleien und den Wohneinheiten mit den Beschilderungen »Egoismus, Neid, Zorn, Geiz etc.« loszuwerden, ihnen zu kündigen. Aber wo ist der Advokat, der ihm dabei behilflich sein könnte?

Von seiner Mutter, so erinnerte er sich, wurde er vor jedem Schulgang mit dem Kreuzzeichen gesegnet und ihre Liebe, verpackt in Worte, begleitete ihn durch sein weiteres Leben. Diesen Abschied und dann wieder die Heimkehr konnte er fortan nicht mehr vergessen. Von diesem Segen seiner Mutter strahlten so viel Wärme und Geborgenheit aus, die er in seinem späteren Leben nie mehr gefunden und erfahren hatte.

»Nun« – so meinte er – »bin ich alt geworden und meine grausamen Untermieter gönnen mir keine Ruhe, keinen erholsamen Schlaf. Wenn die Seele weint, leidet auch der Körper. Das ist meine eigentliche Krankheit.« Und mit diesen Gedanken geleitete er mich auf den Balkon der alten Chirurgie. Das fahle Licht der sich verabschiedenden Abendsonne umstrahlte unsere Zweisamkeit und die heraufziehende Nacht hauchte ihren Schleier über die beleuchtete Stadt.

Für meinen Gesprächspartner war diese Stimmung der richtige Augenblick. Er führte mich behutsam in das Steinhaus seiner Seele. Dort begann er, den Jahresmüll in Worte zu verpacken und zu entsorgen. »Als Journalist hatte ich das ›Werkzeug‹ des geschriebenen Wortes. Tag für Tag musste ich mich – meinem Beruf gerecht werdend – einer Vielzahl dieser Worte bedienen, um den Artikeln, Essays und den kraftvollen Feuilletons meine besondere Note und sprachliche Färbung zu geben. In der freien Journalistik habe ich es mit der Wahrheit nicht so ernst genommen. Mir ging es immer nur darum, möglichst gut von meinen Vorgesetzten wie auch den Lesern beurteilt, vielleicht sogar belobigt zu werden. Wahrheit war hier kein Thema. Bewusst konnte ich in meinen verbalen Darstellungen Personen, auch Kirchenmänner, sehr verletzend, verbal ›karikieren‹. Selbstverständlich hatten solche Veröffentlichungen oft schwerwiegende Folgen für die betreffenden Personen. Recherchen wurden gewöhnlich mangelhaft und bereits tendenziös vorgenommen. Man hatte eine bestimmte Meinung, die mich, ohne die Personen zu kennen, skrupellos zu einem Wort-Taifun verleitete, der – wie ich es heute erkenne – unmenschlich, ja beschämend lieblos war.

Es sind diese Formulierungen, diese ›bösen Worte‹, ›diese lachenden Untermieter‹, die mir nun den Schlaf rauben und mein Innenleben schwer belasten. Zwar ist heute ein harter, herzloser Vernichtungs-Journalismus, ohne Aufrichtigkeit und ohne auf die Situation der anderen Erdenbürger Rücksicht zu nehmen, modern und durchaus gesellschaftsfähig geworden. Doch am ›Abend meines Lebens‹ präsentieren und quittieren mir diese eingenisteten, fratzenhaften Ungeheuer eine beachtliche Abrechnung, die durch meine schlaflosen Nächte zieht.

Meine Mutter hat mir immer Segensworte, heilende Worte mit auf den Lebensweg gegeben, die ich leider in meiner Alltagskultur oder eher Unkultur verdrängt habe. Sie haben in meiner beruflichen Laufbahn nie Bedeutung erlangt. Ja, Worte können töten. So habe ich viele ›Morde‹ auf meinem Gewissen, an denen sich meine ›Untermieter‹ laben und die kein irdisches Gericht zur Anklage bringen kann. Nun ist es mir bewusst, dass ich im Jenseits, an das ich glaube, mit keinem Freispruch rechnen kann.«

Wort- und zeitlos verweilte er in tiefer Reue. Sein Gewissenwurm nagte schon lange in seiner Seele. Der Mond mit seiner Sternenschar bestrahlte unsere Zweisamkeit. Dann meinte er: »Es sind die Segensworte meiner Mutter, die nun in mir nachklingen und mir die Gnade der Seelenschau erbeten haben.«

Wieviel Leid, Verbitterung und Streit könnten wir uns ersparen, würden wir unsere Schnellurteile, die zur Verurteilung ausarten, vermeiden und dafür mit aufbauenden, positiven Worten die eigene Seelenlandschaft und die unserer Mitmenschen begrünen. Mit der Absolution durfte ich ihm die Liebe und Barmherzigkeit Gottes zusprechen. Ein durch die noch verbleibende Lebenszeit spürbar innerlich erneuerter und von seinen Belastungen befreiter Mensch hat Ruhe, Zufriedenheit und trotz Krankheit neue Lebensfreude gefunden. Im Gebet vereint leuchtete auf ein neuer Tag.

Der große österreichische Dichter Franz Grillparzer (1791–1872) formulierte in seinem dramatischen Märchen »Der Traum ein Leben«:

> »Sei gegrüßt, du heil'ge Frühe,
> Ew'ge Sonne, sel'ges Heut!
> Wie dein Strahl das nächt'ge Dunkel
> Und der Nebel Schar zerstreut,
> Dringt er auch in diesen Busen,
> Siegend ob der Dunkelheit.
> Was verworren war, wird helle,
> Was geheim, ist's fürder nicht.
> Die Erleuchtung wird zur Wärme,
> Und die Wärme, sie ist Licht.«
> »Breit es aus mit deinen Strahlen,
> Senk es tief in jede Brust:
> Eines nur ist Glück hienieden,
> Eins, des Innern stiller Frieden,
> Und die schuldbefreite Brust.
> Und die Größe ist gefährlich,
> Und der Ruhm ein leeres Spiel;

> Was er gibt, sind nicht'ge Schatten,
> Was er nimmt, es ist so viel.«

Das Sterben ist kein Geschehen für Zuschauer, die einem effektvollen Bühnenstück beiwohnen wollen. Auch ist das Sterben nichts für Journalisten, die nach amerikanischer Manier alles, auch das Intimste, aus dem Leidenden herauspressen möchten, um der Öffentlichkeit ihre Aktivitäten zu bekunden. Sie kennen kaum eine Privatsphäre.

»Machen Sie etwas ...«

Dies meinte eine Frau, wie ich auf die Intensivstation zu ihrem sterbenden Mann gerufen wurde. Er war nicht mehr ansprechbar und seine Diagnose war ernst. Aber seine Gattin meinte, dass der Seelsorger daran etwas ändern könnte.

»Mein Mann darf noch nicht sterben! Er ist noch zu jung!« Solche Worte mit Rufzeichen, auf die es keine Antwort gibt, habe ich schon oft zu hören bekommen.

An solchen Grenzsituationen menschlichen Seins angelangt, reagieren und agieren die nächsten Angehörigen unterschiedlichst. Oft sind es Hilferufe hinein in das Unabänderliche, hinein in das Dunkel der Nacht. Die Gattin des Sterbenden war nicht stumm. Sie suchte das Gespräch und führte mich behutsam in die nun vernebelte Lebenslandschaft ihres Gatten. Sprachgewandt zeichnete sie viele Bilder aus ihrem gemeinsamen Leben und wanderte mit mir durch die Jahrzehnte in das Jetzt. Doch dann verweilte sie bei einem Erleben, das ihr viel bedeutete und die Wesenheit ihres Gatten skizzierte. Vor Jahren hatte auch sie an einer lebensbedrohenden Krankheit laboriert. Ihr Mann kam täglich, brachte ihr immer Blumen und schenkte ihr seine Zeit. »Er hörte mir zu, denn mein Mann ist kein Mann der Worte. Pater, er darf nicht sterben! Seine stillen Gaben, in Aufmerksamkeit und Liebe, werden in mir nie verblassen!« Und sie weinte lange.

Ruhiger und gefasster verfolgte sie den Heimgang ihres Gatten und begleitete ihn auf seiner letzten Wegstrecke bis zum Tor des Todes, das sich öffnete und schloss.

16.11 In Würde getragen

In der Endphase des Lebens geht es dem Sterbenden um etwas ganz anderes. Seine Würde strahlt bereits Hoffnung und Erwartung aus. Die große Unbekannte lüftet langsam ihr Geheimnis und begleitet den Sterbenden vom Dunkel zum Licht, vom Glauben zum Schauen. Mit dem letzten Ja zum Unbegreiflichen und mit seinem Fingerabdruck, seiner Unterschrift zum Unfassbaren, mit dem Fallen durch das Tor der Dunkelheit schließt der Tod das Lebensbuch des Sterbenden und »doch ist Einer, welcher dieses Fallen unendlich sanft in seinen Händen hält.« (Rainer Maria Rilke: Herbst)

In der Musik und Literatur, in der darstellenden und bildenden Kunst und sehr veranschaulicht im Totentanz des Osttiroler Malers Albin Egger-Lienz (1868–1926) versuchten die Künstler mit ihren Charismen, das letzte, stets unbegreifliche Ende aller Menschen und auch alles Seienden darzustellen und in eine Sprache zu übersetzen, die sich uns Menschen erst in der Sprachlosigkeit und im Schließen der Augen offenbart.

In der Hinbegleitung moribunder Patienten zum letzten »Amen« (hebräisch: »wahrlich, so sei es«) durfte ich die Erfahrung machen, dass für viele die priesterliche Präsenz sehr wichtig, sehr willkommen war. Öfter sind es die Verwandten, die mit der Realität des nahen Todes ihrer Lieben schwer umgehen können. In ihrer Ohnmacht versuchen sie, durch aufmunterndes Zureden, ihren Lieblingen Hoffnung einzuflößen, um das Unabänderliche doch noch zu stoppen. Wenn nun der Priester in diese »Verhinderungsaktion« eintritt, kann es sein, dass er in den Augen der Angehörigen durchaus nicht willkommen ist. Denn man versucht alles, was man mit dem Tod in Verbindung bringen könnte, vom Sterbenden fern zu halten, obwohl der Moribunde schon vor einiger Zeit seine Körperlichkeit der Natur zur Verwandlung anvertraut hat.

16.12 Ein Gesprächserlebnis

Von einem solchen Erleben darf ich Ihnen berichten.

Auf der Klasse der alten zweiten medizinischen Abteilung des LKH Klagenfurt besuchte ich am späten Nachmittag einige Patienten. Aus einem Zimmer kamen Verwandte, die mich erschrocken ansahen und mir strikt verboten, dieses Zimmer zu betreten. Selbstverständlich habe ich mich an diese Weisung gehalten. In vielen anderen Zimmern war ich willkommen, denn die Damen und Herrn wollten gerne mit mir über Gott und vor allem auch über die Probleme der Kirche plaudern. Tage später besuchte ich wieder auf dieser Station einige Patienten, hatte aber vergessen, dass im Zimmer Soundso kein Besuch gewünscht sei. Ich trat ein, doch dann wurde es mir bewusst und ich wollte mich entschuldigend gleich wieder entfernen. Der Patient aber, der allein im Zimmer lag, winkte mir zu – ich solle doch kommen. »Wissen Sie« – so meinte er – »meine Verwandten meinen es ja gut mit mir und glauben, mit etwas Anstrengung könnte ich diese Krankheit besiegen. Doch ich weiß es besser. Meine Lebenszeit neigt sich dem Ende zu. Deshalb danke ich Ihnen, für Ihr Kommen. Ich möchte gerne noch über mein Leben reflektieren. Haben Sie Zeit?«

Aus der Tiefe seines Lebens sprudelten Lebensinhalte. Ihm war es wichtig, mit mir darüber zu sprechen. Lange dauerte unsere Unterhaltung und führte letztlich zur Bitte, ich möge ihm doch auch die Sakramente spenden. Im katholischen Glauben erzogen und aufgewachsen, möchte er nun auch sein Leben in diesem Glauben beschließen.

Als er Wochen später starb, baten mich seine Verwandten, ihm noch »die letzte Ölung« (Krankensalbung) zu spenden. Dies war der Zeitpunkt, den lieben Angehörigen vom Wunsch, verbunden mit der inneren Sehnsucht ihres Vaters zu erzählen.

»Eigenartig« – so meinten sie – »ist uns der Vater seit einiger Zeit in seinen Aussagen und seiner Wesenheit total verändert vorgekommen. Wir meinten, dass er nun das Schlimmste der Krankheit überwunden hätte. Und doch kam es ganz anders. Von dem, was Sie uns nun erzählt haben, wussten wir nichts. Danke!«

Das Unikat, die Einmaligkeit jedes Menschen als Geschenk Gottes, begleitet ihn bis hinein in den Tod. So erleidet jeder Mensch seinen ganz persönlichen Heimgang, der für Christen durch die Eschatologie, im Letzten doch die Sehnsucht nach dem verlorenen Paradies, hinein in den Himmel bedeutet.

16.13 Abschlussgedanken

Der Mensch ist infolge seiner Leiblichkeit in den zeitlichen Rhythmus der Natur einbezogen, er unterliegt mit ihr dem Gesetz des Werdens und Vergehens. Kraft seiner geistigen Seele überragt er jedoch die Vergänglichkeit der Natur und sucht seine letzte Heimat im Überzeitlichen: so ist er ein Wanderer zwischen zwei Welten.

Schon bei den alten Griechen und auch im Neuheidentum des Nationalsozialismus wurde der Gedanke ausgesprochen, der Mensch sei insofern »unsterblich«, als er in seinen Kindern und in seinen Werken fortlebt. Ähnlich lehrt auch der dialektische Materialismus (DIAMAT) das Weiterleben des Menschen im Gedenken der Nachwelt, sofern er sich positiv für die klassenlose kommunistische Gesellschaft eingebracht hat. Ein solches Weiterleben widerspricht der individuellen Unsterblichkeit der Menschenseele, wie es das Christentum lehrt. Auch kann die Auffassung des Buddhismus, die menschliche Seele würde aufgehen in einem übergeordneten, unpersönlichen, absoluten Sein (Nirwana) nach christlichen Prinzipien nicht geteilt werden.

Die Unsterblichkeit der menschlichen Seele lehren die großen Philosophen der Antike, wie Plato und Aristoteles, in der Neuzeit besonders auch Kant als »Postulat der praktischen Vernunft«.

Den Wert des Unsterblichkeitglaubens erkennt der Mensch meist erst, wenn er unmittelbar mit dem Tod konfrontiert wird. Er wird sich die Frage stellen: Soll nun alles aus sein? Gibt es kein Wiedersehen mehr mit dem mir so lieben Menschen? Ohne Jenseitsglaube wäre ja der Sinn des gesamten Lebens gefährdet.

Im Johannesevangelium lesen wir (Joh 11,25-27):

»Jesus sagte zu seinen Jüngern: Euer Herz, sei ohne Angst! Glaubt an Gott und glaubt an mich! Im Haus meines Vaters sind viele Wohnungen. Wenn es nicht so wäre, hätte ich euch gesagt: Ich gehe hin, um euch einen Platz zu bereiten? Wenn ich hingegangen bin und euch einen Platz bereitet habe, komme ich wieder und werde euch zu mir holen, damit auch ihr dort seid, wo ich bin.«

Und weiter sagt Jesus:

»Ich bin die Auferstehung und das Leben. Wer an mich glaubt, wird leben, auch wenn er stirbt, und jeder, der lebt und an mich glaubt, wird in Ewigkeit nicht sterben! (Joh 11,25-27).

Den Abend im Leben eines Menschen beleben und bewegen die Gefühle und Erlebnisse von einst. Ein solches Geschehen hat der deutsche Schriftsteller Hermann Hesse in seinem Gedichtsband »Klage und Trost« »fabuliert«. Daraus einige Gedanken in Versen:

»Jenes Licht, das einst in den Stuben
unsrer Jugend am Abend so sanft gebrannt,
ist nirgend mehr. Und die wir gekannt
und geliebt als hübsche Mädchen und Buben,
sind hingewelkt und in Gräbern vermodert.
Das Licht, das heut über die Straßen
so kühlgrell und so über die Maßen
verschwenderisch gleißt und lodert,
ist anders als alle Lichter waren
in den Städten unserer Kinderzeit,
und anders geworden sind Plätze und Gassen,
so neu, so steinern, so breit.«

Und weiter:

»Wie sie vor Zeiten in jener versunkenen Welt
uns begrüßt und freundlich zu uns gesprochen
und uns die Seele mit Trost und Freude erhellt,
sprechen sie heut noch und geben Antwort dem Herzen,
dem die Jahre wie Tage vorüberfliehn,
gleich dem Lampenschein und dem sanften Schimmer der Kerzen,
der die Abende unserer Kindheit beschien.«

Literatur

Augustinus Aurelius. Confessiones, Bekenntnisse lateinisch/deutsch. Reclam Universal-Bibliothek: Stuttgart
Buber M (2009) Gottesfinsternis Kösel-Verlag: München
Calderon de la Barca P, Das große Welttheater, In der Nachdichtung von Joseph von Eichendorf, Reclam Universal-Bibliothek 7850
Chrysostomus JC. Die Existenz Gottes. Die Paulusinszenierung des Johannes Chrysostomus (2012, Andreas Heiser, Tübingen)
Cicero Marcus Tullius, Aus seinen Reden (lat.)
Cohen H (2013) Korrelation mit Gott. In: Zeitschrift für Theologie und Kirche.
Die Bibel (1980) Altes und Neues Testament – Einheitsübersetzung. Katholische Bibelanstalt GmbH: Stuttgart.
Die Bibel: Altes und Neues Testament – Einheitsübersetzung (1980 Katholische Bibelanstalt GmbH, Stuttgart) Genesis, Die Erschaffung der Welt
Egger-Lienz A (2008) Der Totentanz (Egger-Lienz und der Krieg) von Rudolf Leopold. Christian Brandstätter Verlag: München, Wien.
Einstein A. Im Gespräch. Der Beweis von Gott (Aram Gabriel): https://www.wattpad.com/161693929-albert-einstein-der-beweis-von-gott-der-beweis-von
Epikur (gr. Philosoph, 271 v.Chr.) Gedanken über Eudämonie
Goethe von JW (1986) Faust I., Prolog im Himmel. Philipp Reclam jun.: Stuttgart
Goethe von JW (1986) Faust II., Kaiserliche Pfalz. Philipp Reclam jun.: Stuttgart
Griechische Mythologie, Religionen der Urzeit, Franz Steiner Verlag
Grillparzer F. Der Traum ein Leben. Dramatisches Märchen. Reclam Universal-Bibliothek 4385
Grimm Jacob und Wilhelm (Gebrüder) Der Gevatter Tod. Kinder- und Hausmärchen. Realschulbuch: Berlin.
Hesse H (1954) Klage und Trost. Gedichtband. Montagnola. Privatdruck, Erstausgabe, W/G 429., 1954
Kampe W (1956) Gott, Mensch, Welt. Echter Verlag: Würzburg.
Nietzsche F (2000) Die fröhliche Wissenschaft. Reclams Universal Bibliothek: Stuttgart

Rilke RM. Herbst. Ich lebe mein Leben in wachsenden Ringen. Reclam Universal-Bibliothek 19361

Schalom B-C (1982) Der erkannte Mensch. In: TRIBÜNE. Zeitschrift zum Verständnis des Judentums. Heft 84.

Schäuble, Wolfgang. Rede auf dem Evangelischen Kirchentag, 3.7.2015 in Stuttgart.

Stifter A, Abdias (Reclam Universal-Bibliothek 3913)

von Aquin T. »Fünf Wegen« – Gottesbeweise

17 Einfluss kultureller und religiöser Zugänge auf das Altern und Sterben

Michael Peintinger

17.1 Einleitung

Alter und Tod, Sterben, Lebensbegrenzungen, Krankheit und Schmerzen sind Themen, die zu allen Zeiten und in allen Kulturepochen einen besonderen Stellenwert innegehabt hatten und noch haben. Er beruht auf der universalen Erkenntnis einer grundsätzlich bestehenden und im Letzten unbeeinflussbar erscheinenden Ur-Verletzlichkeit des Menschen. Diese hat in Kulturen und Religionen zu je unterschiedlichen Bewertungen, Einschätzungen und Zugängen des Umgangs – zwischen Bekämpfung und angeleiteter Erduldung – geführt.

Die Sichtweisen von Alter, Krankheit und Sterben, die sich aus der Perspektive unterschiedlicher Kulturen ergeben, zeigen ebenso Unterschiede wie Gemeinsamkeiten auf. Zugleich weisen die Werthaltungen der Kulturen selbst eine prozesshafte Weiterentwicklung auf. Diese fordern schließlich den konkreten Menschen aufgrund seiner sozialen Bedingtheiten, religiösen Haltungen und lebensgeschichtlich zustande gekommenen Strategien zu einer individuellen Reflexion heraus und beeinflussen seine auch kulturell verstandenen Handlungskonzepte. Wie in zahlreichen Publikationen zu Recht einem hermetisch abgrenzenden Kulturbegriff eine Absage erteilt wird, so kann es aus dem genannten Zusammenklang zwischen Kultur und Individualität keine einfachen Handlungsanleitungen für den Umgang mit Menschen unterschiedlichen kulturellen Hintergrunds geben. Dies trifft deshalb in besonderer Weise auf alte Menschen zu, da diese im Vergleich zu jungen zudem eine jahrzehntelange kulturgebundene Lebensgeschichte als zusätzlichen Referenzwert für Lebensgestaltung und Entscheidungen einbringen. Dass dies auch in der eigenen Kultursphäre von ebenso eminenter Bedeutung ist, lässt sich anhand zahlreicher Beispiele und mit den persönlichen Erfahrungen zahlreicher Ärztinnen und Ärzte belegen.

Kulturelle Aspekte werden heute vornehmlich gesellschaftspolitisch aus dem Blickwinkel von Migration, Asylwesen und wirtschafts- oder sicherheitsbedingten Fluchtbewegungen wahrgenommen. Dabei wird übersehen, dass hier Aspekte und Einflüsse vorliegen, die schon durch die vielfältigen Zuwanderungsströme in die damalige Reichshauptstadt Wien der Donaumonarchie Österreich Einzug gehalten haben (Peintinger 2012). Auch die erheblichen Zuzüge von so genannten »Gastarbeitern« in den 1970er Jahren haben zu einem kulturellen Austausch geführt, mitunter Assimilierungstendenzen ausgelöst und schließlich nach Jahrzehnten auch punktuell in den kulturellen Wertekodex unserer Gesellschaft Einzug gehalten. Gerade anhand dieser Entwicklungen zeigt sich, dass auch der Erwerb der kulturellen Kompetenz einen Prozess darstellt, der einerseits lebenslang durch aktives Engagement gestaltet werden kann und muss, andererseits auch seinen Einfluss auf die Werthaltung der Gesellschaft ausübt (ebd.).

17.2 Alter

Unabhängig vom Umstand, dass vor jeder konkreten Beschäftigung mit den Variationen des Themas Alter – insbesondere in der westlichen Hemisphäre der Welt – zunächst einmal auf die demografischen Entwicklungen verwiesen wird, darf nicht vergessen werden, dass Alter und Krankheit auch in Zeiten, in denen das erreichbar erscheinende Lebensalter maximal die Hälfte der gegenwärtig statistisch wahrscheinlichen Lebenszeit betrug, seine besondere soziale und kulturelle Bedeutung hatte.

Ehe auf konkrete kulturelle Aspekte eingegangen wird, sollen in den gegenwärtigen medizinethischen Konnotationen zum Alter jene Gemeinsamkeiten aufgezeigt werden, aus denen zugleich neue Spannungsfelder bei alten Menschen mit Migrationshintergrund entstehen können.

So scheint eine bedeutsame Entwicklung in jüngerer Zeit darin zu bestehen, dass mit dem zunehmenden Bedeutungszuwachs der individuellen Selbstbestimmung die Frage nach persönlicher Lebensgestaltung in Gesundheit und Krankheit, nach dem Alter, dem Lebensende und der Sinnfrage gestalteten Sterbens nicht nur generell in den Vordergrund gerückt, sondern zugleich auch immer individueller auslegungsfähige Ansichten einbezogen werden.

Dies führt etwa dazu, dass im gegenwärtigen Jahrhundert die Bewertung des Alters nicht nur im Hinblick auf das materiell oder ideell Geleistete im zurückliegenden Leben betrachtet wird. Vielmehr wird dies in zunehmender Weise auch der Frage unterzogen, inwieweit gerade angesichts von Alter und Lebensende eine individuelle Handschrift, die das Leben bisher als Auszeichnung der Selbstbestimmung so unverwechselbar machte, vorgefunden oder gar gesellschaftlich erwartet wird. Das immer wieder in Diskussion stehende »selbstverfügte Sterben« oder das in den Anfängen der Palliativmedizin mitunter als missverstandene Hilfe postulierte »richtige Sterben« mögen dies illustrieren.

Schließlich aber wird Alter in vielen Gesellschaften auch mit dem Aktivitätsverhalten in Verbindung gebracht. Die sukzessive Entwicklung sowohl der phänomenologischen Einschätzung des »Alt-Seins« als auch eine sich wandelnde Eigeneinschätzung führte dazu, dass überkommene *nummerisch* bedingte Altersbilder nicht mehr mit den lebensgestaltenden Interessen sich selbst gerade noch nicht alt fühlender Menschen in Einklang zu bringen war. Diesem Phänomen trugen die Gesellschaften Rechnung, indem zusehends zwischen »jungen Alten« und »Hochbetagten« unterschieden, beziehungsweise zwischen einem »dritten« und einem »vierten« Lebensalter differenziert wurde. Aus diesen Quellen speisen sich auch die Überlegungen, welche dem chronologischen Lebensalter viel weniger Bedeutung beimessen als dem sogenannten »biologischen Alter«. Allerdings muss in diesem Zusammenhang gleich relativierend darauf verwiesen werden, dass in dem vermeintlich lebensnaheren Begriff eine Vielzahl von oft unreflektierten Wertungen des Beobachters einfließen, sodass die Einschätzung subjektiver ausfällt als ursprünglich beabsichtigt.

Hinsichtlich der Unterscheidung von »jungen« und »alten« Alten konnte Andreas Kruse (2009) in vielen Gesellschaften nachweisen, dass diese Differenzierung geradezu weltweit durchgängig vorliegt, wenn auch die daraus folgenden gesellschaftlichen Einschätzungen deutliche Unterschiede aufweisen.

Kongruent mit einer Vielzahl an Publikationen erscheint auch die Einschätzung, wonach wesentliche Werte des Alt-Seins, namentlich »Weisheit« und »Lebenserfahrung«, die ja in zahlreichen Kulturen die Würde des Alters konstituieren, in einer schnelllebigen Zeit, in der sich auch das Faktenwissen immer rascher verändert, nicht mehr jenen Stellenwert besitzen, der ihnen noch vor wenigen Jahrzehnten zukam. Dass man sich nicht mehr darauf berufen konnte, förderte die Tendenz, Alter aus einem defizitären Blickwinkel zu betrachten. Verliert somit der Wert des Alters im kulturellen Kontext mitunter seine zentrale Bedeutung für die Position und das Selbstbild, kann dies zu einer weiteren Minderung des Selbstwertgefühls des alten Menschen beitragen.

Wenn sich auch Giovanni Maios kritische Diagnose einer »altersverneinenden Grundeinstellung« (Maio 2011, S. 12) in der Gesellschaft in den Ländern und Kulturkreisen nicht durchgängig nachweisen lässt, so können doch mitunter Hinweise dafür gefunden werden. Exemplarisch dafür soll Japan angeführt werden. Ungeachtet der vielen gebräuchlichen normativen Einstellungsmuster, die älteren Menschen hohem Respekt erweisen und sie als »weise« ansehen, dominieren im gegenwärtigen Alltag eher Gleichgültigkeit bis hin zur Diskriminierung des alten Menschen als »infantil« (Kruse 2009, S. 34).

Schon aus dieser kurzen Skizze wird deutlich, dass Alter, Sterben und Lebensende zutiefst wertbesetzte Lebensbereiche sind. Wo immer wesentlich Elemente der Moral, nämlich Werte, Normen und Prinzipien in Einschätzungen einfließen, ist es nachgerade selbstverständlich, dass aufgrund deren Kulturgebundenheit kulturelle und religiöse Einflüsse zumeist eine prägende, zentrale Bedeutung einnehmen.

Trifft dies schon im Binnenbereich der je eigenen kulturellen Sphären zu, so wird dieser Aspekt umso bedeutsamer, wenn Menschen ihren letzten Lebensabschnitt beispielsweise migrationsbedingt in einem anderen kulturellen Umfeld verbringen (müssen).

Kultur und Alter

- Die kulturellen Sichtweisen von Alter, Krankheit und Sterben weisen Unterschiede und Gemeinsamkeiten auf. Alter zeigt sowohl im Selbstverständnis als auch den Menschenbildern zunehmend einen Bezug zur Autonomie, weshalb sich stereotype Anschauungen verbieten.
- Durch das Zusammentreffen von Kultur und Individualität können keine einfachen Handlungsanleitungen für den Umgang mit Menschen unterschiedlichen kulturellen Hintergrunds gegeben werden: Maßstab bleibt der je individuelle Patient.

Schließlich sei noch auf die Bedeutung der Lebensqualität für alte Menschen in allen Kulturen hingewiesen. Lebensqualität darf dabei nicht als hermetischer Begriff angesehen werden (Peintinger 2008), sondern muss in seiner »kulturellen Universalität« (Peintinger 2013, S. 281) gewürdigt und nach Karnofsky (1949) in vier Dimensionen entfaltet werden. Diese umfassen den physischen, den psychischen, den sozialen und den spirituellen Lebensbereich. So verstanden, kann Lebensqualität die von Siegrist (1995) geprägte »bedingte Gesundheit« abbilden, die sich im individuellen Empfinden des Patienten manifestiert, unter Belastungen und Beschränkungen relativ selbstbestimmt leben zu können. Dieser zentrale Begriff für die Qualität der medizinischen Heilsamkeit im 21. Jahrhundert (Peintinger 2017) liefert vielfältige Zugänge für »individuell gute« und damit adäquate Therapiekonzepte, die gerade die kulturelle und altersassoziierte Relevanz unterstreichen (Peintinger 2012).

Hinsichtlich der Lebensqualität kann mit Havighurst (1968) festgestellt werden, dass in der physischen Dimension zumeist eine größere Toleranzbereitschaft für Defizite im Alter besteht, was der Autor als wesentlichen Aspekt des »erfolgreichen Alterns« ansieht. Hingegen erhalten die spirituellen Aspekte – die keinen Transzendenzbezug aufweisen müssen, sondern – etwa im Sinne Viktor Frankls – zumindest die Sinnfrage des Lebens evaluieren – ebenso wie die soziale Dimension im Sinne der Qualität von Beziehungen eine größere Bedeutung. In dieser individuellen Lebensqualitätseinschätzung, die als wesentliches Element einer therapeutischen Beziehung verstanden werden muss, wird der große Einfluss der familiären Aspekte für die soziale Dimension, aber auch der Einfluss von religiösen Heilern, Glaubenslehrern, kulturell ausgeprägten Traditionen und individuellen Glaubensüberzeugungen für die spirituelle Dimension deutlich.

> **Lebensqualität**
>
> Lebensqualität darf nicht als hermetischer Begriff angesehen werden, sondern muss in ihren vier Dimensionen – physische, psychische, soziale und spirituelle – entfaltet werden.

> **Bedingte Gesundheit**
>
> In den vier Dimensionen der Lebensqualität verdeutlicht sich die »bedingte Gesundheit« des Menschen: Die Fähigkeit, unter Belastungen und Beschränkungen relativ selbst bestimmt zu leben. Dies stellt den zentralen Heilsamkeitsbegriff für das ärztliche Handeln im 21. Jahrhundert dar.

Hinsichtlich Alter und sozialer Dimension muss allerdings zugleich mit Beate Wimmer-Puchinger (2012) auf Daten verwiesen werden, wonach sich der »großfamiliäre Zusammenhalt« der alten Menschen aus fremden Kulturen immer mehr als Mythos erweist. (Wimmer-Puchinger 2012, S. 291). Beschränkte Wohnmöglichkeiten und räumliche Entfernung, sowohl über Stadt- als auch Ländergrenzen hinweg, tragen wesentlich dazu bei. Zudem darf nicht übersehen werden, dass unterschiedliche Werthaltungen insbesondere zwischen der ersten (Großeltern) und der dritten Generation (Enkel) aufgrund unterschiedlicher Sozialisierungstendenzen zu erheblichen interfamiliären Spannungen führen können, da die Enkel meist bereits im Inland sozialisiert wurden. Die soziale und die spirituelle Dimension tangiert auch der Umstand, dass viele Migranten ursprünglich beabsichtigten, im Alter in ihre Heimat zurückzukehren. Dies erscheint nun entweder mangels finanzieller Ressourcen, mangels körperlicher Mobilität oder aber auch aufgrund einer generellen Erschöpfung zwar oft nicht mehr als realistisch (Geiger, 1998), wird jedoch häufig als Mythos weitergepflegt. Dieser kann dazu dienen, dass mit Benachteiligungen im Gastland besser zurechtgekommen wird und »die Identität« (Prinz 2012, S. 267) damit aufrechterhalten werden kann. Gelingt es hingegen älteren Menschen, dennoch mehr Zeit in der ehemaligen Heimat zu verbringen, entsteht wiederum ein Spannungsfeld dadurch, dass diese gleichzeitig die sozialen Sicherheiten im Gastland – insbesondere die Krankenversorgung – nicht missen möchten und sich daher der Mühe einer »Pendelmigration« aussetzen (Prinz 2012, S. 268). Wie die rezenten Zahlen einer 2016 publizierten Studie für Wien zeigen (Wiener Medienstelle 2017), scheint allerdings die Tendenz zunehmend dahin zu gehen, dass ein immer größerer Anteil alter Migranten den letzten Lebensabschnitt beispielsweise bewusst in Wien verbringen möchte und gerade das Sozial- und Gesundheitssystem neben Sicherheit, Stabilität und Ordnung als Gründe genannt werden.

17.3   Gesundheit und Krankheit im Alter

Abseits dieser beschriebenen Grundaspekte zeigt es sich, dass gerade die Verbindung von Alter und Krankheit besonderen kulturellen und/oder religiösen Einflüssen unterliegt und die individuelle Werthaltung nachhaltig prägt.

Die kulturellen Einflüsse präsentieren sich dabei vornehmlich in der Weise, welche Menschenbilder vertreten oder was – jeweils unterschiedlich - als gesund oder krank bezeichnet wird. Wie Ruth Kutalek (2012) zurecht anmerkt, fließen in die biologischen Definitionen soziale, kulturelle, aber auch politische Elemente ein, weshalb mit Lux (2003) auch die Relativität aller Gesundheits-Definitionen und Konzepte anerkannt werden muss. Kulturgebundene Vorstellungen über Krankheitsursachen und ein unterschiedliches Körperverständnis, das mit »individuell erworbenen Tabus behaftet ist« (Wimmer-Puchinger 2012, S. 288), wirken sich auf die subjektiven Krankheitstheorien aus, mit denen der Patient in den diagnostischen und therapeutischen Prozess mit dem Arzt eintritt.

Während Krank-*heit* die Summe aller biologischen und naturwissenschaftlichen Aspekte einer Erkrankung erfasst, wird mit Krank-*Sein* nicht nur die individuelle Erfahrung mit Krankheit und Leid beschrieben, sondern insbesondere auch die kulturell geprägten Verhaltensweisen des Menschen, diese Situation zu meistern. Damit wird deutlich, dass alle Alters- und Krankheitsprozesse einschließlich des Schmerzerlebens und des Sterbens zentral mit den Wertvorstellungen des Betroffenen verbunden sind, die wiederum in einem kulturellen moralischen Grundkonzept verankert sind. Dabei soll zugleich auch darauf verwiesen werden, dass die zwischenmenschlichen Probleme, die heutzutage oft sehr vorschnell und unreflektiert als »auf kulturellen Faktoren basierend« bezeichnet werden, wesentlich häufiger durch soziale oder ökonomische Aspekte verursacht werden.

Aus Gründen des Umfangs muss hier von allgemeinen interkulturell bedingten Aspekten in der Arzt-Patient-Beziehung abgesehen werden, die insbesondere bei alten Menschen, die unter Umständen jahrzehntelang in einem anderen Setting ihre Krankheitsprobleme zu bewältigen hatten, großen Einfluss ausüben können. Dazu zählt beispielsweise der Umstand, dass es in manchen Ländern wie etwa in der östlichen Türkei kaum üblich ist, Patienten in Entscheidungen einzubinden, sodass die Frage nach der Meinung des Patienten sehr oft als »mangelnde Kompetenz des Arztes« gedeutet wird. Nicht anders aber – und das soll durchaus auch in Betracht gezogen werden – geht es mitunter betagten Patienten unseres Kulturkreises, die beispielsweise jahrzehntelang in einem paternalistisch konzipierten Gesundheitswesen mit eindeutiger Dominanz des Arztes gegenüber dem Patienten gelebt haben, weil die Autonomie noch nicht jenen Stellenwert innehatte, den sie heute einnimmt! Auch bei diesen Kranken kann der Umstand eintreten, dass sie sich aufgrund der allgemein geänderten Werthaltung zunächst durch die Aufforderung zur Mitarbeit und Mitentscheidung im Sinne ihrer Selbstbestimmung überfordert fühlen.

> **Gesundheit und Krankheit**
>
> Kulturgebundene Vorstellungen über Krankheitsursachen und ein unterschiedliches Körperverständnis wirken sich auf die subjektiven Krankheitstheorien aus.

Auch die Art und Weise der Anamneseerhebung und des Aufklärungsprozesses vor diagnostischen und therapeutischen Entscheidungen bedürfen einer kulturellen Sensibilität. Die Schamgrenze alter Menschen, die es schon grundsätzlich erschwert, gewisse körperliche Aspekte anzusprechen, kann kulturell noch verstärkt werden. Die ebenso behutsame wie gezielte Nachfrage (Prinz 2012) bezüglich Beschwerden und Abhängigkeiten wird damit unverzichtbar. Bei Aufklärungsprozessen wiederum scheint es von besonderer Bedeutung, ob und inwieweit der alte Mensch einen »social support« benötigt. Die gewünschte Anwesenheit weiterer Familienmitglieder oder Vertrauenspersonen, wie dies in verschiedenen Ausformungen insbesondere innerhalb der asiatischen Welt aufgrund der Ausrichtung an kollektiven (religiösen, kulturellen und politischen) Normen selbstverständlich ist, sollte erhoben werden. Aber auch in unserem Kulturkreis sollte diesem unterstützenden Aspekt ein größeres Augenmerk geschenkt werden. Dass dies zukünftig sogar vor Erwachsenenvertretungen mit dem sogenannten »Unterstützerkreis« vermehrt eingefordert wird (2. ErwSchG 2017, § 252 (2)), stellt diesbezüglich in Österreich für alle alten Menschen jedes Kulturkreises einen weiteren Fortschritt in der Sicherung der Selbstbestimmung dar.

Generell aber ist dazu zu sagen, dass auch in der Arzt-Patient-Beziehung die Differenz der Kulturmuster nur eine der vier Dimensionen der interkulturellen Kommunikation (Auenheimer 2002) darstellt, während Machtasymmetrien, Kollektiverfahrungen und Selbst- bzw. Fremdbilder eine wesentlich größere Bedeutung besitzen.

Der Schlüssel, der in der Begegnung zweier unterschiedlicher Kulturen eine erfolgreiche Gestaltung der Arzt-Patient-Beziehung ermöglicht, liegt in einer »Kohärenz durch Integration« (Kropiunigg 2012, S. 39). Dieser Begriff zeigt die beiderseitigen Bemühungen auf, Vorstellungen des Patienten in die Behandlung zu integrieren, ohne dabei gleichzeitig medizinische Notwendigkeiten infrage zu stellen. Beispielsweise kann der Arzt auch befremdliche Rituale akzeptieren, ohne dass er deshalb seine naturwissenschaftliche Überzeugung und seine Behandlungsstandards relativieren muss.

17.4 Schmerzbekämpfung

Der zweite kulturell bedeutsame Faktor bezieht sich auf die wertungsbedingten Implikationen im Zusammenhang mit dem vielfältigen Phänomen von Schmerz und Schmerzerfahrung. Die jeder Kultur innewohnende Werthaltung übt einen Einfluss auf Erleben, Ausdruck und Bewältigung von Schmerz aus. Insbesondere kulturell geprägte Metaphern beeinflussen die Aufmerksamkeit, die dem Schmerz, der Schmerzart und der Verarbeitung des Erlebnisses gewidmet wird. Dies beginnt bei der muttersprachlichen Schmerzbeschreibung, in der entweder emotionale Termini (zum Beispiel »unerträglich«), oder »sensorische« Termini (Lokalisation, Intensität, Qualität) herangezogen werden. Mit Aigner (2012) lassen sich neben ganz spezifischen kulturellen Besonderheiten vier typische Konzepte der Schmerzbewältigung beschreiben.

Das erste bezieht sich auf den Versuch einer religiösen Schmerzbewältigung. Sie ist in besonderer Weise auf ein Erdulden ausgerichtet ist und sucht im Schmerz die Botschaft Gottes zu erkennen.

Das Konzept der willentlichen Schmerzbewältigung hingegen besteht im Versuch mittels Willenskraft, den Schmerz nicht zuzulassen oder zu unterdrücken. Es beruht auch auf der Überzeugung, dass es »unfein« und für die Umgebung belastend sei, Schmerzen zu äußern und fördert die Tendenz, sich beim »Ertragen« in die Einsamkeit zurückzuziehen. Damit wird gerade bei alten Menschen die ohnehin teilweise sozial bedingte, teilweise bewusst gewählte Rückzugstendenz mit der Gefahr der Vereinsamung vorangetrieben. Die dritte Form der Bewältigung, nämlich die familiäre Schmerzbewältigung, zeigt sich besonders in Kulturen, in denen kollektive familiäre Normen einen höheren Stellenwert vor individuellen Normen besitzen. Schmerz, so die Überzeugung, kann durch familiäre Unterstützung und soziale Zuwendung am ehesten bewältigt werden. Diese Hilfe wird umso eher geboten, je deutlicher die Hilfsbedürftigkeit geäußert wird. Dieses Konzept wird insbesondere im Mittelmeerraum, und zwar sowohl bei christlichen als auch muslimischen Gruppen vorgefunden. Im Hinblick auf das zuvor bezüglich des Mythos einer Großfamilie und einer tendenziellen Vereinsamung alter Menschen in unserer Gesellschaft Beschriebene kann diese Form der Schmerzbewältigung von der Person mitunter nicht in dem erhofften Ausmaß abgerufen werden. Schließlich können Wertungsveränderungen, etwa der nächsten und übernächsten Generation, dazu führen, dass die Adressaten der Schmerzäußerung diese selbst nicht mehr als Ausdruck eines kulturellen Konzepts wahrnehmen, die emotionalen Äußerungen als »permanentes Leidklagen« interpretieren und sich diesem nach anfänglicher Aufgeschlossenheit zunehmend zu entziehen trachten.

Die letzte Bewältigungsform des Schmerzes wird als rationales Konzept bezeichnet, in der die präzise Beobachtung und Beschreibung auf der Überzeugung beruht, dass Schmerz technisch und fachlich bewältigt werden solle. Es kann kaum überraschen, dass diese Form der objektiven Beobachtung ohne emotionale Beteiligung ganz generell bei alten Menschen – auch in den westlichen Kulturen – am geringsten ausgeprägt ist!

Schmerzbekämpfung

Wesentliche Konzepte der Schmerzbekämpfung: Die religiöse und die willentliche Schmerzbewältigung, die familiäre Schmerzbewältigung und die rationale Schmerzbekämpfung.

Eng verbunden mit der Frage des Schmerzerlebens erhebt sich auch die Frage der kulturellen Unterschiede hinsichtlich des Umgangs mit existentiellem Leid. Abgesehen von jenen Elementen, die existenzielle Leiderfahrungen in konkrete religiöse Bewältigungsmuster einzubetten versuchen und damit insbesondere die spirituelle Dimension der Lebensqualität und die Frage der Sinngebung besonders betreffen, kann über alle Kulturgrenzen hinweg jene Überzeugung bekräftigt werden, die Simone Weil in treffender Weise beschrieben hat: »Wer leidet, versucht das Leid anderen mitzuteilen ... Wer es nicht mitteilen kann, bei dem bleibt das Leiden und es vergiftet ihn.« (1981, S. 13). Gerade das existenzielle Leid sollte in der Arzt-Patient-Beziehung bei *allen* Patienten, insbesondere aber jenen höheren Alters mitbedacht und ein Vorhandensein nach Möglichkeit behutsam angesprochen werden.

Auch die medikamentöse Bekämpfung von Schmerzen weist unterschiedliche wertorientierte Aspekte auf. Sie ist jedoch mehr von religiösen Überzeugungen als kulturellen Normen bestimmt.

Im Christentum der Gegenwart, in welchem die Überlegung von Schmerz als Sühne für vergangene Sünden weitgehend verlassen wurde, wird noch höchstens die »indirekte Wirkung« eines Schmerzmittels im Sinne einer in Kauf genommenen Lebensverkürzung thematisiert. Aus moraltheologischer Sicht wird dies heute größtenteils bereits als unproblematisch angesehen.

Nach islamischer Lehre wird eine Schmerzbehandlung nur dann als zulässig angesehen, wenn die Lebenszeit dadurch keinesfalls verkürzt wird und die Substanz nicht vermittels verbotener Trägersubstanzen verabreicht wird. Dazu zählen etwa die als »haram« (verboten) angesehenen alkoholhaltigen Substanzen oder vom Schwein gewonnene Arzneibestandteile wie Gelatine für Kapseln. Ähnlich stellt auch im Judentum eine Schmerzbehandlung grundsätzlich keinen Verstoß gegen ein religiöses Gesetz dar. Allerdings wird hier dem Aspekt einer möglichen Lebensverkürzung besondere Aufmerksamkeit gewidmet, da in der jüdischen Überzeugung jede einzelne Sekunde des Lebens den gleichen Stellenwert wie das Leben selbst besitzt. Zusätzlich muss die verabreichte Substanz den streng geregelten rabbinischen Kriterien genügen.

Allen drei abrahamitischen Glaubensrichtungen gemeinsam ist selbstverständlich die Überzeugung, dass jede Form einer durch Schmerzmittel verschleiert angestrebten Tötungsabsicht verwerflich ist.

> **Medikamentöse Bekämpfung von Schmerzen**
>
> Wesentliche Problembereiche bestehen in einer möglichen (indirekten) Lebensverkürzung sowie in manchen Darreichungsformen von Medikamenten (z. B. Gelatinekapseln im Islam).

Die buddhistische Glaubensüberzeugung sieht ein Spannungsfeld zwischen dem körperlichen Schmerzempfinden und der psychisch-spirituellen Vorbereitung auf den Tod, für die eine klare Wahrnehmungsfähigkeit wichtig ist. In der Abwägung, ob der Schmerz selbst oder eher die Schmerzmedikation die Wahrnehmung beeinträchtigt, wird für oder gegen eine Schmerzerleichterung entschieden. Interessant erscheint die spezifische Begründung, weshalb eine lebensverkürzende Wirkung starker Schmerzmittel nur ohne ärztliche Tötungsabsicht verabreicht werden dürfen: Vermieden werden sollen nämlich negative karmische Konsequenzen für den verabreichenden Arzt!

Im Formenkreis der »Hindu-Religionen« (Hofstätter 2012, S. 397), der nach dem Christentum und Islam drittgrößten Religionsgruppe mit völlig unterschiedlichen Traditionen, können die Bedürfnisse der Patienten bezüglich einer Schmerzmedikation sehr unterschiedlich sein. Mitunter kann auch hier eventuell die Bedeutung eines »klaren Bewusstseins« als vorrangig vor einer Schmerzmedikation mit der Gefahr einer Bewusstseinsdämpfung angesehen werden. Im Sikhismus, der viertgrößten Religionsgemeinschaft Indiens (Stukenberg 1995) werden hingegen Schmerzmittel generell akzeptiert.

17.5 Sterben

Die Fragen nach Sterben und Tod stellen nicht nur eine theoretisch philosophische und kulturelle Herausforderung dar. Der Tod und das Sterben werfen für jeden Menschen grundsätzliche existentielle Fragen auf, die letztlich auch nur je individuell beantwortet werden können.

Vorstellungen vom Sterben sind generell stark in den kulturell geprägten Weltanschauungen verankert und beruhen dabei auf dem jeweiligen Todes-Verständnis, das insbesondere aufgrund der Transzendenzbezogenheit von Religionen abgeleitet werden kann. Dieses Verständnis wiederum prägt wesentlich die gesamte Einstellung zum Leben, die Werthaltung von Entscheidungen und die Ausrichtung des individuellen autonom gewählten Konzepts von Lebensvollzügen. Daher ist zu beachten, dass die Bedeutung von ursprünglichen Traditionen vornehmlich bei alten Menschen zunehmen kann, denen es verwehrt ist, in ihrer ursprünglichen kulturellen Umgebung zu leben, selbst wenn diese bis zu diesem Zeitpunkt keine besondere Bedeutung innehatten.

> **Sterben**
>
> Sterben und Tod sind generell stark in den kulturell geprägten Weltanschauungen verankert, beruhen auf dem jeweiligen Todes-Verständnis, das in Relation zur jeweiligen Ausformung der Transzendenzbezogenheit der Religionen steht.

Da Sterbeprozesse – sofern sie nicht überraschend, unvorhergesehen oder fulminant krisenhaft verlaufen – somit auf der persönlichen Werthaltung des bisher gestalteten Lebens und der jeweils vertretenen Weltanschauung fußen, muss einerseits von einer großen Bandbreite innerhalb jedes kulturellen Bereiches ausgegangen werden. Andererseits bestätigt dies, wie bereits angedeutet, auch die mittlerweile in der palliativen Betreuung allgemein akzeptierte Überzeugung, dass »Gutes Sterben« nicht allgemein und überindividuell skizziert werden kann. Angesichts der Undeutlichkeit des Begriffsinhalts lässt sich dieser nach philosophischer Vorgehensweise eher durch jene Elemente charakterisieren, die nach allgemeiner Auffassung *nicht* mit einem guten Sterben in Einklang zu bringen sind, wie etwa quälende Symptome (Schmerzen, Atemnot, Erbrechen, etc.). Der Grundsatz, wonach nur der individuelle Mensch – gleichgültig aus welchem religiösen oder kulturellen Kontext er stammt – der Maßstab für die Betreuung in einem ihm entsprechenden Sterbeprozess sein kann, dient zugleich auch als »Korrektiv für jene Belastungen, die aus den normativen Vorstellungen von einem idealen Tod« resultieren (Heller 2012, S. 304). Dies kann mitunter auch dann entlastend wirken, wenn Patienten in der letzten Lebensphase vermuten, strengen religiösen Normen zu unterliegen. Hier ist der Dienst der jeweiligen religiösen und spirituellen Begleitung gefordert, dem Sterbenden die Last zu erleichtern. Es erstaunt, dass beispielsweise die Beiziehung von Imamen, die den Erkrankten in solchen Gewissensnöten beistehen und auch Erleichterungen für den Kranken begründen können, nicht wesentlich häufiger mitbedacht wird!

Andererseits entsteht durch den (westlichen) Transzendenzverlust, der auch einen »metaphysischen Bedeutungsverlust« der Sterbeprozesse und damit die Suche nach neuen Gesellschaftsbildern vom guten Tod nach sich zieht, zusehends ein Plädoyer für ein »selbstbestimmt gestaltetes Sterben« als einzig würdevolle und dem Menschen gemäße Form. Damit aber kann ein neues Spannungsfeld entstehen, das vor allem für Menschen anders orientierter Kulturen oder religiös konkret gebundenen Menschen eine Belastung darstellen kann.

17.6 Todesverständnis in den Religionen

Betrachtet man das Todesverständnis der drei abrahamitischen Religionen, so lassen sich bereits deutliche Abweichungen feststellen. Im Christentum wird der Tod als Vorbedingung für die durch Christus ermöglichte Auferstehung und das ewige Leben begriffen. Dabei muss allerdings zusätzlich bedacht werden, dass das aus der persönlichen Lebensgeschichte geprägte Gottesbild (barmherzig oder strafend, väterlich/mütterlich oder richterlich) wesentlichen Anteil an der Herangehensweise auf das zu Ende gehende Leben aufweist. Der Islam deutet den Tod als Rückkehr zu Gott, den eigentlichen Eigentümer des Lebens und damit auch Herrn über Leben und Tod. Im Judentum hingegen wird der Tod grundsätzlich als negativ erachtet. Der unverbrüchliche Glaube an den Gott des ersten Testaments kann der Unbegreiflichkeit entgegengesetzt werden.

Hingegen wird der Tod im Buddhismus als Akt der Befreiung gewertet. In der Vorstellung, dass er zugleich auch Lehrmeister der Menschen sei, der »das Wesen des Lebens wie einen Spiegel sichtbar macht« (Heller 2012, S. 304), leuchtet zudem ein Gedanke auf, der durchaus auch für die Lebensausrichtung in Christentum und Islam gelten kann. Analog dazu werden zahlreiche, nicht transzendenzgebundene lebensphilosophische Konzepte von der Überzeugung getragen, dass die Ernsthaftigkeit des Lebens erst durch die Unausweichlichkeit des Todes unterstrichen wird, wodurch Entscheidungen ihre konkrete Bedeutung erhalten. Dies hat – neben zahlreichen griechischen Philosophen – etwa auch Arthur Schopenhauer dazu bewogen, den Tod als »inspirierenden Genius ... der Philosophie« (Schopenhauer 1912, S. 593) zu bezeichnen. Eine wesentlich andere Sichtweise findet sich in den Hindu-Religionen. Mögen sie auch ganz unterschiedliche Traditionen und Glaubensüberzeugungen aufweisen, so besteht doch die gemeinsame Glaubensüberzeugung, dass das eigentliche »Selbst« jedes Menschen als ewiges geistiges Prinzip (Ātman) keinen Bezug zum gegenwärtige Leben besitzt, das ja nur eines von vielen Wiedergeburten darstellt und damit weder Geburt noch Tod tangiert. Schließlich sei nochmals der Sikhismus erwähnt. Zwar glauben die Sikhs – ähnlich den Gläubigen der Hindu-Religionen – an die Reinkarnation, zugleich jedoch besteht die Überzeugung, dass sich die unsterbliche Seele nach der Wiedervereinigung mit Gott sehnt, die nur durch gutes »karman« und den Lobpreis Gottes erreicht werden kann.

17.7 Kommunikation über den bevorstehenden Tod

Grundsätzlich sollte aus westlich-europäischer medizinethischer Sicht einem Kranken eine infauste Prognose nicht vorenthalten werden. Dieser Ansatz, der auch in unserer Gesellschaft noch nicht gänzlich beachtet wird, kann jedoch nicht für alle Kultursphären und Religionen gleichermaßen als gültig bezeichnet werden. So ist es beispielsweise in Japan unerwünscht, ja geradezu unüblich, eine medizinisch abzusehende Lebensbegrenzung auszusprechen.

Auch bei diesem Kontext lassen sich Unterschiede in den Glaubensrichtungen feststellen.

Im Christentum hat sich eher die bereits skizzierte Sichtweise der individuellen Autonomie etabliert, wonach für das selbstbestimmte Leben auch im Horizont einer Lebensbegrenzung und des unvermeidlichen Sterbens die Wahrheit als unverzichtbar erscheint.

Der Islam geht von der Überzeugung aus, dass die Vorbereitung auf den Tod wichtig und deshalb auch die Mitteilung einer lebensbegrenzenden Prognose erforderlich ist. Andererseits finden sich Lehrmeinungen, wonach auch die Verheimlichung als gut angesehen werden könne, weil dadurch die »Angst vor dem Tod bis ans Lebensende erspart bleibt« (Ilkilic 2006, S. 179).

Eine deutlich striktere Sichtweise vertritt das Judentum. Der Umstand, dass eine durch deletäre Informationen erzeugte Hoffnungslosigkeit die Lebenskraft des Menschen frühzeitig zerstören könnte, nährt die Befürchtung, dass das Leben dadurch vorzeitig ein Ende finden könnte. Dementsprechend gilt die möglichst späte Mitteilung als Regel.

Eine gänzlich andere Sichtweise vertritt hingegen die buddhistische Lehre. Da die Vorbereitung auf den Tod und das bewusste Sterben

> **Kommunikation über den bevorstehenden Tod**
>
> Abhängig von der Weltanschauung. Das Christentum schließt sich der westlich-europäischen medizinethischen Sichtweise an, dass einem Kranken eine infauste Prognose nicht vorenthalten werden soll. Im Judentum sollte die Information so spät wie möglich (Erhalt der Lebenskraft) erfolgen, im Buddhismus zur Vorbereitung so früh wie möglich. Unterschiedliche Lehrmeinungen in beiden Richtungen bestehen im Islam.

17.8 Therapiezieländerungen

Die Strategie von Therapiezieländerungen hat sich auch in der westlichen Hemisphäre erst in jüngerer Zeit zu etablieren begonnen und stößt vielerorts noch auf Widerstände und Ressentiments. Gerade Therapiebegrenzungen oder Therapiereduktionen werden oftmals fälschlicher Weise als eine spezifische Form der Sterbehilfeproblematik angesehen und damit noch zusätzlich moralisch oder rechtlich überfrachtet. Diese Fehlmeinung führt zu defensivmedizinischen Haltungen und stellt damit eines der größten Hindernisse in der heilsamen Begleitung im letzten Lebensabschnitt dar. Aus medizinethischer und medizinrechtlicher Sicht zielt die Frage jedoch viel mehr auf eine bislang bestehende Indikation zum medizinischen Handeln ab, die aber aufgrund des fortschreitenden Erkrankungsbildes immer fragwürdiger erscheint. Oder sie bezieht sich auf einen aktuell dezidiert geäußerten oder im Voraus qualitätsvoll erfassten Patientenwillen, der eine weitere Behandlung verbietet. Hier setzt viel bedeutsamer die Argumentationsfigur an, ob die ärztliche Garantenpflicht mangels sinnvoller Indikation oder aufgrund des Verbots des Patienten, der die Folgen bedachte, wegfällt.

»Therapiebegrenzungen« werden allerdings auch in zahlreichen Kulturen generell problematisiert. Die Frage, ob der Mensch überhaupt eine so umfassende Verfügungsgewalt über seinen Körper beziehungsweise sein Leben habe, dass er diese Frage entscheiden dürfe, wird häufig auch unter Bezugnahme auf religiöse Überzeugungen, die der Selbstbestimmung Einhalt gebieten, verneint. Demzufolge ist es wenig überraschend, dass in diesen Kulturen auch vorsorgende Willenserklärungen weitgehend unüblich sind. Umso größere Bedeutung kommt den Angehörigen bei Entscheidungen von nicht kognitions- oder kommunikationsfähigen Patienten zu, wiewohl damit auch die Gefahr einer problematischen Einflussnahme Dritter nicht außer Acht gelassen werden darf.

> **Therapiezieländerungen**
>
> Werden in zahlreichen Kulturen problematisch gesehen und beruhen auf der Frage, ob der Mensch überhaupt eine so umfassende Verfügungsgewalt über seinen Körper besitzt. Dementsprechend sind in diesen Kulturen auch vorsorgende Willenserklärungen weitgehend unüblich.

Abseits dieser grundsätzlichen Frage lassen sich auch zu dieser Thematik konkrete kulturelle und religiöse Positionen identifizieren.

Der christliche Glaube vertritt weitgehend eine westlich geprägte autonome Sichtweise, wobei allerdings die moralische Selbstverantwortung vor allem im Hinblick auf die Möglichkeit suizidaler Wünsche des Patienten bei Therapiereduktionen von manchen Autoren besonders betont wird.

Die theologische Position des Islam zur Therapiebegrenzung ist gemäß den vielfältigen Lehrmeinungen ziemlich uneinheitlich. Ausgangspunkt aller ist jedoch die Überzeugung, dass die Verschiebung des Todes um jeden Preis deshalb als wenig sinnvoll angesehen wird, da ja auch das irdische Leben selbst nur »Vorläufigkeitscharakter« aufweist. Die Positionen zum Therapieverzicht reichen von Ablehnung über Empfehlung bis zur Auffassung, dass diese Entscheidung jedem »freigestellt« bleiben müsse. Zugleich wird dezidiert festgehalten, dass *kein* Recht auf Sterben besteht, weshalb auch Sterbehilfe grundsätzlich verboten ist.

Auch im Buddhismus finden sich zu dieser Frage recht unterschiedliche Ansichten. Während manche Lehrmeinungen mehr oder weniger alle Formen von Therapiebegrenzungen ablehnen, sieht etwa der im Westen lehrende tibetisch-buddhistische Lehrer Sogyal Rinpoche größere Probleme, wenn in unverhältnismäßiger Weise an der Therapie festgehalten wird, weil Lebensverlängerung und Wiederbelebung den Todesprozess verzögern würden. Dies komme einer Störung, ja einer »Belästigung« (Heller 2012, S. 309) gleich und würde die Gefahr eines unnötigen Festhaltens am Leben heraufbeschwören. Dies aber könnte wieder zu negativen Emotionen führen, wodurch das angestrebte Ziel eines friedlichen und bewussten Sterbeprozesses verhindert wäre.

Die Mehrzahl buddhistischer Lehrer scheint sich jedoch darüber einig zu sein, dass im Endstadium einer unheilbaren Krankheit der Verzicht auf weitere Maßnahmen statthaft sei. Differenzierter allerdings zeigen sich die Antworten zur Frage eines Therapieabbruchs. Da hier aus buddhistischer Sicht und entgegen der zuvor aus medizinethischer Sicht erläuterten Unterschiede die Nähe zu einer aktiven Sterbehilfe gesehen wird, wird dies als problematischer erachtet und daher nur auf rein intensivmedizinische Maßnahmen beschränkt.

Ebenfalls unterschiedliche Sichtweisen lassen sich in den Strömungen des Judentums aufzeigen. Das orthodoxe, konservative Judentum toleriert einen Behandlungsabbruch nur, wenn der Tod unmittelbar bevorsteht (»wahrscheinlich binnen drei Tagen« – Heller 2012, S. 309). Dabei kann eine unmittelbare Therapie zur Bekämpfung der terminalen Krankheit wie etwa Chemotherapie oder Dialyse abgebrochen werden. Ernährung und Flüssigkeitsgabe aber auch Sauerstoffinsufflation hingegen muss – als basale Betreuung – bis zum Schluss aufrechterhalten werden. Einer »fortschrittlichen« Sichtweise wird zugleich eine Absage erteilt, wonach eine lebenserhaltende Technik auch dann vom Kranken abgelehnt werden könnte, wenn er ohne diese nicht weiterleben könnte. Eine Verlängerung des Lebens im unmittelbaren Todeskampf ist jedenfalls auch aus jüdischer Sichtweise nicht geboten. In jüngster Zeit scheint die Diskussion, ob angesichts der medizinischen Fortschritte und der palliativmedizinischen Möglichkeiten eine ungefähre Festlegung des »bevorstehenden« Todes eine Nachjustierung erfordere, an Fahrt zugenommen. Selbstverständlich bleibt im Judentum jede Form von Sterbehilfe verboten!

Nicht anders lassen sich in der Frage der Therapiebegrenzung auch in den »Hindu-Religionen« verschiedene Lehrmeinungen aufzeigen. Allerdings stellt nach allgemeiner Ansicht ein künstlich aufrecht erhaltenes Leben schon einen grundsätzlichen Widerspruch zum Ideal des friedvollen Sterbens dar. Konsequenterweise ist daher aus ärztlicher Sicht der *Beginn* von lebenserhaltenden Maßnahmen vorab sehr genau zu überlegen, da ein *Abbruch* als wesentlich problematischer angesehen wird. Ergänzend sei noch angemerkt, dass das so genannte »Sterbe-Fasten«, das auch in Europa bereits einige Befürworter gefunden hat (Chabot, Walther 2015), in manchen Hindu-Traditionen als legitime Form des selbst gewählten Todes angesehen wird.

17.9 Todesverständnis

Das Christentum hat sich nach einer Phase der längeren Diskussion – insbesondere im Rahmen einer Erklärung der Deutschen Bischofskonferenz und des Rates der Evangelischen Kirchen Deutschlands 1990 – der allgemeinen westlichen Ansicht angeschlossen, wonach der Hirntod als Tod des Menschen gelten darf, weil »über den Leib« sein grundsätzlicher und moralischer Lebensvollzug erfolgt, welcher der Integrationsleistung des Gehirns bedarf, die gemäß den Hirntodkriterien unwiederbringlich verloren gegangen ist. Es sei aus historischen Gründen angemerkt, dass die grundsätzliche Diskussion nach der ersten Herztransplantation in Südafrika unter anderem dem aus Österreich emigrierten Philosophen Hans Jonas zu verdanken ist. Zugleich muss es nach Jahrzehnten des relativen Konsenses über diese Thematik erstaunen, dass gerade der Nationale Ethikrat in Deutschland in den vergangenen Jahren einen neuen Diskurs dieser Grundsatzfrage als notwendig erachtete.

Die Feststellung des Todes anhand der Hirntodkriterien scheint auch im Islam grundsätzlich möglich, da ja der Tod als endgültige Trennung von Leib und Seele (»ruh«) angesehen wird. Zugleich muss auf die Vielfalt der Lehre verwiesen werden, die ebenfalls eine gewisse Entwicklung durch die Zeit genommen hat. Nach dem vielfach zitierten Edikt des Kuwaitischen Religionsministeriums 1981, das den Hirntod grundsätzlich ablehnte (als einer von vielen: Schäffer 2017) und einer von der Konferenz islamischer Rechtsgelehrter in Amman 1986 veröffentlichten Fatwa, in welcher der Hirntod dem Herztod gleichgestellt wurde (Hassaballah, 1996), bekräftigte schließlich der Zentralrat der Muslime in Deutschland im Jahr 1997, dass die Festlegung des Hirntods als Todeskriterium mit der Meinung der meisten islamischen Gelehrten übereinstimme.

Deutlich schwieriger erscheint die Thematik im Judentum. So gibt es etwa keine allgemeinverbindliche Feststellung des Todes und die zeitgenössischen rabbinischen Autoritäten lehnen nach wie vor die Hirntodkriterien ab (Plasser 2012), da die klassisch-jüdische Ansicht den Tod durch Atem- und Herzstillstand definiert.

Im Buddhismus hingegen ist der Todeszeitpunkt generell nicht eindeutig festzulegen, da die Trennung des Geistes vom Körper einen Zeitraum von »einer guten Mahlzeit« bis zu drei Tagen (Weißgrab 2012, S. 394) benötigen kann, weshalb weder Herz- noch Hirntod anwendbar ist.

Die Todesauffassung in den Hindu-Religionen unterscheidet sich deutlich von den bislang genannten, da, wie bereits erwähnt, das geistige Prinzip im Menschen, das »wahre Selbst« (»ātman«), keinen unmittelbaren Bezug zum vergänglichen Leben besitzt.

> **Todesverständnis**
>
> In Christentum und mittlerweile auch im Islam weitgehend auf die Hirntodkriterien bezogen. Das Todesverständnis im Judentum beruht auf dem Atem- und Herzstillstand und lehnt die Hirntoddefinition ab. Der Todeszeitpunkt ist im Buddhismus nicht eindeutig festzulegen. Im Hinduismus ist die Todesauffassung teilweise ungeklärt, da das »wahre Selbst« (»ātman«) keinen unmittelbaren Bezug zum vergänglichen Leben besitzt.

17.10 Organtransplantation

Die Organtransplantation wird im Christentum als Akt der Nächstenliebe und Solidarität gesehen, der vom selbstbestimmten Menschen bewusst und frei gesetzt wird. Sie wird im Hinblick auf das Todesverständnis und die Akzeptanz des Hirntodkriteriums als unproblematisch bewertet.

Mangels Gültigkeit eines Hirntodkriteriums sind Organexplantationen im Judentum kaum vorstellbar, weshalb die Lebendspende als wesentliches Element angesehen wird. Die daraus gewonnenen Erkenntnisse konnten auch in der westlichen Hemisphäre zur Verbesserung des Transplantationswesens beitragen.

Der im Islam vorherrschende große Meinungs- und Lehre-Pluralismus lässt verschiedene Deutungen des Umgangs mit Organspenden Verstorbener zu. Einerseits kommt der Grundsatz der über den Tod hinausreichenden körperlichen Unversehrtheit besondere Bedeutung zu. Zudem erklären einige Religionsgelehrte, insbesondere jene der Hanafiten, dass mit dem Tod jedes Recht auf Gott übergehe, weshalb derart voraussehende Verfügungen nicht möglich wären. Andererseits werden Organspenden teilweise befürwortet, insbesondere dann, wenn sie nur ausnahmsweise und zur Lebensrettung, nicht aber zur »bloßen« Verbesserung der Lebensqualität der Empfänger beitragen. Explizit ausgeschlossen sind jedoch unmündige Kinder und Menschen, die für sich selbst keine selbstbestimmte Entscheidung zu treffen vermögen.

Des Weiteren wird im Islam allerdings auch bei den Befürwortern die Frage der damit zusammenhängenden »rituellen Reinheit« problematisiert. So fordern etwa Rechtsgelehrte aus diversen arabischen Ländern, dass sowohl die den Tod diagnostizierenden als auch die transplantierenden Ärzte Muslime sein müssen. Die meisten Befürworter belegen die Zustimmung durch einen Halbsatz aus der fünften Sure des Koran, wonach jemandem, der einen Menschen rettet, dies angerechnet werden solle, als »habe er die ganze Welt gerettet.«

Grundsätzlich sieht der Buddhismus die Organspende als Akt des Mitgefühls, des Gebens und der Solidarität, der damit auch zur Erlangung des Nirwana beitragen könne. Dies wird durch die Überzeugung bekräftigt, dass der Mensch sich grundsätzlich weder mit seinem Körper identifizieren noch sich an ihn klammern sollte. Allerdings erschwert die fehlende Eindeutigkeit des Todeszeitpunkts die Umsetzung der edlen Grundhaltung.

In den Hindu-Religionen finden sich keine religiösen Bestimmungen, welche Organspende bzw. Transplantation verbieten würden. Generell wird dies als individuelle Entscheidung angesehen, die auf der Tradition beruht, Leidenden zu helfen. Im Spannungsfeld dazu steht die Überzeugung, dass der Leichnam letztlich unversehrt bleiben müsse, was jeder Explantation widerspräche. Ein weiterer religiöser Vorbehalt besteht in der Überlegung, dass durch eine Transplantation eventuell Teile des Selbst (»ātman«) des Spenders, bzw. auch Elemente seines »karman« übertragen werden könnten.

Im Sikhismus wird die Organtransplantation als Ehre betrachtet, während sie im Schintoismus als »Schändung des Leichnams« abgelehnt wird. Denn die Integrität und Reinheit des Körpers besitzt übergeordnete Bedeutung, die über den Tod hinaus zu wahren sei, da nur der unversehrte Leichnam die Wiedergeburt der Seele ermögliche. Sollten Angehörige dennoch zustimmen, würde dies eine Missachtung des Verstorbenen bedeuten, der in der Folge zum »Unglücksbringer« für die eigene Familie werden könne. Ähnlich argumentiert der Konfuzianismus, da der Leichnam »als Ganzes«, also unversehrt in der Verbrennung dem Himmel übergeben werden soll. Allerdings kennt der Konfuzianismus die Ausnahme, dass jenen Menschen, die ein Verbrechen begangen haben, das auch durch den Tod nicht gesühnt werden kann, Organe entnommen werden dürfen.

> **Organtransplantation**
>
> Im Christentum als Akt der Nächstenliebe und Solidarität angesehen. Im Judentum mangels Anerkennung der Hirntodkriterien kaum vorstellbar; im Islam besitzt die körperliche Unversehrtheit besondere Bedeutung, Transplantationen daher nur teilweise – und nur zur Lebensrettung! – befürwortet. Im Buddhismus wäre Organspende als Akt des Mitgefühls akzeptabel, wird aber durch fehlende Eindeutigkeit des Todeszeitpunkts erschwert.

17.11 Conclusio

Der Begriff des Alters ist gegenwärtig neben dem lebensgeschichtlich beeinflussten Selbstbild des Menschen insbesondere durch eine Vielzahl von gesellschaftlichen Werthaltungen und seiner Bedeutung für die persönliche Selbstbestimmung geprägt. Allen drei Bereichsfeldern gemeinsam ist das Fundament der individuellen und gesellschaftlich vertretenen Werte und Normen, die wiederum eine Kulturgebundenheit besitzen.

Daraus lässt sich ableiten, dass die Individualität des Menschen – gleich welchen Alters – eine zentrale Referenzgröße für alle Belange darstellt. Dies ist besonders dann von Bedeutung, wenn etwa medizinisch bedingte Krisen die Lebensendlichkeit deutlicher zu Tage treten lassen oder der Mensch in seine Sterbephase eintritt. Diese Individualität lässt sich zumindest größtenteils in einer wertreflektierenden Lebensqualitätsbeschreibung aufzeigen, welche – fußend auf der bedingten Gesundheit – notwendigerweise streng intraindividuell erfolgt. Dabei darf diese Lebensqualität nicht als hermetisch abgeschlossener Begriff angesehen werden, sondern muss nach Karnofsky in vier Dimensionen differenziert werden. Dabei ist die spirituelle Dimension, die gerade in diesen Lebensphasen die Sinnfrage des Menschen besonders herausfordert, für alle Kulturen von besonderer Bedeutung.

Da das Sterben des Menschen einen Abschnitt seines Lebens darstellt, steht auch dieser unter dem Anspruch der Lebensqualität, in dem kulturelle und religiöse Einflüsse und Werthaltungen besonders wahrnehmbar sein können.

Die Individualität des Menschen, seine bedingte Gesundheit und auch seine Lebensqualität sollten vom therapeutischen Team selbst bei unterschiedlichsten kulturellen Werthorizonten beschützt und gewährleistet werden. Dies entspricht einem neuen und herausfordernden Aspekt der Fürsorge. Dazu braucht es neben einer grundsätzlichen Sensibilität für Werthaltungen und einer gewissen Kenntnis kultureller Einflüsse die Fähigkeit zur »Kohärenz durch Integration«. Sie beschreibt die Bemühungen, unterschiedliche kulturelle Werthaltungen in den therapeutischen Prozess heilsam zu integrieren, ohne medizinische Notwendigkeiten zu relativieren oder auf positionsbedingte Machtausübungen zurückzugreifen. Auf diese Weise kann der therapeutische Dienst und das medizinische Handeln ebenso unabhängig von Alter, Kultur und Religion wie von der je vorliegenden Lebensphase und einer aufleuchtenden Lebensendlichkeit im Sinne der bedingten Gesundheit wahrhaft zu einem heilsamen Dienst werden.

Literatur

Aigner M (2012) Schmerz im interkulturellen Kontext, in: Peintinger M (Hrsg.) 2012: Interkulturell kompetent. Ein Handbuch für Ärztinnen und Ärzte, Wien: Fakultas, 159-172

Auernheimer G. (Hrsg.) (2002), Interkulturelle Kompetenz und Professionalität. Interkulturelle Studien Bd.13., Opladen

Chabot B, Walther Chr (2017) Ausweg am Lebensende: Selbstbestimmtes Sterben durch freiwilligen Verzicht auf Essen und Trinken, Reinhardt, München, 5. aktualisierte Auflage

Geiger I (1998) Altern in der Fremde- zukunftsweisende Herausforderungen in Forschung und Versorgung. In David M, Borde, T., Kentenich, H (Hrsg.), Migration und Gesundheit. Zustandsbeschreibung und Zukunftsmodelle. Mabuse-Verlag, Frankfurt a. Main, 167-184

Hassaballah AM (1996) Minisymposium. Definition of death, organ donation and interruption of treatment of Islam. In: Nephrology Dialysis Transplantation. 11, Nr. 6, Juni 1996, S. 964-965.

Havighurst RJ (1968), Ansichten über ein erfolgreiches Altern. In: Lehr, Ursula; Thomae, Hans (Hrsg..): Altern – Probleme und Tatsachen. Akademische Verlagsgesellschaft, Frankfurt am Main. (S. 567-572)

Heller B (2012) Sterbekulturen. Die Bedeutung unterschiedlicher kultureller und religiöser Auffassungen für die palliative Betreuung und das Palliativ-Management in den Allgemeinordinationen, in: Peintinger M (Hrsg.) 2012: Interkulturell kompetent. Ein Handbuch für Ärztinnen und Ärzte, Wien: Fakultas,303-315

Hofstätter E (2012), Hindu-Religionen und Sikhismus und deren Auswirkungen auf die Betreuung kranker Menschen in der Primärversorgung, in: Peintinger M (Hrsg.) 2012: Interkulturell kompetent. Ein Handbuch für Ärztinnen und Ärzte, Wien: Fakultas,397-406

Ilkilic I (2006) Wann endet das menschliche Leben? Das muslimische Todesverständnis und seine medizinethischen Implikationen. In: Körtner, Ulrich H.J. u. a.(Hrsg.), Lebensanfang und Lebensende in den Weltreligionen. Neukirchener, Neukirchen-Vluyn, 165-182.

Karnofsky DA, Burchenal JH (1949) The Clinical Evaluation of Chemotherapeutic Agents in Cancer. In: MacLeod CM (Ed), *Evaluation of Chemotherapeutic Agents.* Columbia Univ Press, 1949:196.

Kropiunigg U (2012), Medizin, Integration und Kohärenz im interkulturellen Kontext. In Peintinger M (Hrsg.) (2012), Interkulturell kompetent. Ein Handbuch für Ärztinnen und Ärzte, Wien: Fakultas, 39-62

Kruse A (2009), Altersbilder in anderen Kulturen. Studie des Instituts für Gerontologie der Universität Heidelberg im Auftrag der Robert Bosch Stiftung und des Bundesministeriums für Familie, Senioren, Frauen und Jugend, Stuttgart: Robert Bosch Stiftung GmbH

Kutalek R(2012), Kulturelle Aspekte von Gesundheit und Krankheit: medizinanthropologische Ansätze, in: Peintinger M (Hrsg.) 2012: Interkulturell kompetent. Ein Handbuch für Ärztinnen und Ärzte, Wien: Fakultas, 23-38

Lux Th (2003) Viele Namen für die selbe Sache? Ethnomedizin, Medizinethnologie und Medical Anthropology. In Thomas Lux (Hrsg.) Kulturelle Dimensionen der Medizin-Ethnomedizin-Medizinethnologie-Medical Anthropology, Reimer, Berlin: 10-30

Maio G (Hrsg.) (2011), Altwerden ohne alt zu sein? Ethische Grenzen der Anti-Aging-Medizin, Verlag Karl Alber Freiburg/München

Peintinger M (2008), Ethische Grundfragen in der Medizin, Wien: Fakultas

Peintinger M (Hrsg.) (2012), Interkulturell kompetent. Ein Handbuch für Ärztinnen und Ärzte, Wien: Fakultas

Peintinger M (2013) Interkulturelle Kommunikation in der Medizin in Imago Hominis, Band 20, Heft 44 S-277-288

Peintinger M (2017) Ist das Gute gleich für alle? Kulturelle Aspekte, WMW Skriptum Band 14/Heft 10, Springer, 3-4

Plasser F (2012), Krankheit, Tod und Trauer im Judentum-Kulturelle Aspekte für die palliative Betreuung, in: Peintinger M (Hrsg.) 2012: Interkulturell kompetent. Ein Handbuch für Ärztinnen und Ärzte, Wien: Fakultas, 415-429

Prinz A, Hoffmann K, Wilhelm-Mitteräcker A, Kutalek R, Maier M (2012), Der alte Mensch im unterschiedlichen kulturellen Kontext. In: Peintinger M (Hrsg.) (2012), Interkulturell kompetent. Ein Handbuch für Ärztinnen und Ärzte, Wien: Fakultas,253-262

Schäffer K (2017), Vom Koma zum Hirntod: Pflege und Begleitung auf der Intensivstation, Kohlhammer

Schopenhauer A (1912) Die Welt als Wille und Vorstellung, Band 2, München, G. Müller

Siegrist J (1995) Medizinische Soziologie. München, Urban und Schwarzenberg

Stukenberg M (1995) Die Sikhs. Religion, Geschichte, Politik, München, Beck.

Weil S (1981), Schwerkraft und Gnade, München 1981, S. 13

Weißgrab G (2012), Buddhistische Patienten, in: Peintinger M (Hrsg.) 2012: Interkulturell kompetent. Ein Handbuch für Ärztinnen und Ärzte, Wien: Fakultas, 389-396

Wimmer-Puchinger B, Wolf, H, Gesellschaftliche und familiäre Spannungsfelder im Kontext von Migration: Relevanz für Gesundheit und Krankheit. In: Peintinger M (Hrsg.) (2012), Interkulturell kompetent. Ein Handbuch für Ärztinnen und Ärzte, Wien: Fakultas, 285-302

Zentralrat der Muslime in Deutschland e.V. (1997). Organverpflanzung und Hirntod, http://zentralrat.de/14606_print.php, abgerufen 8.12.2017

18 Moral Distress in der Arbeit mit geriatrischen Patienten

Olivia Kada

18.1 Einleitung

Der Begriff »Moral Distress« bezeichnet Stressreaktionen im Kontext moralischer Situationen und stellt somit eine spezifische Form der Belastung in Berufen mit starker ethischer Dimension, insbesondere Gesundheitsberufen, dar (McCarthy und Gastmans 2015). Das Konzept wurde von Andrew Jameton geprägt (1984 zit. n. Jameton 2013) und bezog sich zunächst auf die Pflege. Jameton wurde dabei insbesondere durch die Schilderungen seiner Studierenden auf das Phänomen aufmerksam. Diese Schilderungen, zumeist bezogen auf das Thema Übertherapie am Lebensende, machten deutlich, dass Pflegepersonen starke Stressreaktionen erleben, wenn sie aufgrund äußerer Barrieren und hierarchischer Strukturen daran gehindert werden, das ihrer Ansicht nach moralisch Richtige zu tun (Jameton 2013). Das Phänomen »Moral Distress« ist jedoch keineswegs auf diese Berufsgruppe beschränkt. So wurde das Konzept mittlerweile auch auf andere Professionen mit starker ethischer Dimension angewendet, wie etwa Medizin, Psychologie, Pharmazie und viele mehr; seit der Prägung des Konzeptes hat das wissenschaftliche Interesse an Moral Distress deutlich zugenommen mit einem deutlichen Anstieg an wissenschaftlichen Veröffentlichungen nach 2011 (Lamiani et al. 2017), wobei das Interesse gemessen an der Anzahl an Publikationen bis heute fortbesteht (Jameton 2017). So war im Jahr 2017 die gesamte Ausgabe 19(6) des AMA Journal of Ethics dem Thema »Moral Distress« gewidmet.

18.2 Zur Definition von Moral Distress

Moral Distress bezeichnet in der klassischen Definition von Jameton die Stressreaktion, die entsteht, wenn eine Pflegekraft durch äußere Restriktionen am moralisch richtigen Handeln gehindert wird. Dieser Definition zufolge gibt es daher a) eine moralisch richtige Handlungsweise, die von der Pflegekraft identifiziert wird (moralisches Urteil), und b) eine äußere Barriere (»constraint«), die das moralisch richtige Handeln verhindert (Morley et al. 2017). In diesem klassischen Verständnis ist Moral Distress ein eindeutig negatives Phänomen, welches die Verletzung der moralischen Integrität einer Person ausdrückt (Epstein und Hamric 2009; einige Autoren diskutieren auch positive Effekte, z. B. Lützén und Kvist 2012). Fourie (2016) sieht in der engen Definition von Moral Distress eine spezifische Form von Moral Distress, für die sie die Bezeichnung »Constraint-Distress« vorschlägt. Diese sei aufgrund der hierarchischen Strukturen im Gesundheitswesen eine Form von Moral Distress, die insbesondere Pflegekräfte betrifft und somit große Relevanz für die Pflegethik besitzt (Fourie 2017).

> In der engen Definition bezeichnet Moral Distress die Stressreaktion, die eintritt, wenn eine Pflegeperson die moralisch richtige Handlungsweise erkennt, durch Barrieren oder Hindernisse aber nicht gemäß ihrem moralischen Urteil handeln kann (vgl. Fourie 2017; Morley et al. 2017).

Während einige Autoren daher bewusst an der klassischen Definition festhalten, haben andere Autoren Modifikationen und Erweiterung vorgeschlagen (vgl. hierzu die Übersichtsarbeiten von Morley et al. 2017 sowie McCarthy und Gastmans 2015). So wurden zunächst neben externen Restriktion auch interne Restriktionen wie etwa das Gefühl von Machtlosigkeit oder Selbstzweifel ergänzt (Epstein und Hamric 2009). Außerdem wurde das Konzept auf weitere Berufsgruppen ausgedehnt (Jameton 2013). Einige Autoren plädieren außerdem dafür, unter Moral Distress auch Stressreaktionen infolge moralischer Unsicherheit und moralischer Dilemmata zu inkludieren (Übersicht bei Morley et al. 2017). Laut Fourie (2016) existieren neben dem »Constraint-Distress« weitere Stressreaktionen im Zusammenhang mit moralischen Situationen, die nicht durch Beschränkungen des moralischen Handelns ausgelöst werden, sondern beispielsweise durch moralische Konflikte, moralische Unsicherheit oder moralische Dilemmata, aber ebenfalls unter Moral Distress zu subsummieren sind; hierfür schlägt sie die Bezeichnung »Uncertainty-Distress« vor (Fourie 2017). Auch Kälvemark et al. (2004) plädieren aufgrund empirischer Befunde für eine breitere Definition von Moral Distress als Stressreaktion infolge der wahrgenommenen Unfähigkeit, in moralischen Situationen die Interessen und Werte aller Beteiligten zu berücksichtigen. Anders als in der klassischen Konzeption werden hier also auch Situationen als Auslöser von Moral Distress integriert, in denen es keine eindeutig moralisch richtige Handlungsweise gibt (Morley et al. 2017).

> Verfechter einer breiten Definition plädieren dafür, auch Stressreaktionen infolge moralischer Unsicherheit, moralischer Dilemmata und moralischer Konflikte unter »Moral Distress« zu subsummieren (Fourie 2017; Morley et al. 2017).

Unabhängig davon, ob nun einer engen oder breiten Definition gefolgt wird, so ist die kognitiv-emotionale, körperliche und behaviorale Stressreaktion Kernbestandteil der Definition von Moral Distress. Das Erleben von Stress ist aber nicht automatisch Moral Distress, wesentlich ist die moralische Komponente (de Veer et al. 2013; Epstein und Hamric 2009).

Mit Morley et al. (2017) kann man daher drei konstituierende Merkmale von Moral Distress festhalten:

- Der Akteur (z. B. die Pflegekraft, der Arzt/die Ärztin) erlebt eine moralische Situation.
- Der Akteur erlebt eine Stressreaktion in dieser Situation.
- Die Stressreaktion ist auf die moralische Dimension der Situation zurückzuführen.

18.3 Theoretische Einbettung und Forschungsstand

Das Phänomen »Moral Distress« verbindet zwei Perspektiven miteinander, zum einen die moralische bzw. ethische Perspektive und zum anderen die Stressperspektive (Kälvemark et al. 2004), denn es wird die moralische Dimension des beruflichen Handelns als Stressor betrachtet und Moral Distress bezeichnet dabei die ausgelöste Stressreaktion. Analog zur psychologischen Stressforschung ist die Bedeutung von Prozessen der Bewertung und Bewältigung bei der Entstehung von Moral Distress zu betonen (vgl. dazu Lützén und Kvist 2012; siehe auch das Rahmenmodell von Rushton et al. 2013). Das bedeutet, dass die Grundvoraussetzung für das Erleben von Moral Distress zunächst darin liegt, dass der Akteur (z. B. die Pflegekraft oder der Arzt) eine Situation als moralisches bzw. ethisches Problem erkennt und auch seine diesbezügliche (Mit-)Verantwortung sieht (Wilkinson, 1989, zit. nach Mareš 2016). Diese Fähigkeit wird als moralische Sensibilität (»moral sensitivity«) bezeichnet (Lützén, Kvist 2012; Rushton et al. 2013).

Corley (2002) unterbreitet ein Modell, in welchem Moral Distress in Zusammenhang mit anderen moralischen Konzepten gebracht wird, die in einem dynamischen Zusammenspiel zu Moral Distress führen können (eine detaillierte Darstellung würde hier zu weit führen). Im Wesentlichen wird davon ausgegangen, dass, wenn eine Pflegekraft ein moralisches Problem erkennt und entsprechend handelt, schließlich ein Gefühl der Erleichterung (»moral comfort«) erreicht werden kann. Wird jedoch keine moralische Handlung angesichts des identifizierten moralischen Problems gesetzt, kommt es zu Moral Distress und dies wiederrum hat negative Konsequenzen für den Patienten, die Pflegekraft selbst und die Organisation (Corley 2002; siehe auch Burston und Tuckett 2013).

> Moral Distress hat negative Folgen für die Pflegekraft, den Patienten und die Organisation (Corley 2002): Die Pflegekraft leidet, was letztlich zu Resignation, Burnout und Berufsausstieg führen kann; sie zieht sich vom Patienten zurück, was wiederum zu Unbehagen und Leiden aufseiten des Patienten führen kann. Für die Organisation zeigen sich die Auswirkungen in Form von reduzierter Patientenzufriedenheit, reduzierter Pflegequalität und hoher Personalfluktuation.

Das Moral Cresendo-Modell von Epstein und Hamric (2009) verdeutlicht, wie sich wiederholte Episoden von Moral Distress schließlich aufschaukeln und zu Konsequenzen wie Burnout oder Berufsausstieg führen können. Das vorläufige Modell beschreibt den Zusammenhang zwischen »Moral Distress«, womit die akute Stressreaktion während einer moralischen Situation gemeint ist, und »Moral Residue«, also dem reaktiven Stress nach Abschluss der Situation; die Autoren greifen dabei die Unterscheidung in akuten und reaktiven moralischen Stress auf, die bereits auf Jameton (1993) zurückgeht. Grundannahme des Modells ist, dass Moral Distress im Verlauf der moralisch belastenden Situation ansteigt, nach Abschluss der Situation dann endet (Epstein und Hamric 2009). Jedoch bleibt ein Rest an negativen Gefühlen zurück, der eine neue Ausgangsbasis für Moral Distress in einer nächsten Situation bildet, sodass es bei erneuten vergleichbaren Situationen zu immer stärkeren Reaktionen kommt. Bleiben also die externen Barrieren (z. B. eingeschränkte interdisziplinäre Kooperation) unverändert, sodass es wiederholt zu Moral Distress kommt, baut sich Moral Residue zunehmend auf, was wiederum das Erleben von Moral Distress intensiviert (Epstein und Hamric 2009).

In einigen Übersichtsarbeiten (Lamiani et al. 2017; McCarty und Gastmans 2015; Oh und Gastmans 2015) wurden die Befunde zu Ursachen und Konsequenzen von Moral Distress zusammengefasst. Auf Ebene des Arbeitsumfeldes sind insbesondere ein schlechtes ethisches Klima, geringe Zusammenarbeit und Unterstützung im Kollegenkreis und mangelnder Austausch über ethische Fragestellungen mit moralischem Stress assoziiert (Lamiani et al. 2017). Die wenigen Befunde zum Zusammenhang von Merkmalen der Person und Moral Distress deuten darauf hin, dass ein geringes Ausmaß an Empowerment und Autonomie positiv mit moralischem Stress korreliert (Lamiani et al. 2017). Befunde zum Zusammenhang sozidemografischer Variablen wie Alter oder Berufserfahrung mit Moral Distress sind uneinheitlich (de Veer et al. 2013; Oh und Gastmans 2015).

In mehreren qualitativen Studien zeigte sich, dass sich moralischer Stress in Form von negativen Emotionen wie Ärger, Frust oder Schuld und körperlichen Stressreaktionen (Corley 2002; Lamiani et al. 2017; Pijl-Zieber et al. 2018) niederschlägt und mit reduzierter Arbeitszufriedenheit, Burnout und der Absicht des Berufsausstiegs einhergeht (Corley 2002; Lamiani et al. 2017; Oh und Gastmans 2015). Es gibt Hinweise darauf, dass moralischer Stress einen Rückzug vom Patienten zur Folge hat (McCarty und Gastmans 2015).

Auch wenn viele Befunde durchaus die theoretisch postulierten Beziehungen widerspiegeln, so ist doch kritisch anzumerken, dass der Großteil der Studien deskriptiver oder querschnittlich-korrelativer Natur ist, sodass wenig über Kausalbeziehungen bekannt ist (de Veer 2013; Lamiani et al. 2017; Mareš 2016).

18.4 Moral Distress im Kontext Geriatrie

Der Umgang mit Tod und Sterben stellt eine ethisch besonders herausfordernde Situation für im Gesundheitswesen Tätige dar. *Medizinisch nutzlose Therapien* (»futile therapies«) und Patientenleid wurden wiederholt als Quellen von moralischem Stress identifiziert (Corley 2002; Oh und Gastmans 2015). Pflegekräfte erleben das Leid von Patienten aufgrund des ihrer Rolle inhärenten Naheverhältnisses besonders deutlich und haben daher oftmals einen anderen Blickwinkel im Vergleich zur Ärzteschaft (Wöhlke und Wiesemann 2016). Das Zitat einer Pflegekraft im Kontext einer Befragung zu medizinisch nutzlosen Therapien am Lebensende bringt dies zum Ausdruck: »Ich … habe immer wieder die Erfahrung gemacht, dass Pflegefachfrauen eine andere Auffassung haben als die Ärzte. Eine Pflegende spürt schneller, wenn es zu Ende geht. Sie ist dabei *(zeitlich mehr beim Patienten)* und spürt, wenn etwas nicht mehr in Ordnung ist« (Albisser Schleger 2008, S. 71). Aber auch Ärzte sind von Moral Distress betroffen, wenngleich in etwas geringerem Ausmaß. Pflegepersonen und Ärzte unterschiedlicher Abteilungen berichteten von Moral Distress vor allem im Zusammenhang mit dem Fortsetzen lebensverlängernder Maßnahmen auf Wunsch der Angehörigen, und wenn sie das Gefühl hatten, dass durch die Maßnahmen eher das Sterben verlängert wird (Austin et al. 2017).

> Moral Distress tritt häufig im Zusammenhang mit Therapieentscheidungen am Lebensende auf.

Bislang wurde Moral Distress insbesondere im Notfall- und Intensivbereich untersucht, während der Kontext Geriatrie, insbesondere im deutschsprachigen Raum, noch wenig beforscht ist (Lamiani et al. 2017; Oh und Gastmans 2015; Wöhlke und Wiesemann 2016). Die Konfrontation mit medizinisch nutzlosen Therapien stellt eine Belastung für Pflegekräfte und Ärzte in der Akut- und Langzeitgeriatrie dar (Albisser Schleger et al. 2008). In einer qualitativen Studie mit Pflegekräften und Ärzten einer geriatrischen Abteilung berichtete die Hälfte der Befragten von Moral Distress (Kreuzer et al. 2018): Während die befragten Ärzte insbesondere Versagensängste im Zusammenhang mit dem Versterben von Patienten thematisierten, beschrieben Pflegekräfte moralischen Stress infolge von Ressourcenmangel, wie folgendes Zitat einer Pflegeperson verdeutlicht: »Ich habe in einem Nachtdienst zwei Exitus gehabt. Wo du dann in einem ziemlichen Zwiespalt drinnen bist. Weil auf der einen Seite, (du) den Nachtdienst damals alleine gehabt hast, also ohne Pflegehelfer. Und ich habe 15 andere Leute zu versorgen gehabt und dazwischen waren die zwei sterbenden Patienten zu betreuen. Dass da eben die Qualität nicht da ist oder für dich selber ein befriedigendes Gefühl, das ist natürlich auch klar, das bleibt auch hängen im Kopf«.

Pflegekräfte aus der Langzeitpflege und Akutgeriatrie, gaben an, Moral Distress am häufigsten und stärksten in folgenden drei Situationen zu erleben (Piers et al. 2012):

- Fortsetzen lebenserhaltender Maßnahmen auf Wunsch der Angehörigen und nicht im besten Interesse des alten Menschen
- Ausführen ärztlicher Anordnungen über eine aus Sicht der Pflegekraft unnötige Untersuchung oder Behandlung bei terminal erkrankten alten Menschen
- Zusammenarbeit mit nicht ausreichend kompetenten Pflegepersonen

Gemäß den Befunden von Piers et al. (2012) ist Moral Distress bei Pflegekräften im akuten Setting höher ausgeprägt, während eine Studie aus den Niederlanden wiederum für eine höhere Ausprägung von Moral Distress im Kontext Pflegeheim spricht (de Veer et al. 2013). Studierende der Medizin erleben im Setting Geriatrie im Vergleich zu anderen Bereichen häufiger Moral Distress (Camp et al. 2018).

18.5 Moral Distress im Kontext Pflegeheim

Pflegekräfte erleben die Langzeitpflege als den »vergessenen« Sektor des Gesundheitssystems, dem oft geringe Wertschätzung entgegengebracht wird (Spenceley et al. 2017). Preshaw et al. (2016) konstatieren einen Mangel an Studien zu ethischen Herausforderungen im Setting Pflegeheim. Ethisch herausfordernde Situationen im Pflegeheim resultieren insbesondere aus widersprüchlichen ethischen Prinzipien, dem oftmals zu geringen Ausmaß der Einbeziehung von Bewohnern und Pflegepersonen in Therapieentscheidungen wie auch der Ressourcenknappheit (Wissen und Ausbildung, Zeit, ärztliche Präsenz und Finanzen) sowie Schwierigkeiten, vor diesem Hintergrund die Würde und Integrität der Bewohner zu schützen (Preshaw et al. 2016). Die Beziehung zwischen der Pflegeperson und dem alten Menschen ist in der Langzeitpflege besonders eng und besteht über Monate oder gar Jahre. Anweisungen von Ärzten, die nur fragmentarisch präsent sind oder von Angehörigen, die nicht in die tägliche Pflege involviert sind, stehen oftmals im Widerspruch zu dem, was aus Sicht der Pflege das Beste für den Bewohner bzw. Patienten ist;

Moral Distress kann die Folge sein (Spenceley et al. 2017). »Gutes« Sterben bedeutet für Pflegepersonen die Umsetzung der Wünsche der Bewohner; dennoch werden diese aus Angst vor Fehlern oder wegen abweichender Wertvorstellung bei Ärzten, Angehörigen oder Krankenhauspersonal nicht immer umgesetzt (Young et al. 2017). Pflegepersonen berichten von Machtlosigkeit angesichts medizinisch nutzloser, Leid verursachender Interventionen und unnötiger Krankenhaustransporte am Lebensende, sodass Young et al. (2017) vorschlagen, Moral Distress im Kontext Pflegeheim wie folgt zu definieren:

> »Moral distress in nursing home staff is characterised by the powerlessness that staff experience when there is dissonance between their ›good dying‹ values, and those of relatives, GPs [general practitioners] and colleagues. This can contribute to staff being unable to influence end of life decisions made on behalf of their residents, during the complex living and dying trajectory their residents experience.« (Young et al. 2017, S. 858–859)

Krankenhaustransporte stellen eine erhebliche Belastung für Pflegeheimbewohner dar und sollten gut überlegt erfolgen (Kada 2017); Pflegepersonen spielen bei Transportentscheidungen aufgrund ihrer Nähe zum Bewohner eine zentrale Rolle. Diese große Verantwortung gepaart mit Ressourcenmangel (Preshaw et al. 2016) und der Rolle, die Interessen des Bewohners zu vertreten, sowie der Angst vor Fehlentscheidungen kann als Nährboden für Moral Distress erachtet werden (vgl. Young et al. 2017). Ausgehend von einer breiten Definition von Moral Distress untersuchte Kada (2017) den Effekt unterschiedlicher moralischer Erwägungen auf die Wahrscheinlichkeit einer Entscheidung für einen Krankenhaustransport sowie auf die Stressbelastung der Pflegeperson.

Krankenhaustransportentscheidungen und Moral Distress (Kada 2017)

Pflegekräften wurde die Vignette einer Bewohnerin mit Demenz vorgelegt, bei der unklar ist, ob ein Krankenhaustransport erforderlich ist oder nicht. Die vier experimentellen Bedingungen unterschieden sich dadurch, dass entweder Gedanken an die Gefahren eines Krankenhausaufenthalts für die Lebensqualität der Bewohnerin evoziert wurden, oder die rechtlichen Konsequenzen einer Fehlentscheidung betont wurden, oder beides gleichzeitig (Interaktion) oder nichts davon (neutral). Die Wahrscheinlichkeit, dass sich die Pflegeperson für einen Krankenhaustransport entschied, war in der Lebensqualitätsbedingung tendenziell geringer, die aktuelle Beanspruchung war in allen vier Bedingungen ähnlich stark ausgeprägt. Wenn die eigene rechtliche Sicherheit gegenüber der Lebensqualität der Bewohnerin abzuwägen war (Interaktion), zeigte sich eine positive Korrelation zwischen der Entscheidung für einen Krankenhaustransport und der aktuellen Beanspruchung der Pflegeperson.

Die Folgen von Moral Distress verdeutlicht eine Studie mit Pflegekräften aus der stationären Altenpflege.

Moral Distress in der Pflege von Menschen mit Demenz (Pijl-Zieber et al. 2018)

Pflegekräfte aus der stationären Altenpflege erlebten Moral Distress in der Pflege von Menschen mit Demenz am häufigsten und zugleich stärksten, wenn Personalknappheit zur reduzierter Pflegequalität führte, die Pflege unter Zeitdruck erfolgen musste und eine geringe

Lebensqualität bei den Bewohnern wahrgenommen wurde, insbesondere wegen eines Mangels an Aktivitäten. Die Befragten berichteten von Stressreaktionen auf körperlicher Ebene (körperliche Erschöpfung), kognitiv-emotionaler Ebene (Frustration, emotionale Erschöpfung, Gefühl von Machtlosigkeit) und behavioraler Ebene (ungesundes Verhalten). Es zeigten sich Zusammenhänge von Moral Distress mit verringerter Arbeitszufriedenheit und der Absicht des Berufsausstiegs.

Auch wenn das Phänomen »Moral Distress« im Kontext Geriatrie und Pflegeheim noch wenig erforscht ist, so sprechen die bisherigen Befunde durchaus dafür, dass Interventionen zur Prävention erforderlich sind, um negative Konsequenzen für Bewohner und Pflegepersonen zu vermeiden. Inwiefern Hausärzte moralischen Stress in der Versorgung von Pflegeheimbewohnern erleben, und wie sich dies auf ihr berufliches Handeln niederschlägt, wurde bislang nicht untersucht.

18.6 Ein Blick auf die Interventionsebene

Bedenkt man die gravierenden Folgen von Moral Distress für die Betroffenen, die Patienten bzw. Bewohner und die Organisation, so erscheint es überraschend, dass bislang nur wenige überprüfte Interventionen zur Prävention und Bewältigung von Moral Distress vorliegen. Jedoch gibt es eine Reihe von Empfehlungen für Maßnahmen auf Individuums- und Verhältnisebene. Die Stärkung der Bewältigungsfähigkeit, etwa durch Förderung der moralischen Resilienz (Lachman 2016), zählt zu den empfohlenen Maßnahmen auf Individuumsebene (Burston und Tuckett 2013; Lamiani et al. 2017; Oh und Gastmans 2015). Pflegekräften wird ein proaktiver Umgang mit Moral Distress empfohlen (Jameton 2013).

Außerdem müssen Rahmenbedingungen geschaffen werden, die einen adäquaten Umgang mit ethischen Problem ermöglichen. Gerade im Kontext Pflegeheim sind es mangelnde Ressourcen, wie etwa die zu geringe ärztliche Präsenz im Heim und Personalmangel, die eine optimale Versorgung der Bewohner erschweren, beispielsweise belastende Krankenhaustransporte für die Bewohner zur Folge haben und die Entstehung von Moral Distress beim Pflegepersonal begünstigen (Kada 2017; Young et al. 2017; Preshaw et al. 2016). Gibt es also eine eindeutig richtige moralische Handlungsweise, die aufgrund von Restriktionen nicht umgesetzt werden kann (»Constraint-Distress«; Fourie 2017), dann kann Moral Distress als angemessene Reaktion auf Defizite in der Versorgung gewertet werden und impliziert ein Ansetzen direkt an jenen Bedingungen, die Pflegekräfte und Ärzte am moralischen Handeln hindern (Fourie 2016). Nicht immer kann jedoch eine eindeutige moralisch richtige Handlungsweise identifiziert werden (moralische Unsicherheit, Dilemmata, Konflikte; »Uncertainty-Distress«, Fourie 2017), sodass nicht in jedem Falle eine Auflösung von Moral Distress möglich ist (Kälvemark et al. 2004). Ethische Herausforderungen werden also immer integraler Bestandteil des klinischen Alltags sein, sodass Ethikkonsultationen und der gemeinsamen Entscheidungsfindung im interdisziplinären Team eine zentrale Rolle bei der Prävention bzw. Bewältigung von Moral Distress zukommen (Albisser Schleger et al. 2008;

Austin 2017; Tanner et al. 2014; siehe auch Rosenthal und Clay 2017 für einen Überblick über Best Practice Beispiele). Die Wünsche des Patienten bzw. Bewohners müssen dabei stets im Zentrum stehen (Young et al. 2017).

Für den Kontext Geriatrie wurden bereits erste Maßnahmen entwickelt und erprobt. In der Schweiz wurde die Leitlinie METAP (Modul, Ethik, Therapieentscheide, Allokation, Prozess) zur Förderung der interprofessionellen ethischen Entscheidungsfindung entwickelt (Tanner et al. 2014). Die Erfahrungen von Pflegepersonen und Ärzteschaft mit der Umsetzung der Leitlinie in intensivmedizinischen und geriatrischen Abteilungen waren mehrheitlich positiv. So wurde berichtet, dass die berufsgruppenübergreifende Zusammenarbeit und die Therapieplanung bei komplexen Fällen optimiert wurden und Moral Distress reduziert wurde (Tanner et al. 2014).

Einen vielversprechenden Ansatz zum niederschwelligen Austausch über moralische Fragen in Alten- und Pflegeheimen, zu dem auch erste empirische Daten vorliegen, stellt das Ethik-Café dar (Maier und Kälin 2016).

> **Ethik-Cafès in der Langzeitpflege (Maier und Kälin 2016)**
>
> In zwei Züricher Pflegeheimen wurden von 2012 bis 2013 sieben spezifisch für den Kontext Pflegeheim adaptierte Ethik-Cafès durchgeführt, an denen insgesamt 128 Mitarbeitende teilnahmen, knapp die Hälfte davon waren Pflegepersonen (ob und wie viele Ärzte involviert waren, wird nicht berichtet). Ein Treffen dauerte rund 90 Minuten und diente dazu, dass sich die Mitarbeitenden unter Anleitung eines externen Moderators zu moralischen Fragen in der Arbeit mit pflegebedürftigen alten Menschen austauschen und gemeinsam Lösungswege erarbeiten und diskutieren. Die Teilnehmenden berichteten von zahlreichen positiven Effekten. Beispielsweise fühlte sich die Mehrheit der Teilnehmer durch die Maßnahme besser auf das Verstehen und Analysieren komplexer oder herausfordernder Situationen mit Bewohnern und Angehörigen vorbereitet, sowie darauf, sich ethisch korrekt zu verhalten oder ethische Probleme zu erkennen. Mehr als die Hälfte berichtete von positiven Auswirkungen auf das eigene Wohlbefinden bzw. von reduziertem Stresserleben in moralisch schwierigen Situationen.

Wöhlke und Wiesemann (2016) schlagen Advace Care Planning (ACP) als Ansatz vor, um moralischen Konflikten in der Pflege am Lebensende und daraus resultierendem Moral Distress vorzubeugen (vgl. auch Preshaw et al. 2016). Hierbei werden systematisch unter Einbeziehung der Bewohner, der Angehörigen, der Pflege und der Ärzte die Behandlungswünsche des Bewohners eruiert und Fragen der Versorgung am Lebensende geklärt. Wöhlke und Wiesemann (2016) sehen in der Implementierung solcher Abläufe in Pflegeheimen großes Potenzial, moralischen Stress zu erkennen und zu reduzieren, zumal Raum geschaffen wird für die Diskussion moralischer Konflikte bei der Versorgung am Lebensende und die gemeinsame Erarbeitung von Lösungen orientiert an den Wünschen der Bewohner.

Es liegen durchaus vielversprechende Ansätze zur Prävention von Moral Distress vor, jedoch ist hier weitere Forschung dringend notwendig.

18.7 Zusammenfassung

Das Konzept des Moral Distress weist trotz seiner uneinheitlichen Definition auf eine spezifische Form der Arbeitsbelastung für Berufsgruppen mit hoher moralischer Dimension hin. Therapieentscheide am Lebensende sind häufig Auslöser für Moral Distress (Oh und Gastmans 2015), im Kontext Geriatrie sind Pflegepersonen und Ärzte häufig mit diesem Auslöser konfrontiert (Albisser Schleger 2008; Piers et al. 2012). Das Setting Pflegeheim weist einige Besonderheiten – etwa die fragmentarische ärztliche Präsenz und die daraus resultierende, reduzierte interdisziplinäre Zusammenarbeit – auf, die es im Zusammenhang mit Moral Distress näher zu beleuchten gilt (Kada 2017; Young et al. 2017; Preshaw et al. 2016). Weitere Studien zur Klärung der Determinanten und Auswirkungen von Moral Distress sowie die Entwicklung und stringente Evaluation von Maßnahmen sind dringend erforderlich, um negative Konsequenzen für die Gesundheitsprofis, die Patienten bzw. Bewohner und das Gesundheitssystem zu verhindern.

Literatur

Albisser Schleger, H., Pargger, H. und Reiter-Theil, S. (2008). Futility« - Übertherapie am Lebensende? Gründe für ausbleibende Therapiebegrenzung in Geriatrie und Intensivmedizin. *Palliativmedizin*, 9(2), 67-75.

Austin, C. L., Saylor, R. und Finley, P. J. (2017) Moral distress in physicians and nurses: Impact on professional quality of life and turnover. *Psychological Trauma: Theory, Research, Practice and Policy*, 9(4), 399-406.

Burston, A. S. und Tuckett, A. G. (2013). Moral distress in nursing: contributing factors, outcomes and interventions. *Nursing Ethics*, 20(3), 312-24.

Camp, M. E., Jeon-Slaughter, H., Johnson, A. E. und Sadler, J. Z. (2018). Medical student reflections on geriatrics: Moral distress, empathy, ethics and end of life. *Gerontology & Geriatrics Education*, 39(2), 235-248

Corley, M. C. (2002). Nurse moral distress: a proposed theory and research agenda. *Nursing Ethics*, 9(6), 636-650.

de Veer, A. J., Francke, A. L., Struijs, A. und Willems, D. L. (2013). Determinants of moral distress in daily nursing practice: a cross sectional correlational questionnaire survey. *International Journal of Nursing Studies*, 50(1), 100-8.

Epstein, E. G. und Hamric, A. B. (2009). Moral distress, moral residue, and the crescendo effect. *The Journal of Clinical Ethics*, 20(4), 330-342.

Fourie, C. (2016). The ethical significance of moral distress: inequality and nurses' constraint-distress. *The American Journal of Bioethics*, 16(12), 23-25.

Fourie, C. (2017). Who Is Experiencing What Kind of Moral Distress? Distinctions for Moving from a Narrow to a Broad Definition of Moral Distress. *AMA Journal of Ethics*, 19(6), 578-584.

Jameton, A. (1993), Dilemmas of moral distress: moral responsibility and nursing practice. *AWHONN's Clinical Issues in Perinatal and Women's Health Nursing*, 4(4), 542-51.

Jameton, A. (2013). A reflection on moral distress in nursing together with a current application of the concept. *Bioethical Inquiry*, 10, 297-308.

Jameton, A. (2017). What moral distress in nursing history could suggest about the future of Health care. *AMA Journal of Ethics*, 19(6), 617-628.

Kada, O. (2017). Hospital transfers of nursing home residents. A vignette experiment on nurses' decision making. *Journal of Applied Gerontology*. doi: 10.1177/0733464816687219. [Epub ahead of print]

Kreuzer, N., Mirnig, C. Kada, O., Schindlegger, W. und Pinter, G. (2018). *Therapieentscheidungen am Lebensende. bei geriatrischen Patientinnen und Patienten aus medizinischer und pflegerischer Sicht. Eine qualitative Studie.* Poster präsentiert Forum für Geriatrie und Gerontologie, 8.-10. März 2018, Bad Hofgastein. doi: 10.13140/RG.2.2.16522.77763

Kälvemark, S., Höglund, A. T., Hansson, M. G., Westerholm, P. und Arnetz, B. (2004). Living with conflicts-ethical dilemmas and moral distress in the health care system. *Social Science & Medicine, 58*(6), 1075-84.

Lachman, V. D. (2016). Moral resilience: managing and preventing moral distress and moral residue. *Medsurg nursing: official journal of the Academy of Medical-Surgical Nurses, 25*(2), 121-4.

Lamiani, G., Borghi, L. und Argentero, P. (2017). When healthcare professionals cannot do the right thing: A systematic review of moral distress and its correlates. *Journal of Health Psychology, 22* (1), 51-67.

Lützén, K., Kvist, B. E. (2012). Moral distress: a comparative analysis of theoretical understandings and inter-related concepts. HEC Forum. 24(1):13-25.

Maier, M. und Kälin, S. (2016). Ethik-Cafés in der geriatrischen Langzeitpflege: halten sie, was sie versprechen? Über ihre wahrgenommene Wirkung beim Personal und die Effekte auf verschiedene Berufsgruppen. *Ethik in der Medizin, 28,* 43–55.

Mareš, J. (2016). Moral distress: Terminology, theories and models. *Kontakt, 18*(3), e137-e144. https://doi.org/10.1016/j.kontakt.2016.07.001

McCarthy, J. und Gastmans, C. (2015). Moral distress: a review of the argument-based literature. *Nursing Ethics, 22*(1), 131-152.

Morley, G., Ives, J., Bradbury-Jones, C. und Irvine, F. (2017). What is ›moral distress‹? A narrative synthesis of the literature. *Nursing Ethics*. doi: 10.1177/0969733017724354. [Epub ahead of print]

Oh, Y. und Gastmans, C. (2015). Moral distress experienced by nurses: a quantitative literature review. *Nursing Ethics, 22*(1), 15-31.

Piers, R. D., Van den Eynde, M., Steeman, E., Vlerick, P., Benoit, D. D. und Van Den Noortgate, N. J. (2012). End-of-life care of the geriatric patient and nurses' moral distress. *Journal of the American Medical Directors Association, 13*(1), 80. e7-13. doi: 10.1016/j.jamda.2010.12.014.

Pijl-Zieber, E. M., Awosoga, O., Spenceley, S., Hagen, B., Hall, B. und Lapins, J. (2018). Caring in the wake of the rising tide: Moral distress in residential nursing care of people living with dementia. *Dementia,* 17(3), 315-336

Preshaw, D. H., Brazil, K., McLaughlin, D. und Frolic, A. (2016). Ethical issues experienced by healthcare workers in nursing homes: Literature review. *Nursing Ethics, 23*(5), 490-506.

Rushton, C. H. und Kaszniak, A. W. und Halifax, J. S. (2013). A framework for understanding moral distress among palliative care clinicians. *Journal of Palliative Medicine, 16*(9), 1074-1079.

Savel, R. H. und Munro, C. L. (2015). Moral Distress, Moral Courage. *American Journal of Critical Care, 24*(4), 276-8.

Spenceley, S., Witcher, C. S., Hagen, B., Hall, B. und Kardolus-Wilson, A. (2017). Sources of moral distress for nursing staff providing care to residents with dementia. *Dementia, 16*(7), 815-834.

Rosenthal, M. S. und Clay, M. (2017). Initiatives for responding to medical trainees' moral distress about end-of-life cases. *AMA Journal of Ethics, 19* (6), 585-594.

Tanner, S., Albisser Schleger, H., Meyer-Zehnder, B., Schnurrer, V., Reiter-Theil, S. und Pargger, H. (2014). Klinische Alltagsethik – Unterstützung im Umgang mit moralischem Disstress? Evaluation eines ethischen Entscheidungsfindungsmodells für interprofessionelle klinische Teams. *Medizinische Klinik, Intensivmedizin und Notfallmedizin, 109*(5), 354-63.

Young, A., Froggatt, K. und Brearley, S. G. (2017). ›Powerlessness‹ or ›doing the right thing‹ - Moral distress among nursing home staff caring for residents at the end of life: An interpretive descriptive study. *Palliative Medicine, 31*(9), 853-860.

Wöhlke, S. und Wiesemann, C. (2016). Moral distress im Pflegealltag und seine Bedeutung für die Implementierung von Advance Care Planning. *Pflegewissenschaft, 18*(5/6), 280-287.

19 Persönliche Betrachtungen eines Spitalsarztes in einem österreichischen Krankenhaus

Mario Molnar

19.1 Einleitung

Diese Abhandlung gibt persönliche Eindrücke, Beobachtungen, Erlebtes der letzten 25 Jahre aus der Sicht eines Spitalsarztes in einem österreichischen Krankenhaus wieder, sie versucht Entwicklungen und Veränderungen aus persönlicher Sicht aufzuzeigen und sie stellt auf Grund der ganz persönlichen Betrachtungsweise keinen Anspruch auf absolute Richtigkeit.

19.2 Vom Landeskrankenhaus zum Klinikum

Die allermeisten von uns, die Medizin studiert haben, haben dieses Studium ergriffen, um Arzt/Ärztin zu werden, um Leben zu retten, kranke Menschen zu heilen, ihnen zu helfen, ihnen beizustehen. Da die Medizin ein weites Land ist, gibt es für diesen Weg mannigfaltige Möglichkeiten, je nach Interesse, Neigung, persönlichen Fähigkeiten, äußeren Bedingungen des Einzelnen. Anschütz (1987) spricht von Handlungszielen – Retten, Heilen, Erhalten, Leiden mindern. Vor allem in den Akutsituationen gelingt es immer wieder, das Leben der Menschen zu retten und die zugrundeliegenden Erkrankungen, z. B. durch Operationen, zu heilen. Auf der anderen Seite werden Erkrankungen der Menschen oft nicht geheilt, sondern durch eine medikamentöse und psychosoziale Betreuung, welche häufig über viele Jahre geht, stabilisiert. Irgendwann jedoch tritt eine stetige Verschlechterung ein, welche auch rasch einsetzen und verlaufen kann, und dann steht zunehmend die Leidensminderung im Vordergrund. Und diese Betreuung erfordert Zuwendung, und Zuwendung erfordert Zeit.

Wir fielen in die Zeit der »Mediziner- oder Ärzteschwemme« und oft wurde uns mehr oder weniger deutlich vermittelt, jederzeit austauschbar zu sein, da sich auf dem »Markt« genügend Kollegen/-innen in Warteposition befinden. Wir hatten sehr oft das Gefühl zu wenig zu lernen, sogenannte »Systemerhalter« zu sein, jedoch: Haben wir nicht mit jedem Patientenkontakt auch für uns wieder etwas gelernt? Wie oft haben wir darunter gelitten, immer wieder Blutabnahmen vornehmen zu müssen oder periphere Verweilkanülen legen zu müssen? Tätigkeiten, die heute zunehmend vom Pflegepersonal übernommen werden. Aber ist die Blutabnahme nicht auch die Visitenkarte eines Arztes? Ich möchte damit keineswegs unsere Zeit der praktischen Ausbildung wegen ihrer vielen Blutabnahmen verherrlichen, genauso wenig wie die heutige Zeit, in der so manche früher ausschließlich von uns ausgeführte Tätigkeit vom Pflegepersonal übernommen wird. Jeder persönliche Kontakt mit einem Patienten stellt letzten Endes einen persönlichen Gewinn dar, denn er lehrt uns immer etwas durch sein Sein und jeder persönliche Kontakt ist auch eine Form der Zuwendung, und in der Medizin geht es und ging es immer auch ganz wesentlich um Zuwendung.

In der allgemeinärztlichen Ausbildung, die wir nahezu alle absolvierten, lernten wir über mehrere Jahre viele Pflichtfächer und manche fakultativen Fächer kennen, und auch hier war der Grundtenor immer der gleiche: nämlich, dass wir zu wenig bzw. »nichts« lernen. Im Nachhinein hat man sich doch immer einiges mitgenommen, auf dem man aufbauen konnte, natürlich jeder unterschiedlich viel, je nach den jeweiligen Umständen und dem persönlichen Interesse und Einsatz. Ich persönlich schätzte auch die Möglichkeit der persönlichen Kreativität, naturgemäß zum Teil außerhalb der Dienstzeit. Meine persönliche Neigung führte mich von Anfang an in die Richtung der konservativen Fächer. Der Zugang zum kranken Menschen über die Sprache, über das Sprechen, über das Zuhören, über das Erfassen mit den Sinnen verbunden mit der physikalischen Krankenuntersuchung, zusammen mit laborchemischen und apparatetechnischen Methoden, und zwar in dieser Reihenfolge, schien mir der für mich geeignete Zugang. Besonders begeisterten mich jene Kliniker, die mit ihrem Wissen und ihrer Erfahrung und ohne viel Unterstützung und apparative Techniken Diagnosen stellten, sich auf diese Weise dem Patienten durch Fragen, Zuhören, Abhören, Abklopfen, Abtasten, zusammengefasst durch Berühren zuwendeten. Und dies bedeutete auch, Zeit mit dem Patienten zu verbringen.

Heutzutage scheinen wir uns mehr und mehr von dieser gar so wichtigen klinischen Zuwendung zu verabschieden und in erster Linie die Patienten in Untersuchungsstraßen zu schicken. Dazu ein Zitat (Huber 2016, S. 119): »Unser Gesundheitssystem erscheint da wie ein Raum, dessen Wände sich mehr und mehr zusammenschieben. Der wirtschaftliche Druck beschränkt die Menschlichkeit. Was nicht sein dürfte, ist Realität. Für Mitgefühl kann sich der Arzt oft keine Zeit mehr nehmen. Abfertigung im 3-Minuten-Takt, der Nächste, bitte. Lieber werden kranke Menschen von einer Diagnosemaschine zur nächsten geschoben, von einem Labor ins andere verwiesen, von Test zu Test geschubst. Die oft beste Medizin, das Gespräch, das Zuhören, das Angreifen, kommt zu kurz. Studien zufolge unterbrechen Ärzte ihre Patienten im Durchschnitt nach 18 sec. Die Heilkraft der Hände hat nirgends mehr Platz. Die Kranken werden von Untersuchungsapparaturen verschluckt, ohne dass ihnen vorher jemand auch nur die Hand gibt. Für die klinische Medizin heißt das, dass der Arzt nicht nur seine Befunde anschauen und seine Röntgenbilder studieren soll. Er muss den Patienten angreifen. In dem er ihn berührt, hilft er ihm. Das Berühren hat eine heilende und eine prägende Dimension.«

Die von mir oben genannten Kliniker wurden und werden immer seltener, dem zu Folge verschwindet dieses Wissen immer mehr, stattdessen entstehen immer mehr und bessere Untersuchungstechniken, die immer mehr Befunde liefern. Die Zuwendung besteht mehr und mehr aus der Durchführung von Untersuchungen im Sinne eines entweder/oder – entweder Untersuchungen oder Zuwendung –, wir müssten aber wieder zum sowohl/als auch zurückkehren. So manche dieser vielen erhobenen Befunde tragen auch zur Verwirrung bei, die Folge ist, dass zusätzlich andere Untersuchungen empfohlen werden und/oder, dass sie verlaufskontrolliert werden müssen. Welche Untersuchung bzw. welche Untersuchungstechnik ist für welche Fragestellung am aussagekräftigsten? Um eine genaue Fragestellung formulieren zu können, benötigt man Zeit, um mit einem Patienten eine genaue Anamnese führen zu können, ihn genau untersuchen zu können, eventuell vorhandene Voruntersuchungen studieren zu können, um über den

Patienten nachdenken zu können, benötigt man Zeit. Immer häufiger müssen immer umfangreichere Formulare, sogenannte Aufklärungsbögen vor geplanten Untersuchungen mit dem Patienten ausgefüllt werden, und auch dafür benötigt man Zeit. Wenn dann ein Befund oder Befunde erhoben worden sind, vereinbart man einen Termin zur Befundbesprechung. Im Zentrum der Befundbesprechung sollte das Befinden des Patienten mit diesen Befunden stehen, und auch dafür benötigt man Zeit. Nur ist diese Zeit im Laufe der Jahre und Jahrzehnte abhandengekommen.

Während meiner Ausbildungen kam ich mehr und mehr mit schwerkranken und alten Menschen in Berührung, den sogenannten »Infausten«. Da ich oft hörte, man könne nicht mehr viel für sie tun, zogen sie mich an, waren sie doch diejenigen, die besonders hilfsbedürftig waren. Ganz besonders die Sterbenden. Zu meinem großen Glück durfte ich sehr verständnisvolle und empathische Vorgesetzte und Lehrer kennenlernen, die mir vermittelten, dass wir als Krankenhaus und als Abteilung mit dem gesamten Personal unabhängig von unserer Spezialisierung für diese Patienten da sind. Nicht nur die Ärzte, sondern selbstverständlich auch und ganz besonders die Pflegenden und alle anderen Mitarbeiter, die für die Betreuung von Schwerstkranken und Sterbenden nötig sind. Und ich hatte das Glück, Lehrer zu haben, die sich den Patienten und Angehörigen in dieser Situation zuwendeten und mit klarer Sprache sagten, was wir machen konnten und vor allem, was wir nicht machen konnten, was sich der Patient erwarten konnte, aber auch was er sich nicht mehr erwarten konnte. Und dafür brauchte man naturgemäß Zeit. Ich musste aber auch erleben, dass diese Betreuung von Schwerstkranken und Sterbenden nicht überall gleichermaßen gelebt werden konnte, oftmals aber von den Diensthabenden und vor allem den Pflegenden, welche ja am meisten am Krankenbett sind, mit dem größten Bemühen unter zum Teil schwierigsten Rahmenbedingungen (Schwerstkranke und Sterbende in 6-Bett-Zimmern, akute Zugänge in der Nacht, andere unruhige Patienten) mitbetreut wurden. Schon damals gewann ich den Eindruck, dass Krankenhäuser als Konstruktion ganz auf Heilung ausgerichtet sind und nicht so sehr auf Begleitung Schwerstkranker und Sterbender. Dies musste eher so nebenbei erfolgen. Diese Situation hat sich zwar im räumlichen Bereich gebessert, nicht aber inhaltlich. Sprachlich könnte man es vielleicht daran erkennen, dass das Krankenhaus heutzutage als »Klinikum« bezeichnet wird. Dieser Begriff wirkt auf mich eher beschwichtigend, er wirkt nicht ganz so bedrohlich wie der Begriff Krankenhaus. Nur hat der Krankenhausalltag naturgemäß auch immer wieder mit Leiden, Sterben und Tod zu tun.

In den letzten Jahren tritt immer häufiger ein Phänomen zu Tage, dass unser Gesundheitssystem durch die zunehmende Ökonomisierung »nur noch die Therapie und nicht mehr die Begleitung kennt, allein die Therapie bringt Einnahmen, die Begleitung hingegen verursacht Kosten« (Gronemeyer, Heller 2014). Auch die zunehmende Spezialisierung innerhalb der Medizin trägt zu diesem Phänomen bei. Mit zunehmender Spezialisierung, auch wenn es sicher wichtig ist, dass man, überspitzt formuliert, von »fast Nichts fast Alles« weiß, kann man sich immer weniger um den gesamten Menschen und seine Problemstellungen kümmern, sondern nur mehr um die Erkrankungen bestimmter Organe und/oder Organsysteme. Durch die Spezialisierung laufen wir Gefahr, nicht so sehr die Kranken, vielmehr nur die Krankheiten zu behandeln. Die Patienten, die also nur an einem Organ und/oder Organsystem erkrankt sind und sonst gesund sind, sind oftmals schnell und einfach zu behandeln, die Liegedauer ist kurz, die Einnahmen stimmen, kurzum: alles läuft im Sinne der Ökonomisierung ab.

Doch viele Patienten sind komplexer krank, und ihre Zahl wird durch die Fortschritte der Medizin und durch die auch dadurch bedingte steigende Lebenserwartung nicht kleiner. Und man benötigt daher auch Ärzte, die »von fast Allem fast Nichts« wissen, also Generalisten. Und diese Patienten können nicht in gleich kurzer Zeit zufriedenstellend behandelt werden wie die oben genannten. Und schon gar nicht die alten und hochbetagten Patienten, die in jeder Hinsicht einen bedächtigeren und langsameren Zugang zur Medizin erforderlich machen. Und erst recht die Sterbenden, wobei damit aber nicht nur die Moribunden gemeint sind, sondern die, die bereits sehr geschwächt durch die Erkrankungen mit hoher Wahrscheinlichkeit in Bälde versterben werden (in Wochen, in Monaten). Ich möchte auf alle Fälle betonen, dass von Seiten des Personals ein großes Bemühen um die Obsorge der Schwerkranken vorliegt, dass aber die sich verändernden Strukturen im Rahmen der Ökonomisierung dazu führen, dass sich eine gewisse Nervosität auf den Stationen bemerkbar macht, wenn der Spezialisierungsauftrag nicht erfüllt werden kann, wenn die statistische Liegedauer durch diese aufwändigen Patienten verlängert wird, kurzum wenn die Patienten mehr Zuwendung benötigen und weniger verrechenbare Leistungen bringen. Wie wir wissen, sind Systeme stärker als Individuen. Und doch ist auch die Medizin dafür verantwortlich, dass das Leben der Menschen, aber auch ihr Sterben länger werden.

Gegenwärtig gewinne ich den Eindruck, dass das Spezialistentum mehr und mehr gefördert wird. Es beginnt bereits bei der Aufnahme »der besten Köpfe« durch die Aufnahmeprüfung für das Medizinstudium an Österreichs Universitäten. Das Medizinstudium, so höre ich, ist durchorganisiert, ein rechts und links gibt es nicht mehr. Es setzt sich fort in einer deutlich verkürzten allgemeinmedizinischen Ausbildung, der Einstieg in eine Spezialausbildung ist manchmal bereits nach dem Studium möglich, summa summarum allesamt Tendenzen für die Entwicklung zum Spezialisten und weg vom Generalisten. Und wer wird die stetig wachsende Zahl der Alten und komplex Kranken behandeln? Dazu noch ein Zitat:

> »Ärztliche Ausbildung: Bei Hippokrates hieß es: Erst das Wort, dann die Arznei, dann das Messer. Die medizinische Ausbildung ist seit dem neuen »UOG« verschult, die Vermittlung von Kommunikation, Menschlichkeit und ethischer Kompetenz wenn überhaupt, dann ein Randthema. Doch ein Arztberuf umfasst die Sorge um den Patienten als ganzen Menschen« (Piza-Katzer 2017, S. 8).

Mein persönlicher Weg führte mich während und nach verschiedenen Stationen der Ausbildung mehr und mehr den Hilfsbedürftigsten und Zerbrechlichsten, den Alten und Sterbenden zu, denen, für die man, so hört man oft, nichts mehr tun kann. Oder den sogenannten »Austherapierten«, womit man diejenigen meint, gegen deren Erkrankung keine sinnvolle Therapie mehr angeboten werden kann. Aber für den Menschen kann man immer etwas tun. Dame Cicely Saunders (1918–2005), die Pionierin der modernen Palliativmedizin und Hospizbewegung, meinte sinngemäß, dass, wenn es nichts mehr zu tun gibt, es besonders viel zu tun gibt. Diese Menschen müssen umsorgt werden und nicht nur sie, oft auch ihre Angehörigen, körperlich, psychosozial und spirituell, ganz individuell. Weil es sich immer um einzigartige Menschen mit einzigartigen Familienkonstellationen handelt. Und dieses Umsorgen erfordert keine Spezialisierung, keine »Sterbespezialisten«, sondern war immer und wird immer auch eine ärztliche Aufgabe sein, insbesondere dann, wenn die Menschen durch Erkrankungen und deren Folgen unter einer hohen Symptomenlast leiden. Und selbstverständlich betrifft dieses Umsorgen der Menschen auch alle anderen Berufsgruppen, ganz besonders die Berufsgruppe der Pflegenden. Nicht, dass dieses Umsorgen in den Krankenhäusern nicht stattfindet, aber es machen sich Tendenzen des Rückzugs, etwa durch die zunehmende computergestützte Dokumentationspflicht bemerkbar, des sich nicht mehr zuständig Fühlen und, bedingt durch die Spezialisierung, auch des sich nicht mehr zuständig fühlen *Könnens*. Und doch gehören zu den Krankheitsverläufen immer wieder auch Leiden, Sterben und Tod. Es scheint mir, dass der Umgang mit dieser Lebensphase eines Menschen immer schwieriger wird, immer hilfloser wird, obwohl wir immer wieder zwangsläufig damit konfrontiert werden. Wir dürfen die Auseinandersetzung mit diesen Themen nicht scheuen, wir müssen uns ihnen stellen, denn sie gehören unweigerlich auch zu unserem Berufsalltag und zu unserem Leben. Die schwerkranken und sterbenden Menschen und ihre Angehörigen erwarten sich das mit Recht von uns. Wir alle wissen, dass wir endlich sind, diese Menschen spüren diese Endlichkeit. Das ist der Unterschied, und deswegen sind sie die Allerverletzlichsten. Für diese Auseinandersetzung und Begegnung, kurzum für diese Zuwendung benötigt man Zeit. Diese Zeit ist uns durch die Ökonomisierung der Medizin abhandengekommen. Es gilt, diese Zeit wieder zurück zu bekommen.

> »Ein Patient ist kein Kunde, eine Therapie kein planbarer Prozess und Medizin ist keine Geschäftsbeziehung. Sie lebt von sozialen Werten, die ökonomisch nicht messbar sind. Ökonomie soll Medizin ermöglichen, aber sie nicht steuern« (Maio 2016).

Seit vielen Jahren hören wir fast ausschließlich von nichts anderem als von Quantitäten – Fallzahlsteigerungen, Bettenauslastung, verkürzten Liegedauern, sicherlich wichtige Kenngrößen aus ökonomischer Sicht, aber die Güte der Betreuung von kranken Menschen lässt sich dadurch nicht erfassen. Denn für die Güte der Betreuung von kranken Menschen benötigt man neben Naturerkenntnis und Kunstfertigkeit auch Menschenkenntnis (Viktor von Weizsäcker in Anschütz 1987), und letzteres hat immer auch mit dem Aufbau einer Beziehung zum kranken Menschen zu tun, und dies erfordert Zeit.

Medizin und Ökonomie müssen auf einen gemeinsamen Nenner kommen, denn erst die Ökonomie ermöglicht die Medizin. Bisher habe ich jedoch den Eindruck, dass Ärzte und Ökonomen vollkommen getrennt voneinander agieren, nämlich dergestalt, dass Ökonomen Zahlen miteinander vergleichen und dort, wo es ihnen notwendig erscheint, die Daumenschrauben ansetzen mit dem Ziel, Kosten zu senken. Doch welche Kosten senken sie für wen? Welches System, welche Systeme, werden bei der Präsentation von Zahlen betrachtet? Uns fehlt das Wissen, um die ökonomische Welt beurteilen zu können. Andererseits müssen wir Ärzte in Zeiten begrenzter Ressourcen lernen, mit der Ökonomie zusammen zu arbeiten. Wir müssen aufeinander vertrauensvoll und wertschätzend zugehen. »Beide Seiten sind aufeinander angewiesen und nichts kann die Uhr zurückdrehen. Also muss jeder von uns sich entscheiden: Zum Schaden der Patienten und zum eigenen Schaden weiterzukämpfen oder die Gründe für die bestehenden Spannungen zu begreifen und einen Weg zur partnerschaftlichen Zusammenarbeit zu finden und Seite an Seite das gemeinsame Ziel verfolgen, die Patientenversorgung zu verbessern« (Pramstaller 2016, S. 42). Und an anderer Stelle heißt es: »Ärzte und Manager verbindet außerdem eine gemeinsame Herausforderung: Das bestehende, durch seine Ökonomisierung unmenschlich und destruktiv gewordene System, unter dem beide Seiten leiden, von Grund auf zu reformieren. Der Vorteil einer Zusammenarbeit liegt gerade in der unterschiedlichen fachlichen Ausrichtung und Expertise, die in dem Moment, in dem sich beide Seiten kooperativ verzahnen und vernetzen, eine gewaltige synergetische Schubkraft freisetzen würde« (Pramstaller 2016). Mir scheint, dass wir noch weit von diesem Weg entfernt sind, aber ich glaube, die Zukunft wird zeigen, dass wir uns aufeinander zubewegen werden müssen.

19.3 Zusammenfassung

Wenn es uns nicht gelingt, Strukturen und Bedingungen für die Kranken und die Angehörigen einerseits und die in Heilberufen Tätigen andererseits zu schaffen, in denen Zuwendung, Umsorgen, letztlich Beziehung möglich ist, wird unser Gesundheitssystem trotz aller technisch naturwissenschaftlichen Fortschritte zum Scheitern verurteilt sein, oder anders ausgedrückt:»»Die Medizin der Zukunft wird eine Hörende sein oder sie wird nicht sein« (Borasio 2014).

Literatur

Anschütz Felix: Ärztliches Handeln. Grundlagen, Möglichkeiten, Grenzen, Widersprüche. Darmstadt: Wissenschaftliche Buchgesellschaft 1987, S. 128 bis 130.

Borasio Gian Domenico: Selbstbestimmt sterben. Was es bedeutet. Was uns daran hindert. Wie wir es erreichen können. München: Verlag C.H. Beck OHG 2014, S. 178.

Gronemeyer Reimer, Heller Andreas: In Ruhe sterben. Was wir uns wünschen und was die moderne Medizin nicht leisten kann. München: Pattloch Verlag GmbH und CoKG 2014.

Huber Johannes: Es existiert. Die Wissenschaft entdeckt das Unsichtbare. Wien: edition a 2016, S. 119 bis 120.

Maio Giovanni: Von nicht messbaren Werten. Ökonomie in der Medizin. Österreichische Ärztezeitung, Nr. 9, 10. Mai 2016, S. 16 bis 17.

Piza-Katzer Hildegunde: Ausbildung und Berufsethos der Zukunft. Kleine Zeitung, 2017.

Pramstaller Peter P.: »Rettet die Medizin!«. Wie Ärzte das Ruder wieder selbst in die Hand nehmen können. Berlin: MWV Medizinisch Wissenschaftliche Verlagsgesellschaft 2016, S. 42, 43.

20 Psychiatrieethik – Ethik in der Psychiatrie

Herwig Oberlerchner

20.1 Einleitung

20.1.1 Moral

Der Begriff Moral umfasst alle jene Regeln, Wertvorstellungen und Normen, die in einer Gesellschaft als sittlich verpflichtend erachtet werden und das Funktionieren des Zusammenlebens der Individuen in einer Sozietät garantieren sollen. Je nach Zustand und Stabilität der Gesellschaft schlägt gemäß der ersten Fassung der Triebtheorie Sigmund Freuds das Pendel einmal in Richtung Arterhaltung aus oder in Richtung Selbsterhaltung. Bedürfnisse der Gemeinschaft werden also mitunter über die Bedürfnisse des Individuums gestellt. In unserer Gesellschaft hingegen werden die Bedürfnisse des Individuums zunehmend höher bewertet, und daher sind die Diskussionen rund um die Patientenrechte und -autonomie aktuell besonders auch im Kontext Psychiatrie sehr rege.

20.1.1 Ethik

Ethik hingegen kann als Reflexionstheorie der Moral gesehen werden, moralische Grundhaltungen sollten ständig kritisch und reflexiv hinterfragt werden.

> »Die Moral sagt: »So sei es!« Die Ethik fragt: »Soll es wirklich so sein?« (Waibl 2004, S. 13).

Wie sehr Moral und Ethik klaffen können, hat uns der Nationalsozialismus mit Schrecken vor Augen geführt. Erbbiologische und rassenhygienische Vorstellungen – bereits in den Jahrzehnten vor Aufkommen des Nationalsozialismus rege diskutiert – kulminieren in der menschenverachtendsten Ära der bisherigen Medizingeschichte in der Vorstellung, es sei moralisch notwendig und im Sinne der Gemeinschaft, bestimmte Individuen als unwertes Leben zu definieren, sie zu sterilisieren oder ihnen gar den »Gnadentod« zu gewähren. Die reflexive Dimension der Moral war erloschen bzw. wurde kollektiv unterdrückt, Andersdenkende und Kritiker wurden mit dem Tod bedroht, umgebracht, die Moralvorstellungen der Nationalsozialisten mit Ideen der Evolutionstheorie pseudoargumentiert.

> Das Thema Ethik in der Psychiatrie ist daher von der Auseinandersetzung mit der Psychiatriegeschichte nicht zu trennen.

Die für das Zusammenleben notwendigen Moralvorstellungen müssen also immer wieder neu überdacht, analysiert und permanent modifiziert werden, sind sie doch wichtige Orientierungshilfen für das Individuum, das sich nach Orientierungssicherheit sehnt. Das ist unter Ethik zu verstehen. Ethische Überlegungen sind gerade in unserer Zeit so relevant, da tradierte humanistische und religiöse Wertesysteme an Bedeutung verlieren.

20.1.2 Psychiatrieethik

Im Kontext Ethik in der Psychiatrie geht es um eine sehr breite Themenpalette mit den Foci menschliche Würde, individuelle Freiheit und Selbstbestimmung, ein Themenspektrum, das durch die allgemeine Medizinethik nicht ausreichend abgedeckt wird. Die Etablierung einer eigenständigen Psychiatrieethik ist daher Gebot der Stunde, mehr noch, Hartmann Hinterhuber, der große Psychiatrieethiker Österreichs, fordert neben der Intensivierung der bisherigen Agenden die Implementierung von fachspezifischen Arbeitskreisen bezüglich ethischer Themen auch in der Kinder- und Jugendpsychiatrie, Alterspsychiatrie oder in extrastationären Versorgungseinrichtungen (Hinterhuber 2013). Eine eigenständige Psychiatrieethik ist auch deswegen notwendig, weil die Prinzipienethik mit den vier Grundprinzipien der Achtung der Autonomie, dem Verbot zu schaden, dem Gebot zu helfen und dem Gerechtigkeitsgebot (prinzipienbasierte Ethik nach Beauchamp und Childress 1979) und die Standespflichten der involvierten Berufsgruppen den Besonderheiten des so komplexen Themenbereiches Psychiatrie nicht gerecht werden. Und dieser Komplexität ist es auch geschuldet, dass wir in konkreten (Be-)Handlungssituationen oftmals in (berufsgruppenspezifische) Dilemmata geraten, Spannungsfelder, in denen es gute Gründe sowohl für die eine als auch für die andere Entscheidung gibt. Aber gerade diese Dilemmata sind »das Kerngeschäft der medizinischen Ethik« (Stoecker 2011, S. 234). Stellungnahmen zum Beispiel der verschiedenen Psychiatriegesellschaften sind Entscheidungshilfen in solchen Dilemmata (siehe Literaturverzeichnis).

20.1.3 Autonomie

Unabhängig davon, in welchem Kontext Patienten mit ihrem individuellen Leidensdruck mit der Institution Psychiatrie in Kontakt kommen, haben sie grundsätzlich das Recht, eine Behandlung zu bekommen, aber diese auch abzulehnen. Jedes (Be-)Handeln gegen den selbstbestimmten Willen von Patienten verletzt deren Autonomie und ist ethisch nicht zu vertreten. Dies kann auch potentiell bedeuten, eine unvernünftige Entscheidung von Patienten akzeptieren zu müssen. Erhaltene Selbstbestimmungsfähigkeit und das Recht, Unvernünftiges zu wollen, schließen sich nicht aus.

Frau A. ist bei Alkoholabhängigkeit gut an der Abteilung bekannt. Sie kommt nach Sturz über die unfallchirurgische Abteilung, die Alkoholbestimmung ergibt etwas über 2 Promille. Sie trinkt seit zwei Monaten fast durchgehend. Frau A. wird eine stationäre Aufnahme zur Krisenintervention bei sehr starkem Alkoholverlangen und Unfähigkeit zur Abstinenz angeboten, sie entschließt sich trotz langem Motivationsgespräch aber, wieder nach Hause zu gehen. Die die Patientin begleitenden Angehörigen wirken erschöpft und ratlos. Eine spezifische Medikation und Kontakte zur Alkoholambulanz lehnt sie ab.

Herr M. leidet an einer chronischen paranoiden Schizophrenie. Die regelmäßige Depotmedikation hat er sich seit vier Monaten nicht mehr vom Hausarzt geben lassen. Er kommt in Begleitung seiner besorgten Schwester, die bemerkt, dass er zunehmend ängstlich und angespannt wirkt. Er scheint Selbstgespräche zu führen, und die Schwester berichtet über Verfolgungsideen. Er würde wieder beginnen, die Fenster mit Alufolie zu überkleben. Trotz gutem Kontakt zum behandelnden Arzt an der Abteilung ist Herr M. nicht bereit, eine Depotspritze oder Medikamente in Tablettenform zu akzeptieren. Herr M. ist recht gut kontaktfähig, negiert eine Verschlechterung seines psychischen Zustandes. Die Nummer des Psychiatrischen Not- und Krisendienstes und neuerliche ambulante Kontakte werden angeboten. Die Nachbetreuerin über promente (Österreichischer Dachverband der Vereine und Gesellschaften für psychische und soziale Gesundheit) wird von seinem Zustand telefonisch in Kenntnis gesetzt.

20.2 Das Recht auf Selbstbestimmung

Dieses Recht auf Selbstbestimmung kann aber unter bestimmten Gegebenheiten ausgesetzt werden, nämlich immer dann, wenn den Patienten die Kompetenz zu eben dieser Entscheidung abgesprochen werden kann, also bei nicht ausreichender Urteils- und Einsichtsfähigkeit. Dann dürfen unter bestimmten Voraussetzungen, die in Österreich seit dem Jahr 1991 durch das Unterbringungsgesetz (UBG) geregelt werden, Zwangsmaßnahmen gesetzt werden. Die Voraussetzungen sind das Vorliegen einer psychischen Erkrankung, einer hohen Wahrscheinlichkeit für das ernstliche und erhebliche Auftreten von Selbst- und/oder Fremdgefährdung sowie das Fehlen einer Betreuungsalternative.

> *Frau H.* ist erst 19 Jahre alt. Ihr Freund hat sie kürzlich betrogen, sie hat Probleme in der Abendschule und ist mit dem Leben in der eigenen Wohnung – sie ist erst kürzlich von den Eltern ausgezogen – überfordert. Sie hat laut Eltern stark an Gewicht abgenommen und wirkt seit Wochen introvertiert und verbal nicht erreichbar. Frau H. hat sich tiefe Schnittverletzungen am linken Unterarm zugezogen, die unfallchirurgisch versorgt werden mussten. Die besorgten Eltern begleiten ihre Tochter an die psychiatrische Abteilung. Frau H. ist mimisch und gestisch starr, wortkarg und einsilbig. Sie wäre gerne gestorben, sei vom Leben enttäuscht, möchte nicht stationär bleiben, meint sie. Frau H. hat sich in letzter Zeit wiederholt selbst verletzt, die Eltern befürchten zudem eine Essstörung, trauen sich aktuell bei zu vermutender schwerer depressiver Verstimmung nicht zu, die Tochter zu Hause zu betreuen. Die Voraussetzungen für die Unterbringung – aufgrund der befürchteten Fluchtgefahr an einer geschlossenen Station – werden von der diensthabenden Fachärztin nach sorgfältiger Anamneseerhebung unter Einbeziehung der Eltern als erfüllt interpretiert.

Den Ärzten, aber auch allen Behandlern im Kontext stationärer Psychiatrie, kommt eine schwierige Doppelrolle zu, die Menschen einerseits als Patienten in einer potentiell partnerschaftlichen Beziehungskonstellation aber auch als Untergebrachte und potentiell gegen ihren Willen zu behandelnde Menschen zu sehen, daneben ist die Dimension der Umwelt, der Angehörigen, der Nachbarn oder anderer Bezugspersonen mit zu berücksichtigen. Ein zweifellos schwieriger Kontext, der zentrale Konflikte menschlichen Daseins wie Autonomie versus Bindung in den Patienten oder Fürsorge versus Abgrenzung in den Behandlern zum Schwingen bringt. Diese Grätsche zwischen Fürsorge und Schutz, Zwang und Selbstbestimmung, Beziehungsmedizin und Anordnung von Maßnahmen gegen den Willen der Patienten erfordert nicht nur viel Erfahrung, sondern auch eine vertiefende Auseinandersetzung mit all den ethischen Implikationen dieser Spannungsfelder und Bipolaritäten.

> *Herr W.* ist drogenabhängig. Er wurde aus einem anderen Bundesland stammend in einer Institution zur Entwöhnungstherapie aufgenommen, dort aber vor wenigen Tagen wegen wiederholter Rückfälle und Weitergabe von Drogen an Mitklienten entlassen. Zwei Mal

wurde der Patient in den letzten fünf Tagen nach schweren Vergiftungen mit Überwachungsbedarf an der zentralen Notfallaufnahme versorgt, nach Ausnüchterung entwich er einmal, beim zweiten Kontakt wurde er mit seinem Einverständnis der psychiatrischen Abteilung zugewiesen, wo er aber die angebotene Aufnahme ablehnte und wegen der laufenden Substitution an die Drogenambulanz verwiesen wurde. Beim jetzigen dritten Kontakt – der Patient wurde bewusstlos in der Innenstadt liegend vom Notarzt wieder an die Notfallaufnahme gebracht – ist Herr W. wieder schwer intoxikiert, verweigert Blutabnahme und Auskunft, ist nicht gehfähig und schlägt nach dem Pflegepersonal. Er wird vom Amtsarzt der psychiatrischen Abteilung zugewiesen. Hier – nur eine Stunde später – spricht Herr W. wieder recht verständlich, bagatellisiert die Ereignisse, drängt auf Entlassung, demonstriert im Untersuchungszimmer seine Gehfähigkeit. Bei der orientierenden körperlichen Untersuchung fallen multiple Einstiche im Bereich der Arme auf, der linke Unterarm ist stark gerötet, geschwollen, schmerzhaft und überwärmt. Eine bakterielle Entzündung ist anzunehmen.

20.3 Überprüfung der Selbstbestimmungsfähigkeit

Da die Feststellung einer eingeschränkten oder gar erloschenen Selbstbestimmungsfähigkeit ein herausforderndes Unterfangen ist, empfiehlt es sich nicht nur im Kontext stationärer Behandlung, sondern auch im Kontext Konsiliar- und Liaisonpsychiatrie, sich an bestimmte Kriterien zu halten bzw. diese zu überprüfen (Scholten und Vollmann 2017):

- *Informationsverständnis.* Patienten müssen von den Behandlern nicht nur sorgfältig aufgeklärt werden, sondern es muss auch überprüft werden, ob die für eine autonome Patientenentscheidung notwendigen Informationen verstanden werden können. Hier sind auf zeitliche und atmosphärische Rahmenbedingungen, Kommunikationsfähigkeit der Behandler und Verständnisfähigkeit der Betroffenen zu achten. Das Informationsverständnis inkludiert nicht automatisch die Einwilligung der Patienten zur Behandlung. Wichtige Bezugspersonen können natürlich mit Einwilligung der Patienten in diese Überprüfung der Selbstbestimmungsfähigkeit einbezogen werden.
- *Krankheits- und Behandlungseinsicht.* Patienten müssen nun nicht unbedingt die Diagnose, die gestellt wird und die am Anfang eines Betreuungskontextes oft nur eine Arbeitshypothese sein kann, akzeptieren. Viele Patienten haben nicht das Gefühl krank und bedürftig zu sein, sie verleugnen ihren Leidensdruck, ein Krankheitsgefühl und die Behandlungsnotwendigkeit.
- *Rationale Verarbeitung.* Bei erhaltener Denkfähigkeit sollten die Patienten in der Lage sein »*das Entscheidungsproblem zu identifizieren, die möglichen Behandlungsoptionen zu übersehen, die Konsequenzen der Behandlungsoptionen und deren Wahrscheinlichkeit einzuschätzen und letztlich die Konsequenzen der verschiedenen Optionen gemäß den eigenen Werten zu bewerten*« (Scholten und Vollmann 2017, S. 32).
- Zuletzt geht es darum, dass die Patienten eine über einen gewissen Zeitraum *konsistente Entscheidung* zu treffen und zu kommunizieren imstande sein sollten.

Frau K. ist 88 Jahre alt. Sie wurde mit starken thorakalen Schmerzen an der kardiologischen Abteilung aufgenommen. Hier wird die dringliche Indikation für eine Koronarangiographie gestellt. Der zuständige Arzt versucht Frau K. aufzuklären und beschreibt den für den übernächsten Tag geplanten Eingriff. Frau K. lehnt diesen Eingriff mit den Worten ab: »Das passt nicht in meine Welt.« Der Arzt gelangt zum Eindruck, dass Frau K. nicht alles versteht, was er ihr zu erklären versucht, ein psychiatrisches Konsilium wird ausgeschrieben. Frau K. ist im Kontakt mit dem Psychiater sehr freundlich, es ergeben sich aber in der Exploration Hinweise auf eine kognitive Beeinträchtigung. Trotz erheblicher Wortfindungsschwierigkeiten kann Frau K. aber deutlich machen, dass sie Anthroposophin sei, eine besondere Lebenseinstellung habe und dringend nach Hause wolle. Sie sei jetzt wieder schmerzfrei, und ein Eingriff komme für sie nicht in Frage. Ein überschlagsmäßig durchgeführter Demenztest ergibt eine Punktezahl von 21, was für eine mittelschwere Demenz spricht. Trotzdem scheint die Patientin nach dem oben angeführten Algorithmus in der Lage zu sein, eine eindeutige Entscheidung treffen zu können. Eine Nichte von Frau K. bestätigt am Telefon die Lebenseinstellung ihrer Tante.

Algorithmus zur Überprüfung der Entscheidungsfähigkeit (Scholten und Vollmann 2017, S. 29):

- Informationsverständnis
- Krankheits- und Behandlungseinsicht
- Rationale Verarbeitung
- Fähigkeit zu konsistenter Entscheidung

20.4 Zwangsmaßnahmen im Kontext Psychiatrie

Zwangsmaßnahmen oder -behandlungen gegen den selbstbestimmten Willen von Patienten sind ethisch nicht zu rechtfertigen. Ist diese Selbstbestimmungsfähigkeit aber nicht gegeben, sind im psychiatrischen Kontext grundsätzlich Zwangsmaßnahmen möglich, müssen aber nicht sofort umgesetzt werden. Zwang muss das letzte Mittel bleiben, denn die Anwendung von freiheitsbeschränkenden Maßnahmen und Zwang werden von den Patienten als Angriff auf Menschenrechte und Menschenwürde erlebt. Sie gehören zu den einschneidendsten menschlichen Erfahrungen und können trotz behutsamster und gewissenhaftester Anwendung von den Betroffenen als schwere seelische Traumata erlebt werden. Zwar hat die paternalistische Arzt-Patient-Beziehung noch Ausläufer bis in unsere Zeit, doch grundsätzlich ist auch bei nicht gegebener Selbstbestimmungsfähigkeit nicht sofort Zwang anzuwenden. Behandler finden vielleicht Alternativen oder Arrangements, die für die Patienten doch akzeptabel sind (Stichwort: »informed consent«). Grundsätzlich sollte also weiterhin versucht werden, einen Basiskonsens zu finden, eine Betreuungsalternative, und es sollten und müssen alle gelinderen Mittel ausgeschöpft werden. Dies ist ein zeitintensives Unterfangen, für dessen kreative Umsetzung – bedenkt man alle grundsätzlichen Möglichkeiten – die personellen Ressourcen an psychiatrischen Abteilungen oft bei weitem nicht ausreichen.

Herr G. leidet seit Jahren an einer manisch-depressiven Erkrankung. In manischen Phasen neigt er zu exzessivem Geldausgeben, nimmt wahllos mit Rechtsanwälten Kontakt auf, will vermeintlich erlittenes Unrecht an seinem Arbeitsplatz – die Ereignisse liegen mehr als zehn Jahre zurück – aufdecken und fährt zu Verwandten, mit denen es regelmäßig zu Streit kommt. Solche Phasen mündeten mit ebensolcher Regelmäßigkeit innerhalb weniger Tage in Kontakte mit der Exekutive bei aggressiv-desorganisiertem Verhalten. Seine Gattin nimmt nun wieder Vorstufen einer manischen Exazerbation wahr und begleitet ihn – Herr G. nimmt zu Hause die Medikamente nur mehr sporadisch – zur psychiatrischen Ambulanz. Herr G. kennt die Ambulanzärztin gut, die gemeinsam mit der Gattin versucht, Herrn G. zur freiwilligen stationären Aufnahme zu bewegen. Nach langem Gespräch willigt Herr G. in die stationäre Aufnahme ein, unter der Bedingung, keine Medikamente einnehmen zu müssen. Die Gattin bleibt in den ersten Stunden an der Station. Erst am Abend ist Herr G. nach Motivationsgesprächen durch die Nachtdienstschwester bereit, die Medikation wieder zu nehmen, am übernächsten Tag ist Herr G. bereits in der Ergotherapie rege tätig. Durch Geduld, Zuspruch und ein fraktioniertes Vorgehen konnten so eine unfreiwillige Unterbringung und Zwangsmaßnahmen verhindert werden.

Frau U. besuchte mit Freunden das GTI-Treffen am Wörthersee. Zwei Tage lang konsumiert sie Alkohol in großen Mengen, daneben auch Amphetamine und Cannabisprodukte. Sie pöbelt einen Polizisten an und verhält sich aggressiv Passanten gegenüber. Gleichzeitig hat sie aufgeschlagene Knie, ihre Begleiter verloren, irrt im Veranstaltungsort umher und stürzt wiederholt. Die Rettungssanitäter, die ihr Hilfe anbieten wollen, bespuckt und schlägt und kratzt sie. Frau U. wird schließlich mit der Polizei an die Notfallaufnahme gebracht, wo sie noch aggressiver wird, meint, sie hätte Hepatitis und HIV, und man solle ihr nicht zu nahe kommen. An der psychiatrischen Abteilung klingen Aggression und Impulsivität nicht ab. Ihre Freunde erreicht man nicht, wahrscheinlich stimmen die angegebenen Telefonnummern nicht, die Eltern heben nicht ab. Die Diagnose psychosewertige substanzinduzierte Verhaltensstörung mit Fremd- und Selbstgefährdung und das Fehlen einer Betreuungsalternative erlauben – so die Einschätzung des Aufnahmeteams – das Anwenden des Unterbringungsgesetzes. Frau U. wird fixiert, durch Bauch- und Handgurte und Fußgurte werden ein Sturzgeschehen und Fremdgefährdung verhindert. Frau U. kommt dadurch zur Ruhe, sie schläft ein. Ihre Vitalparameter werden überwacht. Am nächsten Tag ist die Patientin ausgenüchtert, ihre Freunde kommen sie abzuholen. Im Abschlussgespräch werden die Ereignisse rekonstruiert. Die Dekurse werden gelesen und die Notwendigkeit der Anwendung freiheitsbeschränkender Maßnahmen dargestellt (Stichwort: »Wiedergutmachungsgespräche«).

Zu drei weiteren zentralen Themen der Psychiatrieethik soll nun aber eine weitere Annäherung versucht werden.

20.5 Würde

Gerade im Kontext Krankenhaus oder anderer Institutionen oder in Situationen, in denen Menschen hilfsbedürftig, abhängig und durch Krankheit beeinträchtigt sind, kommen Würdeverletzungen immer wieder vor. Die Patienten sind oft nicht in der Lage, sich selbst um ihre Würde zu kümmern oder auf würdevolle Interaktion zu bestehen. Ein herabwürdigender Umgangston trifft oft die besonders Schwachen, psychisch kranke und betagte Menschen. Pflege- und Missbrauchsskandale der letzten Jahre werfen ein erschütterndes Bild auf Würdeverletzungen, die wohl aus einer Mischung von Überforderung, hoher individueller Pathologie auf Täterseite, Empathieverweigerung und unreflektierten Arbeitsabläufen und Handlungsroutinen resultieren. Es gilt, ein klares Bekenntnis gegen Würdeverletzungen auch in der vergangenen Zeit auszusprechen und den Menschen auch posthum ihre (Menschen-) Würde wieder zu geben. In diesem Sinne ist die Be-, Auf- und Verarbeitung der Psychiatriegeschichte auch ein psychiatrieethisches Gebot (Oberlerchner und Stromberger 2014).

Menschen in psychischen Ausnahmesituationen müssen aber mitunter auch daran gehindert werden, aufgrund potentiell eingeschränkter Urteils- und Einsichtsfähigkeit sich selbst die Würde zum Beispiel durch desorganisiertes Verhalten zu nehmen (Stichwort: Selbststigmatisierung). In diesem Zusammenhang hat das Unterbringungsgesetz, das in Österreich die Unterbringung von Menschen in geschützten, eventuell geschlossenen Bereichen und die Anwendung anderer freiheitsbeschränkender Maßnahmen regelt, natürlich auch notwendige Limitierungen. Es kann daher sein, dass zwar keine Fremd- oder Selbstgefährdung vorliegt, unvernünftige Entscheidungen akzeptiert werden müssen, aber Ruf, Beruf, Beziehungen, Geld und Gesundheit auf dem Spiel stehen …

> In wirtschaftlich angespannten Zeiten verstärken sich negative gesellschaftliche Einstellungen Randgruppen gegenüber.

Psychisch kranken Menschen wird in wirtschaftlich angespannten Zeiten mit mehr Argwohn, Zynismus und Ablehnung begegnet. Sozialleistungen werden gestrichen, Leistungsangebote gerade im Sozialbereich reduziert, Investitionen verschoben (Hinterhuber 2011, S. 60). Gerade in solchen Zeiten ist es daher eine ethische (Heraus-) Forderung, auf Verteilungsgerechtigkeit im Gesundheitswesen im Wissen um eingeschränkte Ressourcen zu achten. Würdevoller Umgang in diesem Zusammenhang heißt daher auch, auf eine würdevolle Umgebungsgestaltung, auf ausreichende, auch personelle Ressourcen zu achten und die Anwendbarkeit von Paradigmen der oftmals ausschließlich biologisch orientierten »Körpermedizin« auf die psychiatrische Versorgung zu hinterfragen.

> *»Vielleicht, so möchte ich den Gedanken zuspitzen, ist eine gute Medizin im Sinne einer Heilkunst, sogar nur jene Medizin, die selbst Rückgrat hat und sich nicht für jedwedes Ziel einer ökonomisierten Leistungsgesellschaft hergibt« (Maio 2014, S. 102)*

Menschen haben aber nicht nur das Recht, als Patienten in ihrem Kranksein würdevoll behandelt zu werden, sondern auch am Ende ihres Lebens würdevoll begleitet zu werden und zu sterben. Welche Behandlungsentscheidungen am Ende des Lebens sind von den Behandlern zu treffen? Was will dieser Mensch? Was würde er wollen, wenn er sich mitteilen könnte? Was würden wir in seiner Situation wollen? Was wissen Angehörige über seine Wünsche rund um das Lebensende? Welche Maßnahmen sind noch sinnvoll, ethisch vertretbar?

Nicht alle Menschen haben sich über ihre letzte Lebensphase und mit dem, was sie am Ende ihres Lebens haben wollen, Gedanken gemacht, haben sich mit dem Thema Vorsorgevollmacht und Patientenverfügung auseinandergesetzt, Schriftstücke, die für die Behandler wichtige und erleichternde Entscheidungshilfen bzw. Vorgaben darstellen können. Die Errichtung von verbindlichen oder beachtlichen Patientenverfügungen ist seit 2006 im österreichischen Patientenverfügungsgesetz geregelt (Kalbhenn 2014).

> Bei Verlust der Einsichts-, Urteils- und Äußerungsfähigkeit (z. B. im Verlauf einer Demenz) kann bei Vorliegen von Patientenverfügungen oder Vorsorgevollmachten auf den dokumentierten Patientenwillen zugegriffen werden.

Eine weitere Möglichkeit eine gewisse Autonomie zu wahren, ist die schriftliche Bevollmächtigung einer Person (Vorsorgevollmacht). Liegen solche Aufzeichnungen nicht vor, können Ethikboards unter Einbeziehung der Betroffenen und ihrer Angehörigen einberufen werden und Entscheidungen zu Therapiebegrenzungen am Ende des Lebens getroffen werden.

Herr S. ist 89 Jahre alt. Er ist gebürtiger Franzose, zog vor Jahren mit seiner inzwischen verstorbenen Gattin nach Österreich. Zuletzt lebt er alleine im Haus, in der Lebensgestaltung unterstützt durch Nachbarn und Hauskrankenhilfe. Anlässlich einer Untersuchung beim Hausarzt wird eine fortgeschrittene Krebserkrankung festgestellt, unter der Herr S. jedoch nicht leidet. In dieser Phase verfasst Herr S. ein dreiseitiges Schriftstück, in dem er seine Lebensphilosophie, seine Biographie, sein Altwerden und seine Vorstellung vom Sterben beschreibt. Eine publikationsreife Bilanz eines erfüllten Lebens. Herr S. magert ab, wird schwächer und lässt sich mit dem Wunsch, beim Sterben begleitet zu werden, in eine Interne Abteilung eines Bezirkskrankenhauses einweisen. Einige Untersuchungen werden gemacht, Herr S. erhält auch ein Antidepressivum. Herr S. isst und trinkt kaum mehr, ist nur mehr mit Hilfe gehfähig. Er versucht, sich am achten Tag des stationären Aufenthaltes mit einer Nagelschere die Pulsadern zu eröffnen und wird per Amtsarztzeugnis der psychiatrischen Abteilung zugewiesen. Herr S. meint, er sei nicht depressiv, eher ungeduldig, das Sterben gehe ihm zu langsam. Das von ihm verfasste Schriftstück verursacht Verständnis beim behandelnden Team, es wird ihm mit sehr viel Ehrfurcht begegnet. Herr S. wirkt schließlich ruhig und entspannt. Mit einem Neffen in Norddeutschland wird telefoniert. Nach dessen Angaben fällt die Entscheidung zur schriftlich fixierten Therapiebegrenzung zusätzlich leichter.

20.6 Freiheit und Suizid

Die individuelle Freiheit scheint derzeit eines der wichtigsten Güter in unserer Gesellschaft, die Autonomie und Selbstbestimmung oft bis zur Selbstüberschätzung und Selbstüberhöhung fördert, zu sein. Im Kontext Psychiatrie sind durch das Unterbringungsgesetz (UBG) Einschränkungen der Persönlichkeitsrechte nach Ausschöpfung aller gelinderen Mittel, aber auch die Fürsorgepflicht geregelt. Das Gesetz lässt einigen Interpretationsspielraum offen. Auslegungs- und Orientierungshilfen wie zum Beispiel Praxisleitfäden »mit zahlreichen Beispielen und Praxistipps« (Koppensteiner, Zierl 2012) sind daher wichtig, um gut abgewogene Entscheidungen in relativer Rechtssicherheit treffen zu können, auch wenn die Blickwinkel der beteiligten Menschen, Patientenanwaltschaft, Gutachtern, Patienten, Selbsthilfegruppen, Angehörige, Behandlerinnen aus den verschiedensten Berufsgruppen, Richtern, oft sehr unterschiedlich sind. In diesem multidisziplinären Ansatz sind daher für die beteiligten

Berufsgruppen regelmäßig Schulungen aber auch Diskussionsrunden sinnvoll.

Ein besonderer Aspekt im Zusammenhang mit Freiheit ist das Thema Suizidalität (vgl. Oberlerchner 2014. 96 f.).

> Unter Suizidalität versteht man alle Denk- und Verhaltensweisen von Menschen, die den eigenen Tod anstreben, Fähigkeiten und Möglichkeiten, die grundsätzlich jedem Menschen offen und möglich sind.

Zum Unterschied zur gedanklichen, eventuell auch philosophischen oder im Dialog mit anderen stattfindenden Auseinandersetzung mit dem Thema Suizid empfindet der suizidgefährdete Mensch jedoch oft keine Freiheit oder Wahlmöglichkeit mehr. Er fühlt sich zum Suizid gedrängt, kann diesem Drang immer weniger Widerstand leisten und engt zuletzt in seiner Wahrnehmung von sich und der Umwelt auf dieses Thema ein. Daher ist der Begriff Freitod sehr irreführend und sollte wie der Begriff Selbstmord vermieden werden.

Frau L. leidet seit vielen Jahren an schwer ausgeprägten depressiven Episoden. Sie wird von ihrer Hausärztin sei Jahren medikamentös betreut und ging auch mit Unterbrechungen über einige Monate zu einem Psychotherapeuten. Neuerlich verschärft sich die depressive Symptomatik. Frau L. will aber weder zu einer Fachärztin für Psychiatrie gehen und nimmt auch die Umstellung der Psychopharmaka nicht an. Der Einsatz des Psychiatrischen Not- und Krisendienstes – eine Tochter befürchtet konkrete Suizidalität – führt auch nicht zum von den Angehörigen gewünschten Ergebnis der stationären Aufnahme. Die Angehörigen beginnen sich abzuwenden. Eine kränkende Aussage des erschöpften Gatten führt dazu, dass Frau L. mit einem Strick um den Hals im Keller aufgefunden wird. Scheint die Suizidalität doch sehr appellativ, wird Frau L. nun zur stationären Aufnahme gebracht. Im Erstgespräch beteuert Frau L. ihre Hoffnungslosigkeit und Leere, ihre Todessehnsucht, möchte eine »Todesspritze«, sie wirkt völlig unerreichbar und eingeengt. Der mehrwöchige Aufenthalt gestaltet sich aufgrund verhärteter Ambivalenzkonflikte schwierig. Durch konsequente Medikation, sehr viel Einzelzuwendung und ein breites therapeutisches Angebot kann Frau L. aus ihrer anfänglich therapieresistent wirkenden Depressivität herausgeführt werden, findet neuen Lebensmut und kann in ihrem privaten Umfeld und in ihrer Lebensgestaltung und -einstellung einige Veränderungen umsetzen. Sie freut sich zuletzt auf die Möglichkeit einer psychiatrischen Rehabilitation.

Suizidalität ist die Zuspitzung, der Endpunkt, die Sackgasse einer seelischen Entwicklung, in der Menschen hoffnungslos und verzweifelt über sich selbst das eigene Leben und ihre Situation als ausweg- und perspektivenlos erleben. Allen suizidalen Menschen gemeinsam ist jedoch der Wunsch, die Sehnsucht nach Veränderung in einer subjektiv als hoffnungs- und perspektivenlos erachteten Lebenssituation.

> Im aktuellen medizinisch-psychiatrischen Verständnis stellt man sich Suizidalität eng verknüpft mit dem Vorliegen einer psychischen Erkrankung oder einer psychosozialen Ausnahmesituation (Krise) vor.

Suizidalität ist zwar grundsätzlich jedem Menschen möglich, einer Metaanalyse von Bertolote et al. (2004) zufolge konnte jedoch nur bei 2 % von 15629 Suizidenten das Vorliegen einer psychischen Erkrankung nicht ausreichend belegt werden. Interpretiert man Suizidalität daher ausschließlich als Teilsymptom einer behandelbaren Erkrankung, so besteht eine Verpflichtung zur Suizidprävention, und das Entscheidungsdilemma kann sowohl aus dem fürsorgeleiteten als auch dem prinzipiengeleiteten Ansatz (Stichwort: Autonomie) heraus klein gehalten werden (Hewitt und Edwards 2009). Suizidalität im Kontext psychischer Erkrankungen ist ein (meist zeitlich limitierter) Notfall und bedarf der konsequenten Therapie und Prävention.

> Die Forderung nach ärztlich assistiertem Suizid bzw. Teilnahme an Begutachtungen bei Suizidwunsch bei psychischen Erkrankungen kollidiert mit ärztlich ethischem Handeln. Die Mitwirkung bei der Selbsttötung ist keine ärztliche Aufgabe.

Das Ziel im Kontext der Behandlung von psychischen Erkrankungen kann aber nicht Lebenserhaltung um jeden Preis sein, sondern Lebensqualität und das Wiedererlangen eines selbstbestimmten und menschenwürdigen Daseins.

Ist Suizidalität aber eher Ausdruck von ungemindertem körperlichen Leiden mit Angst vor Verlust der Kontrolle von Körperfunktionen, Hoffnungslosigkeit, extremer krankheitsimmanenter Einschränkung und rational nachvollziehbarer Bilanzierung, so wird das Dilemma wieder größer und mündet in die immer wieder aufflammende Diskussion rund um Sterbegleitung, ärztlich assistiertem Suizid und »Sterbehilfe« ein. *»Stellt sich nach intensiver Kenntnis des Betreffenden heraus, dass sein Suizidwunsch freiverantwortlich, wohl erwogen, ernsthaft und dauerhaft ist und konnte er durch eine lange Behandlung oder andere Hilfestellung zu keiner Lebensbejahung finden, sind weitere Interventionen, gar Zwangsmaßnahmen ethisch nicht mehr gerechtfertigt«*, meint Haltenhof (2017). In dem Zusammenhang sollte besser von einem Sterbewunsch gesprochen werden und sollen dem Betroffenen die stationären oder ambulanten, hospiz- und palliativmedizinischen Angebote inklusive adäquater Schmerztherapie unter Beibeziehung psychiatrisch-psychotherapeutischer Begleitung gemacht werden. Dann stellt sich das Thema »ärztlich assistierter Suizid« oder aktive/passive »Sterbehilfe« meistens nicht mehr, sondern wir können den Menschen in seiner letzten Lebensphase beim Sterben begleiten und auch sterben lassen.

20.7 Präventive Ethik im Kontext Psychiatrie

Viele der beschriebenen Dilemmata entstehen in ihrer Brisanz auch reaktiv auf Ressourcenmangel im intra- und extrastationären Kontext. Ein adäquates Angebot von niederschwelligen, gemeindenahen und multidisziplinären, sozialpsychiatrisch orientierten Angeboten kann Menschen und deren Angehörige in Frühphasen ihrer Erkrankung unterstützen. Beziehungsmedizin – intra- und extrastationär konsequent gelebt – verhindert bei vielen Betroffenen akute Exazerbationen. Aufsuchende Ansätze (home care, Krisendienste, Nachbetreuungen) sind nicht nur ökonomisch gesehen günstige Varianten sozialpsychiatrischer Interventionen, sondern können Phasen von gefährdeter Selbstbestimmungsfähigkeit rechtzeitig verhindern helfen (Oberlerchner 2015). Für den stationären bzw. institutionellen Kontext sind im Wissen um eine hohe Zahl im Rahmen ihrer primären Sozialisation bindungsirritierter Menschen folgende behandlungsethische Prinzipien im Sinne einer präventiven Ethik vorzuschlagen (Oberlerchner 2017):

- In der Annahme einer hohen Zahl von unsicher gebundenen Menschen unter den stationären Patienten ist auf ein *Be-*

treuungskontinuum achten. Die Patienten profitieren auch im stationären oder sonstigen institutionellen Betreuungsansätzen vom Kontinuum im Kontakt mit dem therapeutischen Personal.
- Auch oder gerade bei allfällig notwendigen Wiederaufnahmen ist auf *Therapeutenkonstanz* zu achten.
- *Bezugspflege, klare Zuständigkeiten, ein transparenter Wochenplan und ein klar strukturierter Tagesablauf* kommen bindungsirritierten Menschen und Menschen in Krisen entgegen.
- *Regionalisierung vor Spezialisierung.* Bindungstheoretisch ist der Regionalisierung (Betreuung von Patienten aus bestimmten Regionen an der immer selben Station) vor der Spezialisierung (Schwerpunktstationen) der Vorzug zu geben.
- Die psychiatrische Betreuung von Patienten sollte primär *Beziehungsmedizin* sein. Bei aller Wichtigkeit von Leitlinien, Algorithmen, Standards und Erfolgsmessung ist die Stärke der Psychiatrie echte und kongruente, zwischenmenschliche und möglichst glückende Interaktion und Kommunikation, um korrigierende Bindungserfahrungen zu ermöglichen. Dafür braucht es *ausreichende menschliche Ressourcen.*
- »Gute Qualität in der Medizin ist nicht mit finanziellen Anreizen zu erreichen, sondern mit Zeit und Ruhe für eine gute Betreuung« (Maio 2015, S. 1356).
- Es ist daher wichtig, in *Arbeitszufriedenheit, Teamgeist und Achtsamkeit* zu investieren. Einzel- und Teamsupervision müssen neben vielen anderen Möglichkeiten zur Verbesserung von Selbstreflexion und Introspektion Standard sein.
- Beziehungsmedizin mit den Chancen für Korrektur missglückter Bindungserfahrung und für glückende Mentalisierungsprozesse wird unter *atmosphärisch und architektonisch ansprechenden Rahmenbedingungen* besonders gut gelingen.
- Psychiatrieethische Dilemmata werden, eingebettet in auf Beziehungsmedizin beruhender Interaktion, früher erkannt, früher besprechbar und wohl in vielen Fällen bereits vor Zuspitzung lösbar.

20.8 Zusammenfassung

In jedem Behandlungskontext treten ethische Dilemmata auf, die im Kontext Psychiatrie zu besonders schwierigen Entscheidungen führen können. Die Disziplin Psychiatrieethik stellt sich diesen Spannungsfeldern, die sich in vielen Bereichen von der klassischen Medizinethik unterscheiden. Insbesondere der Themenbereich Selbstbestimmung ist im Kontext Psychiatrie sehr facettenreich. Einige dieser Dilemmata werden im Text anhand von Situationen aus dem psychiatrischen Alltag dargestellt und laden den Leser zur Reflexion ein.

Die Vielfalt der psychiatrieethischen Themen und berufsgruppenspezifischen Fragestellungen kollidiert mit der Intention dieses Kapitels im vorliegenden Buch, einen Überblick zu bieten. Daher kann hier nur eine grobe Einführung in das Thema erfolgen, Vorschläge zur vertiefenden Lektüre sind der Bibliografie zu entnehmen.

Literatur

Beauchamp T. L., Childress J. F. (1979): Principles of biomedical ethics. 6. Auflage. New York: Oxford University Press. 2009.

Bertolote J. M. et al.: Psychiatric diagnosis and suicide: Revisiting the evidence. Crisis: 25 (4), 147-155. 2004.

Deutsche Gesellschaft für Psychiatrie und Psychotherapie, Psychosomatik und Nervenheilkunde e. V. (DGPPN): Achtung der Selbstbestimmung und Anwendung von Zwang bei der Behandlung psychisch kranker Menschen. Eine ethische Stellungnahme der DGPPN. In: Nervenarzt 85: 1419-1431. 2014.

Haltenhof H.: Suizidalität. In: In: Vollmann J.: Ethik in der Psychiatrie. Ein Praxisbuch. Psychiatrie Verlag. Köln. 73-82. 2017.

Hewitt J.L., Edwards S.D.: Ethische Überlegungen zur Verhütung von Suizid in der Psychiatrie. In. Psych Pflege 2009. 15: 60-66.

Hinterhuber H.: Die »Arbeitsgruppe für Ethik in der Psychiatrie«. In: neuropsychiatrie. 27: 52. 2013.

Hinterhuber H.: Ethik in der Psychiatrie. In: Möller H.-J., Laux G., Kapfhammer H.-P.: Psychiatrie, Psychosomatik, Psychotherapie. Band 1. Springer. 2011. 51-77.

Kalbhenn E.: Streit um die Sterbehilfe – ein Ausweg. In: Heschl G., Oberlerchner H. (Hg.): Dem Menschen nahe sein. Vom Umgang mit Leiden, Würde und Sterben. Styria: Graz. 125-135. 2014.

Koppensteiner S., Zierl H.P.: Praxisleitfaden Unterbringungsrecht. Manzsche Verlags- und Universitätsbuchhandlung. Wien. 2012.

Maio G.: »Ich tue das richtige nur gegen Belohnung«. Eine Kritik an Pay-for-Performance in der Psychiatrie. Nervenarzt 2015, 86: 1349-1357.

Maio G.: Medizin ohne Maß. Vom Diktat des Machbaren zu einer Ethik der Besonnenheit. Trias: Stuttgart. 2014.

Oberlerchner H.: Bindung, Mentalisierung, Psychiatrie und Psychotherapie. In: Psychotherapie Forum. 22. 128-133. 2017.

Oberlerchner H.: »Ich sehne mich nach Veränderung«. Suizidalität – psychische Erkrankungen – Sterbehilfe. In: Heschl G., Oberlerchner H. (Hg.): Dem Menschen nahe sein. Vom Umgang mit Leiden, Würde und Sterben. Styria: Graz. 96-105. 2014.

Oberlerchner H., Rados C.: Der Psychiatrische Not- und Krisendienst in Kärnten. Geschichte, Trends, Entwicklungen. In: psychoprax.neuroprax. 3. 2015. 82-86.

Oberlerchner H., Stromberger H.: Psychiatrie und NS-Euthanasie. Fakten, transgenerationale Auswirkungen und Angehörigenarbeit in Kärnten/Österreich. In: Nervenarzt. 1. 83-89. 2015.

Österreichische Gesellschaft für Psychiatrie und Psychotherapie (ÖGPP): Positionspapier zur Sterbe- und Suizidhilfe vom 24.05.2017. Abrufbar über die Homepage der ÖGPP: Mitteilungen.

Scholten M., Vollmann J.: Patientenselbstbestimmung und Selbstbestimmungsfähigkeit. In: Vollmann J.: Ethik in der Psychiatrie. Ein Praxisbuch. Psychiatrie Verlag. Köln. 26-34. 2017.

Stoecker R.: Grundlegende Überlegungen zur klinischen psychiatrischen Ethik. In: Psych Pflege. 17: 233-239. 2011.

Waibl E.: Grundriss der Medizinethik für Ärzte, Pflegeberufe und Laien. LIT-Verlag. Münster. 13-16. 2004.

21 Das Thema Sterben und Tod in Dokumenten der Bioethikkommission

Alois Birklbauer

21.1 Einleitung

Die beim Bundeskanzleramt eingerichtete Bioethikkommission (BEK) hat sich in zwei Dokumenten mit dem Thema Sterben, Tod und rechtliche/ethische Implikationen auseinandergesetzt. 2011 wurden »*Empfehlungen zur Terminologie medizinischer Entscheidungen am Lebensende*« veröffentlicht und 2015 solche zu »*Sterben in Würde*«. Geht es im ersten Dokument allgemein um rechtliche Grundsätze einer medizinischen Behandlung und die Notwendigkeit einer geänderten Terminologie im Rahmen von Behandlungsentscheidungen am Lebensende, ist die Zielrichtung im zweiten Dokument konkreter. Hier umfassen die Empfehlungen neben Aussagen zu Palliativ- und Hospizdiensten sowie zur Vorsorge für Entscheidungen am Lebensende und der Vermeidung unverhältnismäßiger medizinischer Intervention auch die Themen assistierter Suizid und Tötung auf Verlangen.

21.2 Definition zentraler Begriffe

Die Definitionen der folgenden Begriffe orientieren sich weitgehend an den genannten Dokumenten der BEK, denen ein multidisziplinärer Konsens zu Grunde liegt.

21.2.1 Lebensende, Sterben und Tod

Lebensende

Das Lebensende wird als *Phase* verstanden, deren Beginn oft nur rückblickend zu beschreiben ist. Der Tod bildet den Schlusspunkt dieser Phase (BEK 2015, S. 11).

Tod

Tod wird als *unumkehrbares Ende der Existenz* des menschlichen Individuums mit dem *irreversiblen Verlust aller Hirnfunktionen* definiert. Lebensende und Tod können – etwa bei einem Unfall – zeitlich weitgehend zusammenfallen. Es gibt aber auch Verläufe, in denen akute oder chronische Erkrankungen verzögert zum Tod führen oder eine kontinuierlich fortschreitende Altersschwäche das Lebensende bestimmt (BEK 2015, S. 11).

Sterben

Sterben ist die *letzte, terminale Phase des Lebensendes* (Lebensende im engeren Sinn). Meist weisen klinische Zeichen auf ein eintretendes Sterben hin, eine präzise Voraussage zum exakten Todeszeitpunkt ist jedoch auch in diesen Situationen unmöglich (BEK 2015, S. 11).

21.2.2 Medizinische Indikation und Patientenwille

Medizinische Indikation

Die medizinische Indikation ist ein auf *naturwissenschaftlicher Basis* erstelltes Urteil über die *Wirksamkeit und Verhältnismäßigkeit einer Behandlungsmaßnahme* im Hinblick auf ein *definiertes Therapieziel*. Dabei werden Nutzenpotenzial und Risiken bzw. Belastungen einer Behandlungsmaßnahme mit ihren Alternativen abgewogen.

Behandlungen, die *indiziert* sind, sollen einem Patienten empfohlen werden, *nicht (mehr) indizierte* unterbleiben bzw. reduziert oder beendet werden, selbst wenn der Patient sie weiterhin wünscht. Behandlungen mit *fraglicher Indikation* sollen besonders im Zusammenhang mit dem Patientenwillen geprüft werden (BEK 2015, S. 21-22; BEK 2011, S. 8).

Patientenwille

Jede medizinische Maßnahme erfordert eine *Einwilligung*, in der der Patientenwille zum Ausdruck kommt. Ist der Patient *einsichts- und urteilsfähig*, entscheidet er über die Zulässigkeit einer Behandlung. Er kann auch lebensnotwendige Maßnahmen sowie die lebenserhaltende »Basisversorgung« einschließlich künstlicher Ernährung ohne Begründung verweigern. Das Selbstbestimmungsrecht des Patienten hat Vorrang vor der Fürsorgepflicht (BEK 2011, S. 8).

In *medizinischen Notfallsituationen* kann eine lebensrettende Maßnahme ohne Willen des Patienten erfolgen, wenn nicht genügend Zeit ist, eine stellvertretende Willensentscheidung zu erlangen. Hat der Patient bereits rechtswirksam die Behandlung verweigert, darf auch dann nicht gegen seinen Willen entschieden werden (BEK 2011, S. 9).

Liegt keine ausdrückliche Willensäußerung des Patienten bzw. keine rechtliche Vorsorge vor, ist für die ärztliche Behandlung der *mutmaßliche Wille des Patienten* maßgebend. Für dessen Einschätzung sind primär mündliche oder schriftliche Äußerungen des Patienten entscheidend. Auf Wertvorstellungen der Gesellschaft oder anderer Personen kommt es nicht an. Im Zweifel gilt der Wille, durch die indizierte medizinische Behandlung weiterzuleben («in dubio pro vita») (BEK 2011, S. 9).

Patientenwille und medizinische Indikation

Patientenwille und medizinische Indikation können nicht völlig getrennt voneinander betrachtet werden. Sowohl für die Therapiezielplanung als auch die darauf basierende *Indikationsstellung* ist die *Einbeziehung des Patientenwillens notwendig*, da nur dieser Wille Aufschluss darüber geben kann, welche Therapieziele erstrebenswert sind und welche Risiken bzw. Belastungen in Kauf genommen werden sollen, um diese Ziele zu erreichen. Umgekehrt gibt es *kein Recht des Patienten auf medizinisch nicht begründbare Maßnahmen*. In solchen Fällen steht der Patientenwille nicht über der medizinischen Indikation (vgl. BEK 2015, S. 22).

21.2.3 Aktive und passive Sterbehilfe

Auch wenn aktive und passive Sterbehilfe als »juristische Begriffe« bezeichnet werden (BEK 2011, S. 12), fehlt eine rechtsverbindliche Definition. Wenn in der juristischen Literatur auf diese Begriffe zurückgegriffen wird, handelt es sich um eine Wiedergabe des gesellschaftlichen Konsenses, der in vielen – auch nicht-juristischen – Dokumenten seinen Niederschlag gefunden hat.

Passive Sterbehilfe

Passive Sterbehilfe bedeutet nicht »Sterbehilfe durch Unterlassen«, sondern das Attribut »passiv« bringt zum Ausdruck, dass der *Sterbeprozess bereits begonnen* hat, weil der Tod in absehbar kurzer Zeit folgen wird. Es geht somit um das *Unterlassen lebenserhaltender Maßnahmen* (Moos 2002, S. 24; Schmoller 2002, S. 372; Birklbauer 2015, S. 369). Die *Strafbarkeit entfällt*, weil gleichsam dem Schicksal sein Lauf gelassen und das Sterben ermöglicht wird. Es ist die *fehlende medizinische Indikation für eine Weiterbehandlung*, die ein solches Vorgehen erlaubt, einschließlich der aktiven Beendigung lebenserhaltender Maßnahmen, weil sie letztlich »sinnlos« sind.

Aktive Sterbehilfe

Unter (direkter) aktiver Sterbehilfe ist das *Ingangsetzen eines Sterbeprozesses* bei einem unheilbar Kranken zu verstehen, um ihn von seinem Leiden zu erlösen (Moos 2002, S 15). Dabei kommt es nicht darauf an, ob ein aktives oder passives Verhalten gesetzt wird, sondern entscheidend ist allein, dass der Sterbeprozess noch nicht begonnen hat. In solchen Fällen ist auch das Unterlassen medizinischer Maßnahmen eine unzulässige »aktive Sterbehilfe«.

Indirekte Sterbehilfe

Als indirekte (aktive) Sterbehilfe wird ein *früherer Tod als Reflex einer schmerzlindernden Behandlung* verstanden (Moos 2002, S. 19). Medizinisch ist es durchaus umstritten, ob eine adäquate schmerzlindernde Behandlung überhaupt zu einer Lebensverkürzung führt. Dass hier von zulässiger indirekter Sterbehilfe gesprochen wird, ist eher die Folge einer kritischen Einstellung gegenüber der Schmerzbehandlung, wie sie früher verbreitet war.

> Aktive und passive Sterbehilfe unterscheiden sich darin, ob der Sterbeprozess bereits begonnen hat.

21.2.4 Sterbebegleitung, Therapie am Lebensende und Sterben zulassen

Die Empfehlung der BEK aus 2011 erachtet die traditionelle Unterscheidung zwischen aktiver und passiver Sterbehilfe als »nicht mehr zeitgemäß«, weil »der Vorgang einer Therapiezieländerung mit einer Priorisierung palliativer Maßnahmen ... jedenfalls mit diesen juristischen Begriffen nur unzureichend abgebildet und ungerechtfertigt negativ konnotiert (wird)« (BEK 2011, S. 12). Stattdessen werden – unter Orientierung an einem Dokument des deutschen Nationalen Ethikrates (2006) – die Begriffe Sterbebegleitung, Therapie am Lebensende und Sterben zulassen priorisiert.

Sterbebegleitung

Sterbebegleitung umfasst Maßnahmen zur Pflege, Betreuung und Behandlung von Symptomen von Sterbenden. Dazu gehören körperliche Pflege, Stillen von Bedürfnissen (Hunger- und Durstgefühle), Mindern von Übelkeit, Angst und Atemnot, aber auch menschliche Zuwendung und Beistand (BEK 2011, S. 12).

Therapie am Lebensende

Zu den Therapien am Lebensende werden alle medizinischen Maßnahmen gezählt, die in der letzten Phase des Lebens erfolgen mit dem Ziel, die Lebensqualität zu verbessern, das Leben zu verlängern oder Leiden zu mildern. Es geht also nicht bloß um kurative Maßnahmen (BEK 2011, S. 12).

Sterben zulassen

Sterben zulassen bedeutet, dass eine unter kurativer Therapiezielsetzung als lebensverlängernd bezeichnete medizinische Maßnahme unterlassen wird, wenn der Verlauf der Krankheit eine weitere Behandlung nicht sinnvoll macht und der Sterbeprozess dadurch verlängert wird (BEK 2011, S. 12).

> Statt aktiver und passiver Sterbehilfe sollten die Begriffe Sterbebegleitung, Therapie am Lebensende und Sterben zulassen verwendet werden, weil sie Therapiezieländerungen mit einer Priorisierung palliativer Maßnahmen besser abbilden und nicht ungerechtfertigt negativ konnotieren.

21.2.5 Assistierter Suizid und Tötung auf Verlangen

Die Empfehlung der BEK aus 2015 äußert sich – im Unterschied zu jener aus 2011 – auch zu den Themen assistierter Suizid und Tötung auf Verlangen.

Tötung auf Verlangen

Tötung auf Verlangen ist ein Unterfall der vorsätzlichen Fremdtötung und setzt voraus, dass die *Tötungshandlung* aufgrund eines *ernstlichen und eindringlichen Verlangens des Opfers* gesetzt wird. Der Unrechts- und Schuldgehalt ist dadurch gemindert, dass das *Opfer* an der Tötung (zumindest psychisch) *mitgewirkt* hat, weil von ihm die Initiative zur Tötung ausgegangen ist (BEK 2015, S. 28).

Mitwirkung am Selbstmord (assistierter Suizid)

Bei der Mitwirkung am Selbstmord geht es im Unterschied zur Tötung auf Verlangen nur *indirekt* um die *Tötung eines anderen*. Die Tötungshandlung muss *vom Opfer selbst freiwillig und ohne Willensmängel gesetzt* worden sein. Die *Mitwirkung* ist dabei weit zu verstehen. Auch eine psychische Unterstützung, die den Suizidenten in seinem Entschluss bestärkt, reicht aus (BEK 2015, S. 27). Besteht eine Schutzpflicht gegenüber dem Suizidenten (*Garantenstellung*), wie z. B. bei nahen Angehörigen oder infolge eines ärztlichen Behandlungsvertrages, kann auch eine unterlassene Verhinderung eine strafrechtliche Verantwortlichkeit begründen.

> Die Abgrenzung zwischen Tötung auf Verlangen und assistiertem Suizid besteht in der freiwilligen und vollverantwortlichen Tötungshandlung durch den Sterbewilligen.

21.3 Wesentliche Theoriebezüge

Der österreichischen Rechtsordnung schützt das menschliche Leben umfassend (▶ Kap. 22.3.2). Hat eine unterlassene Maximaltherapie dazu beigetragen, dass der Tod früher eingetreten ist als er es bei den gesetzten Maßnahmen wäre, ist eine strafrechtliche Prüfung indiziert. Bevor auf die Möglichkeiten einer einschränkenden Interpretation der relevanten Straftatbestände eingegangen wird, sind zunächst die ethischen Bezugspunkte bei (medizinischen) Entscheidungen am Lebensende darzustellen.

Beispiel aus der Praxis

Dr. A behandelt die multimorbide Patientin P. Die Wahrscheinlichkeit, dass sie die nächsten zwei Wochen auf der Intensivstation überleben wird, liegt deutlich unter 50 Prozent. Nach Rücksprache mit den Angehörigen, die glaubwürdig den Wunsch von P versichern, dass »nicht mehr alles gemacht werden müsse, wenn sie nicht mehr mit dem Rollator mobil sein könne«, entschließt sich Dr. A, lebenserhaltende Maßnahmen zu beenden und eine Komforttherapie durchzuführen. P stirbt kurze Zeit später im Beisein der Angehörigen (vgl. Birklbauer/Haumer 2017, S. 17).

21.3.1 Ethische Bezugspunkte

An (ethischen) Normen und Werten, die für Behandlungsentscheidungen unheilbar kranker und sterbender Menschen relevant sind und »in Österreich von einem breiten gesellschaftlichen Konsens getragen« werden, nennt die BEK den Schutz des Lebens, den Anspruch auf Selbstbestimmung, das Solidaritäts- und Fürsorgeprinzip sowie den Grundsatz der Verteilungsgerechtigkeit (BEK 2015, S. 12-13; BEK 2011, S. 6-7).

Schutz des Lebens

Der Schutz des Lebens ist ein grundlegendes ethisches Prinzip, welches im Kontext des Lebensendes konkretisiert werden muss. Eine *radikale Auslegung* würde die *volle Ausschöpfung medizinisch-technischer Möglichkeiten* zur Aufrechterhaltung rein biologischer Körperfunktionen nach sich ziehen, unabhängig von den Krankheitsumständen betroffener Menschen, denen dann möglicherweise Sterbensverlängerung und Leidenserfahrung zugemutet werden. Eine *relative Auslegung*, mit der sich »wohl eine Mehrzahl von Menschen identifizieren« würde, sieht das Ende der grundlegenden Pflicht, Leben durch medizinische Interventionen zu erhalten, jedenfalls dann gegeben, wenn die Lebenserhaltung gleichzeitig eine Verlängerung des Sterbeprozesses bedeutet und damit den Patienten unverhältnismäßigen Belastungen aussetzt (BEK 2015, S. 12-13; BEK 2011, S. 6).

Anspruch auf Selbstbestimmung

Das Recht auf Selbstbestimmung bei medizinischen Eingriffen erlaubt *medizinisch indizierte Handlungen* nur dann, wenn der *Betroffene zustimmt*. Zugleich besteht das *Recht, Hilfsangebote abzulehnen*, selbst wenn dies wenig nachvollziehbar erscheint.

Zur Ermöglichung der Selbstbestimmung ist die *Kenntnis des Patientenwillens* und damit eine fortwährende Kommunikation mit dem Patienten wesentlich. Kann der Patientenwille nicht (mehr) erhoben werden, sind Hilfsmittel der *antizipierten Willensbekundung* heranzuziehen. Darüber hinaus sind sämtliche medizinische Handlungen im Einvernehmen mit dem *mutmaßlichen Patientenwillen* zu setzen (vgl. BEK 2015, S. 13; BEK 2011, S. 6-7).

Der Achtung des Patientenwillens ist dort eine Grenze gesetzt, wo ein Patient Maßnahmen verlangt, die unwirksam, unzweckmäßig oder mit dem geltenden Recht unvereinbar sind (BEK 2011, S. 7). Insofern *steht der Patientenwille nicht über der medizinischen Indikation*.

Solidaritäts- und Fürsorgeprinzip

Das Solidaritäts- und Fürsorgeprinzip besagt, dass Menschen, die im Sterben liegen oder unheilbar krank sind, aufgrund ihrer Hilflosigkeit und Verletzlichkeit in besonderer Weise *Anspruch auf die Zuwendung ihrer Mitmenschen* und die *Solidarität der Gesellschaft* haben. Es muss gewährleistet sein, dass solche Menschen den Schutz genießen, der ihre Rechte als Person garantiert, ihre Fähigkeit zur Selbstbestimmung nach Möglichkeit fördert und ihnen erlaubt, unter würdevollen Umständen zu sterben. Der *Auftrag zur Minderung von Leid* ist ein wichtiges Element der Fürsorge am Lebensende (vgl. BEK 2015, S. 13; BEK 2011, S. 7).

Verteilungsgerechtigkeit

Die BEK spart bei den ethischen Prinzipien auch das Thema der Verteilungsgerechtigkeit nicht aus. Auch wenn Leben und Sterben als gestaltbare Zeiträume verstanden werden, müssen *wirtschaftliche Rahmenbedingungen, die die Dauer des Lebens determinieren,* bei Behandlungsentscheidungen diskutiert werden. Dabei darf die Ablehnung medizinisch sinnvoller Maßnahmen unter Verweis auf wirtschaftliche Faktoren nicht auf die individuelle Ebene von behandelndem Arzt und Patient übertragen werden (BEK 2011, S. 7; BEK 2015, S. 13).

21.3.2 Juristische Aspekte

Häufig werden die juristischen Aspekte auf strafrechtliche Verbote rund um »Sterbehilfe« reduziert. Über ihnen stehen jedoch verfassungsrechtliche Grundlagen, die den Staat verpflichten, das menschliche Leben zu schützen. Ging die BEK 2011 bei den rechtlichen Überlegungen nur allgemein auf Patientenwille, medizinische Indikation und Behandlungsabbruch ein (BEK 2011, S. 6–9), befasste sie sich 2015 eingehend mit dem verfassungsrechtlichen und strafrechtlichen Meinungsstand (BEK 2015, S. 13–16).

Verfassungsrechtliche Grundlagen

Der österreichischen Rechtsordnung fehlt zwar eine Bestimmung zum Schutz der Menschenwürde, der Verfassungsgerichtshof hat aber die *Menschenwürde* als »allgemeinen Wertungsgrundsatz« anerkannt. Darüber hinaus schützt Artikel 2 der Europäischen Menschenrechtskonvention (EMRK) in Österreich das *Recht auf Leben* im Rang eines Verfassungsgesetzes. Daraus folgt umgekehrt *keine* »*Pflicht zum Leben*« und insofern keine zwingende Strafbestimmung gegen Suizidbeihilfe oder Tötung auf Verlangen, weil auch das – ebenfalls verfassungsrechtlich geschützte – *Recht auf Selbstbestimmung* (Artikel 8 EMRK) zu beachten ist. Freilich können nur *selbstbestimmungsfähige Grundrechtsträger* über ihr Recht auf Leben disponieren und Behandlungsentscheidungen ablehnen. Fehlt die Selbstbestimmungsfähigkeit, scheidet eine derartige Entscheidung aus, außer der Betroffene hat ein solches *Vorgehen vorab festgelegt* (BEK 2015, S. 13–14).

Das Recht auf Selbstbestimmung des Menschen ist generell aus Gründen des Artikel 8 Abs. 2 EMRK einschränkbar. Vor diesem Hintergrund hebt die BEK hervor, dass es zulässig ist, eine Strafbestimmung gegen Tötung auf Verlangen oder Suizidbeihilfe unter dem Titel des »Schutzes der Moral« vorzusehen, um generell das Tabu der Fremdtötung oder Beihilfe zur Selbsttötung durch eine derartige Strafbestimmung zu verteidigen. Der Staat müsse dies aus verfassungsrechtlicher Sicht aber nicht tun. Im Gegenteil: Solange und soweit es um den ernsthaften Todeswunsch einer selbstbestimmungsfähigen Person geht, wäre es auch *vereinbar,* eine *Straffreiheit für Tötung auf Verlangen oder Suizidbeihilfe vorzusehen* (BEK 2015, S. 15).

> Verfassungsrechtlich ist eine Strafbestimmung für Tötung auf Verlangen oder assistierten Suizid ebenso zulässig wie das Fehlen einer derartigen Strafnorm.

Strafrechtliche Gesichtspunkte zu Behandlungsentscheidungen am Lebensende

Das Dokument der BEK aus 2015 stellt seinen strafrechtlichen Ausführungen voran, dass das

Leben von der österreichischen Strafrechtsordnung als indisponibles Rechtsgut angesehen wird und ein *umfassender Lebensschutz* besteht, weil nicht nur die wunschgemäße Fremdtötung als Tötung auf Verlangen (§ 77 StGB) strafbar ist, sondern auch die Förderung bzw. Unterstützung von Selbsttötung (§ 78 StGB). Im Anschluss daran wird aber hervorgehoben, dass die österreichische Rechtsordnung durch Möglichkeiten von Patientenverfügungen oder Vorsorgevollmacht das *Recht eines Patienten* anerkennt, *medizinische Behandlungen* abzulehnen, selbst wenn dies *zu seinem Tod führen* wird. Damit könne *im Ergebnis über das Rechtsgut Leben disponiert werden*, weil der Arzt in solchen Fällen nicht behandeln könne, ohne das Delikt der eigenmächtigen Heilbehandlung (§ 110 StGB) zu verwirklichen (BEK 2015, S. 14–15).

Im Weiteren wird auf den rechtlichen Umgang mit der Zurücknahme von lebenserhaltenden Behandlungsmaßnahmen bei *nicht-ermittelbarem Patientenwillen* eingegangen. Weil nur eine Rechtspflicht auf medizinisch sinnvolle Handlungen bestehe, gebe es keine Pflicht zur weiteren Behandlung, wenn nach professionellem Ermessen der *Sterbeprozess unabwendbar* erscheint und daher eine *medizinische Maßnahme nicht mehr indiziert* ist, mag durch sie der Tod auch hinausgezögert werden können. Hierzu hebt die BEK hervor, dass es in der Strafrechtswissenschaft seit langem zu Recht Tendenzen gebe, die Beendigung lebenserhaltender Maßnahmen bei nahe bevorstehendem Sterbeprozess über den *Gedanken der sozialen Adäquanz* (breiten gesellschaftlichen Akzeptanz) aus dem Fokus der Strafbarkeit auszunehmen. Trotz dieser Möglichkeit führe der breite Argumentationsspielraum zum Teil »zu einer erheblichen Unsicherheit im Behandlungsteam«, die immer wieder »*Übertherapien*« verursache, um sich keinem Strafbarkeitsrisiko auszusetzen (BEK 2015, S. 15).

> Trotz des umfassenden Lebensschutzes in der Rechtsordnung ist die Beendigung lebenserhaltender Maßnahmen bei einem nahe bevorstehenden Sterbeprozess gesellschaftlich akzeptiert und als sozial adäquates Verhalten straffrei.

Strafrechtliche Gesichtspunkte zur Tötung auf Verlangen

Tötung auf Verlangen (§ 77 StGB) ist ein Unterfall der vorsätzlichen Fremdtötung (Mord nach § 75 StGB) und setzt voraus, dass die *Tötungshandlung* aufgrund eines *ernstlichen und eindringlichen Verlangens des Opfers* gesetzt wird. Der Unrechts- und Schuldgehalt ist dadurch gemindert, dass das *Opfer* insofern zu einem wesentlichen Teil an der Tötung (zumindest psychisch) *mitgewirkt* hat, als von ihm die Initiative zur Tötung ausgegangen ist. Dabei genügt es nicht, dass das Opfer mit der Tötung einverstanden ist. Das Verlangen fordert graduell mehr; der *Impuls zum Töten muss vom Opfer ausgehen* (Moos 2002a, S. 54). Das Erfordernis der *Eindringlichkeit* bedeutet, dass das Verlangen des Opfers gegenüber dem Täter in einer Weise zum Ausdruck kommen muss, dass es die innere Hemmung zu einer Tötung herabsetzen kann (Moos 2002a, S. 60).

Strafrechtliche Gesichtspunkte zum assistierten Suizid

Bei der Mitwirkung am Selbstmord (§ 78 StGB) geht es im Unterschied zur Tötung auf Verlangen *nicht direkt* um die *Tötung eines anderen*, sondern *indirekt*. Die *Tötungshandlung* muss *vom Opfer selbst freiwillig und frei von Willensmängeln gesetzt* werden (Moos 2002b, S. 25). Die *Mitwirkung* (»Hilfeleistung«) ist dabei weit zu verstehen. Jedes Verhalten, das den Suizid fördert und die innere Bereitschaft des Suizidenten bestärkt, reicht dafür aus (Moos 2002b, S. 19). Dabei kann die strafrechtlich relevante Unterstützung auch in einem *Unterlassen* bestehen, wenn der Betreffende durch die Rechtsordnung zur Erfolgsabwendung verpflichtet ist (§ 2 StGB). Zwar gibt es Versuche, eine solche Pflicht zur Suizidverhinderung bei nahen Angehörigen mangels Gleichwertigkeit zu einem Tun aus dem Bereich der Strafbarkeit auszunehmen (Moos 2002b, S. 20), die dazu im Einzelfall maßgeblichen Kriterien sind aber nirgends normiert, sodass letztlich eine rechtliche Grauzone besteht. So hat beispielsweise die unterlassene Hinderung eines assistierten Suizids seitens des Ehemanns zu einer Anklage wegen § 78 StGB geführt, obwohl die Frau unheilbar an ALS erkrankt war und in der Schweiz eine (dort legale) Suizidbeihilfe in Anspruch genommen hat (siehe dazu Birklbauer 2016, S. 86).

21.4 Empfehlungen der Bioethikkommission

Resultierend aus den dargestellten ethischen und rechtlichen Überlegungen hat sich die BEK 2015 zu Empfehlungen durchgerungen, die zum einen Behandlungsentscheidungen am Lebensende betreffen, zum andern die Bereiche assistierter Suizid und Tötung auf Verlangen. Trotz des Ringens um eine gemeinsame Position gab es zu allen drei Bereichen Sondervoten.

21.4.1 Behandlungsentscheidungen am Lebensende

Empfehlungen der Mehrheit der Mitglieder

Die Mehrheitsempfehlung von zwei Dritteln der Mitglieder stellte als *Ziel einer Gesetzesreform* in den Mittelpunkt, »sorgfältig abgewogene Entscheidungen ohne Furcht vor einer etwaigen Strafverfolgung« treffen zu können. Dazu ist die veraltete Terminologie der »aktiven und passiven Sterbehilfe« entsprechend den Empfehlungen der BEK 2011 in juristischen und medizinischen Aus-, Fort- und Weiterbildungen zu aktualisieren. Um eine ausreichende Rechtssicherheit in Fällen der Limitierung oder Beendigung nicht mehr gerechtfertigter medizinischer Maßnahmen zu gewährleisten, sollten darüber hinaus folgende Situationen aus dem Bereich der Strafbarkeit herausgenommen werden:

- Die *Therapieentscheidung* erfolgt auf Basis eines nachvollziehbaren, begründeten und der individuellen Situation entsprechenden Entscheidungsfindungsprozesses.
- Der *Entscheidungsfindungsprozess* orientiert sich an ethischen Standards und Leitlinien, wie sie international und national von Berufs- und Fachgesellschaften, akademischen Ethikeinrichtungen und supranationalen Institutionen entwickelt und publiziert werden.

Ein entsprechend dokumentierter Entscheidungsprozess sollte zu keiner Strafverfolgung führen, sofern kein grober Missbrauch evident erscheint. Die Einhaltung solcher Leitlinien sollte eine *Vertrauensvermutung* bewirken, die grundsätzlich einer Strafverfolgung entgegensteht (Legitimation durch Verfahren) (BEK 2015, S. 30).

> Therapieentscheidungsprozesse, die sich an ethischen Standards und Leitlinien von Fachgesellschaften orientieren, sollen eine Vertrauensvermutung bewirken, die nur bei groben Verstößen zu einer Strafverfolgung führt.

Sondervotum von Mitgliedern

Diese Empfehlung wurde von einem Drittel der Mitglieder in Nuancen akzentuiert. Dabei wird die Mehrheitsempfehlung, dass unverhältnismäßige medizinische Interventionen vermieden werden sollen, »grundsätzlich unterstützt«. Bezweifelt wird jedoch die Erfolgsaussicht der Empfehlung, bei Einhaltung bestimmter medizinischer Leitlinien die Strafverfolgung zurückzudrängen, weil »die Strafverfolgungsbehörden sich bei der Prüfung, ob eine medizinische Indikation für eine Aufrechterhaltung von medizinischen Maßnahmen gegeben ist, immer an ethischen Standards und Leitlinien orientieren, wie sie international und national von Berufs- und Fachgesellschaften etc. entwickelt und publiziert werden. ... Eine besondere Vertrauensvermutung bzw. Herausnahme aus der Strafbarkeit wird daher nicht als notwendig erachtet« (BEK 2015, S. 35).

21.4.2 Assistierter Suizid

Empfehlungen der Mehrheit der Mitglieder

Zum Thema assistierter Suizid haben wiederum zwei Drittel der Mitglieder hervorgehoben, dass die Weite des § 78 StGB, die auch Angehörige, nahestehende Personen und Ärzte unter Strafe stellt, die aus Loyalität die suizidwillige Person unterstützen, »zu erheblichen Gewissenskonflikten führen« kann. Vor diesem Hintergrund wird eine Reform empfohlen, »die sowohl dem Prinzip der Aufrechterhaltung der sozialen Norm der Suizidprävention, als auch dem Schutz vor Fremdbestimmung vulnerabler Personen Rechnung trägt, jedoch ebenso eine individuelle Hilfe in Ausnahmefällen zulässt«. Während bei der Verleitung zum Suizid die Rechtslage unverändert bleiben soll, »um zu gewährleisten, dass vulnerable Menschen keinem Druck ausgesetzt werden können«, soll für *Angehörige und persönlich nahe stehende Personen* eine Straflosigkeit vorgesehen werden, »wenn sie einer an einer unheilbaren, zum Tode führenden Erkrankung mit begrenzter Lebenserwartung leidenden Person beim Suizid Hilfe leisten, sofern die Beweggründe der Hilfe auch für einen mit den rechtlich geschützten Werten verbundenen Menschen (vgl § 10 StGB) verständlich sind« (BEK 2015, S. 30-31; zur konkreten Ausgestaltung einer derartigen Norm siehe Birklbauer 2016, S. 84–90).

Darüber hinaus sollte die *Hilfeleistung durch Ärzte beim Suizid* in bestimmten Fällen entkriminalisiert werden, »um es letztlich dem Patienten zu ermöglichen, offen mit dem Arzt über seine Situation zu sprechen, ohne gleich fürchten zu müssen, aufgrund akuter Selbstgefährdung zwangsweise untergebracht zu werden«. Dabei sollte die straffreie Unterstützung auf volljährige und einwilligungsfähige Personen begrenzt sein und eine Überrumpelung durch eine angemessene Überlegungsfrist zwischen Aufklärung und Entscheidung gewährleistet werden. Weiters sollte die straffreie Unterstützung auf Patienten begrenzt sein, die an einer unheilbaren, zum Tode führenden Erkrankung mit begrenzter Lebenserwartung leiden (BEK 2015, S. 31).

> Die Hilfeleistung beim Suizid sollte für Angehörige und persönlich nahestehende Personen bei anerkennungswerten Motiven straffrei sein, für Ärzte bei Patienten, die an einer unheilbaren, zum Tode führenden Erkrankung mit begrenzter Lebenserwartung leiden.

Sondervotum von Mitgliedern

Dem Sondervotum von einem Drittel der Mitglieder wurde vorangestellt, dass sich das ernsthafte und eindringliche Verlangen eines Menschen nach Suizidbeihilfe bei einer terminal verlaufenden Krankheit »einer eindeutigen ethischen Beurteilung von außen« entzieht und bei Angehörigen oder betreuenden Ärzten »zu gravierenden Gewissenskonflikten führen« kann. Es biete jedoch die geltende Rechtslage bereits »die Möglichkeit, die Gewissensnot in der konkreten Lage angemessen zu berücksichtigen«, weshalb eine Reform des § 78 StGB nicht erforderlich sei (BEK 2015, S. 32).

Zum Mehrheitsvotum wird kritisch angemerkt, dass aufgrund von »Randunschärfen« die vorgeschlagene Reform dem Anliegen, Angehörige und Ärzte in einer gegebenenfalls vorhandenen Gewissensnot zu entlasten, nicht gerecht werden könne. Darüber hinaus signalisiere eine Straffreistellung der Suizidbeihilfe auf gesetzlicher Ebene, dass es sich »um einen Normalfall der Sterbebegleitung handelt«. Die Lösung für Härtefälle wird in vom Justizministerium zu entwickelnden »bindenden Richtlinien für die Strafverfolgungsbehörden« gesehen, »in denen eine ethisch fundierte Prüfung konkreter Vorwürfe von Suizidbeihilfe vorgegeben wird« (BEK 2015, S. 32–33).

21.4.3 Tötung auf Verlangen

Empfehlungen der Mehrheit der Mitglieder

Bis auf ein Mitglied ging die BEK in ihrer Gesamtheit davon aus, dass unter ethischen Gesichtspunkten eine gegenüber dem assistierten Suizid differenzierte Regelung der Tötung auf Verlangen sachgerecht ist, weil eine Tötung durch fremde Hand vorliegt. Daher wurde keine Änderung der Rechtslage vorgeschlagen, damit weiterhin »vulnerable Gruppen auch mit den Mitteln des Strafrechts hinreichend geschützt werden« (BEK 2015, S. 33).

> Zum Schutz vulnerabler Personen ist ein strafrechtliches Verbot der Tötung auf Verlangen sachgerecht.

Sondervotum eines Mitglieds

Dazu gab es das Sondervotum eines Mitglieds, das die vorgeschlagenen Kriterien für die Reform des assistierten Suizids (§ 78 StGB) auch auf die Tötung auf Verlangen (§ 77 StGB) übertragen will, »da der Unterschied zwischen Tun und Unterlassen aus ethischer Perspektive eine Grauzone aufreißt, innerhalb derer für alle Betroffenen schwerste Gewissenskonflikte entstehen können«. Infolgedessen sollte für *Angehörige und persönlich nahestehende Personen* eine Straflosigkeit vorgesehen werden, wenn sie eine Tötung auf Verlangen gegenüber einer an einer unheilbaren, zum Tode führenden Erkrankung mit begrenzter Lebenserwartung leidenden Person vornehmen. Darüber hinaus sollte unter den zur Reform des § 78 StGB genannten Kriterien eine Tötung auf Verlangen durch *Ärzte* entkriminalisiert werden (BEK 2015, S. 33–34).

21.5 Zusammenfassung

Die Dokumente der BEK zum Themenbereich Sterben und Tod schlagen an Stelle der Differenzierung zwischen (zulässiger) »passiver Sterbehilfe« und (verbotener) »aktiver Sterbehilfe« die Begriffe »Sterbebegleitung«, »Therapie am Lebensende« und »Sterben zulassen« vor, weil diese Begriffe Therapiezieländerungen mit einer Priorisierung palliativer Maßnahmen besser abbilden und nicht ungerechtfertigt negativ konnotieren. Weil trotz des in der österreichischen Rechtsordnung verankerten umfassenden Lebensschutzes die Beendigung lebenserhaltender Maßnahmen bei einem nahe bevorstehenden Sterbeprozess gesellschaftlich akzeptiert und als sozial adäquates Verhalten kein Unrecht darstellt, wurde weiters mehrheitlich vorgeschlagen, Therapieentscheidungsprozesse, die sich an ethischen Standards und Leitlinien von Fachgesellschaften orientieren, infolge einer Vertrauensvermutung aus der Strafbarkeit auszunehmen. Für den Bereich des assistierten Suizids wurde eine Reform angedacht, die Hilfeleistung beim Suizid für Angehörige und persönlich nahestehende Personen bei anerkennungswerten Motiven straffrei zu stellen. Dies sollte auch für Unterstützung durch Ärzte bei Patienten gelten, die an einer unheilbaren, zum Tode führenden Erkrankung mit begrenzter Lebenserwartung leiden. Inwieweit diese Empfehlungen in naher Zukunft umgesetzt werden, wird sich zeigen.

Literatur

Bioethikkommission des Bundeskanzleramtes (2011). Empfehlungen zur Terminologie medizinischer Entscheidungen um Lebensende (https://www.patientenanwalt.com/download/Expertenletter/Palliativ_Care/Terminologie_medizinische_Entscheidungen_Bioethikkommission_Expertenletter_Palliativ_Care.pdf; Zugriff am 10.10.2018)

Bioethikkommission des Bundeskanzleramtes (2015). Sterben in Würde (https://www.bundeskanzleramt.gv.at/documents/131008/549639/Sterben_in_Wuerde.pdf/81bff2b3-b65b-467d-9d61-6cf22dbc4b75; Zugriff am 11.10.2018).

Birklbauer (2015). Strafrechtliche Haftung der Gesundheitsberufe. In: Resch/Wallner (Hrsg), Handbuch Medizinrecht. 2. Auflage. S. 367-376.

Birklbauer (2016). Die Kriminalisierung des assistierten Suizids (§ 78 StGB): Eine (un)notwendige Strafbestimmung zum Schutz des Lebens? In: Recht der Medizin. S. 84-90.

Birklbauer/Haumer (2017). Entscheidungen zur Komforttherapie bei infauster Prognose. Ein Grenzgang zwischen zulässiger Behandlung und strafbarer Sterbehilfe. In: Recht der Medizin. S. 17-22.

Nationaler Ethikrat (2006). Selbstbestimmung und Fürsorge am Lebensende (https://www.ethikrat.org/fileadmin/Publikationen/Stellungnahmen/Archiv/Stellungnahme_Selbstbestimmung_und_Fuersorge_am_Lebensende.pdf; Zugriff: 10.10.2018)

Moos (2002). § 75. In: Höpfel/Ratz (Hrsg). Wiener Kommentar zum Strafgesetzbuch. 2. Auflage.

Moos (2002a). §§ 76, 77. In: Höpfel/Ratz (Hrsg). Wiener Kommentar zum Strafgesetzbuch. 2. Auflage.

Moos (2002b). §§ 78, 79. In: Höpfel/Ratz (Hrsg). Wiener Kommentar zum Strafgesetzbuch. 2. Auflage.

Schmoller (2000). Lebensschutz bis zum Ende? Strafrechtliche Reflexionen zur internationalen Euthanasiediskussion. In: Österreichische Juristenzeitung. S. 361 ff.

22 Ethische Aspekte der Altersprolongierung

Johannes Huber

22.1 Gibt es einen siebenten Schöpfungstag?

Eine Botschaft der Apokalypse, der Geheimen Offenbarung des Johannes, geschrieben in der Höhle zu Patmos, fand bis jetzt wenig Beachtung und wurde auch kaum so interpretiert. Am Ende seines prophetischen Buches berichtet der Seher von einem Geschlecht, das anfängt, den Tod abzuschaffen (Neues Testament Offb 21,2).

Das Lebensmotto der neuen Stadt, des sogenannten himmlischen Jerusalem, werde sein: »*Siehe, ich mache alles neu. Ich bin das Alpha und das Omega, der Anfang und das Ende, das den Menschen eine neue Bleibe bietet, das neue Jerusalem, in dem deshalb keine Tränen in den Augen, kein Klagegeschrei auf den Strassen und keine Trauer in den Häusern mehr sein wird, denn es wird keinen Tod mehr geben*« (Offb 21,11–27).

Damit schließt der Johanneische Blick in die Zukunft, der eine Interpretation der Zeit sein sollte, eine Zeitgeschichte, die mit dem neuen Jerusalem endet und mit der Zeit, in der Johannes gelebt hat, beginnt.

Den Geschichtsbogen spannt Johannes dann in die Zukunft und berichtet in verschlüsselter Form von den Rössern, die durch den Äther jagen und beginnen, die Menschen zu vernichten und er erzählt im Detail, wie es in Zukunft Feuer geben wird, das vom Himmel fällt, um ganze Städte zu vertilgen und die in ihnen lebenden Menschen zu töten.

All diese geschichtlichen Ereignisse sind jedoch nicht zufällig. Der Verfasser knüpft an Herodot an und an dessen Philosophie: »Was geschehen muss ist von Gott« (Schneider 1965), das war seit Herodots letzter frommer Überzeugung die Auffassung der griechischen Geschichtsschreibung (Scheider 1967).

Wenn am Ende der Zeiten das neue Geschlecht erscheint, das im neuen Jerusalem wohnt und das sich nach Katastrophen, Kriegen und Morden zu einer neuen Daseinsform in einer neuen Stadt durchgerungen hat, so entspricht auch das einem Heilsplan, dem Wirken des Weltenbaumeisters in der Geschichte. Bestechend am neuen Jerusalem sind nicht nur die Mauern, ihre Tore und ihre Lichter, sondern die Prophezeiung, dass dort der Tod abgeschafft sein wird, allerdings von einem neuen Geschlecht, das die Aggressionen und Egoismen der alten Erde hinter sich lassen müsste: »Siehe, ich mache alles neu« (Offb 21,5). Die Himmel, die Meere und die Erde müssen vergehen, und erst eine neue Erde und ein neuer Mensch sind Bewohner und Ort für die neue Stadt, für das neue Jerusalem, wo es keinen Tod mehr geben wird.

Ob sich in dieser heilsgeschichtlichen Schau das Menschengeschlecht des neuen Jerusalem ändert, kann derzeit nicht beantwortet werden. Allerdings stellen sich der Medizin zwei zentrale Fragen, die an die Prophezeiung einer neuen Zeit denken lassen.

22.2 Zentrale Fragen der heutigen Medizin

Nicht nur die Heilung von Krankheiten, sondern deren Verhinderung, ihre Prävention wird zunehmend zu einem Ziel medizinischer Forschung.

Wenn Krebsgeschwüre, Verkalkungen und Lebererkrankungen aufgetreten sind, dann war es immer Aufgabe der medizinischen Disziplin, diese zu behandeln. Sie allerdings zu verhindern, wird nun ein zunehmender Schwerpunkt medizinischen Forschens.

Und damit verbunden ist eine weitere Frage, an die Geheime Offenbarung erinnernd. Die Lebenszeit der Menschen ist in Europa, in Asien und am nordamerikanischen Kontinent in den letzten hundert Jahren dramatisch gestiegen, die Lebenserwartung der Frau hat sich zum Beispiel in Mitteleuropa in diesem Zeitraum verdoppelt. Dass Menschen auch global länger leben, wird bereits von den internationalen Gesundheitsbehörden bestätigt, und gleichzeitig wird darauf aufmerksam gemacht, dass damit soziologische, wirtschaftliche und psychologische Konflikte auftreten können. Das Jahr 2010 ist von der Weltgesundheitsorganisation als jenes Jahr angekündigt worden, in dem es zu einer dramatischen Zunahme der über 85-Jährigen in den G7 Staaten kommen werde (Gavrilov 2000).

Das ist allerdings nicht das alleinige Problem, die apokalyptische Frage ist eine andere: Wird es der Medizin nicht nur gelingen, die Lebenserwartung der Menschen zu prolongieren und die Qualität der zweiten Lebenshälfte zu optimieren, sondern steht auch der große biologische Dammbruch vor der Tür, an dem sie – bewusst oder unbewusst – die Medizin indirekt arbeitet. Die biologische Grenze des irdischen Lebens liegt bei 120 Jahren[44], diese Schallmauer zu durchstoßen, ist noch keiner medizinischen Intervention gelungen, und natürlich muss hinterfragt werden, ob solche Forschungen überhaupt sinnvoll sind.

Sinnvoll ist es zweifellos, die Lebensqualität der zweiten Lebenshälfte zu verbessern. Dabei könnte es aber auch gelingen, den biologischen Rubikon zu durchstoßen und den Menschen ein Leben jenseits der 120 Jahre Grenze anzubieten. In aller Deutlichkeit sollen die Frage und die Zweifel noch einmal angesprochen werden, ob dies sinnvoll und erstrebenswert ist. Da es sich allerdings – quasi als Nebenprodukt der medizinischen Forschung – ergeben könnte, wird es notwendig, sich darüber langsam den Kopf zu zerbrechen.

Welche Forschungen sind es, die – wie gesagt als Nebenprodukt – eines Tages Interventionen und Therapiemöglichkeiten anbieten könnten, die die Lebensspanne des Homo sapiens deutlich verlängern? Die Antwort auf diese Frage ist auf den ersten Blick nicht evident – denn sonst wäre sie ja bereits gedankliches Allgemeingut.

Es ist das Studium der Schwangerschaft, das Erkennen der Gesetzmäßigkeiten, die zur Bildung und zur Regeneration embryonalen Gewebes und zum Heranwachsen eines neuen Menschen führen (Rando, 2013). Die Dechiffrierung des genetischen Codes, die Benennung der etwa 38.000 Gene, waren der Anfang, und seither ist die Medizin intensiv bemüht, Gesetzmäßigkeiten und Ordnungen zu erkennen, nach denen diese Gene arbeiten beziehungsweise nach denen sie ihre Arbeit beginnen. Noch bevor es zu einer Verschmelzung von Ei- und Samenzelle kommt – also vor der Befruchtung – adjustieren sich bereits jene Gene, aus denen der spätere Mensch entsteht, sie werden umgepackt, in neue Gefäße (Histone) verschnürt und warten auf den Moment, wo sie aufgerufen werden, den Bauplan für ein neues Individuum zu etablieren. Diese wunderbare Ouvertüre unserer biologischen Existenz, der Beginn des physi-

---

44 https://sciencev1.orf.at/science/news/85746.

schen Lebens, wird von der Medizin professionell erforscht, viele interessante Details kommen dabei auf den Tisch, zum Beispiel, dass zunächst die Gene des Vaters nicht genauso viel arbeiten wie die Gene der Mutter, letztere sind schon am Anfang des Lebens zielsicherer und schneller unterwegs.

Aber auch ein weiteres Faszinosum zeigt sich der Medizin. Der neue Mensch wird nicht nur von den Genen der Ei- und Samenzelle determiniert, sondern auch von Signalen, die die Mutter dem Embryo vermittelt und die entscheidend in die Signalkaskade des neu werdenden Menschen eingreifen (Best et al. 2011).

Vor allem aber zeichnet sich eines ab: Die Entstehung unseres Körpers ist keineswegs einem Zufall überlassen, sondern folgt genauen Gesetzen, die mit Präzision, aber auch mit Freiräumen arbeiten. Sie sind vorgegeben, determiniert, entstanden über hunderte Millionen von Jahren und wären dem menschlichen Geist nie erkennbar gewesen, würde sich der homo sapiens nicht jener »Denkmaschinen« bedienen, die ihm in Form der elektronischen Intelligenz der Computer gestatten, innerhalb von Tagen und Jahren jene Gesetze nachzuzeichnen, an deren Etablierung die Evolution hunderte Millionen Jahre gearbeitet hat. Die Koalition zwischen biomedizinischem Forschen und Computer-Technologie ist für den großen Erfolg der biologischen Forschungsarbeit verantwortlich, mit der der Mensch seine eigene Entstehung zu verstehen beginnt.

Über der Zukunft schwebt, im Rückgriff auf die Offenbarung des Johannes gesprochen, eine dialektische Frage: Wird der Mensch, wenn er sich selbst erkennt und den Tod abzuschaffen beginnt, im »neuen Jerusalem« wohnen, oder wird er für immer zerstört werden?

Wohin bewegt sich die Seele der Welt, gibt es eine ethische Kompetenz der Kulturen, was sind die Maßstäbe und wo ist der Kanon, nach denen das neue Wissen lebenswert gestaltet werden soll?

22.2.1 Medizinische Erkenntnisse aus der Erforschung von Schwangerschaften

Es sind die Geheimnisse der Schwangerschaft, ihre Gesetzmäßigkeit, die zum Aufbau eines Organes führen, welche die Medizin zu nutzen beginnt, um Embryogenese und Schwangerschaft ein zweites Mal abzuberufen, wenn es notwendig wird, Organe zu regenerieren. Nicht nur die Kenntnis der embryologischen Pergamente, sondern auch die medizinische Umsetzung dieses Wissens ist jenes Instrument, das sich der Homo Faber, als Zauberlehrling verkleidet, anzueignen beginnt.

Beispiele gibt es dafür bereits mehrere, die harmlos klingen und für betroffene Menschen zweifellos einen großen Vorteil bringen können. Dies soll kurz illustriert werden: Wenn in unserem Körper das Herz oder Blutgefäße in Gefahr sind, Schaden zu erleiden, so nimmt diese Gefahrensituation das Knochenmark wahr, in dem normalerweise nur Blutzellen gebildet werden. In Ausnahmesituationen hingegen ändert das Knochenmark seine Befehle und beginnt, die in Gefahr befindlichen Blutgefäße oder das teilweise zerstörte Herz zu regenerieren, nachzubauen, nach den Gesetzen der Schwangerschaft, in der das Herz neu gebildet worden ist. Die klinisch tätige Medizin nützt diese medizinischen Erkenntnisse bereits aus und verwendet Stammzellen des Knochenmarks, um bei geschädigten und kaum mehr durchbluteten Herzen eine Regeneration zu erzielen. Diesbezüglich laufen bereits klinische Studien. Die Fibroblasten-Growth-Faktoren sind jene Steuerungsmoleküle, die während der Schwangerschaft an der Entstehung des Blutgefäßsystems und des Herzens entscheidend beteiligt sind. Sie sind verantwortlich, dass sich während der Embryonalzeit das Herz-Kreislauf-System ausbildet. Es lag daher auf der Hand, nachdem man die Bedeutung dieses Proteins für die embryonale Herzentwicklung erkannt hat, dass man versuchte, es auch am alten Menschen einzusetzen, um das biologische Limit der Herz-Alterung zu umgehen. Auch diesbezüglich laufen erfolgreiche Untersuchungen. Embryonale Steuerungsmoleküle, die während der Schwangerschaft die Bildung eines Organs modulieren, werden auch im Alter nochmals verwendet, wenn die Regeneration des Herzmuskels angeregt werden soll (Mendelsohn et al. 2012).

Ein großes und limitierendes Problem des alternden Menschen sind die Krebsgeschwülste. Ob der diesbezügliche Durchbruch vor der Tür steht, wagt niemand zu sagen, allerdings wird auch hier erforscht, wie alten Menschen Schutzmechanismen an die Hand gegeben werden können. Es ist bekannt, dass sich während der Schwangerschaft die Immunsituation der Frau entscheidend ändert. Obwohl die Toleranzbereitschaft des mütterlichen Organismus für fremdes Gewebe hoch ist – ein Teil des heranwachsenden Embryos stammt ja vom Vater –, wird auf der anderen Seite ein Immunsystem forciert, das verhindern soll, dass trotz der hohen Gewebstoleranz die schwangere Frau an Infektionen oder bösartigen Tumoren stirbt. Tatsächlich ist die Schwangerschaft jene Periode, wo von Einzelfällen abgesehen Tumore sehr selten auftreten. Mitverantwortlich dafür ist ein besonderes Immunsystem, das es hochgerüstet jedoch nur bei der schwangeren Frau gibt und das sich sogenannter dendritischer Zellen bedient. Es sind dies immunkompetente Blutzellen, die während der Schwangerschaft gebildet werden, um die werdende Mutter zusätzlich zu schützen.

Auch außerhalb einer Schwangerschaft können diese immunkompetenten Zellen aus Blutzellen hergestellt und einem erkrankten Menschen als mögliche Therapie injiziert werden. Die biologischen Geheimnisse der Schwangerschaft werden auch dabei genützt, um über Stammzellen Krebspatienten Hilfe angedeihen zu lassen. Auch diesbezüglich laufen bereits klinische Studien.

Die Muskeln sind jenes Organ, in dem sich der Alterungsprozess als erstes manifestiert.

Muskelfasern nehmen im Laufe des Lebens ab, und Fettzellen nehmen zu. Besonders unangenehm ist dieser Vorgang in den Muskelzellen im Beckenboden. Werden dort Muskelfasern schwach, beziehungsweise defizitär, so führt dies – vor allem bei der Frau – zur Inkontinenz und zur Beckenbodenschwäche. Der Harnverlust ist ein altersspezifisches Problem, dessen Bedeutung nicht unterschätzt werden soll. Das »Nachbauen« von Muskelzellen bietet einen völlig neuen therapeutischen Ansatz. Muskelzellen werden von einem anderen Organ, z. B. vom Oberarm, entnommen und nach Stammzellen durchforstet. Die gefundenen Stammzellen können in der Petrischale vermehrt werden, um sie dann in den Beckenboden zu injizieren, wo sie die fehlenden Muskelzellen ersetzen und den Harnverlust beheben sollen (Zhou et al. 2016).

Mit zunehmendem Alter verlieren viele Organe ihre biologische Kapazität, die Bauchspeicheldrüse ist dafür ein gutes Beispiel: Ihre Funktion nimmt im Laufe des Alterns ab, was bei manchen Menschen zum Altersdiabetes, einer »Erschöpfungskrankheit«, führt. Auch hier war die Schwangerschaft ein guter Lehrmeister, die der Medizin zeigte, dass unter Umständen das Wiederaufnehmen von schwangerschaftsähnlichen Umbaumechanismen die Ermüdung alter Organe beseitigen könnte. Während der Schwangerschaft ist die Bauchspeicheldrüse besonders gefordert, die werdende Mutter, aber auch das heranreifende Kind benötigen aus der Nahrung viel Energie, die Bauchspeicheldrüse ist dabei eine wichtige Relais-Station. Um den erhöhten Insulinbedarf zu decken, versteht es die Bauchspeicheldrüse während der Schwangerschaft – angeregt durch die Schwangerschaftshormone – sich zu vergrößern und die Anzahl der Insulin-produzierenden Zellen zu vermehren. Fehlt einer schwangeren Frau diese Kapazität, so neigt sie zu einem Schwangerschaftsdiabetes und im späteren Alter übrigens auch zu einem Altersdiabetes. Die Medizin ist intensiv bemüht, die Anzahl der Insulin-produzierenden Zellen, die normal während des Alterungsprozesses abnimmt, zu regenerieren, und auch hier stehen die Vorgänge während der Schwangerschaft Pate und können genützt werden, um ein altes Organ zu erneuern, ähnlich wie sich die Bauchspeicheldrüse während der Schwangerschaft in ihrer Funktion optimiert, ja sogar in ihrer Größe und Zellzahl vermehrt.

Auch das Gehirn (Sackmann-Sala 2015) kann sich erneuern, und auch hier ist die Schwangerschaft wiederum ein faszinierendes Beispiel. Bisher war die Medizin der Meinung, dass Hirnzellen nicht mehr fähig sind, sich zu regenerieren. Ist das Hirn einmal alt, dann bleibt es so. Deswegen gibt es die ethisch nicht unproblematischen Bemühungen, embryonale Stammzellen zu verwenden, um das Gehirn zu verjüngen, was bei manchen Formen des Morbus Parkinson tatsächlich einen ersten Erfolg brachte. Die ethische Diskussion darüber ist noch nicht zu Ende, allerdings geht die Forschung intensiv in diese Richtung weiter und hat die Regeneration des Gehirns durch embryonale Stammzellen zum Ziel. Das menschliche Gehirn kann sich allerdings – und auch das hat man von der Schwangerschaft gelernt – ohne embryonale Stammzellen erneuern, das Gehirn besitzt eigene Progenitorzellen, die in der Lage sind, Hirnareale zu verjüngen. Ein gutes Beispiel ist die veränderte Riechfähigkeit in der Frühschwangerschaft: Sie beruht nicht auf seelischen Veränderungen der eben schwanger gewordenen Frau, sondern auf einer Stammzellinduktion, die durch die Schwangerschaftshormone bedingt ist, und die zum Beispiel die Vergrößerung des Riechhirns, um das Kind besser identifizieren zu können, zum Ziel hat. Man kennt die Schwangerschaftssignale, die dafür verantwortlich sind, nämlich das Prolaktin und Progesteron, beides Substanzen, die momentan intensiv untersucht werden, ob sie zur Regeneration von Gehirnzellen eingesetzt werden können. Bei den sogenannten Schwann'schen Zellen scheint dies bereits möglich zu sein. Dabei handelt es sich um die Ernährungszellen der Nerven, die während der Schwangerschaft an Zahl und an Größe zunehmen, ebenfalls stimuliert durch das Schwangerschaftshormon Progesteron. Diese Ernährungszellen nehmen während des Alterungsprozesses ab und sind für degenerative Erkrankungen des zentralen Nervensystems, wie sie während des Alterns auftreten, mitverantwortlich. Es ist verständlich, dass man dieses Schwangerschaftshormon bemüht, um Gehirnzellen zu regenerieren.

Aber auch der Darm und die Haut besitzen »Verjüngungszellen«, Reservegewebe, die es beiden Organen gestatten, sich in der ersten Lebensphase zu regenerieren und zu erneuern. Diese Stammzellen, die man in der Haut und im Verdauungstrakt findet, gehorchen bestimmten Signalen, die vor allem während der Schwangerschaft hoch aktiv sind, sie ermöglichen die Regeneration von Haut und Gedärmen – auch im Alter.

Die Organe unseres Körpers besitzen also Regenerationsnischen, aus denen sie sich permanent verjüngen, eine Prozedur, die allerdings ab der Lebensmitte reduziert ist. Sie aufrecht zu erhalten, wobei die Signale der Schwangerschaft gute Dienste leisten, ist ein Forschungsgebiet der Medizin. Aber auch die Erkenntnis, dass ein Organ dem andern zur Hilfe kommen kann, hat für die Gesundheit des alternden Menschen weitreichende Folgen. Das Knochenmark kann nicht nur Blutgefäßzellen bilden, sondern ist offensichtlich auch in der Lage, die Regeneration einer zerstörten Leber zu stimulieren bzw. mit seinen eigenen Knochenmarkszellen der Leber zu Hilfe zu kommen (Almeida-Porada 2010). Dieser »Transdifferenzierungsprozess«, wie er in der Medizin heißt, steht ebenfalls unter der Kontrolle von Schwangerschaftssignalen und hat für die Prävention von Alterungsphänomenen einen hohen Impact.

22.2.2 Medizinische Forschung als »Büchse der Pandora«

Kaum wird etwas dagegen einzuwenden sein, wenn sich die Medizin bemüht, die im Alter nicht mehr so gut funktionierenden Organe – dadurch entstehen ja objektive und subjektive Gesundheitsprobleme – zu erneuern und zu regenerieren. Viel menschliches Leid kann damit beseitigt werden. Als Nebenprodukt kann es allerdings geschehen, und die Gesellschaft sollte darauf vorbereitet sein, dass damit nicht nur die natürlich alternden Organe verjüngt und in ihrer Funktion verbessert werden können, sondern dass darüber hinaus – quasi als Summe dieser Bemühungen – der biologische Rubikon fällt und die Lebensdauer erheblich verlängert werden kann.

Die Diskussionen um die embryonalen Stammzellen brachte die Medizin auf eine andere Fährte, nämlich auf die der eigenen Regenerationsinseln, die auch erwachsene Menschen noch in ihrem Körper mit sich tragen und die aktiviert werden können. Die Signale der Schwangerschaft spielen dabei eine übergeordnete Rolle, sie sind in der Lage, wie seinerzeit im Mutterleib, die Organbildung anzuregen – im späteren Leben die Stamm- und Regenerationszellen zu bewegen, ein verletztes oder durch das Alter inaktiv gewordenes Organ zu regenerieren. Diese Fähigkeit besitzt der jugendliche Organismus und nützt sie auch aus. Das Privileg, sich aus eigener Kraft heraus zu regenerieren, scheint die Natur und die Evolution mit einem anderen Vorgang, der für sie epochal wichtig ist, kombiniert zu haben, nämlich mit der Fortpflanzung. Von Natur aus ist es bei der Frau ungefähr die Mitte bzw. das Ende der dritten Lebensdekade, die als Grenze zur Fortpflanzung angesehen wird. Bis dahin sind Mann und Frau privilegiert insofern, als sie sich permanent in ihren Organen regenerieren können. Ist die Lebensphase der Reproduktion zu Ende, scheint die Evolution an den Eltern das Interesse zu verlieren, die Regenerationskraft der elterlichen Organe lässt nach, der Alterungsprozess setzt ein. Dies ist der Zeitpunkt, wo die Medizin eingreifen kann, und versucht jene Signale zu imitieren, die in den ersten drei Lebensjahrzehnten für die Regeneration der unterschiedlichsten Gewebe verantwortlich sind; sie sind heute teilweise bekannt und werden auch in klinischen Studien bereits überprüft. Diese biochemischen Signale sind in der Lage, das verkalkte Herz neu zu durchbluten, Gehirnteile zu regenerieren, Muskelschichten wieder aufzubauen und abgestorbene Leber- und Bauchspeicheldrüsenzellen zu ersetzen. Damit wird viel Gutes getan, es wird Leid gemildert und Krankheiten beseitigt. Der Augenblick ist noch nicht da, allerdings könnte er vor der Tür stehen, wenn sich die Forschungsergebnisse auf diesem Gebiet – mit Hilfe der Datenverarbeitung – verdichten, in dem nicht nur die Qualität der zweiten Lebenshälfte optimiert, sondern die bisherigen Grenzen der menschlichen Lebenserwartung fundamental verlängert und hinausgeschoben werden.

In der Büchse der Pandora verfügt die Medizin noch über weitere – mitunter einfachere – Strategien, um den biologischen Lebenshorizont zu erweitern. »Hibernisation« scheint ein wissenschaftlich hochinteressanter Begriff zu werden, den man bis dato nur bei Murmeltieren und ähnlichen Arten studiert hat (de Cabo 2014). Diese Tiere sind in der Lage, während der Wintermonate ihre biologischen Reaktionen zu reduzieren, auf Leistung zu verzichten, damit aber ihre biologische Lebenszeit zu prolongieren (Wu und Storey 2016). Dieser Weg ist den Menschen verwehrt, allerdings beginnt die Medizin zu überlegen, ob man ihn nicht modifizieren sollte und die Körpertemperatur nur partiell absenken könnte, um so unnötige Leistung und den damit verbundenen biologischen Verschleiß einzusparen.

Eine angemessen hohe Körpertemperatur ist Voraussetzung für die unzähligen chemischen Reaktionen, die in unseren Zellen stattfinden. Sie wird von einer Schattenseite begleitet, der sogenannten »Thermolabilität«, welche die Wärme ausnützt, um ungeordnete und falsche Reaktionen hervorzurufen. Dies führt zu Schäden in den Zellproteinen und schließlich im Erbgut und ist gleichzeitig der Preis, den der Körper bezahlt, um auch geordnete und mit großer Leistung verbundene biochemische Reaktionen, für die 37 Grad Körpertemperatur notwendig sind, vornehmen zu können.

Würde man – und dies ist nur ein theoretisches Beispiel – die Körpertemperatur von 37 auf 34 Grad absenken, so würde das gleichzeitig die gefürchtete Thermolabilität vermindern. Nach Computerberechnungen des Max Planck-Instituts (Keil et al. 2015) könnten wir damit wahrscheinlich 200 Jahre, maximal 280 Jahre alt werden.

Eine derartig massive, dauerhafte Absenkung der Körpertemperatur bleibt deswegen jedoch Utopie, weil viele für das Leben notwendige biochemische Reaktionen ein bestimmtes Temperaturniveau benötigen, um ablaufen zu können. Allerdings stellte die Natur hier die Frage, ob die Gesetze der Wärme und der biologischen Reaktionen nicht leicht modifiziert und zu Gunsten der Zellstabilität, aber zu Ungunsten der Leistung durch das Absenken der Temperatur – zumindest vorübergehend – beeinflussbar wären.

Vorbereitet werden Strategien, um in der Nacht die Körpertemperatur zu senken, die Thermolabilität zu reduzieren und damit jene Schäden zu vermeiden, die zweifellos mit einem beschleunigten Alterungsprozess assoziiert sind.

Dies ist ein weiteres wissenschaftliches Gebiet, das die Medizin intensiv beforscht und das ebenfalls zu einer weiteren Prolongierung der Lebenszeit führen könnte. Dazu kommen völlig neue diagnostische Verfahren, die an den gläsernen Menschen erinnern und über Gen-Analysen Krankheitsanfälligkeiten erkennen lassen, Jahrzehnte bevor diese klinisch manifest werden. Dass dies einerseits mit einem Missbrauch, andererseits aber auch mit einem außerordentlich präventiven Nutzen für den betroffenen Menschen verbunden ist, liegt auf der Hand.

Hier stellt sich die grundsätzliche Frage: Wie verantwortungsvoll werden diese Menschen sein? Wie werden sie mental, charakterlich und emotionell veranlagt sein, wenn sie dieses Wissen von der Medizin zur Verfügung gestellt bekommen und beginnen, es zu verwalten und anzuwenden?

Das Dilemma der Medizin-Revolution ist am Verbrennungsmotor studierbar. Er hat einerseits zweifellos die Welt revolutioniert und eine Grundlage für unseren heutigen Wohlstand gelegt. Auf der anderen Seite kann jeder – ab einem gewissen Alter – sich seiner bemächtigen, ihn bedienen und in grenzenloser Selbstüberschätzung und aggressivem Verhalten unschuldige Menschen verletzen und töten. Trotz der unzähligen und mit unglaublich vielen Menschenopfern verbundenen Autounfällen wird unsere Gesellschaft nicht die Gretchen-Frage stellen, ob man aus Sicherheitsgründen den Verbrennungsmotor verbieten oder nur einer kleinen Gruppe von Menschen zur Verfügung stellen sollte. Dies wird nicht geschehen, die Menschen werden ihn weiter benützen und weiter missbrauchen. Und so ist es auch mit den therapeutischen und diagnostischen Maschinerien, die die moderne Medizin den Menschen in die Hand gibt. Trotz einer derzeit noch zu beobachtenden Ratlosigkeit und Skepsis werden sich die Menschen ihrer gewaltsam bedienen, wenn sie sich davon einen erkennbaren Vorteil erhoffen.

> Die große Gefahr liegt nicht in den Werkzeugen, sondern sie liegt in den Menschen, die sich ihrer bedienen. Diese Menschen in Frage zu stellen, ist wahrscheinlich der einzige Weg, unseren Planeten vor den biologischen Kollaps zu retten.

22.3 Ausblick auf die ethischen Fragen der Zukunft

Der einzige Ausweg ist höchstwahrscheinlich eine Art »Börse«, in der jede Ideologie danach abgeklopft werden soll, inwieweit sie für das globale Überleben tauglich ist.

Auch das Christentum ist aufgerufen, seine Ideologie zu präsentieren und sich testen zu lassen, inwieweit es tauglich ist, das globale Zusammenleben der Menschen zu beeinflussen, vor allem aber Regeln für Konfliktlösungen, die in zunehmendem Maße notwendig sind, anzubieten. Auf dieser neuen Börse ist das Christentum nicht allein, es wird von der hinduistischen Religion begleitet werden, die der Welt zeigt, wie und nach welchen Regeln ihre Anhänger leben, die Welt gestalten und Konflikte zu lösen versuchen. Das Christentum wird neben sich den buddhistischen Weg finden, die religiöse Überzeugung der Juden und die des Islams.

Tagtäglich berichten elektronische und Printmedien über den Menschen von heute und über die Menschen von morgen und übermorgen, vermitteln aber keineswegs ein Bild, das eine optimistische Stimmung zuließe. Besitzen diese Menschen jene Noblesse, sich selbst in Frage zu stellen, vor allem aber jene Rücksichtnahme, die notwendig wäre, wenn man beginnt, die Geheimnisse der Schwangerschaft zu erkennen, sie zu verwalten und sie zur biologischen Veränderung unserer Gesellschaft anzuwenden. Es ist zu befürchten, dass sich der »neue« Mensch dafür selbst sein Zeugnis ausstellt.

Gibt es etwa im heutigen China eine Philosophie, eine Diskussion um normative ethische Fragen und eine emotionale Intelligenz, die Garantien gegen einen Missbrauch der biotechnologischen Möglichkeiten wären? Der goldene Kanon in der Beurteilung von Staaten war und ist nach wie vor die Gretchenfrage nach der Demokratie. Je mehr Entscheidungsprozesse auf Grund demokratischer Vorgänge gefällt wurden, umso höher entwickelt wird ein Staatsgefüge angesehen.

Heute muss die Frage anders formuliert werden: nämlich, besitzt eine Sozietät jenes kollektive Bewusstsein, das uns alle vor den Gang in den biologischen Abgrund bewahrt. Nicht nur die Bereitschaft, demokratische Systeme zu benützen, wird elementare Zukunftsbedeutung bekommen, sondern auch die Ideologien, nach denen Menschen in einem wirtschaftlich sehr erfolgreichen System leben. Denn diese Ideologie führt letztlich nicht nur dazu, wie die Wirtschaft weiter vorangetrieben wird, sondern was mit der Spezies des homo sapiens geschieht. Dass hier ein Diskussions- und Handlungsbedarf besteht, zeigt sich in der wissenschaftlichen Auseinandersetzung um den Gebrauch von embryonalen Stammzellen und um das Klonen von Menschen. Wissenschaftler in Asien teilen häufig aufgrund einer im Vergleich zur christlich geprägten Welt des Westens anderen Sichtweise viele Bedenken westlicher Forscher nicht.

Der Beginn eines kritischen Diskussionsprozesses wäre also vonnöten und die Gretchen-Frage – ceterum censeo – perseverierend zu stellen: Was sind die Grundlagen eures Handelns, habt ihr überhaupt Interesse, die Fragen westlicher Philosophen zu stellen, und wie würdet ihr sie beantworten, nämlich: Was können wir erkennen, was dürfen wir hoffen, was müssen wir tun, was ist der Mensch?

Die größte Gefahr aus dem Bereich der Biotechnologie – angewandt von Menschen ohne ethische Reflexion – liegt in der Manipulation der Schwangerschaft und in der Herstellung von Chimären (Cheshire 2007). 2015 war es ein chinesischer Wissenschaftler, der den Preis der American Association for Advancement in Science bekommen hat: Er verwendete jene Gen-Informationen, von denen bekannt ist, dass sie entscheidend an der Ausbildung des menschlichen Großhirns involviert sind und verpflanzte sie in Mäuse-Embryonen mit dem frappierenden Ergebnis, und das war die Cover-Story von *Science*, dass auch in Mäusen-Embryonen eine dem Menschen ähnliche Großhirn-Struktur zu wachsen begann.

Die embryonale Entwicklung ist nicht nur der Schlüssel, um Rezepte gegen das Altern erforschen zu können, sondern sie ist auch die hochsensible Entwicklungsphase, die durch die moderne Molekularbiologie geändert und manipuliert werden kann. Darin liegt die Hauptgefahr der modernen Biowissenschaft, angewandt durch Menschen, die ein ethisches »Wenn und Aber« nicht kennen.

Dieser Aspekt ist bereits asiatische Realität. Menschen in China, Südkorea, Singapur und anderen asiatischen Ländern haben nicht die ethischen Bedenken, die wir haben. Deshalb beschränken sie die Forschung auch nicht so stark, wie es in Europa oder in den Vereinigten Staaten geschieht (Döring 2003). Viele asiatische Länder investieren gezielt in Biotechnik, um in diesem Sektor führend zu sein. Was wird passieren, wenn Forscher damit beginnen, menschliche Gene in Tiere zu verpflanzen? Zum Beispiel konzentrieren sich einige Wissenschaftler darauf, Ersatz-Organe zu züchten: Herz, Leber, Nieren, was auch immer. Es werden Tiere geschaffen, die menschliche Gene tragen, damit sich deren Organe später an den menschlichen Körper besser anpassen können. Die Möglichkeit des Entstehens solcher Hybridgeschöpfe macht große Sorgen. Es stellt sich die Frage, was ist der moralische Status dieser Geschöpfe? Behandelt man sie wie alle anderen Tiere auch, d. h., kann man sie züchten, töten oder mit ihnen experimentieren? Oder gestehen wir ihnen eine Art »Menschenwürde« zu, die sie vor solcher Behandlung schützt?

Für alle Menschen gab es bis jetzt einen Trost, nämlich, dass der Tod vor keinem Halt macht. Sollte sich dies – zumindest graduell – ändern, so wird auch dadurch die Welt eine andere. Nicht nur die Frage stellt sich dabei, wer Zugriff zu der lebensverlängernden Biotechnologie hat und sie letztlich bezahlen kann, sondern wie jene Superreichen agieren, die dann – wahrscheinlich schon in der vierten Generation – bei guter Kondition und Gesundheit den Globus weiter mitgestalten. Wäre es nicht sinnvoll, da wir alle ja davon abhängig sind, Mächtige dieser Welt einem Hearing zu unterwerfen: Robert McNamara war 1968 zum Präsidenten der Weltbank gewählt worden, er veröffentlichte damals sein ethisches Credo und war tief bewegt von der Armut, die er überall in der Dritten Welt sah. Deswegen betrieb er eine politische Neuausrichtung der Weltbank – seiner ethischen Ideologie entsprechend – mit dem Ziel, die Armut auszumerzen. Hollys Cheneri, einer der angesehensten Entwicklungs-Ökonomen Amerikas und Professor an der Harvard-Universität, bekam von ihm den Auftrag, eine Gruppe von hochkarätigen Volkswirten aus der ganzen Welt zusammenzustellen, die ihm bei der Umsetzung seiner Wertvorstellungen unterstützen sollten.

Obwohl der Mensch nicht vom Brot allein lebt, ist er existentiell von der Ökonomie abhängig, und es wäre für alle, die letztendlich unter diesen Entscheidungen stehen, interessant zu wissen, nach welchen Wertvorstellungen und nach welchen Ideologien die neuen Oligarchen des Kapitalismus leben, denken und entscheiden. Eine Ethik-Diskussion in diesem Bereich wäre ebenfalls vonnöten und genauso wichtig wie die Arbeit von Ethik-Kommissionen in Spitälern und medizinischen Fakultäten. Diese hat man mit dem Ziel eingerichtet, zu verhindern, dass Menschen zu Schaden kommen, weil Forscher in unethischer Weise ihre Vorhaben planen und durchführen. Wie wichtig wäre es, diese Ethik-Diskussion auf viele andere Ebenen zu heben, und nicht nur die Mediziner, so notwendig dies ist, nach ihrer ethischen Performance abzuklopfen. Ethik bedeutet dabei auch zu wissen, nach welchen selbstgewählten Normen Menschen entscheiden und handeln.

Literatur

Almeida-Porada G, Zanjani ED, Porada CD (2010) Bone marrow stem cells and liver regeneration. Exp Hematol. 2010 Jul;38(7):574-80. doi: 10.1016/j.exphem.2010.04.007. Epub 2010 Apr 24.

Best JD, Carey N (2011) The Epigenetics of Normal Pregnancy. Obstet Med. 2013 Mar; 6(1): 3–7. Published online 2013 Mar 1. doi:10.1258/OM.2011.110070.

Cheshire WP Jr. (2007) The moral musings of a murine chimera. Am J Bioeth. 2007 May;7(5):49-50.

de Cabo R, Carmona-Gutierrez D, Bernier M, Hall MN4, Madeo F (2014) The search for antiaging interventions: from elixirs to fasting regimens. Cell. 2014 Jun 19;157(7):1515-26. doi: 10.1016/j.cell.2014.05.031.

Döring O (2003) China's struggle for practical regulations in medical ethics. Nature Reviews Genetics, 4, S. 233-239.

Gavrilov LA, Gavrilova NS (1991) *The Biology of Life Span: A Quantitative Approach*. Starwood Academic Publishers, New York City 1991.

Greely HT, Cho MK, Hogle LF, Satz DM (2007) Thinking About the Human Neuron Mouse. The American Journal of Bioethics, Volume 7, 2007 – Issue 5.

Keil G, Cummings E, de Magalhães JP (2015) Being cool: how body temperature influences ageing and longevity. Biogerontology. 2015 Aug;16(4):383-97. doi: 10.1007/s10522-015-9571-2. Epub 2015 Apr 2.

Mendelsohn AR, Larrick JW (2012) Fibroblast growth factor-21 is a promising dietary restriction mimetic. Rejuvenation Res. 2012 Dec;15(6):624-8. doi: 10.1089/rej.2012.1392.

Rando TA, Finkel T (2013) Cardiac Aging and Rejuvenation — A Sense of Humors? N Engl J Med 2013; 369:575-576. doi:10.1056/NEJMcibr1306063.

Sackmann-Sala L, Guidotti J-E, Goffin V (2015) Prolactin Regulation of Adult Stem Cells. Molecular Endocrinology, Volume 29, Issue 5, 1 May 2015, Pages 667–681, https://doi.org/10.1210/me.2015-1022.

Schneider C (1965) Geistesgeschichte des antiken Christentums. Beckscher Verlagsbuchhandlung, München.

Schneider C (1967) Kulturgeschichte des Hellenismus. Verlag Beck: München.

Schwartz RS, Curfman GD (2002) Can the heart repair itself? N Engl J Med. 2002 Jan 3;346(1):2-4.

Umar S (2010) Intestinal Stem Cells. Curr Gastroenterol Rep 12: 340. https://doi.org/10.1007/s11894-010-0130-3

Zhou S, Zhang K, Atala A, Khoury O, Murphy SM, Zhao W, and Fu Q (2016) Stem Cell Therapy for Treatment of Stress Urinary Incontinence: The Current Status and Challenges. Stem Cells International, Volume 2016: http://dx.doi.org/10.1155/2016/7060975.

23 Social Egg Freezing – Auswirkungen auf die Gesellschaft und der damit verbundenen Sicht des Alters

Bernhard Svejda

23.1 Einleitung

Das Einfrieren von reifen weiblichen Eizellen ist heute ein etablierter Bestandteil der assistierten Reproduktionstechnik (ART) geworden. Immer mehr Frauen nützen die jetzt verbesserte Eizellkryokonservierung, sowohl aus medizinischen als auch aus »sozialen«/nicht medizinischen Gründen (Argyle 2016).

Mein Interesse an diesem Thema besteht seit dem Durchlesen der Dissertationsarbeit meiner Medizin studierenden Tochter mit dem Titel: »Kryokonservierung ovarieller Gewebsscheiben zur Fertilitätserhaltung im Tiermodell« vor mehr als zehn Jahren. Diese Arbeit zeigte, dass die Kryokonservierung und laparoskopische Retransplantation von ovariellen Gewebsscheiben eine begrenzte Zeit zum Fertilitätserhalt, zur eigenständigen Hormonproduktion und zu Schwangerschaften und Geburten führen kann (Svejda 2007). Neben diesem noch experimentellen Verfahren wurden schon die Eizellkryokonservierung für die spätere In-vitro-Fertilisation (IVF) und die Embryonenkryokonservierung als Methoden angewendet. Jedoch nur die letztere Methode war, laut dem Ethikkomitee der Amerikanischen Gesellschaft für Reproduktionsmedizin (2005), das damals einzig etablierte Verfahren zur Fertilitätserhaltung. Dies setzte jedoch voraus, dass die Frau schon geschlechtsreif ist, einen Partner hat oder mit einer Samenspende einverstanden ist. Die Eizellkryokonservierung ist nur für Frauen geeignet, die sich bereits einer hormonellen Stimulation unterziehen können. Ein Mädchen namens Zoe war 1984 das erste Baby weltweit, welches nach Einsetzen eines eingefrorenen Embryos geboren wurde (The New York Times, 1984). Die weiteren Erfolgsraten waren aber zunächst gering. Drei technische Entwicklungen in der Fortpflanzungsmedizin veränderten dieses Bild dramatisch, nämlich die intraplasmatische Spermieninjektion (ICSI), neue dehydrierende Kryoprotektoren (Gefrierschutzmittel) und die Vitrifikation, darunter versteht man ein extrem schnelles Einfrieren der Embryonen oder Eizellen.

Für viele Frauen ist es nicht eine Krebserkrankung mit begleitender Chemo- u. Strahlentherapie oder eine andere, die Fruchtbarkeit einschränkende Erkrankung, die ihnen die Chance auf eine Mutterschaft verwehrt, sondern das Fortschreiten der Zeit. Gesellschaftlicher, beruflicher oder finanzieller Druck können dazu führen, einen möglichen Kinderwunsch in spätere Lebensphasen aufzuschieben. Nicht selten ist es einfach auch nur das Fehlen eines passenden Lebenspartners.

Jeder Frau ist bewusst, dass die Fruchtbarkeit irgendwann einmal nachlässt, doch wirklich wahrhaben will das niemand. Rein statistisch sinkt schon ab Mitte Dreißig einerseits die Fruchtbarkeitsrate und steigt andererseits das Risiko für Fehlgeburten sowie das Risiko für genetische Erkrankungen bei Kindern. So haben Frauen mit Vierzig bereits eine Fehlgeburtsrate von bis zu 40 % und mit Fünfundvierzig von bis zu 75 % (Lockwood 2011). Das heißt jedoch nicht, dass eine natürliche Schwangerschaft und eine normale Geburt nach Vierzig nicht möglich wären. Es ist aber so, dass die genetische Qualität der Eizellen schon ab dem 30. bis 35. Lebensjahr schlechter wird, auch wenn man sich selbst noch wie zwanzig fühlt. Durch das Einfrieren von Eizellen friert buchstäblich auch die Fruchtbarkeitsfähigkeit für den jeweiligen Abnahmezeitpunkt ein. Dadurch erhöhen sich die Chancen, zu einem passenden späteren Zeitpunkt mit dem eigenen Erbmaterial schwanger werden zu können. Dies hat zu einer starken Nachfrage speziell für das sogenannte »social egg freezing« geführt, da es den Frauen damit erlaubt, ihre Fertilität im Hinblick auf das altersbedingte Absinken der Fruchtbarkeit zu bewahren (Argyle 2016, Gunnala 2017).

Eine besondere mediale Beachtung erlangte dieses Thema als 2014 Facebook und Apple einen limitierten Versicherungsschutz für die Kosten einer Eizellkonservierung als Begünstigung für ihre Mitarbeiterinnen angeboten hat (Ortutay 2014). Dies führte nicht nur zu sehr heißen und kontroversen Debatten, sondern auch dazu, dass viele andere Großkonzerne diesem Beispiel folgten.

23.2 Medizinischer Hintergrund

Social Egg Freezing bezeichnet das vorsorgliche Einfrieren von unbefruchteten Eizellen ohne medizinischen Grund.

Egg Freezing ist ein technisches Verfahren der Fortpflanzungsmedizin bei dem Eizellen (*Oozyten*) eingefroren und nachfolgend eingelagert werden, man bezeichnet das auch als *Kryokonservierung*. Bei Kinderwunsch zu einem selbstgewählten Zeitpunkt können diese Eizellen dann wieder aufgetaut, befruchtet und in die Gebärmutter eingepflanzt werden (*Embryotransfer*).

Für ein erfolgreiches Vorgehen braucht man zumindest 10–15 reife Eizellen, wobei die Chancen umso besser sind, je jünger die Frauen bei der *Eizellentnahme* sind. Optimalerweise wären das Frauen jünger als 30 Jahre, tatsächlich sind sie aber im Schnitt mit 37 Jahren meist älter. Um die große Zahl an Eizellen zu gewinnen, sind Hormonbehandlungen zur *Eierstockstimulation* notwendig, und das manchmal auch während mehrerer Zyklen. Der Ablauf entspricht dabei im Wesentlichen der ersten Phase einer Kinderwunschbehandlung. Das Heranwachsen und Reifen der *Follikel* (Eibläschen) im *Ovar* (Eierstock) wird mittels Ultraschalluntersuchungen kontrolliert. Sind die Eizellen herangereift und erscheinen sie befruchtungsfähig, wird mit einer besonderen Hormoninjektion die *Ovulation* (Eisprung) eingeleitet. Etwa 36 Stunden danach werden die Eizellen in lokaler Betäubung, oder in einem leichten Schlafzustand, durch die sogenannte *Follikelpunktion* gewonnen.

Die Eizellentnahme erfolgt dabei mit einer ultraschallgeführten feinen Nadel über die Scheide durch Punktion und Absaugen aus den gereiften Eibläschen im Eierstock (*Ovar*).

Die gewonnenen Eizellen werden auf ihre Reife und Qualität hin untersucht und anschließend vitrifiziert. Die *Vitrifikation* ist ein spezielles Gefrierverfahren, durch das es möglich wird, unbefruchtete Eizellen einzufrieren. Dabei wird das Zellmaterial unmittelbar nach der Entnahme aus den Eibläschen, nach Beifügung eines Gefriermittels, in flüssigen Stickstoff getaucht und auf minus 196 Grad abgekühlt.

Durch das Einfrieren innerhalb von Sekundenbruchteilen wird der natürliche Stoffwechsel- und Alterungsprozess von befruchteten und nicht befruchteten Eizellen gestoppt. Das bedeutet eine gleichbleibende

Qualität selbst bei mehr als 25-jähriger Lagerungszeit. Eine 25 Jahre alte US-Amerikanerin hat sich einen fast 25 Jahre lang eingefrorenen Embryo einsetzen lassen – und jetzt ein Baby bekommen (Kurier.at 2017, CNN 2017).

Die Überlebensrate von unbefruchteten Eizellen, die nach Vitrifikation aufgetaut werden, beträgt 80–90 %. Die Erfolgsrate einer Befruchtung bei der anschließenden *In-vitro-Fertilisation/IVF* (künstliche Befruchtung) liegt, je nach Entnahmezeitpunkt und aktuellem Alter der Frau, zwischen 70 und 80 % (Saumet 2018). Der Prozentsatz der Rate von Lebendgeburten nach einem solchen Verfahren ist natürlich deutlich niedriger.

Die Befruchtung der Eizelle erfolgt mittels einer Intrazytoplasmatischen Spermieninjektion (ICSI). Unter einem speziellen Mikroskop wird dabei eine einzelne Samenzelle in eine Eizelle injiziert und diese kommt dann in einen Brutschrank. Ist die Befruchtung geglückt und entwickelt sich die befruchtete Eizelle über das Entwicklungsstadium der *Blastozyste* (Keimblase) zum Embryo weiter, kann zwischen dem zweiten bis maximal sechsten Tag nach der Befruchtung der Embryo mit einem dünnen Katheter in die Gebärmutter der Frau eingesetzt werden.

Zurzeit gibt es nur sehr limitierte Daten über die *Lebendgeburtenrate* nach einer Kryokonservierung. Die Vitrifikation von Eizellen ist jedenfalls die beste Strategie zur Erhaltung der Fruchtbarkeit in Bezug auf die altersabhängige Abnahme der Fruchtbarkeit (Cobo 2016). Die Geburtenrate pro durchgeführter In-vitro-Fertilisation unterliegt je nach Entnahmezeitpunkt der Eizellen starken Schwankungen und ist auch von anderen Faktoren abhängig. Für den erwünschten Erfolg, nämlich die Geburt eines gesunden Kindes, ist das Alter der Frau der wichtigste Faktor (McLernon 2016).

Eine Schwangerschaft und die Geburt bei einer 25-jährigen Mutter verlaufen anders und in der Regel unproblematischer als bei einer 45-jährigen Frau. Ein *Embryotransfer* kann und wurde aber auch schon bei Frauen nach der Menopause durchgeführt, wenngleich dies zurzeit erst in wenigen Ländern möglich ist.

In jedem Fall gilt: »*Je früher, desto besser*«.

Immerhin, die älteste Frau die auf natürliche Weise schwanger wurde, war bei der Geburt ihres Kindes 59 Jahre alt. Zudem gibt es weltweit mehrere Frauen, die mittels künstlicher Befruchtung im Alter von 66 Jahren und mehr Mütter wurden.

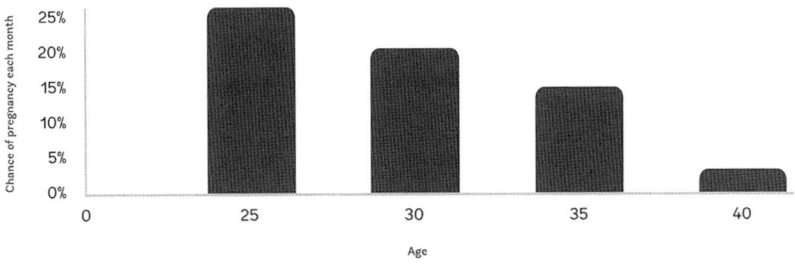

Abb. 23.1: Nach Schätzungen der American Society for Reproductive Medicine haben Frauen unter 30 Jahren in jedem Zyklus eine Chance von etwa 25 %, auf natürliche Weise schwanger zu werden. Bei Frauen um die 40 Jahre sinkt diese Change auf nur noch 5 % (Quelle: Extend Fertility).

Die biologische Uhr tickt…

Das Einfrieren von Eizellen in jungen Jahren soll der biologischen Uhr zuvorkommen und junge Eizellen konservieren, um eine Schwangerschaft zu einem gewünschten späteren Zeitpunkt zu ermöglichen. Es scheint also durchaus vernünftig, sich damit quasi eine »Fertilitätsreserve« zu schaffen.

Durch diverse soziale Veränderungen hat sich der Kinderwunsch in den letzten 2–3 Jahrzehnten, nicht nur in Österreich, zeitlich deutlich auf spätere Lebensabschnitte verschoben. In Österreich wird *bereits jedes fünfte Kind von einer Mutter über 35 Jahre* zur Welt gebracht. Zwischen den Jahren 2000 und 2011 ist die Geburtenrate bei Frauen um die Vierzig und darüber um fast 100 % gestiegen. Dem entgegen verändern sich biologische Vorgänge nur sehr langsam. Das Alter bei Eintreten der Menopause, respektive die reproduktive Zeitspanne von Frauen, hat sich nicht verändert.

Ein weibliches Baby hat noch rund 2 Millionen Eizellen in den Eierstöcken. Diese Zahl nimmt aber bereits bis zur Pubertät drastisch auf etwa 400.000 ab und in den fruchtbaren Jahren verliert die Frau, mit individuellen Schwankungen, weitere 1000 Eizellen pro Monat (ASRM 2012). Es sinkt aber nicht nur die Anzahl der weiblichen Eizellen, sondern es steigt auch die Gefahr genetischer Defekte mit zunehmendem Alter. Es ist jedenfalls kurios, dass Eizellen schon ab dem 30. Lebensjahr müde werden, die Gebärmutter dagegen noch im 69. Lebensjahr fit genug ist, ein Kind auszutragen.

Chance auf ein Baby in jedem Alter?

Eine Baby-Garantie für 60–70-Jährige? Ganz so einfach ist es nicht. Dank Social Freezing ist es für Frauen zwar möglich, jenseits ihrer fruchtbaren Jahre ein Kind zu empfangen, doch das Lebensalter bei der Entnahme der Eizellen und das Alter der Frau bei der meist viel späteren In-vitro-Fertilisation spielen eine entscheidende Rolle.

Tatsächlich kommen Nachfragen aber hauptsächlich von Frauen über 40 Jahre, denen der richtige Partner fehlt und die im Einfrieren der Eizellen eine der letzten Chancen auf eine Familiengründung sehen.

Insgesamt wurden bisher mehr als 5000 Kinder nach Egg Freezing geboren (USC 2018).

Ein Erfolg ist kaum zu garantieren, und im wesentlichen altersabhängig: die American Society for Reproductive Medicine schätzt, dass nur 2–12 % von eingefrorenen Eizellen später zu einem Baby führen.

Alles problemlos machbar oder trügerische Illusion?

Die mediale Berichterstattung und auch die kommerziellen Fertilitätsinstitute betonen oft nur die möglichen Vorzüge des Einfrierens von Eizellen und ignorieren oder verharmlosen die damit verbundenen Risiken (Barbey 2017). Es ist wichtig, dass sich die Frauen nicht nur mit den Erfolgsaussichten, sondern auch mit den potenziellen medizinischen Risiken eines solchen Verfahrens auseinandersetzen.

Die Gewinnung von Eizellen ist nicht ohne medizinische Gefahren für Frauen. Das Vorhandensein von eingefrorenen Eizellen bedeutet nicht gleichzeitig eine erfolgreiche Schwangerschaft und ein gesundes Kind.

Letztlich ist eine solche Prozedur auch mit erheblichen Kosten verbunden und stellt auch eine hohe psychische Belastung dar, besonders wenn der erwünschte Erfolg ausbleibt. Zudem stehen sowohl medizinische als auch psychosoziale Bedenken gegenüber einer späten Elternschaft im Raum. Dies betrifft auch die medizinischen Risiken, die mit Schwangerschaften in fortgeschrittenem Alter verbunden sind (Morgan 2016). Die Frage, wie es einem auf diesem Wege gesund geborenen Kind auf seinem späteren Lebensweg ergeht, ist wohl nur schwer zu beantworten, weil dafür eine Vielzahl individueller Faktoren mit verantwortlich sind.

23.3 Rechtslage

Während Social Freezing in den USA, Japan, Großbritannien und auch der Schweiz bereits seit einigen Jahren als reguläre Behandlungsmethode im Rahmen der Kinderwunschbehandlung anerkannt ist, darf die Kryokonservierung in Österreich und auch in Deutschland bisher *nur bei medizinischer Notwendigkeit* durchgeführt werden. Dies ist der Fall, wenn aufgrund einer *Erkrankung* bzw. einer fruchtbarkeitsmindernden Therapie, beispielsweise bei einer Krebserkrankung mit Chemotherapie, eine Unfruchtbarkeit zu erwarten ist. In diesen Fällen kann eine künstliche Befruchtung in einer Kinderwunschklinik durchgeführt werden.

Spielt es aber, moralisch gesehen, wirklich eine Rolle, ob Unfruchtbarkeit bedingt ist durch eine Erkrankung oder durch ein höheres Alter? Ist das Leid der Unfruchtbarkeit deshalb etwa geringer?

Eine umfassende und qualifizierte *Aufklärung* über Ablauf, Risiken, Erfolgsaussichten, das Für und Wider, sowie die Kosten sind unbedingte Voraussetzungen für *eine informierte Zustimmung* bei jeglicher Kinderwunschbehandlung (Petropanagos 2015, Saumet 2018).

23.4 Gesellschaftspolitische Rahmenbedingungen

Gemessen an der gestiegenen Lebenserwartung verlieren Frauen ihre Fruchtbarkeit heute sehr früh, zumal sich die biologischen Grenzen nicht verschoben haben. Neben der Pille und der in vitro-Fertilisation ist die Möglichkeit des Social Freezing ein weiterer Schritt zur *Kontrolle der Fortpflanzung*.

Die Nachfrage nach Kryokonservierung unbefruchteter Eizellen wird wesentlich durch die nach wie vor schwierige Vereinbarkeit von Beruf und Familie bedingt. Hinzu tritt ein sich im Wandel befindliches Verständnis der Familie und der Rollen von Frau und Mann in der Gesellschaft. Die Kryokonservierung unbefruchteter Eizellen löst die hiermit verbundenen Herausforderungen jedoch nicht (NEK 2017). Ob sich mit dem Einfrieren von Eizellen tatsächlich neue Chancen und Möglichkeiten für Frauen auftun, die mehr Freiheit und Zeit für ihre persönliche Entwicklung und Lebensplanung haben möchten, ist und bleibt weiterhin ein umstrittenes Thema.

Einerseits öffnet sich den Frauen die Möglichkeit, in einer selbstbestimmten Zukunft ein genetisch eigenes Kind zu bekommen und damit eine *Kontrolle über ihre Fruchtbarkeit* zu haben. Andererseits führt es dazu, dass jede einzelne Frau verantwortlich gemacht wird für alle möglichen Komplikationen rund um ihre zukünftige Fruchtbarkeit. Zudem gibt es innerhalb der Gesellschaft auch manch heftige Kritik und ethische Vorwürfe. Tenor: vermessener *Eingriff in natürliche Abläufe*. Das aber würde bedeuten, dass unnatürliche biologische Vorgänge nicht erlaubt sein dürften. Wo aber sind die Grenzen, und werden diese in vielen Bereichen des täglichen Lebens nicht schon längst überschritten? Schließlich greifen viele medizinische Verfahren in den Lauf der Natur ein. Ein Verbot würde nach der Einschätzung vieler, die Verhütungsmethoden und der Geburtenkontrolle positiv gegenüberstehen, »einen ethischen Widerspruch darstellen« (von Wolff 2013).

Man muss aber ethisch festhalten: Was nicht verboten ist, sollte uns als erlaubt gelten. Rechtfertigungsbedürftig gilt dem Ethiker und dem Juristen das Verbot – nicht die

Erlaubnis. Auch in vielen anderen Bereichen der modernen technisierten Hochleistungsmedizin können heute Verbotsrechtfertigungen nicht mehr konsensfähig begründet werden. Es geht auch um *medizinische Gleichbehandlung* bei der Fortpflanzung. Das Einfrieren männlicher Samenzellen ist schon lange Routine und es ist nicht einsichtig, weshalb für den Umgang mit weiblichen Eizellen andere Maßstäbe gelten sollten.

Die Frage, ob man Social Freezing verbieten sollte, wird man sicherlich auch, mit dem Verweis auf den *Wert der Selbstbestimmung* in Reproduktionsfragen, mit Nein beantworten müssen. »Social freezing ist ein Weg, seinen Kinderwunsch individuell, ökonomisch und gesellschaftlich zu optimieren« (Vieth 2016). Der Diskurs, warum die Eizellkryokonservierung nicht für alle Frauen zugänglich sein soll, »geht weit über das Medizinische hinaus und ist eine gesellschaftspolitische Frage«, meint Christiane Druml, Vizerektorin der MedUni Wien und Vorsitzende der Bioethikkommission. »Ich glaube nicht, dass man das einschränken muss« (derstandard.at 2014).

Grundsätzlich wird man also Social Freezing vermutlich, wie die Pille und andere Verhütungsmethoden, als *moralisch unproblematisch* ansehen dürfen. Aus moraltheologischer Sicht dürfte auch eine befruchtete Eizelle eine höhere ethische Wertigkeit besitzen als eine unbefruchtete Eizelle.

Die tiefergehenden ethischen Fragen, die sich beim nichtmedizinischen Einfrieren von Eizellen stellen sind nicht leicht zu beantworten. Führt dieses Verfahren zu einer Geschlechtergleichheit bei der Reproduktion oder wird sie dadurch unterminiert? Kommt es dadurch zu einer Verbesserung von Gesundheit und Wohlbefinden oder begünstigt es eine schädigende Künstlichkeit? Die Antworten auf diese Fragen sind weitgehend abhängig von den Werturteilen jedes Einzelnen. Das beste politische Vorgehen ist daher, das Prinzip der Selbstbestimmung zu respektieren und eine bessere Information über die Anwendungen und die Ergebnisse einzufordern (Harwood 2015).

Wie in vielen Bereichen des Lebens, nicht nur in der Medizin, wird man aber auch lernen müssen, mit neuen Methoden und Technologien sorgfältig umzugehen, um unerwünschte Ereignisse und Folgen zu vermeiden. Das bedarf manchmal auch einer einschränkenden ethischen und rechtlichen Regulierung und erfordert eine schwierige Gratwanderung zwischen Restriktion und Aufhebung von Beschränkungen. Dies ist ein ständig zu kontrollierender Prozess, der nicht ein für alle Mal festgelegt werden kann und der sich den kulturellen und sozialen Veränderungen der Gesellschaft anpassen muss.

23.5 Auswirkungen auf die Gesellschaft

Im Zusammenhang mit der zunehmenden Nutzung von Reproduktionsmedizin und somit auch der Kryokonservierung stehen verschiedene gesellschaftliche Entwicklungen:

- hat in Industrieländern in den letzten 50 Jahren der Anteil von Frauen am Arbeitsmarkt um mehr als 50 % zugenommen.
- sind das Heiratsalter und das Alter bei einer Scheidung gestiegen.
- ist die Lebenserwartung der Menschen drastisch angestiegen und wird weiter ansteigen.
- hat sich das Alter der Frauen bei der Erstgeburt erhöht.
- ist die Geburtenrate der Frauen insgesamt signifikant gesunken und damit gleichzei-

tig der Anteil kinderloser Frauen gestiegen (NEK 2017).

Noch gibt es viel mehr Fragen als Antworten. Die zentrale Rolle in diesem Prozess spielt die Frau. Natürlich lebt jede Frau in einem unterschiedlichen kulturellen und sozialen Umfeld, welches auf sie einwirkt, aber auch sie wechselseitig darauf Einfluss nimmt.

Letztlich muss jede einzelne Frau für sich selbst entscheiden, wie sie ihr Leben gestalten will, sofern ihr Kulturkreis das auch zulässt. Für so manche Frau wird ein die Fruchtbarkeit erhaltendes Verfahren wie das »Social Freezing« eine willkommene Möglichkeit sein, sich ihren Kinderwunsch, zu einem weitgehend beliebigen Zeitpunkt, unabhängig und selbstbestimmt zu erfüllen. Für manche Andere mag so ein Vorgehen einen nicht notwendigen oder auch unnatürlichen Eingriff darstellen.

Bei einer diesbezüglichen Diskussion habe ich von einer Ärztin gehört, dass ihr bei einem solchen Zeugungsakt der »Spirit« fehle, auch wenn sie das Kind selbst austrage und zur Welt brächte. Da würde sie sich eher mit dem unerfüllten Kinderwunsch abfinden wollen, wenngleich sie weiß, wie quälend der Wunsch nach einem eigenen Kind sein kann.

Ob und in welcher Zahl sich Frauen in unseren Breiten dieser Option einer möglichen »Fruchtbarkeitsreserve« bedienen werden wird wohl erst die Zukunft zeigen.

Erfahrungsgemäß wird die Fortpflanzungsmedizin das ihre dazu beitragen, dass die Methoden verbessert und sicherer gemacht werden, und sich dadurch auch etablieren.

In finanzieller Hinsicht wird es wohl so sein, dass bei einer vermehrten Nachfrage sich auch der finanzielle Aufwand reduzieren dürfte. Dies unabhängig davon, ob man (Frau) selbst, Firmen, Versicherungen oder das Gesundheitswesen für die Kosten aufkommen werden. Dies dürfte mit großer Wahrscheinlichkeit dazu führen, dass die allgemeine Akzeptanz in der breiten Öffentlichkeit zunehmen wird.

Wie auch immer, die Aufgabe jeder Gesellschaft muss es sein das Recht zur Gründung einer Familie zu unterstützen und zu respektieren. Die *Allgemeine Erklärung der Menschenrechte* (Resolution 217 A (III) vom 10.12.1948) hat dies im Artikel 16 (Gleichbehandlung der Geschlechter) bereits vor 70 Jahren festgelegt:

»Heiratsfähige Frauen und Männer haben ohne Beschränkung auf Grund der Rasse, der Staatsangehörigkeit oder der Religion das Recht zu heiraten und eine Familie zu gründen«.

Betreffend Kryokonservierung von Eizellen hat die Canadian Fertility and Andrology Society im Oktober 2014 in einem Positionspapier festgeschrieben, dass dies »eine Möglichkeit für Frauen darstellt, die ihre Fruchtbarkeit, im Angesicht der altersbedingt zu erwartenden Abnahme, zu erhalten wünschen« (CFAS 2014).

23.6 Auswirkungen auf das Altern

Eines ist sicher, durch die Verlängerung der Fruchtbarkeit durch die assistierten Reproduktionstechniken (ART) kommt es zu einer *neuen Generation von Müttern* – älter, perimenopausal, postmenopausal (Bühler 2015). Bedenken gegenüber älteren Müttern gab es auch schon vor der Zeit der Fertilitätsmedizin.

Die angesprochenen Bedenken beziehen sich auf die natürlichen Abläufe des Lebens, die Risiken und Wirksamkeit der medizinischen Maßnahmen, die nachlassende Energie der Mutter und die mütterliche Lebenserwartung.

Durch die Möglichkeit, Keimzellen aus embryonalen oder pluripotenten Stammzellen zu züchten und daraus Eizellen zu generieren, wird sich das Alter zukünftiger Mütter bei der Geburt ihrer Kinder noch weiter erhöhen. Die Fruchtbarkeit könnte mit diesen Technologien, über die Menopause hinaus, verlängert werden. Noch gibt es keine Versuche am Menschen, aber mit dieser Methode gibt es bereits im Tierversuch lebende, fortpflanzungsfähige Mäuse aus Hautzellen (Cutas 2015).

Das lässt uns zurück mit einer Anzahl ethischer Fragen, die wir heute noch nicht beantworten können. Gibt es auch positive Effekte für Schwangerschaften nach dem Erlöschen der natürlichen Fruchtbarkeit? Oder müssen wir die Anwendung solcher Technologien nach einem bestimmten Alter verhindern? – Es gibt einfach noch zu wenig valide Daten.

Optimistisch gesehen gibt es durchaus auch positive Aspekte für Mütter und Kinder. Die älteren Mütter werden durch die notwendigen Aufgaben und Pflichten ihrem Kind gegenüber sicherlich mehr gefordert werden als jüngere Mütter. Nachdem man mit der Größe der Aufgaben wächst, kann das auch ein Jungbrunnen sein. Die Kinder können von der größeren Lebenserfahrung ihrer Eltern und gesicherten finanziellen Verhältnissen profitieren. Die Gesellschaft schließlich wird sich an die veränderten Gegebenheiten gewöhnen.

23.7 Latest News

In der Publikation einer schwedischen und englischen Arbeitsgruppe vom Ende Dezember 2017 werden die Zukunftsaussichten der Fortpflanzung beim Menschen, bei der beide Keimzellen von einer einzigen Person stammen, diskutiert. Es könnte zukünftig möglich sein, dass aus männlichen nichtreproduktiven Körperzellen fruchtbare Eizellen, sowie andererseits Spermien aus den Körperzellen einer Frau, kreiert werden. Damit wäre, zumindest im Prinzip, die Entstehung eines Embryos aus Zellen von einem einzelnen Individuum möglich: »solo reproduction«.

Wenn man das Prinzip der reproduktiven Selbstbestimmung akzeptiert, gibt es gute Gründe auch dieses Verfahren, ganz gleich wie andere Formen der Reproduktion, gutzuheißen. Tatsächlich wird heute schon weltweit in einigen Laboratorien in die Richtung geforscht, menschliche Keimzellen in vitro aus anderen Zellen zu gewinnen.

Einige Forscher sind der Meinung, dass »Selbst-Fertilisation« in Zukunft möglich ist: dies könnte dadurch erreicht werden, dass eine bei einem Tier natürlich vorhandene Keimzelle und eine in vitro kreierte komplementäre Keimzelle, die aus Zellen des gleichen Tieres gewonnen wurde, verwendet wird. Falls dies möglich ist, dann könnte dieses Verfahren auch beim Menschen möglich sein. Diese Aussicht wird durchaus kontroverses beurteilt und wurde in den Medien als »the ultimate incest« bekannt (Cutas 2017).

Die wissenschaftliche Gemeinde sieht diese Entwicklung mit Skepsis. Vielleicht ist die erste Frage, die hierbei gestellt werden müsste: »Wer würde das schon wollen?«

23.8 Zusammenfassung

Der Wunsch nach eigenen Kindern hat einen doppelten Ursprung: einen individuellen und einen anthropologischen, allgemein-menschlichen; der Wunsch ist universell und Teil einer auf sozialen Beziehungen basierenden Gesellschaft. Die Kryokonservierung von Eizellen steht im Zeichen heutiger technischer Bemühungen, die Erfüllung dieses Wunsches zu garantieren. Die Kryokonservierung kann einerseits und zu Recht als ein Gewinn an reproduktiven Handlungsoptionen verstanden werden: sie bietet die Möglichkeit, auch im höheren Alter mit eigenen Eizellen und einer In-vitro-Fertilisation einen Embryo zu zeugen und damit eine Schwangerschaft zu ermöglichen.

Andererseits werden hierfür nicht nur gesundheitliche Risiken für Frau und Kind in Kauf genommen, sondern Entscheidungen über den Einsatz dieser Techniken werden auch in einem spezifischen gesellschaftlichen und ökonomischen Kontext getroffen (Petropanagos 2015).

Toleranz, Wertschätzung und schließlich die Anerkennung gegensätzlicher Standpunkte sind die Grundpfeiler einer offenen Gesellschaft, die sich den Herausforderungen der Fortschritte in der Reproduktionsmedizin stellen muss. Der gesellschaftliche, ethische Diskurs könnte trotz der großen Vielfalt der moralischen Auffassungen in einen grundlegenden Konsens münden, nämlich den, dass niemand Frauen eine Rechtfertigungspflicht auferlegt (van der Ven 2017).

- *Egg Freezing ist ein etablierter Bestandteil in der Fertilitätsmedizin*
- *Social Egg Freezing:* bezeichnet das vorsorgliche Einfrieren von unbefruchteten Eizellen ohne medizinischen Grund
- Ein *Embryo hat eine andere ethische Wertigkeit* als eine unbefruchtete Eizelle
- *Kinderwunsch erst im höheren Lebensalter:* vorher Ausbildung, Beruf, Partnersuche
- *Rasche Abnahme der natürlichen Fruchtbarkeit* ab dem 30. bis 35. Lebensjahr
- *Vitrifikation* von Eizellen ist das derzeit *beste technische Verfahren* zur Fertilitätserhaltung aus Gründen einer altersbedingten oder krankheitsbedingten Abnahme der Fruchtbarkeit.
- *Aufwendiges und kostspieliges Verfahren* mit unsicherem Erfolg und nicht ohne Risiken
- *Die Gesellschaft wird sich dran gewöhnen,* auch die Rechtslage wird sich ändern

Literatur

Argyle CE., Harper, JC., Davies, MC. (2016). Oocyte cryopreservation: where are we now? Hum Report Update, 22(4), 440-9.

ASRM (2012). Patient Information Series: Age and Fertility. Elsevier, 35216-2809.

Barbey C. (2017). Evidence of Biased Advertising in the Case of Social Egg Freezing. New Bioeth., 23 (3), 195-209.

Bühler N. (2015). Imagining the Future of Motherhood: the Medically Assisted Extension of Fertility and the Production of Genealogical Continuity. Sociologus, Vol. 65, pp.79-100.

CFAS Canadian Fertility & Andrology Society (2014). Position statement on egg freezing. www.cfas.ca/images/stories/pdf/Position_Statement_Egg_Freezing_2014-10-21.pdf

CNN (2017). Baby born from embryo frozen 24 years ago https://edition.cnn.com/2017/12/19/health/snowbaby-oldest-embryo-bn/index.html

Cobo A, García-Velasco JA, Coello A, Domingo J, Pellicer A, Remohí J. (2016). Oocyte vitrification as an efficient option for elective fertility preservation. Fertil Steril, 105(3), 755-64.

Cutas D, Smajdor A (2015). Postmenopausal Motherhood Reloaded: Advanced Age and In Vitro Derived Gametes. Hypatia, 30(2), 386–402.

Cutas D, Smajdor A (2017). »I am Your Mother and Your Father!« In Vitro Derived Gametes and the Ethics of Solo Reproduction. Health Care Anal, 25(4), 354-369.

derstandard.at (2014). Social-Egg-Freezing. https://derstandard.at/2000007344585/Social-Egg-Freezing-Frau-zwischen-Brutmaschine-und-Selbstbestimmung

Gunnala V., Schattman G. (2017). Oocyte vitrification for elective fertility preservation: the past, present, and future. Curr Opin Obstet Gynecol, 29(1), 59-63.

Harwood K. (2015). Review: On the ethics of social egg freezing and fertility preservation for non-medical reasons. Dovepress, Volume 2015:5 Pages 59—67.

Kurier.at (2017). https://kurier.at/wissen/erfolgreiche-geburt-embryo-war-25-jahre-tiefgefroren/302.970.887

Lockwood GM. (2011). Social egg freezing: the prospect of reproductive ›immortality‹ or a dangerous delusion? Reprod Biomed Online, 23(3), 334-40.

McLernon D, Steyerberg E, te Velde E, Lee A, Bhattacharya S. (2016). Predicting the chances of a live birth after one or more complete cycles of in vitro fertilisation: population based study of linked cycle data from 113 873 women. BMJ, 355, i5735.

Morgan L. (2016). Egg Freezing: An illusory Choice https://impactethics.ca/2016/08/26/egg-freezing-an-illusory-choice/

NEK Nationale Ethikkommission (2017). Social Egg Freezing – eine ethische Reflexion der Nationalen Ethikkommission im Bereich der Humanmedizin. Opinion no. 28/2017 Bern.

Ortutay B. (2014). Facebook, Apple offer to freeze female employees' eggs. Waterloo Region Record, Sect. C:12.

Petropanagos A, Cattapan A, Baylis F, Leader A (2015). Social egg freezing: risk, benefits and other considerations. CMAJ, 187(9), 666–669.

Saumet J, Petropanagos A, Buzaglo K, McMahon E, Warraich G, Mahutte N (2018). No. 356-Egg Freezing for Age-Related Fertility Decline. J Obstet Gynecol Can, Volume 40, Issue 3, Pages 356–368

Svejda EM. (2007). Kryokonservierung ovarieller Gewebsscheiben zur Fertilitätserhaltung im Tiermodell. Dissertation MedUni Wien.

The New York Times (1984). https://www.nytimes.com/1984/04/11/us/first-baby-born-of-frozen-embryo.html

USC Fertility (2018). Egg Freezing FAQ's. http://uscfertility.org/fertility-preservation/egg-freezing-faqs/

van der Ven Katrin, Monika Pohlmann und Corinna Hößle. (2017). Social Freezing: Die Möglichkeiten der modernen Fortpflanzungsmedizin und die ethische Kontroverse (essentials). Wiesbaden: Springer Fachmedien, S. 47

Vieth Andreas (2016). Schwangerschaftsethik. Moralische, soziale und ökonomische Übergriffigkeiten. S. 21 https://andreasvieth.de/eigene-texte/?ls=long&byid=29

von Wolff, M. (2013). »Social freezing« Sinn oder Unsinn? Gynäkologische Endokrinologie, 11, 222-224.

24 Schwierige Entscheidungsfindungen an der Schwelle zum Leben

Robert Birnbacher

24.1 Einleitung

Wir leben in einer Zeit, in der alle danach trachten, perfekt zu sein. Dieses an und für sich nicht erreichbare Ziel wird von einer immer größer werdenden Zahl von Zuschreibungen definiert. Menschen trachten danach, Erfolg im Berufsleben mit Glück im Privatleben, ewiger Jugend und einem gelungenen persönlichen Umfeld zu vereinen. Für viele in unserer Gesellschaft ist dieses Ziel jedoch nicht nur annähernd nicht erreichbar, sondern illusorisch. Wie viel Verständnis werden wir in Zukunft für die Mitglieder unserer Gesellschaft aufbringen können, die anders sind, weil sie mit einer Beeinträchtigung auf die Welt gekommen sind oder aufgrund einer schweren Erkrankung eine Beeinträchtigung erlitten haben?

Die variierenden gesetzlichen Bestimmungen (und damit Möglichkeiten für Eltern) in einer zunehmend globalisierten Welt und auch die unterschiedliche Intensität des gesellschaftlichen Diskussionsprozesses in Bezug auf die Errungenschaften der modernen Medizin sind eine große Herausforderung.

Es ist ein Paradoxon, dass sich oft Tür an Tür völlig anders gelagerte Diskussionsprozesse ereignen: ein Gespräch über einen Fetozid bei Morbus Down und eine neonatologische Erstversorgung. Bei dieser wird oft alles versucht, um ein zu früh geborenes Kind optimal zu versorgen, um ein Leben mit einem möglichst geringen Ausmaß von Beeinträchtigung zu ermöglichen.

Wir leben auch in einer Zeit, in der sich viele Frauen aus persönlichen, privaten und damit naturgemäß legitimen Gründen dazu entscheiden, ihre Kinder (oder ihr Kind) immer später zu bekommen. Ein amerikanischer Kinderwunschkonzern ermöglicht es nun Frauen, bereits in jungen Jahren ihre eigenen Eizellen einzufrieren und sie später befruchten zu lassen. Als Zusatz-Service werden die dann entstandenen Embryos auf genetische Krankheiten getestet und danach in die Gebärmutter eingesetzt – der Konzern ist überzeugt, vielen Frauen so die Möglichkeit zu geben, auch spät im Leben gesunde Kinder zu bekommen. So soll es jungen und qualifizierten Frauen, die zunächst in ihrem Beruf Karriere machen wollen, ermöglicht werden, auch spät gesunde Kinder auf die Welt zu bringen. Konzerne wie Apple, Google und Facebook haben bereits die Kosten für die teure Therapie für ihre Angestellten in Einzelfällen übernommen. Der Konzern hat somit scheinbar eine Lösung für die wachsende Zahl karrierebewusster Frauen gefunden, welche ihre Kinder erst später im Leben bekommen wollen und eine möglichst hohe Zuverlässigkeit anstreben, ein genetisch gesundes Kind zu bekommen. Aber was bedeutet dies für die Kinder?

24.2 Zwillingsschwangerschaft und selektiver Fetozid

24.2.1 Fallbericht

Der Fall wurde verfremdet, da kein Einverständnis eingeholt werden konnte.

Eine Patientin befindet sich nach langem Kinderwunsch und IVF in der 17. SSW einer Zwillingsschwangerschaft. Im Rahmen der Pränataldiagnostik wird nach Feststellung einer erhöhten Nackentransparenz eine Fruchtwasseruntersuchung nach Aufklärung und Einwilligung der Patientin durchgeführt, die Verdachtsdiagnose einer Trisomie 21 wird bestätigt.

Die Eltern der Kinder führen in weiterer Folge zahlreiche Gespräche mit dem Behandlungsteam. Vom Vater der Kinder wird klargestellt, dass ein Kind mit einer angeborenen Behinderung für ihn nicht in Frage kommen würde. Er stellt auch den Fortbestand der Beziehung zu seiner Partnerin im Falle einer gegenteiligen Entscheidung in Frage. Während der regelmäßigen pränataldiagnostischen Kontrollen und den Gesprächen werden unterschiedliche Möglichkeiten erwogen und von der Familie auch mehrere Zentren zur Beratung aufgesucht. Die Kindesmutter erwägt den Fetozid. Das Behandlungsteam hat den Eindruck, dass sie unter einem hohen persönlichen Druck steht. Die Patientin wird über die möglichen Risiken eines Fetozid, auch für das gesunde Kind, aufgeklärt und über die theoretische Möglichkeit einer Adoption informiert. Dieses Angebot wird von der Mutter kategorisch abgelehnt, da sie nur sich selbst als geeignete Mutter ansieht. Die Durchführung eines Fetozid wird vehement gefordert. Dieser wird vom primären Behandlungszentrum und einem Teil der involvierten Zentren abgelehnt. Es erfolgt jedoch eine Information über den möglichen geeigneten Zeitpunkt eines Fetozid, zu dem eine reduzierte Gefährdung für das gesunde Kind vorliegen würde.

Der Fall sorgt im Team nicht nur für zahlreiche Diskussionen über den Fetozid selbst, es werden auch viele Fragen in Zusammenhang mit der Zumutbarkeit des Risikos für das gesunde Kind aufgeworfen. Ebenso wird die Frage, ob eine Schwangere ihrem Kind eine Adoption vorenthalten kann, weil sie sich selbst als einzig geeignete Mutter empfindet, unterschiedlich aufgenommen.

Die Patientin entscheidet sich letztlich für die Durchführung des selektiven Fetozid an einer ausländischen Klinik. Der Eingriff erfolgt komplikationslos.

24.2.2 Interpretation und Bezugnahme auf relevante Literatur

Manche Ethiker gehen davon aus, dass erst im Verlauf einer Schwangerschaft, vielleicht sogar erst nach der Geburt, ein Anspruch auf Lebensschutz und Menschenwürde entsteht (Ach 1993).

Die Mutter wird jedoch ihr Kind nicht vom Status eines distanzierten Beobachters ansehen können, sie steht viel mehr in einem von Sorge und Verantwortung geprägten Verhältnis zu ihrem Kind. Für sie ist es nicht relevant, ob ihr Kind auf Basis der Ausbildung seines Nervensystems schon Empfindungen hat, sondern vielmehr, was es in seinem weiteren Leben noch empfinden wird und in welcher Beziehung es zu ihr als Mutter stehen wird. Dabei steht auch die Bedeutung dieser Empfindungen für sie selbst, für ihre Partnerschaft und für ihr gemeinsames Leben mit dem Kind im Vordergrund.

Wichtiger als die Frage nach den physiologischen Entwicklungsschritten (die sich vielleicht manche Ethiker stellen) ist für die Mutter die Frage nach dem Ausmaß der Verantwortung, ihrer eigenen Fähigkeit, Verantwortung zu übernehmen und der Unterstützung, die sie dabei erfahren kann. Wie ist die Stabilität der Partnerschaft? Wird mein Kind in einer intakten Familie aufwachsen können? Wie sind die Chancen für ein gesundes Aufwachsen und für die Bewältigung der mütterlichen Aufgaben?

Diese Überlegungen haben ein großes Gewicht und zeigen, dass es nicht nur um das Recht auf Leben, sondern auch um die Chancen und die Art und Weise des Überlebens geht (Wiesemann 2006).

Bei moralischen Konflikten in der Schwangerschaft wird vom behandelnden Team oft der sogenannte Blick der Ethik des Fremden angewandt (Whitbeck 1983). Martha Brandt Bolton argumentiert deshalb bereits 1973 dafür, die besondere Verantwortung der Eltern einzubeziehen. Viele Fragen, die Frauen in Konfliktsituationen beschäftigen, würden sonst nicht erfasst werden: Wird dieses Kind einen Vater haben? Was für eine Familie können wir sein? Wie wird es meinem Kind ergehen?

Meist überwiegt dabei die Sorge für das Kind und steht für die werdenden Mütter weniger die Sorge für sich selbst im Vordergrund. Auf den Schultern der Frauen liegt die Last mehrerer Leben. Dabei werden auch Beweggründe des Partners mit einbezogen und Fragen zur Versorgung ihres Kindes nach dem eigenen Ableben gestellt (Nippert 1998). Eltern müssen in diesen Lebensabschnitt nicht nur für sich, sondern auch für andere für Verantwortung übernehmen, worin die moralische Dimension des Schwangerschaftskonfliktes aus der Eltern-Kind-Perspektive begründet liegt. Je ernster Eltern diese Aufgabe nehmen, umso mehr werden sie sich die Frage stellen, was im besten Interesse ihres Kindes ist. Diese Anteilnahme hilft, Spannung von Egoismus und Verantwortung durch ein neues Verständnis der Wechselbeziehung zwischen dem Anderen und dem Selbst abzubauen (Gilligan 1996). Es werden somit nicht Einzelinteressen oder Individualrechte gegeneinander abgewogen, sondern die Chancen eines Miteinander und Füreinander.

Dabei treten die Probleme nicht erst nach der Geburt auf, weshalb die theoretische Möglichkeit einer Adoption den Konflikt nicht auflösen kann, da sie unterstellen würde, dass eine Schwangerschaft ohne persönliche Anteilnahme am Leben des Kindes über neun Monate ablaufen könne. Die Frauen, die dennoch ein Kind nach der Geburt zur Adoption freigeben können, leiden oft ein Leben lang unter Schuldgefühlen, weil sie glauben, ihr Kind im Stich gelassen zu haben (Wittland-Mittag 1992). Die Adoption als Alternative zum Schwangerschaftsabbruch ist daher eine problematische Haltung, da sie implizit die Ethik des Fremden vertritt. Die Freigabe des Kindes zur Adoption birgt die Gefahr eines neuen Konflikts in sich, da sie Elemente von Verantwortungslosigkeit und Beziehungsversagen enthält (Wils 1994).

Allen Akteuren, die in einer gegebenen Situation moralische Verantwortung übernehmen müssen, steht es zu, ihre persönliche Integrität schützen zu dürfen. Dies bedeutet, dass auch die behandelnden Ärzte das Recht haben, ein Veto auszusprechen, wenn sie den Eingriff nicht mit verantworten können. Diese Entscheidung muss der Patientin mitgeteilt werden, begründet werden und gleichzeitig aber vermittelt werden, dass man ihre abweichende Entscheidung respektiert (Rauprich 2011).

Auch eine Ethik der elterlichen Verantwortung kann nicht alle Probleme lösen, sie wird jedoch auf dieselben Fragen oft andere Antworten finden. Oft ist es eine Frage menschlichen Ermessens, was für das Wohl des Kindes und der Familie tatsächlich »richtig und angemessen« ist. Die Grenze zu ziehen, wann die Verantwortung in Anmaßung über das Leben eines anderen zu entscheiden umschlägt, ist schwierig zu ziehen.

Dies zeigt auch die schwierige Antwort auf Fragen wie etwa: Ist die genetische Diagnostik einer unbehandelbaren Erkrankung in jedem Fall verwerflich, auch wenn die Frau noch nicht weiß, welche Konsequenzen sie daraus ziehen wird? Gibt es Behinderungen des Ungeborenen, die so schwerwiegend sind, dass ein Schwangerschaftsabbruch gerechtfertigt sein kann? Welches Gewicht hat die Verantwortung für andere Familienmitglieder in solchen Situationen?

> Sind es wirklich die Ethiker, die die sozialen Beziehungen der Menschen durcheinanderwirbeln, und nicht viel mehr die Techniken der Fortpflanzungsmedizin? (Wiesemann 2006)

Die diesbezügliche Wandlung der Gesellschaft hat längst stattgefunden. Der Fortschritt in der Medizin und die zunehmende Zahl an diagnostischen Möglichkeiten hat auch für viele, auch ältere, Frauen und Paaren die Möglichkeit mit sich gebracht, ihren Kinderwunsch zu erfüllen.

Vielfach wird auch die Frage gestellt, ob ältere Eltern in ausreichendem Ausmaß noch Eigenschaften mitbringen können, die für ein unbeschwertes Aufwachsen ihrer Kinder und die damit verbundenen Herausforderungen erforderlich sind. Dazu gehört neben körperlicher Gesundheit und Leistungsfähigkeit auch Humor, Empathie, Kreativität und Geduld – Eigenschaften die natürlich nicht nur jungen Menschen zuzuschreiben sind, aber mitunter im fortgeschrittenen Alter nicht mehr im selben Ausmaß oder mit derselben Leichtigkeit verfügbar sind.

Kinder haben ein gutes Sensorium für Wertvorstellungen, die der jeweiligen Zeit entsprechen und auch durch Gruppendruck und allgemeine Einschätzungen zustande kommen. Sie wollen also auch sportliche, junge, attraktive Eltern, die dem gängigen gesellschaftlichen Bild entsprechen. Ältere Eltern halten dem naturgemäß entgegen, dass sie sich als Persönlichkeit ausgereifter einschätzen, meist materiell besser abgesichert sind und in ihrem Leben einen Fokus auf Familie legen und damit ihren Kindern mehr Zeit »schenken« können. Kinder wollen jedoch nicht anders sein als ihre Altersgenossen und haben spätestens in der Pubertät ein Problem damit, wenn ihre eigenen Eltern deutlich älter aussehen, als die Eltern in ihrer Peergruppe. Die Wahrscheinlichkeit in einer Großfamilie aufzuwachsen ist aufgrund der natürlichen Tatsache, dass die Großeltern oft nicht mehr am Leben sind, ebenfalls reduziert. Ebenso wie die Tatsache, dass viele späte Kinder ohne Geschwister aufwachsen und oft bereits im dritten Lebensjahrzehnt in die Situation kommen, ihre Eltern versorgen zu müssen. Ältere Väter haben oft auch nicht mehr die Kraft oder Motivation, sich entsprechend in die Erziehung ihrer Kinder einzubringen, und leben ihre Vaterrolle eher so wie früher die Großväter. Das Setzen von Grenzen und die Bereitschaft, in der Erziehung auch mit Konflikten umzugehen, sind ebenfalls deutlich herabgesetzt.

Es ist natürlich nicht legitim eine moralisierende Haltung einzunehmen und eine Bevormundung ganz persönlicher und privater Entscheidungen, wie eine Familiengründung sie eben ist, das Wort zu reden. Es ist jedoch legitim Fragen zu stellen, und die Situation aus unterschiedlichen Blickwinkeln zu beleuchten.

Viele Menschen versuchen der sogenannten Rush Hour des Lebens zu entrinnen, in der alles gleichzeitig passieren muss: Ausbildung, Verwirklichung im Beruf, das Führen einer Beziehung, die Gründung einer Familie. Reckwitz beschreibt, dass der Lebensstil des spätmodernen Subjekts von Selbstentfaltung, sozialer Anerkennung und Erfolg beschrieben ist. Dabei werden möglichst viele Anteile des Alltags zu etwas Wertvollem gemacht und gleichzeitig mit Einzigartigkeit ausgestattet – die Valorisierung und Singularisierung unseres Lebens, in dem von Arbeit über Essen, Reisen, Partnerschaft, Freunde und Familie alles kuratiert und »kreativ« gestaltet wird (Reckwitz 2017).

Es wäre allerdings stark verkürzt, Probleme in unserer Gesellschaft, die mit dem Aufwachsen von Kindern zu tun haben, alleine auf späte Elternschaft zurückzuführen. Zahlreiche Risikofaktoren können das kindliche Aufwachsen negativ beeinflussen. Früher war es zumeist erst das dritte oder vierte Kind, das, oft auch ungeplant, in höherem Alter geboren wurde. In früheren Jahrhunderten war dies häufig mit dem Aufwachsen als Waisenkind verbunden, da die Lebenserwartung deutlich geringer war als heute. Die hohe Lebenserwartung hat dieses Problem deutlich reduziert: Eltern verbringen – selbst bei später Elternschaft – mehr Zeit mit ihren Kindern, als es noch im 19. Jahrhundert der Lebenserwartung entsprach. Rein zahlenmäßig ist eine Trennung der Eltern, eine psychische Erkrankung eines Elternteils oder Armut und Arbeitslosigkeit eine viel häufigere Bedrohung für das gesunde Aufwachsen von Kindern.

Findet die Eugenik von unten bereits heute statt? Im Jahre 1999 wurde durch den Philosophen Peter Sloterdijk noch theoretisch diskutiert, ob der Mensch seine genetische Entwicklung selbst in die Hand nehmen sollte. Viele Betroffene empfinden bereits jetzt das Vorliegen einer Selektion. Ein gesellschaftlicher Druck auf Mütter, die ein Kind mit einer schweren Behinderung erwarten, liegt bereits vor. Viele Menschen sind der Meinung, dass solche unerwünschten Ereignisse dank der Möglichkeiten der modernen Medizin heutzutage nicht mehr eintreten müssten und bringen durch ihre Fragen die werdenden Mütter in schwere Gewissenskonflikte.

Ein Großteil der Schwangerschaften, bei denen Ärzte eine Behinderung des Fötus feststellen, endet mit einem Abbruch. Die Zahl der Menschen, die Trisomie 21 nur mehr als genetischen Defekt empfinden und der Ansicht sind, dass es dem Fortschritt der Medizin zu verdanken sei, dass dieser Defekt vermieden werden könne, ist offenbar größer geworden. In den meisten Ländern Europas nahm die Zahl der Kinder, die mit Trisomie 21 auf die Welt kommen, während der letzten Jahre stark ab. Die in vielen Ländern gewährte finanzielle Unterstützung für die Durchführung des Tests leistet einen Beitrag in der Reduktion der Fälle mit Trisomie 21.

Wir müssen uns die Frage stellen, wie die Entscheidungen auch in der Pränataldiagnostik dadurch beeinflusst werden können, wenn in einer Gesellschaft eine Atmosphäre entsteht, bei der manche Kinder nicht mehr willkommen sind. Es gibt Familien, die sich trotz der Diagnose Trisomie 21 für ihr Kind entscheiden. Diese sollten nicht an den Rand der Gesellschaft gedrängt werden. Was eine »akzeptable Behinderung« ist, wird sehr unterschiedlich beurteilt. Immerhin gab ein Fünftel der befragten Frauen an, dass auch bei Übergewicht des Kindes für sie eine Abtreibung in Betracht käme.

Ethische Überlegungen und gesellschaftliche Diskussionen halten mit dem medizinischen Fortschritt nicht immer mit. Gerade in der Pränataldiagnostik können die vielfältigen Möglichkeiten zur frühen Erkennung und Behandlung von Krankheiten für Eltern und das behandelnde Team Herausforderungen mit sich bringen, für die es oft keine einfachen Lösungen gibt.

24.3 Das »best interest concept« in der täglichen Praxis

24.3.1 Fallbericht 2

Der neugeborene Knabe zeigte bereits unmittelbar nach der Geburt eine Anpassungsstörung der Atmung, welche eine maschinelle Atemunterstützung erforderte. Klinisch zeigte sich im weiteren Verlauf eine zunehmende Muskelschwäche, eine schwache Hebung des Thorax und ein auffallender Reflexstatus. Die Abklärung des Verdachtes einer muskulären Erkrankung ergab eine schwere angeborene Muskelerkrankung, welche auch eine Beteiligung des Herzens aufwies. Die Beatmungstherapie erforderte komplexe Einstellungen an der Beatmungsmaschine und einen langwierigen Entwöhnungsprozess, der schließlich über ein Tracheostoma gelang. Im Verlauf kam es zu großen Herausforderungen in der Durchführung der respiratorischen und hämodynamischen Unterstützung des Patienten, eine kardiopulmonale Reanimation war mehrere Male erforderlich.

Während des Aufenthaltes war die Haltung der Familie zum Kind ambivalent, es wechselten Phasen mit Drängen nach Therapierückzug mit Phasen des Wunsches nach maximaler Therapie oftmalig ab. Mehrfach wurde von den Eltern der Wunsch nach Beendigung und/oder Begrenzung der Therapie geäußert und klargemacht, dass sie ihr Kind nicht nach Hause mitnehmen würden. Der Rückzug vom Kind wurde vom gesamten Team als große Belastung erlebt und es bedurfte einer monatelangen intensiven Begleitung der Familie.

Durch die Anlage einer PEG-Sonde konnte eine zufriedenstellende Gewichtszunahme erreicht werden, die Atemsituation stabilisierte sich und der Knabe zeigte Interesse am sozialen Kontakt, lächelte, reagierte und zeigte offensichtliche Freude an der Interaktion mit dem Behandlungsteam und der Familie. Die Entwicklung verlief erfreulich, es wurden unter therapeutischer Förderung wesentliche Entwicklungsmeilensteine erreicht, und die Familie konnte mit zunehmender Besserung des klinischen Zustandes wieder Bindung aufbauen. Die Entlassung erfolgte im 8. Lebensmonat. In der Zwischenzeit wurde die Familie in Bezug auf Absaugung, Sauerstoffzufuhr und Ernährung geschult und eine Unterstützung der Familie durch Pflegeteams in der Heimatwohnung organisiert.

24.3.2 Interpretation und wissenschaftliche Literatur

Im vorliegenden Fall war das Einverständnis der Eltern zu einer genetischen Diagnostik zunächst nicht gegeben. Die Familie entschied sich jedoch im Verlauf zur Durchführung der Diagnostik, da sie sich auch eine mögliche bessere prognostische Einschätzung und eine mögliche therapeutische Intervention erhoffte, wie sie bei manchen Muskelerkrankungen gegeben ist.

In diesem Fall stellt sich für den Patienten ein möglicher Vorteil der Diagnostik dar. Eine generelle prädiktive genetische Diagnostik bei Kindern (Wiesemann 2005) ist jedoch fragwürdig. Den möglichen Manifestationszeitpunkt einer Krankheit spielt in der Einschätzung der Angemessenheit von genetischen Untersuchungen eine große Rolle. Bei einem Ausbruch der Krankheit bereits in der Kindheit kann eine prädiktive genetische Diagnostik eine frühe und effiziente Behandlungsmaßnahme ermöglichen.

Die Gen-Diagnostik auf genetische Erkrankungen, die sich erst im Erwachsenenalter möglicherweise manifestieren und bei denen sich auf Basis des Gentests keine therapeutischen Handlungsoptionen ableiten, sind jedoch problematisch. Zusätzliche Informationen sind jedenfalls nicht zwingend mit einem Zuwachs an Autonomie der möglicherweise Betroffenen verknüpft. Auch stellt sich die Frage, ob für die Planung des zukünftigen Lebens das übliche Maß an persönlicher Freiheit in Kenntnis des genetischen Befundes noch gegeben ist. Das Unterlassen eines Gentestes kann so einen von genetischen Informationen unbeeinträchtigten Lebensentwurf ermöglichen (ebd.).

Die Frage, was »im besten Interesse des Kindes« ist, kann nicht immer einfach beantwortet werden und stellt ein Behandlungsteam vor große medizinische und kommunikative Hausforderungen – so auch im geschilderten Fall.

Dabei sollte eher der kontinuierliche Versuch im Vordergrund stehen, Kinder und ihre Bedürfnisse zu verstehen, zu reflektieren, was tatsächlich das »Beste« für sie ist und welche Prinzipien in der Kommunikation mit Kind und Familie zur Anwendung kommen sollten.

Wir sind oft erstaunt darüber, welche einfachen Antworten mitunter darauf gegeben werden, was die besten Interessen eines Kindes sind; dogmatische Zuschreibungen sind diesbezüglich schnell zu Hand, während klare diesbezügliche Empfehlungen oft schwierig sind. Zahlreiche Gesichtspunkte wie die Verantwortung für das Kind, die Berücksichtigung des Kindes als verwundbare Person und als teilnehmende Person und die Beachtung seiner zukünftigen Persönlichkeit erscheinen wesentlich.

Zwischen den unterschiedlichen Herangehensweisen gibt es eine natürliche Spannung, welche auf unterschiedliche Wertvorstellungen und Perspektiven beruht. Die tägliche Behandlung führt weit über die medizinische Therapie hinaus und erfordert eine Partnerschaft zwischen Patienten, Familie und Medizin, in der die Bedürfnisse des Kindes im Vordergrund stehen. Die Suche nach dem optimalen Weg ist ein Prozess, der sich in einem sich oft rasch ändernden Umfeld unterschiedlicher Möglichkeiten und Behandlungsstrategien vollzieht und nach einer balancierten und tragbaren Lösung im gemeinsamen Diskurs sucht (Streuli 2015)

Eine häufige Ursache für die Anwendung dieser Prinzipien tritt in der Behandlung von Frühgeborenen ein. Mit zunehmendem Fortschritt in der Neonatologie ist es gelungen, nicht nur die Grenze der Lebensfähigkeit zu verändern, sondern auch die Morbidität deutlich zu reduzieren.

Wie bei anderen Erkrankungen auch, welche mittlerweile durch den medizinischen Fortschritt besser behandelt werden können, ist es daher zu einer größeren Zahl von Mitgliedern der Gesellschaft gekommen, die trotz ihrer Frühgeburtlichkeit überlebt haben. Aufgrund der Morbidität nach erfolgreichem Überleben stellt sie jedoch eine der häufigeren Ursachen für eine lebenslange Beeinträchtigung dar.

Die Voraussage, welche Kinder überleben und welche mit einer langfristigen Beeinträchtigung rechnen müssen, ist oft schwierig und führt zu großen Herausforderungen in der Entscheidungsfindung zwischen Eltern und behandelndem Team. Für Eltern spielt es eine große Rolle, ob sie in der Gesellschaft eine Solidarität für ihr Kind wahrnehmen. Es existieren wenige Studien, die die Haltung der Bevölkerung zu beeinträchtigten Personen untersucht haben.

Eine unlängst in der Schweiz durchgeführte Studie hat ergeben, dass dort eine hohe Solidarität mit beeinträchtigten Personen gegeben ist. Interessanterweise wurde die eigene persönliche Solidarität höher eingeschätzt, als in der Gesellschaft selbst wahrgenommen. Bei der Umfrage wurden auch Themen wie zurückhaltende Intensivtherapie und Kosten der Therapie abgefragt (Streuli 2015).

Eine Ethik, die sich auf Elternschaft bezieht, stellt Fragen nach den Grenzen elterlicher Verantwortung und des notwendigen Schutzes der Beziehung zwischen Eltern und Kind in den Vordergrund.

Auch wenn Elternschaft die Folge eines biologischen Ereignisses, der Zeugung und

Geburt eines Kindes ist, entwickelt sie sich auf Basis der elterlichen Verantwortung und mit einer zunehmenden Rollenübernahme der Elternschaft im Sinne des persönlichen Bekenntnisses zu einem neugeborenen Lebewesen.

Der zentrale Begriff in der Eltern-Kind-Beziehung ist Verantwortung. Verantwortung ist auch einer der zentralen Begriffe der Ethics of Care, sie bezeichnet, dass Menschen zueinander in jeweils besonderen Verantwortungsverhältnissen stehen und dass sie dieser Verantwortung nachkommen, in dem sie für andere Sorge tragen. Einige Ethiken sehen dabei die Erfüllung von Pflichten, andere die erforderlichen Handlungsabfolgen als zentral an, die Beziehungsethik hingegen orientiert sich am Gelingen menschlicher Beziehungen. Da sie den Menschen als autonomes und freies Individuum sieht, welches im sozialen Gefüge mit anderen Menschen in Beziehung steht, scheint sie überall dort anwendbar, wo Menschen untereinander in Interaktion treten. Sie kann die Individualrechte eines Kindes nicht kompensieren, aber einen anderen Aspekt des Kindseins, die liebevolle Fürsorge, liefern.

Die Verantwortung, die Eltern dabei übernehmen, hat Grenzen und ist auch von den unterschiedlichen Möglichkeiten von Eltern in der Kindererziehung und Führung der Familie charakterisiert. Es ist Aufgabe des Staates zu versuchen, einige Ungleichheiten auszugleichen und Mindeststandards festzulegen.

Die Beschäftigungssituation für behinderte Menschen hat sich in den letzten Jahren nicht merklich gebessert. In der UN-Behindertenrechtskonvention ist zwar das Recht auf Teilhabe in allen Bereichen des gesellschaftlichen Lebens gesetzlich verankert, dies hat jedoch noch nicht zu einer Vergrößerung der Zahl behinderter Menschen auf dem Arbeitsmarkt geführt. Behinderte Kinder durchlaufen eine andere Laufbahn, gehen oft in eine Werkstatt für beeinträchtigte Menschen und haben aufgrund ihrer Bildungsbiografie eine reduzierte Chance, am regulären Ausbildungs- und Arbeitsmarkt eine Position zu bekommen. Auch hier stellt sich die Frage, ob ein Mensch produktiv arbeiten muss, um als vollwertiges Mitglied der Gesellschaft anerkannt zu werden. Die Öffnung des Arbeitsmarktes für behinderte Menschen und der Ansatz, dass – unabhängig von der Produktivität – behinderte und nichtbehinderte Menschen zusammenarbeiten, ist nicht in allen Ländern vergleichbar umgesetzt.

»Meiner Meinung nach sollten sich behinderte Menschen auf die Dinge konzentrieren, die ihnen möglich sind, statt solchen nachzutrauern, die ihnen nicht möglich sind.« (Stephen Hawking, Astrophysiker)

Als Stephen Hawking starb, wurde dieser Satz von ihm oft als Baustein und Überschrift zahlreicher Nachrufe verwendet, die ihm sowohl als Physiker als auch als Autor und als Mensch zu Teil wurden. Dieser Leitsatz von Stephen Hawking würde wahrscheinlich auch vielen nicht beeinträchtigten Menschen Orientierung im Leben geben und Enttäuschungen ersparen.

Die meisten Menschen mit Behinderung schätzen ihre Lebensqualität deutlich höher ein als sie von ihrer Umwelt wahrgenommen wird. Die Lebensqualität eines Menschen mit Beeinträchtigung aus der Sicht eines Menschen ohne eine solche einzuschätzen ist schwierig und in vielen Fällen vielleicht sogar unmöglich.

Wie wohl werden wir uns aber in Zukunft in einer Welt fühlen, in der wir nicht perfekte Menschen ablehnen und unsere Eigenschaften dahingehend wählen, was nach »allgemeiner Meinung« erstrebenswert ist?

Viele Menschen, die ein Gebrechen haben, werden sich die Frage stellen, ob es für sie in einer solchen Zukunft überhaupt eine Existenzberechtigung gebe. Es ist nicht schön, sich einzugestehen, dass andere die eigene Existenz als Unglück betrachten.

Werden wir in ein Zeitalter treten, in dem die Nichtanwendung genetischer Modifikation als unethisch angesehen wird, weil sie

Menschen zu vermeidbarem Leiden verurteilt? Je besser und sicherer die genetischen Methoden werden, umso größer wird das Bedürfnis, Eigenschaften wie Intelligenz, Musikalität, Empathievermögen und Muskelkraft zu induzieren. Wer wird sie seinen Kindern noch vorenthalten wollen und damit ihre Chancen minimieren?

Modifizierte Menschen könnten das Genom unserer ganzen Spezies verändern, da ihre veränderten Eigenschaften an ihre Kinder weitergegeben werden und sich über Generationen verbreiten.

Jürgen Habermas warnte 2001 bereits vor dem Verlust der Freiheit durch die Eingriffe der Biomedizin, da die durch Entscheidungen der Eltern und Ärzte manipulierte Person nicht mehr im selben Ausmaß Lebenspläne frei wählen und diese verfolgen kann. Sie muss sich vielmehr als jemand verstehen, der seine spezifische Ausstattung den Präferenzen anderer verdankt.

Auch bleibt es ihr versagt, im Nachhinein Stellung zu beziehen oder zu versuchen, Entscheidungen, die Anderen für sie getroffen haben, zu korrigieren. Kinder werden immer das Verhältnis zwischen ihnen selbst und ihren Eltern als asymmetrisch erleben müssen, da die übliche Reversibilität zwischenmenschlicher Beziehungen aufgrund der Unumkehrbarkeit der genetischen Veränderung nicht eintreten kann. Sie fühlen sich damit massiv herabgesetzt.

In wieweit die Anwendungen der modernen Genetik pro futuro eine Schrittmacherrolle spielen werden und eine gewisse Desensibilisierung bewirken, deren Folge eine Planung genetischer Merkmale sein wird, bleibt ebenso offen wie die Frage, welches Selbstverständnis Personen in Zukunft entwickeln sollen, deren Vorlieben durch ihre Eltern präformiert wurden.

»Wie wir uns zu menschlichen Leben vor der Geburt verhalten, soll mit darüber entscheiden, ob sich die Menschen auch in Zukunft als moralisches Objekt begreifen können.« (Habermas 2005).

Literatur

Ach JS (1993): Embryonen, Marsmenschen und Löwen. Zur Ethik der Abtreibung. In: Ach JS; Gaidt A. (Hg): Herausforderungen der Bioethik. Stuttgart, Bad Cannstatt, S. 71-136

Brandt Bolton M (1973): Responsible Women and Abortion Decisions. In: O'Neill O; Ruddick W. (Hg): Having Children. Philosophical and Legal Reflections on Parenthood. New York, S. 40-51.

Eser A (2014) § 218a, Weigerungsrecht. In: Schönke A, Schräder C (Hrsg) StGB. Kommentar, 29. Aufl. C. H. Beck, München

Gilligan C (1996): Die andere Stimme. Lebenskonflikte und Moral der Frau. München.

Hendriks Manya J, Bucher HU, Klein Sabine D, Streuli Jürg C, Baumann-Hölzle R, Fauchère J-C: Exploring societal solidarity in the context of extreme prematurity, Swiss Med Wkly 2017, 147:w14418

Habermas J (2005): Die Zukunft der menschlichen Natur. Auf dem Weg zu einer liberalen Eugenik? Suhrkamp Verlag Frankfurt a. M. 2001, 2002

Kröger P (2002) § 218a, Das Weigerungsrecht und seine Grenzen. In: Jähnke B, Laufhütte HW, Odersky W (Hrsg) StGB. Leipziger Kommentar, 11. Aufl. De Gruyter, Berlin

Nippert I (1998): Wie wird im Alltag der pränatalen Diagnostik tatsächlich argumentiert? Auszüge aus einer deutschen und einer europäischen Untersuchung. In: Ketner M (Hg.): Beratung als Zwang. Schwangerschaftsabbruch, genetische Aufklärung und die Grenzen kommunikativer Vernunft. Frankfurt/M., S. 153-172.

Rauprich O, Berns E, Vollmann J (2011): Information provision and decision-making in assisted reproduction treatment: results from a survey in Germany. Hum Reprod 26(9):2382-2391

Reckwitz A (2017): Die Gesellschaft der Singularitäten. Suhrkamp Verlag Berlin.

Streuli, Jürg C. »The Concept of Best Interests in Clinical Practice.« In: A. Bagattini, C. Macleod (eds.), The Nature of Children's Well-Being, Children's Well-Being: Indicators and Research 9, Springer Netherlands, 2015. pp. 179-190. DOI 10.1007/978-94-017-9252-3_11

Whitbeck C (1983): The Moral Implications of Regarding Women as People: New Perspectives on Pregnancy and Personhood. In: Bondeson WB; Engelhardt TH Jr.; Spicker SF (Hg): Abortion and the Status of the Fetus. Dordrecht S. 247-272.

Wiesemann C (2005): Individualethik – Gattungsethik – Beziehungsethik. Zu einigen begrifflichen und konzeptuellen Problemen der Ethik von Schwangerschaftskonflikten. In: Düwell M; Neumann JN (Hg): Wie viel Ethik verträgt die Medizin? Paderborn, S. 277-289.

Wiesemann C (2006): Von der Verantwortung, ein Kind zu bekommen. Eine Ethik der Elternschaft. C. H. Beck Verlag, München

Wils J-P (1994): Adoption statt Abtreibung. Eine ethische Perspektive? Fundamentalethische Thesen. In: Bechinger W; Wacker B (Hg): Adoption und Schwangerschaftskonflikt; wider die einfachen Lösungen. Idstein, S. 27-31.

Wittlang-Mittag A (1992): Adoption und Adoptionsvermittlung – Selbstverständnis von Adoptionsvermittlern und –vermittlerinnen. Essen.

25 Wie intelligent ist künstliche Intelligenz …?

Rüdiger Stix

25.1 Einleitung

Künstliche Intelligenzen kennt jeder, zumindest in den dramatischen Bildern zahlloser Science Fiction-Filme. Sie haben unsere Vorstellungen geprägt – von HAL 9000 in Stanley Kubricks »2001 – A Space Odyssey« über das »Sky Net« im »Terminator« bis zu den Internetwelten der »Matrix«.

Auch Mensch/Maschine-Schnittstellen, einschließlich der BCI/Brain Computer Interfaces finden wir zwischen Cyborgs, »Iron Man« und »Avengers« oder »Avatar«.

Die gesellschaftlichen und auch die wissenschaftlichen Begleitdebatten schwanken dabei stets zwischen Beschwichtigung und Alarmismus – also zwischen der beruhigenden Behauptung, dass es sich lediglich um phantasievolle »Science Fiction« handelt, und den Weckrufen, dass wir es mit »Science« zu tun haben, und nicht mehr mit bloßer »Fiction«.

Inzwischen stehen wir aber unwiderruflich in den Grenzbereichen der Medizin, der Medizinethik und den fehlenden Antworten unserer Rechtssysteme vor realen Aufgabenstellungen, denen wir uns nicht entziehen können und mit denen wir jetzt mehrfach Neuland betreten:

Erstens macht die Verteidigungsforschung traditionell in den USA, und nunmehr aktuell in der EU mit der Künstlichen Intelligenz, der Digitalisierung im Cyberspace, der Robotik und Sensorik und den Neurokognitionswissenschaften die Mensch-Maschine-Schnittstellen zur wichtigsten Priorität – und damit zum absehbar größten Budgetanteil der kommenden EU Forschungsförderung nach dem jetzt auslaufenden Rahmenprogramm »Horizon 2020« – und zu einem Zig-Milliardenmarkt.

Auch das »Sky Net«-Szenario einer unkontrollierbaren Netzintelligenz aus den »Terminator«-Filmen wird ernst genommen – von niemand geringerem als dem zuständigen General der US Streitkräfte, Paul J. Selva, Vice Chairman der Joint Chiefs of Staffs[45].

Zweitens macht gleichzeitig die Militärmedizin revolutionäre Fortschritte, die laufend klinisch nutzbar werden, vor allem in der Behandlung traumatischer Gehirnschäden.

Das reicht von einer neuroprothetisch gestützten Kommunikation durch »silent talking« sogar mit Locked-In-Patienten, wie auch zu nicht-invasiven Interventionen in beide Richtungen: etwa in der persönlichkeitsmodifizierenden Behandlung durch nicht-invasive Gehirnstromtechnik bei schweren posttraumatischen Persönlichkeitsbeeinträchtigungen.

Das bedeutet, dass wir uns auch der zweiten neuen Herausforderung stellen müssen: Wenn wir uns, zumindest in der Kommunikation mit Patienten über BCI/Brain-Computer-Interfaces, auf die Hilfe von hochwirksamen KI/Künstlichen Intelligenzen stützen, deren Wirkung wir kaum vorsehen können, dann müssen wir bewerten: »Wie intelligent ist KI/Künstliche Intelligenz«?

---

45 http://www.defense.gov/News/Article/Article/927792/dod-studies-terminator-weapons-conundrum-selva-says

Damit beschäftigt sich dann drittens der Hauptteil unserer Diskussion an Hand der Beurteilung, in wieweit eine gesicherte Simulation von intelligenten Entscheidungen nicht nur unter strikt vorgegebenen Regeln, sondern auch von impliziten Wissen und Können möglich ist.

Gleichzeitig müssen wir zu den klassischen ethischen Dilemmata parallel ergänzend die medizin- und rechtsethisch neue Frage beantworten, wie lange denn »die Gedanken frei sind«, wenn sie etwa durch Brain-Computer-Interfaces abgegriffen werden können und müssen, bevor ein rechtlich-verbindlich zurechenbarer Ausdruck etwa des Patientenwillens auch nur halbwegs zweifelsfrei ist.

25.2 Definitionen zentraler Begriffe

Definitionen von KI/Künstlicher Intelligenz sind entweder extrem komplex, mit einer Unzahl an offenen Möglichkeiten und Bedingungen, oder aber pragmatisch kompakt. Als Beispiel hierfür verwenden wir daher in unserer laufenden Administration den sehr summarischen Ansatz der deutschen Wikipedia, wenn naturgemäß nur als Arbeitshypothese:

»Künstliche Intelligenz (KI, auch Artifizielle Intelligenz (AI bzw. A.I.) [...] ein Teilgebiet der Informatik, welches sich mit der Automatisierung intelligenten Verhaltens befasst. Der Begriff ist insofern nicht eindeutig abgrenzbar, als es bereits an einer genauen Definition von »Intelligenz« mangelt. Dennoch wird er in Forschung und Entwicklung verwendet. [...] im allgemeinen bezeichnet künstliche Intelligenz den Versuch, eine menschenähnliche Intelligenz nachzubilden.«[46]

In unserer Studie verwenden wir den Begriff der KI vor allem für jene selbstmodifizierenden Programme, die auf der Basis neuronaler Netzwerke arbeiten (und die oft unter dem Begriff des »Deep Learning« charakterisiert werden).

Dieser Fokus hat drei Gründe: erstens erreichen selbstmodifizierende Programme, die auf der Basis neuronaler Netzwerke operieren, derzeit weltweit die erfolgreichsten Ergebnisse.

Zweitens ist die Theorie neuronaler Netzwerke seit Jahrzehnten bekannt und die explosionsartigen Erfolge der KI der letzten drei Jahre bauen auf den hohen Rechenleistungen auf, mit der man inzwischen auch über Tausend Lagen von neuronalen Netzwerken übereinander stapeln kann.

Drittens ist es natürlich denkmöglich, dass andere Ansätze und Verfahren von KI umsetzbar sein können – was jedoch derzeit noch nicht konkret absehbar ist.

Parallel publiziert das Wissenschaftsministerium den österreichischen »Forschungsatlas«, der i Internet für Interessierte einsehbar ist[47]. Diese Forschungsarbeit, die von Policy Horizon Canada in Auftrag gegeben und in MetaScan 3: Emerging Technologies im April 2014 veröffentlicht wurde, definiert unter »Schnittstellen« wie folgt:

»Biologisch erweiterte Sinne: Basiert auf dem Prinzip der Gehirnevolution zur Erfassung einer einzigen Realitätskonstruktion, wobei nun mehrere lokale und entfernte Erfahrungen gleichzeitig übereinandergelegt

---

46 https://de.wikipedia.org/wiki/Künstliche Intelligenz; letzter Zugriff am 1.1.2018.

47 http://www.forschungsatlas.at/zukunftstechnologien/

stattfinden können, wodurch neue kognitive Erlebnisse möglich werden. Biologische Sinne können künstlich gesteigert und erzeugt werden und sich unterschiedlichen Stimuli anpassen sowie sich nach deren Maßgabe je nach Zweck ändern.«

»Alle Sinne umfassende Multi-User-VR«: Eine alle Sinne umfassende Virtual Reality-Umgebung, mit der sich die Userin bzw. der User mittels direkter Gehirnstimulation verbindet. Durch die Anregung aller Sinne würden die Grenzen zwischen Realität und Fiktion verschwimmen.

Kontextbasierte IT: Dies sind Computer, die sowohl ihre Umgebung spüren als auch auf sie reagieren können. Diese Geräte werden über Kontextinformationen zu ihrem Betriebsumfeld verfügen, die auf Regeln und Input von Sensoren basieren, und entsprechend reagieren können. Kontextbasierte Geräte könnten auch Annahmen über die aktuelle Situation von Nutzern treffen.

Der Forschungsatlas definiert weiters unter »Neurotechnologie und Kognitive Technologie«:

- Gehirn-zu-Gehirn-Schnittstellen: Es handelt sich um die hypothetische Umsetzung von Gehirn-Schnittstellen, die Gedanken, Empfindungen oder Impulse in digitale Signale übertragen und dabei die Daten im Gehirn der empfangenden Person rückumwandeln, um somit auf beiden Seiten eine Reaktion zu ermöglichen. Breit gefasst als Telepathie zu verstehen, könnten Gehirn-Schnittstellen Informationen von einer Person zur anderen transportieren, wobei das Internet lediglich eine vermittelnde Funktion erfüllt. Dadurch kann das empfangende Gehirn verhaltensbezogene Aufgaben ohne vorherige Schulung erfüllen.
- Gehirn-Computer-Schnittstelle der nächsten Generation: Hypothetische Schnittstellen zur Unterstützung, Erweiterung oder Reparatur menschlicher kognitiver oder sensomotorischer Funktionen sowie zur Kommunikation von Gedanken und Absichten an das Internet.
- EEG Gehirn-zu-Computer-Schnittstellen: Elektroenzephalografie ist und bleibt die einfachste Methode zur Umsetzung von Gehirn-zu-Gehirn-Schnittstellen.

Es ist das beste Tool mit räumlicher Auflösung zur Abbildung des aktiven Gehirns und darüber hinaus tragbar, nicht-invasiv und im Vergleich zu anderen Verfahren extrem kostengünstig.

Vor allem hier sind die Fortschritte der nicht-invasiven Intervention aus der US-Militärmedizin beeindruckend, wenngleich die EEG-Technologie traditionell in Österreich entwickelt (Hubert Rohracher et al. in den 1930er Jahren) und weltweit durch Giselher Guttmann erstmals als »Brainscanner« bei akustisch evozierten Potentialen erfolgreich eingesetzt worden ist und nach wie vor beeindruckende Ergebnisse erzielt (ÖAW/Österreichische Akademie der Wissenschaften 2013).

Kompilieren wir die Forschungsförder-Programme in Europa (der EK und der EDA), der USA (insbes. der DARPA) und der NATO (jeweils soweit öffentlich) im Hochtechnologiebereich, so sind die Top-Prioritäten der Themenfelder evident:

- die Datenerfassung und deren Digitalisierung, mit der gesamten Sensorik, und den damit verbundenen Auswirkungen auf das gesellschaftliche Selbstverständnis;
- der gesamte Bereich der künstlichen Intelligenz/KI gemeinsam mit der Kooperation von Mensch und Maschine, dem »Human Machine Teaming« und den Mensch-Maschine-Schnittstellen,
- sowie der fächerübergreifende Bereich des »Cognitive Modeling of the Opponent.«[48]

---

48 Vgl.: https://www.eda.europa.eu/what-we-do/our-current-priorities/research-technology, oder die US-DARPA-Programme unter: https://www.darpa.mil/our-research

Die Neurowissenschaften beschäftigen sich parallel dazu mit jenen Gehirnprozessen, die dem menschlichen Verhalten zu Grunde liegen, weshalb viele Autoren die Auffassung vertreten, dass sowohl Rechtswissenschaften wie auch Neurowissenschaften bestimmt sind als »natürliche Partner«, und berufen sich seit 2010 auf Goodenough und Tucker.[49]

Die fehlende juristische Grenze, in welchem Ausmaß Gehirnstromdaten auch im Falle einer aktiv gewollten Kommunikation durch Persönlichkeitsrechte geschützt sind, wird diskutiert unter »Kognitiven-« und »Mentalen Rechten« bzw. »Cognitive Liberty«, und zwar teilweise unter »Datensicherheit« einerseits, und unter »Privatheit/Privacy« andererseits. Sie verlangt sowohl eine menschenrechtliche Neufassung der Grund- und Freiheitsrechte als Schutznormen, als auch humanitär völkerrechtliche Normen insbesondere im »Cyberspace/Cyberwar« einschließlich des Neutralitätsrechtes (Fichtenbauer et al.).[50]

Extrem sensibel ist der Einsatz von predictive AI/KI, nicht nur in Medizin oder im Internet, sondern in der Justiz bei Neurotechnologien, die ein zukünftiges Verhalten mit einer hohen Wahrscheinlichkeit voraussagen können. Verbindliche Definitionen fehlen, aber schon im Jahr 2013 war es möglich, dass man von 96 männlichen Strafgefangenen vor ihrer Entlassung eine klare Verbindung von neurophysischen Merkmalen und der Rückfallquote gemessen hat: Jene Strafgefangenen, die eine geringe Aktivität im Bereich des Anterior Cingulate Cortex, ACC, aufwiesen, hatten ein doppelt so hohes Rückfallrisiko innerhalb von vier Jahren wie ihre entlassenen Mitgefangenen mit durchschnittlichen Aktivitätswerten in der ACC Region... (vgl. u. a.: Aharoni ad Alii 2013)

Die juristische Einordnung von selbstständig handelnder KI/Künstlicher Intelligenz wird weltweit heftig diskutiert. Manche gestehen inzwischen der KI/Künstlichen Intelligenz das Recht zu, etwa IPR/Intellectual Property Rights zu erwerben, also »Geistiges Eigentum« (wie bspw. Marken-, Muster oder Patentschutz, etc.), so etwa Ryan Abbott, Patentanwalt am United States Patent and Trademark Office (USPTO) sowie Professor für Recht und für medizinische Wissenschaften[51].

> **Vorsicht**
>
> Persönlichkeits-modifizierende Behandlung und Kommunikation durch Gehirnstromtechnik, sowie die selbstmodifizierenden KI/Künstlichen Intelligenzen in Mensch-Maschine-Schnittstellen treffen auf unsere »alten« Rechtssysteme mit den geltenden Grundrechts-Normen zu medizinischen Fragen.
> Bei der Entwicklung der Menschenrechte hat niemand auch nur im Traum daran gedacht, einen Gedankenaustausch auf Gehirnstrombasis in rechtliche Rahmen zu fassen oder die Haftung zu normieren für eine hocheffektive, aber »blinde« KI/Künstliche Intelligenz, die ihrerseits erschaffen worden ist durch KI/Künstliche Intelligenzen.
> Dies wirft zusätzlich zu den klassischen ethischen Dilemmata die elementare Frage auf, wie lange die »Gedanken frei« sind (»freedom of thought«), da sie etwa im »silent talking« schon derzeit sehr früh auf- und abgegriffen werden können, bevor ein rechtlich zurechenbarer Ausdruck etwa des Patientenwillens halbwegs zweifelsfrei ist.

---

49 http://www.annualreviews.org/doi/abs/10.1146/annurev.lawsocsci.093008.131523
50 Z.B. in: http://scienceblog.sfu.ac.at/psychologie-heute-fragt-wie-lange-noch-sind-die-gedanken-frei-volksanwaltschaft-diskutiert-darueber-mit-justizminister-yuval-noah-hararis-homo-deu

51 http://bclawreview.org/review/57_4/01_abbott/

25.3 Darstellung wesentlicher Theoriebezüge

25.3.1 Wie »intelligent«, wie »einsichtig« oder »weise« ist Homo Sapiens?

Darauf gibt es so wahrscheinlich so viele Antworten wie Menschen.

Verhaltenspsychologisch sind etwa die kognitiven Fähigkeiten unserer evolutionär engsten Verwandten, der Primaten, mit denen von kleinen Kindern gut vergleichbar (Auersperg 2016).

Aber es geht natürlich nicht nur um kognitive Fähigkeiten im engeren Sinne, sondern um viel mehr, und um beispielsweise mit Immanuel Kant zu sprechen: *Das Erstaunen über den gestirnten Himmel über mir [...] und über das Sittengesetz in mir [...]* mit den ewigen Fragen: *Woher komme ich? Wohin gehe ich? Und worauf dürfen wir hoffen?*

Diese Fragen stellt sich wohl jeder Mensch – und vielleicht auch noch zu unseren Lebzeiten die ersten künstlichen Intelligenzen.

Zählen wir ergänzend zu den a priori vorstellbaren Größen, also Raum, Zeit, Kausalität und Modalität auch jene Phänomene, deren Existenz sich uns nur indirekt erschließt – durch Erfahrung etwa, oder durch die Phänomenologie in ihren Auswirkungen, so sind unbestreitbar etwa die Kategorien Platons für jeden Menschen sehr unmittelbar erfassbar: das Wahre, Gute und das Schöne – obwohl wir nur sehr begrenzt in der Lage sind verbindlich zu definieren, was denn nun bspw. alles »schön« ist.

Es ist für uns aber auch implizites Wissen als Erkenntnis, und manchmal auch als Weisheit, als Schönheit oder als innere Stärke wenigstens erfahrbar – im Erwachen unseres Geistes bis zu unserem Abschied, und jeder wird wohl die Erbauer von Stonehenge, die Architekten der Pyramiden und die gotischen Dom-Baumeister als intelligent bezeichnen, auch, weil sie hochwertigstes Fachwissen und implizite Informationen, »Wissen«, etwa über ästhetische Kategorien wie Schönheit vereinen konnten.

Wir erkennen implizites »Wissen« sogar empirisch messbar bei quantitativen Systemübergängen, wenngleich oft erst im Nachhinein: wie viele Sandkörner bilden einen Haufen? Wie viele Haare formen einen Schwanz?

Implizite Informationen sind auch in einem anderen universellen Phänomen sehr gut gespiegelt – etwa in epidemiologischem Wachstum – und dort recht gut berechenbar in Diffusionsgleichungen:

Wir kennen dies aus Wachstum in ökologischen Nischen und in Marktnischen. Es ist meist gut berechenbar in Diffusionsgleichungen bei Bakterienkulturen auf Agar-Agar, bis hin zu der ökologischen Abhängigkeit der Fressfeinde von ihren Beutetieren, oder in der explosionsartigen Ausbreitung des Lebens auf unserem Planeten – vor allem in der Evolution seit den letzten 500 Millionen Jahren, nachdem sich die dreieinhalb Milliarden Jahre davor offensichtlich sehr wenig abgespielt hat.

Hierzu gehören auch alle Modelle von langwelligen Entwicklungen: Etwa die großen Substitutionswellen der Energieversorgung, oder die uns heute bestimmenden Schlüsseltechnologien – also etwa die Substitution von Pferdekutschen durch Autos, der Ersatz von Kohle durch Erdöl, und inzwischen von Erdöl durch die Generatoren moderner Windkraftwerke und durch Solarzellen mit steigendem Wirkungsgrad, usw.

Diese Beobachtung von möglichen, langwellig zu beobachtenden Rückkopplungsprozessen führt uns in jene Diskussionskapitel, in denen wir kulturell erworbenes implizites Wissen als Gesellschaft in unseren sozialen Interaktionen verwenden: für Ergebnisse, die sich jeder individuellen Planbarkeit entziehen.

In diesem Sinn ist daher jeder funktionierende Markt, sowohl im Austausch von Ideen, als auch im Austausch von Leistungen, ein erkenntnisgewinnender Prozess, der unendlich mehr Information enthält, als es jemals ein einzelnes Gehirn erfassen, planen oder steuern könnte.

Das ist nicht neu, und es macht alle unsere menschlichen Kulturen aus, die uns umschließen und die niemals von Einzelmenschen in ihrer Tiefe und ihrer Breite verarbeitet oder gar geplant werden könnten – nicht einmal in den totalitärsten aller Diktaturen.

Wo aber stehen heute selbstlernende KI/ Künstliche Intelligenzen?

Sehen wir uns als Beispiel die Entwicklung zweier Kulturen an, die wohl alle kennen und die seit Jahrhunderten eingebettet sind in unsere Vorstellung von »Intelligenz«: zwei Systeme mit klaren Prinzipien und vor allem mit überschaubar widerspruchsfreien Regelsätzen, deren Meisterung – worüber allgemein Konsens herrscht – viel mehr verlangt als die bloße Regelkenntnis oder den Austausch mit dem Gegenüber.

Betrachten wir daher zuerst das »Spiel der Könige«, das Schach. Bei der Klassifikation der Spielstärken halten wir uns traditionell an einen weltberühmten amerikanischen Ungarn, Arpad Elöl, mit den nach ihm benannten ELO-Punkten für das Schachspiel: Es handelt sich dabei um Ranking-Verfahren, das auf Schach genauso wie auf eine Fußball-WM, auf Tischtennis oder auf Klassen von Medizinpreisträgern, Juristen, Sängern, Hauben-Restaurants, auf Wissenschaften oder Generäle angewandt werden kann – und auch auf Computer untereinander.

Dieses Verfahren können wir verbinden mit den Analysen eines anderen weltbekannten Ungarn, Laszlo Merö, berühmt geworden durch sein Werk »Habits of mind, The power and limits of rational Thought« im Jahr 2002.

Folgen wir dieser Idee der Ranking-Verfahren, und insbesondere Laszlo Merö in seinem Ansatz, dann können wir in den Strategiespielen etwas finden, was er die »Tiefe« eines strategischen Spiels genannt hat.

Wettbewerbskategorien werden dabei dadurch definiert, dass Klassen von Teilnehmern nach ihrer Fähigkeit zusammengefasst sind, wenn diese in der Lage sind, zumindest 75 % aller anderen Teilnehmer zu schlagen.

Mit dieser Kategorisierung ist es denklogisch, dass wir Teilnehmerklassen für jede Art von Wettbewerben formulieren können, egal ob dieser Bewerbe auf sehr präzisen Messergebnissen beruht wie bei Autorennen, oder auf sehr subjektiven Bewertungen, wie etwa beim Vorspielen mit Instrumenten vor großen Musikorchestern.

Betrachten wir Wettkampfklassen bspw. bei verhältnismäßig unbestritten messbaren Leistungen, bei Laufzeiten von Sportlern, bei Fahrzeiten in Regatten oder auch in der Kapazität der Informationsverarbeitung etwa in den (speziellen Teilgebieten von kognitiven Fähigkeiten bei) Intelligenztests:

Wir wissen auch, dass etwa die Differenz zwischen einem IQ von 94 auf einen IQ von 130 annähernd den Unterschied ausmacht von ca. dem doppelten Leistungsvermögen in einer äquivalenten Informationsverarbeitung. Wir alle wissen auch sehr praktisch, dass wir bei Übermüdung oder unter Alkohol und Drogen-Einfluss diese speziellen kognitiven Fähigkeiten unserer (hoffentlich gut entwickelten) »Intelligenz« auch in diesem Ausmaß rasch beeinträchtigen können: in etwa von »teilweise hochbegabt« herunter auf »teildebil« und unfähig, auch nur das eigene Auto zu öffnen.

Es ist also nachvollziehbar, wie wir etwa auch im Schach, vom Laien bis zum Großmeister, klassifizieren können: Indem man sie gegeneinander antreten lässt.

Es werden sich aus der Evolution der Wettkampf-Ergebnisse heraus Klassen von Meistern ergeben – und man wird eben Großmeister dadurch, dass man andere, ebenfalls meisterlich spielende Mitbewerber zumindest meistens besiegen wird.

Selbstverständlich ist es nicht ganz eindeutig, was wir in den Wettbewerbsklassen messen: Wir erfassen damit ja nicht nur kognitive Dimensionen des impliziten Wissens, sondern auch Faktoren von physischer und psychischer Widerstandsfähigkeit, sowie zahllose Bedingungen eines umgebenden Systems.

So sagt eine Entscheidung über einen Nobelpreis vielleicht ähnlich viel aus über die schwedische Akademie der Wissenschaften, wie über die Preisträger selbst – und wohl auch über die antizipierte Reaktion unter den Beobachtern, und ein Formel 1-Sieg, gemessen in Millisekunden, spiegelt auch die Motoren, die Reifen, die Fahrbahn, die Gruppenkohäsion der Mechaniker und den mentalen Status des Publikums.

Strategien in komplexen Systemen – das Ende der Großmeister?

Beobachten wir daher die Kultur der Strategiespiele auch im Kontext der großen strategischen Denkschulen, die auch das moderne strategische Denken beherrschen.

Sie alle lassen sich – zumindest derzeit – noch nicht in programmierbare Algorithmen fassen, wenn es um strategische Entscheidungen in einem komplexen Umfeld geht.

Wir blicken dabei auf Clausewitz als dem weltweit am meisten beachteten neuzeitlichen strategischen Denker genauso wie auf zahllose Inputs aus allen Kulturen, von Niccolo Machiavelli aus der europäischen Renaissance, über Persien bis Indien, und weiter auf Sun Zi (Sun Tsu), als dem sicher am meisten zitierten strategischen Denker des chinesischen Kulturkreises.

Er hat als Zeitgenosse fast parallel gewirkt zu Thucydides, der bekannt ist mit seinen Werken über den peloponnesischen Krieg, also der Epoche zwischen den klassischen griechischen Staaten und dem Großreich der Perser.

Vom persischen Schah stammt ja auch der Begriff »Schach«, wodurch es eben zum »königlichen Spiel« wurde. Daneben steht natürlich auch die psychologische Faszination des Schachs.

Manche werden die »Schachnovelle« von Stefan Zweig kennen, und es war niemand geringerer als der Naturforscher, Philosoph und einer der Gründungsväter der USA, Benjamin Franklin, der in einem 1779 geschriebenen Werk über »The Morals of Chess« nachgedacht hat.

Beide verwenden einen Kulturpsychologisch – philosophischen Zugang zum Schachspiel in einer klassischen Form, und es handelt sich bei Benjamin Franklin um einen philosophischen Aufsatz, in dem Franklin einen Vergleich zwischen den Spielregeln des Schachs und dem sittlichen Handeln des Menschen aufstellt.

Selbstverständlich sind moderne Schachcomputer nicht kulturpsychologisch programmiert worden und sind daher auch nicht speziell darauf optimiert, sich an diese sittlichen Regeln von Benjamin Franklin zu halten.

Sie legen daher leider auch die von uns allen, und von Benjamin Franklin so geschätzte »hochherzigen Höflichkeit« nur dann an den Tag, wenn wir sie darauf programmieren. Was ein Schachcomputer allerdings besser kann, ist auch klar: blindes Rechnen, dies aber in höchster Geschwindigkeit.

Echte Herausforderer für menschliche Großmeister wurden sie in den Jahren rund um den Fall des Eisernen Vorhangs und der Berliner Mauer, 1989, als IBM mit »Deep Thought« gegen den damaligen Schachweltmeister Garri Kasparow angetreten ist.

Als dann ein Jahrzehnt später »Deep Blue« endgültig die Oberhand gewinnen konnte, 1997, war das Programm in der Lage, ca. 200 Mio. Positionen pro Sekunde zu evaluieren. Heute wäre dies nur mehr eine mäßige Leistung, allerdings – und dies ist von elementarer Wichtigkeit – wir konnten noch nachrechnen, wie der Computer zu seinem Ergebnis gekommen ist.

So wie das Schach von Persien aus kommend die westliche Kultur geprägt hat, so hat auf der anderen Seite das Go, ursprünglich aus China kommend, in der gesamten konfuzianischen Welt seinen Siegeszug geschafft und ist daher nicht nur in der chinesischen Kultur, sondern auch in Japan und in Korea höchst populär.

Werfen wir daher auch einen Blick auf die Ränge von Go-Spieler nach denselben oben angeführten Prinzipien in »Wettbewerbsverfahren«, so sehen wir, dass es mehr Wettbewerbsklassen als im Schach gibt, was dadurch entsteht, dass unser Problem des impliziten Wissens schon viel früher auftritt.

Schach umfasst zwar eine den menschlichen Geist überfordernde beeindruckende Anzahl von Möglichkeiten.

Go hat aufgrund seiner Bauart aus einem Regelsatz von einigen wenigen simplen Regeln und Elementen jedoch die Konsequenz, dass es eine vielfach größere Anzahl von möglichen Figurenkombinationen in einem komplexen System zulässt (in der Spieltheorie wird Go dem endlichen Nullsummenspiel mit perfekter Information zugeordnet).

Dieser Umfang an nicht formalisierbar auszudrückendem impliziten Wissen führte auch dazu, dass es mit den vorhandenen Rechenleistungen in einem »brute force« Ansatz nicht möglich war, die Großmeister des Go-Spiels zu besiegen, in dem man mit einem »Durchprobieren« aller möglichen Züge die impliziten mentalen Kapazitäten von menschlichen Großmeistern im Wettkampf schlagen konnte - durch die bloße Geschwindigkeit des Durchrechnens.

»Alpha Go« verwendete daher im Jahr 2016 einen anderen Ansatz: tiefe neuronale Netzwerke und eine Baumsuche, wobei ein Regelnetzwerk trainiert wird mit einem überwachten bzw. bestärkendem Lernen und einem Bewertungsnetzwerk. Inzwischen wurde diese Fähigkeit der Selbstmodifikation durch »Alpha Zero« ein Jahr später derartig gesteigert, dass nicht einmal Referenz-Partien eingegeben werden müssen. Das Programm lernt dadurch, dass es nur auf mit Kenntnis der Spielregeln solange gegen sich selber spielt, bis es alle Großmeister besiegen kann, die Jahrzehntelang intensiv gelernt und geübt haben, und die auf den Stufen von Jahrtausende alten Hochkulturen des strategischen Denkens stehen.

Die Lern- und Übungsphase des Programmes Alpha Zero dauert aber nur mehr ein paar Stunden. *Wir wissen aber nicht mehr, wie das Programm, diese selbstlernende KI, zu ihren Ergebnissen kommen.*

Ironischer Weise hat sich daher die Geschichte jetzt um 180 Grad gewendet: Am Beispiel der traditionellen Strategiespiele Schach und Go hat sich seit etwa der Wende im Jahr 1989 gezeigt, dass zuerst die Rechner mit immenser Rechengeschwindigkeit die komplexen strategischen Problemlösungen besser simulieren konnten als unsere menschlichen Großmeister, die sich ihre Meisterschaft durch jahrzehntelange Bewährung in Turnieren errungen hatten.

Danach bedurfte es seit 2015 der Rechengeschwindigkeiten im Stapeln von jenen neuronalen Netzen, die wir seit Jahrzehnten theoretisch modelliert haben, um mit selbstmodifizierenden Rechnern auch im Go-Spiel für Menschen unbesiegbar zu werden.

Nunmehr versucht die US Verteidigungsforschungsagentur DARPA seit 2017 dahinter zu kommen, wie denn selbstmodifizierende Rechner zu ihren Ergebnissen gelangen. Sie verwendet dafür ein Strategiespiel: Star Craft.[52]

---

52 http://scienceblog.sfu.ac.at/oregon-erklaert-stanford-und-dem-mit-das-denken-von-kuenstlicher-intelligenz-bostons-roboter-marschieren-nach-tokio-und-black-pearl-sowie-fliegender-holl

> **Beispiele aus der Forschung, Einsatz von Gehirnstromtechnik aktuell:**
>
> Ca. 31 % der Vietnam-Veteranen, 10 % aus dem Golf-Krieg (Desert Storm) und 11 % aus dem Krieg in Afghanistan leiden an PTSD. In einer Einzelstudie des Wake Forest Baptist Medical Center zeigen Catherine L. Tegeler et al. (2017), dass PTSD, hervorgerufen sowohl durch physische wie durch psychische Beeinträchtigungen, durch HIRREM/High-resolution, relational, resonance-based, electroencephalic mirroring as a noninvasive, closed-loop, acoustic stimulation approach nicht-invasiv behandelt werden kann. Einschränkend wird angemerkt, dass diese Einzelstudie natürlich durch Doppelblind Versuche validiert werden müsste, da alle Teilnehmer in die Behandlung wissentlich eingebunden waren.
> 2017 erreichten Chethan Pandarinath et al. den besten Wert von BCI-Kommunikation bei drei Patienten, von denen einer durch einen Unfall gelähmt wurde, und die beiden anderen an ALS/progressiver Paralyse leiden.
> Beim Buchstabieren wurde fast schon die Hälfte der Geschwindigkeit erreicht, die wir im Schnitt auf unseren Tastentelefonen erzielen.
> Grazer Forscherinnen und Forscher Andreas Pinegger, Hannah Hiebel, Selina C. Wriessnegger, Gernot R. Müller-Putz schafften 2017 erstmals die Grundlage für Gehirnstrom-basiertes komponieren: 17 musikinteressierten Laien schafften es mit Hilfe von EEG-Gehirn-Computer-Schnittstellen, immerhin über 90 % der Töne vom konzentrierten Gedanken auf das Notenblatt zu übertragen. Bei dem zum Vergleich beteiligten Profi-Musiker kamen die erdachten Töne zu 98,2 % korrekt auf das Notenblatt.

25.4 Zusammenfassung

Wir stehen vor einer Flut von hochwirksamen Künstlichen Intelligenzen, deren Ergebnisse wir kaum vorhersehen können.

Diese unabsehbare Wirksamkeit baut sich auf durch die selbstmodifizierenden »deep learning« Algorithmen, die auf die rasant wachsenden Datenmengen aller »Big Data« zugreifen können, und die sich jetzt schon jetzt selbst reproduzieren können – also »KI/Künstliche Intelligenzen erschaffen durch KI/Künstliche Intelligenzen«.

Sie sind zwar (wahrscheinlich) meilenweit entfernt von auch nur etwas ähnlichem wie einem selbstreflexiven Bewusstsein.

Sie sind aber inzwischen schon fähig, unsere strategischen Kulturen und auch das implizite Können der erfahrensten Großmeister zu übertreffen, das auf Jahrtausende alten Zivilisationen im Osten wie im Westen aufgebaut ist, wie etwa im Schach und im Go-Spiel, wenn man ihnen nur die schlichten Regeln beibringt und ein paar Stunden Zeit einräumt, in der die KI/Künstliche-Intelligenz übt, indem sie gegen sich selbst spielt. Noch zu Zeiten des Kalten Krieges hätte das wohl beide Supermächte als ein unerreichbares Beispiel an kulturell konnotierter Intelligenz gewertet.

Gleichzeitig tritt die Militärforschung nunmehr aus dem klinischen Experiment in den Bereich einer breit anwendbaren Gedankensteuerung, vor allem durch die Neurokognitionswissenschaften in den wichtigsten Prioritäten der Mensch-Maschine-Schnittstellen (und die Militärmedizin in der Traumabehandlung von Gehirnschäden).

Dies reicht von einer neuroprothetisch gestützten Kommunikation durch »silent talking« sogar mit Locked-In-Patienten, wie auch nicht-invasiv in beide Richtungen: etwa in der persönlichkeits-modifizierenden Behandlung durch (nicht-invasive) Gehirnstromtechnik bei schweren posttraumatischen Persönlichkeitsbeeinträchtigungen.

Das wirft neben den klassischen ethischen Dilemmata die elementare Frage auf, wie lange die »Gedanken frei sind«, da sie etwa im »silent talking« schon sehr früh auf- und abgegriffen werden können, bevor ein rechtlich zurechenbarer Ausdruck etwa des Patientenwillens halbwegs zweifelsfrei ist.

Nun treffen diese ansteigenden Wellen aus den selbstmodifizierenden »deep learning« Künstlichen Intelligenzen sowie aus der Verteidigungsforschung, insbesondere aus den Mensch-Maschine-Schnittstellen, auf unsere »alten« Rechtssysteme. Diese bieten zwar seit über 150 Jahren einen klassischen Grundrechtsschutz – wenn man aktuell das seit 1867 geltende Österreichische Staatsgrundgesetz heranzieht, auch mit der ebenfalls erstmaligen Einsetzung eines Menschenrechtsgerichtshofes im Jahr 1867, und natürlich basierend auf den bürgerlich-revolutionären Märzartikeln von 1849.

Sie normieren zwar bis heute Glaubens- und Gewissensfreiheit, Gewerbe-, Vereins- und Versammlungsfreiheit etc., sowie die gültige Freiheit von Wissenschaft und Forschung sowie ihrer Lehre – es gibt allerdings bisher kein gültiges Konzept von kognitiven und mentalen Freiheitsrechten über die aktuellsten Fragen der persönlichen Identität und Freiheit: wie lange gehört mir mein Gehirnstrom?

Nun korrespondiert zwar die bisherige Entwicklung der (im internationalen Vergleich durchaus widersprüchlichen) Grundrechts-Normen zu den medizinischen Fragen an der Grenze des Lebens mit ähnlichen Problemen in nahezu allen unseren gesellschaftlichen und ökonomischen Institutionen (von der Organisation unserer Parlamente, der Gerichte, Universitäten, der modernen Kapitalgesellschaften bis zu unserem Haftungs- und Immaterialgüterrecht), deren heutige Ausformungen in etwa dieselbe historische Epoche fallen.

Allerdings hat niemand auch nur im Traum daran gedacht hat, einen Gedankenaustausch auf Gehirnstrombasis in rechtliche Rahmen zu fassen, oder die Haftung zu normieren für eine hocheffektive, aber »blinde« KI/Künstliche Intelligenz, die ihrerseits erschaffen worden ist durch KI/Künstliche Intelligenzen.

Literatur

Aharoni ad Alii (2013), Proceedings of the National Academy of Sciences of the United States of America, PNAS »neuro prediction of future re-arrest« PNAS 2013; 110 (15): 6223-8

Auersperg F (2016) Das merkwürdige Verhalten von Schimpansen in Kinderkleidung und andere sozialpsychologische Experimente. ORAC Verlag

Garamone J (2016) DoD Studies ›Terminator‹ Weapons Conundrum, Selva Says: https://dod.defense.gov/News/Article/Article/927792/dod-studies-terminator-weapons-conundrum-selva-says/

Pandarinath C, Nuyujukian P, Blabe CH, Sorice BL, Saab J, Willett FR, Hochberg LR, Shenoy KV, Henderson JM (2017) High performance communication by people with paralysis using an intracortical brain-computer interface. eLife 2017;6:e18554 doi: 10.7554/eLife.18554.

Pinegger A, Hiebel H, Wriessnegger SC, Müller-Putz GR (2017) Composing only by thought: Novel application of the P300 brain-computer interface. PLoS ONE 12(9): e0181584. https://doi.org/10.1371/journal.pone.0181584.

Tegeler CL, Gerdes L, Shaltout HA, Cook JF, Simpson SL, Lee SW and Tegeler CH (2017)

Successful use of closed-loop allostatic neurotechnology for post-traumatic stress symptoms in military personnel: self-reported and autonomic improvements. Military Medical Research 2017 4:38. https://doi.org/10.1186/s40779-017-0147-0

Internet

http://bclawreview.org/review/57_4/01_abbott
http://scienceblog.sfu.ac.at/oregon-erklaert-stanford-und-dem-mit-das-denken-von-kuenstlicher-intelligenz-bostons-roboter-marschieren-nach-tokio-und-black-pearl-sowie-fliegender-holl
http://scienceblog.sfu.ac.at/psychologie-heute-fragt-wie-lange-noch-sind-die-gedanken-frei-volkswaltschaft-diskutiert-darueber-mit-justizminister-yuval-noah-hararis-homo-deu
http://www.annualreviews.org/doi/abs/10.1146/annurev.lawsocsci.093008.131523
http://www.forschungsatlas.at/zukunftstechnologien
https://de.wikipedia.org/wiki/Künstliche_Intelligenz
https://www.darpa.mil/our-research
https://www.eda.europa.eu/what-we-do/our-current-priorities/research-technology
https://www.oeaw.ac.at/mitglieder-kommissionen/kommissionen/die-oeaw-kommissionen/
https://www.sfu.ac.at/de/news/psy-felicitas-auersperg-das-merkwuerdige-verhalten-von-schimpansen-in-kinderkleidung

26 Forschung an nicht einwilligungsfähigen Menschen

Gerald Pichler

26.1 Einleitung

Die enorme Weiterentwicklung im Bereich der Medizin beruht vor allem auf den wissenschaftlichen Erkenntnissen des vergangenen Jahrhunderts. Es kam dabei zu Fortschritten im Bereich der Prävention, der Diagnostik aber auch im therapeutischen Bereich. Bei vielen akuten Erkrankungen verringerte sich dadurch die Sterblichkeit und es reduzierten sich der Grad der Behinderung und die Pflegeabhängigkeit bei chronischen Erkrankungen. Für einige Erkrankungen gibt es nunmehr auch kurative Therapiemöglichkeiten. Der Forschungsmissbrauch zur Zeit des Zweiten Weltkrieges machte es erforderlich, ethische Prinzipien für die Humanforschung festzulegen. Besonderer Schutz gilt hierbei den nicht einwilligungsfähigen Menschen, die auf die Entscheidungen ihrer rechtlichen Vertreter und auf die dahinterliegenden gesetzlichen Rahmenbedingungen angewiesen sind. Eine Teilnahme an wissenschaftlichen Untersuchungen sollte unter kontrollierten Bedingungen jedenfalls möglich sein – andernfalls werden diese Menschen nicht gleichermaßen vom medizinischen Fortschritt profitieren. Die Autonomie der Betroffenen ist durch Miteinbeziehen einer etwaigen Patientenverfügung oder durch Berücksichtigung des mutmaßlichen Willens der Betroffenen zu wahren.

26.2 Allgemeines zur »Forschung an Einwilligungsunfähigen«

Trotz des Einzugs der Technik in die Medizin darf nicht vergessen werden, dass sich die Medizin mit Menschen beschäftigt, die allesamt einmalig und höchst individuell sind. Deshalb sind Forschungsergebnisse unterschiedlicher Patientengruppen auch nur eingeschränkt auf andere übertragbar. Dies trifft besonders auf die Gruppe der nicht einwilligungsfähigen Personen zu. Wenn nun auf wissenschaftliche Forschung mit dieser Patientengruppe verzichtet wird, so entsteht das ethische Dilemma, dass diese medizinisch schlechter versorgt werden als jene Menschen, die einwilligungsfähig sind. In diesem Zusammenhang spricht man von sogenannten »therapeutischen Waisen« oder »therapeutic orphans«. Dabei sind Kinder, Minderjährige und erwachsene Menschen mit Behinderungen, Bewusstseinsstörungen oder Erkrankungen wie Demenz gleichermaßen betroffen.

Für diese Patientengruppen gibt es prinzipiell zwei mögliche Alternativen: Therapeutische Verfahren und Medikamente, die zwar für eine andere Personengruppe getestet und zugelassen sind, werden diesen Personen vorenthalten oder die Anwendung erfolgt trotzdem. Zuletzt genannter Gebrauch außerhalb des überprüften Wirkungs- und Zielbereiches wird »*Off-Label-Use*« bezeichnet.

Sehr hohes und sehr niedriges Lebensalter stellen für medizinische Forschungsprojekte häufig ein Ausschlusskriterium dar. Deshalb müssen für diese Altersgruppen die Dosierungen der medikamentösen Therapie angepasst werden. Dies geschieht vor allem im Bereich der Pädiatrie, indem für Erwachsene zugelassene Medikamente entsprechend des Körpergewichtes der zu behandelnden Kinder titriert werden. Dabei spielt nicht nur das Körpergewicht eine Rolle, sondern auch das Funktionsniveau der lebenswichtigen Stoffwechselorgane wie Leber und Niere. Dieser Tatsache sollte auch in der Geriatrie verstärkt Rechnung getragen werden. Nicht außer Acht zu lassen ist, dass Kinder hinsichtlich des Metabolismus keine »kleinen Erwachsenen« sind. D.h., der Stoffwechsel ist bei ihnen für viele Substanzen eklatant anders, weshalb Kinder und Säuglinge zum Teil höhere Dosen an Medikamenten als Erwachsene brauchen (z. B. bei herzinsuffizienten Neugeborenen). Im Gegensatz zu den USA, wo Hersteller ihre Medikamente in klinischen Studien auch an Kindern testen müssen, liegt in Österreich kein Gesetz dafür vor. Vielmehr werden Ärzte und Forscher zu einem Vorgehen nach dem Prinzip »Versuch und Irrtum« gezwungen.

Bei »Off-Label-Use« spielen deshalb sowohl in der Pädiatrie als auch in der Geriatrie rechtliche Aspekte eine bedeutsame Rolle. Letztendlich verbirgt sich hinter beiden Entscheidungen ein Risiko: Das Risiko der »*Nichtbehandlung*« und das Risiko des »*Off-Label-Use*«.

Bei vielen Forschungsfragen muss der Studienbetreiber von der Nullhypothese ausgehen. D.h., er ist sich im Ungewissen, ob die zu prüfende Substanz oder Behandlungsmöglichkeit besser ist als eine bereits etablierte. Deshalb beinhaltet Forschung ihrer Natur nach ein Element der Unsicherheit. Gerade in diesem Zusammenhang muss auf die Erfordernis zur Einhaltung von ethischen und moralischen Grundsätzen im Bereich der Wissenschaft hingewiesen werden. So werden z. B. negative Studienergebnisse nicht immer publiziert, obwohl gerade das viel zur Wissenserweiterung beitragen würde. Um Förderungen zu bekommen, muss oftmals mehr versprochen werden als Forschung wirklich einlösen kann. Auch unsere Gesellschaft scheint nur Erfolgsmeldungen zu erwarten, und deshalb funktioniert auch oft die Wissenschaft so. Diese Tabus zu brechen, erscheint besonders wesentlich. Die Wissenschaft ist an einen Punkt angekommen, wo sie sich selbst mehr hinterfragen sollte.

26.3 Betroffene Patientengruppen

Eine zentrale Frage ist, ab wann und bei welchen Patientengruppen die Einwilligungsfähigkeit nicht mehr gegeben ist. Die Antwort darauf ist bei Kindern und Minderjährigen aufgrund der gesetzlich vorgegebenen Altersbegrenzungen relativ einfach. Schwieriger ist dies jedoch bei erwachsenen Personen mit fortschreitenden degenerativen Erkrankungen. Hierbei wird der Übergang zu Verlust der Einwilligungsfähigkeit in der Regel ein fließender sein. Prinzipiell muss dabei auch bedacht werden, dass die Einwilligungsfähigkeit nicht mit der Geschäftsfähigkeit gleichgesetzt werden kann. Vielmehr kommt es auf die konkrete Einsichts- und Urteilsfähigkeit der betroffenen

Personen an. Diese ist nur gegeben, wenn der Prüfungsteilnehmer den Grund und die Bedeutung einer Behandlung einsehen und nach dieser Einsicht seinen Willen frei bestimmen kann. In unklaren Fällen wird vom Arzt oder dem Pflegschaftsgericht entschieden, ob die Einwilligungsfähigkeit gegeben ist oder nicht. In diesem Beitrag werden nicht einwilligungsfähige Probanden in drei Kategorien unterteilt.

26.4 Dauerhaft nicht einwilligungsfähige Personen

Hierbei handelt es sich zumeist um Personen mit chronisch degenerativen Erkrankungen. Aufgrund der demografischen Entwicklung kann für diese Gruppe sicherlich die *Demenz* als beispielhafte Erkrankung genannt werden. Es kommt hierbei oftmals zu Fluktuationen des Zustandsbildes mit zusätzlichen Verhaltensstörungen, was die Einschätzung der Einwilligungsfähigkeit erschwert. Die Persönlichkeitsstruktur und der Wunsch nach Autonomie bleiben im Gegensatz dazu aber häufig länger erhalten, auch wenn die kognitiven Fähigkeiten und damit die Einwilligungsfähigkeit schon stark eingeschränkt sind. Im Stadium schwerer Demenz ist die Einwilligungsfähigkeit in Bezug auf eine komplexe medizinische Maßnahme weitgehend ausgeschlossen, während im Stadium der leichten bis mittelschweren Demenz eine differenzierte Prüfung der Einwilligungsfähigkeit erforderlich ist (Karlawish 2005). Marson (1997) konnte in einer Studie zeigen, dass die Übereinstimmung von verschiedenen Ärzten bei der Beurteilung der Einwilligungsfähigkeit von leicht betroffenen Alzheimerpatienten nicht größer ist als zufällig. Dies könnte daran liegen, dass Ärzte z. T. abweichende Kriterien für die Beurteilung der Einwilligungsfähigkeit verwenden und die Interpretation von der individuellen klinischen Erfahrung abhängig ist (Volicer 2003). Stark divergierende Ergebnisse kommen aber auch zustande, wenn Experten unterschiedlicher Disziplinen die Einwilligungsfähigkeit beurteilen (Haberstroh 2017). Der Bedarf an einem stärkeren interdisziplinären Austausch und an interdisziplinären Leitlinien scheint gegeben. Insgesamt obliegt dem Arzt bzw. dem Pflegschaftsgericht mit der Beurteilung eine große Verantwortung. Ein hoher Forschungsbedarf ist für diese Patientengruppe aufgrund der epidemiologischen Prognose jedenfalls gegeben, v. a. da es bislang keine kurative Therapie gibt.

Personen mit Bewusstseinsstörungen können ebenfalls der Gruppe der dauerhaft nichteinwilligungsfähigen Personen angehören. Aufgrund der erschwerten prognostischen Einschätzung dieser Menschen ist allerdings der Terminus »dauerhaft« gerade in der Akutphase mit Vorsicht zu verwenden. Um eine mögliche spätere Einwilligungsfähigkeit zu berücksichtigen, sollte für die Forschung an dieser Patientengruppe eine »Einwilligung für nachträglich einwilligungsfähige Patienten« zur Verfügung stehen. Insgesamt ist bei diesen Personen zu erwähnen, dass die Forschung nicht immer einen individuellen Nutzen, sondern oftmals eher einen Gruppennutzen verspricht. Dies ist bei der Studieninformation und beim Aufklärungsgespräch mit dem gesetzlichen Vertreter zwingend zu erwähnen. Im Bereich der Intensiv- und Notfallmedizin gibt es darüber hinaus noch die Möglichkeit des Verzichtes auf eine informierte Einwilligung, die im nächsten Absatz näher beschrieben wird.

26.4.1 Temporär nicht einwilligungsfähige Personen

Dazu gehören beispielhaft alle Patienten mit eingeschränktem Bewusstsein aus dem Bereich der Intensiv- und Notfallmedizin, die sich zu einem späteren Zeitpunkt deutlich erholen und die Einwilligungsfähigkeit wiedererlangen. In der Akutphase haben diese Personen in der Regel keinen gesetzlichen Vertreter.

> Für Behandlungen, die bei Behandlungsverzögerung mit letalen Folgen verbunden sein könnten, ist ein Verzicht auf eine informierte Einwilligung möglich (Waiver of consent).

Jedenfalls ist bei diesem Einwilligungsverzicht die Bewertung des Risikos und der Belastung in Bezug auf die bevorstehende Intervention besonders zu berücksichtigen. Nachträglich, im Laufe der Studie, wieder einwilligungsfähig gewordene Personen müssen eine ausdrückliche datenschutzrechtliche Zustimmung zur Verwendung der erhobenen Daten abgeben. Aufgrund der prinzipiellen Widerrufsmöglichkeit ist dadurch eine Verzerrung der Studienergebnisse möglich. Deshalb spricht sich die Bioethikkommission (2013) gegen diese Widerrufsmöglichkeit aus.

26.4.2 Minderjährige

Auch hierbei besteht die Herausforderung darin, die bestmögliche Balance zwischen dem Schutz der Studienteilnehmer und der Möglichkeit zur Gewinnung wichtiger Studiendaten für eine optimale Versorgung und Behandlung herzustellen. Es wird davon ausgegangen, dass immer noch 50–90 % der in der Kinderheilkunde eingesetzten Medikamente, für diese Personengruppe selbst nicht zugelassen sind. Kinder und Minderjährige stehen jedoch nicht im Fokus dieses Beitrags. Auf die Problematik »therapeutic orphans« und »Off-Label-Use versus Nichtbehandlung« wurde bereits hingewiesen.

26.5 Blick und Ziele und Formen der Forschung

> Die wissenschaftliche Forschung dient dem Erkenntnisgewinn, egal ob der Betroffene selbst einen Nutzen davon erwarten kann oder ob die Forschungsergebnisse einer definierten Gruppe von Menschen in der Zukunft einen Vorteil versprechen. Demnach kann je nach Art des Erkenntnisgewinns entweder von »direktem Nutzen«, »Gruppennutzen« oder von »sozialem Wert« gesprochen werden.

26.5.1 Direkter Nutzen

- Heilbehandlung: Dabei wird auf bereits getestete und etablierte Behandlungsverfahren zurückgegriffen. Das Ziel ist eine Verbesserung des Zustandes des Patienten.
- Heilversuch: Die Verbesserung des Gesundheitszustandes der betreffenden Person steht auch hierbei im Fokus der Forschung. Es werden dazu jedoch nichtstandardisierte Verfahren angewandt.
- Medizinisch-therapeutische Intervention: Dies ist zum Beispiel eine gegenseitige Testung von zwei prinzipiell wirksamen

Substanzen. Dabei stellt einerseits der mögliche direkte Nutzen einen wichtigen Faktor dar, andererseits ist auch ein Erkenntnisgewinn für die Gesellschaft oder eine bestimmte Personengruppe möglich.

26.5.2 Gruppennutzen

Der erwartete Nutzen bezieht sich nicht unmittelbar auf den Probanden, jedoch auf eine Personengruppe, welcher er angehört. Dies können Personen sein, die an derselben Erkrankung leiden oder der gleichen Altersgruppe angehören. Die Bioethikkommission (2013) spricht sich dafür aus, dass gruppennützige Forschung an nicht-einwilligungsfähigen Menschen durchgeführt werden kann, insbesondere wenn es sich um dringend notwendige Forschungsprojekte handelt.

26.5.3 Sozialer Wert

Die Abgrenzung des direkten Nutzens vom Gruppennutzen ist nicht immer klar möglich. Oftmals geht es lediglich um das Wohl zukünftiger Menschen, weshalb der Begriff »sozialer Wert« treffend ist. Der Wert geht dabei über den Gruppennutzen hinaus. Demnach kann beispielsweise die Erforschung von Kommunikationsmöglichkeiten für Patienten mit Bewusstseinsstörungen weder für den getesteten Patienten selbst noch für diese Patientengruppe nutzbringend sein, jedoch für die zukünftige Anwendung bei anderen Erkrankungen (z.B. bei Amyotropher Lateralsklerose). Bei allen Interventionen ohne direkten Benefit sind die Risikobewertung und die Nutzen-Risiko-Analyse besonders wichtig.

26.6 Schutz des Menschen

»Das Humanexperiment ist doppeldeutig: einerseits moralisch notwendig und zugleich notwendigerweise unmoralisch« (Bernard 1990). Dieses Zitat zeigt, dass sich zum Wohle des Menschen ein Bogen über Autonomie, Selbstbestimmung, Selbstverantwortung und zugleich medizinischem Fortschritt spannt.

Erst nach groben Verstößen wurde der Verbesserung des Patientenschutzes zunehmend Bedeutung gegeben. Durch die Verbrechen des Nationalsozialismus haben sich diese Probleme wahrhaftig zugespitzt. Im Gefolge der Nürnberger Ärzteprozesse kam es 1947 zum sogenannten Nürnberger Kodex (Gerabek 2005). Dieser schrieb vor, dass Menschen nicht gegen ihren Willen in Forschungsprojekte involviert werden dürfen. 1964 folgte erstmalig der Weltärztebund mit seiner zwischenzeitlich vielfach revidierten »*Deklaration von Helsinki*«. Demnach bedürfen Menschen, die ihren Willen selbst nicht äußern können, eines besonderen Schutzes durch die Gesellschaft – insbesondere im Rahmen der Entwicklung neuer medizinischer Verfahren. Es handelt sich hierbei um kein Regelwerk mit Rechtsverbindlichkeit, wohl aber um ein anerkanntes Standesgewohnheitsrecht. Zum Schutze der Menschen sind folgende grundlegende ethische Prinzipien zu berücksichtigen:

26.6.1 Autonomie

Das Recht auf Autonomie ist eines der höchsten Güter des Menschen. Dies sicherzustellen sollte ein zentraler Aspekt bei humanen Forschungsprojekten sein. Eine Möglichkeit dies umzusetzen, ist die informierte Einwilligung (informed consent). Bei der Gruppe der nichteinwilligungsfähigen Personen ist dies selbst jedoch nicht möglich, sodass dem mutmaßlichen Willen des Betroffenen eine besondere Bedeutung zukommt. Dieser sollte möglichst früh und klar von den Angehörigen bzw. von den gesetzlichen Vertretern der Patienten mitgeteilt werden. Patientenverfügungen mit oder ohne Bestimmung eines Angehörigenvertreters sind geeignete Maßnahmen, um den eigenen Willen zu Zeiten völliger Gesundheit selbst zu definieren.

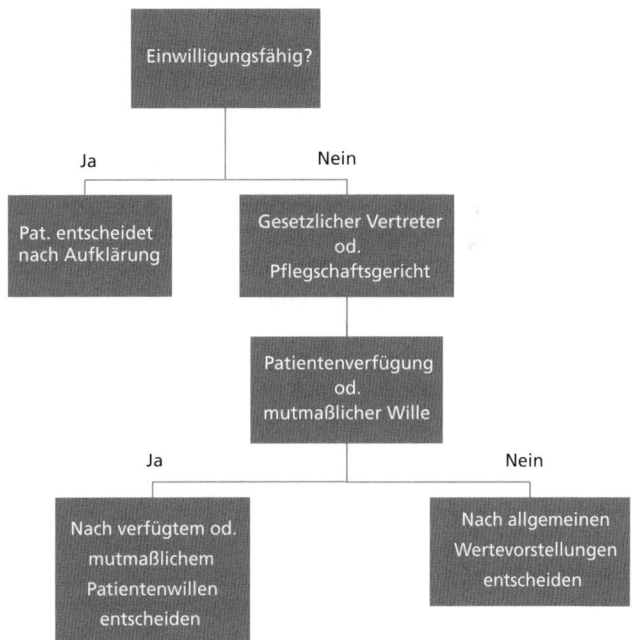

Abb. 26.1: Berücksichtigung des Patientenwillens

26.6.2 Benefizienprinzip und Nichtschadensprinzip

Das *Fürsorgeprinzip* nimmt Rücksicht auf schutzbedürftige Patientengruppen, vor allem bei Studien mit hohem Risiko für den Betroffenen.

26.6.3 Gerechtigkeit

Durch zunehmenden ökonomischem Druck im Bereich des Gesundheitswesens kommt einer gerechten Verteilung der angebotenen Leistung ein immer höherer Stellenwert zu. Umso wichtiger erscheint es, die Gruppe der Nicht-Einwilligungsfähigen nicht von Forschungsprojekten auszuschließen. Wie am Beispiel der Demenz zu sehen ist, wird durch die demografische Entwicklung für einige Erkrankungen eine eklatante Zunahme an Betroffenen erwartet. Umso mehr dürfen diese Personen nicht noch mehr zu therapeutischen Waisen werden. Medizinische Forschungsprojekte an dieser Gruppe müssen notwendigerweise stark forciert und unterstützt werden. Bislang benachteiligen unsere Rahmenbedingungen nicht-einwilligungsfähige Personen oftmals.

26.7 Schutz des Menschen bei Forschungsprojekten

Zum Schutze von nicht einwilligungsfähigen Menschen sind bei Forschungsprojekten aus ethischer Sicht folgende Kriterien zu berücksichtigen:

26.7.1 Alternativlosigkeit

Zur Beantwortung der Forschungsfrage darf es keine gleichwertig aussagekräftigen Tierversuche oder Computermodelle geben. Die Hypothese muss sich direkt auf die Krankheit beziehen, an der die Einwilligungsunfähigen leiden.

26.7.2 Nutzen-Risiko-Abwägung

Das Sicherheitsrisiko für die Teilnahme hängt bei Medikamentenstudien von der Kenntnis über das Prüfpräparat ab, ansonsten von der Art der Intervention, die von einer einfachen Blutabnahme bis zu einer komplizierten Biopsie reichen kann. Der mögliche Nutzen einer Intervention wurde bereits in Kapitel 26.5.1 näher erläutert.

26.7.3 Unabhängiger Prüfer

Jede klinische Forschung an nicht-einwilligungsfähigen Personen sollte von unabhängigen Prüfern als unbedenklich freigegeben werden. In der Praxis wird diese Funktion zumeist von den lokal zuständigen Ethikkommissionen wahrgenommen. Ein positives Ethikvotum ist für die Publikation in einem seriösen Wissenschaftsjournal allenfalls Voraussetzung.

26.7.4 Einwilligungserfordernis

Geschützte Personen sind meist nur in Form einer stellvertretenden Einwilligung einzuschließen. Dabei ist der mutmaßliche Wille des Betroffenen durch einen gerichtlichen Vertreter (z. B. Sachwalter) oder durch Personen des Vertrauens (z. B. Ehegatten, erwachsene Kinder) umzusetzen. Bei temporär nicht-einwilligungsfähigen Personen sollte eine nachträgliche Einwilligung ermöglicht werden. Es muss jedoch bewusst sein, dass die nachträgliche Ablehnung einer Studienteilnahme durch die Verzerrung von Studiendaten auch die Qualität der Studie verschlechtert. Ist die Durchführbarkeit der Einholung einer Einwilligung nicht möglich (z. B. bei Lysetherapie im Rahmen eines Infarktes), kann ein Verzicht auf Einwilligung (waiver of consent) vorgenommen werden.

26.8 Rechtliche Aspekte

Mit dem Arzneimittelgesetz (AMG) und dem Medizinproduktegesetz (MPG) gibt es in Österreich zwei gesetzliche Regelungen, die auch Vorschriften zum Schutz von nicht-einwilligungsfähigen Personengruppen enthalten. Im Rahmen des AMG werden dazu folgende Risikogruppen differenziert:

- Kategorie A: Klinische Prüfung mit zugelassenen Arzneimitteln gemäß der Zulassung

- Kategorie B: Klinische Prüfung mit zugelassenen Arzneimitteln außerhalb der Zulassung
- Kategorie C: Klinische Prüfung mit Arzneimitteln ohne Zulassung

Abgesehen von den Prüfungen nach dem AMG und dem MPG gibt es jedoch keine gesetzlichen Rahmenbedingungen. Daraus kann aber nicht geschlossen werden, dass diese rechtlich unzulässig sind. Es gelten jedenfalls die Bestimmungen des Zivil- und Strafrechts, aber auch des Berufsrechts.

> Voraussetzung für eine rechtlich wirksame Einwilligung eines Patienten sind die Einwilligungsfähigkeit, die adäquate Information und die Freiwilligkeit der Entscheidung des Betroffenen.

Grundlegend für die Entscheidung eines rechtlichen Vertreters sind die bereits besprochene Nutzen-Risiko-Abwägung und die Frage, ob es durch die geplante Maßnahme bzw. Intervention zu einem Eingriff in die körperliche Integrität kommt. Auch wenn die Maßnahme nicht zum unmittelbaren Wohle des Betroffenen ist, kann der gesetzliche Vertreter die Zustimmung erteilen, sofern keine nachteiligen Auswirkungen zu erwarten sind. Geht die Forschung mit einer Beeinträchtigung der körperlichen Unversehrtheit oder der Persönlichkeit einher, so darf der gesetzliche Vertreter nicht zustimmen, es sei denn, die Forschung kann für die Gesundheit oder das Wohlbefinden von unmittelbarem Nutzen sein. Die Zustimmung bedarf dann in jedem Fall einer gerichtlichen Genehmigung (ABGB § 282).

26.9 Zusammenfassung

Medizinische Forschung und die daraus resultierenden Erkenntnisse sind für die Weiterentwicklung und Optimierung von therapeutischen Maßnahmen unerlässlich. Bei niedrigem Risiko und minimaler Belastung für die Betroffenen sind Forschungsprojekte deshalb auch bei nicht-einwilligungsfähigen Personen sinnvoll. Dies gilt auch für Projekte mit ausschließlichem Gruppennutzen, denn nur durch die Teilnahme daran kann für diese Menschen ein therapeutischer Nachteil verhindert werden. Allenfalls sind allgemeine Schutzkriterien und die Einhaltung der rechtlichen Vorgaben zu beachten. Dazu zählt auch die stellvertretende Einwilligung für Kinder, nicht mündige Minderjährige (bis zum 14. Lebensjahr) und nicht-einwilligungsfähige Erwachsene. Aufgrund der zu erwartenden Verzerrung der Studienergebnisse sollten bereits erhobene Daten auch bei nachträglichem Studienausschluss nach Möglichkeit mit einbezogen werden. Abschließend wird betont, dass alle klinischen Prüfungen der zuständigen Ethikkommission vorgelegt werden sollten. Trotzdem entbindet uns auch ein positives Ethikvotum nicht davon, selbst weiterhin nach hohen ethischen Normen zu streben.

Literatur

Bernard J. (1990). Wortprotokoll über das Forum Bioethik. Medizinische Forschung an einwilligungsunfähigen Menschen: Heilversuch oder Humanexperiment? 23.02.2005, Berlin.

Bioethikkommission beim Bundeskanzleramt. (2013) Forschung an nicht einwilligungsfähigen Personen – unter besonderer Berücksichtigung des Risikobegriffes. Geschäftsstelle der Bioethikkommission. Wien, Österreich.

Deklaration von Helsinki – 64. WMA-Generalversammlung im Oktober 2013, Fortaleza (Brasilien). http://www.bundesaerztekammer.de/fileadmin/user_upload/Deklaration_von_Helsinki_2013_DE.pdf [02.01.2018]

Gerabek W E., Haage B., Keil G., Wenger W. (2005). Enzyklopädie Medizingeschichte. De Gruyter, Berlin/New York, ISBN 3-11-015714-4, S. 1057.

Haberstroh J., Müller T. (2017). Einwilligungsfähigkeit bei Demenz. Z Gerontol Geriat 50:298-303.

Karlawish JHT., Casarett DJ., James BD., Xie SX., Kim SYH. (2005). The ability of persons with Alzheimer disease (AD) to make a decision about taking an AD treatment. Neurology 64:1514-1519.

Marson DC., McInturff B., Hawkings L., Bartolucci A., Harrell LE. (1997). Consistency of physician judgments of capacity to consent in mild Alzheimer`s disease. J Am Geriatr Soc 45(4):453-457.

Volicer L., Ganzini L. (2003). Health Professionals views on standards for decision-making capacity regarding refusal of medical treatment in mild Alzheimer`s disease. J Am Geriatr Soc 51(9):1270-1274.

27 Intensivmedizin für alte Patienten – klinischer Kontext und ethische Fragestellungen

Andreas Valentin

27.1 Einleitung

Ausgangssituation: Die Intensivmedizin ist im Laufe ihrer Entwicklung zunehmend mit kritischen Fragen zum Verhältnis von Machbarkeit und Sinnhaftigkeit konfrontiert worden. Dazu gehört auch die Frage nach der Sinnhaftigkeit intensivmedizinischer Maßnahmen bei betagten Patienten. So könnte die intensivmedizinische Behandlung hoch betagter Patienten als Ausdruck der fehlenden Akzeptanz der Endlichkeit jeden Lebens gesehen werden. Oder auch als die Konsequenz einer Entwicklung, in der das chronologische und das biologische Alter vieler Menschen gewissermaßen dissoziieren und die Medizin von ihren eigenen Versprechungen eingeholt wird. Tatsächlich hat sich seit den Anfängen der Intensivmedizin vor etwa 60 Jahren parallel zu medizinischen Errungenschaften unübersehbar ein Paradigmenwechsel in der Indikationsstellung für intensivmedizinische Maßnahmen vollzogen. Zunehmend wurde neben der Behandlung lebensbedrohlicher akuter Ereignisse die Betreuung multimorbider chronisch kranker Patienten in akut kritischen Phasen als Aufgabe der Intensivmedizin gesehen. Zweifellos ist dies auch eine Folge der vieldiskutierten epidemiologischen Entwicklung. Die häufig zitierte »umgedrehte« Alterspyramide mit schmaler Basis und breiter Spitze ist unübersehbar eine alltägliche Realität in den Intensivstationen hoch entwickelter Länder geworden. In allen größeren intensivmedizinischen Kohorten findet sich ein Altersgipfel zwischen 70 und 80 Jahren. Der Geschlechteranteil in den Altersgruppen über 70 Jahre verschiebt sich dabei erwartungsgemäß zu einem größeren Anteil an Frauen. Darüber hinaus ist der Anteil an Patienten in noch höherem Alter nicht mehr gering. So beträgt etwa in einem repräsentativen österreichischen Kollektiv (Datenbank des Österreichischen Zentrums für Dokumentation und Qualitätssicherung in der Intensivmedizin – ASDI) der Anteil der über 80-jährigen Intensivpatienten rund 20 %.

Reflexionen über den Einsatz von Intensivmedizin bei alten Patienten können somit als durchaus modellhaft für den zwingend notwendigen individuellen Zugang in der Entscheidungsfindung und Betreuung von kritisch kranken Patienten gesehen werden.

> Intensivmedizinische Kollektive weisen einen zunehmend höheren Anteil an Patienten mit höherem Alter auf.

27.2 Die Relativität des Altersbegriffes

Unbestritten unterliegt die Auffassung, was nun ein hohes Lebensalter ausmacht, einem den epidemiologischen Entwicklungen folgenden Wandel und wird wohl in den kommenden Jahren noch Modifikationen erfahren. So ist beispielsweise auch die im Hinblick auf das chronologische Alter häufig verwendete Grenze von 85 Jahren zwischen betagten und hoch betagten (»oldest old«) Patienten eine Definitionsfrage. Sehr viel schwieriger ist die Frage nach dem biologischen Alter zu sehen, mit dem in der Regel die Integrität physiologischer Funktionen aber auch die physische und mentale Verfassung eines Menschen in Bezug zu einem entsprechenden Lebensalter gesetzt wird (Sieber 2007).

Mit der Akzeptanz der Relativität des Altersbegriffes eröffnet sich eine Debatte über eine auf Altersgrenzen bezogene Begründung (Legitimation) und Kritik intensivmedizinischen Handelns. Einige der wichtigen Fragen in diesem Kontext lauten:

- Ist Alter per se ein Negativkriterium für eine Intensivstationsaufnahme? Kann jemand zu alt sein, um auf die Intensivstation aufgenommen zu werden?
- Wie lange und in welcher Intensität ist eine intensivmedizinische Behandlung bei betagten Patienten gerechtfertigt?
- Welche Perspektive eröffnet sich für einen betagten Patienten nach einem etwaigen Überleben einer kritischen Erkrankung?

27.3 Beeinflusst ein hohes Alter die Prognose eines Intensivpatienten

Ein entscheidender Ansatz in der Beantwortung der oben angeführten Fragen führt zur Frage der Prognose von kritisch erkrankten, betagten Patienten (Flaatten und Garrouste-Orgeas 2015). Einen wichtigen Hinweis geben die in der Intensivmedizin eingesetzten Scores zur Evaluierung des Erkrankungsschweregrads von Intensivpatienten. Der prediktive Anteil des Alters zur Mortalitätsprognose war etwa in den Daten zur Entwicklung des APACHE Score lediglich 7 %, während Physiologie und Diagnose 73 % bzw. 14 % beigetragen haben (Knaus et al. 1993). Der in Österreich verpflichtend verwendete SAPS 3 Score zeigt ebenfalls die Bedeutung des vor der Intensivstationsaufnahme bestehenden »Gesundheitsstatus« und entsprechender Komorbidität. Diese Faktoren trugen im Kollektiv zur Entwicklung des Score 50 % zur Prognose des Mortalitätsrisikos bei (Moreno et al. 2005). Ergänzt wird diese Beobachtung auch durch eine der wenigen intensivmedizinischen Studien, die sich mit der Altersgruppe der »oldest old patients«, also Patienten mit einem Alter von zumindest 85 Jahren, beschäftigen. Der physiologische Status der Patienten erwies sich als die wesentliche Determinante für die Krankenhausmortalität, das Alter per se trug in Übereinstimmung mit Studien in anderen Kollektiven nur einen geringen Teil zur Deskription des Mortalitätsrisikos bei (Brunner-Ziegler et al. 2007). Eine andere Studie zeigt sogar, dass der Überlebensvorteil durch eine Intensivstationsaufnahme bei älteren Patienten besonders ausgeprägt sein kann. In einer komplexen Analyse von kritisch kranken Patienten mit und ohne Intensivstationsaufnahme wurde für Patienten über 84 Jahre eine absolute Mortalitätsreduktion von 20 % dargestellt (Sprung et al. 2012).

Eine wichtige Aussage lautet also: Das Alter eines Intensivpatienten sagt noch nicht allzu viel über seine Prognose. Die bedeutendste Determinante ist der funktionelle Status des Patienten vor der Intensivstationsaufnahme (Zampieri und Colombari 2014, Heyland et al. 2015). Eine alleinige Betrachtung des Mortalitätsrisikos würde allerdings eine wesentliche Dimension außer Acht lassen: Der funktionelle Status nach dem Überleben einer kritischen Erkrankung und die damit verbundene Lebensperspektive sind die eigentlichen Ergebnisparameter jeder intensivmedizinischen Behandlung. Welche Einschränkung physiologischer Reserven mit entsprechenden Auswirkungen auf den postintensivmedizinischen Status selbst zuvor gesunde ältere Patienten aufweisen, zeigt eine interessante Studie mit einem internistischen Kollektiv von über 65-Jährigen. In einem Beobachtungszeitraum von 12 Monaten nach der Intensivstationsentlassung waren 49 % der Patienten verstorben, das Auftreten von geriatrischen Syndromen hatte sich verdoppelt (Sacanella et al. 2011).

Eine wesentliche Limitation vieler Studien zur Prognose alter Patienten sollte abschließend nicht unerwähnt bleiben: Die meisten Studien zu diesem Thema beziehen sich auf bereits vorselektierte Kollektive, nämlich Patienten, die bereits die Entscheidung für eine Intensivstationsaufnahme durchlaufen haben. So gesehen repräsentieren »alte« Patienten in vielen intensivmedizinischen Studien bereits per se eine Auswahl, für die meist keine exakten Kriterien existieren.

> Das chronologische Alter eines Intensivpatienten sagt noch nicht viel über seine Prognose. Die bedeutendste Determinante ist der funktionelle Status vor der kritischen Erkrankung.

27.4 Kriterien für die Aufnahme an die Intensivstation

Ein Leitsatz für Entscheidungen zur Intensivstationsaufnahme lautet: Niemand, der zu krank (»too ill«), aber auch niemand, der *zu wenig* krank ist, um von einer intensivmedizinischen Behandlung profitieren zu können, sollte an eine Intensivstation aufgenommen werden. Allerdings sind Versuche, den Begriff »too ill« zu präzisieren, vage geblieben, und es scheint so, als ob dies auch auf das Kriterium »too old« zutreffen würde. Die Kombination beider Kriterien ergibt jedoch zweifellos eine Situation, in der eine Intensivstationsaufnahme nicht gerechtfertigt ist.

Es existiert kein allgemein anerkannter Katalog von Aufnahmekriterien für Intensivpatienten, und dies ist auch Ausdruck der sehr komplexen Situation kritisch kranker Patienten, in der eine individuelle Entscheidungsfindung gefordert ist. Trotzdem wird eine strukturierte Situationsabwägung hilfreich sein. Im Entscheidungsprozess stellen die medizinische Situation (Diagnose, Komorbiditäten, prämorbider funktioneller Status, Prognose) und der Patientenwille die essentiellen Determinanten dar. Im Vordergrund steht die Definition von Therapiezielen und die Beurteilung ihrer wahrscheinlichen Erreichbarkeit. Neben der Frage, ob ein Patient auf der Intensivstation aufgenommen wird, sollten daher bei einer positiven Entscheidung auch Rahmenbedingungen definiert werden, die sich vor allem auf das Procedere hinsichtlich einer etwaigen Therapieeskalation beziehen. So sollte etwa bei der Frage nach einer Intubation bei bereits absehbarer schwieriger Entwöhnung die Akzeptanz der Perspektive einer Langzeitbeatmung oder gar Heimrespiratortherapie in die Entscheidungsfindung einbezogen werden. Sobald ein Patient auf der Intensivstation aufgenommen ist, wird das Ansprechen auf die getroffenen Therapiemaßnahmen das weitere Vorgehen leiten. An diesem Punkt ist darauf hinzuweisen, dass eine Beatmungsdauer von mehr als sieben Tagen bei Patienten über 65 Jahren mit einer im Vergleich zu Jüngeren signifikant verringerten Überlebenswahrscheinlichkeit assoziiert ist (Feng et al. 2009).

Wie sehr die Frage nach der Lebensperspektive von alten Menschen bei der Entscheidung für oder gegen eine Intensivstationsaufnahme vernachlässigt werden kann, zeigt exemplarisch eine US-amerikanische Untersuchung. Aus einem Kollektiv von rund 500.000 schwer dementen Patienten aus Pflegeheimen wurden laut dieser Analyse von administrativen Daten 9,1 % der Patienten in den letzten 90 Tagen ihres Lebens an Intensivstationen aufgenommen (Gozalo et al. 2011). Wie zahlreiche Studien belegen, ist eine schwere Demenz in fortgeschrittenem Alter als terminale Erkrankung mit kurzer Überlebenszeit und fehlender Lebensperspektive einzustufen (Sampson et al. 2012). Diese Konstellation gilt daher zu Recht als ein Ausschlusskriterium für eine Intensivstationsaufnahme.

Nun liegt die Entscheidung über eine Intensivstationsaufnahme nicht immer nur in der Hand von Intensivmedizinern. Abhängig von den Strukturen des jeweiligen Notfallsystems werden Intensivstationen auch direkt von Notarztteams angefahren. Aus der Tatsache, dass bei sich dramatisch verschlechterndem Zustand terminal kranker Patienten (wie etwa bei schwerer Atemnot) nicht selten noch notfallmedizinische Dienste aktiviert und gerufen werden, ergibt sich eine besondere Problematik die zu einer Eskalation von medizinischen Maßnahmen bis hin zur Intensivstationsaufnahme führen kann. Eine Untersuchung in zwei deutschen Rettungsdienstbereichen zeigte, dass 9,3 % aller notfallmedizinisch versorgten Patienten in einem weit fortgeschrittenen Krankheitsstadium ohne kurativen Therapieansatz waren (Wiese et al. 2008). In der Gruppe der Patienten in einem terminalen Tumorstadium betrug der Anteil der über 70-Jährigen 65 %. Selbst in der Gruppe der Patienten in einem terminalen Tumorstadium wurden 46 % einer Reanimation unterzogen, nach erfolgreicher Reanimation wurde ein Teil der Patienten an Intensivstationen gebracht. Keiner dieser Patienten überlebte nach der Intensivstationsaufnahme länger als 48 Stunden.

Ohne Frage werden in der außerklinischen Notfallmedizin unter häufig widrigen Bedingungen Entscheidungen notwendig, deren Konsequenzen für einen Patienten zunächst nicht abschätzbar sind. Dennoch wäre zu wünschen, dass Patienten in einem Stadium der Palliativbetreuung nicht entgegen dem ärztlichen Grundsatz, zum Wohle des Patienten zu handeln, beispielsweise Reanimationen unterzogen oder ohne weitere Perspektive an Intensivstationen eingewiesen werden. Dies betrifft vor allem großstädtische Bereiche, in denen der Tod häufig nicht mehr als unabdingbar dem Leben zugehörig, sondern als Produkt des Versagens medizinischer Versorgungssysteme gesehen wird. So werden nicht selten selbst hochbetagte oder terminal kranke Menschen am Ende ihres Lebens prolongierten extramuralen Reanimationen unterzogen, um dann zu einer Intensivstationsaufnahme zu gelangen. Dem Intensivmediziner bleibt in diesen Situationen häufig nur mehr die nicht gering zu schätzende Aufgabe, den eingetretenen Sterbeprozess menschenwürdig zu gestalten und zu begleiten (Valentin et al. 2008).

Ähnliches gilt für den Spitalsbereich und »erzwungene« Intensivstationsaufnahmen bei aussichtslos kranken Patienten. Der falsch verstandene Einsatz von Herzalarmsystemen oder der Automatismus, Patienten postoperativ trotz infauster Prognose auf Intensivstationen zu verlegen, weisen darauf hin, wie sehr auch im Spital das Sterben außerhalb der Intensivstation als Versäumnis, nicht alles versucht zu haben, fehlgedeutet werden kann.

In diesem Kontext soll auch das für den innerklinischen Bereich in den letzten Jahren zunehmend thematisierte Konzept des »Medical Emergency Teams« erwähnt werden. Damit sind Interventionen eines Teams mit intensivmedizinischer Expertise außerhalb der Intensivstation gemeint. Der Schwerpunkt dieser Teams ist die rechtzeitige Intervention, um eine drohende kardiopulmonale Reanimation oder eigentlich vermeidbare Intensivstationsaufnahme abzuwenden. Neben der Abklärung der Ursachen und Therapieoptionen einer kritischen Situation zählt auch die Beurteilung der Sinnhaftigkeit einer Intensivstationsaufnahme zu den Aufgaben eines Medical Emergency Teams (Jones et al. 2012).

> Es existiert kein allgemein akzeptierter Katalog von Aufnahmekriterien für Intensivpatienten, dies trifft besonders auch auf alte Intensivpatienten zu.

27.5 Intensivmedizin und Therapielimitation

»Es ist Aufgabe und Ziel der Intensivmedizin Leben zu erhalten und nicht Sterben zu verlängern«, heißt es in einem Konsensuspapier der intensivmedizinischen Gesellschaften Österreichs zum Thema Therapiebegrenzung und -beendigung an Intensivstationen (Anonymous 2004). Zugegeben ist die Frage nach dem Beginn eines Sterbeprozesses gerade bei hochbetagten Patienten häufig nicht einfach zu beantworten. Eine Pneumonie kann bei alten Menschen das Sterben einleiten, aber auch ein reversibler Prozess sein. Sollten deshalb alle hochbetagten Patienten im Falle einer schweren Pneumonie an einer Intensivstation beatmet werden, um die Reversibilität des Geschehens zu überprüfen? Eine Entscheidung wird nur für jede einzelne Situation möglich sein und muss medizinische und ethische Aspekte berücksichtigen.

In einem Papier der Schweizerischen Medizinischen Akademie der Wissenschaften werden unter anderem die Kriterien Selbstbestimmung des Patienten und patientenbezogene Faktoren wie »das biologische Alter des Betroffenen, seine Lebensgeschichte und seine bisherige und voraussichtliche Lebensqualität, seine Grundkrankheit, sein Akutzustand und die Prognose« angeführt. Für geriatrische, multimorbide Patienten wird entsprechend einer jeweils umfassend zu erhebenden Anamnese ein differenziertes Vorgehen hinsichtlich Diagnostik und intensivmedizinischer Maßnahmen vorgeschlagen (Schweizerische Akademie der Medizinischen Wissenschaften 2013).

Wie könnte ein »differenziertes Vorgehen« konkretisiert werden? Ein Zugang könnte darin bestehen, am Beginn der intensivmedizinischen Therapie einen Katalog von maximal zu treffenden Maßnahmen festzulegen und das Ansprechen auf diese Maßnahmen in einem begrenzten Zeitrahmen zu überprüfen. Beispielsweise könnte die Reversibilität einer Nierenfunktionsstörung unter Volumengabe und Kreislaufunterstützung evaluiert, aber eine extrakorporale Nierenersatztherapie ausgeschlossen werden. In einem solchen begrenzten Behandlungsversuch für betagte Patienten wäre das fehlende Ansprechen auf intensivmedizinische Maßnahmen ein Hinweis auf eine Situation, in der lediglich ein Sterbeprozess verlängert, aber nicht Leben erhalten wird.

> Eine strukturierte Situationsabwägung und individuelle Entscheidungsfindung müssen die Grundlage für eine Festlegung der Intensivstationsaufnahme und weiterer Maßnahmen sein.

27.6 Die individuelle Situation ist wesentlich

Für Entscheidungen zur Intensivtherapie bei Patienten in fortgeschrittenem Lebensalter sind die ethischen Grundprinzipien des Respekts vor der Autonomie und Würde des Patienten, des Handelns zum Wohle des Patienten, der vorrangigen Vermeidung einer Schädigung, sowie der Gerechtigkeit im Umgang mit den verfügbaren Mitteln als wesentlich anzuführen.

Der Sinn einer Behandlung lässt sich jedoch nur über den Nutzen für einen individuellen Patienten definieren, die Indikation zu einer Behandlung setzt eine damit verbundene Prognose für diesen Patienten voraus (Schmidt 2006). So stellen sich maßgeblich zwei Fragen (Janssens et al. 2013): Ist diese Krankheit mit der vorgesehenen Therapie erfolgreich zu behandeln (Evidenz)? Profitiert dieser Patient mit dieser Erkrankung, ihrem Schweregrad, der Prognose und den vorliegenden Begleiterkrankungen von dieser Therapie (individueller Nutzen)? Mit diesen Fragen ist auch ein bereits gewähltes Vorgehen ständig zu überprüfen. Ohne Zweifel sind sinnlose oder sinnlos gewordene Behandlungen weder medizinisch noch ethisch zu rechtfertigen. Dies ist in zweierlei Hinsicht von Bedeutung. Zunächst in der kritischen Reflexion des ärztlichen Handelns, aber auch in der Bewertung von Willensäußerungen durch Patienten oder Angehörige mit dem Wunsch nach medizinisch nicht (oder nicht mehr) indizierten Maßnahmen.

Im besten Sinne des Wortes liegt es in der ärztlichen Verantwortung nach umfassender Entscheidungsfindung, einschließlich der Klärung des tatsächlichen oder mutmaßlichen Patientenwillens, zum Wohl des Patienten zu handeln und gerade bei Menschen in einem fortgeschrittenen Lebensalter die Begrenztheit menschlichen Lebens nicht als medizinisches Versagen aufzufassen. Dies bedeutet nicht den Ausschluss betagter Menschen von intensivmedizinischer Behandlung, aber eine individuelle und sorgfältige Abwägung der Situation. Es ist in diesem Zusammenhang wichtig festzuhalten, dass prognostische Scores für Therapieentscheidungen bei einzelnen Patienten nicht geeignet sind (Capuzzo et al. 2008).

Die im ersten Abschnitt dieses Beitrags erwähnten Fragen lassen sich auch auf einer individuellen Ebene beantworten. Die Frage nach dem Alter sollte zugunsten einer Betrachtung des medizinischen Gesamtzustandes und der Einschätzung der Perspektive eines Patienten in den Hintergrund rücken. Im Einzelnen zu diskutierende Limitierungen hinsichtlich der maximalen Intensität und Länge der intensivmedizinischen Behandlung sollten als vorausblickende Planung im Falle eines anhaltend negativen Trends gesehen werden um betagte Patienten, die ihr Lebensende erreicht haben, vor einer nicht zu rechtfertigenden Verlängerung ihres Sterbeprozesses zu bewahren.

> Das alleinige Überleben ist nicht als Ziel der Intensivtherapie zu sehen. Vielmehr ist die weitere Lebensperspektive als maßgebliches Kriterium einzubeziehen. Dazu braucht es die ärztliche Kunst der Gesamtsicht eines kranken Menschen und die Beachtung ethischer Prinzipien.

27.7 Zusammenfassung

Die zunehmende Alterung der Bevölkerung in hoch entwickelten Ländern hat einen profunden Einfluss auf die Intensivmedizin. So zeigen etwa Daten von Intensivpatienten aus einer großen österreichischen Datenbank einen Anteil von 20 % mit einem Alter ≥ 80 Jahre. Alter per se stellt kein Ausschlusskriterium für eine Intensivstationsaufnahme dar. Alte Patienten sind jedoch häufig durch multiple Komorbiditäten belastet und weisen eine eingeschränkte physiologische Reserve auf. Nachdem alte Patienten ein sehr heterogenes Kollektiv darstellen und keine allgemein akzeptierten Kriterien für eine Aufnahme und Behandlung an der Intensivstation existieren, muss jede Entscheidung auf der Basis einer umfassenden Abwägung der individuellen Situation getroffen werden. Die Perspektive nach einem möglichen Überleben der kritischen Erkrankung stellt den wichtigsten Endpunkt dar und geht weit über die Frage des alleinigen Überlebens hinaus. Viele alte Patienten haben eine Chance auch nach einer lebensbedrohlichen Erkrankung zu einer akzeptablen Lebensqualität zurückzukehren. Im Hinblick auf die Begrenztheit menschlichen Lebens ist es jedoch nicht gerechtfertigt, eine Intensivtherapie bei älteren Patienten zu beginnen oder fortzuführen, sofern nicht eine begründbare Aussicht auf einen Benefit besteht, welcher nicht alleine durch das Überleben definiert ist.

Literatur

Anonymous (2004) Konsensuspapier der Intensivmedizinischen Gesellschaften Österreichs. Empfehlungen zum Thema Therapiebegrenzung und -beendigung an Intensivstationen. *Wien Klin Wochenschr*, 116, 763-7.

Brunner-Ziegler S., Heinze G., Ryffel M., Kompatscher M., Slany J. & Valentin A. (2007) »Oldest old« patients in intensive care: prognosis and therapeutic activity. *Wien Klin Wochenschr*, 119, 14-9.

Capuzzo M., Moreno R.P. & Le Gall J.R. (2008) Outcome prediction in critical care: the Simplified Acute Physiology Score models. *Curr Opin Crit Care*, 14, 485-90.

Feng Y., Amoateng-Adjepong Y., Kaufman D., Gheorghe C. & Manthous C.A. (2009) Age, duration of mechanical ventilation, and outcomes of patients who are critically ill. *Chest*, 136, 759-64.

Flaatten H. & Garrouste-Orgeas M. (2015) The very old ICU patient: a never-ending story. *Intensive Care Med*, 41, 1996-8.

Gozalo P., Teno J.M., Mitchell S.L., Skinner J., Bynum J., Tyler D. & Mor V. (2011) End-of-life transitions among nursing home residents with cognitive issues. *N Engl J Med*, 365, 1212-21.

Heyland D.K., Garland A., Bagshaw S.M., Cook D., Rockwood K., Stelfox H.T., Dodek P., Fowler R. A., Turgeon A.F., Burns K., Muscedere J., Kutsogiannis J., Albert M., Metha S., Jiang X. & Day A.G. (2015) Recovery after critical illness in patients aged 80 years or older: a multi-center prospective observational cohort study. *Intensive Care Med*, 41, 1911-20.

Janssens U., Burchadi H., Duttge G., Erchinger R., Gretenkort P., Mohr M., Nauck F., Rotharmel S., Salomon F., Schmucker P., Simon A., Stopfkuchen H., Valentin A., Weiler N. & Neitzke G. (2013) [Change in therapy target and therapy limitations in intensive care medicine. Position paper of the Ethics Section of the German Interdisciplinary Association for Intensive Care and Emergency Medicine]. *Anaesthesist*, 62, 47-52.

Jones D.A., Bagshaw S.M., Barrett J., Bollomo R., Bhatia G., Bucknall T.K., Casamento A.J., Duke G.J., Gibney N., Hart G.K., Hillman K.M., Jaderling G., Parmar A. & Parr M.J. (2012) The role of the medical emergency team in end-of-life care: a multicenter, prospective, observational study. *Crit Care Med*, 40, 98-103.

Knaus W.A., Wagner D.P., Zimmerman J.E. & Draper E.A. (1993) Variations in mortality and length of stay in intensive care units. *Ann Intern Med*, 118, 753-61.

Moreno R.P., Metnitz P.G., Almeida E., Jordan B., Bauer P., Campos R.A., Iapichino G., Edbrooke D., Capuzzo M. & Le Gall J.R. (2005). SAPS 3–From evaluation of the patient to evaluation of the intensive care unit. Part 2: Development of a prognostic model for hospital mortality at ICU admission. *Intensive Care Med*, 31, 1345-55.

Sacanella E., Perez-Castejon J.M., Nicolas J.M., Masanes F., Navarro M., Castro P. & Lopez-Soto A. (2011) Functional status and quality of life 12 months after discharge from a medical ICU in healthy elderly patients: a prospective observational study. *Crit Care*, 15, R105.

Sampson E.L., Leurent B., Blanchard M.R., Jones L. & King M. (2012) Survival of people with dementia after unplanned acute hospital admission: a prospective cohort study. *Int J Geriatr Psychiatry*.

Schweizerische Akademie der medizinischen Wissenschaften 2013. Intensivmedizinische Massnahmen: http://www.samw.ch/de/Ethik/Vulnerable-Patientengruppen.html. Zugegriffen:20.12.2017

Schmidt T.A. (2006) Moral moments at the end of life. *Emerg Med Clin North Am*, 24, 797-808.

Sieber C.C. (2007) [The elderly patient–who is that?]. *Internist (Berl)*, 48, 1190, 1192-4.

Sprung C.L., Baras M., Iapichino G., Kesecioglu J., Lippert A., Hargreaves C., Pezzi A., Pirracchio R., Edbrooke D.L., Pesenti A., Bakker J., Gurman G., Cohen S.L., Wiis J., Payen D. & Artigas A. (2012) The Eldicus prospective, observational study of triage decision making in European intensive care units: part I–European Intensive Care Admission Triage Scores. *Crit Care Med*, 40, 125-31.

Valentin A., Druml W., Steltzer H. & Wiedermann C.J. (2008) Recommendations on therapy limitation and therapy discontinuation in intensive care units: Consensus Paper of the Austrian Associations of Intensive Care Medicine. *Intensive Care Med*, 34, 771-6.

Wiese C.H., Bartels U., Duttge G., Graf B.M. & Hanekop G.G. (2008) Palliativpatienten im weit fortgeschrittenen Krankheitsstadium : Notärztliche Reanimation und Todesfeststellung. *Anaesthesist*, 57, 873-81.

Zampieri F.G. & Colombari F. (2014) The impact of performance status and comorbidities on the short-term prognosis of very elderly patients admitted to the ICU. *BMC Anesthesiol*, 14, 59.

Teil III – Spezifische Kapitel mit Fallbezug

28 Leitlinien in der Geriatrie aus ethischer Sicht

Walter Schippinger

28.1 Einleitung

Verbindliche Regeln für die kunstgerechte Ausübung der Medizin aufzustellen, war schon ein Bemühen der frühen Ärzte in der Antike. Die Griechen bezeichneten einen Beruf der auf Wissen und Können beruht, mit dem Begriff techne. Bereits der griechische Philosoph Protagoras (490–411 vor Christus) beschrieb vier Kriterien, welchen eine techne, eine Kunst, die auf Wissen und Ausbildung beruht, entsprechen muss: 1. Das Anwendungsgebiet derselben muss klar beschrieben sein, 2. sie muss nützlich, lebensfördernd und lebenserhaltend sein, 3. sie muss durch eine eindeutige Unterscheidung zwischen kunstgerechtem und nicht kunstgerechtem Handeln charakterisiert sein und 4. eine techne muss lehr- und lernbar sein (Maio 2017). Die griechischen Philosophen verstanden insbesondere die Medizin als ein typisches Beispiel einer techne, einer angewandten, praktischen Wissenschaft. Das Formulieren von Handlungsanweisungen, von Regeln und Leitlinien ist also keineswegs ein neues Phänomen der modernen Medizin, sondern ist vielmehr bereits seit mehr als zweieinhalb Jahrtausenden ein charakteristisches Element der Medizin.

Durch diese Regeln und Leitlinien konnte die Medizin erst zu einer praktischen Wissenschaft werden, die sich über rein intuitives und methodisch ungeregeltes Handeln hinausentwickelte. Die Definition von medizinischen Leitlinien, also die Festlegung der Methoden von Diagnostik und Therapie, ist somit ein unabdingbares Kernelement der wissenschaftlich fundierten Medizin.

In diesem Kapitel werden die Anwendung medizinischer Leitlinien und die damit verbundenen Problemstellungen in der Altersmedizin unter besonderer Berücksichtigung ethischer Gesichtspunkte dargestellt.

> Durch Regeln und Leitlinien wurde die Medizin zu einer praktischen Wissenschaft, die sich über rein intuitives und methodisch ungeregeltes Handeln hinausentwickelte.

28.2 Medizinische Leitlinien

Gemäß gültiger Definition sind Leitlinien systematisch entwickelte Aussagen, die den aktuellen Erkenntnisstand wiedergeben, um die Entscheidungsfindung von Ärzten und Patienten für eine angemessene Versorgung bei spezifischen Gesundheitsproblemen zu unterstützen (**A**rbeitsgemeinschaft der **W**issenschaftlichen **M**edizinischen **F**achgesellschaften, AWMF 2018).

Leitlinien sind heute als Instrumente der Qualitätssicherung in der Medizin von zentraler Bedeutung, da sie das medizinische Wissen eines bestimmten Zeitpunktes zusammenfassen und dem Arzt oder anderen Gesundheitsberufen für eine spezifische Fragestellung zur Verfügung stellen. Die hohe Anzahl von Publikationen zu medizinischen Problemen kann vom einzelnen Arzt nicht mehr überblickt werden. Die methodische und inhaltliche Bewertung der Studien zu einer Fragestellung und die Zusammenfassung dieser Bewertung in einer wissenschaftlich gesicherten Aussage wird dem Arzt mit der Leitlinie zur Verfügung gestellt.

Die Leitlinie ist eine konkrete Entscheidungs- oder Handlungsempfehlung für die klinische Praxis und unterscheidet sich dadurch von systematischen Reviews, Metaanalysen und Health Technology Assessments (Muche-Borowsi 2011).

Auf der Grundlage des methodischen Konzepts, nach dem eine Leitlinie erarbeitet wurde, hat die AWMF eine Stufenklassifikation erstellt, welche in Tabelle 28.1 dargestellt ist.

Medizinische Leitlinien sind Diagnose- und Therapie-Empfehlungen, von deren Umsetzung jedoch in der individuellen Behandlungssituation in begründeten Fällen abgewichen werden kann (Muche-Borowsi 2011). In bestimmten klinischen Situationen ist das Abweichen von medizinischen Leitlinien oft sogar zwingend notwendig, um den Patienten vor Schaden zu schützen.

> In bestimmten klinischen Situationen kann das begründete Abweichen von medizinischen Leitlinien notwendig sein, um den Patienten vor Schaden zu schützen.

Tab. 28.1: Stufenklassifikation von medizinischen Leitlinien nach dem Regelwerk der **A**rbeitsgemeinschaft der **W**issenschaftlichen **M**edizinischen **F**achgesellschaften (AWMF, Stand Januar 2018)

S3	Evidenz- und Konsens-basierte Leitlinien	Repräsentatives Gremium; systematische Recherche, Auswahl und Bewertung der Literatur; strukturierte Konsensfindung
S2e	Evidenz-basierte Leitlinien	Systematische Recherche, Auswahl und Bewertung der Literatur
S2k	Konsens-basierte Leitlinien	Repräsentatives Gremium; strukturierte Konsensfindung
S1	Handlungsempfehlungen von Expertengruppen	Konsensfindung in informellem Verfahren

28.3 Der geriatrische Patient

Um die häufigen Problemstellungen bei der Umsetzung von medizinisch-fachspezifischen Leitlinien bei betagten Patienten zu verstehen, muss man zunächst die Besonderheiten geriatrischer Patienten näher betrachten.

Geriatrische Patienten werden durch ein höheres biologisches Alter und bestehende Multimorbidität definiert. Hochaltrige Menschen leiden sehr häufig an bestimmten Beschwerde- und Symptomenkomplexen, welche charakteristisch für diese betagte Patientengruppe sind und als geriatrische Syndrome bezeichnet werden. Multimorbidität und geriatrische Syndrome, welche sich durch Einschränkungen in der Alltagsfunktionalität manifestieren, machen alte Menschen im Falle von akuten Erkrankungen sehr vulnerabel für Komplikationen und weiteren Selbständigkeitsverlust. Aber auch medizinische Interventionen, wie chirurgische Eingriffe oder medikamentöse Therapien, können bei geriatrischen Patienten zu besonders schwerwiegenden Nebenwirkungen führen. Diese gesundheitliche und funktionelle Vulnerabilität macht es notwendig, geriatrische Patienten nicht nur organmedizinisch, sondern immer in ihrer bio-psycho-sozialen Ganzheitlichkeit zu behandeln und zu unterstützen. Insbesondere bei der Auswahl der adäquaten Therapieverfahren ist die Gefahr von Komplikationen und Verlusten der Alltagsfunktionalitäten zu beachten.

> Geriatrische Patienten sind immer in ihrer bio-psycho-sozialen Ganzheitlichkeit zu betreuen. Bei der Auswahl der adäquaten Therapieverfahren ist die Gefahr von Komplikationen und Verlusten der Alltagsfunktionalität zu beachten.

Im Folgenden werden einige ausgewählte, besonders häufige geriatrische Syndrome näher beschrieben, die rasch erkennen lassen, dass in deren Kontext immer auf eine sorgfältige Abwägung zwischen der Umsetzung medizinischer Leitlinien, die auf die Behandlung singulärer Organerkrankungen abzielen, und dem gesundheitlichen und funktionellen Gesamtzustand eines betagten Patienten Bedacht genommen werden muss.

28.3.1 Immobilität

Unter Immobilität versteht man eine Einschränkung der Beweglichkeit und damit der Fähigkeit sich selbständig fortzubewegen. Immobilität kann beim alten Menschen durch eine Vielzahl auslösender Ursachen, hervorgerufen werden. Die häufigsten altersassoziierten Faktoren, welche die Mobilität betagter Menschen beeinträchtigen, sind zweifellos die degenerativen Erkrankungen des muskuloskelettalen Systems und hier besonders die arthrotischen Veränderungen der Gelenke (Böhmer und Füsgen 2008).

Weitere bei betagten Menschen häufige Ursachen für Einschränkungen der körperlichen Beweglichkeit sind:

- Fehl- und Mangelernährung mit konsekutiver Sarkopenie.
- Chronische Schmerzzustände.
- Traumata, wie z. B. Schenkelhalsfrakturen oder Wirbelfrakturen.
- Kardiale Erkrankungen, wie Herzinsuffizienz und koronare Herzkrankheit, die zu einer eingeschränkten körperlichen Belastbarkeit führen.
- Pulmonale Erkrankungen, wie insbesondere die Chronic Pulmonary Obstructive Disease (COPD).
- Sehstörungen, die eine eigenständige und freie Fortbewegung außerhalb des häuslichen Bereiches beeinträchtigen.
- Medikamentöse Ursachen für Immobilität: Eine Reihe von Pharmaka verursachen als unerwünschte Nebenwirkungen Schwindel, Gangunsicherheit und eine Sturzneigung, was zu einer Einschränkung der Mobilität der Betroffenen führt.
- Psychische Störungen: Depressionen sind bei betagten Menschen häufig und können zum sozialen Rückzug, zur Isolation, zur Bewegungsarmut und dadurch zur Reduktion des tatsächlichen Bewegungsradius der Betroffenen führen.
- Neurologische Erkrankungen, wie Morbus Parkinson, polyneuropathische Erkrankungen, sowie Paresen nach cerebralischämischen Ereignissen sind ebenso häufige Ursachen für Immobilität im Alter.

28.3.2 Sturzneigung

Höheraltrige Menschen sind besonders stark gefährdet, durch Stürze nachhaltige Beeinträchtigungen ihrer Mobilität und Lebensqualität zu erleiden. Aufgrund der im fortgeschrittenen Alter hoch prävalenten Osteoporose, führen bereits Stürze aus niedriger Höhe – also Stürze aus dem Stand – häufig zu schwerwiegenden Verletzungen.

Etwa ein Drittel aller zu Hause lebenden Menschen über 65 Jahre stürzt zumindest einmal pro Jahr (Tinetti 1988). Untersuchungen der Sturzfolgen bei älteren Menschen ergaben schwerwiegende Sturzkomplikationen, wie chirurgisch behandlungsbedürftige Hautverletzungen und Knochenfrakturen bei 10–20 % aller Stürze (Rubenstein 2006).

Die Sturzneigung betagter Menschen kann durch eine Reihe intrinsischer und extrinsischer Sturzrisikofaktoren verursacht werden. Beispiele für intrinsische Sturzrisikofaktoren sind: Reduzierte Muskelkraft, Gleichgewichtsstörungen, Schwindel, reduzierte Extremitäten-Belastbarkeit aufgrund muskuloskelettaler Schmerzen und Sehstörungen.

Als Beispiele für extrinsische Sturzrisikofaktoren können folgende genannt werden: Unebene Böden, aber vor allem auch Medikamente wie psychotrope und kardiovaskulär wirksame Arzneimittel.

28.3.3 Kognitive Einschränkungen

Das Auftreten pathologischer Einschränkungen der Gedächtnisfähigkeiten korreliert stark mit höherem Lebensalter. Rund 70 % aller an einer Demenz erkrankten Menschen gehören der Bevölkerungsgruppe der über 80-Jährigen an (Bickel 1999). Die häufigste Demenz-Form ist jene der Alzheimer-Demenz, die rund 55 % aller neurodegenerativen Kognitionsstörungen ausmacht. Seltenere Demenzformen sind die frontotemporale Demenz, die Lewy-Body-Demenz und die Parkinson-Demenz. Daneben spielen auch die vaskulär bedingten Demenzen als alleinige oder zusätzliche Ursache dementieller Kognitionseinschränkungen eine bedeutende Rolle.

Demenz-Erkrankungen haben gravierende physische, psychische und soziale Folgen: Die betroffenen Patienten erleiden fortschreitende Einschränkungen in ihrer Alltagskompetenz, sodass die zur autonomen Lebensführung notwendigen Aktivitäten des täglichen Lebens zunehmend nicht mehr ohne fremde Hilfe erbracht werden können. Dazu kommen Gangstörungen, Sturzneigung, Immobilität, Inkontinenz, sowie Sprachstörungen (Schlicht 2008). An psychischen Begleitsymptomen von dementiellen Erkrankungen treten häufig Depressivität, Ängstlichkeit, Halluzinationen und Unruhezustände auf.

28.3.4 Gebrechlichkeit (Frailty-Syndrom)

In der Geriatrie wird der charakteristische Symptomenkomplex, der durch eine herabgesetzte Belastbarkeit, körperliche Schwäche und eine besondere gesundheitliche Vulnerabilität gekennzeichnet ist, als Gebrechlichkeitssyndrom, oder Englisch als Frailty-Syndrom, bezeichnet (Qian-Li 2011).

Linda Fried und Kollegen beschrieben diese bei betagten Menschen häufig anzutreffende Einschränkung der physiologischen Reserve erstmalig als Syndrom mit klar definierten diagnostischen Kriterien. Demnach ist das Frailty-Syndrom durch folgende fünf Parameter charakterisiert (Fried, et al. 2001):

- Ungewollte Gewichtsabnahme ($>$ 5 kg in 12 Monaten)
- Geringe Ausdauer, rasche Erschöpfung (Selbstangabe der Patienten)
- Schwäche (Handgriffstärke $<$ 18 kp bei Frauen, $<$ 30 kp bei Männern)
- Verminderte Gehgeschwindigkeit (Ganggeschwindigkeit $<$ 0,8 m/sec über mindestens 4m)
- Niedriges körperliches Aktivitätsniveau (Selbstangabe der Patienten)

Menschen, bei denen keines der oben angegebenen Kriterien zutrifft, bezeichnet man als »robust« oder »rüstig«. Bei Nachweis von ein oder zwei der diagnostischen Kriterien spricht man von Pre-Frailty, bei Nachweis von drei oder mehr der oben angegebenen Kriterien kann die Diagnose des Frailty-Syndroms gestellt werden (Österreichische Gesellschaft für Geriatrie und Gerontologie 2011).

Die Frühformen, aber auch das Vollbild des Frailty-Syndroms, sind durch spezifisch-geriatrische Interventionen, zu denen u. a. rehabilitative und ernährungsmedizinische Maßnahmen, aber auch die bestmögliche Integration in ein soziales Betreuungsnetz gehören, günstig beeinflussbar. Durch eine frühzeitige geriatrische Intervention kann bei betagten Menschen mit Frailty-Syndrom die Progredienz der Gebrechlichkeit verlangsamt werden und so ein autonomes Leben im eigenen häuslichen Umfeld verbessert und prolongiert werden.

28.3.5 Probleme im Rahmen einer Polypharmakotherapie

Aufgrund von Multimorbidität werden alten Menschen sehr häufig eine größere Anzahl unterschiedlicher Arzneimittel über lange Zeiträume verordnet. Die zunehmenden medizinischen Möglichkeiten der Arzneimitteltherapie von früher medikamentös nicht behandelbaren Krankheiten bewirkt ein in den letzten Jahrzehnten immer stärker werdendes Problemfeld – die Polypharmazie in der Geriatrie.

Aus einer Reihe von Studien geht hervor, dass ungefähr jeder zweite Patient über 65 Jahre, der in ein Krankenhaus eingewiesen wird, mehr als fünf verschiedene Arzneimittel einnimmt. Jeder zehnte dieser Patienten nimmt sogar mehr als zehn Arzneimittel ein (Friedl 2013).

Daten aus österreichischen Abteilungen für Akutgeriatrie und Remobilisation zeigen, dass die aufgenommenen Patienten mit einem durchschnittlichen Alter von ca. 80 Jahren eine mittlere Anzahl von rund neun unterschiedlichen Arzneimitteln einnehmen.

Diese hohe Anzahl von eingenommenen Arzneimitteln geht mit einer sehr hohen Zahl von möglichen Wechselwirkungen zwischen den einzelnen Wirksubstanzen untereinander, aber auch zwischen den Arzneimitteln und den bestehenden Erkrankungen im Rahmen der Multimorbidität einher.

Die Anzahl potentieller Arzneimittel-Interaktionen korreliert mit der Anzahl der eingenommenen Medikamente. In Abb. 28.1 ist dieser Zusammenhang zwischen Arzneimittel-Anzahl und Interaktionsmöglichkeiten graphisch dargestellt (Friedl 2013).

Die Polypharmazie und die hohe Anzahl möglicher Medikamenten-Wechselwirkungen ist ein immer größer werdendes Gefahrenpotential für die gesundheitlich besonders instabile und vulnerable Bevölkerungsgruppe der über 65-jährigen Menschen.

In internationalen Studien wurde aufgezeigt, dass 2–6,5 % aller akuten Krankenhauseinweisungen durch unerwünschte Arzneimittelereignisse verursacht werden (Lazarou 1998; Pirmohamed 2004). Bei betagten Patienten in der Altersgruppe der über 75-Jährigen, sind sogar 30 % aller akuten Spitalseinweisungen auf Arzneimittelnebenwirkungen zurückzuführen (Gurwitz 2003).

Anzahl möglicher Interaktionen

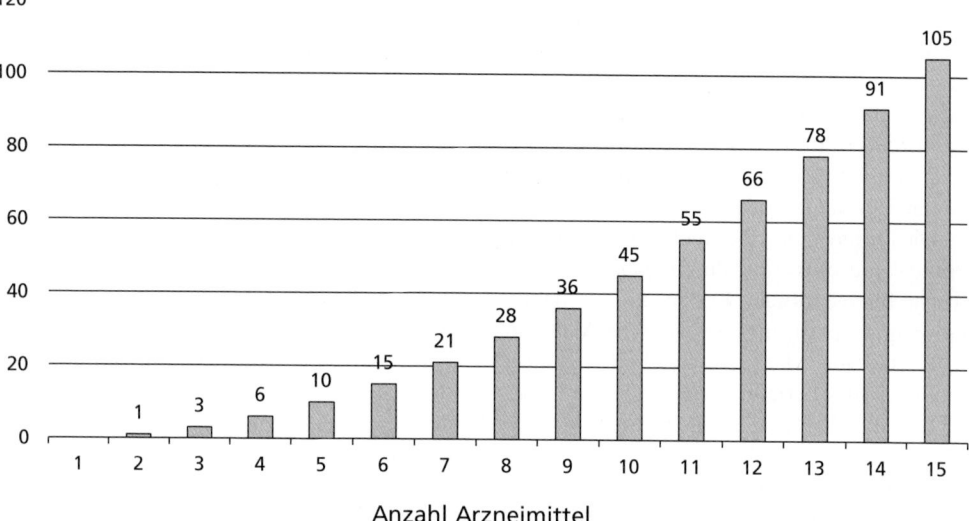

Abb. 28.1: Anzahl möglicher Arzneimittel-Interaktionen in Abhängigkeit von der Anzahl der Arzneimittel. (Modifiziert nach Friedl 2013)

28.4 Fallvignette

86-jährige Dame.

Vor sechs Wochen Entlassung aus dem Krankenhaus mit folgenden Angaben im Arztbrief:
Diagnosen:

- Rezidivierende Aspirationspneumonie
- Demenz vom Alzheimer-Typ (MMSE 10/30)
- Arterielle Hypertonie
- Diabetes mellitus Typ II
- Koronare Herzkrankheit
- Ischämische Kardiomyopathie
- Chronische Niereninsuffizienz (GFR 40 ml/min/1,73 m2)
- Osteoporose
- Coxarthrose beidseits

Sozialanamnese:

- Patientin lebt mit Ehemann zu Hause
- Versorgung durch 24 Stunden-Pflege

Selbsthilfefähigkeiten der Patientin:

- Essen: Unterstützung beim Schneiden, sonst selbständig
- Transfer: Unterstützung durch Pflegeperson
- Sich waschen: Gesicht, Hände selbständig
- Baden/Duschen: mit Pflegeperson
- Toilettenbenutzung: mit Pflegeperson
- Mobilität: stark eingeschränkt, mit Rollator und Pflegeperson einige Schritte
- An- und Auskleiden: mit Hilfe durch Pflegeperson
- Harn- und Stuhlkontinenz: Harninkontinenz
- Medikamente: Einteilung durch Pflegeperson, Einnahme mit Unterstützung

Medikamente:

Furosemid 30 mg retard	1 - 0 - 0
Bisoprolol 5 mg	1 - 0 - 0
Pantoprazol 40 mg	1 - 0 - 0
Acetylsalicylsäure 100 mg	1 - 0 - 0
Lisinopril 10 mg	1 - 0 - 0
Mirtazapin 30 mg	0 - 0 - 1
Metformin 500 mg	1 - 0 - 1
Paracetamol 500 mg	1 - 1 - 0
Hydromorphon 2 mg retard	1 - 0 - 1
Macrogol	0 - 1 - 0

Aktuelle Beschwerden:
Seit zwei Tagen zunehmend brodelnde Atmung, Müdigkeit, Inappetenz, seit zwei Tagen kann die Patientin nicht mehr aus dem Bett. Patientin war in den letzten sechs Monaten dreimal wegen Pneumonien im Spital. Hausarzt kommt zu Patientin nach Hause.

Untersuchung durch den Arzt:
Patientin wach, zeitlich und situativ desorientiert, deutlich reduzierter Allgemein- und Ernährungszustand.

- *RR:* 140/90, Temp. 37,3 °C
- *Cor:* HT arrhythmisch, 102/min
- *Pulmo:* Vesikuläratmen bds., feuchte, grobblasige Rasselgeräusche basal bds.
- *Abdomen:* Bauchdecke weich, unter Thoraxniveau, kein Druckschmerz, keine pathologischen Resistenzen, Darmgeräusche normal
- *Extremitäten:* Ausgeprägte Ödeme beider Unterschenkel, Fußpulse nicht tastbar
- Klinische Diagnose: Pneumonie

Fragestellungen zur Planung des weiteren Vorgehens:

1. Was ist jetzt medizinisch zu tun?
2. Welche Behandlungs- und Betreuungsziele würden Sie für diese Patientin vorschlagen?
3. Was sind die Herausforderungen bei der Betreuung dieser betagten Patientin?

28.5 Ethische Beratung des Falls

Aus der Vorgeschichte und der aktuellen Anamnese sehen wir, dass die betagte Dame an einer Reihe chronischer Erkrankungen leidet, worunter die Demenz vom Alzheimer-Typ die schwerwiegendsten Auswirkungen auf die Alltagsfunktionalität hat. Die Patientin benötigt in fast allen Aktivitäten des täglichen Lebens fremde Hilfe und wird als zeitlich und situativ desorientiert beschrieben. Aus der Krankengeschichte der Patientin geht hervor, dass sie in den letzten sechs Monaten bereits mehrmals wegen immer wieder auftretender Aspirationspneumonien stationär in Krankenhäusern war. Auch in der aktuellen Situation deutet das klinische Bild auf eine erneute Pneumonie hin. Die nur geringfügig erhöhte Körpertemperatur spricht nicht dagegen, da geriatrische Patienten sehr oft selbst bei schweren Infektionen nur geringe oder gar keine Körpertemperaturerhöhungen zeigen. Die Dauermedikation mit Paracetamol als Analgetikum wird aufgrund seiner antipyretischen Wirksamkeit zusätzlich das Auftreten febriler Temperaturen hemmen. Schluckstörungen und Aspirationen mit konsekutiven Pneumonien sind typische Manifestationen weit fortgeschrittener Demenz-Erkrankungen. So ist die klinische Diagnose einer Pneumonie des Hausarztes – auch ohne Thorax-Röntgen und Laboruntersuchung – gut begründbar.

Für den Hausarzt stellt sich jetzt die Frage, welche Vorgehensweise er nun wählen und empfehlen soll. Die neuerliche Einweisung in ein Akutspital zur radiologischen und laborchemischen Bestätigung der Diagnose einer Pneumonie und die Einleitung einer parenteralen Antibiotika-Therapie wäre jene Option, die er bereits während der letzten Aspirationspneumonie-Episoden wählte. Dies könnte auch für den betagten Ehemann der Patientin eine Entlastung sein.

Es steht aber außer Zweifel, dass bei der weit fortgeschrittenen neurodegenerativen Erkrankung der Patientin immer wieder mit Aspirationen gerechnet werden muss und eine akutstationäre Behandlung im Krankenhaus das Grundproblem – die fortgeschrittene Demenzerkrankung – nicht beeinflussen wird. Ja, ein Transport in die Notfallaufnahme, die Untersuchungen und die stationäre Aufnahme wäre für die betagte Patientin eine zusätzliche schwere physische und psychische Belastung, welche zu weiteren Komplikationen wie z. B. einem Delir führen könnte.

Die Anlage einer perkutanen endoskopischen Gastrostomie (PEG) verlängert das Leben von Menschen mit fortgeschrittener dementieller Erkrankung nicht, stellt aber während des Eingriffs der Sondenanlage und auch danach eine Belastung für den Patienten dar. Eine Aspiration kann außerdem auch durch eine PEG-Anlage nicht ausgeschlossen werden.

Zunächst ist zur Planung des weiteren Vorgehens die Frage zu beantworten, welches Betreuungsziel verfolgt werden soll und welche Wünsche die Patientin diesbezüglich äußert oder in der Vergangenheit geäußert hat. Meist sind von weit fortgeschritten dementiell

Erkrankten eigene Wünsche und Ziele nicht mehr verbal kommunizierbar. In diesen Situationen ist das Gespräch mit Angehörigen und anderen Betreuungspersonen von großer Bedeutung, da es dem Arzt helfen kann, den mutmaßlichen Patientenwunsch zu eruieren. So kann auch bei schwer Kranken, die sich nicht mehr verbal mitteilen können, die persönliche Autonomie in Behandlungsentscheidungen beachtet und gewahrt werden.

Bei der Dame, deren Krankheitsgeschichte in dieser Kasuistik beschrieben wurde, konnte vom Ehemann der Patientin erfahren werden, dass sie in früheren Jahren mehrmals und eindeutig äußerte, dass sie bei Verschlechterung ihrer vielen Erkrankungen und insbesondere ihrer Demenz-Erkrankung weder in einem Pflegeheim, noch im Krankenhaus sterben möchte und dass sie auch nicht künstlich am Leben erhalten werden möchte, wenn sich ihr Leben dem Ende nähert.

Angesichts der vorliegenden Diagnosen kann die medizinische Behandlungszielsetzung einzig eine bestmögliche palliative Betreuung sein. Die Patientin wünschte für die Situation des absehbaren Lebensendes eine Betreuung zu Hause. So entschied sich der Hausarzt in der aktuellen Situation dafür, die Patientin nicht mehr in das Krankenhaus einzuweisen, sondern die palliative Versorgung im häuslichen Umfeld sicherzustellen. Damit findet der Patientinnenwille Beachtung und ein möglicher Schaden für die Patientin durch Transport, vermeidbare Untersuchungen und belastende Interventionen, die eine nachhaltige Verbesserung des Gesundheitszustandes nicht gewährleisten könnten, kann verhindert werden. Um die belastenden Symptome von Luftnot und Husten zu lindern, verordnete der Hausarzt ein kurzwirksames Hydromorphon-Präparat, welches symptombezogen mehrmals am Tag durch die Hauskrankenpflege verabreicht werden konnte. Die Einleitung eines Antibiotikums kann in dieser palliativen Behandlungssituation durchaus kritisch diskutiert werden, da es eine potentiell lebensverlängernde Maßnahme ist. Das Antibiotikum hat aber auch eine mögliche symptomlindernde Wirkung durch die Beeinflussung der Pneumonie und Dyspnoe-Symptomatik, weshalb sich der Hausarzt für eine Antibiotika-Gabe entschied.

Insgesamt konnte durch die mit dem Ehemann vereinbarte Betreuung der Patientin zu Hause und den vereinbarten Verzicht auf weitere Krankenhauseinweisungen zu diagnostischen und therapeutischen Maßnahmen eine gute palliative Betreuung bis zum Lebensende der Dame gewährleistet werden.

In dieser Kasuistik, welche eine typische Entscheidungssituation in der Betreuung einer hochbetagten Demenz-Patientin zeigt, wird klar, dass dem behandelnden Arzt die Kenntnis von organmedizinischen Leitlinien alleine von nur geringem Nutzen ist. Dass die Diagnosestellung einer suspizierten schweren Aspirationspneumonie durch alleinige Auskultation und ohne Bildgebung nicht den aktuellen pulmologischen Leitlinien entspricht und die perorale antibiotische Therapie bei unsicherer Medikamentenresorption ebenso nicht konform zu den fachspezifischen Handlungsanleitungen ist, wird in diesem Fall rasch deutlich. Und dennoch war das Vorgehen des Hausarztes in dieser konkreten Situation ethisch wohl überlegt und gut gewählt.

Angesichts der Unheilbarkeit der lebenslimitierenden Demenz-Erkrankung und dem Ziel der bestmöglichen Symptomkontrolle und dem Vermeiden von zusätzlichen Belastungen für die Patientin, war der bewusste Verzicht auf eine maximale Anwendung aller diagnostischen und therapeutischen Möglichkeiten der modernen Medizin eine angemessene Entscheidung.

Medizinische Leitlinien sind ein Teil der Trias, welche Evidenz-basierte Medizin ausmacht. Neben dieser externen Evidenz aus Leitlinien und Studiendaten sind aber auch die Erfahrung und Urteilskraft des Arztes und insbesondere der Wille und die Werte des Patienten integrale Bestandteile der Evidenzbasierten Medizin. Gerade in der Geriatrie, in der Betreuung von multimorbiden, chronisch kranken und betagten Menschen wird dem unerfahrenen jungen Arzt am Beginn seiner Berufslaufbahn meist schmerzlich bewusst, dass ihn auch die jederzeitige elektronische Verfügbarkeit aller medizinischen Leitlinien in der konkreten Entscheidungssituation oft ratlos lässt.

Theoretisches Wissen über Pathogenese, Diagnostik und Therapie sind nicht einfach auf jeden Patienten in gleicher Weise anwendbar. Jeder Patient ist einzigartig und in einer einzigartigen konkreten und komplexen Situation. Daher ist es in der Medizin und in besonderem Maße in der Altersmedizin sehr oft notwendig, von medizinischen Leitlinien bewusst abzuweichen, um den ethischen Prinzipien der Fürsorge, des Nicht-Schadens und des Respekts vor der Autonomie des Patienten zu entsprechen. Diese Fertigkeit, theoretisches Wissen mit eigener Erfahrung und Urteilskraft zu vereinen, macht das aus, was »ärztliche Kunst« genannt wird. Diese Kunst kann und muss in der ärztlichen Ausbildung auch erlernt werden.

> Jeder Patient ist einzigartig und in einer einzigartigen konkreten und komplexen Situation.

28.6 Fazit

Geriatrische Patienten leiden vielfach an einer Reihe verschiedener chronischer Erkrankungen, die in unterschiedlicher Weise die Lebensqualität und die verbleibende Lebenserwartung der Betroffenen beeinflussen. So wird ein Diabetes mellitus vom Typ 2 mit nur mäßig erhöhten Blutzuckerwerten weder die Lebensfreude, noch die Lebenserwartung eines z. B. 84-Jährigen wesentlich beeinträchtigen. Ja selbst eine schwerer wiegende Erkrankung wie ein Prostatakarzinom muss bei einem Hochbetagten nicht zwingend einen Einfluss auf die Lebensqualität oder Prognose haben. Dagegen können jedoch scheinbar Prognose-irrelevante Erkrankungen, wie z. B. degenerative Gelenksveränderungen, sowohl die Lebensqualität, als auch über die kausale Kette von Schmerzen, Immobilität, Sarkopenie, Gebrechlichkeit und Sturzgeschehen zum Verlust der Selbständigkeit, zu Pflegeabhängigkeit und zu verkürzter Lebenserwartung führen.

In der Altersmedizin muss daher – gemeinsam mit dem Patienten und unter Beachtung dessen persönlicher Ziele und Wünsche – eine Priorisierung der zumeist multiplen Einzeldiagnosen vorgenommen werden. Krankheitszustände, welche die Lebensqualität beeinträchtigen oder bereits auf kurze Sicht die Überlebensprognose des Patienten stark reduzieren, sollen – nach eingehender Aufklärung des Patienten – prioritäres Ziel der Behandlungsplanung sein. Erkrankungen, die keinen Einfluss auf die Lebensqualität haben oder nur langfristig die Lebenserwartung des Betroffenen ungünstig beeinflussen, müssen eventuell überhaupt nicht behandelt werden. Diese Behandlungsziel-Priorisierung mit Definition weniger, aber für den Patienten unmittelbar relevanter Therapieziele hilft, Polypharmazie und Polypragmasie mit allen damit zusammenhängenden unerwünschten Nebenwirkungen im Alter zu minimieren. Damit sind aber auch medizinisch-fachspezifische Leitlinien nicht die einzige Richtschnur für ärztliche Entscheidungen. Von Leitlinien muss gerade in der Altersmedizin oft bewusst abgewichen werden, um dem Wohl des Patienten in seiner einzigartigen und komplexen bio-psycho-sozialen Situation, die in keiner Leitlinie abgebildet werden kann, gerecht zu werden.

Literatur

Arbeitsgemeinschaft der Wissenschaftlichen Medizinischen Fachgesellschaften (AWMF). AWMF-Regelwerk Leitlinien. Abgerufen am 28.1.2018 von: http://www.awmf.org/leitlinien/awmf-regelwerk.html

Arbeitsgemeinschaft der Wissenschaftlichen Medizinischen Fachgesellschaften (AWMF). AWMF-Regelwerk Leitlinien: Stufenklassifikation (AWMF). Abgerufen am 28.1.2018 von: http://www.awmf.org/leitlinien/awmf-regelwerk/ll-entwicklung/awmf-regelwerk-01-planung-und-organisation/po-stufenklassifikation.html

Bickel, H. (1999). Epidemiologie der Demenzen. In: Förstl, H., Bickel, H., & Kurz, A. (Hrsg). Alzheimer Demenz. Grundlagen, Klinik, Therapie. Heidelberg: Springer-Verlag.

Böhmer, F., & Füsgen, I. (Hrsg.). (2008). Geriatrie. Der ältere Patient mit seinen Besonderheiten. Wien: Böhlau Verlag.

Friedl, I. (2013). Aspekte der Polypharmazie beim alten Menschen. In Pinter, G., Likar, R., Schippinger, W., Janig, H., Kada, O., & Cernic, K. (Hrsg.), Geriatrische Notfallversorgung. Wien: Springer Verlag.

Fried, L. P., Tangen, C. M., Walston, J., Newman, A. B., Hirsch, C., Gottdiener, J., Seeman, T., Tracy, R., Kop, W. J., Burke, G., & McBurnie, M. A. Cardiovascular Health Study Collaborative Research Group. (2001). Frailty in older adults: evidence for a phenotype. Journals of Gerontology Series A: Biological Sciences & Medical Sciences, 56: M146–M156.

Gurwitz, J.H., Field, T.S., Harrold, L.R., Rothschild, J., Debellis, K., Seger, A.C., Cadoret, C., Fish, L. S., Garber, L., Kelleher, M., & Bates D.W. (2003). Incidence and preventability of adverse drug events among older persons in the ambulatory setting. Journal of the American Medical Association, 298: 1107-1116.

Lazarou, J., Pomeranz, B. H., & Corey, P. N. (1998). Incidence of adverse drug reactions in hospitalized patients: a metaanalysis of prospective studies. Journal of the American Medical Association, 279: 1200-1205

Maio, G. (2017). Mittelpunkt Mensch. Lehrbuch der Ethik in der Medizin, Schattauer Verlag, Stuttgart.

Muche-Borowski, C., Kopp, I. (2011). Wie eine Leitlinie entsteht. Zeitschrift für Herz- Thorax- Gefäßchirurgie, 25:217–223.

Österreichische Gesellschaft für Geriatrie und Gerontologie. (2011). Österreichisches geriatrisches Basisassessment. Wien: Medizin Medien Austria GmbH.

Pirmohamed, M., James, S., Meakin, S., Green, C., Scott, A.K., Walley, T.J, Farrar, K., Park, B.K., & Breckenridge, A.M. (2004). Adverse drug reactions as cause of admission to hospital: prospective analysis of 18 820 patients. British Medical Journal, 329: 15-19.

Qian-Li, X. (2011). The Frailty Syndrome: Definition and Natural History. Clinics in Geriatric Medicine, 27: 1-15

Rubenstein, L. Z. (2006). Falls in older people: epidemiology, risk factors and strategies for prevention. Age and Ageing, 35, 37-41.

Schlicht, N. (2008). Körper und Gedächtnis. Physische Erkrankungen und Gedächtnis-Störungen. Zeitschrift für Gerontologie und Geriatrie, 41: 156-161.

Tinetti, ME., Speechly, M., & Ginter, SF. (1988). Risk factors for falls among elderly persons living in the community. New England Journal of Medicine, 319, 1701-1707.

29 Die PEG-Sonde bei Patienten mit fortgeschrittener Demenz – macht sie Sinn?

Thomas Frühwald

29.1 Einleitung

29.1.1 Fallbeispiel

Eine 86-jährige Patientin, seit fünf Jahren verwitwet, betreute ihren an M. Alzheimer erkrankten Mann zu Hause, hat guten Kontakt mit berufstätiger Tochter und einer Enkelin, lebt seit drei Jahren im Pflegeheim. Seit dem Tod des Gatten ist sie depressiv, zurückgezogen, seit vier Jahren ist ein M. Alzheimer diagnostiziert, der MMSE betrug vor einem Jahr: 12/30 Punkten.
Wegen einer Osteoporose und Coxarthrose hat sie chronische Schmerzen, zunehmende Immobilität, sie ist seit einem halben Jahr bettlägerig, nur passiv in den Lehnstuhl mobilisierbar.
Es bestehen Harn- und Stuhlinkontinenz, ein Decubitus I-II sakral und beider Fersen. Sie entwickelt zunehmende Essensunlust, eine Gewichtsabnahme von 6 kg in vier Monaten, der BMI beträgt aktuell 22. Die Zahnprothese ist locker, es bestehen Druckstellen am Alveolarfortsatz. Sie isst und trink nicht mehr selbst, muss »gefüttert« werden, kaut nicht, schluckt nicht, »sammelt«, wehrt ab, bei Flüssigkeit häufiges Aspirieren. Wenn sie von der Tochter oder Enkelin »gefüttert« wird, gibt es weniger Probleme, isst Süßes, Joghurt, Eis, trinkt Apfelsaft – kein Aspirieren, es dauert halt sehr lange …
Laufende Therapie: Memantine, Tramadol bei Bed., gelegentlich NSAR, PPI-Hemmer, kein Antidepressivum.

Die Tochter wird zur Besprechung ins PH eingeladen. Thema der Besprechung mit der Stationsleitung: Setzen einer PEG-Sonde. Der Konsiliarneurologe hat einen Brief für das Gericht hinterlassen, dessen Inhalt:

- M. Alzheimer im fortgeschrittenem Stadium
- massive Schluckstörungen mit Aspirationsgefahr
- befürwortet die Setzung einer PEG-Sonde
- eine Sachwalterschaft sollte beantragt werden.

Die Tochter meint, die Mutter würde eine Sonde nicht wollen, das habe man schon im Fall des Vaters diskutiert und sie habe eine PEG-Sonde für ihn (in seinem Sinne) und auch ev. für sich prinzipiell abgelehnt. Auf die Frage, was passiert, wenn das Sachwalterschaftsverfahren zu lang dauert, oder wenn sie nicht zustimmt: »Dann schicken wir ihre Mutter akut ins Krankenhaus und dort wird eine PEG-Sonde sofort gesetzt.«

29.1.2 PEG-Sonde

Die PEG-Sonde ist die Methode der Wahl für die mittel- u. langfristige enterale Ernährung von Patienten, die auf Grund benigner oder maligner Grunderkrankungen bei funktionell normalem gastrointestinalen Trakt nicht mehr adäquat peroral Nahrung zu sich nehmen können, die Erstbeschreibung erfolgte 1980 für Bedürfnisse der Pädiatrie (Gauderer 1980).

Die enterale Langzeiternährung via PEG-Sonde ist effizient. Sie ist vorteilhafter als eine nasogastrale Sonde oder ein operativ angelegtes Gastrostoma. Sie wird besser toleriert und die allenfalls noch bzw. wieder mögliche perorale Nahrungsaufnahme wird weniger behindert. Die Rehabilitation, insbesondere die logopädische, wird erleichtert, ihre Handhabung ist auch ambulant recht einfach.

Eine Versorgung mit einer PEG-Sonde ist indiziert, wenn sie voraussichtlich länger als 2–4 Wochen erforderlich ist, bei Kontraindikationen oder Intoleranz einer transnasalen Sonde auch für kürzere Zeiträume. Ganz allgemein gilt, dass der individuelle Nutzen dieser doch invasiven Intervention unter Berücksichtigung der Grunderkrankung, des Krankheitsverlaufs, der Prognose, der zu erwartenden Lebensqualität und des (mutmaßlichen) Willens d. Pat. erkennbar sein muss (Loser 2005).

Als Indikationen für die Anlage einer PEG-Sonde gelten:

- neurogene Störungen des Schluckaktes z. B.:
  - Schlaganfall mit voraussichtlich länger (>2–3 Wo.) persistierender Dysphagie
  - SHT
  - ALS, MS, Myasthenia gravis
  - M. Parkinson
  - Apallisches Syndrom
- Einengung, Verschluss oder höhergradige Schleimhautschädigung, z. B.:
  - stenosierende HNO-Tumoren
  - Speiseröhren- u. Cardiatumoren
  - Bestrahlungsstenosen

Die Ablehnung und aktive Abwehr der Flüssigkeits- und Nahrungsaufnahme z. B. im Rahmen von Essstörungen bei kognitiver Störung (Demenz) – insbesondere im fortgeschrittenen Stadium – wird immer mehr als fragliche Indikation für eine PEG-Sonde dargestellt und diskutiert. Wenn überhaupt, dann sollte sie nur nach Prüfung der palliativmedizinischen, ethischen und rechtlichen Aspekte erfolgen. Der individuelle Nutzen muss unter Berücksichtigung der Grunderkrankung, des Krankheitsverlaufs, der Prognose, der zu erwartenden Lebensqualität und des deklarierten oder mutmaßlichen Willens des Patienten erkennbar sein.

Jede Sondenernährung gilt als eine Behandlungsmaßnahme, die eine medizinische Indikation sowie die Zustimmung der Patienten braucht und die auch nicht durchgeführt werden darf bzw. abgebrochen werden muss, wenn sie mehr schadet als nutzt oder unverhältnismäßig belastet. Bei Menschen mit weit fortgeschrittener Demenz, die sich ihrem Lebensende nähern, ist eine PEG-Sonde in der Regel nicht mehr angezeigt. Im Zweifelsfall ist zunächst nach dem Grund für die Essstörung zu fragen – ist sie krankheitsbedingt oder eine autonome Willensäußerung? Weiters ist genau zu prüfen, ob der Betroffene von der Sondenernährung (noch) profitieren würde.

Eine nur »pflegerische Indikation« zur Anlage einer PEG-Sonde gibt es selbstverständlich nicht. In der Praxis kommt es aber häufig vor, dass bei verhaltens- u. bewusstseinsgestörten oder kognitiv beeinträchtigten Patienten die Entscheidung zur PEG durch Erwägungen der Pflegeerleichterung zumindest mitbestimmt wird. Ressourcenmangel, insbesondere Personalmangel, mangelhafte Kenntnisse bezüglich Verabreichung von Flüssigkeit und Nahrung spielen eine entscheidende Rolle, dazu kommt der Mangel an palliativ-medizinischer und -pflegerischer sowie ethischer Kompetenz. Essen hat soziale Komponenten und eine emotionale Komponente, es ist Geschmacks- und Gemeinschaftserlebnis. Essen reichen ist ein Beziehungsgeschehen, das vor allem bei kognitiv beeinträchtigten Patienten freilich Zeit braucht, die es im Pflegealltag oft nicht gibt.

Als Kontraindikationen von PEG-Sonden gelten:

- fehlendes Einverständnis d. Pat.
- »technisch« – z. B. fehlende Diaphanoskopie
- passagenwirksame Magenausgangsstenose (Alternative: perkutane endoskopische Jejunostomie – PEJ)
- Gerinnungsstörung
- Peritonitis
- peritoneale Karzinose
- Aszites
- schwere Psychosen
- finaler/präfinaler Zustand

Als Nutzen der PEG-Sonde werden folgende Punkte angegeben und diskutiert:

- Verbesserung der Lebensqualität
- Sicherung der Grundpflege
- ausreichende Versorgung mit Flüssigkeit und Nährstoffen
- Verhinderung einer Katabolie und Exsikkose
- Erleichterung der Medikamentenapplikation bei Schluckstörung
- Erleichterung rehabilitativer Maßnahmen
- Verbesserung der Mobilität, ADL-Fähigkeit
- Erhalt von Körpersubstanz und Muskelmasse
- Verhinderung von Wundheilungsstörungen und von Druckulzera

29.1.3 Evidenzlage

Die derzeitige Evidenzlage zum PEG-Nutzen erlaubt jedoch insbesondere bei Patienten mit fortgeschrittener kognitiven Beeinträchtigung nicht die Behauptung eines gesicherten Vorteils im Hinblick auf die Mortalität bzw. die Lebensqualität. Auch die postulierte Reduktion von Aspirationsinzidenz ist genauso wenig belegt, wie die von Infektionen (insb. Pneumonien) und Decubitus. Vielmehr gibt es Hinweise auf eine sogar höhere Rate an sonden-assoziierten Komplikationen inklusive höhere Prävalenz von Decubitus, auf eventuell weniger Pflegezuwendung und auf einen erhöhten Bedarf von freiheitsbeschränkenden Maßnahmen und Sedierung (American Geriatrics Society 2013).

Einschränkend ist aber gleichzeitig zu bedenken, dass die Studienlage insgesamt nicht sehr befriedigend ist, bessere – prospektive, gut randomisierte, kontrollierte – Untersuchungen wären erforderlich, diese sind jedoch gerade bei der Fragestellung eines Vorteils der PEG-Sondenernährung aus ethischen Überlegungen schwer zu konzipieren (Synofzik 2007).

Es gibt also keine Evidenz, dass die Maßnahme der Setzung einer PEG-Sonde zum Zweck der Ernährung Patienten mit bereits eingetretenen Problemen der Nahrungsaufnahme im Rahmen einer fortgeschrittenen Demenz einen Nutzen bringt. Die PEG-Sonde verbessert laut bis dato publizierten Studien und Metaanalysen bei diesen Patienten weder deren Überlebensdauer, den Krankheitsverlauf, noch deren Lebensqualität. Das Stadium der fortgeschrittenen Demenz ist mit validen Assessmentinstrumenten (z. B. Global Deterioration Scale nach Reisberg) objektivierbar. Für diese Patienten wird die Initiierung einer Sondenernährung auch in der Leitlinie der Europäischen Gesellschaft für Enterale und Parenterale Ernährung (ESPEN) mit einem hohen Evidenzgrad generell nicht empfohlen (Finucane 1999).

Das Thema der künstlichen Ernährung, insbesondere der PEG-Sondenernährung bei Menschen mit fortgeschrittener Demenz, wird oft nur als ein moralisches präsentiert, nicht auch als ein wissenschaftlich-medizinisches. Den Angehörigen geht es um eine pflegende, empathische Zuwendung (»caring«) – diese ist empirischen Untersuchungen und darauf basierenden Argumenten nicht leicht zugänglich. Hilfreich könnte es sein, den symbolischen Wert der Ernährung zu bestätigen, aber zu zeigen, dass er durch alternative Möglichkeiten der Nahrungsreichung auch gut befriedigt werden kann (Gillick 2008).

Die Esspraxie, Nahrungsablehnung, Dysphagie, ein allgemeiner Rückzug, Anorexie, Abulie, Desinteresse an Nahrung sind Symptome fortgeschrittener Demenz. Nach Ausschluss das Essverhalten negativ beeinflussender potentiell behandelbarer Faktoren sind alternative Formen der Unterstützung der Nahrungsaufnahme nötig, wie z. B. die Modifizierung des Essens und der Rahmenbedingungen, des Ambientes, in dem gegessen wird (Palecek 2010).

> Die Entscheidung für oder gegen eine PEG-Sonde bei fortgeschritten kognitiv beeinträchtigten Patienten ist auf jeden Fall am besten im multidisziplinären Team und im Konsens mit den Angehörigen und unter Respektierung des (mutmaßlichen) Willens des Patienten zu treffen.

Die Angehörigen sollen verstehen, dass die Essprobleme im fortgeschrittenen Stadium der Demenz zur Regel gehören und dass sie fortbestehen werden. Jedenfalls geht es nicht um eine Wahl zwischen PEG-Sonde und Nichternähren bzw. gar »Verhungern«. Hohe ethische Kompetenz ist bei diesen Entscheidungen erforderlich, das Angebot eines palliativmedizinischen und/oder ethischen Konsils sollte vorhanden sein (Mitchell 2015).

Wegen ihrer Einfachheit und niedrigen Komplikationsrate wird diese minimal invasive Methode auch laut deren Erstbeschreiber oft über Gebühr angewandt. Die ethischen Aspekte der künstlichen enteralen Langzeiternährung sollten mehr berücksichtigt werden (Gauderer 1999).

29.2 Zusammenfassung

Die Entscheidung zu einem medizinischen Eingriff – also auch zur Anlage einer PEG-Sonde – fußt auf zwei Säulen: auf der Indikation und auf dem Patientenwillen, der jedenfalls über der Indikation steht. Der – allenfalls mit einer Vorausverfügung dokumentierte – autonome Patientenwille bestimmt die Entscheidung, sogar auch dann, wenn sie medizinisch indiziert wäre. Mit der Befolgung einer Patientenverfügung – auch eines dokumentierten mutmaßlichen Patientenwillens – wird man dem medizinethischen Kernprinzip der Autonomie gerecht. Das Benefizprinzip kommt bei den Überlegungen, welchen Nutzen der individuelle Patient von der in Frage kommenden, zu entscheidenden medizinischen Maßnahme hätte – also die Ernährungstherapie durch Anlage und weitere Nutzung einer PEG-Sonde – zum Tragen. Das dritte relevante, anzuwendende bioethische Prinzip ist das des Nicht-Schadens-Gebots, welches bedeutet, dass eine medizinische Maßnahme gar nicht zu setzen, oder, wenn schon begonnen, zu beenden ist, wenn der zu erwartende Schaden größer ist als der mögliche zu erwartende Nutzen, was jedenfalls in der Frage der PEG-Sondenernährung für die fortgeschrittene Demenzerkrankung gilt (Frühwald 2007).

Gesicherte Indikationen zur PEG-Sonde (s. o.) gelten unter Berücksichtigung der individuellen Gesamtsituation und des (mutmaßlichen) Willens auch für den hochbetagten Patienten. Künstliche Ernährung ist eine medizinische Therapie, die ethische Verpflichtung, sie anzubieten, basiert auf der medizinischen Indikation. Ärzte sollten eine PEG-Sondenanlage nur auf Basis von evidenzbasierten Indikationen empfehlen, anordnen bzw. durchführen. Die PEG soll nicht angewandt werden, um einer schwierigen Diskussion über Prognose und Zweck der Betreuung und Pflege auszuweichen. Ärzte sind nicht verpflichtet, sinn- und nutzlose therapeutische Maßnahmen durchzuführen – auch nicht auf Wunsch von Patienten, Angehörigen, Kollegen. Beim derzeitigen Stand des Wissens ist die Indikation zur PEG-Sonde bei geriatrischen Patienten mit fortgeschrittener Demenz sehr kritisch und individuell zu stellen, sie kann nicht generell empfohlen werden. Rechtzeitige, autonome Willenserklärungen der Patienten wären bei der Entscheidungsfindung von Nutzen (Kurien 2010).

Literatur

AGS – American Geriatrics Society. Feeding Tubes in Advanced Dementia Position Statement. May 2013

Finucane T et al. Tube feeding in patients with advanced dementia: a review of the evidence. JAMA 1999;282:1365-1370;

Frühwald T. Ernährungstherapie als Behandlungsfehler? Editorial, Nutrition News, Forum für klinische Ernährung, Infusionstherapie und Diätetik. 2007, 14 (2)

Gauderer MW, Ponsky JL, Izant RJ. Gastrostomy without laparotomy. A percutaneous endoscopic technique. J Paediatr Surg. 1980;15:872-875

Gauderer M. Twenty years of percutaneous endoscopic gastrostomy: origin and evolution of a concept and its expanded applications. Gastroint. Endosc.1999;50:879-883

Gillick MR et al, J Am Med Dir Ass, 2008, 9(5), 364-367

Gillick MR. Rethinking the role of tube feeding in patients with advanced dementia. NEJM 2000;342:206-210; Volkert D et al DGEM-Leitlinie »Klinische Ernährung in der Geriatrie« Aktuelle Ernaehrungsmed 2013; 38: 164-187;

Kurien M et al. Percutaneous endoscopic gastrostomy (PEG) feeding. BMJ 2010; 340, 1074-1078

Loser C et al. ESPEN Guidelines on artificial enteral nutrition – percutaneous endoscopic gastrostomy (PEG). Clin Nutr 2005;24:848-61;

MDS - Medizinischer Dienst der Spitzenverbände der Krankenkassen e.V. Grundsatzstellungnahme: Ernährung und Flüssigkeitsversorgung älterer Menschen, Essen, 2003

Meier DE et al. High short-term mortality in hospitalized patients with advanced dementia: lack of benefit of tube feeding. Ann Int Med. 2001;161:2385-2386;

Mitchell SL. Advanced Dementia. N Engl J Med 2015; 372: 2533-40

NICE - National Institute for Health and Clinical Excellence.Nutrition Support in Adults: oral nutrition support, enteral tube feeding and parenteral nutrition.2006 www.nice.org.uk/cg32;

Palecek EJ et al. Comfort Feeding Only: A Proposal to Bring Clarity to Decision-Making Regarding Difficulty with Eating for Persons with Advanced Dementia. JAGS 2010,58,580-584

Synofzik M. PEG-Ernährung bei fortgeschrittener Demenz. Nervenarzt 2007;78:418-428

Ticinesi T et al. Survival in older adults with dementia and eating problems: To PEG or not to PEG? Clinical Nutrition 2016; 35(6), 1512-1516

Volkert D et al., ESPEN guidelines on nutrition in dementia. Clinical Nutrition 2015, 34 (6): 1052-1073

30 Ethische Betrachtung der geriatrischen Aus-, Fort- und Weiterbildung

Peter Dovjak und Georg Pinter

30.1 Wie geht es weiter mit der Geriatrie?

30.1.1 Einleitung

Weltweit angelegte Demografien zeigen einheitlich eine Verdoppelung der Bevölkerungsgruppe über 65 Jahren von 7,4 % auf 14,7 % der Bevölkerung zwischen 2010 und 2040, die Gruppe über 80 Jahren wächst sogar noch rapider an. Die Spitalsaufnahmen von Patienten aus dieser Gruppe wird prognostisch von derzeit 12 % auf 21 % steigen. Der Bedarf an speziellen Behandlungsalgorithmen für die Versorgung dieser Patientengruppe ergibt sich aus der erhöhten Empfindlichkeit bedingt durch geriatrische Syndrome wie Frailty, Polypharmazie, Funktionalitätseinbußen im Rahmen der akuten Erkrankung und soziopsychologischen Besonderheiten.

Spitalsaufnahmen bedeuten für Ältere sehr oft eine kritische Belastung, die vielfach auch mit einer Funktionalitätsverschlechterung einhergeht. Aus diesem Grund und wegen der mit dem Alter zunehmenden Multimorbidität und Gebrechlichkeit wird eine Vielzahl an medizinischen, rehabilitativen und sozial integrierenden Maßnahmen gebraucht. In Österreich wurden dafür um die Jahrtausendwende die Einrichtungen (Abteilungen und Departments) für Akutgeriatrien und Remobilisation (AG/R) an vielen Spitälern etabliert, welche den medizinischen, pflegerischen, baulichen und technischen Herausforderungen gerecht werden. Die entsprechenden Strukturqualitätskriterien der AG/R sind im Österreichischen Strukturplan Gesundheit (ÖSG 2017) festgeschrieben, die Abläufe wurden 2013 im Prozesshandbuch Akutgeriatrie/Remobilisation festgelegt (Bundesministerium für Gesundheit, Gesundheit Österreich GmbH 2013).

30.1.2 Multidisziplinarität, Funktionalität

Wie Barnes (Barnes 2014) berichtet, wird auf Basis eines multidisziplinären Zugangs, von geriatrischen Assessments der Funktionalität, Kognition, Emotionalität, Kontinenz und Mobilität und einer geriatrischen Komplexbehandlung, die zusätzlich zum Standardprogramm von beispielsweise Internen Abteilungen durchgeführt wird, diagnostiziert und behandelt, um die geriatrischen Syndrome wie Malnutrition, Frailty, Immobilität, Delir, Demenz oder Inkontinenz wirksam verbessern zu können. Die Effektivität dieser Spitalsabteilungen wurde in vielen Studien geprüft. So stellt Baztan (Baztan 2009) in einer Metaanalyse fest, dass die Behandlung an einer Akutgeriatrie mit den erfolgten Maßnahmen und entsprechenden personellen Einrichtungen Funktionaliätseinbußen um 18 % im Vergleich zur Standardbehandlung an anderen Spitalsabteilungen reduzieren konnte. Außerdem wurde die Einweisungsrate an Pflegeheimen durch die vorherige Betreuung an Akutgeriatrien reduziert.

In verschiedenen medizinischen Fachgebieten zeigen sich durch die monodimensionale Krankheitsbetrachtung Defizite in der

Versorgung der Erkrankten. Durch die altersbedingte Multimorbidität, die atypische Präsentation von Krankheitsbildern und die mit der akuten Erkrankung einhergehenden Funktionalitätseinbußen und psychosozialen Bedürfnisse sind die hochspezialisierten Einheiten oftmals mit dem Therapieangebot überfordert. Dies trifft erwiesenermaßen für die akut verletzten geriatrischen Patienten, onkologisch erkrankte Ältere, Patienten mit einem notwendigen großen chirurgischen Eingriff und für Patienten, die einen Aortenklappenersatz benötigen, zu.

30.1.3 Aktuelle Entwicklungen benötigen fachgeriatrische Expertise

Entsprechend der Beobachtungsstudie von de Leur (De Leur 2014) an 149 Patienten mit einem Durchschnittsalter von 93,5 Jahren nach einer hüftnahen Fraktur zeigte sich postoperativ eine hohe Mortalitätsrate, eine prolongierte Immobilität, eine hohe Rate an postoperativen Delirien (33 %) und ein hoher Bedarf an poststationärer Pflege. Um diesen Bedürfnissen gerecht zu werden, wurden in Pilotprojekten weltweit sogenannte Alterstraumatologien eingerichtet mit einem Liaisondienst zwischen Geriatern und Unfallchirurgen, die diese medizinischen Herausforderungen mit einem multidisziplinären Team bearbeiten, dem neben Ärzten und Pflegern auch Physiotherapeuten, Ergotherapeuten, Psychologen, Logopäden und Sozialarbeiter angehören. An zusätzlichen Leistungen werden das geriatrische Assessment und eine ressourcenorientierte Therapie der gefundenen Defizite, eine Sturzanalyse mit entsprechender Intervention und eine osteologische Behandlung der meist vorliegenden Fragilitätsfraktur vorgenommen. Wie Henderson (Hemderson 2016) in einer Fall-Kontrollstudie an 206 verunfallten geriatrischen Patienten mit Schenkelhalsfrakturen zeigen konnte, konnte die Mortalität durch diese medizinische Behandlung an einer Alterstraumatologie nach einem Jahr in dieser betagten Population von 19 % auf 9,7 % gesenkt werden. In einem Übersichtsartikel von Zuckerman wurde von einer Reduktion von 36 % auf 14 % berichtet (Zuckerman 1996).

In der Onkogeriatrie ist das Ziel, für diese besonders empfindliche Patientengruppe eine optimale Therapieentscheidung für die aktuelle onkologische Erkrankung zu finden und darüber hinaus ein Therapieprogramm für die oftmals zahlreichen medizinischen Probleme ausgehend von der Multimorbidität und psychosozialen Herausforderungen zu erstellen. Für medizinische Fragen bei onkologische Patienten mit geriatrischem Profil hat sich in den letzten Jahren die Fachdisziplin der Onkogeriatrie entwickelt und auch eine internationale Fachgesellschaft gegründet, die International Society of Geriatric Oncology (SIOG), die einen Übersichtsartikel zum Umgang mit dieser speziellen Gruppe von onkologischen Patienten entwickelt hat (Burhenn 2016).

Im niedergelassenen Bereich wird die geriatrische Remobilisierung, die bisher in Österreich nur im Krankenhaus möglich war, nun auch ambulant im ständigen Wohnumfeld der Betroffenen durchgeführt. Mobile Geriatrische Teams, die zu den Patienten in die Wohnung kommen, sind eine logische Weiterentwicklung der geriatrischen Strukturen und bereits in vielen Ländern Europas ein fixer Bestandteil der medizinischen Versorgung und Grundausstattung. Dabei werden die gleichen Therapiemöglichkeiten wie bei der stationären Behandlung durchgeführt, und das bringt große Vorteile:

- Mit der ambulanten geriatrischen Remobilisation wird der stationäre Aufenthalt im Krankenhaus verkürzt, teilweise kann eine Einweisung ins Krankenhaus sogar vermieden werden.
- Patienten, als auch deren Angehörige, haben die Möglichkeit, den Umgang mit der neuen Lebenssituation im gewohnten häuslichen Umfeld zu erlernen.

- Damit erlangen die Patienten ein größeres Maß an Sicherheit, die Unfallgefahr wird verringert, die Lebensqualität damit gesteigert.
- Die Gesundheitsprobleme werden dort gelöst, wo sie auftreten. Somit wird der Alltag mit seinen Anforderungen an die alltägliche Lebensführung zum Übungs- und Trainingsfeld.

30.1.4 Die Rolle der Geriatrie in der Medizin

Die breitgefächerten Aufgaben und Rollen eines Geriaters in verschiedenen Bereichen des Gesundheitswesens zeigen sich in der Aufstellung in Abbildung 30.1 (▶ Abb. 30.1).

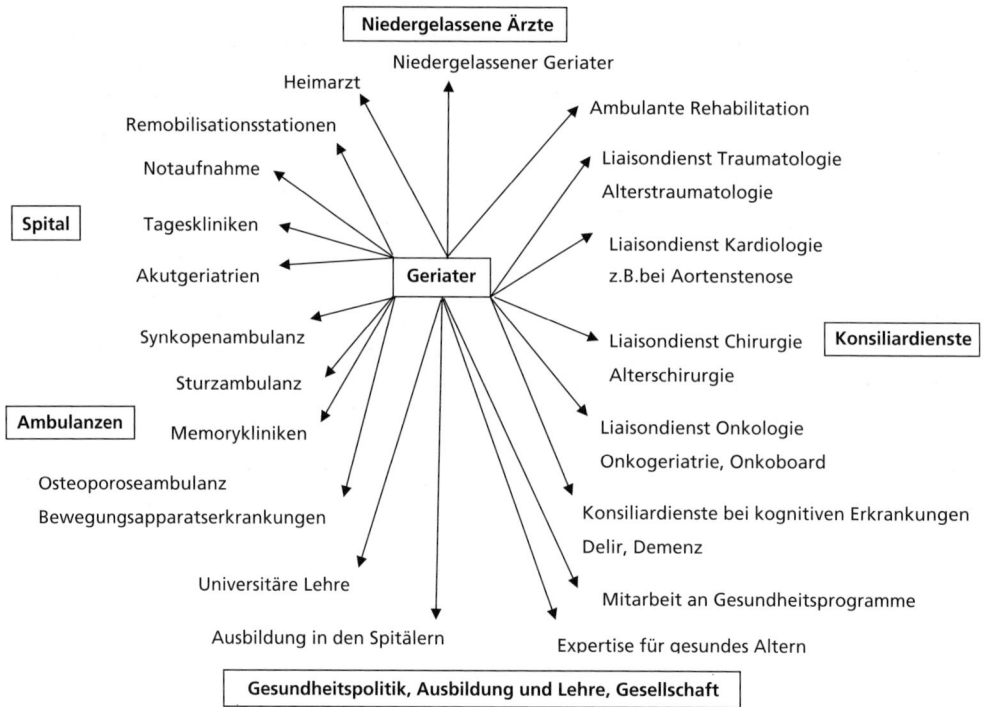

Abb. 30.1: Die Rolle des Geriaters in verschiedenen Gesundheitseinrichtungen

Die rein numerische Vermehrung von Ärzten für die altersmedizinischen Aufgaben kann diese dargestellten Bedürfnisse nicht erfüllen. Die neuen Ausbildungscurricula für die Facharztausbildung berücksichtigten ansatzweise die Inhalte der Altersmedizin. Trotz einheitlicher Sicht der Problemstellung durch die demografische Entwicklung, der umsetzbaren Fortschritte der Altersmedizin und evidenten Vorteile der verschiedenen geriatrischen Interventionen besteht eine ausgesprochen heterogene Ausbildung der Ärzte bezüglich Spezialisierungsgrad und Ausbildungsdauer in Europa (Fisher 2017).

Dies ist der erst kurzen Entwicklung des Faches Geriatrie, der Einstellung der Ärzteschaft zum Fach, den unterschiedlichen Verdienstmöglichkeiten in den medizinischen Fächern, den strukturellen Gegebenheiten der medizinischen Einrichtungen und der Einstellung der Gesellschaft zuzuschreiben (Byszewski 2017).

30.1.5 Falldarstellung

Eine anonym bleibende Abteilung für Akutgeriatrie mit hochqualitativer architektonischer Ausstattung, allen technischen Einrichtungen, die einen Betrieb am Stand des Wissens und Könnens ermöglicht, hat alle Stellen für die notwendigen therapeutischen Dienste besetzt. Sie verfügt über ein engagiertes Pflegeteam mit Pflegeexperten für Geriatrie und ein kooperierendes Therapeutenteam. Die Arbeitsabläufe wurden für die Patienten optimiert und liefen bis vor einigen Monaten zur vollsten Zufriedenheit der Patienten gemäß den Rückmeldungen und der Zufriedenheit ob der beruflichen Erfolge und Entwicklungsmöglichkeiten beim Personal. Der Patientenandrang ist gestiegen, sowohl durch die Zuweiser im niedergelassenen Bereich und den diversen Spitalsabteilungen, als auch auf Wunsch der Patienten und Angehörigen selbst.

Die Ärzteschaft setzt sich aus Ärzten aus vier verschiedenen europäischen Ländern zusammen. Das Durchschnittsalter der Ärzteschaft beträgt 54 Jahre, drei von acht sind über 60 Jahre alt. Die Ärztestellen sind zu 80 % besetzt. Durch diese biografische Situation und den Besetzungsgrad sind Leistungsanpassungen vorzunehmen, fachlich sinnvolle Projekte wurden gestoppt mit entsprechenden Frustration beim Personal. Die für eine Weiterentwicklung des Faches Geriatrie notwendige Ausbildung von jungen Ärzten kann nach der österreichischen Ärzteausbildungsordnung (ÄAO) 2011 im Zusatzfach Geriatrie für mehrere Quellfächer (Allgemeinmedizin, Innere Medizin, Neurologie, Psychiatrie, Physikalische Medizin) noch erfolgen, nach der neuen ÄAO 2015 gibt es eine Spezialisierung in Geriatrie für dieselben Quellfächer. Eine spezialisierte Fachausbildung in Geriatrie für die innerklinische Geriatrie, wie sie von der österreichischen Fachgesellschaft für Geriatrie und Gerontologie (ÖGGG) vehement gefordert wird, gibt es leider nicht (mehr), sodass sich der Andrang zu der Spezialausbildung in Grenzen hält. Eine Abwärtsspirale beginnt sich zu drehen.

Im Folgenden werden Behandlungsschritte zur Lösung diese Situation erläutert.

30.2 Behandlungsschritte

30.2.1 Aus-, Fort- und Weiterbildung

Ziel einer Weiterbildung im Sonderfach Innere Medizin/Geriatrie ist es, ein abgestuftes Versorgungskonzept gemäß den allgemeinen Gesundheitszielen in Österreich für ältere Menschen in Österreich weiterzuentwickeln.

Für interessierte Kollegen existiert seit vielen Jahren die Diplomfortbildung Geriatrie der Österreichischen Ärztekammer. Die Diplomfortbildung gibt interessierten Kollegen einen Einblick in geriatrische Themen und kann als eine Vertiefung des geriatrischen Wissens angesehen werden.

Mit Dezember 2016 wurde für die Quellfächer Innere Medizin, Neurologie, Psychiatrie und Physikalische Medizin, sowie für Ärzte für Allgemeinmedizin eine Spezialisierung in Geriatrie beschlossen. Die Spezialisierung in Geriatrie für die genannten Quellfächer ist seine weitere Vertiefung im geriatrischen Themenfeld in der Breite der Fächer. Eine Akkreditierung interessierter ausbildender Abteilungen ist seit dem Frühjahr 2018 möglich

Für die derzeit in Österreich bestehenden Abteilungen und Departments für Akutgeriatrie und Remobilisation, welche größtenteils internistisch ausgerichtet sind, ergibt sich die dringende Notwendigkeit der Schaffung des Sonderfaches Geriatrie im Fach Innere Medizin, um eine umfassende und im europäischen Kontext auch zeitgemäße geriatrische Ausbildung der Ärzte in Österreich zu gewährleisten.

Die klinische Geriatrie hat sich insbesondere in den Bereichen Multimorbidität, Frailty, Polypharmazie, Sturzerkrankung, Delir im Alter, Inkontinenz und Ernährung in den letzten Jahren etabliert. Für die Umsetzung der therapeutischen Programme und umfassende Diagnostik sind die Fachärzte für Geriatrie prädestiniert. Die Ausdifferenzierung und Etablierung von geriatrischen Strukturen und deren Weiterentwicklung und Qualitätssicherung erfordert eine spezialisierte Ärzteschaft. Für die Kooperation mit der Traumatologie (Alterstraumatologie) bedarf es eben genau dieser geriatrischen Expertise.

Die Anzahl der zertifizierten Alterstraumazentren steigt im deutschsprachigen Raum laufend an und ist Ausdruck einer immer mehr prozessorientierten Medizin. Eine solche ist aber ohne entsprechend qualitätsgesicherte Pfade und spezialisiertem Wissen undenkbar.

An der Alterstraumatologie im Speziellen, aber auch in der geriatrischen Notfallversorgung im Allgemeinen zeigt sich die Notwendigkeit eines multimodalen Ansatzes auch in der Akutversorgung älterer Menschen.

Ein differenzierter Behandlungsprozess beim älteren Patienten beginnt bereits beim Eintritt in die Notaufnahme und setzt sich während des primären diagnostischen und therapeutischen Prozesses fort. So konnte beispielsweise gezeigt werden, dass kognitiv beeinträchtigte Patienten ein deutlich höheres Risiko für Komplikationen wie ein Delir aufweisen (Wilber 2006).

Zur Identifizierung der gefährdeten Patientengruppe sollten validierte Messinstrumente wie beispielsweise der ISAR Score verwendet werden (Mc Cuscer 1999). Ein ISAR Score von größer gleich drei Punkten zeigt ein höheres Risiko an und sollte in weiterer Folge zu einem klinikintern festgelegten geriatrischen Procedere führen (Singler 2014). Geriater müssen zunehmend in die Prozesse und Entwicklung von Zentralen Notaufnahmen eingebunden sein, da sie über die komplexen Probleme, die notwendige Funktionsdiagnostik und die notwendigen Interventionsschritte am besten Bescheid wissen (Hwang 2007; Pinter 2013).

Für medizinische Fragen bei onkologische Patienten mit geriatrischem Profil hat sich in den letzten Jahren die Fachdisziplin der Onkogeriatrie entwickelt und auch eine internationale Fachgesellschaft gegründet, die International Society of Geriatric Oncology (SIOG), die einen Übersichtsartikel zum Umgang mit dieser speziellen Gruppe von onkologischen Patienten entwickelt hat (Burhenn 2016). Zweck der Onkogeriatrie ist es, für ältere Patienten mit Neoplasien optimale Therapieentscheidungen für die aktuelle onkologische Erkrankung zu geben und darüber hinaus ein Therapieprogramm für die oftmals zahlreichen begleitenden medizinischen Probleme ausgehend von der Multimorbidität und psychosozialen Herausforderungen zu erstellen. Auch für diesen Liaisondienst sind die spezialisierten Fachärzte für Geriatrie von Nöten. Weitere Liaisondienste müssen zukünftig unter Einbeziehung geriatrischer Expertise entwickelt werden, wie zum Beispiel Alterschirurgie, Altersurologie oder Altersgynäkologie.

> Die Inhaber des Sonderfaches Innere Medizin/Geriatrie werden gemäß den internationalen Erfahrungen in Zukunft in den entsprechenden stationären Institutionen wesentliche Träger und Berater der geriatrischen Versorgung sein. Zudem gilt es auch, für leitende Funktionen in diesen Bereichen entsprechend qualifizierte Fachärzte zu entwickeln

30.2.2 Strukturreform im Gesundheitswesen

Die 1999 entwickelten Akutgeriatrien/Remobilisationseinrichtungen sind in ihren Abläufen, Kooperationen und Einrichtungen an die aktuellen Bedürfnisse anzupassen. Die zukünftig in Form von Konsiliar- und Liaisondiensten abzuwickelnden Tätigkeiten in der Alterstraumatologie, Onkogeriatrie, in den Erstaufnahmen und anderen Fachabteilungen benötigen eine entsprechende Stellenplanung und Rekrutierung von Geriatern. Die abgestufte Versorgung geriatrischer Patienten im Krankenhaus in Ambulanzen, Tageskliniken, Akutgeriatrien, Remobilisierungseinrichtungen und Konsiliardiensten sollte entsprechend der Verteilungsgerechtigkeit und flächendeckend errichtet werden.

Die Honorierungssituation der Ärzte in den unterschiedlichen Fächern entspricht nicht den tatsächlichen gesundheitspolitischen Notwendigkeiten. Diese sollten in Verhandlung mit den Ärztekammern, Krankenhausträgern und Gesundheitspolitikern angepasst werden, um attraktive Situationen für Ärzte in Strukturen der Geriatrie zu schaffen.

30.3 Auflösung des ethischen Dilemmas

Ein multidisziplinärer Zugang kann dieses ethische Dilemma zwischen der fachlichen Notwendigkeit einer personell gut ausgestatteten Geriatrie und der derzeitigen gesundheitspolitischen Wahrnehmung lösen. Wie Fisher in einem wissenschaftlichen Positionspapier schreibt, ist die Information und Beteiligung der Gesundheitspolitiker und Gesundheitsmanager an den wissenschaftlichen Erkenntnissen und Notwendigkeit der Umsetzung für die jeweilige Bevölkerung ein Teil dieses Zuganges. Ein weiterer Lösungspunkt ist die Harmonisierung der geriatrischen Fachausbildung in Europa mit Bildungsstandards und internationaler Konsensusbildung (Fisher 2017).

Es wurde bereits ein europäisches Ausbildungscurriculum für Medizinstudenten in einem Konsensusprozess, basierend auf der Delphi-Methode, entwickelt und publiziert. In diesem wurde in zehn Absätzen, die sowohl Einstellungen als auch Kenntnisse und Fähigkeiten zum Thema Altersmedizin adressiert, detailliert ein Ausbildungslehrgang entwickelt (Masud 2014; Singler 2014).

Die Herausforderungen der geriatrischen Medizin und somit auch der Ausbildung in diesem Bereich betreffen Krankenhäuser, niedergelassene Ärzte und auch Pflegeheime gleichermaßen. Die Angebote spezieller Einheiten der Akutgeriatrie, Liaisondienste und Spezialambulanzen müssen mit extramuralen Angeboten (Allgemein-, Facharzt- und Gruppenpraxen, Primärversorgungszentren, Rehabilitationseinrichtungen) sowie den verschiedenen Sozialeinrichtungen (Alten- und Pflegeheime, Beratungsstellen) abgestimmt werden. Dies bedingt auch eine entsprechende Planung und Harmonisierung der geriatrischen Ausbildung im gesamteuropäischen Kontext (Fischer 2017).

Positive Nachrichten aus England lassen auf eine günstige Entwicklung auch in Kontinentaleuropa hoffen. Basierend auf dem von der englischen Ärztekammer festgelegten Minimalerfordernis von einem Geriater auf 50.000 Einwohner in einer Region wurde dort eine erfreuliche Steigerung der Absolventenzahl der geriatrischen Facharztausbildung und ein gesteigerter Andrang darauf registriert. Fakten, die für die Tätigkeit auf dem Fachgebiet Geriatrie sprachen, waren neben dem hohen Maß an Notwendigkeit angesichts der demografischen Entwicklung die Breite des medizinischen Betätigungsfeldes, die Flexibilität des Faches und die befriedigende Tätigkeit angesichts der Behandlungserfolge (Fisher 2014).

In einem kanadischen Forschungsprojekt zur medizinischen Karriereplanung zeigte Anna Byszewski eine weitere Möglichkeit auf, die Vorteile der Berufswahl zum Geriater darzustellen: Sie entwickelte mit ihrem wissenschaftlichen Team eine Reihe von Interviews, die sie aufzeichnete, im Rahmen der studentischen Ausbildung präsentierte und mittels Fragebogenauswertung evaluierte. Es konnte eine wesentliche (im Sinne der Entwicklung des Faches Geriatrie) positive Beeinflussung der Einstellung und des Wissensstands zum Fach Geriatrie beobachtet werden (Byszewski 2017).

Ein Aspekt wurde von Frank Christopher als beachtliche Eigenschaft der Altersmedizin beleuchtet und als Alleinstellungsmerkmal und Vorteil gegenüber anderen Fachdisziplinen, die für Jungärzte zur Auswahl kommen, hervorgehoben: die Verbindung der geriatrischen Tätigkeit mit den Prinzipien des geisteswissenschaftlichen Zuganges zu den geriatrischen Patienten. Die Techniken der narrativen Medizin entsprechen den Vorstellungen vieler junger Mediziner und sind ein wesentliches Merkmal der Kommunikation zwischen Geriatern und ihren Patienten. Im Umgang mit der Multimorbidität auf Werkzeuge der Soziologie und Psychologie zurückzugreifen und dadurch komplexe Situationen meistern zu können, kann in beruflicher Hinsicht sehr befriedigend sein. Auch die Verbindung zu den schönen Künsten im Verständnis von Krankheits- und Gesundheitsfragen ist bemerkenswert und oftmals ein Weg zum Verständnis und zur Heilung älterer Patienten. Ein Konnex, der viele Ärzte anspricht. Daher ist die Betonung dieser Eigenschaft der Altersmedizin eine gute Möglichkeit, Ärzte gerade für dieses Fach zu interessieren und zu begeistern (Frank 2015).

30.4 Zusammenfassung

1. Der Bedarf an gut ausgebildeten Altersmedizinern ergibt sich aus der demografischen Entwicklung und den Besonderheiten der Erkrankungen im Alter und der Alterskrankheiten.
2. Der medizinische Fortschritt soll auch dieser älteren Bevölkerungsgruppe zugutekommen.
3. Eine Reihe von gesellschaftlichen und gesundheitspolitischen Hürden und Widerständen hat zu Dilemmata in der Versorgung älterer Patienten geführt.
4. Vor allem die Ausbildung zum Geriater ist nicht am Stand der Wissenschaft umgesetzt.
5. Anhand eines Beispiels wurden diese Herausforderungen aufgezeigt.
6. Lösungsansätze sind die europäische einheitliche Ausbildung von Altersmedizinern, die Darstellung der Schönheiten, Besonderheiten und Chancen des Berufes und die Orientierung an positiven Beispielen in Europa.

Literatur

Barnes D.E. et al. Acute Care For Elders Units Produced Shorter Hospital Stays At Lower Cost While Maintaining Patients' Functional Status. Health Affairs, v. 31, n. 6, p. 1227-1236, 2012. Disponível em: http://content.healthaffairs.org/content/31/6/1227.abstract .

Baztan J.J. et al. Effectiveness of acute geriatric units on functional decline, living at home, and case fatality among older patients admitted to hospital for acute medical disorders: meta-analysis. Bmj, v. 338, n. jan22 2, p. b50-b50, 2009. ISDN 0959-81381468-5833.

Bundesministerium für Gesunheit, Gesundheit Österreich GmbH: Prozesshandbuch Akutgeriatrie/Remobilisation, 2013: https://www.bmgf.gv.at/cms/home/attachments/9/6/9/CH1071/CMS1382970681454/prozesshandbuch_akutgeriatrie_remobilisation_(2013).pdf (Zugriff: 09. 01.2018)

Burhenn P.S. et al. Geriatric assessment in daily oncology practice for nurses and allied health care professionals: Opinion paper of the Nursing and Allied Health Interest Group of the International Society of Geriatric Oncology (SIOG). J Geriatr Oncol, v. 7, n. 5, p. 315-24, Sep 2016. ISSN 1879-4076. https://www.ncbi.nlm.nih.gov/pubmed/26961585

Byszewski A.; Bezzina K.; Latrous M. What Kind of Doctor Do You Want to Be? Geriatric Medicine Podcast as a Career Planning Resource. Biomed Res Int, v. 2017, p. 6183148, 2017. ISSN 2314-6141. https://www.ncbi.nlm.nih.gov/pubmed/28706948 >.

De Leur K. et al. Outcome after osteosynthesis of hip fractures in nonagenarians. Clin Interv Aging, v. 9, p. 41-9, 2014. ISSN 1178-1998.http://www.ncbi.nlm.nih.gov/pubmed/24379658 >.

Fisher J. New horizons in geriatric medicine eduction and training ; The need for pan-European education and training standards. Eur Geriatr Med (2017) https://doi.org/10.1016/j.eurger.2017.07.022

Fisher J.M. et al. Geriatric medicine workforce planning: a giant geriatric problem or has the tide turned? Clin Med (Lond), v. 14, n. 2, p. 102-6, Apr 2014. ISSN 1470-2118. Disponível em: https://www.ncbi.nlm.nih.gov/pubmed/24715117

Frank C.; Martin R.E. Humanities and geriatric education: a strategy for recruitment? Can Geriatr J, v. 18, n. 1, p. 37-41, Mar 2015. ISSN 1925-8348. Disponível em: < https://www.ncbi.nlm.nih.gov/pubmed/25825611

Henderson C.Y. et al. Dedicated orthogeriatric service reduces hip fracture mortality. Ir J Med Sci, Apr 2016. ISSN 1863-4362. http://www.ncbi.nlm.nih.gov/pubmed/27059996

Hwang U, Morrison SR. (2007) The Geriatric Emergency Department. JAGS; 55(1): 1873 – 1876

Masud T. et al. European undergraduate curriculum in geriatric medicine developed using an international modified Delphi technique. Age Ageing, v. 43, n. 5, p. 695-702, Sep 2014. ISSN 1468-2834. https://www.ncbi.nlm.nih.gov/pubmed/24603283

McCusker J, Bellavance R, Cardin S et al. (1999) Detection of older people at increased risk of adverse health outcomes after an emergency visit: The ISAR screening tool. J Am Geriatr Soc;47:1229–1237

ÖSG – Österreichischer Strukturplan Gesundheit 2017: https://www.bmgf.gv.at/home/Gesundheit/Gesundheitssystem_Qualitaetssicherung/Planung_und_spezielle_Versorgungsbereiche/Der_Oesterreichische_Strukturplan_Gesundheit_ndash_OeSG_2017 (Zugriff: 09. 01. 2018)

Pinter G, Likar R, Schippinger W, Janig H, Kada O, Cernic K (Hrsg.) Geriatrische Notfallversorgung Strategien und Konzepte 2013, Springer Wien; Auflage: 2013.

Singler K, Heppner U, Skutetzky A, Sieber C, Christ M, Thiem U (2014) Predictive Validity of the Identification of Seniors at Risk Screening Tool in a German Emergency Department Setting. Gerontology; 60(5): 413-9

Singler K. et al. [Catalogue of learning goals for pregraduate education in geriatric medicine. A recommendation of the German Geriatric Society (DGG), the German Society of Gerontology and Geriatrics (DGGG), the Austrian Society of Geriatrics and Gerontology (ÖGGG) and the Swiss Society of Geriatric Medicine (SFGG) on the basis of recommendations of the European Union of Medical Specialists Geriatric Medicine Section (UEMS-GMS) 2013]. Z Gerontol Geriatr, v. 47, n. 7, p. 570-6, Nov 2014. ISSN 1435-1269. https://www.ncbi.nlm.nih.gov/pubmed/25217287

Wilber ST. (2006) Altered mental status in older emergency department patients. Emerg Med Clin North Am;24:299–316

Zuckerman J.D. Hip fracture. N Engl J Med, v. 334, n. 23, p. 1519-25, Jun 1996. ISSN 0028-4793: https://www.ncbi.nlm.nih.gov/pubmed/8618608

31 Ethikkonsile als Entscheidungshilfen

Walter Müller

31.1 Einführung

Problembeschreibung

Entscheidungsfindung bei medizinischen Eingriffen, die ethische Probleme bereiten, sowie Entscheidungsfindung betreffend Therapiebegrenzung bzw. Therapieverzicht auf Basis des ETHIK-KODEX der Barmherzigen Brüder Österreich.

Konzept der klinischen Ethikberatung (Wallner 2010, S. 38–39)

Die klinische Ethikberatung ist das Angebot an Ärzte und Pflegekräfte, eine Unterstützung bei Behandlungsentscheidungen zu erhalten, die ethisch schwierig gelagert sind.

31.2 Kasuistik

Patientin (78 Jahre) wird mit Fieber und deutlicher Verschlechterung des Allgemeinzustandes aufgenommen. Bei der Aufnahme zeigt sich im Labor eine ausgeprägte Leukozytose sowie eine deutliche Erhöhung des CRP, im durchgeführten Lungenröntgen ein Infiltrat perihilär links. Bei einem eine Woche nach der Aufnahme durchgeführten Thorax-Abdomen CT zeigt sich eine Pneumonie beidseits, im Abdomen ein wandbetonter Pylorus, kein Fremdgewebe, kein Ascites.

31.3 Vorgeschichte

- 2014: Intracerebrale Blutung (ICB) linkshemisphärisch
- Nach der ICB hatte die Patientin einen langen Intensivaufenthalt mit Langzeitbeatmung, mit – bei bestehenden Schluckproblemen – Anlage einer PEG-Sonde über mehrere Monate, welche dann wieder entfernt werden konnte.
- 2012: CHE mit Nachresektion des Gallenblasenbettes bei histologisch verifiziertem Gallenblasenkarzinom im OP Präparat (Nachresektat dann tumorfrei)
- 2008: Mediateilinfarkt rechts mit Hemiparese links
- Symptomatische Epilepsie

- Permanentes Vorhofflimmern (orale Antikoagulation mit Eliquis)
- Arterieller Hypertonus

Soziale Vorgeschichte

- Die Patientin wurde bis zur aktuellen Aufnahme von ihrem Lebensgefährten im gemeinsamen Haushalt versorgt,
- unterstützt durch ihren Sohn (dieser ist auch Sachwalter der Patientin),
- zusätzlich mehrmals täglich Hauskrankenhilfe.

Krankheitsverlauf

Unter mehrfacher antibiotischer Therapie (lt. Antibiogramm – Blutkultur, Sputum) zeigt sich ein Rückgang der massiv erhöhten Entzündungswerte und Besserung des Allgemeinzustands (nachfolgend: AZ) der Patientin. Trotz intensiver Bemühungen der Therapeuten ist jedoch eine Mobilisierung der Patientin nicht möglich.

Aufgrund wieder auftretender Schluckprobleme mit klinischen Aspirationszeichen wird eine *Endoskopische Schluckdiagnostik* durchgeführt, bei der sich bei der Erstuntersuchung einer insgesamt noch deutlich reduzierten und verlangsamten Patientin eine kontinuierliche Aspiration ohne Schutzreflexe zeigt. Vorerst wird eine strenge Nahrungskarenz mit parenteraler Ernährung, Reduktion der laufenden Neuroleptika-Therapie und bei weiterer Besserung der Vigilanz und des Allgemeinzustandes ein neuerlicher Schluckversuch unter endoskopischer Kontrolle in einer Woche empfohlen. Bei einer Kontroll-Untersuchung zeigt sich dann bei der deutlich wacheren, und besser kontaktfähigen Patientin leider keine Änderung der Situation, nach wie vor ausgeprägte kontinuierliche Aspiration ohne ausreichende Schutzreflexe.

Es erfolgt mit Einverständnis der Patientin und nach Rücksprache mit dem Sohn (Sachwalter) und dem Lebensgefährten der Patientin eine neuerliche *PEG-Sonden-Anlage*.

Nach Start der Ernährung über die PEG-Sonde (mittels Nahrungspumpe und langsamer Steigerung der Flussrate) kommt es wieder zu einer AZ Verschlechterung, einem Anstieg der Entzündungswerte und einem neuerlichen Infiltrat im Lungenröntgen, im Antibiogramm zeigt sich ein *multiresistenter Keim*.

Aus diesem Grund wird ein *Klinisches Ethikkomitee* einberufen mit der Fragestellung, ob eine zusätzliche Anlage eines geblockten Tracheostomas zur Aspirationsprophylaxe sinnvoll sei.

> **Merksatz: Klinisches Ethikkomitee (KEK) (Wallner 2010, S. 39)**
>
> - Das KEK ist eine operative Organisationsform der klinischen Ethikberatung
> - Zur Entscheidungsfindung im Rahmen regulärer Therapien, die ethische Probleme bereiten
> - Das KEK hat ausschließlich beratenden Charakter, die Entscheidung bleibt beim behandelnden Arzt
> - Die Arbeit des KEK möchte die Transparenz der Entscheidungsfindung erhöhen
> - Das KEK wird nur aktiv, wenn die vom Behandlungsfall Betroffenen es möchten (freiwillig, nicht vorgeschrieben)
>
> Das KEK setzt sich aus Angehörigen der verschiedenen Berufsgruppen des jeweiligen Krankenhauses zusammen.

31.3.1 Ergebnis des Ethik-Konsils

Nach mehrfacher neuropsychologischen Überprüfung und Testung präsentiert sich die Patientin einsichts- und urteilsfähig. Bei der festgestellten hochgradigen Aspirationsgefahr wird die zusätzliche Anlage eines geblockten

Tracheostomas zur schon liegenden PEG-Sonde als medizinisch indizierte und fachlich richtige Entscheidung klassifiziert.

Das Ergebnis des Ethik-Konsils wird mit der Patientin im Beisein des Lebensgefährten und des Sohnes (Sachwalter) besprochen und die Einverständniserklärung für die Anlage des Tracheostomas eingeholt, der operative Eingriff durchgeführt.

Bei in der Folge durchgeführtem Nahrungsaufbau über die PEG-Sonde zeigt die Patientin dann jedoch weiter Verdauungsprobleme mit geblähtem Abdomen und rezidivierendem Erbrechen.

In der Folge wird eine *Gastroskopie* durchgeführt, bei der die Passage nur bis zum Pylorus möglich ist. Das Antrum ist schlecht entfaltbar, eine Passage über den Pylorus nicht durchführbar, der Pylorus entrundet und deformiert, bei unauffälliger, korrekter Lage der PEG-Sonde. Bei einer ergänzend durgeführten Rö *KM-Passage* sind das Antrum und der Pylorus hochgradig lumeneingeengt, es zeigt sich ein nur schmales Kontrastmittelband, bei deutlichem Reflux. Ein dann durchgeführtes *CT – Thorax/Abdomen* – zeigt im Gegensatz zur Voruntersuchung ausgedehnte Aszitesbildung, wobei im Mittelbauch eine pathologische Infiltration des mesenterialen Fettgewebes nicht auszuschließen ist

Bei trotz durchgeführter antibiotischer Therapie weiter hohen Entzündungswerten und massiver Verschlechterung des AZ wird mit der Patientin, im Beisein der Angehörigen, eine Modifizierung der weiterführenden diagnostischen und therapeutischen Maßnahmen im Sinne einer *Palliativversorgung* beschlossen (Einstellung der Ernährung über die PEG-Sonde, Verzicht auf Wiederbelebung bei Herz-Kreislauf-Atemstillstand, keine lebensverlängernden Maßnahmen mit apparativer Unterstützung, aber konsequente Schmerztherapie unter optimaler pflegerischer, spiritueller und psychologischer Betreuung der Patientin und ihrer Angehörigen).

> **Merksatz: Therapieverzicht und Therapiebegrenzung (Wallner 2010, S. 185)**
>
> Darunter versteht man einen Vorenthalt bzw. Begrenzung einer kurativen Therapie. Diese Entscheidung bedeutet in jedem Fall den gleichzeitigen Beginn einer palliativen Therapie.

31.3.2 Checkliste A: Therapieverzicht und Therapiebegrenzung (Wallner 2010, S. 187–188)

Patient: Diagnose

Patient entscheidungsfähig:

- Ja
- Nein
- Unklar

Gründe für den Therapievorenthalt bzw. die Therapiebegrenzung

- Patientenwille nach Aufklärung (Patient einsichts- und urteilsfähig)
- Patientenwille in der Patientenverfügung
- Patientenwille über eine bevollmächtigte Person
- Mutmaßlicher Patientenwille
- Reanimation oder andere Therapiemaßnahme nicht erfolgversprechend:
- Physiologische Gründe: Reanimation physiologisch nicht wirksam (ein Überleben wäre trotz der Reanimationsmaßnahmen nicht möglich).
- Neurologische Gründe: Bei bestehender Vorschädigung des Gehirns wäre durch die zusätzliche Hypoxie im Rahmen des Herzkreislaufstillstandes eine weitere Hirnschädigung zu erwarten, sodass trotz Reanimation eine weitere für den Patienten nicht

mehr akzeptable Hirnschädigung zu erwarten ist.
- Funktionelle Gründe: Es wurde nach der Reanimation zu einer für den Patienten nicht mehr tolerablen Beeinträchtigung der Lebensqualität kommen (z. B. Reanimation bei ALS, terminaler respiratorischer Insuffizienz und damit Respiratorenabhängigkeit).
- Andere Gründe:

Therapieverzicht (Maßnahmen, die nicht mehr durchgeführt werden sollen):

- Bei Herzstillstand keine Wiederbelebung
- Nur Defibrillation. Keine Herzmassage, keine Intubation
- Keine Intubation/Beatmung
- Keine (Dosiserhöhung der) Katecholamine
- Keine Blutprodukte
- Keine Antibiotika
- Keine parenterale Ernährung
- Keine enterale (Sonden-)Ernährung
- Keine PEG-Sonde
- Keine i.v. Flüssigkeit
- Keine Chemotherapie
- Kein Transfer auf Intensivstation
- Keine Hamofiltration/dialyse

Therapiereduktion bzw. Therapieabbruch

- Beatmung: Reduktion des FiO2
- Beatmung: Beendigung mit Sauerstoffinsufflation über Tubus
- Beatmung; mit Extubation
- Blutprodukte
- Antibiotika
- Parenterale Ernährung
- Enterale (Sonden-)Ernährung
- PEG-Sonde
- i.v. Flüssigkeit
- Chemotherapie
- Hämofiltration/dialyse
- Katecholamine

Kommunikation zur Entscheidung

Die Nicht-Durchführung der beschriebenen Maßnahmen wurde besprochen mit:

- Patient*) am:
- DGKS/DGKP am:
- weiteren Ärzten am:
- Palliativteam am:
- Angehörigen am:
- Hausarzt am:
- Seelsorger am:
- Patient ist einsichts- und urteilsfähig, es wurde aber kein Gespräch über den Therapieverzicht geführt, weil …
- Patient ist nicht einsichts- und urteilsfähig, es wurde aber nicht mit den Angehörigen gesprochen, weil …

Inhalt des Gesprächs:

- Diagnose
- Prognose
- CPR-Vorgang/Wirksamkeit
- Alternative Maßnahmen
- Palliative Care
- Lebensqualität
- Tod

Teilnehmer der ethischen Fallbesprechung (Name, Unterschrift) Datum/Uhrzeit
Die Patientin verstirbt nach wenigen Tagen im Beisein ihres Lebensgefährten.

31.3.3 Obduktionsbefund

Peritonealkarzinose in Form von massiven peritonealen Auflagerungen grobhöckrig bis kleinstnodulär weißlich und vom Oberbauch bis in den Douglas hineinreichend (histologisch: Infiltrate durch ein gering differenziertes Adenokarzinom), gut 1 Liter gelblich farbener klarer Aszites.

31.4 Fazit

- Der Ethik Kodex der Barmherzigen Brüder Österreich ist eine Orientierungshilfe bei klinischen Entscheidungen unter ethischen Gesichtspunkten bei komplexen Fragestellungen. (Wallner 2010, S. 5–6)
- Das Klinische Ethikkomitee stellt schwierige Entscheidungen auf eine breite Basis und sorgt für Transparenz. (Wallner 2010; S. 38–39)
- Bei der Entscheidung für einen Therapieverzicht bzw. eine Therapiebegrenzung sind im Ethik Kodex angeführte Checklisten für die Dokumentation sehr hilfreich. (Wallner 2010, S. 185)

Literatur

Jürgen Wallner, Walter Schaupp, Reinhard Pichler, Ulrich Fischer (2010), Ethik Kodex der Barmherzigen Brüder Österreich, Fakultas.wuv, 2.3.2 Konzept der klinischen Ethikberatung, S. 38, 39

32 Ethische Aspekte der Kommunikation mit geriatrischen Patienten

Marina Kojer

»Der Helfer muss begreifen, dass zu helfen nicht zu herrschen ist, sondern zu dienen; dass die Absicht zu helfen einem Willen gleichkommt, bis auf Weiteres zu akzeptieren im Unrecht zu bleiben und nicht zu begreifen, was der Andere verstanden hat« (Kierkegaard 1859).

32.1 Einleitung

Wenn in Zusammenhang mit betagten Patienten von ethischen Aspekten der Kommunikation die Rede ist, handelt es sich in der Regel um das Erstellen von Patientenverfügungen, Vorsorgevollmachten oder um Advance Care Planning. Diese Instrumente sind ohne Zweifel wichtig und können viel dazu beitragen, dass die letzte Lebenszeit so verläuft, wie es dem Wunsch und Willen der Betroffenen entspricht. Die Art der Kommunikation, die dem Erstellen dieser Instrumente vorangeht und sie begleitet, ist maßgeblich daran beteiligt, ob das Ergebnis alles Wesentliche enthält und tatsächlich den Willen des Patienten wiedergibt.

> Die wichtigsten ethischen Fragen der Kommunikation mit geriatrischen Patienten stellen sich indes nicht erst, wenn das Lebensende in Sichtweite kommt, sie stellen sich bereits von dem Augenblick an, in dem ich einem hochaltrigen Menschen das erste Mal begegne und ihm die Hand gebe.

Die Art und Weise, in der wir einem Patienten von Anfang an gegenübertreten, trägt entscheidend dazu bei, ihm auch angesichts von Krankheit und Schwäche, von Frailty und Demenz »ein Leben in Würde« zu ermöglichen.

Begegne ich einem Menschen mit Respekt und Wertschätzung, auch wenn er verlangsamt ist oder mir nicht mehr ganz kompetent erscheint? Nehme ich seine Unsicherheit wahr? Beachte ich seine Reaktionen und passe mich – z. B. in Ausdrucksweise, Tempo und Lautstärke – an seine Möglichkeiten an? In welchem Tonfall spreche ich mit dem Patienten? Diese Fragen sind Teil einer alltagstauglichen »kleinen Ethik«. Sie sind sehr oft entscheidend für die subjektive Lebensqualität betagter Patienten. Elisabeth Conradi (www.uni-klu.ac.at/pallorg) hat für die Grundhaltung, die diese »kleine Ethik« auszeichnet, den schönen und aussagekräftigen Begriff der »achtsamen Zuwendung« geprägt.

Je deutlicher körperliche und geistige Kräfte schwinden, je hilfloser die Betroffenen auf sich allein gestellt sind, desto stärker nehmen Unsicherheit, Ängstlichkeit und Verletzlichkeit zu; gleichzeitig nimmt das Selbstbewusstsein immer mehr ab. Wer langsamer und schwerfälliger geworden ist, wer seine Ansprüche nicht oder nicht mehr ausreichend vertreten kann, fühlt sich den Anforderungen des Lebens zunehmend weniger gewachsen. Im selben Ausmaß steigt mit dem Alter, mit Gebrechlichkeit, fortschreitenden Erkrankungen, zunehmender Hilflosigkeit und erschwerter Kommunikation die Gefahr, dass die fachliche Umwelt mit der Zeit aufhört, alte und hochbetagte Menschen noch als eigenständige Personen wahrzunehmen. Fast unmerklich und oft »gut gemeint« vollzieht sich eine Herabwürdigung vom Subjekt zum Objekt. Nicht als Person anerkannt zu werden ist gleichbedeutend mit dem Absprechen der Menschenwürde. Diese »Verdinglichung« erfolgt besonders rasch, wenn der alte Patient demenzkrank ist, seine »Zurechnungsfähigkeit« eingebüßt hat und daher in vielen Belangen für ihn entschieden werden muss.

> Je hilfloser ein Mensch ist, desto leichter verlernt die Umwelt, in ihm ein gleichwertiges und gleichwürdiges Du zu erkennen.

32.2 Die Rolle der Ethik in der Kommunikation

»The Gerontological Society of America« brachte 2012 einen evidenzbasierten Review »of what really works« zum Thema Kommunikation mit älteren Erwachsenen heraus, in dem sie eine Reihe von Empfehlungen erstellte, die mir zu denken geben (https://change agents365.org/). *Eine* dieser Empfehlungen lautet: »Start with a question such as ›how are you‹ and convey a genuine interest in the patient's response.« Muss so etwas wirklich erst extra gesagt werden, um einen menschenwürdigen Umgang mit alten Menschen zu gewährleisten? Fast noch erschreckender: die Empfehlung ist nicht etwa als ethikbasierte Mahnung gemeint, sondern – pointiert ausgedrückt – als eine Art »Gleitmittel«, dass die stockende Kommunikation besser in Gang bringen soll.

Vereinfacht ausgedrückt stellen wir in der Ethik stets »die Frage nach dem Guten« (Heller 2009, S. 158) – in diesem Fall die Frage nach »dem Guten« für einen hochbetagten, multimorbiden, schwachen und müden Patienten. Was für einen kranken alten Menschen »gut« ist, kann nicht nur davon abhängen, dass dem »State of the Art« Rechnung getragen wird und alles Sinnvolle und fachlich Erforderliche geschieht. Mittels reiner Facharbeit lässt sich zwar ein Auto tadellos und hochprofessionell reparieren, für die Behandlung eines Menschen aus Fleisch und Blut, eines Individuums, das Wünsche und Bedürfnisse hat, das Sorgen, Bedenken und Ängste quälen, ist diese Vorgangsweise jedoch denkbar ungeeignet. Es leuchtet ein, dass sich auch für betagte, chronisch Kranke die Frage, was für sie gut ist, ohne Einbeziehung der Person, ihrer Bedürfnisse, Vorstellungen, Ängste und Befürchtungen nicht beantworten lässt. Vielmehr setzt die Beantwortung der Frage die gelingende Kommunikation voraus. Dieser Anforderung zu genügen ist – zugegeben – bei sehr alten, oft erschwert kontaktierbaren Menschen nicht immer einfach.

> Ethisch vertretbare Kommunikation beginnt mit dem genauen Hinschauen, Beobachten und Zuhören, braucht daher etwas Zeit und Geduld, um auch gebrechlichen und verlangsamten Patienten gerecht werden zu können.

Routinierte Freundlichkeit zeugt zwar immerhin von gutem Benehmen, reicht aber sicher nicht aus, um den Grundstein für eine tragfähige, therapeutische Beziehung zu legen. Für eine solche braucht es echte Anteilnahme und Zuwendung. Erst diese »professionelle Liebe« (Dörner 2001, S. 11) schafft die Voraussetzung für eine fruchtbare Arzt-Patient-Beziehung. Als Mensch und nicht als Werkstück gesehen und wertgeschätzt zu werden, stärkt nicht nur das Vertrauen betagter Patienten in den Arzt und in andere Mitglieder der Gesundheitsberufe, es erweist sich auch als bedeutender Faktor für den Therapieerfolg. Wahr- und ernstgenommen zu werden und Wertschätzung zu erfahren fördert den Gesundungswillen, stärkt das Vertrauen in die eigenen Potentiale und die Bereitschaft, an der Verbesserung des eigenen Zustands mitzuarbeiten.

> Ethisches Handeln in der Medizin ist ohne respektvolle und empathische Kommunikation mit den betroffenen Menschen nicht denkbar.

32.2.1 Fallbericht

Ein Jahr nach radikaler Mastektomie links, Chemo- und Strahlentherapie wurde die 80-jährige Frau P.[53] mit multiplen Knochenmetastasen, Spontanfraktur des rechten Oberschenkels, Carcinosis Pleurae sowie einem mächtigen Lymphödem i. B. des linken Armes im Pflegeheim aufgenommen. Starke Schmerzen, ein quälender Reizhusten und die Beschwerden durch den schweren, bis in die Fingerspitzen monströs angeschwollenen linken Arm bildeten eine fast unerträgliche Belastung. Dem palliativ geschulten Team gelang es innerhalb relativ kurzer Zeit, die quälenden körperlichen Symptome auf ein erträgliches Maß zu reduzieren. Der Patientin ging es körperlich bald eindeutig besser. Das grenzenlose seelische Leid, hilflos ausgeliefert und in jeder Hinsicht abhängig zu sein, wurde dadurch nicht leichter. Frau P. war immer eine eher introvertierte, selbstständig und selbstverantwortlich lebende Frau gewesen, die stolz darauf war, mit allem allein fertig zu werden. Die Aussicht, von nun an bis zu ihrem Tod in einem Pflegeheim zu leben, war in ihren Augen unerträglich und entwürdigend. Sie wollte nur mehr sterben; je früher desto besser. Existentielles Leid, Einsamkeit, Ausweglosigkeit und Verzweiflung standen deutlich auf ihre Stirn geschrieben. Versuche, ihr näher zu kommen, scheiterten vorerst ganz. Kommunikationsangebote, jede Form der Zuwendung und jede vermeidbare Berührung lehnte sie ausnahmslos schroff ab. Wir standen vor der Frage, ob wir tatsächlich nicht mehr tun konnten als die ablehnende Haltung dieser Patientin »respektvoll« zu akzeptieren. Kann ein Behandlungsergebnis für die Betroffene bereits dann »gut« sein, wenn ausschließlich ihre körperlichen Beschwerden gelindert wurden, ihr seelisches Leid, ihre Verzweiflung am Leben aber unverändert fortbestehen? Hatten wir mit einer einigermaßen zufriedenstellenden Symptomkontrolle das für diese Patientin erzielbare »Gute« getan und konnten mit uns und dem Ergebnis zufrieden sein? Wir wollten und konnten uns damit nicht zufriedengeben.

Was nun kam war das kontinuierliche, tastende Bemühen aller Teammitglieder, die Mauer der verzweifelten Ablehnung zum Bröckeln zu bringen und eine Beziehung zu Frau P. herzustellen. Wir drängten uns nicht auf, blieben aber stets zugewandt und freundlich, beobachteten die Patientin genau und reagierten rasch, wenn wir sahen, dass sie etwas brauchte. Diese Form der vorerst einseitigen, primär nonverbalen Kommunikation trug allmählich Früchte: Frau P. begann zu begreifen, dass sie nicht schroff fordern musste, damit ihre Wünsche erfüllt wurden. Sie sah, dass wir bemüht waren, ihre Bedürfnisse zu erkennen

---

53 Ein ausführlicher Bericht über Frau P. findet sich in Kojer M (Hrsg.) Alt, krank und verwirrt.

und ihr das Leben leichter zu machen. Bald darauf gelang es unserer Physiotherapeutin Frau P. davon zu überzeugen, dass Lymphdrainage und Kompressionsverbände ihre Beschwerden wesentlich reduzieren konnten. Mit der Zeit gelang die Kommunikation auch den anderen Mitgliedern unseres Teams immer besser; wir hatten das Vertrauen dieser schwierigen alten Frau letztlich doch gewonnen. Langsam kehrte ihr Lebenswille zurück. Frau P. erlaubte uns mit der Mobilisation zu beginnen und freute sich über kleine Fortschritte. Eines Tages teilte sie uns lächelnd mit: »Ich bin froh, dass ich zu Euch gekommen bin!«

> »Die ethische Frage ist grundsätzlich eine Frage danach, was getan werden soll, nicht, was getan werden kann« (Frühwald, 2012, S. 546).

Es liegt auf der Hand, dass die geschilderte Beziehungsgeschichte in einem Akutkrankenhaus in dieser Art nicht gelebt werden kann. Die Haltung, mit der jedes Teammitglied einem »schwierigen« alten Patienten begegnet, hängt jedoch nicht von der Aufenthaltsdauer in einer Einrichtung ab. Es ist weder im Krankenhaus noch im Pflegeheim eine Kunst, nett und aufmerksam zu einer freundlichen, zerebral intakten alten Dame zu sein. Wenn es sich aber um eine schwierige, auf Anhieb wenig einnehmenden Patientin wie Frau P. handelt, schaut die Sache schon anders aus! Es ist kein Zeichen von Stärke darauf zu pochen, dass man sich auch von einem schwerkranken und im Grunde völlig hilflosen alten Menschen »nichts gefallen lassen« muss! Niemand kann für sich garantieren, dass er nicht selbst – von Krankheit und Verlusten in die Enge getrieben – der »schwierige« Patient von morgen oder übermorgen sein wird, der auf Verständnis, Geduld und Mitgefühl des betreuenden Teams angewiesen ist. Einige Augenblicke des Innehaltens und der Versuch die Gesamtsituation nicht von der eigenen Warte sondern »vom Anderen her« (Dörner 2001, S. 63) zu sehen, lassen die Reaktionen des Betroffenen in einem anderen Licht erscheinen. Wie schaut es im Inneren des Menschen aus, der mir gerade unfreundlich und verschlossen begegnet? Jahrzehnte gelebten Lebens haben ihn sehr krank, kraftlos, mit versagenden Körperfunktionen zurücklassen. Seine Hände sind jetzt zu schwach um noch fest zuzupacken, die Wege sind für seine Füße zu weit geworden. Die Last an Leistungseinbußen und Verlusten hat ihn unsicher und verzweifelt gemacht. Er braucht unseren Respekt und unsere Anerkennung, um sich selbst noch achten zu können. Einsam, nach bitteren Erfahrungen oft misstrauisch geworden, blickt er jetzt hoffnungslos in eine bedrohliche Zukunft.

> Angesichts von Alter, Krankheit und Hilflosigkeit ist es angezeigt, trotz chronischer Zeitnot einen Teil der kostbaren Ressource Zeit in die gelingende Kommunikation zu investieren. Die Arbeit, die dabei geleistet wird, ist eine unverzichtbare »identitätsstiftende Tätigkeit« (Schwerdt 2010, S. 223) und zugleich eine lohnende Investition in den Therapieerfolg.

32.3 Kommunikation mit Menschen mit Demenz als ethische Herausforderung

32.3.1 Fallbericht

Ort des Geschehens: Abteilung in einem großen, angesehenen Krankenhaus.

Das rechts und links mit Steckgittern gesicherte Bett der betagten Patientin steht in der Mitte eines schmalen, düsteren Raumes, in den nur durch ein kleines, deckennahes Fenster spärlich etwas Licht fällt. An den Wänden rechts und links sind hohe Schränke, einige große Schachteln mit Verbandmaterial stehen auf dem Boden. Die an Demenz erkrankte Patientin ist am Vortag zur Abklärung unklarer Beschwerden aus einem Pflegeheim an die Abteilung transferiert worden. Seither schreit die alte Frau in kurzen Abständen immer wieder laut: »Maria ... Maria ...Maria ...«. Offenbar hat niemand Zeit, zwischendurch einmal kurz nach ihr zu sehen. Irgendwann betritt ein visitierender Arzt in Begleitung einer Schwester den Raum, bleibt kurz neben dem Bett stehen, schüttelt den Kopf, und wendet sich mit einem Achselzucken wieder der Tür zu. Im Hinausgehen fragt er die Schwester in verachtungsvollem Tonfall mit lauter Stimme: »Bekommt die denn überhaupt etwas mit?«
Auf Besuch bei einem Angehörigen höre ich die alte Frau schreien, folge der Stimme und werde Zeugin der »Visite«. Ich gehe zum Bett der Patientin, beuge mich zu ihr, berühre sie an der Schulter und frage mitfühlend: »Kann ich Ihnen helfen? Brauchen Sie etwas?« Die Patientin schaut mich an, hört auf die schreien und sagt klar und deutlich: »Bitte Wasser!« Ich bringe ihr ein Glas Wasser. Sie trinkt es in einem Zug aus und schaut mich an: »Noch!«. Ich bringe noch ein Glas Wasser. Sie trinkt es langsam aus und lächelt mich an. Ich bleibe ein wenig bei ihr und verabschiede mich dann. Sie fängt in der nächsten Stunde nicht wieder an zu schreien.
Von schwer kontaktierbaren, zumal von »sprachlos« gewordenen fortgeschritten Demenzkranken heißt es oft, man könne mit ihnen nicht mehr kommunizieren. Das reiche Repertoire der nonverbalen Kommunikation wird dabei völlig außer Acht gelassen. Eine Steigerung dieser Haltung der Achtlosigkeit ist die leichtfertige Annahme, dass die Betroffenen ohnedies nichts mehr mitbekommen. Man darf sich daher ungeniert in ihrer Gegenwart abfällig über sie äußern. Der Arzt darf einfach die Decke zurückschlagen um den Bauch zu untersuchen, die Pflegekraft darf einfach den Intimbereich entblößen um die Inkontinenzeinlage zu wechseln.

Der leichtfertige Verzicht auf Kommunikation, auf das Erzielen von Einverständnis, auf das Herstellen von Beziehung verstößt mit einem Rundumschlag gegen alle vier Prinzipien ethischen Handelns in der Medizin (Beauchamp und Childress 2013):

- Respektlosigkeit, Missachtung und Überrumplung – ob gewollt oder ungewollt – verstoßen gegen das Prinzip der Benefizienz.
- Demenzkranke sind hochsensibel; sie spüren Kränkung und Missachtung ohne sich dagegen wehren zu können. Zudem erschrecken sie über überfallsartig gesetzte Handlungen, geraten unter Umständen sogar in Panik und werden dann in der Regel mit

sedierenden Medikamenten »beruhigt« – all das sind Verstöße gegen das Prinzip der Non-Malefizienz.
- Selbst in der weit fortgeschrittenen Demenz können die Patienten über körpernahe Aktionen noch selbst entscheiden. »Der Betreffende kann affektgeleitet ja/nein Entscheidungen im Bereich des Erlebbaren treffen. Als Basis können Wohlsein und Zufriedenheit gelten, aber auch die Abwehr negativer Gefühle« (Wunder 2008, S. 21). Wird den Patienten diese Möglichkeit verwehrt, ist das ein Verstoß gegen das Prinzip der Autonomie.
- »Die Würde des Menschen ist unantastbar« (Artikel 1 des Grundgesetzes der Bundesrepublik Deutschland). Jeder Mensch hat daher das Recht auf respektvolle Behandlung; diese schließt das Recht auf kommunikative Grundversorgung (Kojer 2016) mit ein. Ein fehlendes oder unzureichendes, dem Zustand des Betreffenden nicht angemessenes Kommunikationsangebot, ist mit dem Prinzip der Gerechtigkeit unvereinbar.

Carol Gilligan (1999), die Begründerin der Care-Ethik, betont die grundlegende Angewiesenheit des Menschen auf ein mitfühlendes Du. Für fortgeschritten Demenzkranke werden Existenz und Verfügbarkeit eines empathischen Gegenübers zur unverzichtbaren Voraussetzung für ein menschenwürdiges Leben. Wohl und Wehe der Betroffenen hängt im besonders hohem Ausmaß vom Gelingen der Kommunikation und vom Verhalten der menschlichen Umwelt ab. Den Betreuern ist der volle Umfang dieser Verantwortung oft nicht bewusst. Zeitnot, Ungeduld und das Gefühl eigener Überlegenheit führen zum Verlust des Respekts vor der Person des so ganz Anderen, vor seinen Bedürfnissen, seinem unbekannten Leid, seiner Wahrnehmung und vor der Wirklichkeit, in der er lebt.

32.3.2 Fallbericht

Die 92-jährige, fortgeschritten demenzkranke Frau L. hatte, als ich sie vor einiger Zeit das letzte Mal sah, noch mit mir geplaudert und mir – wenn auch nicht immer ganz verständlich – sehr lebhaft von (ihren?) Kindern erzählt. Ihre Augen waren dabei ganz wach. »Die Kinder sind ja so lieb«, sagte sie und lachte. Jetzt saß sie regungslos mit hängenden Armen da und schaute blicklos vor sich hin. Ich setzte mich sehr nahe zu ihr, begrüßte sie, berührte sie liebevoll an den Schultern, fragte nach den Kindern. Erst nach einer Weile gelang der Blickkontakt; Frau L. lehnte den Kopf an meine Brust. Ich fragte eine Pflegekraft, die gerade vorbeikam, ob Frau L. in der Zwischenzeit vielleicht schwerer erkrankt war. »Nein, nein«, meinte die Schwester, »sie ist jetzt halt stiller. Manchmal kann man sie noch dazu bringen, ihren Namen zu sagen«. Sie setzte sich neben Frau L., legte ihr einen Arm um die Schulter und sagte sehr laut und betont freundlich: »Hallo Anni[54], kannst Du mir sagen, wie du heißt?« Nach kurzer Pause: »Na sag schön wie du heißt; wie heißt du?« Nach mehreren Wiederholungen sagte Frau L. ohne aufzuschauen sehr leise mit gepresster Stimme: »Anni«. »Und wie noch?«, fragte die Schwester im gleichen Tonfall wie vorher »kennst du auch deinen Familiennamen?«. Frau L. schwieg, senkte den Kopf und machte die Augen zu; sie schien geradezu in sich hineinzukriechen. Schließlich gab die Schwester auf und meinte schulterzuckend: »Na ja, das weiß sie nicht mehr«.

---

54 Name geändert

Demenzkranke verlieren im Krankheitsverlauf zwar zunehmend Gedächtnis, Denkvermögen und Orientierung, aber sie behalten selbst in fortgeschrittenen Stadien der Erkrankung ihre hohe Sensibilität und ihren großen Gefühlsreichtum. Diese »Begabungen« machen sie verletzlicher als andere, der Verlust an kognitiven Fähigkeiten und Coping-Strategien zugleich auch wehrloser als ihre Mitmenschen (Kruse 2008, S. 9). Menschen mit Demenz werden fast immer unterschätzt: Sie verstehen stets mehr, als wir glauben und erfühlen mit einer Art »emotionaler Intelligenz« nicht selten auch komplexere Zusammenhänge. Welche Möglichkeit bleibt ihnen, einer Umwelt zu entfliehen, die sie missachtet, in ihrer Würde verletzt und demütigt? Die Erfahrung zeigt, dass häufig wiederholtes Fehlverhalten der Betreuenden dazu führt, dass die Patienten sich schneller und vollständiger in den Rückzug, in die innere Emigration flüchten, als es durch das Fortschreiten der Erkrankung sein müsste. Sie hören früher auf, Kontakt zu suchen, früher auf zu sprechen, früher auf zu essen, werden früher bettlägerig, hören früher auf, auf Ansprache oder Berührung zu reagieren. Mit ihrem Fehlverhalten helfen Vertreter der »helfenden Berufe« den Betroffenen frühzeitig aus ihrem persönlichen Leben heraus!

Die von mir geschilderten Patientenbeispiele sind keine Einzelfälle, wie viele vermutlich glauben wollen. In den Jahrzehnten, in denen ich Menschen mit Demenz und Betreuenden aller Berufsgruppen als Ärztin, als ehrenamtliche Mitarbeiterin und als Besucherin in Krankenhäusern und Pflegeeinrichtungen begegnet bin, habe ich viele dieser Beispiele erlebt. Wer annimmt, dass die geschilderten Szenen heute gewiss nicht mehr vorkommen, irrt gewaltig! Erst vor wenigen Tagen war ich Zeugin einer kleinen Szene: Eine demenzkranke alte Dame saß im Aufenthaltsraum eines Heims und wiederholte immer wieder: »Ich möcht', ich möcht' …«. Der anwesenden Pflegeperson gingen die wiederholten Äußerungen sichtlich auf die Nerven. Ungeduldig und mit scharfer Stimme fuhr sie die alte Dame an: »Sei ruhig! Du weißt ja nicht einmal, was du willst!«.

> Die Bedeutung einer wertschätzenden, empathischen Kommunikation für das körperliche und seelische Wohl demenzkranker Menschen kann gar nicht hoch genug eingeschätzt werden.

32.4 Leistungsverständnis und Teamarbeit

Die respektvolle und wertschätzende Haltung anderen Menschen gegenüber bildet das Fundament einer von ethischen Grundwerten getragenen Kommunikation. In den letzten Jahren mehren sich daher Schulungen, die den »richtigen« Umgang mit Patienten vermitteln sollen. Dabei wird oft zu wenig beachtet, wie entscheidend das Leitungsverständnis Teamarbeit, Patientenorientierung und Gestaltung von Beziehungen auf allen Ebenen mitbestimmt. Eine strenge Hierarchie in Kombination mit hohen Leistungsanforderungen und mangelnder Wertschätzung für die erbrachte Arbeit, kann sich selbstredend nur negativ auf den »Geist des Hauses« oder der Station auswirken. Die ethische Grundhaltung der Leitungsperson manifestiert sich in der Art des Umgangs mit Patienten, Mitarbeitern und Angehörigen. Haltung muss von »oben« vorgelebt werden, bevor sie erfolgreich von den Mitarbeitern eingefordert werden kann. Wer nicht respektiert und wessen Leistung nicht gewürdigt wird, der gibt Frust und Enttäuschung in der Regel »nach unten« weiter. »Unten« sind nicht nur die in der Hierarchie unter dem Betreffenden stehenden Mitarbeiter, sondern vor allem die betagten Patienten, von denen kaum Widerstand zu erwarten ist. Schwache und kranke alte Menschen können sich nicht mehr ausreichend gegen gedankenloses oder unangemessenes Verhalten zur Wehr setzen. Je härter und unpersönlicher die Vorgaben der Leitung sind, desto weniger Geduld, Taktgefühl und Empathie ist von den Mitarbeitern zu erwarten. Lob und Anerkennung können dagegen Wunder wirken. Ein persönliches Wort, vielleicht auch einmal ein Wort des Dankes, bewirken viel und kosten weder Zeit noch Geld.

Die respektvolle, kollegiale, von gegenseitigem Vertrauen getragene Zusammenarbeit zwischen den Berufsgruppen ist eine weitere wesentliche Voraussetzung dafür, dass die Arbeit allen Beteiligten Freude macht und die gute Beziehung zu betagten Patienten zum persönlichen Anliegen jedes Einzelnen werden kann. Ist diese Voraussetzung nicht gewährleistet, werden Querelen nicht selten auf dem Rücken der Patienten ausgetragen. Leidtragend sind wieder vor allem die Patienten, die zu schwach sind, um ihren Anspruch auf angemessenes Verhalten entsprechend vertreten zu können.

32.5 Fazit

- Ethisch fundiertes Kommunizieren ist nicht erst dann unverzichtbar, wenn Fragen der letzten Lebenszeit im Fokus stehen, sondern während des gesamten Lebens. »Der Mensch ist ein Wesen, das vom ersten bis zum letzten Lebenstag auf gelingende zwischenmenschliche Beziehungen ausgerichtet ist« (Bauer 2016).
- Gelingende Kommunikation ist die einzige Brücke vom Ich zum Du. Sie ist die unabdingbare Vorbedingung guter Lebensqualität. Der Neurologe Oliver Sacks (2000, S. 108) beschreibt Schmerz und Ohnmachtsgefühl, die einen Menschen erfassen, wenn er in seiner Not nicht empathisch angehört und verstanden wird, aus eigener Erfahrung: »…und so wurde ich in den fernsten Winkel der Hölle verbannt: die Hölle der Unmöglichkeit der Kommunikation«.
- Kommunikation, die auch nur einem minimalen ethischen Standard entsprechen soll, muss zumindest der einfachen »goldenen Regel der Ethik« gehorchen, die da lautet: »Was du nicht willst, dass man dir tu, das füg' auch keinem anderen zu«. Andreas Kruse (2017, S. 434) postuliert: »Neben Anerkennung, Respekt vor der Würde und Ehre des Menschen ist das Fehlen von Demütigung ein zentrales Merkmal einer anständigen Gesellschaft.« Das gilt unabhängig davon, ob das angesprochene Gegenüber alt oder jung, kräftig oder gebrechlich, zerebral intakt oder demenzkrank ist.

Literatur

Bauer J (2016) Über die Wirksamkeit der zwischenmenschlichen Beziehung. Abendvortrag am 23. 10. Im Kardinal König Haus, Wien.

Beauchamp TL, Childress JF (2013) Priciples of biomedical ethics. New York: Oxford University press, 7. Auflage

Conradi E (2014) Ethik der Achtsamkeit https://www.uni-klu.ac.at/pallorg/downloads/7_Conradi.pdf Zugriff 30. 12. 2017

Dörner K. (2001) Der gute Arzt. Lehrbuch der ärztlichen Grundhaltung. Stuttgart: Schattauer

Frühwald T (2012) Ethik in der Geriatrie. ZGG 6, S. 545-555

Gilligan C (1999) Die andere Stimme. München: Piper, 5. Auflage

Heller A (2009) Der ethische Alltag in Pflegeheimen. In Hallwirth-Spörk C, Heller A, Weiler K (Hrsg.): Hospizkultur und Mäeutik. Freiburg i. Br.: Lambertus, S. 157-161

Kierkegaard S (1859) Eine einfache Mitteilung. Zitiert nach Husebö S, Klaschik E (Hrsg.) Palliativmedizin. Berlin, Heidelberg, New York: Springer, 3. Auflage 2003, S. 49

Kojer M (2016) Das Recht auf kommunikative Grundversorgung. In: Kojer M., Schmidl M (Hrsg.) Demenz und Palliative Geriatrie in der Praxis. Wien: Springer, 2. Auflage S. 137-142

Kruse A (2008) Der Umgang mit demenzkranken Menschen als ethische Aufgabe. In: Döring D (Hg) Archiv für Wissenschaft und Praxis der sozialen Arbeit. Vierteljahresheft zur Förderung von Sozial-, Jugend und Gesundheitshilfe. Demenz und soziale Teilhabe 4 / 4-14

Kruse A (2017) Lebensphase hohes Alter. Verletzlichkeit und Reife. Berlin: Springer

Sacks O (2000) Der Tag, an dem mein Bein fortging. Reinbek: Rowohlt, 10. Auflage

Schwerdt R (2010) Ethische Voraussetzungen für gute Altenhilfe. In: Heller A, Kittelberger F (Hrsg.) Hospizkompetenz und Palliative Care im Alter. Freiburg i. Br.: Lambertus

The Gerontological Society of America (2012) Communicating with Older Adults. An Evidence based review of what really works. Online: https://www.changetogether.com/app/uploads/2016/03/GSA_Communicating-with-Older-Adults-high-Final.pdf (Zugriff: 12.10.2018)

Wunder M (2008) Demenz und Selbstbestimmung. Ethik Med 20:17-25

Zsifkovics M, Kojer M (2009) »Bei Euch habe ich erst zu leben gelernt« In: Kojer M (Hrsg.) Alt, krank und verwirrt. Freiburg i. Br.: Lambertus, 3. Auflage S. 242-251

33 Demenzdiagnostik und Ethik

Dan Verdes

33.1 Einleitende Problembeschreibung

Demenz leitet sich vom lateinischen »de-mens« (de=weg von; mens=Geist) ab und bedeutet übersetzt »weg vom Geist«, geistlos (www.demenz-leitlinie.de). Kann es also sein, dass, je älter wir werden, die Wahrscheinlichkeit umso höher ist, dass wir geistlose Wesen werden? Menschen ohne Verstand, ohne denkendes Bewusstsein?

Was ist mit den berühmten und universell akzeptierten Satz: »cogito, ergo sum« (ich denke, also bin ich) von Rene Descartes? Niemanden kann Dementen das Denken absprechen.

Und wenn sie denken, dann sind sie aber auch. Und wenn sie sind, dann haben sie auch ein Bewusstsein. Ergo: ein denkendes Bewusstsein, also Geist!

Ja, an Demenz erkrankte Menschen haben einen anderen Verstand, eine andere Wahrnehmung und eine andere Verarbeitungsstrategie als »normalen« Menschen. Einen anderen Verstand zu haben, bedeutet aber deswegen nicht, *keinen* Verstand zu haben.

Was ich damit sagen möchte ist, dass meiner Meinung nach der Begriff Demenz falsch ausgewählt wurde, um eine neurologisch degenerative Erkrankung bei einem Menschen zu definieren.

Frage: Wie ethisch ist es, eine Demenz-Diagnose zu stellen?

Dabei sollte immer berücksichtigt werden, dass eine Diagnostik zu:

- Ängsten,
- Diskriminierungen,
- finanziellen Einbußen,
- bis hin zum Verlust der Selbständigkeit führen kann.

Auf die oben gestellte Frage antwortete eine Psychiaterin, dass es aus Sicht der betroffenen Personen unethisch sei, eine Demenz *nicht* zu diagnostizieren. Ein anderer Kollege, der viel im palliativen Setting tätig ist, antwortete differenzierter: Eine Demenzdiagnostik bei einem Patienten mit Prostata-Karzinom und Hirnmetastasen wäre unethisch.

33.1.1 Leitlinien Demenzdiagnostik der DGN[55] (2016) und der DGPPN[56] (2016)

Die Diagnostik einer Demenz besteht aus folgenden Schritten:

- Anamnese
- Körperliche und psychopathologische Untersuchung
- Kognitiver Kurztext
- Neuropsychologische Diagnostik

---

55 DGN: Deutsche Gesellschaft für Neurologie
56 DGPPN: Deutsche Gesellschaft für Psychiatrie, Psychotherapie, Psychosomatik und Nervenheilkunde; S3 Leitlinie Demenz 2016

- Erfassung von Beeinträchtigungen alltagsbezogener Fähigkeiten sowie von psychischen und Verhaltenssymptomen
- Labordiagnostik
- zerebrale Bildgebung

Ergänzend dazu genetische Diagnostik bei familiäre Demenzerkrankungen, EEG, Liquordiagnostik.

33.2 Fallbeschreibung 1

Frau B. ist 75 Jahre alt und berichtet, dass sie seit ca. zwei Jahren vermehrt vergesslich sei. Bei Gesprächen verliert sie öfters den Faden. Manchmal steht sie auf und weiß nicht mehr, was sie wollte.
In den letzten sechs Monaten sind die Beschwerden ärger geworden, auch die Orientierung ist betroffen.
Seitens des Gatten werden diese Veränderungen bestätigt. Zusätzlich hat Frau B. Probleme, vereinbarte Termine einzuhalten. Zahlen werden vertauscht. Im Kalender wird der richtige Wochentag eingetragen, allerdings nicht am richtigen Datum.

Neuropsychologische Austestung

- MMSE: 24 Punkte;
- TFDD: 37 Punkte;
- Zehn Wort-Merkliste mit Imaginationseinspeicherhilfe:0;
- GDS: 0;
- Diagnose depressiver Episoden nach ICD 10: 1 Hauptsymptom (gedrückte Stimmung);
- CERAD plus: 3 Variablen mit Z-Werten jenseits von -2;

Labor

Liquor Punktion:

- Beta Amyloid (1-42) in Liquor: 249pg/ml (<=550 auffällig).
- Amyloid (1-42)/ Amyloid (1-40) = 0,06 (< 0,1 auffällig)
- Tau Protein in Liquor: 581 pg/ml (466-614 grenzwertig)

Cerebrale Bildgebung

Schädel MRI, der eine Hippocampus Atrophie beidseitig (rechts mehr als links), sowie ein kleiner Infarkt im Periventrikulären Marklager links ergab.

Diagnose

Dringenden Verdacht auf Demenz vom Alzheimer Typ.

Medizinische Indikation und Patientenwille

Nach der Befundbesprechung sollte die Patientin zwei Fragen beantworten:

1. Warum sie zur Austestung gekommen ist.
2. Ob die Verdachtsdiagnose eine große Enttäuschung für sie ist.

Auf die erste Frage antwortete Fr. B: »Es ging um Vergessen«.
Auf die zweite Frage: »Die Diagnose ist nicht so greifbar für mich. Ich hoffe, dass es durch die Therapie besser wird. Habe an einigen Dingen gemerkt das Dinge verschwinden«.
Ein anderer Patient mit einer ähnlichen Diagnose antwortete auf die erste Frage: »Der Sohn hatte den Eindruck, dass was nicht stimmt«. Und auf die zweite Frage: »Ich habe das schon früher gewusst«.
In der Verlaufskontrolle acht Monate später gab Fr. B an das sie den Eindruck hat, dass ihr Gedächtnis etwas besser geworden sei. Der Gatte gab an, dass seit der letzten Untersuchung nichts Gravierendes passiert ist.

Erneute Testung

Die erneute neuropsychologische Untersuchung ergab folgendes:

- MMSE: 27 Punkte;
- Uhrentest nach Sunderland: 7 Punkte
- Zehn Wort Merkliste mit Imaginationseinspeicherhilfe: 3 Punkte
- GDS: 1 Punkt
- Diagnose depressiver Episoden nach ICD10: 0 Hauptsymptome
- CERAD plus: 7 Variablen jenseits von -2
- *Diagnose*: leichte Progredienz der Erkrankung

33.3 Behandlungsschritte

Gemäß den Demenzleitlinien der Deutschen Gesellschaft für Neurologie und der Deutschen Gesellschaft für Psychiatrie und Psychotherapie, Psychosomatik und Nervenheilkunde (S3 Leitlinie Demenz 2016) werden bei leichten bis mittelschweren Alzheimer Demenz unter anderen folgenden Maßnahmen empfohlen:

Medikamentöse Therapie

- Empfehlung 30

- Acetylcholinesterase-Hemmer sind wirksam in Hinsicht auf die Fähigkeit zur Verrichtung von Alltagsaktivitäten, auf die Besserung kognitiver Funktionen und auf den ärztlichen Gesamteindruck bei leichter bis mittelschwerer Alzheimerdemenz, und eine Behandlung wird empfohlen.
- *Empfehlungsgrad 0, Leitlinienadaptation NICE-SCIE 2007*

Ergotherapie

- Empfehlung 75
- Es gibt Evidenz, dass ergotherapeutische, individuell angepasste Maßnahmen bei Patienten mit leichter bis mittelschwerer Demenz unter Einbeziehung der Bezugspersonen zum Erhalt der Alltagsfunktionen beitragen. Der Einsatz sollte angeboten werden.
- *Empfehlungsgrad B, Evidenzebene lb, Leitlinienadaptation NICE-SCIE 2007*

Körperliche Aktivität

- Empfehlung 76
- Es gibt Hinweise, dass körperliche Aktivierung positive Wirksamkeit auf kognitive Funktionen, Alltagsfunktionen, psychische und Verhaltenssymptome, Beweglichkeit und Balance hat. Körperliche Aktivität sollte empfohlen werden. Es existiert jedoch keine ausreichende Evidenz für systematische Anwendung bestimmter körperlicher Aktivierungsverfahren.
- *Empfehlungsgrad B, Evidenzebene lb*

Musiktherapie

- Empfehlung 77
- Es gibt Hinweise, dass aktive Musiktherapie günstige Effekte auf psychische und Verhaltenssymptome bei Menschen mit Demenz hat, insbesondere auf Angst. Musiktherapie kann bei psychischem und Verhaltenssymptomen bei Alzheimer-Demenz angeboten werden.
- *Empfehlungsgrad 0, Evidenzebene IIa*

Aromatherapie

- Empfehlung 79
- Die Anwendung von Aromastoffen kann geringe Effekte auf agitiertes Verhalten und allgemeine Verhaltenssymptome bei Patienten mit mittel- bis schwergradiger Demenz haben. Sie kann empfohlen werden.
- *Empfehlungsgrad 0, Evidenzebene 1b*

Snoezelen/multisensorische Verfahren

- Empfehlung 80
- Multisensorische Verfahren (Snoezelen) mit individualisierten, biografiebezogenen Stimuli im 24 Stunden-Ansatz können geringe Effekte auf Freude und Aktivität bei Patienten mit moderater bis schwerer Demenz haben. Sie können empfohlen werden.
- *Empfehlungsgrad 0, Evidenzebene 1b*

Angehörigenbasierte Verfahren mit dem Ziel der Verbesserung der Situation des Erkrankten

- Empfehlung 83
- Zur Behandlung depressiver Symptome bei Demenzerkrankten sind Edukations- und Unterstützungsprogramme von Pflegenden und Betreuenden wirksam und sollten eingesetzt werden.
- *Empfehlungsgrad B, Evidenzebene lb*

Verbesserung der Nahrungsaufnahme

- Empfehlung 84
- Familienähnliche Esssituationen, verbale Unterstützung und positive Verstärkung können das Essverhalten von Menschen mit Demenz verbessern und können empfohlen werden.
- *Empfehlungsgrad B, Evidenzebene lb*

Verbesserung des Schlafrhythmus

- Empfehlung 85
- Angemessene strukturierte soziale Aktivierung während des Tages kann zu einer Besserung des Tag-Nacht-Schlafverhältnisses führen und sollte eingesetzt werden.
- *Empfehlungsgrad B, Evidenzebene lb*

Reduktion von psychischer Belastung pflegender Angehöriger

- Empfehlung 86
- Zur Prävention von Erkrankungen, die durch die Pflege und Betreuung hervorgerufen werden, und zur Reduktion von Belastung der pflegenden Angehörigen sollten strukturierte Angebote für Bezugspersonen von Demenzerkrankten vorgesehen werden. Inhaltlich sollten neben der allgemeinen Wissensvermittlung zur Erkrankung das Management in Bezug auf Patientenverhalten, Bewältigungsstrategien und Entlastungsmöglichkeiten für die Angehörigen sowie die Integration in die Behandlung des Demenzkranken im Vordergrund stehen. Hierbei können auch kognitiv-verhaltenstherapeutische Verfahren eingesetzt werden.
- Empfehlungsgrad B, Evidenzebene Ia

33.4 Fallbeschreibung 2

Bei Frau B. wurde eine medikamentöse Therapie mit einen Acetylcholinesterase-Hemmer in Pflasterform (initial 4,6 mg/Tag, nach 4 Woche Erhöhung auf 9,5 mg/Tag) initiiert.
Weiteres entschied sich die Patientin für ein Nahrungsergänzungsmittel mit Omega 3-Fettsäure, Cholin usw.
Die angebotene Ergotherapie mit computergestützten defizitorientierten Übungen (Kogniplus) wurde abgelehnt.

33.5 Beschreibung und mögliche Auflösung des ethischen Dilemmas

- Ist die Diagnosestellung einer Demenz ethisch?
- Was passiert, wenn die initial gestellte Diagnose falsch ist?
- Wie ist es möglich, die Fehlerquote zu minimieren?
- Die Demenzdiagnostik sollte aus folgenden Sichtweisen betrachtet werden:
  – aus Sicht der betroffenen Personen,
  – aus Sicht von deren Angehörigen bzw. deren Umfeld
  – und aus Sicht der Ämter.

33.5.1 Aus der Sicht der Betroffenen

Was spricht für eine Diagnostik?

Die Beseitigung einer quälenden Unsicherheit, die viele Ängste verursachen kann. Die meisten Betroffenen haben jedoch eine Vorahnung, »dass etwas nicht stimmt«. Einerseits nimmt so eine Diagnose viel Last von den Schultern, anderseits eröffnet sie die Möglichkeit, viele wichtige Entscheidungen zu treffen (zu erwähnen unter anderem: Wünsche klar zu äußern, Vertrauenspersonen zu bestimmen, Patientenverfügung, Erbennachfolge zu regeln).

Was spricht dagegen?

Die Möglichkeit einer Diskriminierung, der Verlust der Selbständigkeit, das Absprechen der sozialen sowie/oder der wirtschaftlichen Kompetenz. Unter Umständen sogar eine schlechtere medizinische Versorgung.

Eine an Demenz erkrankte Person verliert mit der Zeit die Möglichkeit, ihre jetzigen Erfahrungen mit den alten Erfahrungen in Verbindung zu bringen. Sehr oft erlöschen die neuen Informationen nach sehr kurzer Zeit, beziehungsweise erreichen diese den Patienten nicht mehr. Es kann auch sein, dass sie missinterpretiert werden. So lebt eine Person, die an Demenz erkrankt ist, in permanenter Unsicherheit und Angst und wird dadurch sehr schnell überfordert. Es besteht andererseits aber auch die Gefahr einer Unterforderung, wenn dem Patienten nichts mehr zugetraut wird.

Eine ruhige Stimme, eine ehrliche, empathische Umgangsart kann beruhigen und Vertrauen schaffen.

33.5.2 Aus Sicht des Angehörigen

Für eine Diagnose spricht

Endlich Klarheit über unverständliche, eventuell bösartige und beleidigenden Verhaltensweise oder Entscheidungen der Eltern/ der Lebenspartner zu haben.

Druck aus der Beziehung wegzunehmen. Änderung der Erwartungshaltung beziehungsweise vorbereitet zu sein auf die weitere Entwicklung und die Zukunftsplanung.

Gegen die Diagnose spricht

- Zusätzliche Verantwortung übernehmen zu müssen

- Deutliche Einschränkungen des privaten/beruflichen Lebens, möglicherweise verbunden mit finanziellen Einbußen
- Bevormundung des Familienmitglieds/Lebenspartners

Hier einige Sätze von Giovanni Maio, die die Interaktion zwischen Angehörige und Erkrankten sehr treffend beschreiben:

Demenzerkrankte werden oft von ihren Angehörigen so behandelt, als ob sie keine Persönlichkeit, kein eigenes selbst mehr hätten. Die erkrankte Person hat noch immer eine Identität: sie empfindet, sie fühlt, sie denkt – aber sie denkt und fühlt stets im Hier und Jetzt. Der Zugang zu den alten Erfahrungen erfolgt immer seltener über ein aktives Nachdenken, sondern vielmehr über die Sinne: Es ist der Duft ihrer Lieblingsblume, das Hören eines Musikstücks, das Fühlen der Sonne, das Schmecken ihres Lieblingsgerichts.
(Giovanni 2015)

33.5.3 Aus der Sicht der Ämter

Vorteile einer Diagnostik

- Lästige wiederholte Aufforderungen fallen weg
- Bei verkehrsbedingter Gefährdung der Allgemeinheit Entzug des Führerscheins
- Sicherheitsgewährung (Selbst- und Fremdschutz)
- Wahlrecht?

Nachteile einer Diagnostik (falls beispielsweise keine Angehörigen vorhanden sind)

- zusätzliche Arbeit
- zusätzliche Kosten

33.6 Botschaften

Demenzerkrankte werden oft von Ihren Angehörigen so behandelt, als ob sie keine Persönlichkeit, kein eigenes Selbst mehr hätten.

> **Die erkrankte Person hat noch immer eine Identität**
>
> Sie empfindet.
> Sie fühlt.

> Sie denkt.
> Aber: Sie denkt und fühlt stets im Hier und Jetzt.

Solange in einer nichtdementen Gesellschaft »alternative facts« salonfähig sind, ist die Aussicht für eine faire Behandlung der an Demenz erkrankten Personen sehr düster.

33.7 Fazit

> Zusammenfassend kann man sagen, dass die größte Gefahr bei der Diagnose einer Demenz darin besteht, dass nicht im Sinne der an Demenz erkrankten Person gehandelt wird.

Die Entwicklung eines Standardformulars, welches zusätzlich zu den in den Leitlinien vorgegebenen Diagnoseprozessen Patientenwünsche, Vorstellungen und Vorlieben beinhaltet, könnte dieses Risiko reduzieren.

Dieses Formular müsste im Rahmen der Befundbesprechung, welche interdisziplinär zu gestalten wäre (Beteiligung von Neurologie, Psychiatrie und Geriatrie) bei einer diagnostizierten Demenz ausgefüllt werden. Der Charakter dieses Formulars sollte verpflichtend sein.

Literatur

Maio G (2015) Menschsein in der Demenz (Personhood in Dementia). IMABE-Institut für medizinische Anthropologie und Bioethik, Wien: Imago Homis. Band 22. Heft 4. S. 249–258.
S3 Leitlinie Demenz der DGN und der DGPPN; Stand:24 Januar 2016; Gültig bis 23 Januar 2021; AVMF-Registernummer:038/013
www.dgn.org/leitlinien/3176-leitlinie-diagnose-und-therapie-von-demenzen (Zugriff am 7.2.2018)
www.psychenet.de/de/psychische-gesundheit/informationen/demenz.html (Zugriff am 24.10.2018)

34 Übertherapie in der Intensivmedizin – weniger ist manchmal mehr!

Barbara Friesenecker

34.1 Einleitende Problembeschreibung

Die derzeitige Grundhaltung in unserer Gesellschaft ist, dass über Tod und Sterben nicht gesprochen wird. Alle Patienten im Krankenhaus sollen geheilt werden und gesund nach Hause gehen – egal in welchem Alter und mit welcher zugrundeliegenden Erkrankung sie medizinische Hilfe suchen. Übertherapie ist einerseits eine Konsequenz dieser Forderung und entsteht in unserer hochmodernen Medizin bei schier unbegrenzten technischen und medikamentösen Möglichkeiten, auch aus der undifferenzierten Anwendung dieses technisch Machbaren. Dabei wird oft zu wenig darauf geachtet, ob Patienten wirklich noch einen Nutzen aus diesen Behandlungen ziehen oder deutlich mehr von einem rechtzeitigen Umschwenken auf palliativmedizinische Maßnahmen profitieren würden.

Übertherapie wird definiert als die Durchführung von Behandlungen, die sehr wahrscheinlich weder die Lebensqualität noch -Quantität erhöhen, die mehr Schaden als Nutzen anrichten, oder denen Patienten, die über potentielle Benefits und Risiken voll informiert gewesen wären, nicht zugestimmt hätten (Elshaug). Elshaug beschreibt im Lancet 2017 des Weiteren, dass sowohl Übertherapie (»overuse«) als auch Untertherapie (»underuse«) Teil unserer derzeitigen medizinischen Systeme sind und beide gleichermaßen Schaden anrichten. Er ist der Meinung, dass es daher eine moralisch-ethische Verpflichtung (Ärzte) und auch eine politische Verpflichtung (System, Gesellschaft) gibt, dieses Problem zu lösen (Elshaug 2017). Cardona-Morrell zeigt, dass Übertherapie ein weltweites Phänomen in medizinischen Erste-Welt-Ländern ist (Cardona-Morrell 2016). Anhand der retrospektiven Analyse von 38 Studien aus 10 Ländern mit 1.213.171 (!) Patienten (USA (18), Europa/Großbritannien (7), Kanada (5), Brasilien (3), Taiwan/Südkorea (3) und Australien (2)) macht er das Ausmaß von nicht-sinnvollen Behandlungen (»non-beneficial treatments«; NBT) in den letzten 6 Lebensmonaten sichtbar: 33–38 % aller Patienten erhielten NBT; darunter waren 28 % cardio-pulmonale Reanimationen, 42 % Intensivaufenthalte, 30 % Hämofiltrationen, 30 % Radiotherapie und Transfusionen. Bei 38 % der sterbenden Patienten wurden Antibiotika verabreicht, cardiovaskuläre, endokrine und digestive Behandlungen durchgeführt und bei 33–50 % aller Sterbenden nicht mehr zielführende Labor-Tests durchgeführt. Noch in den letzten 6 Lebenswochen gab es 10 % nicht-sinnvolle Aufnahmen auf der Intensivstation und 33 % der Patienten erhielten nicht-sinnvolle Chemotherapien!

Diese Art von Medizin ist weit weg vom ebenfalls vorhandenen Wunsch nach einem »Sterben in Würde«. Die Folgen von Übertherapie bei Intensivpatienten ist die chronisch kritische Erkrankung (»Chronic critical illness«; CCI). CCI ist definiert als ein iatrogener Prozess, der zeigt, dass mit modernen Therapiestrategien Patienten prolongiert am Leben erhalten werden können, obwohl sie weiterhin lebensbedrohlich erkrankt bleiben (Macintyre 2012). Dies bedeutet für schwerstkranke Patienten sinnloses und prolongiertes Leiden in der letzten Phase ihres Lebens und ist auch eine große Belastung für die Angehörigen, die mit Depression und Angst bis hin zu schwerer posttraumatischer Stressreaktion reagieren – auch noch nach dem Tod oder der Entlassung (Hickman 2010). Im Sinne der Verteilungsgerechtigkeit erscheint diese Art von undifferenzierter Medizin außerdem als eine maßlose Verschwendung von Ressourcen.

Wir müssen daher kritisch fragen, was denn die »richtige« Therapie wäre. Elshaug (2017) meint dazu, dass »Right Care« eine medizinische Versorgung ist, die darauf ausgerichtet ist, Gesundheit und Wohlbefinden zu optimieren. Dabei wird alles gemacht, was gebraucht, gewünscht, klinisch effektiv, leistbar, gerecht und in Bezug auf Ressourcenverbrauch verantwortbar ist. »Right Care« impliziert meiner Meinung nach zusätzlich auch den verantwortungsvollen Umgang mit der rechtzeitigen Entscheidung zur Therapiezieländerung (TZÄ), um palliative und sterbende Patienten in Zukunft besser zu betreuen (medizinisch, menschlich, personell und räumlich), wenn eine Heilung nicht mehr möglich ist. Dieses Umdenken bei unseren Schwerstkranken – rechtzeitig weg vom Konzept der Heilung hin zu einer rechtzeitigen, qualitätvollen, palliativen Begleitung am Lebensende – fällt uns Ärzten oft so schwer, weil wir hier ein absolutes Ausbildungsdefizit und noch wenig »role models« haben, die uns am Patientenbett lehren, diese Entscheidungen zu treffen und uns damit mehr Sicherheit geben.

34.2 Fallbeispiel 1

Eine 85-jährige, multimorbide Frau (chronische Herzinsuffizienz, chronische Lungenerkrankung, eingeschränkte Mobilität, Depression) erleidet einen schweren Leistungseinbruch mit Todesangst-Attacken (Atemnot, Brustschmerz). Nach Stellung der Diagnose an der Kardiologie (dekompensierte, hochgradige Aortenstenose kombiniert mit einer höchstgradigen Mitralinsuffizienz) wird die Patientin stationär auf der Kardiologie aufgenommen und den Herzchirurgen vorgestellt.

34.2.1 Behandlungsschritte

Aufgrund der vielen Komorbiditäten und des reduzierten Allgemeinzustandes hat die Patientin ein sehr hohes OP-Risiko, weswegen beschlossen wird, nicht den eigentlich notwendigen kombinierten Aorten- und Mitralklappenersatz am offenen Herzen, sondern lediglich minimal invasiv einen transaortalen Ersatz der Aortenklappe (TAVI) – ohne Rekonstruktion der Mitralklappe – einzubauen. Während der Intervention kommt es zu erheblichen Komplikationen (Klappe verkippt, Blutung, Herzinfarkt, Reanimation). Obwohl vorher als »zu schlecht für die OP« befunden, wird die Patientin im Rahmen des Komplikationsmanagements sofort konvertiert auf eine offene OP. Sie kommt postoperativ auf die Intensivstation und entwickelt dort ein schweres Multiorgandysfunktionssyndrom (MODS). Die Patientin hat mit zwölf Wochen einen langen und komplizierten Intensiv-Verlauf, entwickelt eine Kachexie, leidet an einer schweren Critically Ill Polyneuropathie/Polymyopathie (CIP/CIM), ist allgemein sehr schwach und hat eine schwere Schluckstörung sowie einen schwachen Hustenstoß. Es gelingt, die Patientin auf die herzchirurgische Observationsstation zu transferieren. Von dort wird sie aufgrund von persistierender Schwäche, der damit verbundenen Schluckstörung, Aspirationsneigung, Pneumonie und dem chronisch-dialysepflichtigen Nierenversagen zweimal notfallmäßig auf die Intensivstation rückübernommen. Nach insgesamt 20 Wochen wird die Patientin in ein peripheres Krankenhaus transferiert, wo sie ihre Selbständigkeit nicht mehr erreicht. Nach insgesamt 22 Wochen wird sie in ein Pflegeheim übernommen. Die Patientin verstirbt ca. ein Jahr nach dem Transfer ins Pflegeheim.

34.2.2 Beschreibung/Auflösung des ethischen Dilemmas

Umgang mit Hochrisiko-Patienten im modernen Krankenhaussystem

Es handelt sich bei dem ersten Fall aufgrund der multiplen Komorbiditäten in Kombination mit dem hohen Alter um eine Hochrisiko-Patientin. Aus diesem Grund bevorzugen Kardiologen/Herzchirurgen ein minimal invasives Verfahren. Technisch ist damit aber nur die Sanierung des Klappenfehlers an der Aortenklappe möglich. Diese unvollständige Sanierung des kombinierten Klappenvitiums belässt eine persistierende hochgradige Mitralinsuffizienz, die mit hoher Wahrscheinlichkeit eine schlechte Prognose für die Entstehung und das Persistieren eines Multiorganversagens hat. Man hätte hier erwägen müssen, *keinen* operativen Eingriff (auch nicht minimal invasiv) durchzuführen, da sich vorhersehbar weder die Lebenszeit verlängern noch die Lebensqualität durch den alleinigen Eingriff an der Aortenklappe verbessern wird. Prolongiertes Leiden im Sinne der Entstehung einer chronisch kritischen Erkrankung ist absehbar. Hätte man rechtzeitig eine Therapiezieländerung mit keiner OP und im Falle einer Symptomverschlechterung dem rechtzeitigen Beginn mit palliativen Maßnahmen angedacht, wäre die letzte Lebenszeit der Patientin sicher qualitätvoller und unter Umständen sogar länger gewesen. Einen grenzwertig sinnvollen Eingriff durchzuführen, nur damit man »etwas getan« hat, nützt der Patientin mit sehr großer Wahrscheinlichkeit nicht. Eine Therapie ohne Nutzen zur eigenen Gewissensberuhigung durchzuführen, ist eigentlich bereits im Graubereich der Körperverletzung angesiedelt! Klassisch kam es hier zu einer erheblichen Übertherapie. Chirurgisch nicht aktiv zu werden, wenn ein Problem prinzipiell technisch sanierbar wäre, ist immer noch mit einer hohen Hemmschwelle verbunden, obwohl der Nutzen des Eingriffs für diese Patientin bei kritischer Betrachtung von Anfang an sehr marginal erscheint. Hätte die Patientin – wäre sie umfassend aufgeklärt worden – überhaupt diesem Eingriff zugestimmt?

Aufklärung/Patientenverfügung/ Vorsorgevollmacht

Nach ausführlicher Aufklärung und Abwägung aller Risiken hätten die betreuenden Ärzte gemeinsam mit der Patientin sowohl im Falle einer OP/eines minimal invasiven Eingriffs als auch bei Therapiezieländerung Richtung Palliative Care eine beachtliche Patientenverfügung erarbeiten sollen. Es wäre auch sehr sinnvoll gewesen, eine offizielle Vertrauensperson zu benennen, falls die Festlegung eines Vorsorgebevollmächtigten zeitlich nicht mehr möglich gewesen wäre. Im Rahmen der Patientenverfügung hätte man bestimmen können, dass die Patientin im Falle von Komplikationen im Rahmen des Eingriffs keine Reanimation wünscht, und dass nicht auf einen großen Eingriff am offenen Herzen umgestellt wird. Man hätte schriftlich festlegen können, dass die Patientin keine prolongierte Intensivtherapie inkl. Organersatzverfahren wünscht, um die Entstehung einer chronisch kritischen Erkrankung zu vermeiden.

»Morbidity Board« zur interdisziplinären Entscheidungsfindung

Die betreuenden Ärzte, die mit den Patienten gemeinsam versuchen sollten, im Vorfeld jeglicher Intervention den »richtigen Weg« zu definieren, sind in diesem Fall nicht nur die Chirurgen. Es müssten in die Entscheidung neben der Anästhesie (die leider oft noch die »vom Tisch kriegen wir fast jeden«-Mentalität hat) unbedingt die intensivmedizinischen Nachbehandler mit einbezogen werden. Diese könnten am besten die Gefahr einschätzen, wie groß das Risiko ist, dass der Patient chronisch kritisch krank wird, womit dem Patient ein langer Leidensweg ohne »grünes Licht am Ende des Tunnels« zugemutet würde. Hier gemeinschaftlich eine gute Entscheidung im Sinne der Patienten zu treffen, erscheint sowohl für Patienten und deren Angehörigen (Vermeiden von sinnlosem Leiden und prolongiertem Sterben) als auch für die Gesellschaft (Verteilungsgerechtigkeit) angesichts der sehr hohen Kosten einer »nutzlosen« Therapie extrem wichtig. Sinnvoll wäre es, für alle Hochrisiko-Patienten – ähnlich einem Tumor-Board – im chirurgischen Umfeld ein sogenanntes »Morbidity Board« einzuführen: Im Team aller Behandler würden im Sinne einer Risiko-Nutzen-Abwägung alle Aspekte für und wider einen chirurgischen Eingriff abgewogen und die Patienten umfassend aufgeklärt werden, bevor man sich zum chirurgischen Handeln/Nicht-Handeln entschließt. Bewusstes »chirurgisches Nicht-Handeln« wäre idealerweise bei schwerkranken Menschen immer auch automatisch mit einer Therapiezieländerung und rechtzeitigem Umstieg auf eine palliativmedizinische Betreuung im Rahmen einer Comfort terminal Care verknüpft (Friesenecker 2013).

Rolle der Intensivmedizin

Intensivmedizin ist finanziell gesehen eine der teuersten Arten, im Krankenhaus Medizin zu betreiben. Menschlich gesehen ist sie eine der für Patienten und Angehörige belastendsten Arten der Medizin. Konkret auf den ersten Fall bezogen ist daher *vor* Beginn der intensivmedizinischen Behandlung zu entscheiden, ob die Patientin im Falle von Komplikationen überhaupt auf die Intensivstation übernommen wird. Dies hätte im Vorfeld der geplanten Intervention sowohl mit der Patientin, den Angehörigen (falls die Patientin das wünscht) als auch mit den verschiedenen behandelnden Ärzte-Teams genauestens erörtert und schriftlich festgelegt werden müssen. Dass die Patientin bei ihrem komplexen postoperativen Verlauf zweimal auf die Intensivstation rückübernommen wurde, hängt unter anderem auch damit zusammen, dass *nicht* im Sinne eines eigentlich notwendigen, guten advanced care plannings darüber gesprochen wurde, wie die Patientin nach Entlassung von der Intensivstation bei erneuter (absehbarer?) Verschlechterung weiter behandelt werden wird. Eine klare schriftliche Stellungnahme der Intensivmediziner im Rahmen des Entlassungsmanagements wäre hier nach Absprache im interdisziplinären Team mit den chirurgischen Partnern nötig, wo ganz klar an *alle* Nachbehandler kommuniziert werden muss, dass die Patientin im Falle erneuter Verschlechterung nicht in den intensivmedizinischen Bereich rückübernommen wird und palliativmedizinische Maßnahmen begonnen werden sollen. Nur so kann man Übertherapie vermeiden, um Ressourcen in unserem Medizinsystem gerechter zu verteilen und – noch wichtiger – prolongiertes Leiden und künstliches Hinauszögern des Sterbens vermieden werden.

34.3 Fallbeispiel 2

Eine 83-jährige multimorbide Patientin mit multiplen Vorerkrankungen (spastische Bronchitis, Lungenemphysem, Zustand nach Lungenembolie, hochgradige Trikuspidalinsuffizienz, hochgradige Mitralinsuffizienz, hochgradige Aortenstenose, chronische Herzerkrankung, arterielle Hypertonie, Strahlentherapie bei Analcarcinom, Zustand nach Cholecystektomie, Hysterektomie, Tonsillektomie, Refluxösophagitis, Zustand nach Hüfttotalendoprothese bei rezidivierenden Hüftgelenks-Luxationen). Die Patientin ist nur mit Hilfe mobil, wohnt im Heim und ist pflegebedürftig, aber nicht kontinuierlich bettlägerig. Die Patientin entwickelt ein akutes Abdomen, dessen Ursache ein perforiertes Sigmadivertikel ist.

34.3.1 Behandlungsschritte

Im Rahmen der Notfall-Laparotomie wird das Colon sigmoideum übernäht und eine Vakuumsaugdrainage angelegt. Die Patientin kommt auf die postoperative Intensivstation. Diese Station betreut schwerkranke Patienten für den Verlauf von mehreren Tagen ohne organersetzende Maschinen. Im Rahmen des geplanten Kontrolleingriffs (second look) zeigt sich eine erneute Perforation. Die Patientin bietet zu diesem Zeitpunkt bereits Zeichen eines beginnenden MODS. Im Rahmen des third look wird eine erweiterte Hemicolektomie li mit Anlage eines Transversostomas durchgeführt. Aufgrund des zunehmenden, mittlerweile schweren MODS (Kreislaufversagen, Nierenversagen, Lungenversagen, Delir) wird die Patientin der chirurgischen Intensivstation zur Übernahme bei zunehmendem, hämofiltrationspflichtigem Organversagen vorgestellt und ohne weitere Diskussion der Prognose und der zu erwartenden Ergebnisse übernommen. Die Patientin befindet sich bei Aufnahme mittlerweile durch den prolongierten septischen Schock in einem schweren 6-fachen Organversagen (Kreislauf, Niere, Leber, Lunge, ZNS, Gerinnung), zeigt als Ausdruck der schweren Mikrozirkulationsstörung eine fortgeschrittene akrale Zyanose der Haut (Mottling) und hat ein schweres Lungenversagen, das eine invasive Beatmung mit hohen Drucken und hoher Sauerstoffkonzentration notwendig macht. Die Patientin verstirbt unter laufender Maximaltherapie 24 Stunden nach Aufnahme an den Folgen eines irreversiblen MODS mit persistierendem Mottling trotz massiver Flüssigkeitssubstitution unter maximaler Dosierung von Noradrenalin, Vasopressin, Corotrop und Flebocortid, kontinuierlicher Hämofiltration inklusive Cytosorb-Spule an einem nicht reversiblen, zunehmenden Kreislaufversagen im Rahmen des ebenfalls zunehmenden Leberversagens mit schwerer irreversibler Laktatazidose.

Ethisches Dilemma

Bei dieser Patientin hätte man *vor* Aufnahme auf die chirurgische Intensivstation sehr kritisch die Frage stellen müssen, wie groß die Wahrscheinlichkeit ist, dass sie aufgrund ihres hohen Alters in Kombination mit den multiplen erheblichen Vorerkrankungen diesen schweren septischen Schock überleben kann, und wenn sie primär überlebt, wie hoch dann ihr Rehabilitationspotential nach langem Intensivaufenthalt sein würde. Die Frage nach dem Therapieziel muss bei schwerstkranken Menschen *vor* der Übernahme an eine Intensivstation kritisch gestellt und eine Nicht-Übernahme aufgrund der zu schlechten Gesamt-Prognose kritisch und ausführlich in den betreuenden Teams gemeinsam besprochen und entschieden werden (»Morbidity Board«). Es muss dabei auch die Wahrscheinlichkeit des Übergangs in das Stadium einer chronisch kritischen Erkrankung diskutiert werden.

Da in unserem konkreten Fall die Patientin in höherem Alter schon pflegebedürftig war und erhebliche Vorerkrankungen hatte, wäre die Wahrscheinlichkeit, bei Überleben der Akutphase chronisch kritisch krank beziehungsweise ein Vollpflegefall zu werden, sehr groß gewesen. Die Indikation für die Intensivierung der Intensivtherapie (invasive Beatmung, Hämofiltration, Hochdosis-Vasokonstriktoren etc.) hätte man im Rahmen eines »Morbidity Boards« aller Behandler viel kritischer besprechen müssen.

Es wäre für alle Entscheidungsträger leichter gewesen, *rechtzeitig* (im konkreten Fall vor Aufnahme an die chirurgische Intensivstation) die Entscheidung zur Therapiezieländerung mit Beendigung der Maximaltherapie und Umstellung auf palliativmedizinische Maßnahmen zu treffen. Dafür hätte die Patientin eine Patientenverfügung (evtl. mit Vorsorgevollmacht) haben oder zumindest eine Vertrauensperson benennen müssen, die bei der Diskussion die Wünsche der Patientin hätte vermitteln können. Im Sinne des sinnvollen Einsatzes von Ressourcen hätte man einen Tag sehr teure Intensivtherapie gespart. Im Sinne des »Caring for Caregivers« hätte man dem behandelnden Team den Stress der aufwendigen Betreuung einer Patientin im schweren septischen Schock erspart, wo der negative Ausgang vom Zeitpunkt der Aufnahme an sehr wahrscheinlich war. Im Zeitalter knapper werdender Ressourcen wäre das Bett 24 Stunden früher für eine Patientin zur Verfügung gestanden, die mit einer guten Prognose von einer Intensivbehandlung maximal profitiert hätte. Ganz kritisch gesehen hätte sich das behandelnde Notfallteam überlegen können, ob eine schwerkranke, ältere Frau, die mit einem septischen Bauch bei Darmperforation ins Krankenhaus kommt, überhaupt noch operiert werden sollte oder ob die Entscheidung zu einer frühzeitigen Therapiezieländerung Richtung gute Sterbebegleitung mehr Ruhe und Würde in die letzte Phase des Lebens dieser Patientin gebracht hätte. Eine Übertherapie hat in diesem Fall zwar nur kurze Zeit stattgefunden, trotzdem konnte die Patientin in der Hektik der Intensivbehandlung nicht den Weg eines ruhigen und friedlichen Sterbens gehen.

34.4 Übertherapie – ein häufiges Problem »moderner« Medizin

Übertherapie findet regelmäßig und überall in unseren Krankenhäusern statt. Dabei ist die Zeitspanne, über die eine inadequate Therapie durchgeführt wird, unerheblich – schon ein Tag im OP/auf der Intensivstation, der den Patienten nicht nützt, ist zu viel und bedingt im System bereits erhebliche und nicht zu rechtfertigende Kosten. Übertherapie über viele Wochen und Monate ist für Patienten, Angehörige und Betreuer (Ärzte, Pflegepersonen, Physiotherapeuten, Logopäden, etc.) eine große Belastung mit Spätfolgen für alle Betroffenen. Übertherapie ist einer der Gründe für Burnout bei medizinischem Personal und bewirkt, wie bereits erwähnt, bei vielen Angehörigen und Betreuern Angst und Stress mit den Spätfolgen Depression und schwerer posttraumatischer Stressreaktion – auch noch nach Tod oder Entlassung des Patienten (Hickman 2010)[57].

Elshaug sieht als einen Lösungsansatz des Problems der Übertherapie, dass Kliniker und assoziierte Berufe eine Schlüsselfunktion für die Entwicklung stabiler Guidelines spielen sollten. Deren praktische Implementierung und das Füllen von Evidenz-Lücken mit hochqualitativer klinischer Forschung würde dann eine hochkarätige Krankenversorgung gewährleisten. Es stellt sich hier aber durchaus die Frage, ob Sterben rein evidenzbasiert passieren kann? Das denke ich nicht! Um Entscheidungen dieses Ausmaßes gut treffen zu können, müssen wir Ärzte wieder lernen, uns basierend auf der vorhandenen Evidenz – auf unser Gefühl für die uns anvertrauten Patienten zu verlassen, um diese menschliche Verantwortung zu übernehmen. Dieses erwächst aus jahrelanger, klinischer Erfahrung, aber auch aus der Bereitschaft, sich den Patienten mit ihrem Krankheitsbild sensitiv zu nähern. Dafür sind neben charakterlicher Stärke auch zeitliche Ressourcen notwendig. Medizin ohne Einbringen von ärztlichem Gefühl lässt uns keine menschlichen Ärzte sein und degradiert uns zu reinen Medizinmechanikern. Ein Grund, warum es für viele von uns Ärzten so schwierig ist, die Entscheidung zur Therapiezieländerung zu treffen, ist, dass wir wieder lernen und uns zutrauen müssen, mit Wahrscheinlichkeiten umzugehen. Erst wenn Patienten verstorben sind, wissen wir *sicher*, dass wir es *nicht* geschafft haben, Patienten am Leben zu erhalten. Wir müssen diese Entscheidungen aber rechtzeitig treffen, um ein Sterben in Würde im Rahmen palliativmedizinischer Versorgung zu gewährleisten. Hilfe beim Treffen dieser durchaus schwierigen Entscheidungen können uns beispielsweise zwei Werkzeuge geben: Die sogenannte Überraschungsfrage (»surprise question«) (Haydar SA 2017) und das SPICT (Supportive and Palliative Care Indicators Tool; http://www.spict.org.uk/). Das SPICT soll helfen, schwerstkranke Patienten zu identifizieren, ihren Bedarf an Palliativmedizin zu eruieren und die weitere Behandlung zu planen.

Die Überraschungsfrage lautet: »Wären Sie überrascht, wenn dieser Patient im nächsten Jahr/Monat/Tag/Stunde versterben würde?« Mit Hilfe dieser Frage können Patienten identifiziert werden, die ein sehr hohes Risiko haben zu versterben, und die daher dringend palliativmedizinische Betreuung brauchen. Dass man diese Frage sehr kritisch stellen und die Antworten genau abwägen sollte, zeigt Downar (2017) in einer rezenten Meta-Analyse (16 Studien an insgesamt 11.621 Patienten). Dennoch kann die Überraschungsfrage ein erster Hinweis sein, dass man kritisch das Konzept der Heilung mit Maximaltherapie überdenken sollte und sich die Frage stellen sollte, ob Patienten nicht mehr von einer frühzeitigen Therapiezieländerung Richtung Palliative care profitieren würden.

> **Merksätze mit den wichtigsten Botschaften**
>
> - Übertherapie ist ein ubiquitäres Problem in modernen Gesundheitssystemen der Erste-Welt-Länder.
> - Übertherapie schadet Patienten mehr als sie nützt, prolongiert Leiden und zögert das Sterben hinaus.
> - Übertherapie führt häufig zur Entstehung von chronisch kritischer Erkrankung.
> - Neben dem Leid für Patienten und Angehörige führt Übertherapie zu Burnout bei medizinischem Personal und verursacht sinnlos hohe Kosten im Gesundheitssystem.

---

57 https://www.helpguide.org/articles/stress/caregiver-stress-and-burnout.htm; https://www.webmd.com/heart-disease/heart-disease-recognizing-caregiver-burnout#1

- Die »Überraschungsfrage« und SPICT sind Werkzeuge, die helfen, Patienten zu erkennen, die von frühzeitiger Umstellung von Maximaltherapie auf Palliative Care profitieren.

34.5 Fazit

Um in Zukunft schwierige Entscheidungen am Lebensende besser und rechtzeitiger treffen zu können, wäre es absolut notwendig, Ärzte im Rahmen eines Bioethik-Trainings darin zu schulen. Ein gutes Beispiel dafür ist die Studie von Gomez, die Notärzten in Bezug auf ihre Fähigkeiten, schwierige Entscheidungen im Schockraum zu treffen, mit anderen Professionals verglich, die einen Master in Bioethik hatten, aber keine spezielle Ausbildung in Notfallmedizin. Die Professionals mit dem Master in Bioethik hatten eine signifikant bessere Fähigkeit, schwierige Entscheidungen in kritischen Situationen im Schockraum (inkl. Reanimation) zu treffen, als bioethisch untrainierte Notärzte. Ein adäquates ethisches Training würde es uns leichter machen, schwierige ethische Entscheidungen am Krankenbett zu treffen. Training in Bioethik *muss* daher verpflichtender Teil unserer Ausbildungspläne für Ärzte und Pflegepersonen werden (Gomez 2004). Es muss Ziel moderner, am Menschen orientierter Medizin sein, Übertherapie zu vermeiden. Übertherapie verlängert (sinnloses) Leiden und zögert den Sterbeprozess hinaus, was neben einer unglaublichen Belastung für Patienten und deren Angehörige auch eine ungeheure Ressourcenverschwendung in unseren modernen Medizinsystemen ist. Übertherapie ist daher auch im Sinne der Verteilungsgerechtigkeit zu vermeiden. Unsere Gesellschaft und jede(r) Einzelne – wir alle – müssen uns gemeinsam wieder darauf besinnen, dass Sterben zum Leben gehört und dass die qualitativ hochwertige palliative Begleitung in dieser letzten Phase des Lebens sowie der »gute Tod« wieder ein wichtiges Ziel – auch in modernen Medizinsystemen – werden müssen.

Literatur

Cardona-Morrell M, Kim J, Turner RM Anstey M Mitchell IA, Hillman K. Non-beneficial treatments in hospital at the end of life: a systematic review on extent of the problem. Int J Qual Health Care. 2016

Downar J, Goldman R, Pinto R, Englesakis M, Adhikari NK. The »surprise question« for predicting death in seriously ill patients: a systematic review and meta-analysis. CMAJ. 2017 Apr 3;189(13):E484-E493

Elshaug AG, Rosenthal MB, Lavis JN, Brownlee S, Schmidt H, Nagpal S, Littlejohns P, Srivastava D, Tunis S, Saini V. Levers for addressing medical underuse and overuse: achieving high-value health care. Lancet. 2017 Jan 6. pii: S0140-6736(16)32586-7

Friesenecker B, Fruhwald S, Hasibeder W, Hörmann C, Hoffmann ML, Krenn CG, Lenhart-Orator A, Likar R, Pernerstorfer T, Pfausler B, Roden C, Schaden E, Valentin A, Wallner J, Weber G, Zink M. Therapiezieländerungen auf der Intensivstation. Definitionen, Entscheidungsfindung und Dokumentation; Anästhesiol Intensivmed Notfallmed Schmerzther 2013; 48: 216–223

Gomez CJ, Gomez RJ, Luna MA. Is bioethical training useful in preparing doctors to take decisions in the emergency room? Med Law 2004; 23(3) 551-66

Haydar SA, Almeder L, Michalakes L, Han PKJ, Strout TD. Using the Surprise Question To Identify Those with Unmet Palliative Care Needs in Emergency and Inpatient Settings: What Do Clinicians Think? J Palliat Med. 2017 Feb 16

Hickman RL Jr, Douglas SL. Impact of chronic critical illness on the psychological outcomes of family members. AACN Adv Crit Care. 2010 Jan-Mar;21(1):80-91

https://www.helpguide.org/articles/stress/caregiver-stress-and-burnout.htm

Macintyre NR. Chronic critical illness: the growing challenge to health care. Respir Care. 2012 Jun; 57(6):1021-7. Supportive and Palliative Care Indicators Tool; http://www.spict.org.uk/

35 Therapiezieländerung und Therapiebegrenzung in der Notfallmedizin

Dietmar Weixler

35.1 Einleitung

»Notfallpatienten sind Patienten, bei denen im Rahmen einer akuten Erkrankung, einer Vergiftung oder eines Traumas eine lebensbedrohliche Störung einer vitalen Funktion eingetreten ist, einzutreten droht oder nicht sicher auszuschließen ist« (Sanitätergesetz § 10 Abs. 2).

Analog zu allen anderen Umständen, in denen ein Mensch einer medizinischen Behandlung bedarf, ist eine Therapie nur durch das gleichzeitige Vorliegen einer medizinischen Indikation und einer Einwilligung legitimiert – wobei in der Notfallmedizin nicht selten Umstände vorliegen, bei denen das Einholen einer Einwilligung zu einer ernstlichen Gefährdung für Leben oder Gesundheit des Betroffenen führen würde.

Aus diesem Grund hat der Gesetzgeber im Strafgesetzbuch mit § 110 Abs. 2 eine »Ausnahmeregelung« für Notfälle veranlasst: »Hat der Täter die Einwilligung des Behandelten in der Annahme nicht eingeholt, dass durch den Aufschub der Behandlung das Leben oder die Gesundheit des Behandelten ernstlich gefährdet wäre, so ist er nach Abs. 1 nur zu bestrafen, wenn die vermeintliche Gefahr nicht bestanden hat und er sich dessen bei Aufwendung der nötigen Sorgfalt (§ 6) hätte bewusst sein können« (StGb 2015).

Eine Therapiezieländerung oder »Therapiezielbegrenzung« in der Notfallmedizin ist demnach entweder bei Wegfall einer medizinischen Indikation oder aktuell wirksamer Ablehnung eines Patienten statthaft.

Von »Therapiebegrenzung« soll in der Folge nicht die Rede sein, da diese Begrifflichkeit den Beigeschmack eines unbegründeten Vorenthaltens einer Therapie hat, was im Widerspruch zum ethischen Prinzip der Gerechtigkeit stünde: eine medizinische Therapie ist dann indiziert, wenn ein Therapieziel erreicht werden kann. Juristisch wie auch ethisch unterliegt jede Therapie der fortwährenden Rechtfertigung, dass eine Indikation gegeben ist – mit anderen Worten: es ist juristisch wie ethisch gleichwertig, eine Therapie (infolge Unwirksamkeit) nicht zu beginnen oder eine laufende Therapie zu beenden, da sich im Verlaufe der Bemühungen herausstellt, dass diese Therapie ihr Ziel nicht erreichen kann oder sich zeigt, dass der Patient seine Zustimmung nicht erteilt hat (so ist z. B. eine lebenserhaltende Therapie abzubrechen, wenn zu einem späteren Zeitpunkt ein Dokument vorliegt, aus dem hervorgeht, dass unter den herrschenden Umständen diese Therapie vom Patienten antizipatorisch abgelehnt worden ist).

35.2 Wegfall der Indikation

35.2.1 Falldarstellung

Ein Notarzteinsatzfahrzeug (NEF) wird zu einem Patienten am Vorort einer Provinzstadt gerufen, als Einsatzgrund wird »Atembeschwerden, Sprachschwierigkeiten zwischen den Atemzügen (RD06D02), Krebspatient, m, 53« ersichtlich. Ein Rettungstransportwagen (RTW) ist bereits eingetroffen, als das NEF nach 8 Minuten Fahrt eintrifft. Der Notarzt findet einen augenscheinlich heftig nach Luft ringenden, schwitzenden und sehr kachektischen Mann in einem Pflegebett vor, das Rettungspersonal hat bereits einen Monitor angelegt, auf dem sich folgende Vitalparameter zeigen: Blutdruck 85/50 mmHg, Herzfrequenz 125 bei rhythmischen schlanken Kammerkomplexen, Sauerstoffsättigung 79%, Körpertemperatur 35,9 Grad Celsius (Tympanothermometer), Blutzucker 96 mg/dl. Die anwesende erwachsene weibliche Begleitperson wirkt auf den Notarzt erschöpft und verängstigt und sagt aus, dass »es« die letzten Tage laufend schlechter geworden ist. Auf Nachfrage sagt sie aus: »Die Atemnot. Seit 2 Tagen isst er nichts mehr. Vor 7 Tagen war er an der Onkologie, man hat ihm keine Chemo mehr geben können.« Der Notarzt fragt nach einem Arztbrief und erhält ein glaubwürdiges Dokument, dass bei dem Patienten vor über einem Jahr ein nichtkleinzelliges Bronchuskarzinom der rechten Lunge festgestellt worden ist, mit nunmehr bestehender Metastasierung in Knochen, Gehirn, Nebenniere und die kontralaterale Lunge. Der Notarzt nimmt wahr, dass die Atemfrequenz über 30/Minute beträgt. Auskultatorisch ist für ihn über der rechten Lunge kein Atemgeräusch feststellbar, über der linken Lunge leises Vesikuläratmen mit deutlichen giemenden Atemnebengeräuschen. Der Notarzt verschafft sich Überblick über die Dauermedikation, welche u. a. orales retardiertes Hydromorphon in einer Tagesdosis von 16 mg und eine add-on-Medikation von nichtretardiertem Hydromorphon 1,3 mg beinhaltet. Er ordnet eine Sauerstofftherapie mit 6 Liter/Minute über eine Nasenbrille an, legt eine i.v.-Verweilkanüle und schlägt den Transport in das nächste Krankenhaus vor, was von der anwesenden Frau mit Dankbarkeit angenommen wird – der Patient kann sich nicht wirklich dazu äußern, zeitweise scheint er mit weit aufgerissenem Mund am Rande der Bewusstlosigkeit zu stehen. Der Abtransport unter angelegtem Monitoring erfolgt mit dem Tragesessel und gelingt unter zunehmenden Stressphänomenen des Patienten bis ins Vorzimmer, dann setzt seine Atmung aus und er wird sofort bewusstlos, am EKG zeit sich eine pulslose elektrische Aktivität, der Carotispuls ist nicht mehr tastbar.

Der Notarzt findet sich nun in einer Situation, die »technisch gesehen« in eine cardiopulmonale Reanimation (CPR) führen könnte. Die Frage, die im Hintergrund steht, betrifft die Indikation zu dieser Maßnahme: Welches Therapieziel kann eine CPR unter den gegebenen Umständen erreichen? Ist eine Lebensverlängerung möglich? Wenn eine Lebensverlängerung möglich ist, wie ist das Verhältnis von möglichem Nutzen zu möglichem Schaden einzuschätzen? Wird unter den gegebenen Umständen überhaupt ein Leben in guter Lebensqualität möglich sein? Wie soll das Notarztteam mit der nun fassungslos entsetzten Frau umgehen, die hinzugeeilt ist?

Der Notarzt in der Falldarstellung hat bereits – ehe es zu dieser Situation gekommen ist – mehrere Entscheidungen getroffen:

- er hat eine Venenverweilkanüle gesetzt
- er hat über dieses Instrument *keine* Medikation verabreicht

- er hat den Patienten *nicht* intubiert, obwohl offenbar eine respiratorische Insuffizienz bestand
- er hat eine Sauerstofftherapie begonnen
- er hat den Transport des Patienten in ein Akutkrankenhaus als geboten angesehen

Ausführung bzw. Unterlassung von ärztlichen Handlungen stehen unter denselben Bewertungsmaßstäben. Maßgeblich sind die Folgen der Handlung oder Unterlassung. Das Verhalten des Notarztes wird durch diverse Einflussgrößen beeinflusst:

- Kenntnisse und persönliche Vorerfahrungen, die er in die konkrete Situation einbringt
- vorliegende medizinische Informationen und Willensbekundungen
- »Handlungen« die als systemtypisch anzusehen sind (z. B. Erfassen von Messwerten)
- Handlungen, welche u. U. als »Automatismus« zu qualifizieren sind (z. B. das Legen einer Verweilkanüle ohne aktuelle Indikation)
- Handlungen, die das Umfeld erwartet oder fordert
- Interessen der Organisation (z. B., falls Einsätze nur honoriert werden, wenn der Patient transportiert wird)

35.2.2 Kritische Reflexion der Falldarstellung

Der in der Falldarstellung beschrieben Mann befindet sich im Finalstadium einer weit fortgeschrittenen unheilbaren Tumorerkrankung. Unzweifelhaft ist keine medizinische Intervention geeignet, sein Leben zu verlängern. Die Feststellung, dass sich der Patient unabwendbar im Sterbeprozess befindet, ist (not-)ärztliches Privileg. Auf der Grundlage von Items des »Liverpool care pathway of the dying« (LCP) entwickelte Laufenberg-Feldmann eine Acht-Punkte-Checkliste für Palliativpatienten in der Notfallmedizin, mit deren Hilfe man mit guter Wahrscheinlichkeit vorhersagen kann, ob ein Mensch mit unheilbarer Tumorerkrankung in den nächsten Tagen sterben wird (Laufenberg-Feldmann 2011).

Da das Therapieziel »Verlängerung der Lebenszeit« nicht erreicht werden kann, sind im konkreten Fall sämtliche Maßnahmen, die diesem Therapieziel unterworfen wären, nicht mehr medizinisch indiziert.

Als aktuelles Therapieziel muss ein solches Ziel gefunden werden, das den Interessen und Prioritäten des Patienten dient. Dieser kann sich jedoch im konkreten Fall nicht äußern, es kann jedoch davon ausgegangen werden, dass eine Linderung des anlassgebenden Symptoms (Atemnot) im Sinne des Patienten ist. Der Fachstandard der symptomatischen Therapie der therapierefraktären Atemnot besteht in der Verabreichung von Opioiden (Barnes 2016). Im konkreten Fall besteht der Verdacht, dass die Dauermedikation mit oralem retardiertem Opioid nicht mehr eingenommen werden konnte. In der Tat ist bei akuter Atemnot eine titrierte i.v.-Gabe von 2 mg Morphin in 10 Minuten-Abständen unter Beachtung der Atemfrequenz die ideale Option (Zielfrequenz 12/Minute). Zu beachten ist, dass die verabreichte Dosis für nur vier Stunden wirksam sein wird. Eine Sauerstofftherapie kann indiziert sein, wenn die Sauerstoffsättigung weniger als 90 % beträgt und der Patient symptomatisch ist (Cranston 2009). Bislang existiert kein Beweis dafür, dass die Verabreichung von Benzodiazepinen bei fortgeschrittenen Erkrankungen Atemnot lindern kann (Simon 2016).

Eine CPR ist bei weit fortgeschrittenen Tumorerkrankungen mit geringster Wahrscheinlichkeit technisch erfolgreich (Therapieziel »Lebendiges Verlassen des Krankenhauses«). Reisfield hat die Wahrscheinlichkeit für Patienten mit fortgeschrittener Tumorerkrankung und einem Funktionsscore nach Karnofsky unter 50 % in seiner Metaanalyse mit 2,3 % angegeben (Reisfield 2006). Für den hier beschriebenen Patienten ist jedoch davon auszugehen, dass die Wahrscheinlichkeit gegen Null geht. Eine detaillierte retrospektive Analyse von außerhalb eines Krankenhauses reanimierten Patienten mit weit fortgeschrittener Erkrankung hat gezeigt, dass zunächst bei 11 % ein Spontankreislauf erzielt werden konnte, jedoch keiner das Krankenhaus lebendig verlassen hatte und keiner jemals wieder das Bewusstsein erlangt hat (Wiese 2010). Die Überlebenszeiten bei dieser Beobachtung betrugen 1–44 Stunden. Aus diesem Grund ist eine CPR in gegenständlicher Kasuistik medizinisch nicht indiziert und soll unterlassen werden bzw. abgebrochen werden, sobald Kenntnis darüber vorliegt, dass die lebenszeitbegrenzende Erkrankung besteht. Die Frage nach einer zu erwartenden Lebensqualität stellt sich im konkreten Fall nicht – sie sollte sich auch nie stellen, denn das Kriterium »Lebensqualität« sollte niemals als Kriterium herangezogen werden, um eine medizinische Therapie zu unterlassen. Die prospektive Einschätzung von Lebensqualität durch einen Außenstehenden ist nichts anderes als eine paternalistische und empathielose Anmaßung. Die schwierige notärztliche Entscheidung, welcher Ort der bestmögliche zur Therapie eines Sterbenden sein kann, ist von vielen Dimensionen abhängig, die an anderer Stelle detailliert beschrieben wurden (Weixler 2016). Angehörige sind in der Situation, die zur Berufung notärztlicher Hilfe führt, voll von Angst, hilflos und überfordert. Wenn sich wie hier eine kritische Verschlechterung entwickelt, sollte man Angehörige inkl. Kinder unbedingt einbeziehen, offen kommunizieren und ihre Emotionen wertschätzend aushalten können. Eine große Untersuchung hat gezeigt, dass die Anwesenheit Angehöriger weder das Reanimationsergebnis verschlechtert, noch zu mehr Klagen führt – im Gegenteil konnte bewiesen werden, dass die betroffenen Angehörigen in Zukunft signifikant seltener an Angststörungen, Depressionen oder posttraumatischen Belastungsstörungen litten (Jabre 2012).

> Die technische Möglichkeit, das Leben eines unabwendbar Sterbende künstlich zu verlängern, begründet keine Rechtspflicht, es zu tun.
> Das Beenden einer medizinischen Maßnahme ist dem Nicht-Beginnen, also der Nichtbehandlung, rechtlich und ethisch gleichwertig.

Ein Transportautomatismus sollte kritisch hinterfragt werden, da Transport noch keiner Therapie gleichkommt. Die notärztliche Versorgung von Palliativpatienten ist qualitativ besser, wenn Notärzte eine entsprechende Ausbildung in Palliativmedizin absolviert haben (Wiese 2009).

Notarzteinsätze zu Palliativpatienten betreffen 2–10 % aller Notarzteinsätze und häufen sich gegen das Lebensende der Erkrankten hin. Die Berufung aufgrund von Atemnot gilt als der häufigste Berufungsgrund. Dennoch hat man sich als Notarzt vor einem Abirren in Fatalismus zu hüten, da unter Menschen mit unheilbaren Erkrankungen zu früheren Erkrankungsstadien als im hier beschriebenen typische interkurrente und kritische Erkrankungen auftreten, die einem kausalen therapeutischen Zugang offenstehen (z. B. thromboembolische Komplikationen). Als ethisches Prinzip zur Entscheidung wird das Fürsorgeprinzip gegen das Nichtschadensprinzip zu gewichten sein, wobei dem Nichtschadensprinzip zum Lebensende hin ein größeres Gewicht zukommt. Ein besonderes Augenmerk in der notärztlichen Praxis hat das ethische Prinzip des Respekts vor der Autonomie der Person verdient, umso mehr, als die betroffenen Menschen aufgrund von Schwäche oder kognitiven Beschränkungen ihre Autonomie nicht mehr in vollem Umfang manifestieren können (»Der Notarzt soll die Stimme des Betroffenen verstärken«). Notfälle bei Palliativpatienten sind medizinisch so komplex gelagert, dass niemals ein Paramedic-System diese Aufgaben im Sinne der Patientenautonomie erfüllen können wird.

35.3 (Mutmaßliche) Ablehnung einer medizinischen Therapie

35.3.1 Falldarstellung

Die Notärztin wird abends zu einem abgelegenen Bauernhof berufen, als Berufungsgrund wird angegeben: »Anforderung durch Arzt, Pflege oder Versorgungseinrichtung: Atemnot, Bewusstseinsstörung, hohes Fieber«. Nach 22-minütiger Fahrt wird das Ziel erreicht. die eintreffenden Rettungskräfte werden in einen Nebenraum des Gehöfts geführt, in dem eine augenscheinlich hochbetagte Frau in einem Pflegebett liegt. Trotz der angegebenen Umstände erscheint die Situation mit Blick auf die erkrankte Person komfortabel und behütet. Die anwesende Diplomkrankenschwester des mobilen Krankenpflegedienstes berichtet, dass die 87-jährige seit 14h fiebert und nun 38,8° erreicht hat, es seien Atemgeräusche aufgetreten, seit 30 Minuten sei sie nur mehr durch Schmerzreize zu einer Reaktion zu bewegen. Die Notärztin veranlasst, dass weitere Messwerte erhoben werden: Sauerstoffsättigung 91 %, Herzfrequenz 110, Blutdruck 110/65 mm Hg, Blutzucker 99 mg/dl. Auskultatorisch finden sich über beiden Lungen laute trockene Rasselgeräusche und über dem Bereich der Lunge rechts ein Knisterrasseln. Nun wird seitens der anwesenden Familie ergänzt, dass bei der Patientin seit 4 Jahren eine Demenzerkrankung bekannt ist und sie seit 4 Monaten erhebliche Schluckprobleme zeigt. Schon zweimal sei sie wegen Pneumonien hospitalisiert gewesen und ist jedes Mal in einem drastisch verschlechterten Funktionszustand wieder nach Hause gekommen. Seit dem letzten Aufenthalt vor 2 Monaten isst sie so gut wie nichts mehr, der Hausarzt verabreicht 2-tägig Infusionen subcutan. Sie könne das Bett nicht mehr verlassen. Die Familie werde von einem Mobilen Palliativdienst begleitet und man habe innerhalb der letzten Monate im Sinne einer vorausschauenden Therapieplanung mehrere Gespräche geführt. Dazu hat der Palliativdienst auch einen Krisenbogen hinterlegt, der nun der Notärztin vorgelegt wird. Auf dem Krisenbogen ist angemerkt, dass eine Hospitalisierung zur Lebensverlängerung nicht erwünscht ist. Auf dem Krisenbogen findet sich Name und Unterschrift der Ärztin des Palliativteams. Die Notärztin fragt nun, weswegen unter diesen Umständen der Notruf ausgelöst worden ist und erhält zur Antwort, man habe nichts unversucht lassen wollen. Der Sohn der Patientin berichtet, dass man vor Monaten auch die Patientin in die Gespräche einbeziehen konnte und sie immer wieder gesagt habe: »Lasst mich in Ruhe«. Die Rettungssanitäter fragen nach, ob man schon die Trage holen solle, die Notärztin benötigt jedoch noch Zeit für ihre Überlegungen. Sie verlangt nach einem Arztbrief des Krankenhauses und erhält ihn sofort. Nochmals wendet sie sich der Patientin zu und untersucht sie gründlich von Kopf bis Fuß, wobei sie eine Verweilnadel im Bereich des Oberschenkels findet. Die Frage, ob eine Sachwalterschaft oder Vorsorgevollmacht eingerichtet ist, wird von den Anwesenden verneint. Da es bereits die dritte Pneumonie bei Demenzkrankheit ist und die Notärztin in der Gesamtsituation keine Zweifel an den Fürsorgebemühungen der Beteiligten erkennen kann und es weitgehenden Konsens in der Sicht der Dinge gibt, entschließt sie sich zu einer symptomatischen Therapie mit fiebersenkenden und schleimlösenden Medikamenten und Flüssigkeitstherapie subcutan. Sie ersucht die Familie, am nächsten Tag den Hausarzt zuzuziehen.
Eine Befürchtung der Notärztin bleibt unausgesprochen bestehen, dass sie wegen Unterlassung verklagt werden könnte. Am nächsten Tag nimmt sie telefonischen Kontakt mit dem Hausarzt der Patientin auf und berichtet ausführlich. Der Hausarzt bedankt sich für das Vorgehen der Kollegin und teilt ihr seine Wertschätzung über ihre Entscheidung mit.

35.3.2 Kritische Reflexion der Falldarstellung

Die beschriebene Falldarstellung ist in der Grundproblematik eine für die heutige Zeit typische und häufige Anforderung an Notärzte. Die Notarztberufungen haben sich in den letzten Jahren vervielfacht und betreffen überwiegend medizinische und soziale Probleme außerhalb der typischen Fragestellungen, die im Sanitätergesetz dargestellt sind (Prause 2014). Die beschriebene medizinische Konstellation und Vorgeschichte beschreibt in typischer Weise Spätsymptome der Demenzerkrankung am Lebensende: Schluckstörung und gehäufte Pneumonien, Funktionsverschlechterungen außerhalb des vertrauten Umfelds. Sie sind Indikatoren für das nahe Lebensende bzw. das Versterben an der Demenzerkrankung (Mitchell 2005). Mitchell konnte in seiner prospektiven Beobachtung zeigen, dass die 6-Monats-Mortalität der Pneumonie bei Demenzerkrankung 46,7 % beträgt und dass an die 40 % der Betroffenen belastende medizinische Intervention erfahren, zu denen Hospitalisierung, die Vorstellung an Notfallaufnahmen, die Implantation von Ernährungssonden und parenterale Therapien zu zählen sind (Mitchell 2005).

Die besondere Konstellation der Fallgeschichte kommt aus dem Spannungsverhältnis einer (diskussionswürdigen) medizinischen Indikation (stationäre Diagnostik und i.v.-Antibiotikatherapie bei klinisch diagnostizierter Pneumonie) und einem in Österreich neuem Instrument (Vorsorgedialog, VSD/advance care planning, ACP), das Hinweise auf einen mutmaßlichen Patientenwillen dokumentiert. Dem ist vorauszuschicken, dass jeder Mensch das Recht beanspruchen darf, eine medizinische Therapie abzulehnen, auch wenn es eine unvernünftige Entscheidung wäre, vorausgesetzt, der Mensch kann die Einsicht über die vorliegenden Umstände gewinnen, seinen Willen bilden und sich der Tragweite seiner Entscheidung bewusstwerden (Entscheidungsfähigkeit). Bei der beschriebenen Patientin ist das sicher nicht der Fall, da sie an einer weit fortgeschrittenen, zum kognitiven Abbau führenden Erkrankung leidet und darüber hinaus schwer erkrankt ist. Zur Einwilligung oder Ablehnung zur/der medizinischen Therapie hat auch keiner der Anwesenden eine Rechtsposition, da keine Sachwalterschaft oder Vorsorgevollmacht eingerichtet worden ist. Im gegenständlichen Fall wurde mit dem Mobilen Palliativdienst ein Vorsorgedialog geführt, den man als ein strukturiertes Gespräch versteht, das unter Teilnahme der Patientin, ihrer Angehörigen und dem Behandlungsteam stattfand, um den Willen der Patientin zu eruieren und zu dokumentieren (Kletecka-Pulker 2017). Auf dem Krisenblatt des Vorsorgedialogs wird ärztlich dokumentiert, dass die genannten medizinischen Maßnahmen nicht (mehr) indiziert sind. Die Notfallmedizinerin ist an diesen Vermerk »nicht fachlich gebunden und muss eigenverantwortlich eine medizinische Einschätzung der Situation vornehmen, er/sie darf jedoch darauf vertrauen, dass der/die behandelnde Arzt/Ärztin eine fachlich richtige Situationseinschätzung vorgenommen hat« (Kletecka Pulker 2017; Kletecka-Pulker 2014). Die dokumentierten Aussagen der nicht entscheidungsfähigen Patientin sind als Hinweise auf den mutmaßlichen Patientenwillen zu bewerten. Kletcka-Pulker führt dazu weiter aus, dass beim nicht einsichts- und urteilsfähigen Patienten »der/die NotfallmedizinerIn nicht an den mutmaßlichen Willen des/der PatientIn gebunden ist, er dient ihr/ihm jedoch als Richtschnur und Orientierungshilfe« (Kletecka-Pulker 2017 unter Bezugnahme auf mehrere Entscheidungen des OGH/Obersten Gerichtshofs).

Mit anderen Worten gesagt, ist der in der Falldarstellung beschriebenen Notärztin bewusst, dass die medizinische Indikation fragwürdig im Hinblick auf eine Schadensvermeidung ist (belastende Hospitalisierung, parenterale Therapie), und sie führt in ihrer Entscheidung die dokumentierten Aussagen (»Lasst mich in Ruhe« etc.) der nicht entscheidungsfähigen Patientin als Hinweis auf den mutmaßlichen Patientenwillen ins Gewicht.

Was für Notärzte sicher in die Entscheidungsfindung einfließen wird, sind die Wahrnehmungen zur Güte des Betreuungsumfelds. Im Beispiel zeigte sich ein besonders gut strukturiertes und antizipatorisch wirksames Betreuungsteam unter Einbindung der Angehörigen, diplomierter Hauskrankenpflege, Hausarzt und mobiles Palliativteam. Die Dokumentation war gut vorbereitet und nachvollziehbar für einen von extern hinzukommenden medizinischen Dienst. Nicht ungewöhnlich ist der Umstand, dass trotz exzellenter Vorbereitung auf Krisen dann doch ein Notdienst berufen wird, nur »um nichts unversucht zu lassen oder außer Acht zu lassen«. Dahinter kann die Unsicherheit stehen, eine unumkehrbare Entscheidung zu bahnen oder auch Ängste und Befürchtungen vor rechtlichen Konsequenzen bzw. dienstliche Vorgaben (Fachpflegedienste, 24-h-Personenbetreuung). Zu beglückwünschen ist die beschriebene Notärztin für ihre kommunikative Fähigkeit, da sie am nächsten Tag den therapieverantwortlichen Hausarzt informiert. Ihre Sorge wegen Unterlassung angeklagt zu werden, scheint aus Sicht der Österreichischen strafrechtlichen Bedingungen begründet, sinngemäß ist man als Medizinerin strafrechtlich gesehen sicherer durch Handeln als durch Unterlassen (Birklbauer 2016). Die meisten Klagebegehren werden jedoch nicht durch Patienten oder Angehörige angeregt, sondern (in den USA wenigstens) durch das berufliche Umfeld der Medizin- und Pflegedienste (Goldstein 2012).

> Jeder Mensch hat das Recht, eine medizinisch indizierte Maßnahme abzulehnen, auch wenn diese Entscheidung aus ärztlicher Sicht unvernünftig wäre – die Voraussetzung dazu ist die Entscheidungsfähigkeit des Betroffenen, v. a. dass er die Folgen seiner Ablehnung in ihrer ganzen Tragweite einsehen kann.

35.4 Vorausverfügte Abwehr einer lebensverlängernden Therapie im Rettungs- und Notarztdienst – die Rolle der Patientenverfügung

Die Patientenverfügung (PV) ist ein Rechtsinstitut, das in vorausschauender Weise von einer entscheidungsfähigen Person eingerichtet werden kann, um in der Zukunft auf den allfälligen Umstand hin, dass die Entscheidungsfähigkeit verloren geht, ein Recht auf Abwehr unerwünschter medizinischer Maßnahmen bewahren zu können (PatV 2006).

Von Juristen, Ärzten und Rettungsorganisationen wurde in den letzten Jahren wiederholt die Problematik von Patientenverfügungen im Rahmen von Notfällen erörtert. Die Argumentation ging dahin, dass folgende Probleme benannt wurden:

- die PV liegt nicht vor, ist nicht auffindbar
- die Prüfung der Identität des Betroffenen ist für die Rettungskräfte im Einsatz problematisch
- die Aussagen in den PV sind häufig unklar, missverständlich oder breit interpretierbar
- es ist unklar, ob sich die Aussagen der PV auf die konkrete Situation und die sich daraus erfolgenden medizinischen Maßnahmen bezieht

Mit perfekter Stereotypie wurde auf den § 12 des PatVG bei vorliegendem Herzkreislaufstillstand fokussiert: »Dieses Bundesgesetz lässt medizinische Notfallversorgung unberührt, sofern der mit der Suche nach einer Patientenverfügung verbundene Zeitaufwand das Leben oder die Gesundheit des Patienten ernstlich gefährdet.« Auf diese extrem seltene Ausnahmesituation fokussiert gelingt es in der Tat, ein Argument aufzubringen, das absolut erscheint.

Aus meiner Sicht ist es gebührlich, die Aufmerksamkeit auf den Begriff der »Suche« zu richten. Aus diesem Grund sind Mobile Palliativteams bemüht, die Angehörigen zu instruieren, bereits bei Absetzen eines Notrufs auf das Wesen der unheilbaren Erkrankung hinzuweisen und einen im Vorfeld vorbereiteten Krisenbogen (ggf. mit Patientenverfügung) dem eintreffenden Notarzt auszuhändigen.

Ein Patient mit lebenszeitverkürzender und unheilbarer Erkrankung hat ja genau für diesen und keinen anderen Umstand seine PV errichtet – in der Erwartung, dass sie umgesetzt wird (und zwar von *jedermann*, wie im PatVG explizit ist – d. h. auch von Pflegediensten, Sanitätern, Angehörigen etc.).

Das Argument, dass die Identität des Patienten nicht mit Sicherheit festgestellt werden kann, ist spätestens seit Bestehen des Sozialbetrugs-Bekämpfungsgesetzes obsolet, da bei jedem Rettungseinsatz routinemäßig ein Dokument zum Identitätsnachweis der Person abverlangt wird (SBBG 2015).

Es ist der Fall, dass die Formulierungen zu abgewehrten medizinischen Maßnahmen in vielen PV unklar und breit interpretierbar sind (Beispiel: »möchte nicht an Schläuchen hängend sterben…«). Bei sorgfältiger Beratung durch den aufklärenden Arzt sollte das ausgeschlossen sein. So ist etwa bei Vorliegen einer Amyotrophen Lateralsklerose (Motoneuronenerkrankung) absehbar, dass Symptome der Atmung auftreten, die einen Notarzt zu invasiven Maßnahmen veranlassen könnten. Eine entsprechende PV sollte demnach die konkrete Situation beschreiben und explizit in abgestufter Weise mitteilen, welche Atemhilfen inakzeptabel bzw. akzeptabel sind (Sauerstoffinsufflation – nasaler Highflow – CPAP/CPAP-Helm – nichtinvasive Beatmung/NIV – supraglottischer Atemweg – Intubation –Tracheotomie).

35.5 Fazit

Eine Therapiezieländerung beim Notarzteinsatz ist eine komplexe und medizinisch herausfordernde Maßnahme, umso mehr als der Notarzt selten Zugriff auf Informationen zum Verlauf einer lebenszeitverkürzenden Erkrankung hat. Das wäre in Zeiten der elektronischen Patientenakte und mobiler Informationstechnologie an sich nicht naturgesetzlich, die Barrieren der Kooperationspartner sind aktuell unüberwindbar. Grundlage einer Therapiezieländerung sind Wegfall der Indikation oder die aktuelle patientenseitige Ablehnung des entscheidungsfähigen Patienten. Die wesentlichste medizinische Entscheidungsbasis sind Kenntnisse über Indikation und Outcome medizinischer Maßnahmen, den natürlichen Verlauf von lebenszeitverkürzenden Erkrankungen und die Grenzen menschlichen Lebens. Palliativmedizinische Basiskenntnisse führen nachgewiesen zu qualitativ besserer Patientenversorgung, v.a. was die Güte der Entscheidungen, der Kommunikation und der Symptomlinderung betrifft, da nach Wegfall einer medizinischen Indikation die Therapie keinesfalls beendet ist, sondern sich an Nöten, Bedürfnissen und Interessen des Patienten orientieren muss. Therapiezieländerung in der Präklinik verlangt vom Notarzt rechtliche, ethische und vor allem menschliche Kompetenz im Umgang mit absoluten Ausnahmesituationen im Leben eines Menschen und seiner Angehörigen.

Literatur

Barnes H, McDonald J, Smallwood N, Manser R. Opioids for the palliation of refractory breathlessness in adults with advanced disease and terminal illness. Cochrane Database Syst Rev. 2016 Mar 31;3:

Birklbauer A. Haumer R. Entscheidung zur Komforttherapie bei infauster Prognose Ein Grenzgang zwischen zulässiger Behandlung und strafbarer Sterbehilfe. RdM 2017;4:17-22

Cranston JM, Crockett A, Currow D. Oxygen therapy for dyspnoea in adults.Cochrane Database Syst Rev. 2008 Jul 16;(3):CD004769. doi: 10.1002/14651858.CD004769.pub2.

Goldstein NE, Cohen LM, Arnold RM, Goy E Arons S, Ganzini L . Prevalence of Formal Accusations of Murder and Euthanasia against Physicians. J Palliat Med 2012;15: 334-9

Jabre P, Belpomme V, Azoulay E, Jacob L, Bertrand L, Lapostolle F, Tazarourte K, Bouilleau G, Pinaud V, Broche C, Normand D, Baubet T, Ricard-Hibon A, Istria J, Beltramini A, Alheritiere A, Assez N, Nace L, Vivien B, Turi L, Launay S, Desmaizieres M, Borron SW, Vicaut E, Adnet F. Family presence during cardiopulmonary resuscitation. N Engl J Med. 2013 Mar 14;368(11):1008-18.

Kletecka-Pulker M. Ethik und Recht der Reanimation: wann muss man anfangen, wann muss man aufhören? Journal für Kardiologie 2014,21

Kletecka-Pulker M. DNR/AND-Vermerke aus medizinrechtlicher Sicht. In: Burkowski M, Halmich M, Hellwagner K, Koppensteiner S (Hg). ÖGERN Notfallmedizin am Lebensende 3. Tagungsband der Österreichischen Gesellschaft für Ethik und Recht in der Notfall- und Katastrophenmedizin des 3. Symposiums vom 4.11.2015 an der Paracelsus Medizinischen Privatuniversität (PMU), Salzburg. Wien - Graz: Neuer Wissenschaftlicher Verlag 2016

Kletecka-Pulker M, Leitner K. Der Vorsorgedialog (VSD). Beachtliche Patientenverfügung oder aktuelle Behandlungsablehnung? RdM 2017;6: 264-69

Laufenberg-Feldmann R, Kappis B, Weber M, Werner C. Leben retten – sterben zulassen Erfassung notärztlicher Einsätze bei Patienten in der Terminalphase. Der Schmerz 2011; (1),69–76

Mitchell SL, Teno JM, Kiely DK, Shaffer ML, Jones RN, Prigerson HG, Volicer L, Givens JL, Hamel MB. The clinical course of advanced dementia. N Engl J Med. 2009 Oct 15;361(16):1529-38

Oberster Gerichtshof (OGH): OGH 7.7.2008, 6 Ob 286/07 p; 8. 10. 2012, 9 Ob 68/11g

Patientenverfügungsgesetz (PatVG) 2006: https://www.ris.bka.gv.at/GeltendeFassung.wxe?Abfrage=Bundesnormen&Gesetzesnummer=20004723 Zugriff am 5.1.2018

Prause G, Kainz J. Entwicklung des Notarztwesens in Österreich. Notarzt. 2014; 30(6): 258-260

Reisfield GM, Kish Wallace S, Munsell MF et al. Survival in cancer patients undergoing in-hospital cardiopulmonary resuscitation: A meta-analysis. Resuscitation 2006;71:152-60

Sozialbetrugs-Bekämpfungsgesetz (SBBG) 2015 in der Fassung vom 5.1.2018: https://www.ris.bka.gv.at/GeltendeFassung.wxe?Abfrage=Bundesnormen&Gesetzesnummer=20009245 (Zugriff am 5.1.2018)

Sanitätergesetz (SanG) Fassung vom 02.01.2018: https://www.ris.bka.gv.at/GeltendeFassung.wxe?Abfrage=Bundesnormen&Gesetzesnummer=20001744 (Zugriff am 2.1.2018)

Strafgesetzbuch § 110, Fassung vom 05.06.2015: https://www.ris.bka.gv.at/NormDokument.wxe?Abfrage=Bundesnormen&Gesetzesnummer=10002296&FassungVom=20150605&Artikel=&Paragraf=110&Anlage=&Uebergangsrecht (Zugriff am 2.1.2018)

Simon ST, Higginson IJ, Booth S, Harding R, Weingärtner V, Bausewein C. Benzodiazepines for the relief of breathlessness in advanced malignant and non-malignant diseases in adults. Cochrane Database Syst Rev. 2016 Oct 20;10: CD007354

Weixler, D. Palliativpatienten in der Präklinik: Hospitalisierung vs. Belassung. In: Burkowski M, Halmich M, Hellwagner K, Koppensteiner S (Hg.) ÖGERN Notfallmedizin am Lebensende, 3. Tagungsband der Österreichischen Gesellschaft für Ethik und Recht in der Notfall- und Katastrophenmedizin des 3. Symposiums vom 4.11.2015 an der Paracelsus Medizinischen Privatuniversität (PMU), Salzburg. Wien - Graz: Neuer Wissenschaftlicher Verlag 2016

Wiese CH, Bartels UE, Marczynska K, Ruppert D, Graf BM, Hanekop GG Quality of out-of-hospital palliative emergency care depends on the expertise of the emergency medical team—a prospective multi-centre analysis. Support Care Cancer 2009 17:1499–1506

36 Therapiezieländerung/Palliative Sedierungstherapie

Rudolf Likar, Markus Egger

36.1 Fallvignette: P., 80-jähriger Patient

Im folgenden Artikel wird anhand des Herrn P., 80-jähriger Patient, auf die ethischen Entscheidungen hinsichtlich Therapiezieländerung eingegangen und auch das Thema Palliative Sedierungstherapie abgehandelt.

Diagnosen

- Respiratorische Insuffizienz (unklarer Genese)
- Respiratorpflicht
- Medulläres Schilddrüsenkarzinom rechts Pt3, PN1, AL1
- St. p. Thyreoidektomie + zentrocervicaler Lymphadenektomie (19.1.2016)
- Chirurgisches Tracheostoma (25.8.2016)
- Liegende PEG-Sonde (25.8.2016)

Stationäre Aufenthalte

- Deutsch Ordensspital Friesach: Januar 2016
- Klinikum Klagenfurt, Abteilung für Nuklearmedizin und Endokrinologie: 8.2.2016–11.2.2016
- Klinikum Klagenfurt, ZNA: 16.8.2016
- Klinikum Klagenfurt, Pulmologische Abteilung: 16.8.2016–17.8.2016
- Klinikum Klagenfurt, Abteilung für Anästhesiologie und Intensivmedizin/Intensivstation 3: 17.8.2016–9.9.2016
- Klinikum Klagenfurt, Abteilung für Anästhesiologie und Intensivmedizin/Intermediate Care: 9.9.2016–7.12.2016
- Klinikum Klagenfurt, Zentrum für Interdisziplinäre Schmerz- und Palliativmedizin/Palliativstation: 7.12.2017–12.12.2016
- Klinikum Klagenfurt, Abteilung für Anästhesiologie und Intensivmedizin/Intermediate Care: 12.12.2016–23.2.2017
- Klinikum Klagenfurt, Zentrum für Interdisziplinäre Schmerz- und Palliativmedizin/Palliativstation: 23.2.2017–12.4.2017

Epikrise

Herr P. wird bei den genannten Diagnosen am 16.8.2017 in der Zentralen Notaufnahme des Klinikums Klagenfurt bei zunehmender allgemeiner Schwäche, Dyspnoe, Sprachverschlechterung vorstellig. Herr P. berichtet über zunehmende Atemnot seit mehreren Monaten, jedoch bei deutlicher Verschlechterung in den letzten Tagen.

Im Status zeigt sich ein etwas verlangsamter und reduzierter Allgemeinzustand.

Cor rhythmisch, jedoch tachycard, respiratorisch zeigt sich eine Tachypnoe bei auskultatorisch verminderten AGs, basal etwas bronchitisch klingenden RGs. Patient wirkt zusätzlich exsikkiert. Soweit grobneurologisch unauffällig zur Person, örtlich, zeitlich, situativ orientiert. Liegend Sauerstoffsättigung bei 80 % bei Raumluft, Oberkörper hochlagernd mit Sauerstoff, Sauerstoffsättigung 97 %. Normoton, afebril, cardiales Geschehen konnte ausgeschlossen werden.

In der Blutgasanalyse zeigt sich ein PO2 von 82 mm sowie ein pCO2 von 86,7 mm Hg.

Cardiale und neurologische Ereignisse konnten ausgeschlossen werden.

Anschließend erfolgt die Übergabe an die Lungenabteilung. Von dort aus erfolgt die Übergabe zur CPAP-Beatmung an das Aufwachzimmer zur Atemtherapie. Trotz CPAP (continuous positive airway pressure) keine Verbesserung der respiratorischen Situation, sodass der Patient schließlich im Laufe der Abendstunden an die Intensivstation zur noninvasiven Beatmung übernommen wird. Das heißt, bei Aufnahme an der Intensivstation Patient noch spontan atmend und zuführen einer NIV (Non-invasive Ventilation). Aufgrund zunehmender respiratorischer Erschöpfung wurde der Patient schließlich an der ICU intubiert. In den folgenden Tagen erfolgt dann die weitere Diagnose im Sinne eines Ganzkörper-CTs Bronchoskopie.

In der Bronchoskopie zeigt es eine leicht entzündliche Schleimhaut sowie mikrobiologisch in der BAL (Bronchiallavage) vergrünende Streptokokken. E. coli im Trachealsekret, und somit erfolgt die Adaptierung der Antibiose. Mehrere Weaningversuche sind im Laufe des stationären Aufenthalts auf der Intensivstation gescheitert, sodass der Patient schließlich am 25.8.2016 chirurgisch tracheotomiert und gleichzeitig eine perkutane endoskopische Gastrostomie-Sonde angelegt wurde. Bei weiteren Weaningversuchen fallen vor allem die nächtlichen Apnoen auf.

Schließlich wird der Patient einem Heimrespirator zugeführt und schließlich am 9.9.2017 zum weiteren Weaning und zur weiteren Therapie auf die Intermediate Care-Station unseres Hauses verlegt.

Auf der Intermediate Care-Station zeigt sich ein ähnliches Bild, das heißt weitere Weaningversuche sind frustran und es erfolgt weiterhin eine strenge non-orale Ernährung bei Dysphagie mit ausgeprägter Aspirationsneigung. Eine crittical illness Myopathie konnte nicht ausgeschlossen werden.

Auch die critical illness Polyneuropathie zeigte keine komplette adäquate Erklärung für die ausgeprägte Atemstörung. Im durchgeführten MRT-Schädel zeigt sich eine leichte Atrophie und mikroangiopathische Marklagerläsionen, aber keine abgrenzbaren Hirnstammläsionen.

Während des stationären Aufenthaltes zeigen sich immer wieder auftretende Infekte der Atemwege, die antibiotisch therapiert wurden.

Im Laufe des Aufenthaltes wurde beim Patienten Ende Oktober *ein DNR (do not resuscitate)-Protokoll* ausgefüllt, weil der Patient unter respiratorischer Insuffizienz mit frustranen Weaningversuchen leidet. Weiters kommt es zur CO2-Retention, das heißt, dadurch kann es zur Bewusstlosigkeit kommen, weswegen der Patient einen Heimrespirator braucht.

Das heißt, Herr P. kann ohne Unterstützung durch eine Beatmungsmaschine nicht leben.

Es wurde bereits vor Übernahme an die Palliativstation ein *DNR-/DNE (do not escalate)-Protokoll* angelegt.

Schließlich wird der Patient *im Dezember* auf Grund von frustranen Weaningversuchen an der Palliativstation unseres Hauses übernommen. Auch hier zeigen sich immer wieder dyspnoeische Phasen. Im Zuge des stationären Aufenthalts wurde der Patient plötzlich einmal massiv auftretend dyspnoeisch, sodass eine Beatmung über den Respirator nicht mehr möglich war und der Patient akut unter Begleitung des MET-Teams (Medical Emergency Team) zur Observanz in das Aufwachzimmer der anästhesiologischen Abteilung überstellt wurde (*Aufenthaltsdauer auf der Palliativstation bis dahin: eine Woche*).

Schließlich erfolgt aus diesem Grund wieder ein Rücktransfer an die Intermediate Care-Station. Dort erfolgt eine neuerliche Adaptierung des Heimrespirators und es erfolgen auch immer wieder Weaningversuche und vom Respirator, die vom Patienten jedoch nicht toleriert werden. Daher schließlich und endlich die Entscheidung zu einer kontinuierlichen Respirortherapie. Auch hier zeigen sich immer wieder antibiosebedürftige Infekte (bronchitische Atemwegsinfekte).

Teil III – Spezifische Kapitel mit Fallbezug

Quelle: ÖGARI (Ethik in Anästhesie und Intensivmedizin)

KABEG
KLINIKUM KLAGENFURT
AM WÖRTHERSEE
Abteilung für Anästhesiologie und allgemeine Intensivmedizin
Vorstand: Prim. Univ. Prof. Dr. Rudolf Likar, MSc

Patientenetikette:

DNR **DNR:** Do Not Resusciate (mechanisch, medikamentös, elektrisch)

DNE **DNE:** Do Not Escalate (Katecholamine, Intubation, Hämofiltration …)

RID **RID:** Reevaluate Indication and Deescalate (Laufende Maßnahmen wurden beendet)

CTC **CTC:** Comfort Terminal Care (ausschließlich symptomorientierte Therapie)

Maßnahmen:			
☐ **DNR**	Datum:	☐ **RID**	Datum:
☐ **DNE**	Datum:	☐ **CTC**	Datum:

Begründung und Spezifizierung:

Abb. 36.1: DNR-Protokoll

36 Therapiezieländerung/Palliative Sedierungstherapie

Quelle: ÖGARI (Ethik in Anästhesie und Intensivmedizin)

Abteilung für Anästhesiologie und allgemeine Intensivmedizin
Vorstand: Prim. Univ. Prof. Dr. Rudolf Likar, MSc

Grundlage für die Erkundung des Patientenwillens:		
☐ Einwilligung der Patientin/Patienten nach Aufklärung	Datum:	
☐ Patientenverfügung:	☐ Verbindlich	☐ Beachtlich
☐ Einwilligung des/der Vorsorgebevollmächtigten, des/der gewählten/gesetzlichen ErwachsenenvertreterIn, des/der gerichtlichen VertreterIn (Sachwalter) nach Aufklärung	Datum:	
☐ Mutmaßlicher Patientenwille (z.B. Gespräch mit Angehörigen, Vertrauenspersonen)	Datum	
Entscheidungsprozess und Information:		
☐ Im Behandlungsteam besprochen TeilnehmerInnen:	Datum:	
☐ Ethische Fallbesprechung durchgeführt TeilnehmerInnen:	Datum:	
☐ Entscheidung an die Angehörigen/Vertrauenspersonen kommuniziert durch Dr._____ im Beisein von_____ Name des Angehörigen/Verwandtschaftsgrad	Datum:	

Die Entscheidung über die **Therapiezieländerungen** muss **ärztlich autorisiert**, bei **Dienstübergabe mitgeteilt**, sowie **täglich überprüft** und in der Tageskurve, bzw. in der AIMS Dokumentation (Kategorie: Maßnahmen u. Zielvorgaben) **dokumentiert** werden.

Datum:	Name in Blockschrift und Unterschrift
Datum:	Name in Blockschrift und Unterschrift

Die umseitig angeführten Entscheidungen werden widerrufen, weil...
(Neuerliche Therapiezieländerungen erfordern das Anlegen eines neuen Dokumentationsblattes)

Datum:	Name in Blockschrift und Unterschrift

Abb. 36.1: DNR-Protokoll – Fortsetzung

Im Februar 2017 (23.2.2017) erfolgt dann eine neuerliche Übernahme an die Palliativstation unseres Hauses zur Vorbereitung für eine eventuelle Entlassung in eine Institution bzw. nach Hause mit Heimrespiratorversorgung.

Es zeigt sich jedoch im Zuge des stationären Aufenthalts bei rezidivierenden Pneumonien eine sukzessive Verschlechterung des Allgemeinzustands von Herrn P. Die Infekte treten im Laufe des stationären Aufenthalts in immer kürzer werdenden Intervallen auf. Auch der Allgemeinzustand des Patienten verschlechtert und reduziert sich kontinuierlich.

Die Ernährung erfolgt wie auch in den vergangenen Monaten streng non-oral über die PEG-Sonde. Im Zuge des stationären Aufenthalts an der Palliativstation zeigt sich eine kontinuierliche Reduktion des Allgemeinzustands, zunehmend schnappatmend, intermittierend unruhig, sodass schließlich im Sinne einer adäquaten Symptomenkontrolle mit einer palliativen Sedierungstherapie mit Morphin und Benzodiazepinen begonnen wird.

Die Familie wird natürlich in diesen Entscheidungsprozess miteinbezogen. Die Dauer der palliativen Sedoanalgesie erstreckte sich bis zum Eintreten des Todes von Herrn P. über insgesamt drei Tage.

Bei weiterer massiver AZ-Verschlechterung wird schließlich auch der Heimrespirator abgeschaltet, da die Beatmungstätigkeit zunehmend nicht mehr durch den Patienten getriggert war und eigentlich schon einer vollständigen Beatmung entsprochen hat. Herr P. verstirbt am 12.4.2017 gut Symptomen-kontrolliert.

36.2 Therapiezieländerungen

36.2.1 Einleitung

Am 14.12. wurde auf der Intermediate Care Station die DNR (do not rescusciate)-Entscheidung erweitert auf eine DNE (do not escalate)-Entscheidung, da kein Weaning vom Heimrespirator möglich war und der Patient zunehmend muskuläre Schwäche bezüglich der Atemmechanik zeigte, weiters hat er mittlerweile eine Chronic-Illness-Myopathie und eine Chronic-Ilness-Polyneuropathie.

Wann soll eine Therapiezieländerung erfolgen?

Wie in der Arbeit von Neitzke (2016) beschrieben geht es um zwei Fragen der Sinnhaftigkeit die zwei Komponenten enthält – die Zweckrationalität und die Wertrationalität.

Die Zweckrationalität sagt, ob es sinnvoll ist, eine Maßnahme zu ergreifen um ein bestimmtes Ziel zu erreichen. Wann ist es sinnvoll, diese Maßnahmen betreffend ärztlicher und pflegerischer Intervention durchzuführen, wenn ausreichend Erfahrung und Evidenz vorliegt und die Maßnahme zu einem Behandlungserfolg führen sollte?

Behandlungserfolg heißt, ich muss ein Therapieziel festlegen. Das ideale Therapieziel ist die Wiedererlangung eines erlebnisfähigen Daseins bzw. Selbstständigkeit und Selbstbestimmtheit.

Wertrational ist eine Maßnahme, wenn sie bestimmte moralische Grundwerte ausdrückt oder zur Geltung bringt. Diese Grundwerte sind zeit- und kulturabhängig tief im individuellen Menschenbild und Moralverständnis verankert.

> Allen Entscheidungen liegt primär der Patientenwille bzw. der mutmaßliche Patientenwille zugrunde.

36.2.2 Patientenwille

Der Patientenwille kann ausgedrückt werden durch die Patientenverfügung. Solange der Patient kommunizieren kann, ist der Patientenwille immer wieder zu hinterfragen und auch mit dem Betroffenen zu diskutieren. Ist der Patient bewusstlos, dann kommt entweder die Patientenverfügung, Vorsorgevollmacht zur Geltung, bzw. kann der Patient sich nicht mehr äußern, dann ist der mutmaßliche Patientenwille zu erfragen.

Ein weiterer Punkt, der die Behandlungen sowohl pflegerischer als auch von medizinischer Seite in der Intensivmedizin beeinflusst, ist die medizinische Indikation.

36.2.3 Medizinische Indikationen

Fehlt die medizinische Indikation für eine Weiterbehandlung, dann kann unabhängig vom Patientenwillen bzw. dem mutmaßlichen Patientenwillen eine Therapiebegrenzung durchgeführt werden, da eine Therapie aufgrund von Fehlen einer medizinischen Indikation unter Verbot eigenmächtiger Heilbehandlung fallen würde. Die medizinische Indikation wird hier von der Zweckrationalität und der Wertrationalität beeinflusst (Birklbauer A 2017).

Die Intensivmedizin hat sich in den letzten Jahrzehnten sehr gewandelt. Vor Jahrzehnten war eine Therapiereduktion kein Thema, da die Patienten aber immer multimorbider werden und auch die Lebenserwartung deutlich ansteigt, sind wir herausgefordert Entscheidungen zu treffen zwischen dem medizinisch Machbarem und dem ethisch Vertretbarem.

Bei der Festlegung eines Therapieziels muss immer der (mutmaßliche) Patientenwille, die Prognose und die Lebensqualität berücksichtigt werden.

Kann ein kuratives Therapieziel während der Behandlung nicht mehr erreicht werden, dann muss man die angesetzten Maßnahmen überdenken und sich die Frage stellen, ob diese Maßnahmen noch gerechtfertigt sind. Hier erfolgen dann die ethische Bewertung und das Hinterfragen der medizinischen Indikation.

Das heißt, die Behandlung auf einer Intensivstation ist keine gerade Linie, sondern eine Wellenlinie, die durch verschiedene Therapieentscheidungen mit Hochs und Tiefs geprägt ist (Pleyer B, Pawlik M 2015)

36.2.4 Palliativmedizin/ Intensivmedizin

Die Palliativmedizin hat die Intensivmedizin in den letzten Jahren massiv beeinflusst, da in der Palliativmedizin schon immer Entscheidungen hinsichtlich Therapieverzicht, Therapiebegrenzung, Therapiereduktion und Therapiebeendigung getroffen worden sind.

Es stand auch zur Debatte, ob man Begriffe wie DNR (do not resuscitate) mit positiven Begriffen besetzen sollte wie z. B AND – Allow Natural Death

In der Arbeit von Venneman et al. (2008) wurde beschrieben, dass Berufsgruppen in der medizinischen Versorgung glauben, dass die Änderung von DNR (do not resuscitate – Nicht wiederzubeleben) auf AND (allow natural death – Erlaube natürlichen Tod) eine verbesserte Pflege ergeben würde, weshalb diese semantische Änderung durchgeführt werden sollte.

Der Begriff ist aber irreführend. DNR heißt nur, dass man Patienten mechanisch und chemisch, elektrisch nicht wiederbelebt, aber alle anderen Maßnahmen durchführt, z. B Dialyse, Katecholamine und so weiter.

Daher kann man DNR nicht gleichsetzen mit »Erlaube natürlichen Tod«. AND (Erlaube natürlichen Tod) wäre erst dann gegeben, wenn es Richtung Comfort Terminal Care geht, das heißt, dass dieser Vergleich hinsichtlich der Semantik irreführend ist.

Aufgrund der zunehmenden Multimorbidität und der Patienten auf der Intensivstation ist es wichtig, dass Intensivmediziner in Zukunft auch ein Wissen über Palliativmedizin haben und die Entscheidungen im Sinne des ethisch Vertretbaren für die Patienten treffen.

Aslakson et al. (2014) konnten nachweisen, dass Proaktiv Palliativ Care auf der Intensivstation für den Patienten und die Angehörigen eine große Hilfe ist. Dass Entscheidungen im Sinne der Patienten getroffen werden, die ihre Lebensqualität verbessern.

> Ausbildung in Palliative Care auf der Intensivstation verbessert die ethische Entscheidungsqualität, die Lebensqualität der Patienten, die Kommunikation zwischen Angehörigen und Patienten und führt weiterhin auch noch zu einem verkürzten Aufenthalt auf der Intensivstation und zu einem ökonomischen Benefit. Auf jeder Ebene der Therapiezieländerung soll die Würde des Patienten, seine Freiheit von Angst, Schmerz und Atemnot im Vordergrund stehen (Mosenthal AC 2005).

36.3 ARGE Ethik (ÖGARI)

Die multidisziplinäre Arbeitsgruppe ARGE Ethik in der Anästhesie und Intensivmedizin der österreichischen Gesellschaft für Anästhesie, Reanimation und Intensivmedizin (ÖGARI) (Friesenecker et al. 2013) publizierte eine Dokumentation für die Therapiezieländerungen inklusive der Checkliste intensivmedizinischer Fragen zur Therapiezieländerung. In unserer Klinik wird das so gehandhabt, dass die Therapiezieländerungen immer von zwei Fachärzten unterschrieben werden, da wir junge Kollegen in Ausbildung nicht mit ethischen Entscheidungen belasten wollen, sondern sie in der Ausbildung an diese ethischen Entscheidungen langsam heranführen. Die Entscheidung kann auch von einem Arzt alleine sowohl im Ausbildungsstatus als auch im Facharztstatus im Dienst widerrufen werden, muss aber dann am nächsten Tag wieder neu im Team diskutiert und täglich re-evaluiert werden.

36.4 Was umfassen die Therapiezieländerungen?

DNR (Do Not Resusciate), das heißt, dass im Falle eines Herz-Kreislauf-Stillstandes keine mechanische, medikamentöse oder elektrische Wiederbelebung durchgeführt wird.

DNE (Do Not Escalate) heißt, wir erweitern die Therapie nicht hinsichtlich z. B. Katecholamintherapie, Intubation, Hämofiltration.

RID (Reevaluate Indication and Deescalate), das heißt alle in der Therapie von Intensivpatienten gesetzten Maßnahmen müssen täglich auf das Vorliegen der Indikation überprüft werden und nicht mehr indizierte Maßnahmen müssen beendet werden.

Dabei ist der medizin-ethische und juristische Grundsatz zu beachten, dass das Beenden einer Therapie bei fehlender Indikation dem Nicht-Beginn einer Therapie absolut gleichwertig ist.

CTC (Comfort Terminal Care) – diese Entscheidung wird dann getroffen, wenn die Behandlung krankheitsbedingter Symptome ohne Aussicht auf Heilung besteht. Hier kommen dann palliativmedizinische Konzepte zur Anwendung hinsichtlich Flüssigkeitszufuhr, Ernährung, Symptomkontrolle (Schmerz, Atemnot).

Bei unserem Patienten wurde die Entscheidung DNR aufgrund des Patientenwillens getroffen, der den Angehörigen zudem mitgeteilt wurde. Wichtig ist es, auf der Intensivstation immer wieder den Patientenwillen bzw. den mutmaßlichen Patientenwillen zu erfahren und dies auch den Angehörigen in ruhiger Umgebung mitzuteilen.

Die DNR-Entscheidung wurde zwei Monate vor der DNE-Entscheidung getroffen. Die DNE-Entscheidung wurde Mitte Dezember getroffen, diese wurde ebenfalls den Angehörigen mitgeteilt und erfolgte aufgrund des Patientenwillens.

Der Patient wurde gefragt, wenn sich die Lage wieder verschlechtern würde, ob er auf die Intensivstation zurückwolle, er lehnte die Rückkehr auf die Intensivstation ab. Besprochen wurde mit ihm aber auch, dass mögliche Infekte weiterhin antibiotisch behandelt werden würden.

DNE heißt nicht, dass keine Therapie mehr durchgeführt wird, sondern gewisse Therapieverfahren nicht zur Anwendung kommen. In diesem Fall wurde beschlossen, dass der vom Patienten bekundete Wille folgend lautet, dass er nicht mehr auf die Intensivstation will – keine Wiederbelebung, keine Katecholamintherapie, keine Dialyse – aber sehr wohl, wenn Infekte auftreten, eine antibiotische Therapie. Weiters wurde auch die Atemnot immer wieder mit Opioiden behandelt, da Opioide bei der Anwendung von Comfort Terminal Care-Entscheidungen in letzter Zeit in ein falsches Bild gerückt wurden, wird im nächsten Kapitel auf Anwendung von Opioiden am Lebensende bei Comfort Terminal Care-Therapie eingegangen.

36.5 Opioide am Lebensende

Bei Comfort Care-Entscheidungen ist es wichtig, die Würde des Betroffenen zu wahren und auch sicherzustellen, dass er keine Schmerzen hat und auch keine Atemnot. Schmerzen stellen für viele Menschen nicht nur in der Sterbephase eine große Bedrohung dar. Voraussetzung für ein optimales Schmerzmanagement ist die Verwendung von Instrumenten, die eine klinische Schmerzbeurteilung ermöglichen, dazu zählen z. B. Behavioural Pain Scale (Payen et al 2001) und das Critical Care Pain Observation Tool (Gelinas et al. 2006).

> Die Dosierung von Opioiden hat sich an einer für den Patienten angegebenen klinisch-kritisch eingeschätzten Schmerzintensität zu orientieren.

Berkovitch et al. (1999) fanden bei Palliativ-Hospiz-Patienten, die am Ende ihres Lebens hohe oder niedrige Dosen von Opioiden erhielten, keinen Unterschied im Überleben. Weiters war in keinem Fall eine negative Beeinflussung der Respiration zu finden.

Morita et al. (1998, 2001) fand keine Differenz im Überleben, wenn die Patienten unterschiedliche Opioiddosen erhielten. Thorns et al. (2000) berichteten, dass kein signifikanter Zusammenhang in der Dosiserhöhung von Opioiden im Vergleich zum Überleben bestand.

Die Opioid-Verwendung beim palliativen Setting sollte einer sorgfältigen Untersuchung unterliegen, entsprechend den Schmerzen des Patienten. Die Verwendung von Morphin sollte nicht zu einer Verkürzung des Lebens führen und es gibt daher keinen Grund, dem Patienten in den letzten Tagen des Lebens Opioide vorzuenthalten.

Obwohl Studien zeigen, dass es in den letzten Tagen zu einer höheren Dosierung der Opioiddosis kommen kann, konnte keine Studie zeigen, dass es zu einer Lebensverkürzung kommt, wenn höhere Dosen von Opioiden verwendet werden. Wenn Kliniker die Dosis der Opioide um mehr als 100 % pro Tag erhöhen, dann sollten Spezialisten hinzugezogen werden, die in der Palliativmedizin ausgebildet sind.

Die normale Verwendung von Opioiden und Sedativa in den letzten 48 Stunden zeigt keinen klinisch relevanten Unterschied im Überleben. Opioide und Medikamente für die Sedierung sind sicher in der Anwendung bei Palliativpatienten im terminalen Stadium, wenn sie initial niedrig dosiert werden und wenn notwendig eine adäquate Therapiesteigerung erfolgt (Caraceni et al. 2012).

Bezüglich Atemdepression bei Opioiden konnte in der Arbeit von Clemens (2008) gezeigt werden, dass kein höheres Risiko der Atemdepression festzustellen ist und auch kein Ansteigen von transkutanen CO_2 bei Opioid-naiven Palliativpatienten verglichen mit Patienten, die zur Behandlung von Dyspnoe mit starken Opioiden vorbehandelt wurden. Die Therapie der Wahl bei Patienten im palliativen Setting, die über Dyspnoe und Atemnot klagen, ist Morphin. Die beste Wirksamkeit hat intravenöses, parenteral verabreichtes Morphin.

Voraussetzung für das Durchführen einer adäquaten Analgesie ohne Konfliktpotenzial ist, dass das derzeitige Management den Angehörigen mitgeteilt wird. Es gibt Studien, die gezeigt haben, dass Schmerzmanagement durch Opioide zu keiner Lebensverkürzung führt, dass aber inadäquates Schmerzmanagement für den Patienten unkontrollierten Stress bedeutet und auch die Sterbephase verlängert. Man fand keine statistisch signifikante Korrelation zwischen der Opioid-Dosis und dem Todeszeitpunkt bei kritisch kranken Patienten (Citron et al 1984, Edwards MJ et al 2005, Chan JT et al 2004).

Die Morphindosis in den letzten Stunden variiert beim Patienten in den Studien zwischen 1 mg bis 698 mg, eine andere Literaturstelle gibt eine Morphindosis von 2 bis 450 mg bei 155 Patienten auf der Intensivstation in den letzten vier Stunden vor dem Tod an. Es gibt keine klare Schlussfolgerung für eine Dosisempfehlung.

Die Gründe für diese Unterschiede werden in verschiedenen Zugängen zur Verwendung von adjuvanter Analgetika, unterschiedlicher psychologischer Unterstützung und Verschiedenheit in der Opioidverwendung vermutet. Hydromorphon, Morphin, Piritramid von i.v-Opioiden kann man empfehlen. Morphin ist das meist verwendete Medikament.

Die Dosisempfehlungen als Startdosis sind Piritramid i.v 0.01–0.04 mg/kg/h, Morphin 0.01–0.03 mg/kg/h, Hydromorphon 0.04 mg/kg/h. Die Dosierungen werden entsprechend den Schmerzen und der Atemnot adaptiert.

Bei Comfort Terminal Care geht es aber primär nicht nur um Analgesie, sondern auch um eine Sedoanalgesie, das heißt, meist ist eine Kombination aus Sedativa plus Analgetika notwendig.

Zusammenfassend ist festzustellen, dass die normale Verwendung von Opioiden eine Steigerung in Stufen sein sollte und es ist auch bewiesen, dass Patienten am Ende des Lebens höhere Dosen an Opioiden brauchen und eine schnellere Dosisanpassung mit Dosissteigerung benötigen.

Tab. 36.1: Die Opioid-Äquianalgetische Umrechnungstabelle (in Anlehnung an Dalal S et al 2011)

Opioid	Orale Dosis	Parenteral (i.v., s.c. Dosis)	Umrechnungsfaktor von Wechsel parenteraler Opioide auf orale Opioide	Umrechnungsfaktor von Wechsel orale Opioide zu oralen Morphinen
Morphin	15 mg	5/6 mg	2,5*	1
Oxycodon	7,5/10 mg	5 mg*	2*	1,5-2*
Oxymorphon	5 mg	0,5 mg	10	3
Hydromorphon**	3 mg	1/1,5 mg	2	5

* Pharmainformationen Morphin 15 mg oral -> 5 mg i.v Umrechnungsfaktor 3
** Hydromorphin 3mg oral -> 1 mg i.v. Umrechnungsfaktor 3

Tab. 36.2: (in Anlehnung an Siaarti 2006)

Medikament	Äquivalente Dosis i.v.	Initialdosis (i.v. boluse)	Dauer h	Initialdosis (kontinuierliche Dosis)
Opioide				
Morphin	1	2-10 mg	3-4	0,05-0,1 mg/kg/h
Hydromorphon	0,15-0,2	0,3-1,5 mg	3-4	-
Fentanyl	0,01	50-100 µg	0,5-2	1-10 µg/kg/h
Merperidin	10	25-100 mg	2-4	-

Das Nichtbehandeln der Schmerzen ist im Vergleich zum Risiko, den Tod zu beschleunigen, beim Patienten mit fortgeschrittener Erkrankung die größere Gefahr (Portenoy RK et al 2006).
Die Studien zeigen also, dass durch eine Behandlung der Atemnot und der Analgesie der Todeseintritt nicht beschleunigt wird.

Um die Comfort Terminal Care-Therapie durchführen zu können, ohne rechtliche Konsequenzen befürchten zu müssen, wäre es sinnvoll, wie auch hier angegeben im Artikel von Birklbauer (2017) und von der ARGE Ethik der ÖGARI gefordert, z. B. den § 49 Ärztegesetz in dem Sinne zu ergänzen, dass es zur Wahrung des Patientenwohls insbesondere auch zulässig ist, im Rahmen palliativmedizinischer Indikationen Maßnahmen zu setzen, deren Nutzen zur Linderung schwerer Schmerzen und Qualen das Risiko einer Beschleunigung des Verlusts vitaler Lebensfunktionen überwiegt.

36.6 Zusammenfassung

Therapiezieländerungen befinden sich immer im Spannungsfeld zwischen Patientenwille, mutmaßlichem Patientenwille und medizinischer Indikation.

Wie handeln wir, wenn der (mutmaßliche) Patientenwille anders lautet bzw. der medizinisch-ethisch vertretbaren Indikation entgegengesetzt ist? Hier ist ein Konfliktpotential, welches nur durch eine gute Kommunikation lösbar ist, daher sollen Therapiezieländerungen immer von zwei Fachärzten unterschrieben werden. Die Therapieziländerung muss dem Patienten, wenn er kontaktfähig ist, und auch den Angehörigen kommuniziert werden.

Das Ideale ist, wenn die Therapiezieländerung im Sinne des (mutmaßlichen) Patientenwillens ist und auch eine medizinische Indikation dahinterliegt, die ethisch vertretbar ist. Wenn der Patient eine medizinische Indikation fordert, bei der kein Therapieziel erreichbar ist, keine Prognose besteht, die Lebensqualität des Betroffenen nicht verbessert wird, dann ist es eine ärztliche, ethische Herausforderung, das mit den Betroffenen und den Angehörigen zu diskutieren.

Wir sollten nicht zur ärztlichen Handlung gezwungen werden, wenn es ethisch nicht vertretbar ist. Ethisch vertretbar heißt, ein Therapieziel zu erreichen nach neuesten medizinischen und wissenschaftlichen Erkenntnissen. Habe ich kein Therapieziel, keine Prognose, kann ich keine Verbesserung der Lebensqualität nach neuesten medizinischen Erkenntnissen erzielen, ist es ethisch nicht vertretbar, Handlungen zu setzen, die auch keiner Zweckrationalität unterliegen.

Wir sind in der Intensivmedizin herausgefordert, den Brückenschlag vom technisch Machbaren und ethisch Vertretbaren zum Wohle des Patienten zu machen. Nur wenn wir dieses Spannungsfeld richtig bearbeiten, bewegen wir uns in einem ethisch vertretbaren Rahmen (Kon et al. 2016, Berlin 2017).

Wir können heute alles – bevorzugt auch noch aus der Ferne – monitieren, und das ohne den Patienten real zu sehen oder gar zu berühren. Wir sind in der Lage, Telediagnostik, Telekonsultationen, Teleradiologie, Telemetrie zu machen. Wir können Sonden platzieren und vieles mehr. Nur – wo bleibt bei all dem der humane Faktor, der menschliche Einfluss auf den Genesungsverlauf? Dieser »human effect« ist ein besonders wichtiger Teil des Placebo-Effekts, das haben Spiegel und Harrington schon 2008 im British Medical Journal richtig beschrieben. »Human effect« ist kostengünstig, aber mit 50 % Wirkung höchst effektiv.

Wenn wir uns hin zur Organ-bezogenen Überwachung bewegen und weg vom »human effect«, ergibt sich im Krankenhaus scheinbares Einsparungspotential und es werden Therapiezieländerungen falsch getroffen. Es wird weniger Personal gebraucht, von Seiten der Pflege als auch auf ärztlicher Seite – jedoch erkaufen wir uns dadurch nachgewiesener Weise eine höhere Mortalitätsrate. Das ist der Preis, wenn man nicht nach »human effects«, wenn man nicht nach klinischer Erfahrung entscheidet, sondern nur noch nach technisch erhobenen Parametern.

Es stellt sich die Frage, ob man sich diese Form der Medizin wünscht, ob wir selber so betreut werden wollen. Das ist immer kritisch zu reflektieren und ins richtige Lot zu bringen – Brücken richtig zu bauen. Nur dann, wenn es ein Miteinander ist zwischen den technischen Möglichkeiten und den »human effect«, werden auch die Therapiezieländerungen in ethisch vertretbarer Weise getroffen und führen zu einer Verbesserung der Lebensqualität der Patienten.

36.7 Palliative Sedierungstherapie

Patientenfallbericht: Bezugnahme auf Punkt 1 »Fallvignette«

Beginn der palliativen Sedierungstherapie an der Palliativstation am 10.4.2017 mit Midazolam und Vendal (Sedoanalgesie) bis zum Todeseintritt von Herrn P. am 12.4.2017.

Grund der Palliativen Sedierung war eine kontinuierliche Reduktion des Allgemeinzustandes mit zunehmender Dyspnoe, Schnappatmung und Unruhe, mit dem Ziel, eine adäquate und suffiziente Symptomentherapie und Symptomenkontrolle im Sinne einer zeitgemäßen Palliativ Care zu erreichen.

Der Patient und die Angehörigen waren sowohl auf der Intermediate Care Station (DNR/DNE), als auch auf der Palliativstation in den Entscheidungsprozess (soweit möglich) eingebunden.

Zu Beginn der palliativen Sedierungstherapie war der Patient noch mit einem Heimrespirator versorgt. Dieser wurde jedoch bei permanenter Verschlechterung der respiratorischen Situation am 12.4. abgeschaltet (bereits vollständige Beatmung notwendig).

Herr P. verstirbt am 12.4.2017 gut Symptomen-therapiert und -kontrolliert im Sinne einer zeitgemäßen Palliativ Care an der Palliativstation/ZISOP.

Leitlinie zur Palliativen Sedierungstherapie der Österreichischen Palliativgesellschaft (OPG) (Weixler et al. 2016)

»Die therapeutische (oder palliative) Sedierung wird im palliativmedizinischen Kontext verstanden als der überwachte Einsatz von Medikamenten mit dem Ziel einer verminderten oder aufgehobenen Bewusstseinslage (Bewusstlosigkeit), um die Symptomlast in anderweitig therapierefraktären Situationen in einer für Patienten, Angehörige und Mitarbeiter ethisch akzeptablen Weise zu reduzieren.« (Cherny 2009)

Die mit medikamentösen Mitteln herbeigeführte Bewusstseinsdämpfung am Lebensende wird zunehmend angewandt (Onwuteaka-Philipsen et al. 2012) und als ethisch akzeptable Alternative zu kontrovers diskutierten Praktiken am Lebensende, wie Tötung auf Verlangen oder ärztlich assistiertem Suizid, betrachtet. »Ethisch akzeptabel« für alle Betroffenen kann ein Verfahren sein, wenn es in einen normativen Rahmen gesetzt ist, der die betroffenen ethischen Prinzipien transparent macht, die strafrechtlich relevanten Normen und die Interessen aller Beteiligten respektiert.

36.8 Empfehlungen zur Begleitung und Betreuung von Menschen am Lebensende und damit verbundenen Fragestellungen
Stellungnahme der Bioethikkommission vom 9.2.2015

36.8.1 Palliative Sedierung

Die Tiefe und Dauer dieser »palliativen Sedierung« richtet sich nach dem Leidensdruck des konkreten Patienten, der dieser Intervention nach entsprechender Aufklärung genauso *zustimmen* muss wie anderen medizinischen Behandlungen.

Wenngleich also eine Differenzierung zwischen palliativer Sedierung und Tötung (auf Verlangen) argumentativ möglich ist, braucht es die *Orientierung an und Einhaltung von entsprechenden fachlichen Standards*, um die Unterscheidung auch praktisch plausibel zu machen.

Die palliative Sedierung ist eine medizinische Behandlungsform. Aus diesem Grund muss ein Arzt diese Intervention durchführen. Wenn möglich, soll dies ein Arzt mit Erfahrung in der palliativen Sedierung sein.

In Fällen, wo dies nicht möglich ist, sollte der diensthabende Arzt eine zweite Meinung durch einen in der palliativen Sedierung erfahrenen Kliniker einholen (persönlich/telefonisch/Videokonferenz).

»Therapierefraktär«

Als »therapierefraktär« werden Symptome bezeichnet, die trotz intensiver Bemühungen um eine verträgliche Therapie ohne Einschränkung des Bewusstseinszustandes nicht ausreichend kontrolliert werden können (Cherny 2014).

Die Zuordnung der Bezeichnung »therapierefraktär« zu einem Symptom bedeutet, dass der behandelnde Arzt davon ausgeht, dass mit weiteren invasiven oder nicht-invasiven Maßnahmen:

1. keine adäquate Linderung des Symptoms erreicht werden kann oder
2. eine exzessive und unerträgliche akute oder chronische Morbidität einhergeht oder
3. es unwahrscheinlich ist, dass innerhalb eines akzeptablen Zeitraumes eine adäquate Symptomlinderung erreicht werden kann (Cherny 2014)

»Leiden«

Leiden beschreibt die große Bandbreite an Möglichkeiten, welche Patienten als Bedrohung ihres »Menschseins« erleben können (Cassl 1982) Obwohl häufig ausgelöst oder gleichzeitig mit physischem Schmerz erlebt, kann Leiden das Ergebnis von vielfachen Verletzungen des eigenen Selbst sein. Das Selbst der Person umfasst physische, psychosoziale, spirituelle und existenzielle Dimensionen.

»Intolerables/unerträgliches Leid«

Intolerables Leid ist jenes Leid, welches vom Patienten als unerträglich wahrgenommen wird; nur der Patient kann definieren, zu welchem Zeitpunkt das Leid für ihn unerträglich geworden ist. Es liegt daher in der Verantwortung des Behandlungsteams, zuverlässige und valide Bewertungsmethoden zu verwenden, um den Grad des Leidens, welches der Patient durchlebt, zu erfassen. Wenn Patienten nicht kommunizieren können, sollte die Einschätzung gemeinsam mit deren Familie vorgenommen werden, um basierend auf den bekannten Wünschen und Vorstellungen des Patienten zu beurteilen, ob das Leiden eine Intensität erreicht hat, welche der

Patient als unerträglich eingestuft hätte, wäre er selbstständig in der Lage zu kommunizieren.

»Intraktables Leid«

Intraktables Leid ist Leid, welches nicht adäquat auf alle versuchten therapeutischen Interventionen angesprochen hat und für welches weitere zusätzliche Interventionen entweder nicht verfügbar oder unmöglich sind (z. B. wenn anzunehmen ist, dass der Patient vor Wirksamwerden der Intervention verstirbt).

»Leichte Sedierung« oder »milde Sedierung«

Ein veränderter Zustand des Wachbewusstseins, der es dem Sedierten möglich macht, verbal zu kommunizieren.

»Tiefe Sedierung«

Ein veränderter Zustand des Wachbewusstseins, der es dem Sedierten nicht möglich macht, verbal zu kommunizieren.

»Zwischenzeitliche (Intermittierende) Sedierung«

Eine zwischenzeitliche Sedierung wird für einen klar definierten Zeitraum verabreicht, um einem Patienten eine Ruhepause von seinem intraktablen und refraktären Leiden zu ermöglichen. Am Ende eines solchen klar definierten Zeitraums wird die Sedierung reduziert, um dem Patienten das Aufwachen zu ermöglichen und um zu bewerten, ob sich die Symptomlast erleichtert hat, und zu entscheiden, ob die Sedierung weiterhin nötig ist, um das Leiden effektiv zu behandeln.

»Kontinuierliche Sedierung«

Eine kontinuierliche Sedierung wird für einen unbestimmten Zeitraum und ohne Unterbrechung verabreicht.

»Continuous palliative sedation therapy, Continuous sedation until death, kontinuierliche tiefe palliative Sedierungstherapie (KTPST)«

KTPST ist der Einsatz einer andauernden tiefen Sedierung bis zum Versterben des Patienten und nur für therapierefraktäres unerträgliches Leiden in den letzten zwei Lebenswochen indiziert.

Das Behandlungsteam sollte Expertise oder Expertenrat anfordern, um festzustellen, ob die Symptome wirklich therapierefraktär sind. *Kontinuierliche tiefe palliative Sedierungstherapie KTPST* für existenzielles Leid sollte nur in seltenen Fällen von existenziellem Leid und nach eingehender Diskussion mit Sachverständigen in diesem Gebiet begonnen werden (Dean 2012)

KTPST **sollte laut Empfehlung der Europäischen Palliativgesellschaft EAPC (Cherny 2009) nur eingesetzt werden, wenn**

1. eine Extremsituation am Lebensende vorliegt z. B. bei massiver Blutung
2. die Beschwerden eindeutig refraktär auf andere Maßnahmen sind
3. das Versterben des Patienten innerhalb weniger Stunden oder Tage angenommen werden muss
4. der Patient dieses Vorgehen explizit wünscht
5. das Leiden des Patienten sehr ausgeprägt ist

»Terminale Sedierung«

Terminale Sedierung ist ein veralteter Begriff für die palliative Sedierungstherapie. Der Begriff soll nicht mehr verwendet werden, weil »terminal« unklar und missverständlich ist (Sedierung am Lebensende/zum Lebensende hin?). Die Fehlinterpretation beruhte darauf, dass man unterstellte, dass diese Therapie am Lebensende zur Absicht habe, das Leben zu verkürzen.

36.8.2 Sedierungstiefe

- Die Sedierung ist mit der niedrigstmöglichen Sedierungstiefe bis zur angemessenen Linderung des Leidens zu beginnen.
- Die Sedierung ist mit einer geringen Sedierungstiefe zu beginnen oder hat intermittierend zu erfolgen, bevor eine höhere Dosierung eingesetzt wird (ausgenommen in Notfallsituationen).
- Eine tiefe Sedierung kommt nur dann in Betracht, wenn niedrigere Dosierungen keinen Erfolg gezeigt haben.
- Bei einer kontinuierlichen Sedierung ist das Wohlbefinden des Patienten das entscheidende Überwachungskriterium.

36.8.3 Therapie und Medikation

- Geeignete Substanzen sind: Benzodiazepine (z. B. Midazolam), Anästhetika (z. B. Propofol) und bei besonderen Indikationen auch Neuroleptika/Antipsychotika.
- Die Opioidtherapie soll (in den meisten Fällen) fortgeführt werden (Dosisanpassung).
- Sie können/sollten dosisreduziert oder abgesetzt werden, wenn die Zielsymptome gut gelindert sind oder Zeichen der Überdosierung respektive unerwünschte Nebenwirkungen (z. B. Myokonien, Bradypnoe, therapierefraktäre Nausea/Emesis) auftreten bzw. beobachtet werden.
- Weiters sollen sie nicht zu rasch entzogen werden, um Entzugssymptome zu vermeiden.
- Medikamente, die den Therapiezielen entgegenstehen oder irrelevant sind, sollen abgesetzt werden.
- *Die Entscheidung für eine Flüssigkeits- und Ernährungstherapie ist unabhängig von der Entscheidung zur Sedierung zu treffen.*
- *Diese erfolgt entsprechend den medizinischen Indikationen und sollte bei Auftreten von unerwünschten Effekten reduziert oder beendet werden.*
- *Hat der Patient bereits im Vorfeld eine bestimmte Maßnahme auch für den palliativmedizinischen Notfall abgelehnt (z. B. durch Patientenverfügung), darf diese Maßnahme nicht durchgeführt werden, sofern dies auch für palliativmedizinische Notfälle eindeutig dokumentiert ist.*
- *Andere Entscheidungen am Lebensende (z. B. DNR Status, Flüssigkeit, Ernährung etc.) sind nicht Gegenstand der Nationalen Leitlinie Palliative Sedierungstherapie.*
- Medikamente zur Symptomlinderung, die vor Beginn der Sedierung verwendet wurden, sollen während der Sedierung fortgeführt werden (außer sie sind ineffektiv oder haben eine nachteilige Wirkung (Weixler et al. 2016)).

36.8.4 Evaluation

Die Evaluation (Einschätzung des Patienten) soll durch einen Arzt mit ausreichender Kompetenz im Bereich Palliative Care und durch Fachkräfte mit Palliative Care Kompetenz, idealerweise durch ein multiprofessionelles Team erfolgen.

> Die Beurteilung der Refraktärität eines Symptoms erfolgt durch Fachpersonen mit Palliative Care-Kompetenz, nach wiederholter Einschätzung durch mindestens zwei Personen und im engen Dialog mit dem Patienten.

Die Beurteilung von Refraktärität soll durch Fachkräfte bzw. Experten mit Palliative Care Kompetenz erfolgen. Bei Unsicherheit und auch in Fällen von extremem Leid soll ein Palliative Care-Experte konsultiert werden. Die Evaluation soll die Krankengeschichte, relevante Befunde, eine körperliche Untersuchung und die Lebenserwartung des Patienten berücksichtigen und beinhalten.

Weiters sollte die Evaluation die aktuelle Entscheidungskompetenz des Patienten, sowie psychische, soziale, spirituelle und kulturelle Aspekte beinhalten. Die Perspektive der Pflege mit Palliative Care-Kompetenz ist wesentlicher Teil der Entscheidungsgrundlage (Weixler et al. 2016).

36.8.5 Aufklärungsgespräch

Vor der Sedierung ist ein definiertes Beratungs-Prozedere erforderlich.

Die Diskussion/das Aufklärungsgespräch über eine palliative Sedierung soll erfolgen, wenn diese Form der Sedierung die einzige Möglichkeit ist, eine Symptomlinderung innerhalb einer akzeptablen Zeit zu erreichen.

Weiter soll sie basierend auf dem Allgemeinzustand des Patienten erfolgen, den Zweck (das Ziel) der Sedierung, die Methode und die Tiefe der Sedierung, weiterführende Therapien, pflegerische Maßnahmen, mögliche Risiken und die zu erwartenden Folgen, ansprechen und beinhalten.

Zusätzlich soll über andere Behandlungsoptionen, die zu erwartende Entwicklung ohne Sedierung und die zu erwartende Überlebenszeit ohne Sedierung gesprochen werden (Weixler et al. 2016).

36.8.6 Entscheidung und Start

Der Patient kann einer Sedierung zustimmen, vorausgesetzt er ist einsichts- und urteilsfähig.

Im Fall eines Konfliktes zwischen Patient und Angehörigen bezüglich einer Sedierung ist der Wille des Patienten als schützenswert zu erachten und es gilt dem Willen des Patienten Gehör zu verschaffen.

Ist der Patient nicht einsichts- und urteilsfähig ist, kann ein Angehöriger einer Sedierung nur dann zustimmen, wenn er Sachwalter oder Vorsorgebevollmächtigter des Patienten ist und diese Entscheidung dem Wohl bzw. dem Willen des Patienten entspricht.

Falls der Patient nicht entscheidungskompetent ist, kann ein juristisch Bevollmächtigter die Zustimmung zu einer Sedierung erteilen.

Falls der Patient nicht einsichts- und urteilsfähig ist und keine bevollmächtigte Person (Sachwalter) oder Angehörige hat, soll der Arzt über eine Sedierung entscheiden.

Eine Behandlung ohne Einwilligung des Patienten bzw. des gesetzlichen Vertreters kann nur dann erfolgen, wenn die auftretenden Symptome massiv sind und mit großer Wahrscheinlichkeit unmittelbar zum Tode führen werden (Beispiele: die fatale Hämoptyse (Ersticken an Blut bei Bluthusten), Asphyxie bei Atemwegsobstruktion (Ersticken bei Einengung der Atemwege), selbstschädigendes Verhalten bei terminalem Delir).

Eine tiefe Sedierung soll in Notfallsituationen (z. B. Massenblutung) erwogen werden, wenn sie auch dem Wunsch des Patienten entspricht.

Die Sedierung soll von einem Arzt, idealerweise mit Fachpflegepersonen, gemeinsam begonnen werden.

> Die palliative Sedierung ist eine medizinische Behandlungsform. Aus diesem Grund muss ein Arzt diese Intervention durchführen. Wenn möglich, soll dies ein Arzt mit Erfahrung in der palliativen Sedierung sein. In Fällen, wo dies nicht möglich ist, sollte der diensthabende Arzt eine zweite Meinung durch einen in der palliativen Sedierung erfahrenen Kliniker einholen (persönlich/telefonisch/Videokonferenz). (Weixler et al. 2016)

36.8.7 Angehörige

Die Diskussion/das Aufklärungsgespräch über eine Palliative Sedierung sollte nach Möglichkeit die Angehörigen involvieren. Bei Bedarf soll qualifizierte Beratung/Begleitung bereitgestellt werden (Psychologe, Sozialarbeiter, Seelsorger).

Wenn die Angehörigen in den Entscheidungsprozess nicht eingebunden waren, muss die Erlaubnis des Patienten eingeholt werden, bevor die Entscheidung zu einer Sedierung mit ihnen besprochen wird.

Die Angehörigen müssen frühzeitig in den Entscheidungsprozess eingebunden werden. Sie sind darüber aufzuklären, dass aufgrund der Palliativen Sedierung die Kommunikationsmöglichkeiten mit dem Patienten reduziert sind oder völlig wegfallen. Sie sind über das Wohlergehen des Patienten, andere Therapieoptionen, sowie Wirkungen und unerwünschte Wirkungen zu informieren.

Zusätzlich sollen Angehörigen darüber informiert werden, dass es unwahrscheinlich ist, dass die Sedierung das Leben verkürzt und dass die Sedierung reduziert oder beendet werden kann, wenn dies notwendig erscheint. Es soll ihnen ein Abschiedsritual erlaubt werden, und in sollten in diesem Prozess bestärkt werden. Den Angehörigen ist auch während der Sedierung Nähe zum Patienten zu ermöglichen.

Das Betreuungsteam soll den Angehörigen Unterstützung physischer, psychologischer, emotionaler und spiritueller Bedürfnisse anbieten.

> Minderjährige als Angehörige benötigen besondere Aufmerksamkeit. Hier soll sensible Begegnung ermöglicht und altersentsprechend kommuniziert werden. Im Bedarfsfall soll psychosoziale und psychologische Unterstützung zur Verfügung gestellt werden.
> (Weixler et al. 2016)

36.8.8 Betreuung während der Sedierung

Das Bemühen um das Wohlbefinden und die Pflege des Patienten ist unabhängig von seiner Entscheidung zur Sedierung.

Der respektvolle Umgang mit den Patienten und ihren Angehörigen muss während der Sedierung gewahrt bleiben.

Die Betreuungsintensität durch das Team während der Sedierung orientiert sich an den Wünschen und an dem zu erwartenden Leid der Patienten.

Zu den pflegerischen Maßnahmen während einer Sedierung gehören Gespräche mit den Patienten und ihren Angehörigen, ebenso wie die Augenpflege, die Körperpflege und die Vorbeugung und Pflege von Lagerungskomplikationen.

Wenn der Patient hospitalisiert ist, soll jede Anstrengung unternommen werden, emotionale und körperliche Intimität zu gewährleisten (Weixler et al. 2016).

36.8.9 Überwachung

Die Sedierungstiefe soll überwacht werden, eine geeignete Form ist die Beobachtung klinischer Zeichen (z. B. Reaktion auf Schmerzreize, Beobachtung des Gesichtsausdrucks).

Assessment-Skalen wie z. B. RASS und RASS-PAL können ebenfalls zur Überwachung der Sedierungstiefe (Effekte auf das Bewusstsein) herangezogen werden.

Die Häufigkeit des Monitorings hängt von der Sedierungsform ab. Bei einer kurzzeitigen Sedierung soll die physiologische Stabilität innerhalb der vereinbarten Behandlungsziele gewahrt bleiben (Weixler et al. 2016).

Tab. 36.3: RAAS Score – Richmond-Agitation-Sedation Scale (Sessler et al. 2002, Ely et al. 2003, Chanques et al. 2006)

+4	wehrhaft	offene Streitlust, gewalttätig, unmittelbare Gefahr für Personal
+3	sehr agitiert	entfernt Monitoring oder Gefahr für Personal
+2	agitiert	mehrfach ungerichtete Bewegungen
+1	unruhig	ängstlich, aber nicht aggressiv oder gefährlich
0	wach, ruhig	
-1	schläfrig	Wachphasen > 10 sec, Blickkontakt
-2	leicht sediert	Wachphasen > 10 sec, Blickkontakt
-3	moderat sediert	Bewegung auf Ansprache, kein Blickkontakt
-4	tief sediert	keine Reaktion auf Stimme, Bewegung auf physikalische Reize
-5	nicht erweckbar	keine Reaktion

36.8.10 Dokumentation

In der Dokumentation der Palliativen Sedierungstherapie muss die Indikation, der Entscheidungsprozess (in Bezug auf die Sedierung), die Ziele, die Sedierungstiefe und die Dauer enthalten sein.

Die Ziele und Gründe der Sedierung sollen vor und nach der Sedierung thematisiert werden, um die emotionalen und professionellen Belange, die damit in Verbindung stehen, besprechen zu können.

Die Aspekte der Sedierung sollen nach dem Ereignis reflektiert werden, mit dem Ziel, die institutionellen Prozesse zu verbessern (Weixler et al. 2016).

36.8.11 Team

Der Informations- und Schulungsbedarf des Personals der Gesundheitsberufe, die an der Sedierung beteiligt sind, muss berücksichtigt werden.

Es ist wesentlich, dass alle beteiligten Mitarbeiter die Ziele und die Gründe der Betreuung verstanden haben.

Die physischen, psychischen, emotionalen und spirituellen Bedürfnisse des Personals der Gesundheitsberufe, die an der Sedierung beteiligt sind, müssen berücksichtigt werden, um mögliche Belastungen zu erkennen (Weixler et al. 2016).

36.9 Zusammenfassung

Mit der Nationalen Leitlinie »Palliative Sedierungstherapie« wird erstmals in Österreich ein Instrument zu diesem Thema vorgelegt, das mit einem breiten multiprofessionellen Konsensprozess im Auftrag der Österreichischen Palliativgesellschaft (OPG) auf Empfehlung der Nationalen Bioethikkommission entwickelt wurde.

Die Leitliniengruppe ist bemüht, den Respekt für die Autonomie des sterbenden

Menschen durch ihre Aussagen zu stärken. Die rechtswirksame Durchführung dieser medizinischen Therapie bedarf der gleichen Legitimationskriterien wie alle medizinischen Therapien: Indikation und rechtswirksame Einwilligung.

Um das zu ermöglichen wird empfohlen, die Thematik rechtzeitig im Verlauf einer Erkrankung anzusprechen, ehe der betroffene Mensch durch die Folgen der Erkrankung die Voraussetzungen verliert, sich an dem Entscheidungsprozess zu beteiligen.

Ein besonderes Augenmerk ist auf die vollständige Erreichbarkeit sämtlicher multiprofessioneller Angebote der Palliative Care gelenkt.

Auf die Bedingungen zur Abgrenzung der Palliativen Sedierungstherapie von der Euthanasie wird in der Leitlinie an den entsprechenden Stellen hingewiesen.

Palliative Sedierungstherapie ist keine medizinische Standardmaßnahme, die das Sterben regelhaft begleitet. Sie ist stets als eine letzte medizinische Möglichkeit anzusehen, unerträgliches Leiden durch anderweitig therapeutisch nicht beherrschbare Symptome hoher Intensität durch eine pharmakologische Bewusstseinsdämpfung zu begrenzen. Expertise und ein multiprofessionelles Team innerhalb strukturierter Palliative Care, das befähigt ist, exzellent zu kommunizieren und reflektiert zu entscheiden, sind die Grundvoraussetzungen (Weixler et al. 2016).

Literatur

Aslakson R et al. Evidence-Based Palliative Care in the Intensive Care Unit: A Systematic Review of Interventions. JOURNAL OF PALLIATIVE MEDICINE Volume 17, Number 2, 2014

Berkovitch M, Waller A, Adunsky A. High dose morphine use in the hospice setting: a database survey of patient characteristics and effect on life expectancy. Cance, 1999: 86:871-877

Berlin A. Goals of Care and End of Life in the ICU. Surg Clin N Am 97 (2017) 1275-1290

Birklbauer A. Entscheidung zur Komforttherapie bei infauster Prognose. Recht der Medizin 2017/4

Bleyer B, Pawlik MT. Die ethischen Kriterien zur Begründung eines palliativen Therapieziels in der Intensivmedizin. Ethik Med (2015) 27:197-206

Bush SH, Grassau PA, Yarmo MN et al. The Richmond Agitation-Sedation Scale modified for palliative care inpatients (RASS-PAL): a pilot study exploring validity and feasibility in clinical practice. BMC Palliative Care201413:17

Caraceni A, Hanks G, Kaasa S. Use of opioid analgesics in the treatment of cancer pain: evidence-based recommendations from the EAPC 2012

Cassel EJ. The nature of suffering and the goals of medicine. N Engl J Med. 1982 Mar 18;306 (11):639-45

Chan JD, Treece PD, Engelberg RA et al, Narcotic and Benzodiazepine use after withdrawal of life support: association with time to death?, Chest 126.286-293.2004

Chanques G et al. Crit Care Med 2006; 34: 1691-9

Cherny NI, Radbruch L; Board of the European Association for Palliative Care. European Association for Palliative Care (EAPC) recommended framework for the use of sedation in palliative care. *Palliat Med.* 2009 Oct;23(7):581-93

Cherny NI; ESMO Guidelines Working Group. ESMO Clinical Practice Guidelines for the management of refractory symptoms at the end of life and the use of palliative sedation. Ann Oncol. 2014 Sep;25 Suppl 3:iii143-52

Citron ML; Johnston-Early A, Fossieck, Jr, JrBE et al, Safety and efficacy of continuous intravenous morphine for severe cancer pain, Am J Med 77.199-204.1984

Clemens EK, Quednau I, Klaschik E. Is there a Higher Risk of Respiratory Depression in Opioid-Naive Palliative Care Patients during Symptomatic Therapy of Dyspnea with Strong Opioids? Journal of Palliative Medicine Vol 11, Number 2, 2008

Dalal S, Bruera E. Assessment and Management of Pain in the Terminally Ill. Prim. Care Clin Office Pract 38 (2011) 195 – 223

de Graeff A, Dean M: Palliative sedation therapy in the last weeks of life: A literature review and recommendations for standards. J Palliat Med 2007;10:67–85.

Dean MM, Cellarius V, Henry B, Oneschuk D, Librach Canadian Society Of Palliative Care Physicians Taskforce SL. Framework for continuous palliative sedation therapy in Canada. J Palliat Med. 2012 Aug;15(8):870-9

Ely EW et al. JAMA 2003; 289: 2938-41

Ewards MJ, Opioids and benzodiazepines appear paradoxically to delay inevitable death after ventilator withdrawal, J Palliat Care 21.299-302.2005

Friesenecker B., Fruhwald S. et al. (2013) Definitions, decision-making and documentation in end of life situations in the intensive care unit; Anasthesiol Intensivmed Notfallmed Schmerzther. 2013 Apr; 48(4):216-23.

Gelinas C, Fillion L, Puntillo KA et al. Validation of the critical-care pan observation tool in adult patients. American journal of critical care: an official publication, American Association of Critical Care Nurses 2006, 15(4):420-427

Karlsson M, Milberg A, Strang P. Dying cancer patients own opinions on euthanasia: an expression of autonomy? A qualitative study. Palliative Medicine 2011; 26(1):34-42

Kon AA, Shepard EK et al. Defining Futile and Potentially Inappropriate Interventions: A Policy Statement from the Society of Critical Care Medicine Ethics Committee. Crit Care Med 2016;44:1769-1774

Morita T, Ichiki T, Tsunoda J et al. A prospective study on the dying process in terminally ill cancer patients. Am J Hops Palliat Care 1998; 15:217-222

Morita T, Tsunoda J, Inoue S, Chihara S. Effect of high dose opioids and sedatives on survival in terminally ill cancer patients. J Pain Symptom Manage 2001:21:282-89

Mosenthal AC. Palliative Care in the Surgical ICU. Surg Clin N Am 2005;85:303-313

Multidisziplinäre Arbeitsgruppe ARGE Ethik in der Anästhesie und Intensivmedizin der österreichischen Gesellschaft für Anästhesie, Reanimation und Intensivmedizin (ÖGARI). Therapiezieländerungen auf der Intensivstation. Anästhesiol Intensivmed Notfallmed Schmerzther 2013; 48:216-223

Neitzke G, Burchardi H, Duttge G et al. Grenzen der Sinnhaftigkeit von Intensivmedizin - Positionspapier der Sektion Ethik der DIVI. Med Klein Intensivmed Notfmed 2016

Onwuteaka-Philipsen BD, Brinkman-Stoppelenburg A, Penning C, De Jong-Krul GJ, Van Delden JJM, Van der Heide A: Trends in end-of-life practices before and after the enactment of the euthanasia law in the Netherlands from 1990 to 2010: A repeated cross-sectional survey. Lancet 2012; 380:908–915

Payen JF, Bru O, Bosson JL et al. Assessing pain in critically ill sedated patients by using a behavioural pain scale. Crit Care Med 2001, 29 (12):2258-2263

Russell K Portenoy et al (2006) JPSM 32:532-540 Opioid use and Survival at the End of Life: A Survey of a Hospice Population.

Sessler CN et al. Am J Resp Crit Care Med 2002; 166: 1338-44

Siaarti. End-of-life care and the intensivist: SIAARTI recommendations on the management of the dying patient. Minerva Anestesiol 2006;72:927-63

Spiegel D, Harrington A. What is the placebo worth? BMJ 2008;336:967-3

Thorns A, Skykes N. Opioid use in the last week of life and implications for end of life decision-making. Lancet 2000; 356:398-99

Venneman SS, Narnor-Harris P et al. »Allow natural death« versus »do not resuscitate«: three words that can change a life. J Med Ethics. 2008 Jan;34(1):2-6.

Weixler Dietmar, Schur Sophie, Likar Rudolf, Bozzaro Claudia, Daniczek Thomas, Feichtner Angelika, Gabl Christoph, Hammerl-Ferrari Bernhard, Kletecka-Pulker Maria, Körtner Ulrich, Kössler Hilde, Meran Johannes Gombertus, Miksovsky Aurelia, Pusswald Bettina, Wienerroither Thomas, Watzke Herbert; Leitlinie zur Palliativen Sedierungstherapie der Österreichischen Palliativgesellschaft (OPG) 2016.

37 Ethische Fragestellungen in der Allgemeinmedizinischen Praxis

Dieter Michael Schmidt

37.1 Einleitung

In der Klinik gibt es Teams, regelmäßige Besprechungen, klare Hierarchien und das Ethikboard, das rasch verfügbar ist. Der Hausarzt ist immer alleine. Die Spezialisten der Klinik sehen ihre Fälle, ihre Diagnosen und möglichen Therapien. Der Hausarzt dagegen sieht den Patienten in seiner sozialen, persönlichen und gesundheitlichen Situation. Hat er daher einen anderen Zugang zur Ethik (Maio 2017, 199 ff)?

In einer Ethikdiskussion gibt es fast nur Fragen und kaum Antworten: die sollte jeder Arzt im Rahmen der wissenschaftlichen Kenntnisse und Regeln, im weiten Feld der ärztlichen Kunst und in der Distanz zu persönlichen Erfahrungen und Erlebnissen selber finden. Wie sehr beeinflussen den Arzt die eigenen Erfahrungen, die Prägung durch die Eltern und die Familie, das Lernen in Schule und Universität, das eigene Erleben von Krankheit und Leid in seiner ethischen Grundhaltung (Vogt 2013)?

Dieses Buch kann den Ärzten Anhaltspunkte geben und es ermöglichen, zwischen den allgemein gültigen, gesellschaftlich anerkannten ethischen Grundsätzen und den eigenen Prinzipien ein Gleichgewicht zu finden, und es wird immer ein dynamisches Fließgleichgewicht sein.

37.2 Fallvignette

Eine typische Entscheidung eines Hausarztes: die gesamte Familie ist seit Jahren mit großem, wechselseitigem Vertrauen in seiner Obhut. Da verlangt ein Mitglied der Familie zum wiederholten Male die Verschreibung eines Antibiotikums. Er hat sogar schon mit der Einnahme begonnen, weil zuletzt einige Tabletten übrigblieben – ein fahrlässiger Umgang mit einer potentiell lebenswichtigen Arznei. Der Hausarzt gibt wiederum nach, still denkt er sich, dass mit der Einnahme schon begonnen wurde und Aufhören wäre jetzt noch riskanter und dann: die ganze Familie! Hat sein Vertrauen! Einige Jahre später wird bei jenem Patienten eine Leukämie diagnostiziert. Bei der Anamnese stellt sich der oft geübte und vom Hausarzt begleitete lässige Umgang mit den Antibiotika heraus und wird auch vom behandelnden Onkologen so vermittelt. Nun geht folgerichtig die gesamte Familie zu einem anderen Hausarzt.

37.2.1 Zusammenfassung

Ethisch richtig ist das Einhalten der erlernten wissenschaftlichen Regeln, die Kommunikation dieser Leitlinien und das Verweigern schädlicher Therapien, ohne Rücksicht auf letztendlich ökonomische Folgen.

Welche Gedanken und Gefühle bewegen den Patienten im Wartezimmer einer Ordination, in den Warteräumen einer Ambulanz? Wer kann hier wirklich aufmerksam die ausgelegten Zeitschriften oder Broschüren lesen? Vielmals kreisen die Gedanken um Endlichkeit, Ängste, familiäre Geheimnisse, eben erlebte Krankheiten, Todesfälle im sozialen Umfeld oder um schlimme Diagnosen. Zu Ende gedacht, ob bewusst oder unbewusst, gelangen die Gedanken zum Tod, zum jüngsten Gericht, zur Lebensbeichte (Ratheiser 2013).

Welche Gedanken und Gefühle bewegen den Arzt im Sprechzimmer, im Behandlungsraum des Krankenhauses? Eigene Krankheiten oder Unpässlichkeiten, Einstellung zu Beruf, Gesundheit und auch Sterben und Tod (Ringel 1993).

Im Idealfall decken sich die Vorstellungen und Erwartungen der beiden, im schlechtesten Fall sind sie grundverschieden. Aber wenn es gelänge, gemeinsame Ziele zu suchen, jeder vom anderen lernen wollte, die gleichen Begriffe wie Respekt und Würde gelten könnten, so wäre nahezu jede Begegnung ein Gewinn für beide.

Eine weitere Situation, die im Dreieck Patient – Arzt – Krankenkasse zu ethischen Konflikten führt: der Honorarkatalog der Krankenversicherungen deckt nicht alle Diagnose- und Therapieschritte ab, ist an vielen Positionen veraltet, belohnt manch eher zweitrangige Intervention und vergisst andere, moderne Methoden. So sind einige auf Kongressen gehörte und schlüssige neue medizinische Verfahren bereits am nächsten Montag beim Kontrollarzt oder bei der Verrechnung gescheitert. So ergibt sich die Zwickmühle, diagnostische und therapeutische Schritte nach Katalog abrechnen zu müssen, um Unkosten und Betrieb bezahlen zu können, während jene Interventionen, die nach den erlernten Regeln richtig sind, mit der Zeit in das Hintertreffen kommen, weil sie nicht annähernd kostendeckend zu erbringen sind.

Aber: sind das nicht nur vordergründig ethische Probleme? In einer juristischen Beurteilung gelten nur die Regeln des ärztlichen Handelns und niemals ökonomische Bedingungen.

37.3 Ethik im Pflegeheim

37.3.1 Fallvignette

Ein Patient im Pflegeheim liegt seit Tagen im Sterben, ein Palliativteam ist nicht beteiligt worden. Die diensthabenden Schwestern wechseln alle acht Stunden, die Beurteilung ist jedes Mal anders, manchmal dramatisch, manchmal beschwichtigend. Auch die dienstbereiten Ärzte wechseln täglich. Hier gibt es keine kontinuierliche Betreuung und letztlich ist jeder Betreuer alleine.

37.3.2 Zusammenfassung

Ärzte und Betreuer sollten bereits lange vor dem Sterben des Patienten gemeinsam mit den Angehörigen Vorgangsweisen besprechen und dokumentieren, so dass jeder nahezu richtig entscheiden kann, zumindest sollten Kommunikationswege formuliert sein.

37.4 Ethik im Gesundheitssystem

Bei ärztlichen oder pflegerischen Kunstfehlern, bei denen – sogar dem Staatsanwalt nach – die Fehler zum größten Teil im System und in Organisationsabläufen zu suchen sind: steht wer vor Gericht? Immer der Arzt, das Pflegepersonal. Jedoch erkennt unsere Rechtsprechung eine Belastung des jeweiligen Systems nicht an. Konsequent wäre daher, nach klaren Hinweisen auf organisatorische Mängel die Arbeit einzustellen und die Verantwortung abzulehnen. Gerade das ist wegen der Humanität, der altruistischen Grundhaltung und der Fürsorge für den Patienten nicht machbar, und oft beschleicht einen das Gefühl, die Verantwortlichen spekulieren mit dieser Haltung und nützen sie somit schamlos aus (de Ridder 2015).

Ökonomie hält auf allen Ebenen des Gesundheitssystems die Handelnden in der Zange von Zeiterfassung, Punktesystemen, Codierungen, Evaluationen und Qualitätskontrollen. Aber: der Input ist stets klar zu berechnen, alle Kosten für Personal und Sachaufwand sind zu belegen. Niemals aber gelingt das mit dem Output, denn wer erstellt diese Parameter? Ist der Endpunkt der zufriedene Patient, welcher Fragebogen würde dann gelten? Oder ist es jener Patient mit der kürzesten, aber dennoch erfolgreichen Behandlung und wie messe ich das? Sind es die erneuten Kontakte, die bei freier Arztwahl den guten Arzt ausmachen und wie erfasse ich das? Sind es die Daten und Zahlen der Krankenkassen, der Gesundheitsämter, der Arbeitsämter, des Ministeriums?

Welches System, welcher Arzt, welches Pflegepersonal ist am effektivsten? Jene, die ihre Arbeit an der Honorarordnung und an den LKF-Punkten ausrichten, die sie maximal zu nutzen versuchen. Oder sind es jene, die sich an die Regeln der Ausbildung, die erlernte Medizin und Pflege halten und somit richtige, qualitätsvolle Arbeit verrichten?

Ist evidence based medicine unter Berücksichtigung aller kritischen Punkte dann ethisch verpflichtend und gar einklagbar? Wie weit geht der Einfluss der Pharmaindustrie? Mikkel Borch-Jacobsen (2013) berichtet unwidersprochen von bösen Praktiken, mit denen Ärzte massiv manipuliert werden.

Wer stellt Fehlerberichte ehrlich in das anonyme Netz? Wer liest sie und hat auch noch den Mut, Fehler in der Gruppe zu diskutieren? Wissenschaft und ärztliche Kunst haben sich doch viel öfter aus Fehlern und Zweifel weiterentwickelt als durch klare Erkenntnis.

Die Palliativmedizin lehrt uns Empathie, Erkennen und Ernstnehmen der Wünsche des Patienten. Sie fordert Demut und Toleranz. Ach, wenn diese Grundsätze doch in allen anderen Disziplinen gelten würden, da sie doch selbstverständlich sind.

Und überhaupt: wer war zuerst da, bei der Erschaffung, der Entwicklung der heutigen Welt, durch die Zeitalter hindurch? Wurde zuerst ein Sachbearbeiter der Krankenkasse, ein Evaluations-Spezialist, ein Gesundheitsökonom eingesetzt oder waren da doch als erstes Kranke und Heilende?

37.4.1 Fallvignette

Ein älterer Patient wird auf der Urologie untersucht, das Ergebnis ist ein fortgeschrittenes Prostata-Carcinom mit Metastasen im Skelettsystem. Ein Aufklärungsgespräch konnte wegen des plötzlichen Todes des behandelnden Urologen nicht stattfinden und wurde an den Hausarzt delegiert. Dieser nimmt sich viel Zeit für das Gespräch mit dem Patienten und seiner Ehefrau, erklärt, stellt einen Plan auf und bietet weitere Gespräche an. In seiner Erinnerung war es eine gute Kommunikation. Am nächsten Tag ruft der Sohn wütend an, der Vater sei völlig verzweifelt, wie könne er so herzlos sein.

37.4.2 Zusammenfassung

Der Hausarzt hat vergessen, dass nur ein geringer Teil einer so bedeutenden Information erfasst werden kann, längere Pausen und Gelegenheit zu Fragen wären klar besser gewesen, vor allem aber das Angebot zu weiteren Gesprächen. Sein Ansehen mag manchmal höher sein als das eines klinischen Kollegen, dennoch muss er diese Kommunikationshürden kennen, er wird aus diesem Fehler lernen. Aufklärung ist niemals lästig, sondern die beste Gelegenheit, Vertrauen zu bekommen.

37.5 Fazit

Schon der Gedanke an ethische Grundsätze ist der erste und wichtigste Schritt zu einem verantwortungsvollen Handeln des Allgemeinmediziners. Junge Kollegen haben andere Zugänge als ältere, aber Erfahrungen sollten niemals ethische Überlegungen überflüssig machen. Im Gegenteil: stetige Selbstkritik und Memorieren der Krankengeschichte können die Handlungen verstärken oder Fehler aufdecken.

Literatur

Adams Patch (1999) Gesundheit, Verlag 12&12: Oberursel.
Borch-Jakobsen M (2013) Big Pharma. Piper: München, Berlin, Zürich.
Böhmer F, Füsgen I (2008) Geriatrie. Böhlau: Wien, Köln, Weimar.
Breidscheidel M (2011) gewaschen, gefüttert, abgehakt. ECON, Ullstein: Berlin.
De Ridder M (2015) Welche Medizin wollen wir. DVA: München.
Eckart WU (2012) Medizin in der NS-Diktatur. Böhlau: Wien.
Klie T (2014) Wen kümmern die Alten. Pattloch: München.
Langbein K, Ehgartner B (2003) Das Medizin-Kartell. Piper: München, Zürich.
Likar R, Bernatzky G, Pinter G, Pipam W, Janig H, Sadjak A (2005/2017) Lebensqualität im Alter. Springer: Heidelberg.
Loewit G (2010) Der ohmächtige Arzt. Haymon: Innsbruck-Wien.
Maio G (2017) Mittelpunkt Mensch, Lehrbuch der Ethik in der Medizin. Schattauer: Stuttgart.
Möntmann HG (2002) Vorsicht Arzt. Knaur: München.
Oberlerchner H, Stromberger H (2017) Sterilisiert, vergiftet und erstickt. Drava: Klagenfurt.
Ratheiser K (2003) Die Schärfe des Augenblicks. Seifert: Wien.
Ratheiser K (2004) Dauerfeuer. Seifert: Wien.
Ringel E (1993) Das Alter wagen. Kremayr & Scheriau: Wien.
Safranzki R (2017) Zeit. Fischer TB: Frankfurt am Main.
Vogt W (1991) Einatmen-Ausatmen. Europaverlag: Wien.
Vogt W (2005) Reise in die Welt der Altenpflege. Steinbauer: Wien.
Vogt W (2013) Mein Arztroman. Steinbauer: Wien.
Weiss H (2008) Korrupte Medizin. Kiepenheuer & Witsch: Köln.

Internet

http://hippokrates.ch/wp-content/uploads/charta-zur-aerztlichen-berufsethik.pdf, 2002

38 Placebo, Nocebo und keine Behandlung[58]

Wolfgang Grisold

38.1 Einleitung

Die Bedeutung von Placebo und in weiterer Folge Nocebo ist im klinischen Sprachgebrauch noch weitgehend unbearbeitet. Einerseits drängt sich der historische Vergleich mit Schamanen und Schein-Medikamenten (Wasser oder Salztabletten) auf, andererseits der Terminus Placebo als gängige Bezeichnung für eine Scheinbehandlung.

Derzeit wird der Begriff Placebo vorwiegend im Zusammenhang mit Randomized Controlled Trials (RTC) verwendet und gilt als »Gold Standard« bei der Durchführung von Studien. Der Begriff Placebo beinhaltet aber zahlreiche andere Facetten, welche in diesem Artikel behandelt werden. Essentiell ist neben der Placebobehandlung auch die Nicht-Behandlung, welche eine eigene Kategorie darstellt.

Ein weiterer wichtiger Begriff ist Nocebo, welcher einerseits gesondert gesehen werden kann, andererseits in manchen Situationen das Spiegelbild (oder der Begleiteffekt) des Placebo-Effekts ist.

Die grundlegenden Arbeiten zu diesem Thema wurden in den letzten Jahren besonders durch eine Arbeitsgruppe aus Turin (Benedetti et al. 2014) durchgeführt, die das Thema wissenschaftlich bearbeitet. Durch komplexe Versuchsanordnungen wurde gezielt der Placebo-Effekt nicht nur in Studien, sondern auch bei der Verabreichung von Verum-Medikamenten erarbeitet, wie groß der Placebo-Anteil an der Therapie ist.

Diese Untersuchungen haben zu einem besseren Verständnis des Placebo-Effekts geführt und finden auch zunehmend in klinischen Überlegung Platz. Aus diesem Grund ist es sehr wichtig, Ärzte und medizinisches Personal (Gesamt: »Behandler«) auf die Wichtigkeit des Placebo-Effektes und die Rolle des medizinischen Personals aufmerksam zu machen.

Die ethischen Aspekte von Placebo und Nocebo werden sehr unterschiedlich gesehen und beinhalten einerseits klinische Studien (RTC), die »Nicht Behandlung«, Scheinbehandlung und den wichtigen Aspekt der gegenwärtigen Patient-Arzt-Beziehung, die auf Wahrheit und Aufklärung basiert. In diesem Kontext kann eine Placebobehandlung als vorsätzliche Täuschung des Patienten gesehen werden.

Das Thema Placebo und Nocebo ist im Alltag und klinischen Sprachgebrauch zumindest mit zwei Inhalten verbunden: Einerseits die Verabreichung einer wirkungslosen Substanz mit oder ohne Wissen des Patienten, andererseits das Placebo als akzeptiertes und

---

58 Das Kapitel basiert auf einem Vortrag im Rahmen der Tagung zu »25 Jahre Interdisziplinäres Schmerzzentrum Klinikum Klagenfurt am Wörthersee« am 7. Oktober 2017 in Kärnten auf dem Weingut Burg Taggenbrunn. Nach dem Vortrag: »Placebo und Nocebo« erfolgte die Einladung von Professor Rudolf Likar, zu diesem Thema ein Kapitel für das vorliegende Buch zu verfassen. Es besteht kein Interessenskonflikt.

gängiges Vergleichsmittel bei RTC. Daneben lassen sich auch weitere Definitionen für Placebo-Effekte finden.

Wenig beachtet, aber zum Verständnis wichtig ist die Tatsache, dass unbehandelte Patienten (»no treatment«) eine eigene Kategorie darstellen und wahrscheinlich am ehesten den natürlichen Verlauf der Krankheit darstellen. Allerdings macht es einen wesentlichen Unterschied, ob die Patienten über die »Nicht-Behandlung« informiert wurden oder nicht.

Zahlreiche psychologische, experimentelle und neuroradiologische Studien, besonders von der »Turiner Arbeitsgruppe«, haben neue Erkenntnisse zum Placebo-Effekt erbracht und zugleich ein großes Interesse an der Thematik erzeugt. Zum Nachweis wurden zahlreiche komplexe und aufwendige Studien durchgeführt mit dem Zweck, den Placebo-Effekt genau zu definieren, beziehungsweise ihn von der »Verum«- Wirkung und dem »No treatment«-Effekt abzugrenzen. Wichtig zu wissen ist, dass auch bei der Wirkung von Verum Präparaten ein Prozentsatz der Placebowirkung zugeschrieben wird (Howick 2013).

Während noch viele Anstrengungen notwendig sein werden, um die Bedeutung des Placebo-Effekts in vollem Umfang zu verstehen, steht das Verständnis des Nocebo-Effekts im klinischen Alltag erst noch am Anfang.

Nach der Darstellung des Spektrums von Placebo und Nocebo ist es wichtig, einen Kontext zu ethischen Überlegungen zu stellen. Diese sind wie alle Entwicklungen auch anhängig von kontemporären Meinungen (»Zeitgeist«) und Strömungen, und unterscheiden sich beispielsweise deutlich von Meinungen zu Placebo in der ersten Hälfte des vorigen Jahrhunderts.

Die verschiedene Perspektiven des Placebo- und Nocebo-Effekts werden neben spezifischen Pubmed-Publikationen auch in zahlreichen Büchern wiedergegeben, die als Beispiele angeführt seien (Brown 2013; Grant Thompson 2003; Kradin 2008, und neben dem erwähnten Handbuch Bendetti (2014) hilfreich sind.

38.2 Geschichte

Die Geschichte der medizinischen Behandlung bis zum Beginn des 20. Jahrhunderts könnte als Geschichte des Placebo-Effektes beschrieben werden, da wirksame und effektive Behandlungen fehlten (Wolf 1950, Shapiro 1997).

Der Placebo-Effekt wurde wahrscheinlich schon bei alten Kulturen, Heilern und Schamanen beobachtet. Zahlreiche Theorien bestehen über die Übersetzung und Erklärungen des Begriffs Placebo. Im Mittelalter bezog sich der Begriff auf professionelle Trauergäste, und erst allmählich erlangte er die heutige Bedeutung.

Interessant sind Behandlungen wie Mesmerismus und Perinismus (um 1700) (Benedetti 2013), bei denen bereits damals ein starker Placebo-Effekt nachgewiesen wurde.

Vom 19. Jahrhundert an wurde der Begriff des Placebos mehr mit der Scheinbehandlung gesetzt; bis zum Zweiten Weltkrieg war die Verabreichung von Scheinmedikamenten und Placebos legitim. Nach dem Zweiten Weltkrieg bis zum gegenwärtigen Zeitpunkt hat der Begriff wieder Wandlungen erfahren. Einerseits als gängiger und akzeptierter Begriff bei RTC, andererseits in einem erweiterten und umfassenderen Spektrum, welches wissenschaftlich bearbeitet wird.

Die Bedeutung des Placebo-Effektes wird von verschiedenen Berufsgruppen unterschiedlich eingeschätzt, und hat wahrscheinlich den geringsten Wert bei Grundlagenforschern, während aus ärztlicher Sicht die Bedeutung zunehmend ist.

Auch die Änderung der Arzt-Patienten-Beziehung und der Übergang vom Patriachismus zu Autonomie, Partizipation und Partnerschaftlichkeit haben zu einer Änderung der Bedeutung des Begriffs beitragen.

38.3   Was ist Placebo?

Placebo ist ein scheinbar einheitlicher Begriff, der weiterer Erklärung bedarf und im Folgenden erläutert wird.

- Placebo als Scheintherapie: ist eine inerte (per se wirkungslose) Behandlung (medikamentös oder andere Maßnahme) und wird gesetzt, um einen positiven Effekt zu erzielen. Dieser wird als Placebo-Effekt bezeichnet.
- Placebo als Vergleichsgruppe bei einer RTC-Studie: in dieser Anordnung wird der Placebo-Effekt gemessen. Beispielsweise werden bei einer Medikamentenstudie zwei Kurven verglichen: a) das Ansprechen auf das Verum (die Testsubstanz) und b) auf das Placebo. Die Differenz ist der therapeutische Effekt. Obwohl das Placebo wirkungslos (inert) sein muss, hat es im Rahmen der Studie eine andere Bedeutung, als wenn diese Substanz ohne die Bedingungen der Studie verwendet würde.
- Placebo reflektiert auch das (Therapeuten-) Arzt-Patienten-Verhältnis. Einerseits in der Interaktion mit den Behandlern, andererseits durch die Begleitumstände der Behandlung (»Rituale«) beeinflusst.
- Nicht bedacht wird oft, dass ein Unterschied zwischen Placebo und »keiner Behandlung« besteht. Der Aspekt »keine Behandlung« ist auch zu definieren:
  - wird der Patient informiert, dass er keine Behandlung erhält?
  - wird der Patient im Rahmen einer Studie untersucht und informiert, dass er keine Behandlung bekommt oder
  - verwendet man eine (historische) unbehandelte Kontrollgruppe?
  - liegt eine inakzeptable Situation vor?

Bei der »Scheintherapie« und bei Placebo als Vergleichsgruppe bei einer RTC-Studie werden durch die Information und Untersuchungen bereits Maßnahmen gesetzt, welche die Situation im Sinne eines Placebo-Effekts beeinflussen.

Eine d) inakzeptable Situation liegt vor, wenn es bei einem Krankheitsbild bereits wirksame Maßnahmen gibt, welche im Rahmen der Studie nicht eingesetzt werden (Cuerda-Galindo et al. 2014).

Ein weiterer wichtiger Aspekt ist der Umstand, dass die Placebo-Reaktion nicht nur intraindividuell schwankt, sondern auch krankheitsspezifisch unterschiedlich ist und somit nicht immer einheitlich verglichen werden kann. Als Beispiel wäre ein progressives Leiden (z. B. degenerative Erkrankung: z. B. Parkinson, Demenz) mit einem Krankheitsbild zu vergleichen, welches spontane Fluktuationen (z. B. Neuralgie, Epilepsie, Migräne) zeigt, und diese essenzielle Problematik liegt allen Studien zu Grunde. Diese Tendenz zur Rückkehr zum Ausgangspunkt, oder Regression to the mean, ist ein wichtiges Problem in zahlreichen Studien, mit episodisch auftretenden Symptomen.

38.3.1 Faktoren

- Natürlicher Verlauf
- »Regression to the mean«
- Fluktuationen
- Doktor und Patienten BIAS
- Hawthorne effect * (Abdulraheem and Bondemark 2017)

* Hawthorne effect: Der »Hawthorne effect«, beschreibt Veränderungen im Verhalten von Individuen, wenn sie unter Beobachtung sind

Im Schrifttum werden neben den genannten Faktoren auch zahlreiche andere Möglichkeiten wie »Observer bias«, Auswahl von irrelevanten Endpunkten und auch eine Patienten Bias (höfliche Antworten, konditionierte Antworten oder neurotische Fehleinschätzung) genannt.

38.3.2 »No treatment« Gruppe

Der Begriff der Nicht-Behandlung oder »No treatment group« bei Studien bedarf auch einer gesonderten Betrachtung. In RTCs wird im Allgemeinen zwischen Verum und Placebo verglichen. Wahrscheinlich wäre es zusätzlich notwendig, auch eine »No treatment group« zum Vergleich heranzuziehen. Wie man zu einer solchen Gruppe kommt, ist aber nicht geklärt. Eine Möglichkeit besteht, eine Gruppe mit natürlichem Verlauf heranzuziehen, welche möglichst unabhängig beobachtet wird. Das lässt sich das nur unter bestimmten Umständen machen.

Unter bestimmten Umständen (d. h. eine Therapieoption ist für ein Krankheitsbild nicht vorhanden) kann man in einem Studiensetting zu Verum/Placebo auch eine Gruppe ohne Behandlung einschließen, so müssen die betroffenen Personen informiert werden. Mit dieser Information und Einschluss in die Studie, sowie die begleitenden diagnostischen Maßnahmen, wird aber möglicherweise bereits auch ein Placebo-Effekt ausgelöst.

Durch Studien darf eine wirksame Substanz nicht vorenthalten werden, so diese Substanz bereits ein nachgewiesenes Wirkspektrum hat.

38.3.3 Gibt es den Placebo-Patienten?

Eine wichtige Frage ist, ob man einen Placebo-Patienten identifizieren kann. Wie bei allen Patienten sind persönliche Eigenschaften immer zu berücksichtigen. Generell wird eine solche Identifikation aber als kritisch bis unmöglich gesehen. Auch genetisch basierte Überlegungen mit der Beschreibung eines »Placeboms« wurden angestellt (Hall et al. 2015).

> Die Suszeptibilität für Placebo könnte auch krankheitsspezifisch sein.

Beispielsweise ist bei Patienten mit Depressionen ein großer Placebo-Effekt anzunehmen. Der Versuch einer »Placebo run in period«, oder einer mehrwöchigen Placebo-Behandlung vor der Therapie ist wahrscheinlich nicht sinnvoll, weil mit der aktuellen Behandlung bereits der Placebo-Effekt einsetzt.

Wie und unter welchen Umständen Placebo-Effekte bei psychiatrischen, insbesondere bei psychotischen Patienten auftreten können, bleibt weitgehend ungeklärt. Eine Theorie ist, dass durch die Zuwendung im Rahmen der Studie Distress, Belastung reduziert werden, was zu einer Besserung führen kann.

Kulturelle Einflüsse bei der Einstellung und Verarbeitung von Placebo-Effekten existieren, müssen berücksichtigt werden und stellen wichtige Hilfen beim Umgang mit anderen Kulturformen dar. Das Schmerzempfinden und der Umgang mit Schmerzen sind durchaus als kulturelles Phänomen einzustufen.

38.3.4 Faktoren des Placebo-Effekts

Erwartung ist ein wichtiger und mächtiger Faktor, bei dem Alter, soziale und kulturelle Aspekte eine wichtige Rolle spielen.

> Als Erklärungsversuch wird immer auf nicht-medizinische Beispiele hingewiesen:
>
> - Die Beobachtung, dass bei Weinverkostungen von routinierten Weinexperten nicht zwischen einem »billigen« und »teuren« Wein unterschieden werden konnte, wenn der »billige« Wein entsprechend angepriesen wurde.
> - Entkoffeinierter Kaffee: Gruppen wurden wechselweise mit koffeinhaltigem und koffeinfreiem Kaffee versorgt. Durch geschickte Versuchsanordnung konnte auch in den Gruppen, denen koffeinfreier Kaffee verabreicht wurde, eine Leistungssteigerung erzielt werden.

Konditionierung ist von den Versuchen Pawlows bei Hunden bekannt und bedeutet, dass bereits das bekannte Glockenzeichen, welches vor der Fütterung aktiviert wird, per se zu Hypersalivation im Sinne der Erwartung führen kann. Die Konditionierung ist im medizinischen Umgang, eventuell auch im Rahmen der zahlreichen Rituale, anzunehmen.

Ein anderes Beispiel für Konditionierung ist die positive oder negative Wirksamkeit einer medizinischen Maßnahme. Diese Konditionierung, beispielsweise bezüglich der Wirksamkeit einer Methode, bewirkt antizipatorische Erwartungen beim Patienten.

Zu diesen wichtigen Beispielen kommen andere weitere wie: vorausgehende Erlebnisse, Angst, Belohnung, Motivation, der Wunsch nach Erleichterung oder Heilung und auch nach aktiver Behandlung, sowohl mit Verum, aber auch mit Placebo (Vase et al. 2016).

»Observational learning« bedeutet, dass Patienten durch die Beobachtung von Mitpatienten, den Erfahrungsaustausch in Patientengruppen oder Vorgangsweisen bei medizinischen Behandlungen beeinflusst werden. Damit können positiv Effekte im Sinne des Placebos, oder negativ als Nocebo, ausgelöst werden.

Weitere wichtige Punkte sind der oben angeführte »Hawthorn«-Effekt, das Ausmaß und die Stärke (Magnitude) des Placebo-Effekts (Khan et al. 2017) und auch sehr kontroversiell diskutiert die Dauer des Placebo-Effekts.

38.4 Wissenschaftliche Überlegungen zum Placebo-Effekt

Die zunehmende wissenschaftliche Beschäftigung mit dem Placebo-Effekt hat zahlreiche Erkenntnisse erbracht, welche in diesem Kapitel kurz umfasst werden sollen. Zusammenfassende Darstellungen wurden publiziert und zusammengefasst (Benedetti et al. 2014; Colagiuri et al. 2015; Benedetti and Dogue 2015).

Verschiedene Mechanismen des Placebo-Effektes werden in der folgenden Übersicht angeführt:

Postulierte Mechanismen des Placebo Effektes

- Die psychologischen Mechanismen
- Das Endogene Opioid System
- Das Endogene Cannabinoid System
- Das Cholezystokinerge System
- Das Dopaminerge System

Ein weiterer wichtiger Schritt in der Erforschung des Placebo- und Nocebo-Effektes sind funktionelle MRI-Untersuchungen, welche neuronale Netzwerke identifizieren und lokalisieren. Beispielsweise Veränderungen des rostralen anterioren Gyrus angularis, des Hirnstammes, des periaquaeductalen Graus und des Hypothalamus, das sind Strukturen, die auch für die Opioid- und Placebo-induzierte Analgesie wichtig sind. Zahlreiche Arbeiten zeigen Veränderungen im funktionellen MRT während des Placebo-Effekts (Benedetti et al. 2011; Kaptchuk 2010; Finnissa et al. 2010).

Inwieweit Ähnlichkeiten zwischen Medikamenten und den Placebo-Substanzen bestehen, wurde in Studien definiert (Benedetti 2014). Eine ähnlich wichtige Frage ist, ob allein die Möglichkeit, in einer Studie Placebo zu bekommen, bereits einen schwerwiegenden Einfluss auf die Studie hat (Papakostas 2009).

Eine andere wichtige Theorie sind Überlegungen zum Placebo-Effekt im Sinne von Lern- (Learning frame) und Verhaltensmustern (Colloca 2011).

38.4.1 Abhängigkeit von Krankheitsbildern

Bei verschiedenen Krankheitsbildern werden Placebo-Effekte in unterschiedlicher Weise beschrieben, was sich durch die Erkrankung selber, verschiedene Maßnahmen und individuelle Aspekte erklären lässt.

Placebo-Effekte müssen daher bei unterschiedlichen Krankheitsbildern differenziert gesehen werden. Krankheitsspezifisch sind auch Fluktuationen, der natürliche Verlauf, »Regression to the mean« und die Arzt-Patienten-Beziehung. Auch komplementärmedizinische Behandlungen sind zu berücksichtigen (Linde 2015).

Sehr viele Untersuchungen und Veröffentlichungen wurden zum Stellenwert von Placebo bei kardiovaskulären Erkrankungen gemacht (Sheldon & Opie-Moran 2017).

Bei vielen Krankheitsbildern und Syndromen wie Morbus Parkinson, Depression, endokrine Störungen, gastrointestinale Störungen, Atemwegserkrankungen, Autoimmunerkrankungen und vor allem bei chronische Schmerzzuständen werden Placebo-Effekte in unterschiedlichem Ausmaß beschrieben.

Neben verschiedenen Krankheitsbildern gibt es zahlreiche Untersuchungen zu medizinischen Methoden wie kardiovaskulärer Chirurgie (z. B. A. Mammaria interna Operation), Kniechirurgie, Laser-Chirurgie und auch zum wichtigen Thema »Sham surgery« (Scheinoperationen).

Besondere Beachtung verdienen Erkrankungen bei vulnerablen Populationen wie Kindern, psychiatrischen und kognitiv eingeschränkten Personen, bei denen sowohl der Einschluss in Studien schwierig ist, als auch in Behandlungssituationen der Placebo- und Nocebo-Effekt schwer erkennbar sein kann.

38.4.2 Arzt und Behandler als Placebo

Die Beziehung zwischen Ärzten und Patienten und im weiteren Sinn der Teams, den »Behandlern«, zählt zu den wichtigsten Faktoren in Zusammenhang mit Placebo und Nocebo. Ob man der Existenz des Placebo- oder Nocebo-Effektes positive oder negativ gegenübersteht, ist wenig relevant, da bei jedem Umgang mit Patienten entweder ein Placebo- oder Nocebo-Effekt auftritt. Die Relevanz dieser Zusammenfassung ist es, Ärzte und Behandler auf ihre wichtige Rolle aufmerksam zu machen.

Der Behandler, insbesondere der Arzt steht in einer besonders wichtigen Beziehung zum Patienten, und diese Interaktion lässt Effekte in Richtung Placebo and Nocebo entstehen. Studien bei psychiatrischen Patienten haben gezeigt, dass manche Ärzte bei den gleichen Gruppen und gleichen Methoden unterschiedliche Erfolge aufwiesen. Als Faktoren konnten Umgangsformen, Engagement und Empathie identifiziert werden. Enthusiastische Ärzte haben bessere Heilungserfolge! Dies wurde auch nach Placebo-Eingriffen wie »Sham Chirurgie« beschrieben, bei denen nachhaltige Besserungen vorkommen können.

Rituale sind wichtige und mächtige Symbole, die bewusst oder unbewusst täglich in der Interaktion von Behandlern und Patienten durchgeführt werden. Auf der einen Seite steht das rituelle Auftreten der Behandler, und auf der anderen Seite die Teilnahme der Patienten am Ritual.

Von Seiten der Patienten wird auf die Art und Vorgangsweise bei Aufnahme der Befunde und der somatischen Untersuchung Wert gelegt. Die Rolle des zuhörenden Arztes, der nicht nur mit der Erhebung der Krankengeschichte, der körperlichen Untersuchung arbeitet, sondern implizit auch Stimmung, Sprache, Ausdruck und Verfassung des Patienten registriert, ist ein wichtiger Beitrag zum Placebo-Effekt.

Zu dieser unter dem Oberbegriff »Arzt-Patienten-Beziehung« zusammengefassten Kommunikation kommen noch Vertrauen und zweifellos auch zahlreiche »Soft«-Faktoren, die die menschlichen Beziehungen bestimmen und nicht immer rational zu bewältigen sind. Sprache – »Wording« – und respektvolle Umgangsformen sind wichtige Elemente. Nicht zu unterschätzen sind auch taktile, haptische Kontakte (die auch manchmal unerwünscht sind), Augenkontakt und auch das gepflegte Auftreten des Arztes.

38.4.3 Empathie und »Compassion«

Einige dieser Aspekte werden unter den Begriffen der Empathie und Compassion summiert, welche im Sprachgebrauch (»Lingo«-Jargon) oft unscharf abgegrenzt werden.

Unter Empathie versteht man die Fähigkeit, affektiv auf emotionale Zustände eingehen zu können. Es wird zwischen verbaler und kognitiver Empathie unterschieden (Kraft-Todd et al. 2017). Empathisches Verhalten kann auch anhand des Medikamenten-Verschreibungsverhaltens erfasst werden (Braga-Simoes et al. 2017).

Compassion beschreibt im wörtlichen Sinn das »Mitleiden« (nicht Mitleid), was auch emotional zur Hilfe animiert. Als »Compassion Fatigue« hingegen wird ein Erschöpfungszustand definiert, welcher dem Burnout-Syndrom nahesteht.

In der englischen Literatur werden auch die Begriffe: »Sympathy«, »Passion« (Reddy 2014) verwendet, welche weitere wichtige Verhaltensmuster in der Interaktion mit Patienten beschreiben.

Abgegrenzt davon wird der Begriff »Pity«, der Mitleid mit gleichzeitigem Bedauern ausdrückt, oder »Contagion«, was als Ansteckung, bzw. »Übertragung« übersetzt werden kann.

38.4.4 »Grooming«

Unter dem Begriff des »Groomings« (Körperpflege, Körperkontakt) versteht man entweder Auto- oder Allo-grooming. Letzteres wird in diesem Zusammenhang als »Grooming« summiert. Unter Grooming wird ein intensives soziales Verhalten beschrieben, welches wahrscheinlich altruistische Motive hat. Empathie, Compassion, Augenkontakt und auch taktile und haptische Handlungen (Halten der Hand, Berührung des Patienten) werden damit zusammengefasst. In der einzigartigen Arzt/Behandler-Patienten-Beziehung stellt dies einen reziproken Akt dar, der auch für den Behandler positive Aspekte im Sinne des »Reward« (»Belohnung« oder reziproker Altruismus) haben kann.

38.4.5 Vertrauen (»Trust«)

In der Arzt-Patienten-Beziehung spielt Vertrauen eine wichtige Rolle. Besonders zum Thema »Vertrauen« gibt es zahlreiche Untersuchungen, die sowohl den Regelkreis in den Amygdalae, als auch Vertrauen in Bezug zum Oxytocin-Hormon beleuchten. Möglicherweise spielt auch die Bewunderung oder Wertschätzung des Arztes oder dessen Arbeitsweise (»Admiration«) eine Rolle, wobei durch diese Bewunderung auch eine Verstärkung des Vertrauens möglich ist.

38.5 Nocebo

Während der Placebo-Effekt bekannt und begrifflich im Gebrauch ist, ist der Begriff »Nocebo« noch weitgehend unbekannt oder wenig verwendet. Wörtlich heißt Nocebo »Ich werde schaden«. Placebo wird oft als Gegensatz zu Nocebo dargestellt, aber wahrscheinlich lässt sich das nicht einfach definieren; auch deshalb weil manche Placebo-Effekte einen Nocebo-Effekt beinhalten (Ashraf et al. 2014; Hauser et al. 2012).

Wie ausgeführt wird Placebo bewusst oder unbewusst wahrgenommen. Bewusst oder unbewusst wird beim medizinischen Personal eine Placebo-begünstigende Haltung eingenommen. Beim gezielten Einsatz (z. B. RTC) ist es eher die messende, vergleichende Fragestellung, bei welcher der Placebo-Effekt eingesetzt wird.

Hingegen ist der intentionale Einsatz des Nocebo-Effektes wahrscheinlich seltener, aber nicht unmöglich. Negative Voraussagen aus verschiedenen Gründen (vorsätzlich und intentional, unbedacht und aus anderen Gründen, wie beispielsweise bei einer unreflektierten Mitteilung) sind möglich.

Angst und Sorge scheinen vorwiegend zu negativen Erwartungen zu führen. In der englischen Literatur wird das Wort »Anxiety« verwendet, welches insofern problematisch ist, weil »to be anxious« im Englischen im Unterschied zu »Angst« auch eine positive Bedeutung haben kann (Bspw.: »I am anxious to receive something...«), während Angst in der deutschen Sprache eine durchweg negative Bedeutung hat.

Vereinfacht kann man unter dem Nocebo-Effekt eine negative Prädiktion verstehen. Beispielhaft wird häufig der »Voodoo Zauberer« mit der negativen Prädiktion einer negativen Entwicklung bis hin zum rituellen Tod als Erklärungsversuch verwendet.

Nocebo kann paradoxerweise eng und invers mit dem Placebo-Effekt verknüpft sein. Beispielsweise haben zahlreiche Patienten, die in RTC in der Placebo-Gruppe sind, dieselben Nebenwirkungen wie Patienten in der Verum-Gruppe. Damit lässt sich in der Placebo-Gruppe ein negativer Effekt auslösen, der durch die inerte (Placebo-) Substanz nicht zu erwarten wäre.

Aktuell besteht große Sorge, ob mit zu ausführlichen Medikamentenbeschreibungen und Beipackzetteln ein Nocebo-Effekt ausgelöst werden kann (»Krank vor Furcht«, Artikel im Spiegel, Ausgabe 28/2017). Die Informationen in Beipackzetteln stellen oft in aufzählender, und nicht nach Häufigkeit oder Bedeutung geordneter Weise dar, welche Nebenwirkungen bei der Einnahme der Substanz möglich sind. Oft wird die Aufmerksamkeit des Patienten dann vorwiegend auf Neben- und weniger auf die eigentliche Medikamentenwirkung gelenkt, was einem Nocebo-Effekt entspricht (Planes et al. 2016; Barsky et al. 2002).

Im praktischen Umgang mit Patienten können negative Äußerungen, abweisendes Verhalten, Geringschätzung des Patienten durchaus einem Nocebo entsprechen.

Nocebo ist im klinischen Alltag sehr wichtig. Diskutiert wird, ob für die Entstehung des Nocebo-Effekts die gleichen Mechanismen wie für den Placebo-Effekt, also beispielsweise Erwartung, Konditionierung und andere neurobiologische Aspekte, herangezogen werden können (Hauser et al. 2012).

38.5.1 Placebo-Nocebo, Hoffnung oder Euphemismus

Während das paternalistische Konzept die inhaltliche Konfrontation des Schwerkranken mit Krankheit, Prognose und Tod möglichst vermied, ist die absolute Wahrheitsfindung im gegenwärtigen partnerschaftlichen und patientenautonomen Verhältnis selbstverständlich. Diese kann zu Diskrepanzen in den kommunizierten Inhalten zwischen Patienten und Arzt führen, da auch in schwierigen und aussichtslosen Situationen Patienten oft Hoffnungen haben, welche nicht durch negative generelle Aussagen zerstört werden sollen. Hoffnung bedeutet bei Schwerkranken nicht unsere eigene Projektion auf »Heilung«, sondern Hoffnung auf Besserung einfacher und vitaler Umstände und Funktionen wie Schmerzfreiheit, fehlende Nausea, oder die Erwartung eines wichtigen Besuches (Loewy 2000).

Im Kontext mit Nocebo ist es sehr wichtig, diese Nuancen zu beachten und auf diese oft sehr wichtigen individuellen Hoffnungen einzugehen.

38.5.2 Selbsterfahrung: Arzt als Patient

Zahlreiche Beobachtungen beziehen sich auf den Einfluss der Selbsterfahrung im Umgang mit Kranken: eine junge Schwester oder ein Arzt werden zahlreiche Nuancen eines geriatrischen Patienten nicht kennen, ein Arzt, der eine schwere Krankheit selber erlebt hat, wird manche Grenzbereiche besser verstehen. Das einzige Fach, welches die Selbsterfahrung als Teil der Ausbildung integriert hat, ist die Psychiatrie.

38.5.3 Beispiele für Nocebo-Elemente im Patientenkontakt

- Unsicherheit bei der Beurteilung einer Therapie zum Ausdruck bringen: Das Medikament könnte helfen.
- Verwendung von medizinischem Jargon: Wir schneiden Sie auf, wir hängen Sie an ein Kabel.
- Ambivalenz: Betonung des negativen bei der Aufklärung.
- Ineffektive Verneinung und Trivialisierung.

38.6 Ethische Überlegungen

Ethische Überlegungen zu Placebo und Nocebo verändern sich im Lauf der Zeit. Während man lange Zeit die Verabreichung von inerten Substanz tolerierte und möglicherweise als »legitimes« Mittel einsetzte, bestehen schwere Bedenken in der derzeitigen Arzt-Patienten-Beziehung, ob und unter welchen Umständen eine Täuschung von Patienten vorgenommen wird. Man könnte zusammenfassend sagen, dass es nicht ethisch ist, Patienten eine inerte Substanz oder eine andere Form des Placebos wissentlich zu verordnen (Bok 1974; Brody 1982; Kaptchukb and Kowalczykowski 2010; Clark and Leaverton 1994).

Damit aber würde streng genommen eine bewusste Unterdosierung, oder die Verschreibung einer Substanz ohne nachgewiesene Wirkung in diese Kategorie fallen. Auch die Verschreibung eines Medikamentes aus Unwissen des Arztes über dessen Wirkungslosigkeit fällt in diese Kategorie.

Eine wichtige Frage ist der Placebo-Einfluss bei der zunehmend verwendeten Selbstmedikation. Bei der Vorbereitung für dieses Kapitel wurden keine relevanten Publikationen gefunden.

In Diskussionen von Ethikkommissionen wird oft der »Gold Standard« als Basis aller Verhandlungen angesehen (»The best or most successful diagnostic or therapeutic modality for a condition, against which new tests or results and protocols are compared.«). Wobei sich diese Gold Standards oft als labiles Gleichgewicht erweisen. Einerseits weil sie oft im geringen Unterschied zu Placebos und mit Anwendung aller statistischen Möglichkeiten erzielt werden, andererseits weil sie nur eine kurze wissenschaftliche Halbwertszeit haben.

Eine andere Sichtweise, welche für den Einsatz von Placebos relevant sein könnte, ist der Unterschied der Wirksamkeit von Verum und Placebo. Besteht a priori ein geringer Unterschied zwischen Verum und Placebo, ist wahrscheinlich die Placebo-Behandlung vorzuziehen (Jeremy Howick 2013).

Ein wichtigerer ethischer Aspekt ist die »Nicht-Behandlung«, welche ein weites Spektrum von informierter Nicht-Behandlung, uninformierter Nicht-Behandlung beinhaltet.

Ein dramatisches Beispiel der uninformierten Nicht-Behandlung ist die der Umgang mit Patienten mit Syphilis in den USA (https://en.wikipedia.org/wiki/Tuskegee_syphilis_experiment).

Beispiele für den gezielten Einsatz von Placebo bei Patienten haben ebenso wie der Verkauf von OBECALP-Tabletten (https://blogs.webmd.com/all-ears/2012/07/placebos.html) unterschiedliche Beurteilungen erfahren (Kamerow 2008); neben sehr kritischen gibt es auch positive Anwendungen. Auch das Beispiel eines Patienten mit Depressionen, dessen Zustand sich durch Placebo signifikant besserte und der nach Ende der Studie und der Information, dass er Placebo erhalten hatte, darauf bestand, dass die Placebo-Therapie weitergeführt werden solle. Die Form wird auch als »Undisguised Placebo« genannt.

Eine Ausnahme sind RTCs, bei denen die Placebo-Behandlung ein Teil des Studienkonzeptes ist, auch dieses Konzept der Placebo-Kontrollgruppe kann kritisch hinterfragt werden (Avins et al. 2012).

Die meisten Überlegungen haben zum Thema RTC stattgefunden, bei denen Placebo eine legitime und approbierte Methode darstellt. Die Vorgangsweise ist in den Helsinki-Kriterien und den überarbeiteten Helsinki-Kriterien festgehalten (WMA Association 2017).

Eine grundlegende Überlegung ist, dass »Placebo« außer der inerten Substanz auch andere Maßnahmen, Vorgangsweisen und besonders Interaktionen implizieren kann.

Ethische Überlegungen müssen krankheitsabhängig angestellt werden; beispielsweise nimmt man an, dass bei chronisch gastrointestinalen Erkrankungen, Allergien, Bluthochdruck. Asthma, Depressionen , Rückenschmerz (»Low back pain«), Fatigue, manchen Formen von Kopfschmerz, ein großer Anteil von Placebo-Effekten besteht (Kaptchuk 2002). Bei Krankheiten mit bereits erwiesenen Therapien besteht also ein ausreichend großer Unterschied zwischen Verum und Placebo, und damit ist eine Gefährdung des Patienten durch Vorenthaltung einer wirksamen Substanz nicht gegeben. Hier kann entgegengehalten werden, das Placebo-Effekte auch bei Schwerkranken beschrieben sind (de la Cruz et al. 2010).

Placebo und Nocebo sind aber nicht nur interventions- und krankheitsabhängig, sondern spiegeln die Interaktion der HCP (health care professionals) mit den Patienten und in weiteren Sinne mit den Betreuern wieder.

Somit ist der bewusste oder unbewusste Einsatz von Placebo und Nocebo unvermeidbar und spiegelt sich am deutlichsten in der Arzt-Patienten-Beziehung wieder. Wobei die Elimination von Placebo oder Nocebo im Umgang mit Patienten nicht möglich ist und der Aspekt der Interaktion und den damit verbundenen Placebo-/Nocebo-Effekten immer zu berücksichtigen ist.

Während die Entwicklung der Patientenbeziehungen von paternalistischen Mustern zur Autonomie und Partnerschaft weitergeht, entwickelt sich auch eine Grauzone zwischen wahren und inhaltlich korrekten Mitteilungen an Patienten. Idente Mitteilungen können wahrhaftig, aber ungewichtet negative Aspekte hervorheben. Andererseits kann versucht werden, die Inhalte (»Wahrheit«) mehr angepasst und gewichtet darzulegen, oder es wird die positive, oft euphemistische Darstellung gewählt. Obwohl die »Wahrheit« in allen drei Möglichkeiten bewahrt wird, ergeben sich durch diese drei Möglichkeiten unterschiedliche Beziehungen zu Placebo und Nocebo: Die ungewichtete Darstellung könnte einen Nocebo-Effekt haben (Kradin RL 2008). Die Variante der gewichteten Wahrheit ist wahrscheinlich am ehesten wertneutral, und die euphemistische Variante könnte zwar einen vorübergehenden Placebo-Effekt haben, ist aber wahrscheinlich mit Unwahrheit und kurzer Lebensdauer des Effektes verknüpft – und könnte auch den Vertrauensverlust des Patienten nach sich ziehen. Diese drei Szenarien sind in beliebigen Situationen anwendbar und in keiner Weise richtig oder wahr. Oft werden bei diesen Einschätzungen und Überlegungen die Seite des Patienten und dessen Wünsche nicht ausreichend beachtet.

Zahlreiche weitere Grauzonen sind in der Anwendung von nicht-evidenzbasierten Therapien zu sehen, welche möglicherweise positive Effekte haben könnten, aber streng genommen in die Placebo-Gruppe fallen. Ein Beispiel wäre die Befürwortung oder Zuweisung zu nicht-evidenzbasierten Behandlungen, wenn die schulmedizinischen Behandlungen nicht erfolgreich waren. Z. B. Akupunktur bei »Low back pain«.

38.6.1 Vulnerable Patientengruppen

Vulnerable Patientengruppen stellen besondere Gruppen dar, und es sind Patienten wie Kinder, alte Menschen, kognitive beeinträchtigte Personen und psychiatrische Patienten, bei denen besondere Schutzmechanismen eingesetzt werden müssen. Das kann einerseits dazu führen, dass an diesen Patienten keinerlei Studien oder Untersuchungen möglich sind oder dass man andererseits große Anstrengungen machen muss, um ein Paradigma, in dem ein geeigneter Vergleich im Rahmen einer Studie Platz hat, einzuführen. Möglicherweise halfen ausgeklügelte Studiendesigns, welche das derzeitige Konzept der RTCs überschreiten, um einerseits diese Untersuchungen machen zu können und andererseits die ethischen Grundsätze einzuhalten (World Medical Association 2017).

Die Beispiele haben gezeigt, wie schwierig es ist, die ethischen Aspekte von Placebo zu definieren, jedoch ist es umso leichter, den Nocebo-Effekt in die ethischen Überlegungen einzubringen. Als Beispiele können die medizinischen Beipackzettel angeführt werden, ebenso wie der schmale Grat der wahrheitsgemäßen und oder euphemistischen Mitteilung einer gravierenden medizinischen Diagnose, und auch das wichtige Gebiet von Hoffnung, in Bezug auf Körperfunktionen, die bei einer schweren Krankheit noch erhalten werden können.

38.6.2 Schlusswort: Ethik

Diese Zusammenfassung soll zeigen, wie wichtig die Beschäftigung mit Placebo und Nocebo ist. Im Unterschied zu den Erklärungen und zur Physiologie des Placebo-Effekts ist der Nocebo-Effekt noch mit weniger theoretischem Hintergrund behaftet. Die historische lange Tradition, eine Scheinbehandlung bei Patienten vorzunehmen, hat in den letzten Jahren eine bedeutende Wandlung erfahren.

Ziel dieser Zusammenfassung ist es, auf die vielfältige Erscheinung des Placebo- und Nocebo-Effekts einzugehen und im Umgang mit Patienten zu sensibilisieren. Bei aller evidenzbasierten Medizin ist der Placebo-Effekt ein Teil der Behandlung.

Zweifellos ergeben sich durch diese Situation auch kritische Aspekte, die einer ständigen Wandlung unterliegen. Als derzeitige »richtige« Vorgangsweise wird die klare und wahrheitsgemäße Information der Patienten angesehen, wobei durch unterschiedliche Vorgehensweisen bei gleichem Inhalt durchaus unterschiedliche Effekte im Sinn von Placebo oder Nocebo erzielt werden können.

Die zunehmende Beschäftigung mit der Placebo-Wirkung, die Einbringung in Studiendesigns, welche weit über die RTC reichen sollen, sind wichtige zukünftige Ziele.

38.7   Zusammenfassung

Die zunehmende Alterung der Bevölkerung in hoch entwickelten Ländern hat einen profunden Einfluss auf die Intensivmedizin. So zeigen etwa Daten von Intensivpatienten aus einer großen österreichischen Datenbank einen Anteil von 20 % mit einem Alter ≥ 80 Jahre. Alter per se stellt kein Ausschlusskriterium für eine Intensivstationsaufnahme dar. Alte Patienten sind jedoch häufig durch multiple Komorbiditäten belastet und weisen eine eingeschränkte physiologische Reserve auf. Nachdem alte Patienten ein sehr heterogenes Kollektiv darstellen und keine allgemein akzeptierten Kriterien für eine Aufnahme und Behandlung an der Intensivstation existieren, muss jede Entscheidung auf der Basis einer umfassenden Abwägung der individuellen Situation getroffen werden. Die Perspektive nach einem möglichen Überleben der kritischen Erkrankung stellt den wichtigsten Endpunkt dar und geht weit über die Frage des alleinigen Überlebens hinaus. Viele alte Patienten haben eine Chance, auch nach einer lebensbedrohlichen Erkrankung zu einer akzeptablen Lebensqualität zurückzukehren. Im Hinblick auf die Begrenztheit menschlichen Lebens ist es jedoch nicht gerechtfertigt, eine Intensivtherapie bei älteren Patienten zu beginnen oder fortzuführen, sofern nicht eine begründbare Aussicht auf einen Benefit besteht, welcher nicht alleine durch das Überleben definiert ist.

Literatur

Abdulraheem, S. & Bondemark, L. (2017): Hawthorne effect reporting in orthodontic randomized controlled trials: truth or myth? Blessing or curse? Eur J Orthod.

Ashraf, B., Saaiq, M. & Zaman, K. U. (2014): Qualitative study of Nocebo Phenomenon (NP) involved in doctor-patient communication. Int J Health Policy Manag, 3, 23-7.

Avins, A.L., Cherkin DC, Sherman KJ, Goldberg H & Pressman A (2012): Should we reconsider the routine use of placebo controls in clinical research? Avins et al. Trials 2012, 13:44 http://www.trialsjournal.com/content/13/1/44.

Barsky AJ, Saintfort A, Rogers MP & Borus JF (2002): Nonspecific medication side effects and the nocebo phenomenon. JAMA, 287, 622-7.

Benedetti F, Carlino E & Pollo A (2011): How Placebos Change the Patient's Brain. Neuropsychopharmacology REVIEWS (2011) 36, 339–354.

Benedetti F (2013). Placebo and the new physiology of the doctor-patient relationship. Physiol Rev, 93, 1207-46.

Benedetti F (2014): Drugs and placebos: what's the difference? Understanding the molecular basis of the Placebo-Effect could help clinicians to better use it in clinical practice. EMBO Rep, 15, 329-32.

Benedetti F & Dogue S (2015): Different Placebos, Different Mechanisms, Different Outcomes: Lessons for Clinical Trials. PLoS One, 10, e0140967.

Benedetti F, Enck P, Frisaldi E & Editors MS (2014): Placebo. Handbook of Experimental Pharmacology 225. Springer; ISBN 978-3-662-44519-8 (eBook).

Bok S (1974): The ethics of giving placebos. Sci Am, 231, 17-23.

Braga-Simoes J., Costa PS & Yaphe J (2017): Placebo prescription and empathy of the physician: A cross-sectional study. Eur J Gen Pract, 23, 98-104.

Brody H (1982): The lie that heals: the ethics of giving placebos. Ann Intern Med, 97, 112-8.

Brown WA (2013): The Placebo-Effect in clinical practice. Oxford university Press.

Clark PI & Leaverton PE (1994): Scientific and ethical issues in the use of placebo controls in clinical trials. Annu Rev Public Health, 15, 19-38.

Colagiuri B, Schenk LA, Kessler MD, Dorey SG & Colloca L (2015): The Placebo-Effect: From concepts to genes. Neuroscience, 307, 171-90.

Colloca L (2011). How placebo responses are formed: a learning perspective. Philos Trans R Soc Lond B Biol Sci. 2011 Jun 27;366 (1572):1859-69. doi: 10.1098/rstb.2010.0398.

Cuerda-Galindo E, Sierra-Valenti X, Gonzalez-Lopez E & Lopez-Munoz F (2014). Syphilis and human experimentation from World War II to the present: a historical perspective and reflections on ethics. Actas Dermosifiliogr, 105, 847-53.

Finnissa DG, Franklin M & Benedetti F (2010): Placebo-Effects: Biological, Clinical and Ethical Advances. Lancet. 2010 February 20; 375(9715): 686–695. doi:10.1016/S0140-6736(09)61706-2.

De la Cruz M, Hui D, Parsons HA & Bruera E (2010): Placebo and nocebo effects in randomized double-blind clinical trials of agents for the therapy for fatigue in patients with advanced cancer. Cancer, 116, 766-74.

Grant Thompson W (2003): The Placebo-Effect and health. Book: Prometheus Book, NY.

Hall KT, Loscalzo J & Kaptchuk TJ (2015): Genetics and the Placebo-Effect: the placebome. Trends Mol Med, 21, 285-94.

Hauser W, Hansen E & Enck P (2012): Nocebo phenomena in medicine: their relevance in everyday clinical practice. Dtsch Arztebl Int, 109, 459-65.

Howick J, Tsakok M, Watson R, Tsakok T, Thomas J, Perera R, Fleming S, Heneghan C (2013): Are Treatments More Effective than Placebos? A Systematic Review and Meta-Analysis. PLOS ONE | www.plosone.org 1 May 2013 | Volume 8 | Issue 5 | e62599.

Kamerow D (2008): Yankee DooDling Placebo pills for children. BMJ | 14 JUNE 2008 | VolUME 336 1339.

Kaptchuk TJ (2002): Acupuncture: theory, efficacy, and practice. Ann Intern Med, 136, 374-83.

Kaptchuk TJ, Kelley JM, Sanchez MN, Kokkotou E, Singer JP & Kowalczykowski M, Kirsch I, Lembo AJ: PLOS ONE 2010, 5:E15591. 2010: Placebos without deception: a randomized controlled trial in irritable bowel syndrome. PLoS One 2010, 5:e15591.

Khan A, Fahl Mar K, Schilling J. & Brown WA (2017): Magnitude and pattern of placebo response in clinical trials of antiepileptic medications: Data from the Food and Drug Administration 1996-2016. Contemp Clin Trials.

Kradin RL. 2008. The Placebo response and the power of unconscious healing. Book: Routledge; Taylor and Francis group. New York London, 1-292.

Kraft-Todd GT, Reinero DA, Kelley JM, Heberlein AS, Baer L & Riess H (2017): Empathic nonverbal behavior increases ratings of both warmth and competence in a medical context. PLoS One, 12, e0177758.

Linde K, C. F., Alscher A, Schneider A (2015): Verwendung komplementärer Therapien und Einsatz von Placebos durch niedergelassene Ärzte in Deutschland Use of Complementary Therapies and Placebos by German Physicians Working in Private Practice. Deutscher Ärzte-Verlag | ZFA | Z Allg Med | 2015; 91 (6).

Loewy EHH (2000): The Ethics of Terminal Care Orchestrating the End of Life. Kluwer Academic Publishers, New York Boston, Dordrecht, London, Moscow.

Papakostas GI., Fava M (2009): Does the probability of receiving placebo influence clinical trial outcome? A meta-regression of double-blind, randomized clinical trials in MDD. Eur. Neuropsychopharmacol. 19 (2009) 34–40.

Planes S, Villier C & Mallaret M (2016): The nocebo effect of drugs. Pharmacol Res Perspect, 4, e00208.

R K. The Placebo response and the power of unconscious healing. Book: Routledge; Taylor and Francis group. New York London, 1-292.

Reddy NKA, Santosh (2014): Ethics, Integrity and Aptitude. (https://books.google.com/books?id=YLly CgAAQBAJ&pg=PA146). McGraw-Hill Education. p. 146. ISBN 978-93-5134-236-6.

Shapiro AK, S. E. B. (1997): The Poweful Placebo: From Ancient Priest to Modern Physician. The John Hopkins University Press;.

Sheldon R & Opie-Moran M (2017): The Placebo-Effect in Cardiology: Understanding and Using It. Can J Cardiol, 33, 1535-1542.

Vase L, Skyt I & Hall KT (2016): Placebo, nocebo, and neuropathic pain. Pain, 157 Suppl 1, S98-105.

Wolf S (1950): Effects of suggestion and conditioning on the action of chemical agents in human subjects; the pharmacology of placebos. Journal of Clinical Investigation. 1950;29:100–109. [PMC free article] [PubMed].

WORLD MEDICAL ASSCOCIATION (2017): WMA Declaration of Helsinki – Ethical Principles for Medical Research involving human subjects. wma.net.

39 Ethische Überlegungen und das Management von neuromuskulären Erkrankungen im Alter

Stefan Quasthoff

39.1 Einleitung

Nach dem Schlaganfall sind neuro-muskuläre Erkrankungen die zweithäufigste neurologische Ursache für Immobilisation, Behinderung und Tod im Alter (MacDonald 2000). Immer häufiger werden neuromuskuläre Erkrankungen im Alter festgestellt, da mit zunehmenden Alter die Wahrscheinlichkeit zunimmt, neuromuskulär zu erkranken (z. B. Myasthenia gravis und Amyotrophe Lateralsklerose), die diagnostischen Möglichkeiten besser geworden sind (Gentest) und das Bewusstsein bzgl. neuromuskulärer Erkrankungen im Alter zugenommen hat. Was früher als schicksalshaft hingenommen wurde, kann nun einer spezifischen neuromuskulären Erkrankung zugeordnet und in manchen Fällen sogar ursächlich behandelt werden. Die meisten neuromuskulären Erkrankungen sind chronisch progredient, behindernd und können mit fortschreitenden Lebensalter die Autonomie und Lebenserwartung eines Patienten wesentlich einschränken. Bei den häufigsten chronisch-progredienten neuro- muskulären Erkrankungen (=cpNME) (z. B. amyotrophe Lateralsklerose ALS, spinale Muskelatrophie SMA, Post-Polio-Syndrom, hereditäre Polyneuropathie/Charcot Marie Tooth CMT, Muskeldystrophie Typ Duchenne MD und neuromuskulären Übertragungsstörungen) führt die fortschreitende Schwäche der Zwerchfell- und Interkostalmuskulatur zu einer zunehmenden restriktiven Ateminsuffizienz bis hin zu Atemlähmung und Tod (▶ Tab. 39.1). Oft kommen Schluckstörungen durch entsprechende Lähmungen hinzu. Diese Phase mit unmittelbarer Todesbedrohung durch Ersticken und Aspiration galt bis vor wenigen Jahren als »Endstadium« der jeweiligen Erkrankung; eine »Ersatztherapie« der fehlenden Muskelkraft durch eine künstliche Beatmung wurde angesichts fehlender kausaler Behandlungsmöglichkeiten der Grundkrankheit nicht erwogen. Viele neuromuskuläre Erkrankungen haben keine ursächliche und/oder eingeschränkte Behandlungsmöglichkeiten, was dazu führen kann, dass Patienten nicht-evidenzbasierte Therapien versuchen. Andere, meist sehr seltene Erkrankungen, haben zwar wirksame, aber sehr kostspielige Behandlungen, die ihre Versicherung möglicherweise nicht abdeckt oder die sich die Patienten möglicherweise nicht leisten können oder die im höheren Lebensalter wegen der Kosten nicht mehr für die Erstattung bewilligt werden (siehe Therapie der spinalen Muskelatrophie SMA und Morbus Pompe). Wieder andere Therapien sind dafür bekannt, die Lebenserwartung um nur wenige Monate zu verlängern, aber zu einer Einschränkung der Lebensqualität der letzten Lebensmonate zu führen, so dass der Patient auf diese Therapien verzichtet. Darüber hinaus können genetisch bedingte Krankheiten, die inzwischen mit genetischen Untersuchungsmethoden festgestellt werden können, Probleme beinhalten, die sich auf zukünftige Entscheidungen der Betroffenen, der Familie und Verwandte auf psychosozialer Ebene auswirken können. In diesem Zusammen muss auch die Frage gestellt werden, bis zu welchem Lebensalter genetische Untersuchungen durchgeführt werden sollten. In diesen Situationen müssen die Ärzte bei den Patienten ihre besten Diagnose- und Patientenführungsfähigkeiten anwenden. Daraus entsteht die Pflicht der Ärzte, offen mit ihren Patienten über die Auswirkungen der Diagnose und mögliche Differentialdiagnosen zu sprechen. Diese Gespräche erfordern eine große Erfahrung, Sensibilität und Mitgefühl seitens des Arztes, insbesondere wenn die Diagnose die Qualität oder die Lebensdauer des Patienten stark beeinträchtigt (siehe Amyotrophe Lateralsklerose – ALS). Der Rat des Arztes sollte ehrlich sein und dennoch dem Patienten ein gewisses Maß an realistischer Hoffnung geben. Der Arzt ist verpflichtet, dem Patienten zu helfen, eine angemessene Behandlung zu verstehen, sich dafür oder dagegen zu entscheiden, sollte diese verfügbar sein, und dazu beitragen, unwirksame Behandlungen zu vermeiden. Bei chronisch progredienten Erkrankungen sollte der Arzt dem Patienten Möglichkeiten anbieten, die dazu beitragen, die Autonomie und Unabhängigkeit des Patienten zu erhalten oder zu verlängern. Wenn davon auszugehen ist, dass die neuromuskuläre Diagnose die Lebenserwartung begrenzt, ist der Arzt verpflichtet, diese Information dem Patienten zur Verfügung zu stellen, soweit dies gewünscht wird. Hierzu gehört, wenn möglich, auch eine realistische Einschätzung der Lebenserwartung. Der Patient und die Angehörigen haben ein Recht auf diese Informationen, um in der Lage zu sein, angemessen zu planen und Probleme am Ende des Lebens anzugehen. Der Arzt sollte darauf vorbereitet sein, den Patienten bezüglich der Pflege am Ende des Lebens zu beraten und gegebenenfalls Empfehlungen zu geben. Der Arzt ist nicht verpflichtet, eine medizinische Behandlung durchzuführen, wenn die Behandlung nicht medizinisch vorteilhaft, ethisch angemessen ist oder die Risiken überwiegen. Nicht jeder Arzt ist fähig und geschult, diese Art von Entscheidungen zu treffen. Vor allem neuromuskuläre Erkrankungen im Alter stehen im Fokus ethischer und juristischer Debatten um Therapiebegrenzung oder -abbruch bei prognostisch ungünstigem Verlauf bei den hier zu behandelnden cpNME (Ethics 1998; Ethics 1993; Klaschik 1999). Um eine ethisch angemessene Entscheidung treffen zu können, sollte versucht werden, die komplexen medizinischen, psychosozialen, ethischen und juristischen Probleme zu erfassen, zu analysieren und zu verstehen, um dann einzelne Lösungsmöglichkeiten zu erkennen und zu einer Gesamtentscheidung zusammenzufügen. Teilfragen und -bereiche sind dabei, wie ausgeprägt die Lähmungen sind, ob noch Gehfähigkeit besteht, die Dynamik der Krankheitsprogression, wie es mit der Atemstörung aussieht, wie ist die Schluckfunktion, bzw. Aspirationsgefahr vor allem in Bezug auf Beatmungsstrategien (z. B. nicht-invasive intermittierende Maskenbeatmung) (Schlamp 1998)? Weiterhin die Fragen nach sonstigem Gesundheitszustand/sonstigen Begleiterkrankungen und diesbezüglichen Therapieoptionen? Ist in absehbarer Zeit eine relevante Therapie in Sicht? Ist eine Beatmung zu Hause oder in einer Einrichtung infrastrukturell/logistisch überhaupt möglich, welche Betreuungsressourcen bestehen? All diese Problemstellungen sollten ausführlich und in Ruhe diskutiert werden und die Ergebnisse dieser Diskussionen in einer Patientenverfügung münden. Höchste Priorität in der Entscheidung einer Problemsituation hat der Wille des Patienten. Ziel muss es sein, den Willen eines gut und umfassend aufgeklärten cpNME-Patienten hinsichtlich der Wünsche oder Ablehnung intensivmedizinischer Maßnahmen (meist CPR oder Beatmung) vor der unmittelbaren vitalen Gefährdung zu erkunden (Albert 1999). Die Mehrzahl der cpNME-Patienten ist primär nicht bewusstseinsgestört. Grundsätzlich ist bei orientierten, bewusstseinsklaren, ausführlich und verständlich informierten Patienten die Ablehnung einer medizinischen Maßnahme verpflichtend zu beachten, auch wenn sie negative Folgen für den Patienten hat. Medizinische Maßnahmen, also beispielsweise eine Beatmung gegen die Zustimmung des Patienten, stellen den Tatbestand einer rechtswidrigen Körperverletzung dar. Ist die Aufklärung unzureichend erfolgt und der Patient in eine Beatmungssituation oder andere intensivmedizinische Situation »hineingeraten«, kann die Kommunikationsfähigkeit erschwerend erheblich beeinträchtigt sein. Durch Komplikationen kann bei cpNME-Patienten eine Bewusstseinsstörung vorliegen. Bei verwirrten, desorientierten Patienten sind evtl. Entscheidungen dann für den Arzt verbindlich, wenn die »natürliche Willensfähigkeit« gegeben ist und der Patient den konkreten Sachverhalt und dessen Konsequenzen überblicken kann. Ansonsten handelt man in Notfällen im Rahmen des »mutmaßlichen Willens«, bis ein Sachwalter durch das Gericht bestellt wurde. Bei komatösen Patienten erfolgen die Entscheidungen durch den Sachwalter, der gehalten ist, den dokumentierten tatsächlichen oder mutmaßlichen Willen des Patienten zu vertreten, oder durch einen vom Patienten vorher bestimmten Sachwalter. Inhaltliche Wünsche des Patienten in Patientenverfügungen, Betreuungsverfügungen und Bevollmächtigungen in Gesundheitsangelegenheiten sind als bindende Indikatoren des tatsächlichen Willens des Patienten zu behandeln und damit umso verbindlicher, je konkreter sie auf eine bestimmte medizinische Situation und/oder Maßnahme Bezug nehmen. Allgemeine Aussagen wie z. B. ein würdevolles Sterben oder keine Apparate und Schläuche sind nicht ausreichend und entbinden für sich gesehen nicht von der Behandlungspflicht. Oft steht hinter dem Wunsch nach begrenzten intensivmedizinischen Maßnahmen die Angst vor unerträglichem Leid.

39.2 Heimbeatmung

Aus Gründen der Machbarkeit haben sich Ärzte zunehmend mit der Frage der Beatmung bei cpNME auseinanderzusetzen. Die Weiterentwicklung der Beatmungstechnologien hin zu handlichen Heim-Beatmungsgeräten und Formen nicht-invasiver Maskenbeatmungen führen dazu, dass beatmungspflichtige Patienten innerhalb und außerhalb des Krankenhauses mit Beatmungsmöglichkeiten versorgt werden können, die vor allem einer palliativen Perspektive zur Vermeidung des chronischen Hypoventilationssyndroms als auch in Einzelfällen eine (Über-) Lebensperspektive dienen. Dies wirft jedoch die Frage auf, inwieweit eine technisch mögliche Dauerbeatmung den Patienten z. B. mit Muskeldystrophie oder ALS im Alter überhaupt vorenthalten werden dürfe, wenn sie dies denn wünschten (Rumbak 2001; Bernat 1993; Borasio 1998). Problematisch wird es immer dann, wenn die Betroffenen fordern, dass eine einmal begonnene Beatmung beendet werden soll. Dies stellt die Frage nach der ethischen und juristischen Berechtigung des »Abschaltens« eines Respirators (Borasio 1998; Edwards 1992; Goldblatt 1989).

39.3 Schmerztherapie

Viele neuromuskuläre Störungen können bei betroffenen Patienten zu erheblichen akuten oder chronischen Schmerzen führen. Schmerzpatienten haben ein legitimes Recht auf Schmerzbehandlung. Schmerzmanagement ist ein komplexer Bereich der Patientenversorgung und hat ethische Implikationen für Ärzte, denn es kann bei Patienten mit cpNME zu Interaktionen führen, die die Krankheitssituation verschlechtern können; z. B. Morphin bei Ateminsuffizienz. Ärzte, die sich dafür entscheiden, die akuten oder chronischen Schmerzen ihrer Patienten zu behandeln, müssen solide Kenntnisse über die Dosierungszeitpläne, Nebenwirkungen und das Missbrauchspotenzial der verschiedenen zur Schmerztherapie verfügbaren Medikamente haben. Ärzte sollten auch sehr gut mit der Anwendung von Schmerzmitteln vertraut sein und die entsprechenden Richtlinien kennen. Sollte dies nicht in ausreichendem Maß vorhanden sein, so sollte eine Kooperation mit einem Schmerzdienst, einer Schmerzambulanz oder einem Palliativteam gesucht werden.

39.4 Genetik

Neue ethische Fragestellungen und Problemkonstellationen können auftreten, wenn die Diagnose einer neuromuskulären Erkrankung durch Gentests bestätigt wird. Ärzte sollten sich bemühen, einen ausgewogenen Ansatz bei der Interpretation genetischer Informationen in Bezug auf Umweltfaktoren und phänotypische Variabilität zu bieten. Ärzte sollten den Patienten helfen, Befunde und gesundheitliche Auswirkungen auf erweiterte Familienmitglieder zu kommunizieren. Ressourcen für genetische Beratung sollten angeboten werden, einschließlich vorgeburtliche Beratung. Ärzte und Patienten sollten sich des gesetzlichen Schutzes bewusst sein. Ärzte sollten sich in Bezug auf das sich schnell entwickelnde Feld der genetischen und epigenetischen Diagnose fachlich beraten lassen. Fortschritte bei der multiplen Gentestung, einschließlich des gesamten Genoms und der Exom-Tests, stellen komplexe ethische Dilemmata für Ärzte und Patienten mit cpNME dar. Diskussionen über Nutzen und Risiken sollten mit den Patienten und ggf. Angehörigen erfolgen. Patienten sollten über die Möglichkeit falsch negativer Varianten, unspezifische Befunde, phänotypische Variabilität und Zufallsbefunde informiert werden. Zurzeit sollte der Test, wenn möglich, auf Einzelgen-Tests oder maskierte Multiplex-Tests beschränkt werden, um das Auftreten zufälliger Befunde zu verringern. Mit der nächsten Generationssequenzierung wird das ethische Dilemma die Entdeckung genetischer Mutationen und die Prädisposition für Krankheiten sein, die ursprünglich nicht in Betracht gezogen wurden. Für alle positiven Befunde, einschließlich der Offenlegung zufälliger Befunde, sollte eine genetische Beratung nach dem Test erfolgen. Da sich die Diagnose und das Management von neuromuskulären Erkrankungen weiterentwickeln, werden sich neue ethische Fragen stellen, insbesondere bei der Untersuchung ganzer Genome und Exome, die nicht nur das fragliche Gen, sondern auch andere unerwartete Genmutationen beschreiben, die auf eine weitere Erkrankung hinweisen könnten.

39.5 Drei Beispiele aus dem Bereich der cpNME

39.5.1 Amyotrophe Lateralsklerose (ALS)

Die Amyotrophe Lateralsklerose ist das Paradebeispiel einer nur palliativ behandelbaren cpNME. An ihr hat sich der Gedanke und die Fachrichtung der Palliativmedizin entwickelt. Die Amyotrophe Lateralsklerose (ALS) ist gekennzeichnet durch eine rasch progrediente Degeneration des ersten und zweiten motorischen Neurons (Böcker 2001). Durch die Degeneration des ersten motorischen Neurons (UMN) kommt es zu einer Atrophie und Demyelinisierung des Tractus corticospinalis und in weiterer Folge zu Pyramidenbahnzeichen, erhöhtem Muskeltonus, sowie lebhaften Reflexen (Böcker 2001; Brandt 2007). Die Schädigung des zweiten motorischen Neurons (LMN) führt zu progredientem Ganglienzellverlust der motorischen Hirnnervenkerne und spinalen Vorderhörner. Als Folge kommt es zur Atrophie der Vorderwurzel mit atrophischen Paresen, Faszikulationen und Muskelkrämpfen der zugehörigen Skelettmuskulatur (Böcker 2001; Brandt 2007). Neben der Bezeichnung ALS gibt es noch andere gebräuchliche Namen: Charcot Krankheit, Motor Neuron Disease (MND – hauptsächlich verwendete Bezeichnung im englischsprachigen Raum), sowie Lou Gehrig Syndrom. Die letztgenannte Bezeichnung verdankt die Erkrankung einem ihrer bekanntesten Opfer, dem amerikanischen Baseballspieler Lou Gehrig. Weitere prominente ALS-Patienten sind der Physiker Steven Hawking sowie der chinesische Revolutionär und Politiker Mao Tsetung (Almer 1999). Die Zahlen zur Inzidenz und Prävalenz der ALS in der aktuellen Literatur schwanken. Werte für die Inzidenz liegen bei rund 2–4/100.000 Personen pro Jahr, und für die Prävalenz bei rund 3–8/100.000. Weltweit zeichnet sich eine steigende Tendenz ab, die auf die bessere Erfassung, frühere Diagnose und höhere Lebenserwartung zurückzuführen ist (Brandt 2007; Zierz 2003; Berlit 2006; Mumenthaler 2008). Besonders im höheren Lebensalter wird heutzutage bei Patienten, die als allgemeine Schwäche, Schlaganfall oder andere Erkrankung eingestuft wurden, die Diagnose ALS häufiger gestellt (Bufler 2007). Die epidemiologischen Daten für die ALS ergaben eine Inzidenz von 1,5/100.000 Personen pro Jahr für das Bundesland Tirol. Auch die Zahlen für die Geschlechterverteilung der ALS schwanken. Männer erkranken dreimal häufiger als Frauen an ALS (Mumenthaler 2008). Nur bei der familiären Form der ALS (5–10% der Fälle) ist das Verhältnis zwischen den Geschlechtern ausgeglichen (Brandt 2007; Berlit 2006). Das Haupterkrankungsalter bei der ALS liegt zwischen dem 5. und 7. Lebensjahrzehnt, mit einem Häufigkeitsgipfel bei 56–58 Jahren. Jedoch gibt es auch Fälle von Patienten, die bereits im 2.–3. Lebensjahrzehnt erkranken, aber auch zunehmend Patienten jenseits des 80 LJ. Die klinische Unterteilung der ALS berücksichtigt das Ausmaß der Beteiligung des UMN und LMN. Daraus resultieren fünf Unterformen der ALS (Zierz 2003):

1. Klassische ALS
2. PBP: Progressive Bulbärparalyse (ALS mit bulbärem Beginn)
3. PLS: Primäre Lateralsklerose (ALS mit Beginn am UMN)
4. PMA: Progressive Muskelatrophie (ALS mit Beginn am LMN)
5. ALS-plus: ALS mit Zeichen außerhalb des pyramidal-motorischen Systems

Bei der PLS und PMA, die einen längeren Krankheitsverlauf als die ALS aufweisen, ist es noch sehr umstritten, ob es sich um Unterformen der ALS oder eigenständige Krankheiten handelt (Zierz 2003). Auf der Konferenz in El Escorial (Spanien) wurden 1994

Kriterien für eine Klassifikation nach pathogenetischen Gesichtspunkten festgelegt, welche auf der »Arlie-House-Konferenz« in Virgina 1998 erweitert wurden. Mittlerweile wurden die Kriterien ein weiteres Mal überarbeitet. Diese Kriterien schlagen folgende Klassifikation vor (Zierz 2003):

- Sporadische ALS (sALS)
- Familiäre ALS (fALS)
- ALS-plus-Syndrom
- ALS mit Laborauffälligkeiten unbestimmter Signifikanz (ALS-LAUS)
- ALS-imitierende Erkrankungen

Der Großteil der ALS Fälle (90–95 %) sind Patienten mit der sALS. Die Patienten mit der fALS machen nur 5–10 % aller ALS-Patienten aus. Der Erbgang ist autosomal-dominant, kann aber auch in einer Familie sehr variieren (Zierz 2003, Berlit 2006). Patienten mit dem ALS-plus-Syndrom erfüllen alle Diagnosekriterien der ALS und weisen noch zusätzliche Zeichen, wie zum Beispiel extrapyramidale Zeichen, zerebelläre Zeichen, Demenz, Mitbeteiligung des autonomen Nervensystems, objektive Sensibilitätsstörungen und Augenbewegungsstörungen auf (Zierz 2003). Die fALS beginnt circa zehn Jahre früher, mit einer Häufung um das 46. Lebensjahr (Zierz 2003; Berlit 2006). Das klinische Erscheinungsbild der fALS und der sALS ist praktisch kaum unterscheidbar (Berlit 2006). Zu den subjektiven Initialsymptomen, die meist nur retrospektiv als solche erkannt werden, zählen: Schwäche- und Schweregefühl, vorzeitige Ermüdung, Steifigkeit und Spannung der Muskulatur, Krampi, krampfartige Muskelschmerzen, sowie Nacken-Schulter-Schmerzen (Zierz 2003; Berlit 2006). In der Mehrzahl der ALS Fälle beginnt die Erkrankung mit Paresen, Muskelatrophien, sowie Faszikulationen. Die Paresen beginnen meist fokal und breiten sich im weiteren Verlauf asymmetrisch von distal nach proximal aus. Sobald Paresen auftreten, nehmen die Faszikulationen ab oder verschwinden sogar. In 30–40 % der Fälle beginnen die Paresen an den kleinen Muskeln der Hand, bei 30–40 % an der Muskulatur der unteren Extremität und bei 25 % an der Schluck- und Kaumuskulatur (Zierz 2003; Berlit 2006). Im späteren Verlauf breiten sich die Paresen auch auf die Hals- und Atemmuskulatur aus, sodass es zur respiratorischen Insuffizienz kommt (Neudert 2001). Zusätzlich entwickeln sich weitere charakteristische Symptome wie die spastische Tonuserhöhung vor allem der Beine, die gesteigerten Muskeleigenreflexe der Extremitäten, der gesteigerte Masseterreflex, und in einigen Fällen ist auch ein Babinskireflex auslösbar. Sensible Ausfallserscheinungen fehlen typischerweise bei der ALS, jedoch können sie bei einigen Patienten sekundär auftreten. Diese haben ihren Ursprung in der zunehmenden Immobilität, welche zu Druckläsionen von peripheren Nerven führt. Morphologisch nachgewiesen wurde weiter ein möglicher Verlust von schnellleitenden Fasern der zentralen und peripheren Fortsätze der Spinalganglien, welcher zu einem isolierten Verlust der Tiefensensibilität führen kann (Zierz 2003; Berlit 2006). Additiv können begleitende Symptome wie z. B. Gewichtsverlust, Störung des Wortflusses, milde frontale Demenz, sowie eine gestörte gastrointestinale Motilität auftreten (Zierz 2003; Berlit 2006). Bei 25 % der ALS-Patienten kommt es durch Befall der motorischen Hirnnervenkerne zur Bulbärparalyse. Initial zeigen sich eine Artikulationsstörung, sowie Kau- und Schluckbeschwerden. Im weiteren Verlauf kommt es zu Faszikulationen, Atrophie sowie Hypomotilität der Zungen-, Schlund- und Gaumenmuskulatur. Als Folge treten Sprechstörungen auf, sodass die Sprache »kloßig« (wie mit einem Kloß oder einer heißen Kartoffel im Mund) und verwaschen erscheint. Neben der Dysbeziehungsweise Anarthrie kommt es zu Dysphagie und damit zum Gewichtsverlust und der Notwendigkeit der künstlichen Ernährung. Meist ist der Masseterreflex abgeschwächt oder fehlt sogar. Zusätzlich ist eine Schwäche der fazialisinnervierten Muskulatur zu beobachten. Psychisch sehr belastend ist der erhöhte Speichelfluss. Ist zusätzlich auch das cervicale Rückenmark betroffen, können Paresen der Nackenstreckmuskulatur, sowie des Musculus sternocleidomastoideus auftreten. Zu den zusätzlichen Symptomen bei der PBP zählen: häufiges Gähnen, Affektlabilität bis hin zum pathologischen Lachen und Weinen, sowie ein positiver Palmomentalreflex (Zierz 2003; Berlit 2006, Bufler 2007). Der Verlauf der ALS ist unaufhaltsam progredient, jedoch individuell sehr variabel (Böcker 1990). Auffällig ist auch, dass bei der fALS sowohl sehr langsam verlaufende Formen, als auch sehr aggressive Formen nebeneinander in einer Familie vorkommen können (Brandt 2007, Berlit 2006). Die mittlere Überlebenszeit beträgt 3–5 Jahre nach Beginn der Symptomatik. Bei initial bulbärem Beginn liegt die mittlere Überlebenszeit bei 2–2,5 Jahren. Bei 10–15 % der Patienten konnte eine Überlebenszeit von länger als zehn Jahren beobachtet werden (Zierz 2003; Brandt 2007; Berlit 2006). Obligat ist die chronische Progredienz. Bei einem plötzlichen Stillstand beziehungsweise einer Besserung des Krankheitsverlaufes, sollte man eine neuerliche differentialdiagnostische Abklärung durchführen (Berlit 2006).

Die ALS ist das Paradebeispiel einer rein palliativ zu versorgenden cpNM Erkrankung. Der limitierende Faktor der Lebenserwartung bei der ALS ist die respiratorische Insuffizienz, häufig in Verbindung mit einer Aspiration und in weiterer Folge dann einer Pneumonie. Mit zunehmender Parese der Atemmuskulatur kommt es zum verstärkten Einsatz der Atemhilfsmuskulatur und zu einer Hyperventilation. Im Endstadium folgt eine zunehmende CO_2-Narkose (Zierz 2003; Berlit 2006). Ca. 50 % der ALS Patienten versterben in der CO_2-Narkose, ca. 50 % am plötzlichen Herztod. Durch eine nicht-invasive Beatmung kann bei den meisten Patienten eine quälende chronische Hypoventilation vermieden werden; eine invasive Beatmung wird von den Betroffenen bei Zusicherung ausreichender Palliativversorgung und ehrlicher Schilderung der weiteren Krankheitsprogredienz unter einer Beatmung bis hin zum neuromuskulär bedingten »Locked-in-Syndrom« meist nicht gewünscht (Gelinas 1998). Allerdings können sich auch gut aufgeklärte Patienten im Krankheitsprozess mehrmals umentscheiden, so dass auch in der vitalen Bedrohung plötzlich andere Prioritäten gesetzt werden und beispielsweise eine zuvor abgelehnte Beatmung eingefordert wird und umgekehrt. Intensivstationen werden zunehmend mit den Problemen beatmeter »älterer« (>80 LJ) ALS-Patienten konfrontiert, die im Rahmen der Notfallversorgung bei krisenhafter Zuspitzung der respiratorischen Insuffizienz intubiert werden und oft nur schwer vom Respirator zu entwöhnen sind (Brody 1997; Escarrabill 1998; Hayashi 1991; Hein 1996; Tagungsbericht 1999). Mindestens die Hälfte der in Österreich invasiv heimbeatmeten Patienten mit ALS sind ohne vorher erklärten Willen in diese Situation geraten. In Europa wird der Umgang mit terminalen ALS-Patienten sehr unterschiedlich gehandhabt (Bundesärztekammer 1998). Ein Film von 1994 zeigt die Problematik mit der dokumentierten Tötung eines ALS-Patienten durch seinen Hausarzt, der die niederländische Praxis der »Euthanasie« bei vermeintlich unzumutbarer Belastung durch eine neuromuskuläre Erkrankung zeigt. Mittlerweile sterben in den Niederlanden 17 % der ALS-Patienten durch Euthanasie und 4 % durch ärztlich unterstützen Suizid (»physician assisted suicide«) (Veldink 2002). In einer Befragung in den USA räumten 56 % der befragten ALS-Patienten ein, einen »assisted suicide« in Erwägung zu ziehen, meist in Form eines verschriebenen tödlichen Medikaments (Fallbericht 1987). Die große Mehrzahl wollte dieses tödliche Medikament offensichtlich nur als »letzte Möglichkeit« zur Verfügung haben, nur 1 % gaben an, es innerhalb eines Monats nutzen zu wollen. 62 % der Betreuer dieser Patienten waren bereit, eine entsprechende Suizidhandlung zu unterstützen und mitzutragen (Eibach 2001). Trotz des bekanntermaßen infausten Verlaufs der ALS ist in meiner klinischen Praxis kein Fall eines Suizids eines Betroffenen bekannt. Nicht selten wird ein Patient bei bereits diagnostizierter Erkrankung intubiert eingeliefert (meist im Rahmen einer Notarztversorgung), ohne dass bislang eine Entscheidung für oder gegen eine Beatmung im Vorfeld getroffen wurde. Dies meist wegen mangelnder oder unzureichender Aufklärung oder vom Patienten bzw. Angehörigen verdrängter Aufklärung. Dann ergibt sich die schwierige Aufgabe der Überprüfung der Diagnose, Klärung des Willens des Betroffenen, evtl. Überbrückung mit oder Überleitung zu nicht-invasiver Maskenbeatmung (Boitano 2001; Hein 1996).

39.5.2 Fall 1: ALS

Ein 80-jähriger, sehr differenzierter Patient (ehemaliger Hochschuldozent) mit ALS wurde ambulant betreut und hatte erklärt, dass er bei aufkommenden Atemproblemen eine nicht-invasive Maskenbeatmung in Anspruch nehmen wolle, evtl. sogar eine invasive Beatmung, weil er noch geistig tätig sei und z. B. per E-Mail und PC kommunizieren wolle. Als Vorbild gab er den Physiker Steven Hawking an, der trotz ALS per Computer kommuniziert und wesentliche Ideen zur Entstehung unseres Weltalls entwickelt hat. Während eines Urlaubs trat im Rahmen einer Pneumonie eine schwere Atemstörung auf. Nach Einlieferung ins Krankenhaus wurde eine Reanimation notwendig. Er wurde nach zwei Wochen komatös und intubiert auf eine Intensivstation verlegt. Er bot das Bild einer hypoxischen Enzephalopathie und zeigte keinerlei gezielte Reaktionen; die Medianus-SEP waren beidseits erloschen. Der Patient war ansonsten stabil und ließ sich problemlos assistiert beatmen. Die Ehefrau (eingesetzte Sachwalterin) wusste von dem Wunsch des Patienten nach Beatmung unter der Bedingung seiner noch erhaltenen geistigen Fähigkeiten. Nun hatten sich die Gegebenheiten geändert und die Prämisse einer Beatmung bei erhaltener geistiger Funktion geändert. Somit erfüllte die lebenserhaltende Beatmung aufgrund seiner ersten Erkrankung angesichts der zweiten Erkrankung nicht mehr den vom Patienten erwünschten Sinn. Die Eigenatmung des komatösen Patienten war schwach, aber mit medikamentöser Unterstützung mit Levosimendan ausreichend genug, um damit eine Beendigung der Beatmung einige Stunden überleben zu können. Der Beatmungstubus wurde entfernt und der Patient starb ruhig im Beisein seiner Familie an den Folgen seiner Atemschwäche.

39.5.3 Fall 2: ALS

Bei einem 82-jährigen Patienten, bei dem initial ein Schlaganfall diagnostiziert wurde, wird eine ALS als Ursache einer fortschreitenden Muskellähmung im Rahmen eines Klinikaufenthaltes diagnostiziert. Die Atmung ist bereits nachhaltig beeinträchtigt, aber noch stabil. Noch bevor der Patient umfassend aufgeklärt ist, führt nachts eine respiratorische Insuffizienz zu Bradykardie und Bewusstlosigkeit. Der Patient wird durch den vom Dienstarzt gerufenen Anästhesisten intubiert und auf die Intensivstation verlegt. Ein weaning (Entwöhnung von der maschinellen Beatmung) des wachen Patienten gelingt nicht; mit ihm wird während der Tubusbeatmung ausführlich und mehrmals die Situation besprochen. Der Patient macht uns gegenüber mehrmals seinen Wunsch deutlich, nicht weiter beatmet zu werden. Die Angehörigen wollen jedoch das Zustandsbild des Patienten und dessen Entscheidung nicht hinnehmen. Der Patient ändert seinen Wunsch nach einem terminalen weaning und akzeptiert eine Weiterbeatmung nach Tracheotomie; er wirkt depressiv und völlig verschlossen. Einer weiteren Kommunikation sowohl mit uns als auch mit der Familie findet nicht mehr statt, obwohl es noch die Möglichkeit dazu gäbe. Nach seiner Verlegung nach Hause mit einem Heimbeatmungsgerät bleibt diese kommunikationsarme Situation bestehen – er beantwortet Fragen nach seinem Willen nach Weiterbeatmung nicht mehr. Während der Heimbeatmung stellen sich unterschiedliche Komplikationen ein und der Patient wird etwa 2x jährlich von Notärzten oder vom Hausarzt mit unterschiedlichen mehr oder weniger zutreffenden Einweisungsdiagnosen (z. B. Ileus, Anpassung der Beatmungsparameter, Pneumonie) auf die Intensivstation eingewiesen. Der Patient stirbt schließlich fünf Jahre nach Beatmungsbeginn im kompletten neuromuskulären »Locked-in-Syndrom« auf der Intensivstation an den Komplikationen eines Ileus.

Die Problemstellung, dass ein Patient vor definitiver Diagnosestellung einer cpNM-Erkrankung beatmet, intubiert oder tracheotomiert wird, stellt sich immer häufiger. Daraus ergibt sich die Aufgabe: Sicherung der Diagnose, umfassende Aufklärung, Entscheidung über weiteren nicht-invasiven oder invasiven Beatmungsmodus oder Beendigung der Beatmung (Vollmann 1995; Voltz 1997; Weber 2001).

Zusammenfassend lässt sich sagen, dass ein medizinisch-therapeutischer/medizinisch-apparativer Behandlungsabbruch bzw. eine Behandlungsunterlassung in Übereinstimmung mit dem erklärten oder antizipiert geäußerten Willen des betroffenen Patienten für den Arzt keine strafrechtlichen Konsequenzen eines Tötungsdelikts durch Unterlassen nach sich ziehen; diese Form einer Nichtbehandlung ist nicht nur zulässig, sondern rechtlich geboten, denn setzt der Arzt entgegen dem tatsächlich oder antizipiert geäußerten Wunsch des Patienten die medizinische Behandlung nicht ab, kommt eine Strafbarkeit in Betracht. Wenn eine eindeutige aktuelle oder antizipierte Willensäußerung des Patienten fehlt, kann auch der mutmaßliche Wille eines einwilligungsunfähigen, nicht besachwalteten Patienten eine Rolle spielen (Winterholler 1997; Ziegler 2002).

Wenn keine Anhaltspunkte vorliegen, die eine Erschließung des mutmaßlichen Willens des Patienten ermöglichen, so ist der einseitige Abbruch von lebenserhaltenden Maßnahmen zulässig, wenn keine medizinische Indikation mehr für eine Weiterbehandlung besteht. Ein Behandlungsabbruch aufgrund fehlender medizinischer Indikation zieht für den Arzt keine rechtlichen Konsequenzen eines Tötungsdelikts (durch Unterlassen) nach sich, sondern ist vielmehr als Ausformung der »passiven« Sterbehilfe zulässig (Kutzer 2002; Kutzer 2001). Beim besachwalteten Patienten unterliegt die Zustimmung des Sachwalters zum Abbruch einer lebensverlängernden Behandlung keiner gerichtlichen Genehmigungspflicht. Der Sachwalter und der behandelnde Arzt haben in einem solchen Fall konsensual zu entscheiden.

39.6 Spinale Muskelatrophie (SMA)

Die Einteilung der Spinalen Muskelatrophie in verschiedene Typen (Spinale Muskelatrophie Typ I, Typ II, Typ III, Typ IV) stellt nur eine grobe Einteilung dar, die sich daran orientiert, was der Betreffende an maximalen motorischen Fähigkeiten in welchem Lebensalter erreicht hat (Carlier 2011). Die Übergänge zwischen den Typen sind fließend und keineswegs klar abgegrenzt. Auch eine Prognose ist im Einzelfall allein aus der Typeinteilung nicht möglich. Typ III und Typ IV stellt den adulten Typ dar, der zwischen dem 18 und 60 LJ. klinisch manifest werden kann. Es handelt sich um eine Motoneuronenerkrankung (im Gegensatz zur ALS ohne Beteiligung des 1. Motoneurons), d. h. eine Erkrankung der Nervenzellen, die für die willkürlichen Bewegungen der Muskulatur, wie Krabbeln, Laufen, Kopf- und Halskontrolle, Schlucken und Atmen, zuständig sind. Es ist eine relativ häufige »Seltene Erkrankung«. Ungefähr eines von 6.000–10.000 Neugeborenen ist betroffen und ungefähr eine von 45 Personen ist Überträger der Erkrankung. Man schätzt, dass es in Österreich ca. 40 Patienten mit der adulten Form der SMA gibt. SMA beeinträchtigt alle Muskeln des Körpers, obwohl die so genannten proximalen Muskeln (die dem Rumpf am nächsten sind, z. B. Schulter- Hüft- und Rückenmuskulatur) am schwersten betroffen sind. Die Schwäche in den Beinen ist im Allgemeinen größer als in den Armen. Es kann auch die Kau- und Schluckmuskulatur betroffen sein. Die Beteiligung der Atemmuskulatur, die für die Aufnahme von Sauerstoff und das Abhusten zuständig ist, kann zu einer erhöhten Anfälligkeit für Lungenentzündungen und zu anderen Problemen mit der Lunge führen und schränkt die Lebenserwartung ein. Endstadium ist die Beatmungspflicht. Sinneswahrnehmungen, das heißt Sehen, Hören, Riechen, Schmecken und die Hautsensibilität sind nicht betroffen. Die intellektuellen Fähigkeiten sind ebenfalls nicht betroffen. Es wird im Gegenteil oft beobachtet, dass Patienten mit SMA geistig wach und kontaktfreudig sind. Man kann die Erkrankung grob in vier Typen einteilen. Diese Einteilung beruht auf bestimmten Fähigkeiten in der motorischen Entwicklung, die der Patient erreicht hat. Die Einteilung wurde vor der Entdeckung des genetischen Hintergrundes getroffen und man muss sich vor Augen halten, dass die Übergänge zwischen den einzelnen Typen fließend sind. Ursache der SMA ist eine Veränderung eines Gens auf dem Chromosom 5. Die SMA wird autosomal rezessiv vererbt. Wenn beide Eltern jeweils ein fehlerhaftes SMN1-Gen auf einem Chromosom 5 haben, merken sie davon nichts, denn auf dem zweiten Chromosom 5 befindet sich ein intaktes SMN1-Gen. Wenn das Kind von beiden Eltern jeweils das Chromosom 5 ohne intakte SMN1-Kopie bekommt, wird es an SMA erkranken. Die Wahrscheinlichkeit, dass ein Kind an SMA erkrankt, wenn beide Eltern Überträger sind, beträgt 25 %, d. h. theoretisch wird eines von vier Kindern dieser Eltern an SMA erkranken. Das Gen produziert im Körper ein Protein, das Survival of Motor Neuron (SMN)-Protein. Dieser Mangel an Protein hat die größten Auswirkungen auf die Motoneurone. Motoneurone sind Nervenzellen im Rückenmark, die Nervenfasern zu den Muskeln des ganzen Körpers aussenden. Weil das SMN-Protein entscheidend für das Überleben und die Gesundheit der Motoneurone ist, können diese Zellen bei Proteinmangel atrophieren, d. h. schrumpfen und schließlich absterben. Sie können keine Signale mehr an die Muskelzellen senden und diese können nicht mehr arbeiten, sie werden schwach und atrophieren.

Wenn sich ein Kind mit SMA in der Wachstumsphase befindet, ist sein Körper in einem doppelten Stress, einmal durch die Verminderung der Motorneurone und durch den gleichzeitig eigentlich vorhandenen erhöhten Bedarf an Muskelzellen infolge des Wachstums des Körpers. Die daraus entstehende muskuläre Schwäche führt zu Deformitäten der Knochen, vor allem der Wirbelsäule. Daraus kann ein weiterer Verlust an Funktion entstehen und eine zusätzliche Beeinträchtigung der Atmung. Im Juni 2017 wurde von der EMA (European Medicines Agency) ein neues und einziges Medikament mit dem Inhaltsstoff Nusinersen (*SPINRAZA*®) ohne Altersbeschränkung zur intrathekalen Behandlung der SMA mit einer nachgewiesenen Mutation auf Chromosom q5 zugelassen.

46.6.1 Fall 3: SMA

Eine 43-jährige SMA-Patientin stellt sich in der neuromuskulären Ambulanz vor, da sie aus der Presse gehört hat, dass vor wenigen Monaten ein Medikament zur ursächlichen Behandlung der SMA zugelassen worden sei. Sie ist noch gehfähig, hat jedoch starke Einschränkungen der Motorik und eine beginnende Dyspnoe. Sie ist seit Jahren nicht mehr in die neuromuskuläre Ambulanz gekommen, da es keine neuen Aspekte bzgl. der Therapie der Erkrankung gab und sie ihr Zustandsbild als schicksalhaft hingenommen hat. Sie hat eine zehnjährige Tochter, die ebenfalls unter einer frühen Form der SMA (SMA2) leidet. Die Tochter musste sich schon wegen einer ausgeprägten Skoliose einer Wirbelsäulenversteifungsoperation unterziehen. Das neue Medikament mit dem Inhaltsstoff Nusinersen (SPINRAZA®) ist ohne Altersbeschränkung zur intrathekalen Behandlung der SMA mit einer nachgewiesenen Mutation auf Chromosom q5 zugelassen. Die Jahrestherapiekosten belaufen sich auf ca. 500.000 Euro. Der Therapieerfolg ist bei Kindern klar belegt und führt zu einer Verdoppelung der Lebenserwartung. Bei der adulten Form der SMA sind die Behandlungserfolge in keinen größeren Studien belegt, jedoch ist die Evidenz für einen Behandlungserfolg bei Erwachsenen auch so groß, dass die Zulassung keine Altersbegrenzung vorsieht. Die Kosten für die Behandlung von Kindern wird in der Regel übernommen. Die zehnjährige SMA-betroffene Tochter wird behandelt. Die Behandlungskosten der 43-jährigen SMA-Patientin werden jedoch nicht übernommen, da das Medikament im Verhältnis zu einem möglichen Therapieerfolg zu teuer sei. Es ist nun durchaus möglich, dass die Tochter dank Therapie länger als die Mutter ohne Therapie bis zur Beatmungspflicht überleben wird. An diesem Fall wird offensichtlich, dass zwischen jungen und alten Patienten besonders in Hinblick auf Therapiekosten unterschieden wird. Es stellt sich dabei die Frage, ob es ethisch verantwortbar ist, teure Behandlung älteren Patienten vorzuenthalten und wie die Gesellschaft in Zukunft mit diesem immer häufigeren Problem umgehen wird.

39.7 Morbus Pompe (chronisch progrediente Muskelatrophie)

Morbus (M.) Pompe ist eine seltene, chronisch progredient verlaufende Multiorganerkrankung, die einem autosomal-rezessiven Erbgang folgt und v. a. die Skelett- und Atemmuskulatur betrifft. Pathogenetisch liegt ein Defekt des lysosomalen Enzyms saure α-Glukosidase (GAA) zugrunde, das auf Chromosom 17 lokalisiert ist. Die verminderte GAA-Aktivität führt zu einer Akkumulation von Glykogen in den Lysosomen der Muskelzellen und in weiterer Folge zur Apoptose der Myozyten (Horvath 2015; Kassardjian 2015; Kishani 2005). Das klinische Bild ist äußerst heterogen und variiert in Abhängigkeit von Erkrankungsalter, Geschwindigkeit der Progression und Ausmaß der Organbeteiligung. Die weniger rasch progrediente Form von M. Pompe, die Late-onset-Form (LOPD), ist durch eine proximal und axial betonte Muskelschwäche der Extremitäten (Gliedergürtel- und Rumpfhalteschwäche) charakterisiert und wird in eine juvenil-infantile und eine adulte Form unterteilt (Kishani 2005; Schrank 2015; Hagemans 2005). Die adulte Form wird kaum diagnostiziert und wird durch die Ateminsuffizienz im Verlauf der Lebenszeit limitierende Faktor. Davon unterschieden werden müssen die Gliedergürtel-Muskeldystrophien, deren

Abgrenzung zur LOPD sich schwierig gestalten kann. Die Beckenmuskelschwäche führt zu Gangstörungen, dem Trendelenburg-Zeichen und zum positiven Gowers-Manöver (die Betroffenen »klettern« beim Aufrichten an ihrem eigenen Körper hoch). Auch das Zwerchfell und die paravertebrale Muskulatur können betroffen sein. Sichtbare klinische Zeichen umfassen Skoliose, Scapula alata und eine ausgeprägte paraspinale Atrophie. Die Patienten klagen über Muskelschmerzen und Sturzneigung. Die Schwäche der Atemmuskulatur hat Dyspnoe, Belastungsintoleranz und Schlafapnoe mit nicht erholsamem Schlaf zur Folge (Kishani 2005; Hagemans 2005; Di Rocco 2007; Slonim 2000). Aufgrund der langen Latenzzeiten beträgt die Zeitspanne bis zur Diagnosestellung im Mittel bis zu sieben Jahre (Spanne von 2–30 Jahre). Für die diagnostische Abklärung erweisen sich Bluttests als hilfreich: Einerseits ist die Kombination aus erhöhter Kreatininkinase (CK) und Troponin-T-Auslenkung bei unauffälligen Troponin-I-Werten für M. Pompe charakteristisch, aber nicht spezifisch (Kishani 2005; Müller-Felber 2007). Andererseits kommt im Rahmen der Diagnosesicherung der Messung der GAA-Enzym-Aktivität mit dem Trockenbluttest (»dried blood spots«; DBS) eine relevante Bedeutung zu. Bei auffälligem Befund kann eine molekulargenetische Untersuchung weiteren Aufschluss geben. Bei positivem Ergebnis sind eine definitive diagnostische Testung der Enzymaktivität in Leukozyten oder Fibroblasten bzw. der Nachweis von zwei pathogenen Mutationen im GAA-Gen erforderlich. Im März 2006 wurde von der EMA (European Medicines Agency) Alglucosidase alfa (Myozyme®) als erste und bisher einzige kausale Therapie bei der Indikation M. Pompe zugelassen (Löscher 2017). Die Enzymersatztherapie (ERT) mit Myozyme® ist für Erwachsene und pädiatrische Patienten mit gesichertem M. Pompe ohne Alterseinschränkung indiziert. Die notwenige Enzymerstaztherapiedosis wird nach dem Körpergewicht berechnet und muss alle 14 Tage intravenös verabreicht werden. Die durchschnittlichen Jahrestherapiekosten belaufen sich auf 400.000 bis 500.000 Euro.

39.7.1 Fall 4: Morbus Pompe

Ein 55-jähriger Mann wird von seinem Orthopäden zur neurologischen Abklärung geschickt, da er ein auffälliges Gangbild, eine Skoliose, eine Skapula alata und eine beginnende Kurzatmigkeit hat. Der Patient schildert, diese Symptome seit ca. 25 Jahren in zunehmender Weise bemerkt zu haben, wobei der aktiv im Bundesheer tätige höhere Offizier alle Gesundheits- und Leistungsprüfungen bestanden hätte. Es zeigt sich das klassische Bild einer fortgeschrittenen, adulten Form (LOPD) des M. Pompe, das sowohl enzymatisch, als auch im genetischen Test bestätigt wird. Mit dem Patienten wird ausführlich der zu erwartende Verlauf der Erkrankung besprochen, der normalerweise über die Rollstuhlpflichtigkeit über die zunehmende Ateminsuffizienz zur Beatmungspflicht führt. Es wird ebenfalls die neue Möglichkeit einer Enzymersatztherapie (ERT) besprochen, die sehr kostspielig ist und nicht von der Krankenkasse übernommen wird, sondern nur im Krankenhaus vom Krankenhausträger auf speziellen Antrag genehmigt werden kann. Der Antrag wird gestellt, da alle medizinischen Voraussetzungen für eine ERT gegeben sind und durch die Therapie die Progression der Erkrankung verzögert werden kann. Nach einer Wartezeit von über einem Jahr wird schließlich die Kostenübernahme der ERT erteilt. Der Patient erhält alle 14 Tage seine ERT per Infusion. Nach sechs und zwölf Monaten der ERT muss der aktuelle Status der Erkrankung erhoben werden, ob es zu einer weiteren Progression der motorischen Ausfälle gekommen ist, wie weit die Gehstrecke innerhalb von sechs Minuten ist und wie sich die Lungenfunktion verhält. Nach einem Jahr der Therapie zeigt sich keine Verschlechterung der Lungenfunktion, die Gehstrecke hat sich sogar leichtgradig verbessert. Der Kostenträger steht unter dem Druck der hohen Jahrestherapiekosten von mehr als 500.000 Euro und beschließt zur Reduktion der Therapiekosten die vierzehntägige Gabe auf eine dreiwöchige umzustellen. Nach einem Jahr der reduzierten Therapie zeigen die Verlaufskontrollen eine Verschlechterung der Kontrollparameter. Die Ursache der Verschlechterung wird unterschiedlich interpretiert. Zum einen könnte sie die Folge des verlängerten Therapieintervalls sein, zum anderen aber auch nur den natürlichen Verlauf der Erkrankung bei einem älteren Menschen darstellen. Es wirft die Frage auf, wie der Therapieerfolg der ERT bei älteren Patienten zu werten ist und wann eine ERT bei älteren Patienten beendet werden sollte. Die sehr komplexe Situation wird mehrfach mit dem Patienten besprochen, der sich dann angesichts der hohen Therapiekosten und der Progression der Erkrankung für einen Abbruch der ERT ausspricht.

Es stellt sich generell die Frage, wie mit sehr teuren Therapien bei älteren Patienten ohne Aussicht auf Heilung umgegangen wird, und ob man den Abbruch einer schon begonnenen Therapie beschließt, auch wenn der Patient eine Weiterführung wünscht.

39.7.2 Fall 5: Morbus Pompe

Ein Patient wird bei diagnostizierter Morbus Pompe Erkrankung intubiert eingeliefert, obwohl er grundsätzlich keine Beatmung gewünscht hat. Ein interkurrentes respiratorisches Problem (z. B. Infekt), das fraglich therapierbar erscheint und sein Umfeld plötzlich verunsichert oder panisch auf eine Atemnot reagiert bzw. die Verantwortung einer evtl. terminalen Situation nicht getragen werden kann, hatte zur nicht gewünschten Intubation geführt. Im Krankenhaus ergeben sich folgende Aufgaben (Albert 1999): Wiederherstellung des ursprünglichen Krankheitszustandes ist sehr unsicher; es wird diskutiert, ob eine vorübergehende ERT zu einer Besserung und ggf. Extubation führen könnte, was aber auch anhand der hohen Kosten bei fraglichem Ausgang verneint wird. Wichtig ist die Klärung der Frage, welcher weitere Krankheitsverlauf bei fortbestehender respiratorischer Insuffizienz zu erwarten ist unter non-invasiven bzw. invasiven Beatmungsformen. Hierzu wird ein Experte eines neuromuskulären Zentrums, der mit der Betreuung dieser Patienten erfahren ist, herangezogen. Die Situation wird mit dem Patienten und den Angehörigen bei invasiver oder intermittierender Maskenbeatmung für eine nochmalige reflektierte Überprüfung der Entscheidung besprochen; es liegt eine gültige Patientenverfügung vor. Die in der Patientenverfügung niedergelegt Entscheidung, keine Beatmung zu wünschen, wird widerrufen. In Einvernehmen mit allen Beteiligten werden die Vorbereitung einer Dauerbeatmung in die Wege geleitet und alle Vorkehrungen für eine invasive Heimbeatmung getroffen, obwohl allen Beteiligten die infauste Langzeitsituation bekannt ist. Dem Willen des bewusstseinsklaren Patienten wird Folge geleistet. Bei diesen beiden Fällen trifft der Patient mit einer komplexen medizinischen und psychosozialen Vorgeschichte und teilweise komplizierten Interaktionsmustern unter Beteiligung von Angehörigen, Ärzten, Pflegern, Institutionen usw. auf eine Ambulanz, klinische Station oder Intensivstation, die oft weder in ihrem medizinischen »Know-how«, noch hinsichtlich der Einstellungen der Mitarbeiter auf die Bewältigung solch komplexer Situationen eingestellt ist; die sonstige hochprofessionelle »medizin-technische Routine« ist wenig gefragt, der Patient ist nicht kausal therapierbar, seine intensivmedizinische Versorgung erfolgte womöglich sogar gegen seinen Willen – aus Angst kann er sich jedoch auch zu keiner Ablehnung der Behandlung entschließen, er ist wach, aber es herrschen stark erschwerte Kommunikationsbedingungen; er wird zum »Dauerlieger« vor dem Hintergrund eines oft starken Aufnahmedrucks der Station. Eine Sedierung wird manchmal – obwohl medizinisch nicht indiziert – von den Mitarbeitern gefordert (Faber-Langendoen 1994). Beispielhaft sind diese Probleme bei einigen der Fälle beschrieben, die zwischen Todesangst und Todessehnsucht hin- und hergerissen ihre Weiterbeatmung einforderten. Auf der Intensivstation entsteht ein gespanntes Klima mit spürbaren, ausgesprochenen und ausgedrückten Aggressionen gegen den Patienten, seine Angehörigen, die den Patienten mit nach Hause nehmen sollen, und den einweisenden Notarzt (»Wie konnte der ihn nur intubieren?«). Die relativ hohe Quote »ungewollter« invasiver Beatmungen in Österreich unterstreicht diese Problematik; sie kann nur vermieden werden, wenn eine rechtzeitige verantwortungsvolle Aufklärung stattfindet, die auch nicht die Thematisierung der zukünftig zu erwartenden Ateminsuffizienz ausspart.

Das Selbstbestimmungsrecht des Patienten ist letztlich auch eingeschränkt durch die zur Verfügung stehenden Möglichkeiten. So verknüpfen etwa die publizierten Empfehlungen zur Beatmung von Patienten mit cpNME die medizinische Indikation unter anderem mit dem Vorhandensein »struktureller« Voraussetzungen, womit eine ethische Grundentscheidung »für Beatmung« möglicherweise kollidiert mit diesen im Einzelfall nicht vorhandenen Rahmenbedingungen mangels Verfügbarkeit familiärer oder institutioneller Betreuungsmöglichkeiten (Winterholler 1997). Das Selbstbestimmungsrecht des Patienten mit einer cpNME ist zudem eingebettet in schwierig zu bewertende psychosoziale Beziehungsmuster, bei denen sich schwer nachvollziehbare Änderungen der Entscheidung in die eine oder andere Richtung ergeben können. Ärztliche Sachkompetenz und das Selbstbestimmungsrecht des Patienten sollten sich ergänzen, denn ein Patient kann ja sein Selbstbestimmungsrecht nur wahrnehmen, wenn es sich auf eine fundierte Information, aber auch auf eine Bewertung und Einschätzung seiner Lage beziehen kann, dem »informed consent«. Auch etwaige Patientenverfügungen verbinden ja ihren Wunsch, z. B. auf Verzicht lebenserhaltender Maßnahmen, mit bestimmten Konditionen, von denen der Arzt entscheiden muss, ob sie eingetreten sind. Die ärztliche Haltung soll sich nicht auf eine allgemeine distanziert deskriptiv-fachliche Ebene zurückziehen, sondern Empathie mit Wissen und Lebenserfahrung verbinden. In den USA ergab eine Befragung zur Information von Patienten mit Duchenne'scher Muskeldystrophie, dass 22,7 % der Ärzte die Möglichkeit der Beatmung nur »manchmal« und 2,3 % »niemals« erwähnen (Gibson 2001; Rumbak 2001). In Österreich bieten etwa 12,5 % der Zentren den Patienten mit cpNME eine Beatmungsmöglichkeit an. Eine gute und umfassende Aufklärung über die respiratorischen Konsequenzen bei cpNME muss als Bestandteil der (palliativen) Therapie angesehen werden und muss so rechtzeitig erfolgen, dass es zu keiner ungewollten Intubation im Krankenhaus oder bei der Notarztversorgung kommt, bei der dann in der Regel die Kommunikationsmöglichkeit mit dem Patienten erheblich eingeschränkt oder sogar unmöglich ist. Die Aufklärung kann dabei nicht als einmaliger Akt bei der ersten Diagnosestellung angesehen werden, sondern sollte stufenweise während des weiteren Kontakts zum Patienten erfolgen, idealerweise durch Anbindung an die Sprechstunden eines »Neuromuskulären Zentrums« bereits in einer frühen Krankheitsphase. In der Regel werden ALS Patienten alle drei Monate zur ambulanten Kontrolle einberufen, wo schrittweise die Stadien-entsprechende Aufklärung über den zu erwartenden Krankheitsverlauf erfolgt. Immer aber auch in Abhängigkeit von dem Informationsbedarf der Betroffenen und der Angehörigen. Dabei sind hinsichtlich der Prognose Mindestinformationen z. B. über die Progredienz der Erkrankung unabdingbar. Das Fehlen von zu Unrecht vom Patienten befürchteter Komplikationen (z. B. Erstickungsangst) und die Möglichkeiten palliativer Unterstützungen sind zu betonen. Spätestens beim Auftreten erster respiratorischer Probleme muss eine Aufklärung über die Terminalphase der jeweiligen Krankheit erfolgen. Da fast alle Patienten und auch oft Ärzte Angst vor einem quälenden Erstickungstod haben, ist die Information wichtig, dass es bei der ALS meistens über eine Hypoventilation und die damit verbundene Hyperkapnie (»CO_2-Narkose«) zu einem Todeseintritt während des Nachtschlafs kommt. Zu betonen ist auch das primäre Ziel der Symptomlinderung und nicht der Lebensverlängerung! Die medikamentösen Möglichkeiten der Anxiolyse (z. B. mit Temesta expedit) und Sedierung müssen herausgestellt und organisiert werden. Nur wenn offen auch der weitere Krankheitsverlauf unter invasiver Beatmung besprochen wird, kann ein Patient seine Entscheidung verantwortungsvoll fällen (Borasio 1998; Borasio 2000; Borasio 1997; Silani 1999). Die Aufklärung muss auch mit Hinweisen und einer Klärung von Verhaltensweisen in konkreten Situationen des weiteren Krankheitsverlaufs ergänzt werden: was beispielsweise bei bedrohlicher oder quälender Ateminsuffizienz geschieht, welcher Arzt verständigt werden kann und wie ein evtl. uninformierter Arzt über die Situation ausreichend fachlich informiert wird.

Offenheit und Einfühlungsvermögen für den Prozess der Aufklärung sind notwendig (Zeit nehmen, Zeit zum Nachdenken lassen, Emotionen zulassen und ansprechen, eigene Betroffenheit und Anteilnahme nicht verbergen). Findet die Aufklärung auf der Intensivstation statt, müssen ausreichende Kommunikationsmöglichkeiten auch mit intubierten Patienten geschaffen werden (z. B. Buchstabentafel, Bildertafel).

39.8 Fazit

Eine kompetente Behandlung von Patienten mit chronisch progredienten neuromuskulären Erkrankungen (cpNME) auch im höheren Lebensalter bedarf einer umfassenden Kenntnis der Erkrankungen, ihrem Verlauf und der ethischen und juristischen Aspekte. Im Grunde unterscheidet sie sich nicht von der Behandlung jüngerer Patienten. Die Problemstellung bleibt gleich, wobei jedoch bezüglich genetischer Untersuchung und der Bewilligung von teuren Medikamenten in der Praxis sehr wohl Unterschiede gemacht werden. Es ist ethisch hoch problematisch, z. B. älteren cpNME-Patienten eine Enzymersatztherapie bei einer Metabolischen Myopathie der Kosten wegen zu verwehren, auch wenn ihre Wirksamkeit nachgewiesen wurde. Auch wenn die Familienplanung schon abgeschlossen ist, sollte eine genetische Untersuchung möglich sein, auch wenn sich daraus nicht unmittelbar eine therapeutische Konsequenz ergibt. Haben ältere Patienten kein Anrecht auf eine genetische Bestätigung ihrer vermuteten Erkrankung, damit die Betroffenen ihre Familienangehörige über das Erbleiden informieren können? Die meisten cpNME fallen unter die Kategorie der »rare diseases«. D. h., der Wissensstand über diese Erkrankungen ist nicht weit verbreitet, sie haben in aller Regel keine Lobby und die möglichen Therapien sind teuer.

Nach wie vor ein klassisches Beispiel einer rein palliativen Betreuung stellt die ALS dar. Auch hier gibt es keinen Unterschied zwischen Alt und Jung. Wesentlich ist die vom Patienten geäußerte und in einer Patientenverfügung niedergelegte Willensbekundung bzgl. therapeutischer, palliativer Maßnahmen.

Dieses Wissen und die darüber geführte ständige offene Diskussion im Intensiv-Behandlungsteam sollten dazu führen, dass die Behandlung von cpNME-Patienten mit ihren unterschiedlichen und schwierigen Problemsituationen nicht mehr länger defensiv als »manchmal unvermeidbar«, sondern als originäre Aufgabe betrachtet wird, für die eine Station ebenso aktiv und selbstverständlich gerüstet sein muss, wie für das Management häufigerer neurologischer Erkrankungssituationen oder deren Komplikationen wie beispielsweise von zerebrovaskulären Erkrankungen, Entzündungen des ZNS, Sepsis oder Multiorganversagen.

Tab. 39.1: Alterspezifische neuromuskuläre Erkrankungen und ihre Besonderheiten

Erkrankungsgruppe	Subtypen	Atemmuskellähmung	Kardio-Myopathie	Beginn und Häufigkeit der Atmungsinsuffizienz	Besonderheiten
Muskeldystrophien	DMD	+++	+++	14. bis 18. LJ	Keine kausale Therapie
	BMD	++	++	Ab 40. LJ; spät im Verlauf	Keine kausale Therapie
	GMD	+/++	-/+	Sehr variabel; 15. bis 70. LJ	Keine kausale Therapie
	Emery-Dreifuß	Selten	++	Ab 30. LJ, oft keine Atmungsinsuffizienz	Keine kausale Therapie
	FSHD	++	+	Ab 40. LJ; jedoch eher selten, im Kindesalter untergeordnete Rolle	Keine kausale Therapie
Myotone Dystrophie	Typ I (Curshmann-Steinert)	++	+	Ab 40. LJ (selten auch im Kindesalter Atemmuskelinsuffizienz); sehr variabel, zentrale Atemantriebsstörung möglich, im Kindesalter häufig obstruktive Hypo- bis Apnoen, Tracheotomie selten notwendig, CPAP in der Regel ausreichend	Keine kausale Therapie
	Typ II Promm Rieker	Selten	+	Sehr selten, aber tödliche Herzrhythmusstörungen möglich	Keine kausale Therapie
Kongenitale Myopathien	Myotubulär, Nemalin	+/++	+	Variabel, stabil ab 20. LJ; selten Ateminsuffizienz	Keine kausale Therapie
	Central core disease	+	+	selten	Keine kausale Therapie

Tab. 39.1: Alterspezifische neuromuskuläre Erkrankungen und ihre Besonderheiten – Fortsetzung

Erkrankungsgruppe	Subtypen	Atemmuskellähmung	Kardio-Myopathie	Beginn und Häufigkeit der Atmungsinsuffizienz	Besonderheiten
	Multi Minicore Disease	+	+	Atemmuskelbeteiligung variabel, häufig später auftretend als bei Myotonen Dystrophien. Häufig nicht diagnostiziert bei erhaltener Gehfähigkeit	Keine kausale Therapie
	Myopathien mit Seleno-N Mutationen	+++	+	Eher seltene Beteiligung der Atemmuskulatur. Typisch: progrediente Zwerchfellparese	
Metabolische Myopathien	Glycogenose Typ II M. Pompe adulte Form	++	(+)	Infantiler Typ: frühe Zwerchfellparese und Kardiomyopathie. Juveniler Typ: Verlauf sehr variabel, da verschiedene Mutationen	Enzymersatztherapie möglich bei sehr hohen Kosten (Myozyme)
	Mitochondriale Myopathien	+	++	ZNS-Beteiligung, sehr selten Ateminsuffizienz	Keine kausale Therapie
SMA	SMA I	+++	-	Ab Geburt	Kausale Therapie mit sehr hohen kosten möglich Nusinersen (*SPINRAZA®*)
	SMA II	+++	-	1. bis 5 LJ	
	SMA III	+++	-	15. bis 30 LJ	
	SMA IV	++	-	Ab 50 LJ	
ALS		+++	Plötzlicher Herztod	0 bis 5 Jahre nach Beginn	Keine kausale Therapie,
Polyneuropathien (PNP)	CMT CIDP	+ +	- -	Ab 40. LJ möglich Sehr selten	Familiäre transthyretine (TTR) PNP ursächlich therapierbar, sehr hohe Kosten
FSPP		+	-	Sehr selten	Keine Therapie
Neuromuskuläre Übertragungsstörungen	Myasthenia gravis, LEMS	Krise +++ +	-	Keine Langzeitbeatmung unter adäquater Therapie	Langzeit Therapie sehr gut möglich

Tab. 39.1: Alterspezifische neuromuskuläre Erkrankungen und ihre Besonderheiten – Fortsetzung

Erkrankungsgruppe	Subtypen	Atemmuskellähmung	Kardio-Myopathie	Beginn und Häufigkeit der Atmungsinsuffizienz	Besonderheiten
Hohe Querschnittslähmung		+++	-	C4 und höher mit Beatmungsabhängigkeit, ggf. auch bei tiefer sitzenden Läsionen bei Begleiterkrankungen wie z. B. OSAS	
Critical illness Polyneuropathie und Myopathie		++	-	Sekundärkomplikation bei Multiorganversagen und Langzeitbeatmung bei ca. 10 % der Intensivpatienten	

DMD Duchenne Muskeldystrophie; BMD Becker Muskeldystrophie; GMD Gliedergürtel Muskeldystrophie; FSHD Facioscapulohumorale Muskeldystrophie; SMA Spinale Muskeldystrophie, ALS Amyotrophe Lateralsklerose, FSPP Familiäre spastische Paraplegie

Literatur

Albert SM, Murphy PL, Del Bene et al (1999) A prospective study of pre- ference and actual treatment choices in ALS. Neurology 53:278–283

Almer G. Amyotrophe Lateralsklerose: Überlegungen zu Ursprung und Pathophysiologie der Erkrankung. J Neurol Neurochir Psychiatr. 2003;4(4):6-12.

Bernat J, Cranford R, Kittredge F, Rosenberg R (1993) Competent patients with advanced states of permanent paralysis have the right to forgo life sustaining therapy. Neurology 43: 224–225

Berlit P. Klinische Neurologie. 2nd ed. Heidelberg (Germany): Springer Medizin Verlag; 2006;541-559.

Böcker W., Denk H., Heitz P. U. Pathologie. 2nd ed. München Jena (Germany): Urban & Fischer Verlag; 2001;309-310.

Böcker FM, Seibold I, Neundörfer B (1990) Behinderung im Alltag und subjektives Befinden bei Patienten mit fortgeschrittener myatrophischer Lateralsklerose (ALS). Fortschr Neurol Psychiat 58:224–236

Boitano LJ, Jordan T, Benditt JO(2001) Noninvasive ventilation allows gastrostomy tube placement in patients with advanced ALS. Neurology 56:413–414

Borasio GD, Gelinas D, DF, Yanagisawa N (1998) Mechanical ventilation in amyotrophic lateral sclerosis: a cross-cultural perspective. J Neurol 245(Suppl 2):7–12

Borasio GD, Sloan R, Pongratz D (1998) Breaking the news in amyotrophic lateral sclerosis. J Neurol Sci 160(Suppl 1):127–133

Borasio GD, Voltz R (2000) Aufklärung und Palliativmedizin in der Neurologie am Beispiel der amyotrophen Lateralsklerose. Internist 41:627–632

Borasio GD, Voltz R (1998) Discontinuation of mechanical ventilation in patients with amyotrophic lateral sclerosis. J Neurol 245:717–722

Borasio GD, Voltz R (1997) Palliative Care in amyotrophic lateral sclerosis. J Neurol 244 (Suppl 4):11–17

Brandt T., Dichgans., Diener H.C. Therapie und Verlauf neurologischer Erkrankungen. 5th ed. Stuttgart (Germany): Verlag W. Kohlhammer; 2007;1105-1110.

Brody H, Campbell ML, Faber-Langendoen K, Ogle KS (1997) Withdrawing intensive live sustaining treatment – recommendations for compassionate clinical management. N Engl J Med 336:652–657

Bufler J. Denken Sie an die amyotrophe Lateralsklerose. MMW Fortschr Med. 2007;149 Suppl 2:84-87.

Bundesärztekammer (1998) Grundsätze der Bundesärztekammer zur ärztlichen Sterbegleitung. Dtsch Ärzteblatt 95:B1852–B1853

Carlier RY et al.: Neuromuscul Disord 2011; 21: 791-799

Di Rocco M et al.: Acta Myologica 2007; XXVI; p. 42-44

Edwards MJ, Tolle SW (1992) Disconnecting a ventilator at the request of a patient who knows he will then die: The doctor's anguish. Ann Intern Med 117:254–256

Eibach U, Schaefer K (2001) Patientenautonomie und Patientenwünsche. MedR 21–28

Escarrabill J, Estopa R, Farrero E, Monasterio C, Manresa F (1998) Long-term mechanical ventilation in amyotrophic lateral sclerosis. Respir Med 92:438–441

Ethics and humanities subcommittee of the American Academy of Neurol- ogy (1998) Position statement: assisted suicide, euthanasia, and the neurologist. Neurology 50:596–598

Ethics and humanities subcommittee of the American Academy of Neurol- ogy (1993) Position statement: certain aspects of the care and management of profoundly paralysed patients with retained consciousness and cognition. Neurology 43:222–223

Faber-Langendoen K (1994) The clinical management of dying patients receiving mechanical ventilation: a survey of physicians practice. Chest 106:880–888

Fallbericht (1987) MedR 15:196–200 23. Ganzini L et al (1998) Attitudes of patients with amyotrophic lateral sclerosis and their care givers toward assisted suicide. N Engl J Med 339: 967–973

Gelinas DF, O'Connor P, Miller RG (1998) Quality of life for ventilator- dependent ALS patients and their caregivers. J Neurol Sci 160:134–136

Gibson B (2001) Long-term ventilation for patients with Duchenne muscular dystrophy. Physicians beliefs and practices. Chest 119:940–946

Goldblatt D, Greenlaw J (1989) Starting and stopping the ventilator for patients with amyotrophic lateral sclerosis. Neurol Clin 7:789

Goldstein LH, Adamson M, Jeffrey L, Down K, Barby T, Wilson C, Leigh PN (1998) The psychological impact of MND on patients and carers. J Neurol Sci 160 (Suppl 1):114–121

Hagemans MLC et al.: Brain 2005 128; 671-677

Hayashi H, Kato S, Kawada A (1991) Amyotrophic leteral sclerosis patients living beyond respiratory failure. J Neurol Sci 105:73–78

Hein H, Kirsten D, Magnussen H (1996) Möglichkeiten und Grenzen der Beatmung bei amyotropher Lateralskerose. Med Klin 91:48–49

Hopkins PD (1997) Why does removing machines count as »passive« eu- thanasia? Hastings Cent Rep 27:29–37

Horvath JJ et al.: Muscle Nerve 205; 51: 722-730

Kassardjian CD et al.: Muscle Nerve 2015; 51: 759-761

Kishani PS et al.: Genet Med 2005; 8: 267-288

Klaschik E (1999) Sterbehilfe – Sterbebegleitung. Internist 40:276–282

Kutzer K (2002) Rechtliche Aspekte der Sterbehilfe. In: Kolb S et al (Hrsg) Medizin und Gewissen. Mabuse Verlag, Frankfurt 165–167

Kutzer K (2001) Sterbehilfeproblematik in Deutschland: Rechtsprechung und Folgen für die klinische Praxis. MedR 77–79

Jaffré C. Die Epidemiologie der amyotrophen Lateralsklerose in Nordtirol [Diplomarbeit]. verfasst unter der Anleitung von Prof. Dr. Löscher W.; Innsbruck: Medizinische Universität Innsbruck; 2008.

Löscher W et al.: J Neurol 2017 32: 506-516

Lyall RA, Donaldson N, Fleming T, Wood C, Newsom-Davis I, Polkey MI, Leigh PN, Moxham J (2000) A prospective study of quality of life in ALS patients treated with non-invasive ventilation. Neurology 57:153– 156

MacDonald BK, Cockerell OC, Sander JWA, Shorvon SD (2000) The incidence and lifetime prevalence of neurological disorders in a prospective community-based study in the UK. Brain, Volume 123, Issue 4: 665–676,

McKim D, Walker K, Leblanc C (1997) Early hands-on patient education for ventilation in ALS (abstr) Clin Invest Med 20:95

Müller-Felber W et al.: Neuromuscul Disord 2007; 17: 698-706

Mumenthaler M., Mattle H. Neurologie. 12th ed. Stuttgart: Georg Thieme Verlag KG; 2008;375-378.

Neudert C, Oliver D, Wasner M, Bor- asio GD (2001) The course of the terminal phase in patients with amyotrophic lateral sclerosis. J Neurol 248:612–616

Rumbak MJ, Walker RM (2001) Should patients with neuromuscular disease be denied the choice of the treatment of mechanical ventilation? Chest 119:683–684

Schlamp V, Karg O, Abel A, Schlotter B, Wasner M, Borasio GD (1998) Nichtinvasive intermittierende Selbstbeatmung (ISB) als Palliativmaßnahme bei amyotropher Lateralsklerose. Nervenarzt 69:1074–1082

Schrank B: Thieme Praxis Report 2015; 7: 3-15

Silani V, Borasio GD (1999) Honesty and hope: announcment of diagnosis in ALS. Neurology 53(Suppl 5):37–39

Slonim AE et al.: J Pediatr 2000; 137: 283-285

Spittler JF (2000) Unaufhaltsame Atemmuskelschwäche und Beendigung maschineller Beatmung: Tun oder Unterlassen? Ethik Med 12:236–246.

Tagungsbericht (1999) Therapie bis zum bitteren Ende? Ethik Med 11: 205–208

Veldink JH, Wokke JHJ, Van der Waal G, de Jong JMB, van den Berg LH (2002) Euthanasia and physician-assisted suicide among patients with amyotrophic lateral sclerosis in the Netherlands. N Engl J Med 346:1638– 1644.

Vollmann J (1995) Fürsorgen und Anteilnehmen: Ethics of care. Medi- zinethische Materialien Heft 99, Zentrum für Medizinische Ethik, Bochum

Voltz R, Borasio GD (1997) Palliative therapy in the terminal stage of neu- rological disease. J Neurol 224(Suppl 4):2–10

Weber M, Stiehl M, Reiter J, Rittner C (2001) Sorgsames Abwägen der jeweiligen Situation. Dtsch Ärztebl 98:A3184–3188

Winterholler M, Claus D, Bockelbrink A, Borasio GD, Pongratz D, Schrank B, Toyka KV, Neundörfer B (1997) Empfehlungen der bayerischen Muskelzentren in der DGM zur Heimbeatmung bei neuromuskulären Erkrankungen Erwachsener. Nervenarzt 68:351–357

Winterholler M, Erbguth F, Rechlin T, Neundörfer B (1997) Der Umgang mit Lebens- und Todeswünschen bei invasiv beatmeten ALS-Patienten. Med Klin 92(Suppl 1):90–92

Ziegler A, Bavastro P, Holfelder HH, Dörner K (2002) Patientenverfügungen: Kein Sterben in Würde. Dtsch Ärztebl 99:A917–919

Ziers S., Jerusalem F. Muskelerkrankungen. 3rd ed. Stuttgart (Germany) New York: Georg Thieme Verlag; 2003;32

40 Freiwilliger Verzicht auf Nahrung und Flüssigkeit im hohen Alter – Fallreflexion

Elisabeth Medicus und Markus Mader

40.1 Einleitende Problembeschreibung

Im vorliegenden Kapitel wird vor dem Hintergrund eines Fallbeispiels, in dem ein alter Mann, Herr Z., aufhören will zu essen und zu trinken, das Thema des freiwilligen Verzichts auf Nahrung und Flüssigkeit sowie der Weg der Entscheidungsfindung in einer ethischen Fragestellung aufgezeigt und reflektiert. Mit Hilfe der Perspektive der Care-Ethik wird der theoretische Hintergrund des Weges, den das Team mit dem Mann und seiner Familie gegangen ist, verdeutlicht.

Es gibt viele verschiedene Modelle und Vorschläge, welche Denkschritte bei einer ethischen Entscheidungsfindung nacheinander angebracht sind. Alle folgen einem ähnlichen Grundprinzip und werden auch für klinische Ethikberatung und für die Reflexion ethischer Dilemmata angewandt.

Die Reflexion eines Fallbeispiels ist nicht zu verstehen als die Absicht, allgemeine Prinzipien von einem konkreten Fall abzuleiten. Vielmehr soll die Anwendung bewährter Vorgehensweisen und ethischer Theorien für einen konkreten Fall moralische Sensibilität und Urteilskompetenz mittels ethischer Reflexion fördern (vgl. auch Heinrichs 2008).

40.2 Darstellung des Falls

Die 90-jährige Ehefrau von Herrn Z. wurde von einer gynäkologischen Station eines Krankenhauses auf die Palliativstation aufgenommen. Sie litt an einem weit fortgeschrittenen Ovarialkarzinom mit Metastasen in der Leber und im Peritoneum. Außerdem war die Patientin zusätzlich durch ihr hohes Alter und weitere Erkrankungen wie ein akutes Nierenversagen bei Hydronephrose, Harnwegsinfekt und eine Schluckstörung bei Verdacht auf eine maligne Erkrankung des Ösophagus belastet. Die Hauptsymptome waren Schmerzen im Bauch, extreme Schwäche und Appetitlosigkeit sowie ein ausgeprägter Sterbewunsch. Da die Patientin seit über 70 Jahren verheiratet war und kaum Zeit von ihrem Gatten getrennt verbracht hatte, wurde dieser mit ihr auf die Palliativstation aufgenommen.
Das großzügige Einzelzimmer wurde kurzerhand zu einem Zweibettzimmer für die Eheleute umgestaltet. Auch der 98-jährige Herr Z. litt an einer Krebserkrankung: das Magenkarzinom war im selben Monat wie die fortgeschrittene Krebserkrankung seiner Frau diagnostiziert worden. Zusätzlich war er durch Deckplattenimpressionsfrakturen der Brustwirbelsäule sehr schmerzgeplagt. Sein Allgemeinzustand hingegen war für sein hohes Alter erstaunlich gut, und auch kognitiv war Herr Z. in keiner Weise eingeschränkt. Er verspürte jedoch eine tiefe

Traurigkeit durch den Zustand seiner Frau. Sie so leiden zu sehen konnte er kaum ertragen. Frau Z. verbrachte den Großteil des Tages im Bett. Ihre Schwäche, die Erschöpfung und immer wieder auftretende starke Übelkeit ließen eine Mobilisation aus dem Zimmer nur selten zu. Frau Z. äußerte oft, dass sie nicht mehr am Leben teilhaben könne und so schnell wie möglich sterben möchte. Im Gegensatz zu seiner Gattin verbrachte Herr Z. viel Zeit im Gemeinschaftsraum und erzählte Mitarbeitern von seinem Leben, von seinen Erlebnissen im Krieg und in den 70 Jahren seiner Ehe. Immer wieder brachte er zum Ausdruck, dass er es nicht aushalte zuzusehen, wie seine große Liebe verfalle. Auch über die Zeit nach dem Tod seiner Frau, wenn er allein sein würde, machte er sich täglich Gedanken. Angesichts des körperlichen und geistigen Verfalls seiner Frau in allen Dimensionen beschloss er schließlich, seinem Leben durch den Verzicht auf Nahrung und Flüssigkeit ein Ende zu bereiten. Bei Herrn Z. lag keine psychiatrische Erkrankung vor.

Im Team stellte sich die Frage, ob Herr Z. auf diesem Weg begleitet werden könne. Was ist in dieser Situation angebracht? Was sind die Folgen eines Verzichts auf Nahrung und Flüssigkeit – individuell, kulturell und für die Umgebung? Wie verhält sich diese Handlungsweise im Vergleich zum Verzicht auf andere lebenserhaltende Maßnahmen?

40.3 Darstellung der Vorgehensweise

Es gibt im Team der Palliativstation viele Erfahrungen mit Menschen, die aufgrund ihrer fortgeschrittenen Erkrankung aufhören zu essen, weil sie keinen Appetit mehr haben. Es gibt jedoch kaum Erfahrung mit Menschen, die sich bewusst dafür entscheiden, nicht mehr zu essen, weil sie den Tod herbeiführen wollen. Seit einigen Jahren finden sich immer wieder Publikationen zu diesem Thema (z. B. Nearing 1996, Chabot/Walther 2012), auch in der Fachliteratur. In der Praxis der Palliativbetreuung hingegen ist es bei uns noch nicht ganz angekommen: dafür gibt es keine definierte Vorgehensweise, keine einheitliche Kultur. Die vorstellbaren Optionen sind mit moralischen Bedenken, mit einer moralischen Irritation verbunden.

In solchen Situationen bewährt sich ein schrittweises Vorgehen, ein formaler Algorithmus. Das ist eine etablierte Praxis in der ethischen Entscheidungsfindung und bei der retrospektiven Reflexion von Beispielen. Es gibt dafür verschiedene erprobte und praktikable Modelle (z. B. Rufer und Baumann-Hölzle 2015).

Auch die Kenntnis verschiedener ethischer Theorien und ihrer Grundelemente ist in dieser Situation nützlich, um nach Werten zu fragen, um Werte gegeneinander abzuwägen, um das Allgemeine, das ethische Theorien beschreiben, fruchtbar für die Situation anzuwenden. Hier wurde der Perspektive der Care-Ethik Raum gegeben. Aus der Sicht der Autorin und des Autors ist die Care-Ethik oft ein hilfreicher Ansatz, um komplexe Fragen, die sich in der Palliativbetreuung stellen, angemessen zu beantworten, wenn auch nicht immer zu lösen.

Diese drei Voraussetzungen für die Vorgehensweise – Grundkenntnisse zur freiwilligen Verzicht auf Nahrung und Flüssigkeit, Schritte der ethischen Entscheidungsfindung sowie Grundkenntnisse zur Care-Ethik – werden in den folgenden Abschnitten vor dem Hintergrund des Fallbeispiels nacheinander beschrieben.

Im Team wurde eine durch die ärztliche Leitung moderierte Besprechung anberaumt. Das Ziel war eine gemeinsame tragfähige Entscheidung, wie mit dem Wunsch von Herrn Z. umzugehen sei.

40.3.1 Das Thema: Freiwilliger Verzicht auf Nahrung und Flüssigkeit

Wenn Menschen am Ende des Lebens immer weniger oder gar nicht mehr essen und trinken, weil sie keinen Hunger und keinen Durst mehr haben, so wird das als Teil des Sterbeprozesses gesehen und wirft meistens kaum Fragen auf, weil dies der natürliche Lauf der Dinge ist.

Anders ist dies bei Menschen, die durch die bewusste Entscheidung, nicht mehr zu essen und zu trinken, obwohl sie dazu in der Lage sind, den Tod herbeiführen wollen. Dabei geht es weniger um Bedenken, dass ein Mensch sich dadurch großem Leiden aussetzt. Auch wenn es wenig Forschung zu diesem Thema gibt, so zeigen doch die Erfahrungen, dass der Tod abhängig vom Gesundheitszustand des Betroffenen nach Tagen bis Wochen eintritt und oft als friedlich beschrieben wird. Das Hungergefühl scheint diese Menschen nicht zu belasten. Durst lässt sich durch Mundpflege lindern (Fringer 2015).

Doch dürfen wir zulassen, zuschauen, wenn ein Mensch für sich die Entscheidung trifft, dass nur der Tod sein Leiden beenden kann? Ist diese Entscheidung nicht als Anfrage an die Menschen in der Umgebung, für An- und Zugehörige, für Betreuende zu verstehen, vielleicht als ein Appell? Handelt es sich dabei um Suizid, der als solcher zwar nicht verboten, aber doch möglichst zu verhindern ist?

Alfred Simon (2018) vertritt den Standpunkt, dass die Suizid-Definition der WHO den freiwilligen Verzicht auf Nahrung und Flüssigkeit einschließt, während Bernd Alt-Epping (2018) diesen Verzicht bei einem Menschen, der dies bewusst und frei verantwortlich entscheidet, als eine Maßnahme des Unterlassens vom Suizid abgrenzt und ähnlich bewertet wie die Begrenzung lebenserhaltender medizinischer Maßnahmen. Bei der Ablehnung einer lebensverlängernden Therapie durch einen Patienten würde man nicht von Suizid sprechen.

Zu dieser Frage gibt es derzeit also kein abschließendes Urteil. Es bedarf weiterer Forschung, weiteren Nachdenkens, vielleicht weiterer Differenzierung, um hier zu mehr Klarheit zu finden (Ivanovic et al. 2014).

Gemeinsam ist – bei allen situationsbezogenen Besonderheiten – die Intention, den Tod herbeizuführen. Als Ausdruck des Sterbewunsches kann diese Entscheidung sehr unterschiedliche Gründe haben und mit unterschiedlichen Motivationen einhergehen (vgl. dazu Ohnsorge et al. 2014).

Doch als Absage an das Leben macht dieser Verzicht auf etwas, das von Beginn des Lebens an konstituierend ist für das Leben, für Zuneigung, für Freude und Genuss, betroffen. Der Tod ist für diesen Menschen die bessere Wahl als das Leben mit allen seinen Gaben. Dieser Wunsch, diese Entscheidung kann verstörend sein und bringt meistens die moralische Unsicherheit mit sich, ob und wie man diese Menschen angemessen begleiten kann.

> Der freiwillige Verzicht auf Nahrung und Flüssigkeit ist eine Möglichkeit, selbstbestimmt das eigene Leben zu begrenzen. Für die Umgebung wirft diese Entscheidung jedoch Fragen auf. Sie hat eine hohe symbolische Bedeutung, und die Nähe dieser Handlung zum Suizid drängt sich vordergründig auf.

40.3.2 Der Hintergrund: Ausrichtung an Care-Ethik

Ethik fragt danach, wie wir ein gutes Leben gestalten können – für möglichst viele Menschen. Nicht nur in Betreuungsbeziehungen ist das Befinden der Betroffenen und das Befinden der Betreuenden ein wichtiges Kriterium, ein Indikator für *das Gute*: den Beteiligten soll es *gut gehen* mit einer Entscheidung, die Betreuungsbeziehung soll durch die Entscheidung eine gute Beziehung bleiben können: Wie können also Prozesse so gestaltet werden, dass in einer moralisch irritierenden Situation durch sie hindurch die Erfahrung von Sinn und Verbundenheit möglich ist?

Für diesen Kontext, für diese Fragen bietet die Care-Ethik eine theoretische Hintergrundfolie.

Die Bedeutungen des englischen Begriffs »Care« reichen von Zuwendung und Anteilnahme über Versorgung bis zu Mitmenschlichkeit und Verantwortung.

Care-Ethik richtet sich an den Beziehungen der beteiligten Menschen, und an situativen Besonderheiten aus und bezieht die Betroffenheit von Betreuenden ein, ist »…eine Praxis der Achtsamkeit und Bezogenheit, die Selbstsorge und kleine Gesten der Aufmerksamkeit ebenso umfasst wie pflegende und versorgende menschliche Interaktionen sowie kollektive Aktivitäten« (Conradi 2001, S. 13).

Care-Ethik ergänzt normativ-ethische Theorien um die Perspektive der *Fürsorge* (Wiesemann/Biller-Andorno 2005). Das Gute ist nicht in erster Linie etwas *objektiv* Gutes, es erschließt sich nur unter Einbezug der subjektiven Werte und Überzeugungen der beteiligten Personen. Sie »betont das In-Beziehung-Stehen als Kennzeichen menschlicher Existenz und fordert eine Aufwertung der emotionalen und relationalen Dimension für ein Verständnis konkreter moralischer Konflikte« (Biller-Andorno 2002, S. 109).

Das bedarf oftmals des Verzichts auf die rasche, klare und allgemein formulierbare Antwort, wenn die Zeit für eine Entscheidung nicht reif ist. Deshalb werden auch Zweifel und Ohnmacht systematisch in den Blick genommen. Die Beziehungen, in denen wir stehen, sind meistens vielschichtig und vielfältig, ambivalent und asymmetrisch, verletzlich oder gebrochen.

Es ist Gegenstand der Diskussion, ob die Care-Ethik als eine eigenständige umfassende Theorie verstanden werden kann. Jedenfalls kann sie als ein kontextueller ethischer Ansatz gesehen werden, der auf eine angemessene Balance zwischen dem Selbst und dem Anderen und den Beziehungen dazwischen hinweist. Auch die herrschende betriebliche Rationalität ist höchst ergänzungsbedürftig. Giovanni Maio nennt als Elemente einer Sorgerationalität, die diese Leerstelle füllen könnte, unter anderem: Ambiguitätstoleranz, Behutsamkeit und die Haltung des Gedeihenlassens (Maio 2017).

Die Care-Perspektive stellt also möglicherweise eine notwendige Ergänzung anderer Moraltheorien dar, weil in ihr der Mensch als ein in Verbindung stehendes und mitfühlendes Wesen gesehen wird, das fähig ist, vom Antlitz des Anderen berührt zu sein und diese Berührung selbst in seiner Antwort wirksam werden zu lassen.

Das *reine Denken* allein ist oft unzureichend, wenn wir in moralischen Konfliktsituationen tragfähig entscheiden sollen. Die Dimensionen der Relation, der Intuition, der Emotion sind mit zu integrieren.

> Elemente der Care-Ethik sind: Aufmerksamkeit, Verantwortlichkeit, Kompetenz und Resonanz (Tronto 1993). Sie richtet sich an kulturellen und situativen Besonderheiten aus und reflektiert auch die Betroffenheit von Betreuenden.

40.3.3 Die Schritte in der Entscheidungsfindung

Für die Entscheidungsfindung werden in der vorliegenden Arbeit folgende Schritte beschrieben: wahrnehmen, analysieren und bewerten, entscheiden.

Diese voneinander unterschiedenen Schritte dienen nicht nur der systematischen Darstellung, sondern sind ein Weg mit Stufen hin zu einem Ziel. Sie sind nacheinander zu gehen, damit die vielen Dimensionen, um die es in komplexen Situationen immer geht, abgebildet und einbezogen werden können. Denn für den angemessenen Umgang mit moralisch herausfordernden Situationen insbesondere in der Ethikberatung wird jede verfügbare Information gebraucht, um zu Entscheidungen zu kommen, die tragfähig sind und den Beteiligten gerecht werden. Das schrittweise Vorgehen verhindert dabei, dass es schon frühzeitig zu polarisierenden Bewertungen kommt und eine gedankliche Einengung auf nur eine Option erfolgt, obwohl es andere gibt, oder dass Optionen als scheinbar unvereinbar nebeneinander stehen bleiben und eine Entscheidung getroffen wird, die für einen Teil der Beteiligten nicht nachvollzogen werden kann.

Diese Schrittfolge geht auf unterschiedliche in der Literatur beschriebene und in der Praxis angewandte Modelle zurück.

> Im Prozess der Entscheidungsfindung werden zuerst alle verfügbaren Fakten versammelt, dann erst folgen Analyse, Bewertung, Entscheidung. Deshalb sollte die Entscheidungsfindung bei komplexen Dilemmata durch eine in ethischen Fragen erfahrene Person moderiert und begleitet werden.

Wahrnehmen

Gemeinsam ist allen Modellen, dass die Bewertung zunächst zurückgestellt und der Wahrnehmung und Sammlung des verfügbaren Wissens Raum gegeben wird.

In diesem Schritt sind unter anderem folgende Fragen zu stellen:

Was wissen wir über die Situation? Was sind die medizinischen Fakten? Was will der Betroffene? Ist er entscheidungsfähig? Wie ist die rechtliche Situation? Gibt es relevante psychosoziale Gesichtspunkte? Gibt es ökonomische Gesichtspunkte? Wer ist beteiligt? Bei der letzten Frage ist auch die größere Gemeinschaft, in der ein Mensch lebt, als beteiligt zu berücksichtigen: Es ist für die Gesellschaft wichtig, wie Menschen in ihr leben und sterben.

Auch Lebens- und Beziehungserfahrung werden einbezogen. Auch in der Irritation, im Unbehagen sind wichtige Informationen verborgen; Befindlichkeit und Betroffenheit sind aufzunehmen und aus dem emotionalen Kontext herauszuschälen.

> Manche der Betreuenden haben sich gefragt, ob man Herrn Z. nicht eindringlich motivieren müsse, Nahrung und Flüssigkeit zu sich zu nehmen.
>
> Das Bedenken, was der gleichzeitige Verlust der Eltern für die Kinder wohl bedeute, wurde geäußert, auch wenn die drei Söhne von Herrn Z. die Entscheidung ihres Vaters akzeptierten und vollinhaltlich dahinterstehen konnten.
>
> Sowohl im Team als auch aus der Umgebung stellte sich mehrfach die Frage, wie die Situation rechtlich zu sehen sei und was es für unsere Institution bedeute, wenn wir Herrn Z. in seiner Entscheidung begleiten.

Formulierung des Dilemmas

Anschließend an diesen Schritt erfolgt eine erste Formulierung des Dilemmas.

> Ist es ethisch und rechtlich vertretbar, Herrn Z. bei seinem Verzicht auf Nahrung und Flüssigkeit auf der Palliativstation zu begleiten oder müssen wir ihn davon überzeugen, dass er isst und trinkt, solange er kann?

Bewerten

Um eine gegebene Situation zu bewerten, sind zunächst weitere Fragen hilfreich:

- Welche Motive haben die Beteiligten? Sind diese Motive legitim? Welche Interessen

gibt es noch? Sind diese berechtigt? Gibt es dafür eine Rechtsgrundlage?
- Um welche Werte geht es dabei? Welche stehen auf dem Spiel?
- Und schließlich: Welche Handlungsalternativen gibt es? Wie stellen sich diese dar?

Bei diesem Schritt ist es nützlich, ethische Ansätze bzw. ethische Theorien anzuwenden. So lässt sich zum Beispiel anhand der vier medizinethischen Prinzipien fragen, wie in der gegebenen Situation der Respekt vor der Selbstbestimmung, der Nutzen für den Betroffenen, die Verpflichtung gegenüber Dritten im Sinne von Gerechtigkeit zum Tragen kommen und ob eine Maßnahme dem Betroffenen auch nicht schadet. Bei Konflikten zwischen den Prinzipien ist zwischen diesen zu gewichten, ist eine Balance zu finden.

In den meisten Ablaufbeschreibungen ist für diesen Schritt vorgesehen, mehrere, jedenfalls mindestens drei Handlungsmöglichkeiten zu formulieren und diese zu bewerten. Oft wird bereits nach der Formulierung klar, welche Handlungsmöglichkeiten nicht in Frage kommen.

Aus der Perspektive der Care-Ethik sind in diesem Schritt folgende Fragen angebracht: Wie werden wir unserer Verantwortung gerecht? Welche Option ist für die Beziehungen zwischen den Beteiligten förderlich? Welche Option ist in Hinblick auf den weiteren Kontakt mit den Betroffenen zu bevorzugen? Wie wird es den Betreuenden retrospektiv mit den verschiedenen Optionen gehen?

> Ein Mensch, der entscheidungsfähig ist, darf selbst bestimmen, ob er isst und trinkt. Rechtlich ist nicht ganz klar, ob es bei zunehmender Schwäche eine Garantenpflicht gibt, einen Menschen künstlich zu ernähren, wenn er nicht mehr in der Lage ist, die ihm angebotene Nahrung abzulehnen, weil er in seinem Bewusstsein bereits beeinträchtigt ist. Wenn eine Patientenverfügung vorliegt, in der dieser Mensch genau beschrieben hat, dass er für diesen Fall künstliche Ernährung und Flüssigkeitszufuhr ablehnt, so ist diese Patientenverfügung zu beachten. Im vorliegenden Fall wurde keine Patientenverfügung errichtet.
> Die Frage, ob in der Zustimmung zur Begleitung oder in der Ablehnung der Begleitung von Herrn Z. den Prinzipien Nützen bzw. Nicht-Schaden Rechnung getragen wird, kann nicht eindeutig beantwortet werden. Anders gesagt: auf welche Weise man Herrn Z. in dieser Situation mehr nützt oder weniger schadet, lässt sich nicht zweifelsfrei sagen.
>
> Hilfreich hingegen war die Formulierung verschiedener Optionen. Folgende drei Möglichkeiten wurden skizziert:
>
> - Wir lehnen diese Maßnahme ab. Wenn Herr Z. nicht mehr essen will, so ist das im institutionellen Rahmen der Palliativstation nicht möglich.
> - Wir tragen dem Wunsch Rechnung und bieten Herrn Z. kein Essen und kein Trinken mehr an. Wenn er trotzdem etwas will, soll er sich melden.
> - Wir bieten Herrn Z. nach wie vor Essen und Trinken an und akzeptieren es, dass er es ablehnt.
>
> Schon im Formulieren wurde klar, dass die dritte Option die Zustimmung der Beteiligten bekam.
> Im weiteren Gespräch ging es um Fragen der Durchführung und um Zukunftsszenarien: Was machen wir, wenn Herr Z. trotzdem etwas essen will? Wir gehen wir um, wenn Teammit-

glieder, die am Prozess der Entscheidungsfindung nicht teilnehmen konnten, die außergewöhnliche Situation nicht mittragen können? Was wird sein, wenn Frau Z. stirbt?
Dass wir uns auf die weitere Entwicklung einzulassen haben und dass vielleicht weitere Entscheidungen zu treffen sind, wurde dabei deutlich. Entlastend war, dass die Entscheidung, nicht mehr zu essen und zu trinken, innerhalb mehrerer Tage immer noch revidiert werden kann. Sie hat also nicht die Schärfe einer irreversiblen Entscheidung.

Entscheiden

Die Entscheidung ist in medizinischen Fragen durch die für die Institution verantwortliche ärztliche Leitungsperson zu treffen. Als Ergebnis der oben beschriebenen Vorgehensweise hat sie eine tragfähige Grundlage.

Bei Herrn Z. liegt keine psychiatrische Erkrankung als Grund für den Sterbewunsch vor. Vielmehr ist der Sterbewunsch des alten Mannes vor dem Hintergrund seines langen Lebens allgemein nachvollziehbar. Alle am Prozess der Entscheidungsfindung Beteiligten können diese Entscheidung mittragen.

Diese Entscheidung wurde dokumentiert und bei jeder interprofessionellen Besprechung kommuniziert.

40.4 Weiterer Verlauf

In Gesprächen im interprofessionellen Team wurde die Situation in regelmäßigen Abständen reflektiert. Von Seiten der Verwandten kamen Nachfragen, wie in dieser ungewöhnlichen Situation mit dem sterbenden Menschen umzugehen sei. Auch die rechtliche Situation wurde mehrfach hinterfragt.
Mehrmals haben die leitenden Personen in Pflege und Medizin im Team erhoben, ob es Einwände, Bedenken oder neue Fragen gibt, ob sich bisher unberücksichtigte Aspekte zeigen. Herr Z. zweifelte zwar selbst immer wieder, ob diese Entscheidung richtig sei; da er aber sehr entschlossen war, seine Frau nicht überleben zu wollen, hielt er an der Entscheidung fest. Von insgesamt 23 Tagen, die das Paar auf der Palliativstation verbrachte, führte Herr Z. seinem Körper etwa 14 Tage keine Nahrung und nur sehr wenig Flüssigkeit zu. Schließlich starb Herr Z., für uns überraschend schnell, am 23. Tag nach der Aufnahme. Zwei Stunden später starb seine Frau.

40.5 Fazit

Dem freiwilligen Verzicht auf Nahrung und Flüssigkeit können unterschiedliche Motivationen zugrunde liegen. Auf die Umgebung kann diese Entscheidung irritierend wirken. Die moralische Bewertung ist nur möglich, wenn dem individuellen Kontext und der Subjektivität der Beteiligten möglichst Rechnung getragen wird. So zeigt der freiwillige Verzicht von Nahrung und Flüssigkeit des alten Mannes im vorliegenden Beispiel, dass es dabei um das Unterlassen einer lebenserhaltenden Maßnahme durch einen entscheidungsfähigen Menschen aufgrund eines Sterbewunsches geht, gerade so, wie sich Menschen auch dazu entscheiden können, andere Maßnahmen zu unterlassen. Die Motivation ist für alle Beteiligten nachvollziehbar. Es besteht kein Zweifel darüber, dass menschliche und medizinische Begleitung in dieser Situation geboten sind.

Für die Entscheidungsfindung bei moralischer Irritation bewährt sich ein schrittweises Vorgehen, das von einem erfahrenen Moderator begleitet werden soll. Zu groß ist sonst die Gefahr, dass wichtigen Informationen nicht Raum gegeben wird, dass mögliche dritte Lösungen sich nicht zeigen können, dass die Entscheidung von Zufällen und Stimmungen abhängt.

Aspekte der Care-Ethik zu berücksichtigen, sie als Praxis der Achtsamkeit in der Betreuung anzuwenden, ist ein geeigneter theoretischer Hintergrund, der nicht nur traditionelle Ethiktheorien ergänzt, sondern Aspekte wie Selbstsorge, Achtsamkeit und Beziehung als konstituierende Elemente eines guten Lebens für alle einbezieht.

Literatur

Alt-Epping, B.: Con: Der freiwillige Verzicht auf Nahrung und Flüssigkeit ist keine Form des Suizids. In: Zeitschrift für Palliativmedizin. 19. Jg., Januar 2018, S. 12-14

Biller-Andorno, N.: »Fürsorge« in der Medizin, Prinzip oder Perspektive? In: Jahrbuch für Wissenschaft und Ethik, Band 7 2002, S. 101-115

Bickhardt, J.: Kommentar I zum Fall – »Freiwilliger Verzicht auf Flüssigkeit und Nahrung im Endstadium einer unheilbaren Erkrankung«. In: Ethik in der Medizin, 2015, S. 233-234

Birnbacher, D.: Kommentar II zum Fall – »Freiwilliger Verzicht auf Flüssigkeit und Nahrung im Endstadium einer unheilbaren Erkrankung«. In: Ethik in der Medizin, 2015, S. 239-240

Chabot, B./Walther, C.: Ausweg am Lebensende. Sterbefasten – Selbstbestimmtes Sterben durch freiwilligen Verzicht auf Essen und Trinken. 3., akt. Auflage. München Basel: Ernst Reinhardt Verlag 2012

Conradi, E.: Take Care, Grundlagen einer Ethik der Achtsamkeit. Frankfurt/Main 2001

Fringer, A.: Freiwilliger Verzicht auf Nahrung und Flüssigkeit am Lebensende. Die Sicht der Wissenschaft. In: Eychmüller S/ Amstad H: Freiwilliger Verzicht auf Nahrung und Flüssigkeit. Folia Bioethica, Schweizerische Gesellschaft für Biomedizinische Ethik, Lausanne 2015, S. 11-26

Heinrichs, B.: Zum Beispiel. Über den methodologischen Stellenwert von Fallbeispielen in der angewandten Ethik. In: Ethik in der Medizin, Band 20, Heft 1, März 2008, 40-51

Ivanovic, N./Büche, D./Fringer, A.: Voluntary stopping of eating and drinking at the end of life – a ›systematic search and review‹ giving insight into an option of hastening death in capacitated adults at the end of life. In: BMC Palliative Care 2014, 13:1

Maio, G.: Sorgerationalität als identitätsstiftendes Moment der Palliativmedizin, in: Zeitschrift für Palliativmedizin 217; 18: 175-178

Nearing, H.: Ein gutes Leben – ein würdiger Abschied. Mein Leben mit Scott. Darmstadt: Pala-Verlag 1996

Rufer, L./Baumann-Hölzle, R.: Mantelbüchlein Medizin & Ethik III. Ethische Entscheidungsfindung und Therapieplanung im Dialog. Strategien und Hilfsmittel für Moderatoren/innen nach dem »7 Schritte Dialog«. Zürich 2015: Schulthess.

Simon, A.: Pro: Freiwilliger Verzicht auf Nahrung und Flüssigkeit als Suizid? In: Zeitschrift für Palliativmedizin.19. Jg., Januar 2018, S. 10-11

Tronto, J.: Moral Boundaries. A political argument for an ethics of care. New York, London 1993

Ohnsorge, K./Gudat, H./Rehmann-Sutter, C.: What a wish to die can mean: reasons, meanings and functions of wishes to die, reported from 30 qualitative case studies of terminally ill cancer patients in palliative care. BMC Palliative Care 2014, 13:38

Wiesemann, C./Biller-Andorno, N.: Medizinethik, Stuttgart: Thieme Verlag 2005

41 Ethische Aspekte der An- und Zugehörigenarbeit in Pflege- und Reha-Einrichtungen

Susanne Dungs

41.1 Problembeschreibung

Alten- und Pflegeheime sowie Rehabilitationskliniken gehören (auch heute noch) zu den sogenannten »totalen Institutionen«, wie sie von Erving Goffman definiert wurden. In ihnen wird ein spezifisches an Regeln und Standards orientiertes Handeln wirksam, das schnell in der Gefahr steht, die Beziehung zum anderen Menschen in den Hintergrund zu rücken. Regeln dienen dem reibungslosen Ablauf und dem Einhalten von Ordnung innerhalb von Institutionen oder Organisationen. Standards gelten ganz allgemein als Maßstab für eine gewisse Richtigkeit (Gronemeyer 2017, S. 189). Verbunden mit dem in den letzten Jahren für nahezu alle Institutionen und Organisationen in den Mittelpunkt getretenen Qualitätsbegriff und den dazugehörigen Management- und Sicherungssystemen haben wir es mit einer sowohl an Reibungslosigkeit als auch an Richtigkeit orientierten Entwicklung zu tun, die unsere Anteilnahme für Andere erkalten lässt. Wir neigen dazu, die Systeme selbst sprechen zu lassen und vernachlässigen darüber das Angesprochenwerden vom Anderen. »Ähnlich wie »Werte« – vorzugsweise »unsere Werte« (…) – werden Standards zu einem generellen, umfassenden Kriterium zur Feststellung und Beurteilung von Qualität verallgemeinert.« (ebd.) Der Begriff der Kontrolle geht damit einher. Nahezu alle Handlungsabläufe werden dadurch in einen komplexen rationalen Plan vereinigt, der vor allem dazu dient, Prozesse möglichst effektiv zu gestalten, in ein Gesamtsystem zu gießen und diejenigen Ziele zu erreichen, die sich eine Organisation oder Institution für einen gewissen Zeitraum gesetzt hat (Zielerreichung). Anhand der Standards kann überprüft werden, ob die Ziele erreicht und die Qualitätsnormen eingehalten wurden. Nach Marianne Gronemeyer lassen sich Standards durch nichts erweichen. »Ihre Qualität besteht gerade in ihrer Ungerührtheit. Sie gelten ohne Ansehen der Person, der Situation und der Folgen, die sie zeitigen. Standards sind vollkommen losgelöst, unproportional, sie widersetzen sich jedem Versuch der Konkretisierung. Wir haben uns längst daran gewöhnt, das Losgelöste, das Absolute höher zu achten als das Relative, das Verbundene« (ebd., S. 195). Der konkrete Andere spielt für Regeln und Standards – kurz gesagt – erst auf den zweiten Blick eine Rolle. »Mit dem Anderen ihrer selbst, mit der Wirklichkeit von lebendigen Menschen stehen sie [die Standards, S.D.] nicht in Kontakt« (ebd., S. 196).

Dass auch die Angehörigenarbeit in den besagten Institutionen von dieser Regulierung und Standardisierung von Prozessen und Handlungsabläufen eingeholt ist, liegt gleichsam auf der Hand. Im Folgenden möchte ich diese kurze Problemskizze, die mit den Begriffen Regeln, Standards und Qualitätssicherung verbunden ist, anhand eines Fallbeispiels erläutern. Über dieses Beispiel wird deutlich werden, inwiefern die Patienten und ihre Angehörigen in ihren je spezifischen Anliegen und Bedürfnissen aufgrund von verstärkt implementierten Sicherungsmechanismen und Qualitätsregelkreisläufen in den

Hintergrund zu treten drohen. Die Frage ist daher, was in den genannten Institutionen und Organisationen getan werden könnte, um die Beziehung zum einzigartigen anderen Menschen in den Mittelpunkt des professionellen Geschehens zu rücken.

41.2 Darstellung der Fallskizze: Herr Grün und seine Angehörigen

Die verschiedenen in Alten- und Pflegeeinrichtungen, aber auch in Rehabilitationskliniken tätigen Fachdisziplinen haben im besten Falle evidenzbasiert und qualitätsorientiert vorzugehen, wie Ärzte und Krankenpfleger, Ergotherapeuten, Logopäden und Physiotherapeuten etc. Der Beitrag stellt ein solches professionelles Vorgehen keinesfalls grundsätzlich infrage, sondern es geht ihm um die Überlegung, worauf der Schwerpunkt gelegt wird, beziehungsweise um die Akzentuierung, dass die Beziehung zu den betroffenen Menschen jeweils das Zentrum allen Handelns bilden sollte.

Insbesondere große Einrichtungen wie Krankenhäuser und Pflegeheime sind darauf angewiesen, dass die unzähligen Prozesse, die in ihnen tagtäglich zu bewerkstelligen sind, reibungslos ineinandergreifen. Diese Reibungslosigkeit dient zuletzt dem Wohl der Patienten und Bewohner. Wie darin der Kontakt auch zu den Angehörigen der betroffenen Personen gelingend gestaltet werden kann, wird mit der auch technisch zunehmenden Komplexität der Einrichtungen zu einer immer größeren Herausforderung. Reimer Gronemeyer und Charlotte Jurk sind der Auffassung, dass wir uns nicht nur immer weiter professionalisieren, sondern vielmehr auch »entprofessionalisieren« sollten, denn um uns herum werde zunehmend die »kalte Sprache« einer »Versorgungsindustrie« gesprochen. Das gegenseitige »Kümmern« komme in einer solchen »industriellen Revolution« abhanden (Gronemeyer, Jurk 2017, S. 9).

Dementsprechend plädiert auch Thile Kerkovius in seinem Artikel *Angehörigenarbeit* (2017) dafür, die traditionelle Figur des »Krankenkümmerers« wiederzubeleben. Im Austausch mit einem Priester aus Burundi habe er erfahren, dass in dessen Heimatland »für ein schwerkrankes Familienmitglied [...] eine Person aus dem familiären Umfeld der Großfamilie abgestellt und von allen anderen Aufgaben freigestellt [wird, S.D.]. Diese Person ist dann, auch im Falle einer stationären Krankenhausbehandlung, umfassend zuständig für den Kranken, Tag und Nacht zugegen und ist seine Vertraute, sein Koch, sein Essensgeber, Pflegehilfskraft, Gesprächspartner und auch Betreuer im formalen Sinn. Behandlungsmaßnahmen und Behandlungsabbrüche müssen mit ihr abgesprochen werden« (Kerkovius 2017, S. 33). Der jeweiligen Einrichtung, in der ein Patient oder eine Patientin sich aufhält, ist dieser Kümmerer bekannt und es scheint in der burundischen Kultur selbstverständlich zu sein, sie in ihrer Funktion zu achten und intensiv mit ihr zusammenzuarbeiten.

41.2.1 Fallbeschreibung

Der 76-jährige Herr Grün erleidet während seines täglichen Spaziergangs zu einem See, der in der Nähe seines Hauses gelegen ist, einen Schlaganfall. Glücklicherweise geht ein Nachbar häufig den gleichen Weg und findet Herrn Grün am Weg liegend, so dass die Rettung unmittelbar gerufen werden kann. Herr Grün kommt somit schnell in ein nahegelegenes Krankenhaus. Untersuchungen werden sofort eingeleitet. Bei einer ersten CT sind die Einblutungen ins Gehirn noch nicht sichtbar. Ein späteres zweites CT bestätigt dann den Verdacht eines schweren Schlaganfalls. Dieser ist so massiv, dass die Ärzte schwere Folgen befürchten. Mit den Angehörigen wird direkt Kontakt aufgenommen, und sie werden gebeten, ins Krankenhaus zu kommen. Bereits telefonisch vermittelt einer der Ärzte, dass es sich um einen sehr schweren Schlaganfall handele und er schon am Telefon eine Entscheidung brauche, ob noch eine Operation durchgeführt werden solle.

Hier wird in einem ersten Anlauf deutlich, inwiefern das Handeln dieses Arztes über die Anliegen der Angehörigen hinweggeht, insofern diese nur über ein Telefongespräch unterrichtet überhaupt nicht in der Lage sind, die Reichweite von dieser ärztlichen Einschätzung und erforderlichen Entscheidung nachzuvollziehen. Dieses fast gänzliche Nichtwahrnehmen der Situation der Angehörigen und ihr Ausschließen vom Informationsaustausch, der sich unter den Professionellen vollzieht, bei gleichzeitiger Überforderung hinsichtlich ad hoc zu treffender Entscheidungen setzt sich in diesem Fallbeispiel fort.

Herr Grün ist von der von der Intensivstation direkt in eine Rehaklinik gekommen. Die Angehörigen erwarteten sich von dem dort tätigen Personal, dass sie zum einen über den Gesundheitszustand ihres Partners und Vaters ausführlich informiert und zum anderen in den Therapieverlauf systematisch einbezogen werden. Die Verwandten verbrachten täglich mehrere Stunden bei ihrem Vater in der Rehaklinik. Sie waren präsent und hätten sich gefreut, wenn ihnen konkret erläutert worden wäre, was sie mit und für ihren Vater tun könnten. Für die Angehörigen gestaltete es sich ungeheuer mühsam, Kontakt zu dem zuständigen ärztlichen und therapeutischen Personal zu erhalten und Informationen über den Krankheitsverlauf und das medizinische Vorgehen zu bekommen. Sie baten – über den fallverantwortlichen Arzt hinaus – darum, auch direkt mit dem therapeutischen Personal (wie Logopädie, Ergotherapie etc.) sprechen zu können. Diese seien jedoch – soweit die rudimentäre Auskunft, die sie überhaupt erhielten – zumeist am Vormittag gut erreichbar. Es war für die Familie aufgrund der eigenen Berufstätigkeit jedoch schwer zu realisieren, bereits bis spätestens 12:00 Uhr im Krankenhaus zu sein. Die Angehörigen hatten das Gefühl, im Regen zu stehen und mit ihren Sorgen allein zu sein, ja sie fühlten sich missachtet und ausgeschlossen vom in dieser Klinik herrschenden Gesamtsystem, obwohl sie die Funktion des »Krankenkümmerers« nahezu optimal ausfüllten. Sie orientierten sich folglich an ihren eigenen Überlegungen, was sie Gutes tun könnten für ihren Partner und Vater, ohne ein professionelles Feedback dazu zu erhalten. Diese Rehaklinik hat somit leider für Angehörige keine klare Rolle vorgesehen. Sie sieht in ihnen auch nicht die Funktion, zum Genesen beitragen zu können, obwohl es die Menschen sind, die dem Patienten seine Nächsten und Vertrauten sind. In der Situation eines umfassenden Missachtet-Werdens, die den Angehörigen zuteilwurde, machten sich Phantasien und Ängste breit, wie es dann dem Vater gehen möge, denn dieser konnte seit seinem Schlaganfall nicht mehr sprechen.

Eine Einladung von dem fallverantwortlichen Arzt zu einem gemeinsamen Gespräch zu Beginn des Reha-Aufenthaltes erhielten die Angehörigen nicht. Sie mussten jeweils selbst um ein Gespräch ansuchen und Informationen über den Therapieverlauf mühsam zusammentragen. Die Angehörigen hatten das Gefühl, einen Störfaktor darzustellen und Zeit zu stehlen hinsichtlich des reibungslosen Arbeitsablaufs in der Klinik. Sie wurden somit nicht systematisch in die Therapie einbezogen, und es wurde ihnen auch nicht erläutert, was sie selbst tun könnten, um den Genesungsprozess des Vaters bestmöglich zu unterstützen. Die Familie stieß an einem Infopoint der Rehaklinik jedoch zufällig auf eine Broschüre über ein

Beschwerdemanagement, das in der Rehaklinik installiert war. Die Broschüre formulierte einladend, dass man sich bei Problemen gerne an die betreffende Stelle wenden möge. Es war sowohl eine Telefonnummer angegeben als auch ein E-Mail-Kontakt. Aufgrund dieser Einladung schrieb eine der Angehörigen eine Mail an die angegebene Adresse. Vielleicht würde ihnen über diesen Weg jemand Gehör schenken und sich eine systematischere Zusammenarbeit von den Mitgliedern der Familie und den Fachdisziplinen der Rehaklinik installieren lassen – zum Wohle des Patienten. Die Reaktion erschütterte die Familie sehr. Sie erhielt direkt eine Mail von dem fallverantwortlichen Arzt, der seine beiden Assistenz-Ärztinnen in Schutz nahm und sich rechtfertigte, dass man doch alles Menschenmögliche für den Vater tue. Zudem rief eine Dame vom Beschwerdemanagement bei der Familie an und fragte ebenso unfreundlich nach, was man denn wolle?

41.3 Das ethische Dilemma im Fall des Herrn Grün

Das ethische Dilemma liegt in diesem Fall darin, dass man zwar einerseits in der Rehaklinik eine Stelle geschaffen hat, an die Beschwerden und Anliegen gerichtet werden können. Andererseits handelt es sich dabei aber wiederum um eine zusätzliche Stelle in den Rädchen der etablierten »Versorgungsindustrie«, die ihr Augenmerk vor allem darauf richtet, dass in der Klinik alles reibungslos läuft. Die tatsächlichen Probleme – hier von den Angehörigen – wollte diese Stelle nicht wirklich hören. Nach außen gesehen lässt sich seitens der Klinikleitung schönfärbend argumentieren, dass die Klinik ethisch ganz korrekt über eine solche Beschwerdestelle verfüge und somit sehr konstruktiv und offen mit Kritik umgehe. Selbst für die Angehörigen wird ein Angebot vorgehalten und sie werden über das Beschwerdemanagement ins professionelle Qualitätsmanagementsystem integriert. Der Qualitätszirkel (Deming-Kreis: Plan – Do – Check – Act) ist somit vorbildhaft geschlossen. Nach innen gesehen und unter der Perspektive der Beschaffenheit der Beziehung zu den Angehörigen allerdings betrachtet, handelt es sich nur um eine zusätzliche Apparatur, die nicht wirklich darauf angelegt ist, Gehör zu schenken. Im Gegenteil, mit ihrer Reaktion erzeugte die Beschwerdestelle bei den Angehörigen eine zusätzliche Belastung und ein Schuldgefühl, sich überhaupt an diese Stelle gewendet zu haben. Denn sie erlebten hautnah mit, unter welchem Arbeitsdruck die verschiedenen Fachdisziplinen in der Klinik ihre alltägliche Arbeit verrichteten. Es war der Familie aber nicht um ein »Anschwärzen« zu tun, sondern um das Finden einer Form von Zusammenarbeit zwischen Professionellen und Angehörigen. Die Familie wünschte sich unendlich mehr an Austausch und Teilhabe.

41.3.1 Möglichkeiten der Auflösung des ethischen Dilemmas

Die Einladung des Beschwerdemanagements, sich bei Problemen dorthin zu wenden, erwies sich folglich nicht als »echt«. Ein »echtes« Abarbeiten der Probleme der Angehörigen würde Zeit und offene Ohren erfordern, was aber in einer industriell organisierten Maschinerie für alle Beteiligten nicht realisierbar ist. Vermutlich geht es für die Ärzte und Therapeuten innerhalb einer Klinik vor allem darum, Fehler vermeiden und nicht auffallen zu wollen, kurz gesagt: Sie tun alles, um nicht selbst zum »Fall« des Beschwerdemanagements zu werden.

Eine Mitarbeiterin eines Krankenhauses berichtet, dass bei ihren Kollegen, nachdem sie die Zertifizierung ihres Qualitätsmanagementsystems durchlaufen hatten, die Angst, etwas zu sagen, wider Erwarten größer geworden sei. Das heißt, das Implementieren von Qualitätssicherungssystemen trägt nicht nur dazu bei, dass mit Kritik und Fehlern konstruktiver umgegangen wird und eine echte Fehlerkultur sowie wertschätzende Qualitätskultur entstehen, sondern sie bilden möglicherweise einen (auch internalisierten) Mechanismus heraus, der dazu dient, Fehler und Schwachstellen vermehrt zu verdecken. Damit werden Angehörige gleich in mehrfacher Hinsicht übergangen und überhört.

> »Die Sprache sozialer Expertise, mit der wir es zu tun haben, hat die sozialen Dienstleistungen längst rundum infiltriert und kann ihre Herkunft aus der industriellen Sphäre nicht verleugnen. Sie bleibt nicht an der Oberfläche, sondern ist der Ausdruck für einen Prozess, der aus der Sorge für andere zunehmend ein ökonomisiertes, verfahrenstechnisch geprägtes Instrument macht. Sie kennzeichnet einen Prozess der »Professionalisierung« von Pflege und sozialer Arbeit, die unter dem Vorwand der Optimierung sozialer Dienstleistung tatsächlich eine radikale Verdinglichung mitmenschlicher Zuwendung betreibt. Wenn Professionalisierung in diesem Sinne betrieben wird, führt sie zu ihrem Gegenteil: berufliche Erfahrung, Einfühlung und Wissen werden entwertet. Eine Deprofessionalisierung von oben sozusagen. Klinikärzte wissen, dass die maßgeblichen Entscheidungen heute von der Verwaltung von den Kosten-Nutzen-Berechnern gefällt werden und ihr medizinisch-fachliches Wissen und Wollen dagegen kaum ins Gewicht fallen« (Gronemeyer, Jurk 2017, S. 10).

In allen Zweigen des Sozialen wird nach Raimer Gronemayer und Charlotte Jurk zunehmend eine abstrakte und abgekühlte Sprache an den Tag gelegt. Aus der Sorge für Andere sei ein »ökonomisiertes, verfahrenstechnisch geprägtes Instrument« geworden (ebd.).

41.4 Ethik vom Anderen her

Im Zuge der rasanten Säkularisierung ist in den westlichen Gesellschaften »viel religiös geprägte und stützende Gemeinschaftlichkeit verloren gegangen. […] Wir erleben eine ebenso rasante Erosion tragender sozialer Bezüge und eine von Wohlstand und Reichtum geprägte Individualisierung von Lebensentwürfen« (Kerkovius 2017, S. 34). Viele der vormals von einem intakten Sozialverband ausgefüllten sozialen Tätigkeiten sind inzwischen an Professionelle übergegangen. Diese Professionalisierung des Sozialen führt aber nicht wirklich zu dessen Entfaltung, sondern trägt zu dessen Aushöhlung bei; sie bringt über die damit verbundenen Chancen der Freisetzung als Vormaligem somit auch die Nachteile der sozialen Isolation mit sich. Zwischenmenschliche Nähe droht an die Wand gespielt zu werden.

Angehörige sind, so Thile Kerkovius, von den existentiellen Krisensituationen, in denen sich die Patienten befinden, unmittelbar mitbetroffen. »Erst nach und nach kam die Einsicht, dass Menschen ja immer in ihren sozialen Bezügen sterben und um sie herum andere Menschen sind, Angehörige eben, die auch als unmittelbar Betroffene in einer existentiellen Krisensituation sind. Mit diesen musste man sich also auch beschäftigen. Die bisherige Betreuung war bereits professionalisiert […] und war damit Arbeit. Jetzt musste man den Arbeitsbereich auf die Angehörigen erweitern. Die Angehörigen wurden so auch Gegenstand der professionellen Betreuungskonzepte. Es entstand die »Angehörigenarbeit«« (Kerkovius 2017, S. 34).

Im Zuge der Professionalisierung der Sozial- und Pflegeberufe sind somit auch die Angehörigen in den Blick genommen worden. Kerkovius zeigt, wie im Zuge dieser Professionalisierung von Dienstleistungen (Angehörigenarbeit, Beschwerdemanagement etc.) der professionelle Blickwinkel den unmittelbaren und respektvollen Zugang zu den Angehörigen jedoch verstellt. »Allzu schnell werden sie (unhinterfragt) Adressaten therapeutischer Bemühungen, professioneller Dienstleistungen, von Bespaßungsmaßnahmen oder wichtiges Element des hausinternen Qualitätsmanagements. All das sind wahrscheinlich völlig normale und konsequente Entwicklungen einer zunehmend technokratischeren Hochgeschwindigkeitsgesellschaft, in der auch die Lösung der wichtigen Menschheitsfragen und -probleme an Experten delegiert und als Dienstleistungen abrufbar werden« (Kerkovius 2017, S. 36). Dieser Einschluss in die Systeme und die Professionalisierung der Angehörigenarbeit gehen nicht unbedingt mit Empathie für ihre Belange einher, vielmehr werden sie an die Vorgaben, die seitens des Managements gestellt sind, angepasst (Gronemeyer, Jurk 2017, S. 10). Hinter dem Beschwerdemanagementsystem verbergen sich Verwaltungsabläufe, die die Komplexität einer Klinik noch einmal erhöhen und die Kosten in die Höhe treiben. Im Begriff des Managements tönt jeweils an, dass Probleme weniger in Bezug auf den einzigartigen Anderen gelöst, sondern orientiert an allgemeinen Standards reguliert und verwaltet werden.

Mit der Implementierung von Angehörigenarbeit ist es in den Einrichtungen somit nicht getan. Manchmal läge der Ausweg so nahe: mehr Gespräche anbieten, einfach zuhören und Fragen beantworten. Klaus Dörner bezeichnet diese professionelle Haltung in Anlehnung an Emmanuel Lévinas als »Arzt vom Anderen her« (2002).

> Einfach zuhören kostet weniger und bringt allen Beteiligten mehr.

Mit Klaus Dörner lässt sich ein Ausweg vorschlagen. Er zeigt sehr schön, dass sich Handlungen immer aus den Beziehungen, in denen wir stehen, ergeben. Selbstreflexiv führt er aus, dass gerade Ärzte aufgrund der »Vernaturwissenschaftlichung« ihres Berufes dazu neigten, ihr Gesichtsfeld zu verengen. »Dagegen machen wir uns und unseren Patienten das Leben erheblich leichter, wenn wir unsere Aufmerksamkeit zuerst und vorrangig auf unsere Beziehungen und ihre Kultivierung richten, aus denen – mehr induktiv als deduktiv – wir unsere handlungsleitenden Normen, zunächst am jeweiligen Einzelfall orientiert, entwickeln, sodass sie ihren Grund in sich selbst haben. Wenn schon nicht alle, so sind doch viele so genannte Entscheidungs-Dilemmata in Grenzsituationen zwischen Leben und Tod künstliche Abstraktionen, die gar nicht entstehen würden, wenn ich das, was ich zu tun habe, das Richtige oder Gute, aus meinen Beziehungen um den konkreten Einzelfall herum entwickle. [...] Das Antlitz des Anderen und der Blick seiner sprechenden Augen lassen mir – moralisch – keine Wahl, bewegen, motivieren mich« (Dörner 2002, S. 138).

Es ist der Anspruch des Anderen, der mich nach Lévinas ruft und mich in meinem Handeln leitet. Diesem Anspruch kann ich mich nicht entziehen. Ich bin ihm passiv »ausgeliefert«. Dörner nimmt Bezug auf Ethiken der Alterität, um sie für eine Pflegeethik fruchtbar zu machen. Ethiken des Utilitarismus und der deontologischen Pflichtenlehre (Kant) reichen aus seiner Sicht für Fragen der Medizin und der Pflege nicht aus, da der persönliche und situative Kontext zu wenig Berücksichtigung finde. »Daher bevorzugen sie [die Autoren der Pflegewissenschaft, wie etwa van der Arend und Gastmanns, S.D.] eine Beziehungsethik der Sorge und Verantwortung, wobei sie die Philosophie von Lévinas als »Wende« bezeichnen, von der an nicht mehr mit den aktiven, sondern mit den passiven Seiten des Menschen ethisch zu denken begonnen wird« (ebd., S. 139).

Die Pflegeethik nimmt nach Dörner, wie andere angewandte Ethiken auch, den Weg einer Entwicklung über eher universalistische Ethiktypen hin zu einer Alteritätsethik, d. h. einer Ethik der Gerechtigkeit einerseits und einer der Sorge und Verantwortung für den Anderen andererseits. »Während der Ort für die erste der Markt ist mit seinem Austausch nicht nur von Waren, sondern auch von Argumenten und mit vertraglichen Vereinbarungen, hat die letztere ihren Ort im Haushalt (oikos) im umfassenden Sinn mit den Beziehungen zwischen Kind und Mutter, zwischen Eheleuten sowie zu Hilfsbedürftigen, Fremden, Gott« (ebd.). Es ist eben der Gesichtspunkt der Beziehung zum Anderen, der dadurch für die Medizin und die Pflege eine ungeheure Bedeutung erlangt und die Begegnung zwischen den beteiligten Menschen mit Ernst füllt.

Die traditionelle Moraltheorie hat sich fast durchweg mit der asymmetrischen Verantwortungsbeziehung zum anderen schwergetan und sie dem vormoralischen Bereich zugeordnet, während im Sinne der neueren Care-Ethiken die Asymmetrie nach Lévinas den exklusiven Ort der Moral bildet. Sigrid Graumann führt dazu mit Bezug auf Seyla Benhabib aus, dass die asymmetrische Verantwortungsbeziehung zum anderen für die gängige Moraltheorie ein größeres Problem darstelle. »Seyla Benhabib vertritt beispielsweise die Ansicht, die zeitgenössische universalistische Moraltheorie beschränke sich auf Fragen der Gerechtigkeit in der öffentlichen Sphäre und gehe dabei von entkörperten, unabhängigen und bindungslosen Moralsubjekten aus. Sie betone die Würde und den Wert des Menschen als moralisches Subjekt, vergesse dabei aber, dass der Mensch auch ein »konkretes körperliches Wesen mit Bedürfnissen und Verletzlichkeiten, Gefühlen und Wünschen« ist (Benhabib zit. n. Graumann, 2005, S. 16.).

In den ethischen Debatten zu Care, Fürsorge und Verantwortung wird diese Orientierung auch als »induktiver Weg« bezeichnet. Nicht die deduktive Perspektive der Verallgemeinerbarkeit bildet den Ausgangspunkt der Ethik, sondern die Erfahrungen, die innerhalb der sorgenden Beziehungen von allen Beteiligten gemacht werden. »Der deduktive Weg ethischer Argumentation, die Ableitung von Aussagen über das, was zu tun ist, aus dem, was das Wesen des Menschen vorgeblich ausmacht – scheint wenig zielführend, weil er für Fragen der alltäglichen Begleitung von Menschen in Grenzsituationen keine Antworten liefert« (Schäper, 2010, S. 25).

Beide Typen von Ethik (Gerechtigkeit und Fürsorge) schließen sich nicht gegenseitig aus, sondern für besagte Einrichtungen wie Alten- und Pflegeheime und Reha-Kliniken bedeutet dies, die betroffenen Menschen und ihre Erfahrungen im Rahmen ihrer Angehörigenarbeit wirklich in den Blick zu nehmen. Dies würde eine echte und warme Zusammenarbeit mit den wichtigsten Menschen darstellen, die den Patienten zugehören: *eine Zugehörigenarbeit von Angesicht zu Angesicht*. Zugehörige könnten dadurch noch sehr viel mehr zum Genesungsprozess beitragen, als es die aktuellen Verhältnisse in vielen Heimen und Kliniken zulassen. Dazu bedarf es keiner neuen und zusätzlichen Managementsysteme, die wiederum Personal erfordern und somit viel Geld kosten, sondern einfach nur offener Ohren. Es geht nicht um Marketingstrategien, sondern um *gegenseitige Anteilnahme*. Zugehörige können mit ihrer existentiellen Betroffenheit leichter umgehen, wenn ihnen Möglichkeiten der Mitgestaltung gegeben sind und Räume eröffnet werden, um wirklich »Krankenkümmerer« sein zu können. Zugehörige wünschen sich, Antlitz zu sein, wie auch die Professionellen sich wünschen, dass das Sprechen ihrer Augen von den Zugehörigen gehört werde.

Zugehörige sehnen sich danach, für die Professionellen weniger Störfaktor, sondern Antlitz zu sein, wie auch die Professionellen sich umgekehrt wünschen, dass das Sprechen ihrer Augen von den Menschen gehört werde, die ihren Patienten zugehören.

Literatur

Dörner, Klaus (2002): Arzt vom Anderen her. In: Schnell, Martin W.: Pflege und Philosophie. Interdisziplinäre Studien über den bedürftigen Menschen. Bern, S. 137-172.

Graumann, Sigrid (2005): Rechte und Pflichten in asymmetrischen Beziehungen. In: Graumann, Sigrid; Grüber Katrin (Hg.): Anerkennung, Ethik und Behinderung. Beiträge aus dem Institut Mensch, Ethik und Wissenschaft. Münster, S. 13-27.

Gronemeyer, Reimer; Jurk, Charlotte (2017): Entprofessionalisieren wir uns! Über die Sprache der Versorgungsindustrie: Wie Plastikwörter die Sorge um andere infizieren und warum wir uns davon befreien müssen. In: Dies. (Hg.): Entprofessionalisieren Wir uns! Ein kritisches Wörterbuch über die Sprache in Pflege und Sozialer Arbeit. Bielefeld, S. 9-12.

Gronemeyer, Marianne (2017): Standard. In: Gronemeyer, Reimer; Jurk, Charlotte (Hg.): Entprofessionalisieren Wir uns! Ein kritisches Wörterbuch über die Sprache in Pflege und Sozialer Arbeit. Bielefeld, S. 189-197.

Kerkovius, Thile (2017): Angehörigenarbeit. In: Gronemeyer, Reimer; Jurk, Charlotte (Hg.): Entprofessionalisieren Wir uns! Ein kritisches Wörterbuch über die Sprache in Pflege und Sozialer Arbeit. Bielefeld, S. 33-37.

Schäper, Sabine (2010): Ethik unter erschwerten Bedingungen. Heilpädagogische Ethik als Orientierung in Grenzsituationen. In: Blätter der Wohlfahrtspflege 1(2010), S. 24-27.

42 Ethische Entscheidungen am Lebensende – ein interdisziplinärer medizinrechtlicher Dialog

Rudolf Likar, Gernot Murko und Georg Pinter

42.1 Falldarstellung

42.1.1 Ausgangssituation

Bei der Falldarstellung handelt es sich um einen 48-jährigen Mann (Herr M.) mit Suizidversuch durch Erhängen.

Es wurde die Rettungskette alarmiert und es erfolgte ein Reanimationsversuch durch das Rotkreuzteam. Nach sieben Minuten kam es zur Wiederherstellung des Kreislaufs.

Herr M. war zwei Monate auf der Intensivstation. Es wurde eine PEG (perkutane endoskopische Gastrostomie)-Sonde angelegt und auch eine Tracheotomie. Ein zu diesem Zeitpunkt erhobener neurologischer Konsiliarbefund weist auf eine hypoxische Enzephalopathie hin. Auch das MRT des Gehirnschädels zeigt einen hypoxämisch-ischämischen Gehirnschaden, einem chronischen Stadium entsprechend. Die neuronenspezifische Enolase war deutlich erhöht. Die letzte neurologische Stellungnahme wies somit kein Rehabilitationspotenzial für den Patienten auf.

Einvernehmlich wurde mit der Lebensgefährtin (Sachwalterin für medizinische Belange) und innerhalb des Ärzteteams festgelegt, dass Reanimationsmaßnahmen, sowie keine neuerliche invasive Beatmung oder sonstige lebensverlängernde Maßnahmen inklusive antibiotischer Therapie bei Fieber, vollzogen werden. Ziel war eine symptomorientierte Therapie, gegebenenfalls Vendalperfusor (Morphin) in Stresssituationen.

Nach Rücksprache mit den Angehörigen wird die Verlegung nach zweimonatigem Intensivaufenthalt auf die Palliativstation des Krankenhauses vollzogen. Hier zeigt sich der Patient kreislaufstabil, atmet selbstständig über das Tracheostoma und die feuchte Nase, zeigt rezidivierende Fieberzacken und erhöhte Entzündungswerte. Auf eine Diagnostik bezüglich der Entzündungswerte und eine spezifische Therapie wird verzichtet. Bei Bedarf werden antipyretische und analgetische Zusatzmedikamente zur laufenden medikamentösen Dauertherapie gegeben. Er zeigt sich dekubitusgefährdet im Steißbereich und im Bereich des rechten Trochanters.

Bei vorliegender Konstellation und nicht zu erwartender Besserung der Lebensqualität erfolgt die Rücknahme der enteralen Ernährung. Er bekommt 1000 ml Wasser pro Tag und scheidet weiterhin adäquat aus. Die Mundpflege wird nur teilweise toleriert.

Anschließend erfolgt die Unterbringung in einem Pflegeheim. Im Heim werden seit Jahren Wachkomapatienten versorgt. Diese werden teilweise über Jahre bis zu ihrem Tod begleitet.

Es ergab sich daraus eine Konfliktsituation, da die Pflege und die Hausärztin angaben, dass der Betroffene sehr wohl reagiert, dass er, wenn Mundpflege gemacht wird, er bewusst den Mund aufmacht, dass, wenn das Auge verklebt ist und man sagt ihm er soll das Auge aufmachen, er auch das Auge aufmachen würde und mit Tränen reagieren würde.

Es entwickelt sich also ein Konflikt zwischen dem Pflegepersonal im Heim und der Hausärztin, die den Betroffenen ernähren wollen und der Sachwalterin (= Lebensgefährtin), die den mutmaßlichen Willen von Herrn M. mitteilte, dass er in einer solchen Situation keine Ernährung gewünscht hätte.

42.1.2 Klinischer Befund

Patient hat die Augen offen, teilweise schließt er sie, macht dann wieder spontan die Augen auf, die Pupillen werden nach rechts und links bewegt. Auf Schmerzreiz reagiert er mit vegetativem Reaktionsmuster. Er ist ausgesprochen kachektisch und hat Kontrakturen in den Beinen. Er hat einen liegenden Harnkatheter, eine liegende PEG-Sonde, eine liegende Trachealkanüle und ist mit Sauerstoff kontinuierlich versorgt. Eine Ernährung über die PEG-Sonde wird zu dieser Zeit noch bolusweise im Heim durchgeführt.

42.1.3 Befund und Gutachten

> Ein Sachverständiger wurde ersucht, Stellungnahme zu nehmen, ob die Aufrechterhaltung des Verzichts auf eine enterale Ernährung mittels PEG-Sonde auch unter Berücksichtigung ethischer Aspekte dem Wohle des Kuranden entspricht.

Die Applikation von Flüssigkeit unterliegt neben der Patientennahrung durch eine Sonde, wenn der Patient nicht in der Lage ist, Nahrung und Flüssigkeit oral aufzunehmen, einer medizinischen Indikationsstellung und stellt eine medizinische Maßnahme dar (Körner et al. 2004, Wallner et al. 2010).

Eine medizinisch induzierte Ernährungs- und Flüssigkeitstherapie über Sonden (nasogastral, PEG-perkutane endoskopische Gastrostomie, PEJ – perkutane endoskopische Jejunostomie) oder auch parenteral muss also wie jede andere Therapie indiziert sein und einem klar definierten Therapieziel folgen.

Das Therapieziel definiert sich folgend: Erlangen der Selbstbestimmtheit und Selbstständigkeit. Wie aus den Unterlagen jedoch hervorgeht, hat der Betroffene einen diffus hypoxischen ischämischen Gehirnschaden, einem chronischen Stadium entsprechend und auch eine erhöhte neuronspezifische Enolase, was auf einen hypoxischen Schaden hinweist (Calderon et al. 2014). Daraus lässt sich folgern, dass ein Erlangen der Selbstbestimmtheit und Selbstständigkeit mit höchster Wahrscheinlichkeit ausschließbar ist.

Jetzt stellt sich also die Frage, wann Behandlungskonzepte oder Behandlungsmaßnahmen sinnlos sind: Sie sind dann sinnlos, wenn das angestrebte Therapieziel nicht erreicht werden kann, wie in diesem Fall vorliegend.

Sinnlos sind sie, wenn das angestrebte Therapieziel (Selbstbestimmtheit, Selbstständigkeit) nicht erreicht werden kann, das Therapieziel vom Patientenwillen (Patientenverfügung, Vorsorgevollmacht, mutmaßlicher Patientenwillen) nicht gedeckt ist und die dadurch erreichbare Lebensqualität/Lebensperspektive die Belastungen während der Behandlung aus Patientensicht nicht rechtfertigt (Neitzke et al. 2016).

Man muss hier unterscheiden zwischen einem Palliativpatienten und einem apallischen Patienten. Zur prognostischen Einschätzung des apallischen Patienten müssen zwei Bereiche abgegrenzt werden, wenn wir vom Erlangen eines Therapiezieles sprechen:

1. Die Wiedererlangung des Bewusstseins
2. Die Wiedererlangung der körperlichen Funktionen

Der Bereich der Bewusstseinserholung umfasst den zuverlässigen Hinweis von Selbstwahrnehmung und Wahrnehmung der Umgebung. Bewusstseinserholung ist auch ohne Erlangen der körperlichen Funktionen möglich, jedoch kann keine Erholung der körperlichen Funktionen ohne Wiedererlangen des

Bewusstseins stattfinden (Multi-Society Task Force on PVS 1994).

Auch beim apallischen Syndrom sind die medizinische Indikation und der Patientenwille zu erörtern. Der Patientenwille ist das wichtigste Entscheidungskriterium im Kontext der Therapieentscheidung und dem Patientenwillen. Dies ist auch im Falle eines apallischen Syndroms zu akzeptieren und zu respektieren.

Die Achtung des Patientenwillens (unmittelbar oder mittelbar) ist für die Entscheidungsfindung unabdingbar und Ausdruck des Respektes vor der Würde des Menschen.

Um den mutmaßlichen Patientenwillen zu erörtern wurde ein Gespräch mit der Sachwalterin für medizinische Belange durchgeführt. Die Sachwalterin ist über 25 Jahre lang auch die Lebensgefährtin von Herrn M. gewesen. Die Mutter von Herrn M. ist an Leberkrebs gestorben und er hat es nicht ertragen, wie es ihr in der letzten Lebensphase ergangen ist.

Laut seinem Sohn war seine Einstellung: »Das Leben ist eine Qual. Das Leben ist eine Belastung.« Er habe auch gesagt, er sei aus dem Grund, dass es zu viel Leid auf der Welt gebe, aus der Kirche ausgetreten. Das viele Leid sei ein Indiz dafür, dass es keinen Gott geben könne.

Zudem habe er gesagt, dass er, wenn ihm etwas wie seiner Mutter passiere, die ein Karzinom gehabt hat, er keine lebenserhaltenden Maßnahmen haben, sondern sich stattdessen strangulieren wolle, nachdem er sich über die sicherste Methode informiert habe.

Die Lebensgefährtin hält fest, dass sein mutmaßlicher Patientenwille ist, dass er keine künstliche Ernährung bekommt und auch der Sohn hält daran fest, dass der mutmaßliche Patientenwille seines Vaters keine künstliche Ernährung ist. Die Ernährung war ihm nicht wichtig. Der Vater von Herrn M. hat an Ösophagusvarizen gelitten und sich bewusst mit Alkohol selbst geschädigt. Er hatte eine Blutung aus den Ösophagusvarizen erlitten, ist im Blut gelegen und es wurden aufgrund des Sohnes – Herrn M. – dann keine lebenserhaltenden Maßnahmen getroffen, da er diese ebenso wenig wie künstliche Ernährung für seinen Vater wollte. Es gibt von Herrn M. keine Patientenverfügung. Seine Lebensgefährtin und Sachwalterin hat für die PEG-Sonde zugestimmt, jedoch unter – wie sie angibt – moralischen Druck.

Beobachtung im Patientenzimmer: Wenn die Lebensgefährtin ihn streichelt, besteht der Eindruck, dass er vegetativ unbewusst reagiert und die Augen aufmacht.

Folgende Fragen stellen sich bezüglich der Grenzen der Therapiesinnhaftigkeit, und diese lassen sich wie folgt beantworten (Neitzke et al. 2016):

Halten Sie es für realistisch, dass der Patient die aktuelle Krankheitssituation überlebt?

Herr M. befindet sich in einem kachektischen Zustand mit Kontrakturen. Die Wahrscheinlichkeit, dass er die aktuelle Krankheitssituation überlebt, ist als sehr gering einzuschätzen.

Wurde die Überlebensprognose anhand objektiver Methoden eingeschätzt?

Es liegt ein MRT vor, welches einen hypoxischen Hirnschaden nachweist und auch die neuronenspezifische Enolase ist deutlich erhöht. Zudem weist ein vorliegender Konsiliarbefund kein Rehabilitations-Potential auf.

Nehmen Sie an, dass der Patient im Fall des Überlebens einen Gesundheitszustand erreicht, der seinen Vorstellungen von Lebensqualität entspricht?

Nein.

Existiert eine Patientenverfügung, die den Standpunkt des Patienten verdeutlicht?

Nein.

Liegen Ihnen andere Hinweise zum geäußerten oder mutmaßlichen Patientenwillen vor?

Ja, es liegt der mutmaßliche Patientenwille vor. Die Lebensgefährtin, Frau B. (Lebensgefährtin und Sachwalterin für medizinische Belange) gibt an, dass er lebensverlängernde Maßnahmen ablehnen würde. Da die künstliche Ernährung über die PEG-Sonde eine medizinische Maßnahme ist, ist hier der mutmaßliche Patientenwille zu respektieren und nicht zu ernähren. Wichtig wäre und ist die Mundpflege und dass die Schleimhäute befeuchtet werden.

Bestehen aus Ihrer Sicht Umstände (Erwartungshaltungen innerhalb des Teams, bei einzelnen Mitarbeitern, bei Angehörigen), die eine Bewertung von Sinnhaftigkeit und Sinnlosigkeit erschweren?

Es ist vom Team, sowohl vom Pflegeteam des Pflegeheims, als auch von der niedergelassenen Ärztin Dr. E., emotional schwer zu verstehen, dass man bei einem apallischen Patient keine Ernährung mehr geben darf. Es wird dem Team und auch der niedergelassenen Ärztin erläutert, dass der mutmaßliche Patientenwille zu respektieren und deswegen die künstliche Ernährung einzustellen ist.

42.1.4 Zusammenfassung

Unter Einbeziehen der vorliegenden Literatur und aufgrund des Sachverhalts, dass künstliche Ernährung über eine PEG-Sonde eine medizinische Handlung darstellt und einer Indikation untersteht, kann eine solche also nicht als Grundversorgung verstanden werden. Da sie in diesem Fall durch den mutmaßlichen Patientenwillen abgelehnt wird, ist sie hiermit einzustellen.

Tatsachen, die diese Argumentation untermauern, sind:

- Dass der Patient bewusst aus dem Leben scheiden wollte, indem er sich stranguliert hat und nicht mehr weiterleben wollte. Es liegt anamnestisch keine Depression vor.
- Dass bildgebend ein MRT vorliegt mit einem hypoxischen Hirnschaden und die neuronenspezifische Enolase als Laborparameter deutlich erhöht ist.
- Dass ein Konsiliarbefund von einer neurologischen Klinik vorliegt, nach dem kein neurologisches Rehabilitations-Potential gegeben ist.
- Dass der mutmaßliche Patientenwillen, keine lebensverlängernden Maßnahmen inklusive einer künstlichen Ernährung gewollt zu haben, vertreten wird durch den Sohn und der Lebensgefährtin Frau B, die auch Sachwalterin für medizinische Belange ist.

Der Verzicht auf die enterale Ernährung mittels PEG-Sonde – auch unter Berücksichtigung ethischer Aspekte – entspricht unter der Berücksichtigung der vier obengenannten Punkte dem Wohle des Kuranden.

42.1.5 Diskussion

In diesem Fall stellt sich der Konflikt zwischen dem weiterbehandelnden Team – Hausärztin und Pflege – und der Sachwalterin für medizinische Belange (=Lebensgefährtin) dar. Im Vordergrund ist hier der Betroffene zu sehen – ein apallischer Patient – bei dem im Team mit der Sachwalterin im Krankenhaus die Entscheidung getroffen wurde, die enterale Ernährung über die PEG-Sonde einzustellen und nur mehr Flüssigkeit zu geben.

Im Pflegeheim stellt sich dann folgender Sachverhalt dar:

Es handelt sich um einen jungen Patienten und es war für das betroffene Team schwer, ihn nicht zu ernähren, zumal er auch ein vegetatives Reaktionsmuster zeigte.

Man muss sich aber immer die Frage stellen, was das Therapieziel ist, wie die Prognose ist, wie der mutmaßliche Patientenwille ist und welche Lebensqualität oder welche Nebenwirkungen durch die getroffenen Maßnahmen erzielt werden (Janssens et al. 2016).

Ich muss mir zur Prüfung der Behandlungsmaßnahmen also folgendes vor Augen führen:

- Kann das angestrebte Therapieziel nach professioneller Einschätzung erreicht werden?
- Wird dieses Therapieziel vom Patienten gewünscht?
- Sind die Belastungen während der Behandlung durch die erreichbare Lebensqualität/Lebensperspektive aus Patientensicht überhaupt gerechtfertigt?

Daraus erfolgt umgekehrt:
Das Behandlungskonzepte oder Behandlungsmaßnahmen sind sinnlos, wenn

- das angestrebte Therapieziel nicht erreicht werden kann!
- dieses Therapieziel vom Patientenwillen nicht gedeckt ist!
- die dadurch erreichbare Lebensqualität/Lebensperspektive die Belastungen während der Behandlung aus Patientensicht nicht rechtfertigt!
- die medizinische Indikation nicht gegeben ist!

Bei der Ernährung muss man unterscheiden, ob es ein Art Grundversorgung ist. Dies ist es nur dann, wenn der Patient die Nahrung selbstständig zu sich nimmt bzw. wenn ihm Nahrung verabreicht wird, er den Mund aufmacht und er die Nahrung dann schluckt. Dies ist ein Zeichen, dass er die Nahrung haben will, und dann gehört sie zur Grundversorgung.

Bruera et al. (2013) konnten in ihrer Arbeit bei 129 Patienten, die an einem Carcinom erkrankt waren, zeigen: Wenn man am Ende des Lebens 1 l Flüssigkeit pro Tag gibt, was verglichen wurde mit 100 ml Kochsalz pro Tag als Placebo, hat dies keine Auswirkung auf die Symptome, auf die Lebensqualität und auch auf das Überleben. Man kann daraus folgern, dass man nicht literweise Flüssigkeit am Ende des Lebens gibt, da es keine Auswirkung auf die Lebensqualität hat.

Hui et al. (2015) haben mehrere Studien zusammengenommen und kamen zu folgender Schlussfolgerung: Die letzten Tage im Leben sind beeinflusst mit Abnahme der Funktion, Verschlechterung der Symptome wie Anorexie, Dysphagie, Delirium, refraktäre Kachexie.

Derzeit gibt es keine Evidenz, dass die künstliche Ernährung und die künstliche Hydration die Symptome der Patienten in diesen Tagen des Lebens verbessern. Künstliche Ernährung ist allgemein nicht empfohlen, da es eine invasive Maßnahme ist und einer medizinischen Indikationsstellung unterliegt.

Wird die Ernährung aber enteral durch eine PEG-Sonde oder perkutane enterale Jejunalsonde durchgeführt oder wird sie parenteral über einen Venenweg zugeführt bzw. Flüssigkeit intravenös/subkutan gegeben, dann ist dies eine medizinische Therapie, die genauso den Entscheidungsleitlinien unterliegt wie auch medikamentöse und invasive Therapieformen in der Medizin, wie beispielsweise eine Dialyse (Druml et al. 2016).

42.2 Die rechtliche Dimension

42.2.1 Einleitung

Das Recht auf Leben ist durch Art. 2 der Europäischen Menschenrechtskonvention (EMRK) in Österreich verfassungsrechtlich abgesichert. Es soll vor einer absichtlichen Tötung bewahren, gewährleistet jedoch kein Recht, sich das Leben zu nehmen. Ungeachtet dessen ist die freie Zustimmung zur medizinischen Behandlung als Aspekt der Selbstbestimmungsfreiheit des Menschen anzusehen (vgl. Birklbauer 2015). Dieses Recht auf Selbstbestimmung ist schon in § 16 ABGB normiert.

Der Patientenwille und dessen Einwilligung ist Maßstab jeder medizinischen Heilbehandlung. Auch in Fällen, in denen der Patient nicht mehr selbst zu entscheiden, zu urteilen in der Lage ist bzw. er nicht mehr kommunizieren kann, muss – soweit es möglich ist – der Patientenwille Maßstab, Determinante und Grenze jeglicher Ersatzlösung sein (vgl. Kerschner 2015). Diese Ermittlung des Patientenwillens stellt die Grundlage jeder zivilrechtlichen und strafrechtlichen Beurteilung des geschilderten Fallberichts dar.

42.2.2 Einwilligung

Die im Fallbeispiel vorgenommene Ernährung stellt eine medizinische Therapie dar. Die Beantwortung der Frage, ob eine Heilbehandlung oder Pflege vorliegt, war bis zum Inkrafttreten des Erwachsenenschutzgesetzes am 1.7.2018 jedenfalls relevant, weil das Gesetz jeweils unterschiedliche Regelungen für Heilbehandlungen und Pflege vorschrieb.

Seit 1.7.2018 sind die Bestimmungen für die medizinische Behandlung in den §§ 252 ff ABGB jedenfalls auch auf die diagnostische, therapeutische und rehabilitative krankheitsvorbeugende, pflegerische und geburtshilfliche Tätigkeit anzuwenden (vgl. Erläuterungen zur Regierungsvorlage 1461 BlgNr. XXV. GP 29 f). Das Beenden einer Maßnahme ist dem Nichteinhalten, also der Nichtbehandlung, rechtlich gleichzuhalten. Dies gilt auch für den Abbruch einer künstlichen Ernährung (vgl. Kopetzki 2007).

42.2.3 Einwilligungserteilung

Wer erteilt nun eine Einwilligung zum Abbruch einer künstlichen Ernährung? Das ABGB unterscheidet zwischen entscheidungsfähigen und nicht entscheidungsfähigen Personen. Nach § 24 Abs. 2 ABGB ist entscheidungsfähig, wer die Bedeutung und die Folgen seines Handelns im jeweiligen Zusammenhang verstehen, seinen Willen danach bestimmen und sich entsprechend verhalten kann. Dies wird im Zweifel bei Volljährigen vermutet.

Die Entscheidungsfähigkeit umfasst drei Aspekte:

- die kognitive Fähigkeit, den Grund und die Bedeutung der Rechtshandlung zu verstehen
- die Fähigkeit, seinen Willen nach dieser Einsicht zu bestimmen
- die Fähigkeit, sich dem eigenen Willen entsprechend zu verhalten

Eine medizinische Behandlung an einer volljährigen Person, die nicht entscheidungsfähig ist, bedarf der Zustimmung ihres Vorsorgebevollmächtigten oder Erwachsenenvertreters, dessen Wirkungsbereich diese Angelegenheit umfasst. Er hat sich dabei vom Willen der vertretenen Person leiten zu lassen. Im Zweifel ist davon auszugehen, dass dieser eine medizinisch indizierte Behandlung wünscht (§ 253 Abs. 1 ABGB). Auch eine nichtentscheidungsfähige Person ist aufzuklären, soweit dies möglich und ihrem Wohl nicht abträglich ist. Der entscheidungsunfähige Patient ist jedoch nicht in der Lage, über die Nichteinleitung der Behandlung selbstständig zu entscheiden. Hier knüpfen die Regelungen über die Patientenverfügung an: Hat die im Behandlungszeitpunkt nicht entscheidungsfähige Person die medizinische Behandlung in einer verbindlichen Patientenverfügung abgelehnt und gibt es keine Hinweise auf die Unwirksamkeit der Patientenverfügung, muss die Behandlung ohne Befassung eines Vertreters unterbleiben.

Eine Patientenverfügung ist verbindlich, wenn

- sie die höchstpersönliche Willenserklärung der im Erklärungszeitpunkt einsichts- und urteilsfähigen Person enthält, eine medizinische Behandlung abzulehnen, die dann wirksam werden soll, wenn sie im Zeitpunkt der Behandlung nicht einsichts-, urteils- oder äußerungsfähig ist (vgl. Traar et al. 2015),
- sie eine umfassende ärztliche Aufklärung einschließlich einer Information über Wesen und Folgen der Patientenverfügung für die medizinische Behandlung enthält (§ 5 PatVG)
- und sie schriftlich unter Angabe des Datums vor einem Rechtsanwalt, einem Notar oder einem rechtskundigen Mitarbeiter der Patientenvertretungen errichtet worden ist und der Patient über die Folgen der Patientenverfügung sowie die Möglichkeit des jederzeitigen Widerrufs belehrt worden ist (§ 6 Abs. 1 PatVG).

Enthält eine Patientenverfügung nicht alle obgenannten Merkmale, kann eine beachtliche Patientenverfügung vorliegen, die zur Erforschung des hypothetischen Patientenwillens maßgeblich sein kann.

Liegt keine verbindliche Patientenverfügung vor und gibt eine nichtentscheidungsfähige Person ihrem Vorsorgebevollmächtigten oder Erwachsenenvertreter oder ihrem Arzt gegenüber zu erkennen, dass sie die medizinische Behandlung oder deren Fortsetzung ablehnt, bedarf die Zustimmung des Vorsorgebevollmächtigten oder Erwachsenenvertreters zur Behandlung der Genehmigung des Gerichts. Stimmt andererseits der Vorsorgebevollmächtigte oder Erwachsenenvertreter der Behandlung oder deren Fortsetzung nicht zu und entspricht hierbei dem Willen der vertretenen Person nicht, kann das Gericht die Zustimmung des Vertreters ersetzen oder einen anderen Vertreter bestellen. Im Zweifel ist davon auszugehen, dass die vertretene Person eine medizinische Behandlung wünscht (§ 254 Abs. 1 und 2 ABGB).

Für den Fall, dass der nichteinsichtsfähige Patient seinen Willen zur Fortsetzung oder Nichtfortsetzung einer Behandlung nicht mehr artikulieren kann und keine Patientenverfügung vorliegt, ist der mutmaßliche Wille des Patienten maßgebend. Dieser Rechtfertigungsgrund gegenüber einer ansonsten eigenmächtigen Beibehaltung liegt vor, wenn eine Einwilligung wirksam erteilt werden könnte, der Patient aber nicht einsichtsfähig ist, nach den Umständen des Falles aber bei Würdigung der Interessenlage seine Zustimmung dennoch zu erwarten wäre (vgl. OGH 6 Ob 286/07p). Der mutmaßliche Patientenwille kann nunmehr entweder anhand einer beachtlichen Patientenverfügung, aus den Angaben von nahen Angehörigen und ähnlichem herangezogen werden. Hier begibt man sich jedoch in den Bereich einer juristischen Gratwanderung.

42.2.4 Eine juristische Gratwanderung

An dieser Gratwanderung vermag auch eine Vorsorgevollmacht nur bedingt etwas zu ändern. Eine Vorsorgevollmacht kann für einzelne Angelegenheiten oder für Arten von Angelegenheiten erteilt werden. Nur wenn die Vorsorgevollmacht die Einwilligung in

Heilbehandlungen vorsieht, käme sie auch zur Beurteilung des gegenständlichen Sachverhalts in Betracht. Will man dem Vorsorgebevollmächtigten auch die Entscheidung überlassen, ob eine Heilbehandlung abgebrochen wird, ist dies explizit in der Vorsorgevollmacht zu regeln. Der Bevollmächtigte hat den Willen des Vollmachtgebers, wie er im Bevollmächtigungsvertrag zum Ausdruck gebracht wird, zu entsprechen (vgl. Kopetzki 2007, mit weiteren Nachweisen). Gibt es eine Divergenz zwischen dem Willen des Vollmachtgebers und dem Bevollmächtigten, sind die oben angeführten Bestimmungen des § 254 Abs. 1 und 2 ABGB anzuwenden. Eine gerichtliche Zuständigkeit besteht daher nur dann, wenn zwischen dem Willen des Patienten und des Vertreters ein Widerspruch besteht. Ist ein Wille des Patienten nicht eruierbar, kann die Entscheidung des Vertreters nicht durch eine gerichtliche Entscheidung substituiert werden.

42.2.5 Erwachsenenschutzgesetz

Die erläuternden Bemerkungen (Erläuterungen zur Regierungsvorlage 1461 BlgNr. XXV. GP 32) zum Erwachsenenschutzgesetz führen aus, dass in bestimmten Fällen der Behandlungsabbruch schon medizinisch angezeigt sein kann, sodass es einer Entscheidung des Patienten oder – hier – seines Vertreters gar nicht bedarf. Eine Behandlung darf dann abgebrochen werden, wenn die Weiterbehandlung aus medizinischer Sicht nicht indiziert oder – was auf dasselbe hinausläuft – mangels Wirksamkeit nicht mehr erfolgversprechend oder aussichtslos ist. In dieser Konstellation fehlt es an der medizinischen Indikation bzw. – aus rechtlicher Sicht – an einer Behandlungspflicht des Arztes. Dazu gehören auch jene Fälle, in denen der Sterbeprozess bereits unaufhaltsam eingetreten ist und durch eine weitere medizinische Intervention nur in die Länge gezogen werden würde. Die technisch-apparative und/oder medikamentöse Möglichkeit, das Leben eines Moribunden künstlich zu verlängern, begründet jedenfalls keine Rechtspflicht, dies auch zu tun (vgl. Kopetzki 2007, mwN). Eine Behandlungspflicht fehlt aber auch in anderen (nicht terminalen) Fällen, wenn eine bestimmte Handlung aus medizinischer Sicht nicht (mehr) sinnvoll erscheint oder bei denen mit der Behandlung eine Belastung des Patienten verbunden wäre, die den aus der Behandlung zu erwartenden Vorteil überwiegt (Kopetzki 2007).

Nach *Kopetzki* versagen für den Sonderfall der künstlichen Ernährung diese allgemeinen Kriterien häufig, weil die Aufrechterhaltung der Flüssigkeits- und Nahrungszufuhr – unabhängig vom Grundleiden – im Hinblick auf das Weiterleben wohl kaum als aussichtslos angesehen werden kann. Konsequenterweise wird daher von der überwiegenden Lehre die Verpflichtung zur Aufrechterhaltung von Flüssigkeitszufuhr und künstlicher Ernährung auch dann bejaht, wenn die eigentliche medizinische Behandlung bereits eingestellt werden darf (Kopetzki 2007 mwN). Erst wenn der Sterbeprozess unaufhaltsam im Gang ist und keine Linderung mehr möglich oder nötig ist, wird auch ein Abbruch künstlicher Ernährung bejaht, wenn auch deren Zweck nicht in der Verlängerung des natürlichen Lebensendes (sehr wohl aber in der Linderung von Hunger und Durst) liegen kann (Kopetzki 2007).

42.2.6 Zustimmung

Eine Zustimmung eines Erwachsenenvertreters oder Vorsorgebevollmächtigten wird nur dann zu erzielen sein, wenn der Wille der nichtentscheidungsbefugten Person zweifelsfrei zu ermitteln ist.

Sonst tritt die Zweifelsregel des § 253 Abs. 1 ABGB in Kraft, wonach eine medizinisch indizierte Behandlung gewünscht wird. Nur wenn der Wille des Patienten zweifelsfrei ermittelbar ist und der Vertreter diesen Willen nicht beachtet, kann eine Entscheidung des Gerichts herbeigeführt werden. In anderen Fällen ist eine gerichtliche Substitution der Entscheidung des Vertreters nicht möglich.

42.3 Strafrechtliche Komponenten

42.3.1 Indisponibilität des menschlichen Lebens

Der österreichische Strafgesetzgeber sieht das menschliche Leben als nicht disponibles Rechtsgut an. Neben den allgemein bekannten Tatbeständen wie Mord (§ 75 StGB), Totschlag (§ 76 StGB) oder Tötung eines Kindes bei der Geburt (§ 79 StGB) stellt er auch die Tötung auf Verlangen (§ 77 StGB) und die Mitwirkung am Suizid unter Strafe. Durch den Straftatbestand des Verbots der eigenmächtigen Heilbehandlung (§ 110 StGB) wird das Primat der Einwilligung in eine medizinische Behandlung postuliert. Ohne ausdrückliche oder schlüssige Einwilligung vor der Behandlung darf eine medizinische Behandlung außer in Notsituationen nicht durchgeführt werden; insofern ist auf die Ausführungen in Kapitel 42.1. zu verweisen. Auch aus dieser Strafbestimmung lässt sich der Grundsatz der Selbstbestimmung des Menschen ableiten (vgl. Birklbauer 2015).

Das Verbot zur Heilbehandlung besteht nicht nur bei fehlender Einwilligung des Patienten, sondern erst recht bei einem ausdrücklichen Behandlungsveto. Verbietet der Patient die Heilbehandlung, endet die in § 49 Ärztegesetz normierte Garantenstellung gegenüber seinem Patienten. Eine Strafbarkeit wegen Unterlassung nach den Tötungs- und Verletzungsdelikten scheidet in solchen Fällen aus. Differenziert wird dieser Verlust der Garantenstellung des Arztes von der Literatur bei Behandlung nach einem Suizidversuch behandelt: Nach einem Teil der Lehre (siehe etwa Burgstaller 2009/2010) besteht das Recht auf Selbstbestimmung im Hinblick auf eine medizinische Behandlung bei einem Selbstmörder, bei dem die Einsichts- und Urteilsfähigkeit vorhanden ist, auch weiterhin. Seine verweigerte Einwilligung ist damit beachtlich. Andere nehmen hingegen eine Differenzierung dahingehend vor, ob es sich um die Behandlung der im Zuge des Selbstmordversuchs zugefügten Verletzungen oder um eine andere Krankheit handelt. Hinsichtlich jener medizinischen Eingriffe, die durch den Selbstmordversuch unmittelbar erforderlich sind, sei nicht auf die Erteilung einer Einwilligung abzustellen, weil der Selbstmord nach wie vor als sittlich verwerflich gelte. Somit komme es im Hinblick auf die Behandlung von Selbstmordverletzungen gar nicht auf die Einwilligungsfähigkeit an (siehe die Nachweise bei Birklbauer 2015). Allerdings spricht sich auch diese Meinung dafür aus, nach der Akutsituation die Einwilligung des einwilligungsfähigen Suizidenten in die weitere Behandlung zu suchen.

42.3.2 Strafbarkeit von Sterbehilfe

Ausgehend von der Indisponibilität des Rechtsgutes Leben kann auch Sterbehilfe strafbar sein. Dies gilt nach österreichischem Recht jedenfalls für die aktive Sterbehilfe. Darunter ist das aktive Beenden des Lebens durch einen Dritten, der willkürlich eine eigene unnatürliche Todesursache setzt, zu verstehen (Birklbauer 2015). Der Tod ist in solchen Fällen nicht die (natürliche) Konsequenz der Krankheit bzw. Verletzung, sondern unmittelbar das Werk eines anderen.

42.3.3 Passive Sterbehilfe

Bei der Beurteilung der Strafbarkeit der sogenannten passiven Sterbehilfe ist wiederum auf den Willen des Patienten zur Vornahme einer Heilbehandlung abzustellen. Zwar ist das Rechtsgut Leben nicht disponibel, es kann aber niemand zu einer von ihm nicht gewünschten Heilbehandlung gezwungen werden. Liegt daher – wie in Kapitel 42.2.2. ausgeführt – eine verbindliche Patientenverfügung vor, dürfen gegen den Willen des Patienten keinerlei Behandlungsmaßnahmen gesetzt werden. Ansonsten kann das Unterlassen von Behandlungsmaßnahmen durch den mutmaßlichen Willen des Patienten getragen werden. Die fiktive Einwilligung stellt einen diesbezüglichen Rechtfertigungsgrund dar (▶ Kap. 42.2.2.). In diesen Fällen ist die passive Sterbehilfe entweder durch Nichtbeginnen lebenserhaltender Maßnahmen oder Nichtfortsetzung bereits begonnener Maßnahmen nicht strafbar.

Nach überwiegender Auffassung umfasst die Nichtfortsetzung medizinischer Maßnahmen (Therapierückzug aufgrund geänderter Therapieziele) auch jene Fälle, in denen unter naturalistischen Gesichtspunkten ein aktives Tun gesetzt wird, indem die Beatmungsmaschine abgestellt oder eine PEG-Sonde zur künstlichen Ernährung entfernt wird (vgl. Birklbauer 2015 mwN).

42.3.4 Indirekte Sterbehilfe

Nicht strafbar ist auch die sogenannte indirekte Sterbehilfe bei Patienten, die entweder unmittelbar im Sterben liegen oder von denen anzunehmen ist, dass sie in absehbarer Zeit sterben würden. Werden einem solchen Patienten schmerzlindernde Medikamente verabreicht, die den Todeseintritt beschleunigen, liegt eine zulässige indirekte Sterbehilfe vor, sofern die Medikation nur die zur Schmerzlinderung medizinisch indizierte Dosis beinhaltet (vgl. Birklbauer/Haumer 2017).

42.3.5 Keine Strafbarkeit

Nicht strafbar ist darüber hinaus das medizinische Verhalten, wenn – wie in Kapitel 42.2.4. angeführt – eine medizinische Behandlung überhaupt nicht mehr indiziert ist. Diesfalls besteht keine Behandlungspflicht des Arztes mehr, sodass seine Garantenstellung endet.

42.4 Rechtliche Beurteilung des vorliegenden Sachverhalts

Beurteilt man den vorliegenden Fallbericht, ergeben sich zwei Lösungsmöglichkeiten:

42.4.1 Lösungsmöglichkeit 1

Eine Zustimmung der Sachwalterin für medizinische Belange (nunmehr: gerichtliche Erwachsenenvertreterin) zur Absetzung der Ernährung ist aus dem Sachverhalt nur indirekt ersichtlich. Sie hat dem Setzen der PEG-Sonde zuerst zugestimmt, möchte jedoch nunmehr keine weitere künstliche Ernährung mehr.

Es liegt weder eine verbindliche noch eine beachtliche Patientenverfügung vor. Der Patientenwille kann nur indirekt ermittelt werden. Dass der Patient aus dem Leben scheiden wollte, ergibt sich bereits aus dem Selbstmordversuch. Wer sich selbst das Leben nehmen will, wird wohl auch der Absetzung einer künstlichen Ernährung zustimmen. Untermauert wird diese Argumentation noch durch die Aussagen des Sohnes und der Lebensgefährtin als Sachwalterin. Es kann daher relativ eindeutig die fiktive Einwilligung des Patienten zur Einstellung der künstlichen Ernährung abgeleitet werden.

42.4.2 Lösungsmöglichkeit 2

Selbst wenn man nicht von einer solchen fiktiven Einwilligung ausgehen könnte, ergibt sich aus dem Sachverhalt die Frage, ob eine solche überhaupt erforderlich wäre. Eine künstliche Ernährung ist absetzbar, wenn der Sterbeprozess unaufhaltsam in Gang ist, weil der Zweck der künstlichen Ernährung nicht in der Verlängerung des natürlichen Lebensendes liegen kann. Der Patient befindet sich in einem kachektischen Zustand mit Kontrakturen. Die Wahrscheinlichkeit, dass er die aktuelle Krankheitssituation überlebt, ist als sehr gering einzuschätzen. Wird durch die Zufuhr künstlicher Ernährung nur der Sterbevorgang verlängert, ist die Behandlung nicht mehr indiziert, sodass keine Behandlungspflicht des Arztes mehr besteht.

42.5 Ethische Betrachtungen

42.5.1 Gedanken zum Lebensende

Die Menschen sprechen endlos über ihr Leiden und ihre Freude.
Aber was gibt es, dessentwegen sie leiden oder sich freuen sollten?
Freude, die aus sinnlichem Vergnügen erwächst, führt immer zu Schmerz,
und Leiden, das aufkommt, während der Weg beschritten wird, bringt Freude.
Wo Freude ist, ist Leiden.
Wenn du Nicht-Leiden haben möchtest, musst du Nicht-Freude akzeptieren.
(Vietnamesisches Sprichwort)

Aus der Sicht der Autoren können die medizinischen und rechtlichen Ausführungen zu diesem komplexen Thema nicht ohne eine tiefere Betrachtung des Themas Tod und seiner Bedeutung für uns selbst, die Behandler, aber auch für die von außen auf das Thema Blickenden verstanden und vertieft werden.

Der Tod ist doch etwas so Seltsames, dass man ihn, unerachtet aller Erfahrung, bei einem uns teurem Gegenstande nicht für möglich hält und er immer als etwas Unglaubliches und Unerwartetes eintritt.
Er ist gewissermaßen eine Unmöglichkeit, die plötzlich zur Wirklichkeit wird. Und dieser Übergang aus einer uns bekannten Existenz in eine andere, von der wir auch gar nichts wissen, ist etwas so Gewaltsames, dass es für die Zurückgebliebenen nicht ohne tiefste Erschütterung abgeht.
(Johann Wolfgang von Goethe, März 1830)

Und wie ist es mit uns? Wünschen wir alle uns nicht einen würdevollen Tod? Wünschen wir uns nicht ein Leben bis zum Tod ohne Schmerzen, ohne quälende Atemnot? Streben wir nicht ein Leben in Autonomie und Selbstbestimmung an? Wollen wir nicht bis zum Ende körperlich und geistig fit und aktiv im Sozialleben bleiben? Wenn die Lebensspanne abgelaufen ist, wäre es also doch fair, plötzlich zu sterben: einen Schlaganfall mit tödlichem Ausgang, einen plötzlichen Herztod, oder irgendein Ereignis, welches uns möglichst schnell in das Reich des Todes hinüberführt.

Doch das Leben spricht eine andere Sprache. Es kommen Erkrankungen, Verluste, Abhängigkeiten, Schmerzen, Ängste und die Einsamkeit.

Schwerkranke, die den Sterbewunsch äußern, wollen nicht nur ausschließlich unerträglichen Schmerzen und dem persönlichen Leid entfliehen, sie haben Angst, Angst vor dem Alleingelassensein, Angst, Bürde zu sein, Angst und Scham, Angst und Ohnmacht, Angst und Sprachlosigkeit; Angst, das Unaussprechliche in den Mund zu nehmen.

Beschreibung von Goethes Tod durch seinen Arzt und Freund Dr. Carl Vogel:

> Fürchterlichste Angst und Unruhe trieben den ... Greis mit jagendem Hals bald ins Bett ... bald auf den neben dem Bette stehenden Lehnstuhl. Die Zähne klapperten ihm vor Frost ... Die Gesichtszüge waren verzerrt, das Antlitz aschgrau, die Augen tief in ihre lividen Höhlen gesunken, matt, trübe; der Blick drückte grässliche Todesangst aus. Der ganze eiskalte Körper triefte von Schweiß; den ... Puls konnte man kaum fühlen, der Unterleib war sehr aufgetrieben, der Durst qualvoll.
> (Carl Vogel, 1833)

Dieses Bild haben wir meist vor Augen, wenn wir an die allerletzte Phase unseres Daseins denken. Und das macht uns Angst. Das macht auch den Betreuenden Angst.

> Ärzte sehen die Überlebenszeit ihrer Patienten in der Finalphase oft zu optimistisch.

Untersuchungen zeigen, dass Ärzte die Überlebenszeit ihrer Patienten in der Finalphase oft zu optimistisch sehen. Dies mag einerseits in der tiefen emotionalen Verbundenheit mit den ihnen anvertrauten Patienten liegen, hat aber durchaus auch die Dimension, dass auch dem Betreuenden selbst durch das nahende Lebensende eines Menschen immer und immer wieder die eigene Endlichkeit unweigerlich vor Augen geführt wird (Büchi 2000).

42.5.2 Grundsätzliche Fragen

Soll nun nicht jeder Mensch den Anspruch haben, seinem Leben in Würde ein Ende zu setzen? Muss man sich noch einige Tage oder Wochen dahinquälen, wenn das Leben unerträglich, die Bürde der Krankheit kaum zu tragen ist? Wäre es da nicht eine Erlösung, um Sterbehilfe zu bitten und sie dann auch zu erhalten?

In der Chicagoer Weltethos-Erklärung (Küng et al. 1993) kommen all diese Ansprüche sehr schön zum Ausdruck:

> »Wir sind alle voneinander abhängig. Jeder von uns hängt vom Wohlergehen des Ganzen ab. Deshalb haben wir Achtung vor der Gemeinschaft der Lebewesen. Wir tragen die individuelle Verantwortung für alles, was wir tun. All unsere Entscheidungen, Handlungen und Unterlassungen haben Konsequenzen.
> Wir müssen nach einer gerechten sozialen und ökonomischen Ordnung streben, in der jeder die gleiche Chance erhält, seine vollen Möglichkeiten als Mensch auszuschöpfen. Wir müssen in Wahrhaftigkeit sprechen und handeln sowie mit Mitgefühl, indem wir mit allen in fairer Weise umgehen und Vorurteile und Hass vermeiden.«

> Recht zu leben! Pflicht zu leben?
> Recht zu sterben! Pflicht zu sterben?
> Menschenwille!
> Menschenwunsch!
> Menschenwürde!

Die obigen Begriffe konfrontieren uns mit all jenen Fragenkomplexen, die im Fallbericht den Leser unweigerlich bewegen und natürlich auch berühren. Ärzte, Pfleger, Richter, Rechtsanwälte, Betroffene. Viele Fragen, viele Standpunkte, viele Meinungen, keine endgültigen Antworten.

Immanuel Kant hat im Zeitalter der Aufklärung drei Grundfragen formuliert:

- Was kann ich wissen? (Die Erkenntnisfrage)
- Was soll ich tun? (Die Handelnsfrage)
- Was darf ich hoffen? (Die Glaubensfrage)

Diese drei Grundfragen münden letztlich in die 4. Frage:

- Was ist der Mensch? (Die Existenzfrage)

In der Kantschen Ethik sind drei Dinge wesentlich: Der Begriff des guten Willens, die Annahme eines freien Willens und die Implikation des kategorischen Imperativs, der nicht nur die allgemeine Naturgesetzformel (handle so, als ob die Maxime deiner Handlung durch deinen Willen zum allgemeinen Naturgesetz werden sollte), sondern unter anderem auch in der Menschheitszweckformel folgenden Satz formuliert: Handle so, dass du die Menschheit sowohl in deiner Person, als in der Person eines jeden andern jederzeit zugleich als Zweck, niemals bloß als Mittel brauchst (Kant 1781).

42.5.3 Ethikkonsil

Aus diesen Grundfragen heraus ergeben sich hinsichtlich der zu betrachtenden Falldarstellung wohl viele Betrachtungsweisen, die aus dem objektiven, aber auch subjektiven Erleben viele verschiedene Facetten ergeben.

In der Medizinethik gehen wir heute vorwiegend vom »Vier Prinzipien Modell« aus (Beauchamp und Childress):

- Prinzip der Autonomie
- Prinzip des Nichtschadens
- Prinzip der Fürsorge
- Prinzip der Gerechtigkeit

Die Kantschen Fragen und auch der prinzipienethische Zugang können uns in besagtem Fall aber auch generell durchaus behilflich sein und zwingen uns eigentlich, in der täglichen Auseinandersetzung und Arbeit folgende Themenbereiche zu beachten:

- Wesentliche Informationen müssen schon zu Behandlungsbeginn strukturiert erhoben, gesammelt und besprochen werden
- Bei nichtkommunikativen und nichtentscheidungsbefugten Patienten muss das Umfeld in alle diagnostischen und therapeutischen Überlegungen miteinbezogen werden
- Entscheidung darf nicht von Verantwortung getrennt werden
- Entscheidungsfindungen in schwierigen Situationen erfordern oftmals einen Teamzugang
- Ethikboards sind in größeren Kliniken zwingend zu fordern. Hier werden einerseits die Ergebnisse der vor Ort durchgeführten Ethikkonsile besprochen, gesammelt, aufbereitet und in weiterer Folge in einer Konferenz präsentiert. Dadurch lernt nicht nur der Einzelne, sondern die gesamte Organisation
- Ärzte und Juristen benötigen ein Forum, in dem der interdisziplinäre Dialog zu wesentlichen ethischen Themen diskutiert wird

Ärzte und Betreuende können sich durch ein Ethikkonsil (wie dies am Klinikum Klagenfurt am WS im Rahmen des Ethikboards seit einigen Jahren eingerichtet wurde) beraten lassen.

Ein ethisches Assessment umfasst dabei eine Vielzahl an Fragen, auf welche es nach reiflichem Überlegen und Erwägen Antworten zu finden gilt:

- Einschätzung zur Einwilligungsfähigkeit des Patienten
- vorliegende Willensäußerungen
- Begründung für die Unterlassung von Maßnahmen
- nicht mehr indizierte oder gewollte Maßnahmen
- Erwartungen des Patienten

Ein Aufklärungsgespräch und eine eventuell nachfolgende Teambesprechung können bei der Entscheidungsfindung ebenso hilfreich sein, wie die Besprechung im Ethikboard. Eine gelungene Kommunikation mit und über die Patienten wird am ehesten zum Konsens und damit auch zu einer für den

Patienten annehmbaren und ertragbaren Lösung führen. Das Vermitteln von einschneidenden Diagnosen erfordert das ehrliche, aber sehr oft auch das schwierige Gespräch. Schwierig für den Arzt, schwierig für die Patienten. Es erfordert eine entsprechende ernsthafte Vorbereitung, das »Abholen« des Patienten zum Gespräch, das Geben von Zeit, Mut und Hoffnung, aber auch das aktive Nachfragen. Wenn das »schwer Aussprechbare«, das scheinbar Unaussprechliche gesagt ist, brauchen schwerkranke Menschen laufend unseren Beistand (Bucka-Lassen 2005).

Es gilt vor allem, in all diesen unseren Überlegungen die Würde der uns anvertrauten Menschen zu wahren. Die Würde und die Freiheit des Menschen sind sein höchstes Gut, von höchstem Wert und unantastbar!

> **Erich Loewy sah Ärzte als Reisebegleiter und empfahl bei ethischen Entscheidungen in konkreten Fällen am Beginn der Reise die Beantwortung folgender drei Fragen:**
>
> - Wo sind wir? (Wo fängt die Reise an?)
> - Wo wollen wir hin? (Die »Quo vadis«-Frage)
> - Wie kommen wir zum gewünschten Ziel?
>
> (Loewy 1995)

Neben der Angst werden Sterbende von Appetitlosigkeit, Schlaflosigkeit, Depression und Einsamkeit geplagt, zunehmende Immobilität führt zum Autonomieverlust. Alleingelassen in der Hoffnungslosigkeit erleben sie eine Entwürdigung ihrer selbst.

Genau hier setzt die Palliative Care an und hat eine Vielzahl von Möglichkeiten entwickelt, um Menschen in dieser Lebensphase zur Seite zu stehen, um ihnen den Sterbeprozess zu erleichtern und letztlich auch, um den Tod wieder ins Leben zurückzubringen.

> In einer Rede, die Steve Jobs 2005 an der Universität Stanford vor Studenten hielt, gewährte er einen tiefen Einblick in sein Seelenleben. Es ist ein Appell, sich treu zu bleiben und das zu tun, was man liebt.
> *»Die Überlegung, dass ich bald tot sein werde, ist für mich die wichtigste Hilfe bei den wirklich großen Entscheidungen im Leben. Denn fast alles – anderer Leute Erwartungen, Stolz, Versagensangst – wird im Angesicht des Todes unwichtig, es bleibt nur, was wirklich wichtig ist. Wer bedenkt, dass er sterben wird, fällt nicht der Illusion anheim, er habe etwas zu verlieren. Man ist sowieso nackt. Es gibt keinen Grund, nicht der Stimme des Herzens zu folgen.*
> *[...]*
> *Niemand stirbt gern. Selbst diejenigen, die in den Himmel wollen, möchten deswegen nicht sterben. Und doch ist der Tod unser aller Schicksal. Niemand entkommt ihm. Und so soll es auch sein, denn der Tod ist vermutlich die beste Erfindung des Lebens. Er ist der Motor des Wandels. Er räumt mit Altem auf, um Platz zu schaffen für Neues. Heute sind Sie das Neue, aber irgendwann werden Sie die Alten sein und abtreten. Entschuldigen Sie diese drastische Formulierung, aber so ist es nun einmal.«*
> (Jobs 2005)

Was wäre denn die Alternative? Simone de Beauvoir befasst sich mit dem Thema der Unsterblichkeit in ihrem Buch »Alle Menschen sind sterblich«. Der Roman erzählt die Geschichte des Raimondo Fosca, der als Herr der fiktiven norditalienischen Stadt Carmona im 13. Jahrhundert einen Unsterblichkeitstrank erhält. Der von nun an unsterbliche Fosca kann seine Macht weiter ausbauen, wird jedoch nicht glücklich, da er merkt, dass seine Unsterblichkeit einem Fluch gleichkommt: Seine Frauen und Kinder sterben, nur er muss immer weiterleben.

Elisabeth Kübler-Ross, eine schweizerisch-amerikanische Psychiaterin, die sich mit Nahtoderfahrungen beschäftigte, sagte:

»Der Tod ist ganz einfach das Heraustreten aus dem physischen Körper und zwar in der Weise, wie ein Schmetterling aus seinem Kokon heraustritt. Sterben ist nur ein Umziehen in ein schöneres Haus.«

Literatur

Medizin

Bruera E, Hui D, Dalal S et al. (2012) Parenteral Hydration in Patients with advanced cancer: A multicentre, Double-Blind, Placebo-Controlled Randomized Trial. Journal of Clinical Oncology 2012 31:111-118

Calderon LM, Guyette FX, Doshi AA et al. Combining NSE and S100B with clinical examination findings to predict survival after resuscitation from cardiac arrest. Resuscitation 2014 August;85 (8):1025-1029

Druml C, Ballmer PE, Druml W et al. (2016) ESPEN guidelines on ethical aspects of artifical nutrition and hydration. Clinical Nutrition 2016 1-1

Frühwald T. (2017) Ernährungstherapie als Behandlungsfehler. Nutrition NEWS 2017

Hui D, Dev R, Bruera E. (2015) The Last Days of Life: Symptom Burden and Impact on Nutrition and Hydration in Cancer Patients. Curr Opin Support Palliat Care. 2015 December; 9(4):346-354

Janssens U et al. (2016) Therapiezieländerung und Therapiebegrenzung in der Intensivmedizin. Positionspapier der Sektion Ethik der DIVI

Körner U, Biermann E, Bühler E et al. Leitlinie Enterale Ernährung der DGEM und DGG: Ethische und rechtliche Gesichtspunkte. Aktuel Ernährungsmed. 2004 Aug; 29(4):226-30

Multi-Society Task Force on PVS. Medical Aspects of the Persistent Vegetative State – Second of Two Parts. N Engl J1994 Jun 2;330(22):1572-9

Neitzke G, Burchardi H, Duttge G et al. (2016) Grenzen der Sinnhaftigkeit von Intensivmedizin - Positionspapier der Sektion Ethik der DIVI. Med Klin Intensivmed Notfmed 2016, III(6) 486-492

Wallner J, Schaupp W, Pichler R. (2010) Ethik-Codex – Orientierung an Hospitalität und Professionalität. Provinzialat der Barmherzigen Brüder Österreich

Recht

Birklbauer A., Haftung der Gesundheitsberufe in Resch R., Wallner F. (Hrsg.) (2015) Handbuch Medizinrecht, 2. Auflage, LexisNexis Verlag Wien, 364, 367, 371, 374

Birklbauer A., Haumer R., Entscheidung zur Komforttherapie bei infauster Prognose - Ein Grenzgang zwischen zulässiger Behandlung und strafbarer Sterbehilfe, RdM 2017/4, 17-22

Burgstaller M., Sterbehilfe und Strafrecht in Österreich, JAP 2009/2010, 202

Kerschner F., Patientenrechte und Behandlungsbegrenzung (Abbruch, Patientenverfügung und Vorsorgevollmacht) in Resch R., Wallner F. (Hrsg.), (2015) Handbuch Medizinrecht, 2. Auflage, LexisNexis Verlag Wien, 187

Kopetzki C., Einleitung und Abbruch der medizinischen Behandlung beim einwilligungsunfähigen Patienten - Praktische Auswirkungen der gesetzlichen Neuregelung PatVG und SWRÄG, iFamZ 2007,197, 200-201

Traar T., Pesendorfer U., Fritz R., Barth P. (2015). Sachwalterrecht und Patientenverfügung, Manz' sche Verlags- und Universitätsbuchhandlung Wien, 178

Ethik

Beauchamp, Tom L; Childress, James F. Principles of biomedical ethics. Oxford University Press, Seventh edition, New York: c2013. ISBN: 9780199924585

Bucka-Lassen E: Das schwere Gespräch (Deutscher Ärzte Verlag Köln, 2005)

Büchi M: Ärzte beurteilen die Lebenserwartung von terminal kranken Patienten zu optimistisch. http://www.evimed.ch/journal-club/artikel/detail/aerzte-beurteilen-die-lebenserwartung-von-terminal-kranken-patienten-zu-optimistisch-/?cHash=ed6d9c4dc94b86c35b4cc4008ec7efb4&L=0 (Zugriff: 15.01. 2018)

Goethe, Johann Wolfgang: Sämtliche Werke, e-art now.org. Seite 1248. ISBN 978-80-268-4487-7

Jobs S: https://www.ifrick.ch/2011/10/steve-jobs-stanford-rede-als-deutscher-text/ (Zugriff: 30. 1. 2018)

Kant Immanuel: Kritik der reinen Vernunft; 1781

Kant, Ausgabe der Preußischen Akademie der Wissenschaften, Berlin 1900 ff., AA IV, 429 / Weischedel 4, 60 / GMS 66-68.

Kübler-Ross E. Über den Tod und das Leben danach. Eich Verlag. ISBN: 978-3-89845-365-3

Küng Hans, Kuschel Karl-Josef, Erklärung zu Weltethos, München 1993 und H. Küng: Projekt Weltethos, Piper, München 1990 sowie Dokumentation zum Weltethos, Piper, München 2002

Loewy Erich H. (1995) Ethische Fragen in der Medizin. Springer Verlag Wien. ISBN: 978-3-7091-9375-4. DOI: 10.1007/978-3-7091-9375-4

Vietnamesisches Sprichwort: in Thich Nhat Hanh. Das Herz von Buddhas Lehre. Verlag Herder Freiburg Basel Wien.1998. Seite 122. ISBN: 3-451-26739-X

Vogel, Carl. Die letzte Krankheit Goethes. Journal der praktischen Heilkunde (1833) 3-32. Nachdruck mit einem Vorwort von Fritz Ebber. Darmstadt: E. Merck AG, oJ. (Vorwort 1961)

Autorinnen und Autoren

Hon. Prof. Dr. Gerhard Aigner
Sektionschef Sektion II – Recht und gesundheitlicher Verbraucherschutz im Bundesministerium für Gesundheit
Radetzkystraße 2
A – 1030 Wien
E-Mail: gerhard.aigner@bmgf.gv.at

Mag. rer. nat. Kristin Attems
Medizinische Universität Graz
Institut für Sozialmedizin und Epidemiologie
Universitätsstraße 6/I
A – 8010 Graz

Univ.-Prof. Mag. Dr. Alois Birklbauer
Leiter der Abteilung für Praxis der Strafrechtswissenschaften und Medizinstrafrecht
Johannes Kepler Universität Linz
Altenberger Straße 69
A – 4040 Linz
E-Mail: alois.birklbauer@jku.at

Univ.-Prof. Dr. Robert Birnbacher
Abteilungsvorstand
Abteilung für Kinder- und Jungendheilkunde
LKH-Villach
Nikolaigasse 43
A – 9500 Villach
E-Mail: robert.birnbacher@kabeg.at

Mag. Dr. Karl Cernic, MAS
Geschäftsführer Kärntner Gesundheitsfonds
Bahnhofstraße 24–26
A – 9020 Klagenfurt am Wörthersee

Dr. Peter Dovjak
Leiter der Akutgeriatrie und stellvertretender ärztlicher Direktor
Salzkammergut-Klinikum
Miller-von-Aichholzstraße 49
A – 4810 Gmunden
E-Mail: peter.dovjak@gespag.at

FH-Prof. Mag. Dr. habil. Susanne Dungs
Studiengangsleitung Disability & Diversity Studies, Professur für Ethik und Sozialphilosophie
Primoschgasse 8
9020 Klagenfurt am Wörthersee
E-Mail: s.dungs@fh-kaernten.at

Dr. Markus Egger
Abteilung für Anästhesiologie, allgemeine Intensivmedizin, Notfallmedizin, interdisziplinäre Schmerztherapie und Palliativmedizin
Feschnigstraße 11
A – 9020 Klagenfurt am Wörthersee
E-Mail: markus.egger@kabeg.at

Ao. Univ.-Prof. Dr. Barbara Friesenecker
Universitätsklinik für Allgemeine und Chirurgische Intensivmedizin
Medizinische Universität Innsbruck
Anichstrasse 35
A – 6020 Innsbruck
E-Mail: barbara.friesenecker@i-med.ac.at
E-Mail: barbara.friesenecker@tirol-kliniken.at

Prof. Dr. Thomas Frühwald
Penzingerstrasse 71/12
A – 1140 Wien
E-Mail: fruehwald@netway.at

Autorinnen und Autoren

Univ. Prof. Dr. Wolfgang Grisold
Ludwig Boltzmann Institute for Experimental und Clinical Traumatology
Donaueschingenstraße 13
A – 1200 Wien
und Ordination:
Reindorfgasse 29
A – 1150 Wien
E-Mail: grisoldw@gmail.com

Assoc. Prof.in Dr.in Katharina Heimerl
Institut für Pflegewissenschaft
Universität Wien
Alserstraße 23
A – 1080 Wien
E-Mail: katharina.heimerl@univie.ac.at

Univ.-Prof. DDr. Johannes Huber
Prinz-Eugen-Straße 16
A – 1040 Wien
E-Mail: ordination@drhuber.at

Dieter Hubmann
Ressortleiter
Kleine Zeitung
E-Mail: dieter.hubmann@kleinezeitung.at

Univ.-Prof. Dr. Herbert Janig
Klinischer und Gesundheitspsychologe
E-Mail: herbert.janig@aau.at

FH-Prof.in Mag.a Dr.in Olivia Kada
Lectur/Senior Researcher
Studiengang Gesundheits- und Pflegemanagement
Fachhochschule Kärnten
Hauptplatz 12
A – 9560 Feldkirchen
E-Mail: o.kada@fh-kaernten.at

Dr. med. Dr. phil. Manfred Kanatschnig
Erster Oberarzt Hämatologie und Internistische Onkologie
Klinikum Klagenfurt am Wörthersee
Feschnigstrasse 11
A – 9020 Klagenfurt am Wörthersee
E-Mail: manfred.kanatschnig@kabeg.at

Dozent (PD) Univ. Lektor Dr. Andreas Klein
Universität Wien
Hartinger-Klein Consulting
Hintzerstr. 3/12
A-1030 Wien
E-Mail: dr@andreasklein.at

Honorarprofessorin Dr. Dr. Marina Kojer
Palliativarbeit mit und für Menschen im hohen Alter
Palliative Demenzbetreuung
Erwachsenenbildung
Ernst Karl Winter-Weg 8/6
A – 1190 Wien
E-Mail: marina.kojer@me.com

O. Univ.-Prof. Dr. DDr. h.c. Ulrich H.J. Körtner
Institut für Systematische Theologie und Religionswissenschaft der Evangelisch-Theologischen Fakultät der Universität Wien
Schenkenstr. 8-10
A – 1010 Wien
Vorstand des Instituts für Ethik und Recht in der Medizin der Universität Wien
Spitalgasse 2–4, Hof 2
A – 1090 Wien
E-Mail: ulrich.koertner@univie.ac.at

Prof. Dr. Frieder R. Lang
Institutsleitung
Institut für Psychogerontologie
Friedrich-Alexander-Universität Erlangen-Nürnberg
Kobergerstr. 62
90408 Nürnberg
E-Mail: ipg-sekretariat@fau.de

Mag. phil. Alexander Lang MSc
Techno-Science and Societal Transformation
Institut für Höhere Studien – Institute for Advanced Studies
Josefstädter Straße 39
A – 1080 Wien
E-Mail: lang@ihs.ac.at

Univ.-Prof. Dr. Rudolf Likar, MSc
Abteilungsvorstand
Abteilung für Anästhesiologie, allgemeine Intensivmedizin, Notfallmedizin, interdisziplinäre Schmerztherapie und Palliativmedizin
Klagenfurt am Wörthersee
Feschnigstraße 11
A – 9020 Klagenfurt am Wörthersee
E-Mail: rudolf.likar@kabeg.at

DGKP Markus Mader
Tiroler Hospizgemeinschaft
Pflegerischer Leiter Hospiz– und Palliativstation
Milserstraße 23
A-6060 Hall in Tirol
E-Mail: markus.mader@hospiz-tirol.at

Dr. Elisabeth Medicus, MAS
Lehraufträge an der Mediz. Univ. Innsbruck (Palliativmedizin, Ethik)
Rumerweg 1a
A – 6065 Thaur
E-Mail: elisabeth.medicus@i-med.ac.at

Dr. Mario Molnar
Abteilung für Anästhesiologie, allgemeine Intensivmedizin, Notfallmedizin, interdisziplinäre Schmerztherapie und Palliativmedizin
Klinikum Klagenfurt am Wörthersee
Feschnigstraße 11
A – 9020 Klagenfurt
E-Mail: mario.molnar@kabeg.at

Dr. Walter Müller, MSc
Leiter des Departments für Akutgeriatrie und Remobilisation
a. ö. Krankenhaus der Elisabethinen Ges.m.b.H.
Völkermarkterstraße 15–17
A – 9020 Klagenfurt am Wörthersee
E-Mail: walter.mueller@ekh.at

Univ.-Prof. Dr. Gernot Murko
Rechtsanwalt
Herrengasse 6
A – 9020 Klagenfurt am Wörthersee
E-Mail: kanzlei@ra-mbm.at
Universitätsprofessor am Institut für Unternehmensrecht und internationales Wirtschaftsrecht
Karl-Franzens-Universität Graz

Prof. Desmond O'Neill MA MD FRCPI AGSF FRCP(Glasg) FRCP FRCPEdin FGSA
Consultant physician in geriatric and stroke medicine and Professor in Medical Gerontology
Tallaght University Hospital and Trinity College Dublin
Trinity Centre for Health Sciences
Dublin 24
Ireland
E-Mail: des.oneill@tcd.ie

Mag. Dr. Herwig Oberlerchner, MAS
Abteilungsvorstand – Abteilung für Psychiatrie und Psychotherapie
Klinikum Klagenfurt am Wörthersee
Feschnigstraße 11
A – 9020 Klagenfurt am Wörthersee
E-Mail: herwig.oberlerchner@kabeg.at

Univ.-Lektor OA Dr. Michael Peintinger
Leiter des Instituts für Medizinethik und Ethik im Gesundheitswesen, Wien
Lehrbeauftragter für Medizinethik an der Med.Univ. Wien
Lektor an der WU Wien, PMU, Karl-Landsteiner-Universität und Donau-Universität Krems
Lektor für Ethik an der FH Krems und der FH Campus Wien
FA f. Anästhesie, Patientenombudsmann und Leiter der Ethikberatung des KH »Göttlicher Heiland«, Wien
Grinzingerstraße 26
A – 1190 Wien
E-Mail: michael.peintinger@meduniwien.ac.at

Dr. Gerald Pichler, MSc
Leiter der Abteilung für Neurologie
Albert-Schweitzer-Gasse 36
A – 8020 Graz
E-Mail: gerald.pichler@stadt.graz.at

Dr. Georg Pinter
Abteilungsvorstand Zentrum für Altersmedizin am Klinikum Klagenfurt am Wörthersee (Akutgeriatrie/Remobilisation mit geriatrischer Tagesklinik, Abteilung für chronisch Kranke)
Feschnigstrasse 11
A – 9020 Klagenfurt am Wörthersee
E-Mail: georg.pinter@kabeg.at

Ao. Univ.-Prof. Dr.med. Stefan Quasthoff
Klinische Abteilung für allgemeine Neurologie
MedUni Graz
Auenbruggerplatz 22
A – 8036 Graz
E-Mail: stefan.quasthoff@medunigraz.at

Dr. Roland Rupprecht
Institut für Psychogerontologie
Friedrich-Alexander-Universität Erlangen-Nürnberg
Kobergerstr. 62
90408 Nürnberg
E-Mail: roland.rupprecht@fau.de

Priv.-Doz. Dr. Walter Schippinger, MBA
Ärztlicher Leiter der Albert Schweitzer Klinik
Leitung der Abteilung für Innere Medizin
Geriatrische Gesundheitszentren der Stadt Graz
Albert-Schweitzer-Gasse 36
A – 8020 Graz
E-Mail: walter.schippinger@stadt.graz.at

Dr. Dieter Schmidt
Arzt für Allgemeinmedizin, Facharzt für Geriatrie
Bleiburger Straße 35
A – 9141 Eberndorf
E-Mail: dieter.schmidt@kaerngesund.at

Dr. phil. Mag. Patrick Schuchter, MPH
Abteilung Palliative Care und Organisationsethik
Institut für Pastoraltheologie und Pastoralpsychologie
Karl-Franzens-Universität Graz
Heinrichstraße 78a
A – 8010 Graz
E-Mail: Patrick.Schuchter@uni-graz.at

Prof. Dr. Cornel C. Sieber
Chefarzt Innere Medizin, Geriatrie, Gastroenterologie
Lehrstuhl für Innere Medizin – Geriatrie an der FAU Erlangen-Nürnberg
Krankenhaus Barmherzige Brüder Regensburg
Prüfeninger Straße 86
93049 Regensburg
E-Mail: cornel.sieber@fau.de

Mag. Dr.iur. Rüdiger Stix, PhD
Sigmund Freud Privatuniversität Wien
Campus Prater
Freudplatz 1
A – 1020 Wien
E-Mail: ruediger.stix@sfu.ac.at

Univ.-Prof. Mag. Dr. Willibald J. Stronegger
Medizinische Universität Graz
Institut für Sozialmedizin und Epidemiologie
Universitätsstraße 6/I
A – 8010 Graz
E-Mail: willibald.stronegger@medunigraz.at

Dr. Bernhard Svejda
Stauderplatz 5
A – 9020 Klagenfurt am Wörthersee
E-Mail: svejda@aon.at

Univ.-Prof. Dr. Andreas Valentin, MBA
Ärztlicher Direktor
Leiter der Abteilung Innere Medizin
Kardinal Schwarzberg Klinikum GmbH
Kardinal Schwarzbergplatz 1

A – 5620 Schwarzach im Pongau
E-Mail: andreas.valentin@ks-klinikum.at

Dr. Dan Verdes
Haus der Geriatrie
Klinikum Klagenfurt am Wörthersee
Feschnigstraße 11
A – 9020 Klagenfurt am Wörthersee
E-Mail: dan.verdes2@kabeg.at

Priv.-Doz. Dr. Jürgen Wallner, MBA
Leiter des Ethikprogramms der Barmherzigen Brüder Österreich
Dozent am Institut für Rechtsphilosophie der Rechtswissenschaftlichen Fakultät der Universität Wien
c/o Krankenhaus der Barmherzigen Brüder Wien
Johannes-von-Gott Platz 1
A-1020 Wien
E-Mail: ethik@bbprov.at

Rektor OStR Kons. Rat P. Mag. Anton Wanner, OFMCap
Katholische Seelsorge
Klinikum Klagenfurt am Wörthersee
Feschnigstraße 11
A – 9020 Klagenfurt am Wörthersee
E-Mail: anton.wanner@kabeg.at

Univ. Prof. Dr. Herbert Watzke
Professur für Palliativmedizin an der Medizinischen Universität Wien
Leiter der Klinischen Abteilung für Palliativmedizin
Allgemeines Krankenhaus der Stadt Wien
Währinger Gürtel 18-20
A – 1090 Wien
E-Mail: herbert.watzke@meduniwien.ac.at

Assoz. Prof. Mag. Dr. Klaus Wegleitner
Abteilung Public Care
Institut für Pastoraltheologie und -psychologie
Karl-Franzens Universität Graz
Heinrichstraße 78a
A – 8010 Graz
Vorstand des Vereins Sorgenetz, www.sorgenetz.at
E-Mail: klaus.wegleitner@uni-graz.at

DGKS, Dr.in Phil., Dr.in Soc., Mag.a Pflegewissenschaft Monique Weissenberger-Leduc
Forum Palliative Praxis Geriatrie
Weißgerber Lände 40/19
A – 1030 Wien
E-Mail: monique.weissenberger-leduc@gmx.at

Dr. Dietmar Weixler, MSc
Anästhesie und Intensivmedizin
Leiter des Palliativkonsiliardienstes und des mobilen Palliativteams
Landesklinikum Horn-Allentsteig
Spitalgasse 10
A – 3580 Horn
E-Mail: dietmar.weixler@horn.lknoe.at

DGKP Michaela Zmaritz-Kukla, BA
AUVA-Rehabilitationszentrum Wien – Meidling
Bereich Qualitätsmanagement
Köglergasse 2a
A – 1120 Wien
E-Mail: michaela.zmaritz-kukla@auva.at

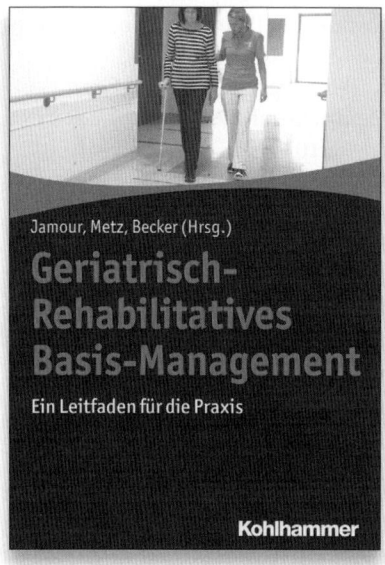

Michael Jamour/Brigitte R. Metz
Clemens Becker (Hrsg.)

Geriatrisch-Rehabilitatives Basis-Management

Ein Leitfaden für die Praxis

2018. 132 Seiten mit 3 Abb. und 6 Tab. Kart.
€ 44,-
ISBN 978-3-17-034222-4

Die geriatrische Rehabilitation ist eine wesentliche Säule in der Sicherung der Teilhabechancen älterer Menschen nach akuter Verschlechterung des Gesundheitszustandes oder nach Verschlimmerung einer chronischen Erkrankung, indem durch das koordinierte Zusammenwirken eines interdisziplinären Teams die Wiederherstellung verlorengegangener Fähigkeiten und der Rückgewinn der Alltagskompetenz ermöglicht wird. Präventive und kurative Maßnahmen finden in der geriatrischen Rehabilitation ergänzend Anwendung, wenn dadurch die Erkrankungsursache sowie die Krankheitsfolgen eingedämmt und auf diese Weise die Lebensqualität nachhaltig erhalten werden kann.
Dieses Manual bietet erstmals eine deutschsprachige, strukturierte evidenzbasierte Darstellung des geriatrisch-rehabilitativen Basismanagements, welches die Grundlage für die Verwirklichung des sozialrechtlichen Grundsatzes „Rehabilitation vor Pflege" darstellt.

Leseproben und weitere Informationen unter www.kohlhammer.de

W. Kohlhammer GmbH · 70549 Stuttgart
Fax 0711 7863-8430 · vertrieb@kohlhammer.de

Kohlhammer